MACDONALD'S ATLAS OF
PROCEDURES IN NEONATOLOGY
Sixth Edition

JAYASHREE RAMASETHU
SUNA SEO

新生儿临床诊疗操作图谱

第 6 版

主　编　〔美〕　杰亚士利·拉马塞图
　　　　　　　　苏娜·西欧

主　译　郑　军　田秀英　丁方睿

天 津 出 版 传 媒 集 团
天津科技翻译出版有限公司

著作权合同登记号：图字：02-2020-148

图书在版编目(CIP)数据

新生儿临床诊疗操作图谱／(美)杰亚士利·拉马塞
图(Jayashree Ramasethu)，(美)苏娜·西欧
(Suna Seo)主编；郑军，田秀英，丁方睿主译. — 天
津：天津科技翻译出版有限公司，2021.7
书名原文：MacDonald's Atlas of Procedures in
Neonatology
ISBN 978-7-5433-4042-8

Ⅰ.①新… Ⅱ.①杰… ②苏… ③郑… ④田… ⑤丁
…Ⅲ.①新生儿疾病-诊疗-图谱 Ⅳ.①R722.1-64

中国版本图书馆 CIP 数据核字(2020)第 151505 号

授权单位：Wolters Kluwer Health, Inc.
出　　版：天津科技翻译出版有限公司
出版　人：刘子媛
地　　址：天津市南开区白堤路 244 号
邮政编码：300192
电　　话：(022)87894896
传　　真：(022)87895650
网　　址：www.tsttpc.com
印　　刷：山东临沂新华印刷物流集团有限责任公司
发　　行：全国新华书店
版本记录：889mm×1194mm　16 开本　33.5 印张　700 千字
　　　　　2021 年 7 月第 1 版　2021 年 7 月第 1 次印刷
　　　　　定价：298.00 元

(如发现印装问题,可与出版社调换)

主译简介

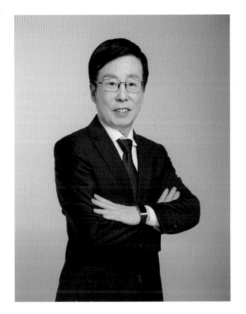

郑军　主任医师,天津市中心妇产科医院副院长,新生儿学科带头人,硕士研究生导师,享受国务院特殊津贴。

兼任:中华医学会围产医学分会副主任委员;中国医师协会新生儿医师分会常务委员会及内分泌遗传代谢专业委员会主任委员;中华医学会儿科学分会新生儿学组委员;中国妇幼保健协会新生儿保健专业委员会副主任委员;天津市医学会围产医学分会主任委员;《中华围产医学杂志》《中华新生儿科杂志》编委。

荣获"天津市劳动模范""天津市首届人民满意好医生""首届天津名医"等荣誉称号。

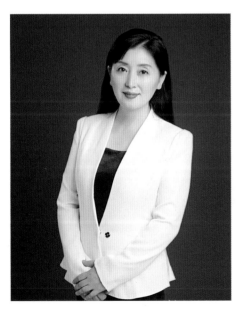

田秀英　主任医师,天津市中心妇产科医院新生儿科主任。

兼任:天津市医学会早产与早产儿分会主任委员、天津市医学会围产医学分会副主任委员、天津市医师协会新生儿科医师分会会长、中国优生科学协会早产与早产儿管理分会副主任委员、中国妇幼保健协会新生儿保健专业委员会常委、中华医学会围产医学分会围产危重医学学组委员。

荣获"天津市五一劳动奖章""天津市人民满意好医生""首届天津名医"等荣誉称号。

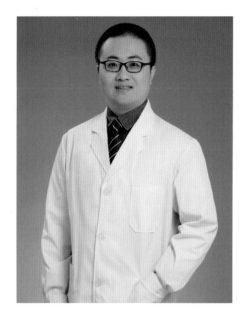

丁方睿 博士,主治医师,天津市中心妇产科医院新生儿科。第20届全国青年岗位能手,中华医学会新生儿分会青年委员。毕业于北京大学医学部,曾获"北京市三好学生""北京大学优秀博士毕业生""全国优秀儿科博士研究生"称号。入选天津市卫生计生行业高层次人才选拔培养工程——首批天津市青年医学新锐,曾获全国NICU文献解读大赛冠军。多次赴美国、德国参观学习。作为项目负责人获得国家自然科学基金青年项目资助,参与天津市科技重大专项项目及其他多项国家级及国际间合作项目,发表10篇SCI论文,担任多个SCI期刊审稿人。

译者名单

主 译 郑 军 田秀英 丁方睿

译 者 (按姓氏汉语拼音排序)

樊 玮 高 琦 高 瑕 黄婷婷 姜苗苗 李 珊

李 昕 李 滢 刘 鸽 刘光碧 刘雪静 马俊苓

慕兴波 宁 超 石庆鹭 王 娜 王晓鹏 吴盼盼

徐盼盼 闫维恒 张婉娴 张晓宇 赵 颖 郑 珊

编者名单

M. Kabir Abubakar, MD
Professor, Clinical Pediatrics
Georgetown University Medical Center
Attending Neonatologist/Director, Neonatal ECMO Program
Department of Pediatrics, Division of Neonatal Perinatal
　　Medicine
MedStar Georgetown University Hospital
Washington, DC

Anne Ades, MD, MSEd
Professor, Clinical Pediatrics
University of Pennsylvania Perelman School of Medicine
Director, Neonatal Education
Department of Pediatrics, Division of Neonatology
Children's Hospital of Philadelphia
Philadelphia, Pennsylvania

Edward S. Ahn, MD
Professor, Neurosurgery and Pediatrics
Department of Neurologic Surgery
Mayo Clinic College of Medicine
Rochester, Minnesota

Hany Aly, MD, MSHS
Professor, Pediatrics
Case Western Reserve Lerner College of Medicine
Chairman, Department of Neonatology
Cleveland Clinic
Cleveland, Ohio

June Amling, MSN, RN, CNS, CWON, CCRN
Advanced Practice Nurse, Wound Team
Department of Plastic Surgery
Children's National Health System
Washington, DC

Jacob V. Aranda, MD, PhD, FRCPC, FAAP
Professor of Pediatrics and Ophthalmology and Director of
　　Neonatology
Department of Pediatrics and Ophthalmology
State University of New York Downstate Medical Center
Brooklyn, New York

David Askenazi, MD, MSPH
Professor, Pediatrics, Nephrology
University of Alabama at Birmingham
Birmingham, Alabama

Stephen B. Baker, MD, DDS, FACS
Professor and Program Director
Department of Plastic Surgery
MedStar Georgetown University Hospital
Washington, DC

Megan E. Beck, MD
General Surgery Resident Physician
MedStar Georgetown University Hospital/Washington
　　Hospital Center
Washington, DC

Alan Benheim, MD
Assistant Professor, Pediatrics
Virginia Commonwealth University School of Medicine
Richmond, Virginia
Pediatric Cardiology
Inova Children's Hospital
Fairfax, Virginia

Catherine M. Brown, MSN, RN, RNC-NIC
Staff Development Specialist II
Neonatal Intensive Care Unit
Virginia Hospital Center
Arlington, VA

Johanna M. Calo, MD
Assistant Professor of Pediatrics
Attending Neonatologist
Department of Pediatrics
State University of New York Downstate Medical Center
Brooklyn, New York

Joshua Casaos, BS
Johns Hopkins University School of Medicine
Division of Pediatric Neurosurgery
Baltimore, MD

Maura C. Caufield, MD
Dermatology
Colorado Center for Dermatology and Skin Surgery
Centennial, Colorado

A. Alfred Chahine, MD
Associate Professor, Surgery and Pediatrics
Department of Surgery
The George Washington University School of Medicine
Attending Surgeon
Children's National Health System
Washington, DC

Ela Chakkarapani, FRCPCH, MD
Consultant Senior Lecturer, Neonatology
St. Michael's Hospital
Translational Health Sciences
Bristol Medical School
Southwell street
Bristol, United Kingdom

Ha-Young Choi, MD
Assistant Professor, Pediatrics
Georgetown University Medical Center
Attending Neonatologist
Department of Pediatrics, Division of Neonatal Perinatal
    Medicine
MedStar Georgetown University Hospital
Washington, DC

Christine M. Clark, MD
Resident Physician, Otolaryngology
Department of Otolaryngology/Head and Neck Surgery
MedStar Georgetown University Hospital
Washington, DC

Marko Culjat, MD, PhD, FAAP
Neonatal Perinatal Medicine Fellow, Division of Neonatal
    Perinatal Medicine
MedStar Georgetown University Hospital
Washington, DC

Linda D'Angelo, BSN, RN-Retired
WOCN
Department of Nursing Georgetown University Hospital
    Washington, DC, USA

Peter A. Dargaville, MBBS, FRACP, MD
Professorial Research Fellow, Neonatology
Menzies Institute for Medical Research
University of Tasmania
Staff Specialist
Neonatal and Paediatric Intensive Care Unit
Royal Hobart Hospital
Hobart, Australia

Amber M. Dave, MD, FAAP
Neonatal-Perinatal Medicine Fellow
Division of Neonatal-Perinatal Medicine
MedStar Georgetown University Hospital
Washington, DC

Linda S. de Vries, MD, PhD
Em. Professor, Neonatal Neurology
University Medical Center Utrecht
Utrecht, the Netherlands

William F. Deegan III, MD
Pediatric Retina Surgeon
Virginia Hospital Center
Arlington, VA

Cynthia M. C. DeKlotz, MD
Assistant Professor of Clinical Medicine and Pediatrics
Georgetown University Medical Center
Pediatric and Adult Dermatologist
MedStar Washington Hospital Center/Georgetown
    University Hospital
Washington, DC

Catherine E. Demirel, PhD
Audiologist and Newborn Hearing Screening Coordinator
Department of Otolaryngology
MedStar Georgetown University Hospital
Washington, DC

Daniel R. Dirnberger, MD, FAAP
Medical Director of Neonatology
Nemours/Alfred I. duPont Hospital for Children
Wilmington, Delaware

Caitlin Drumm, MD
Assistant Professor
Department of Pediatrics
Uniformed Services University of the Health Sciences
Bethesda, Maryland
Attending Neonatologist
Department of Pediatrics
Brooke Army Medical Center
Fort Sam Houston, Texas

Jennifer A. Dunbar, MD
Associate Professor, Ophthalmology
Loma Linda University School of Medicine
Vice Chair for Clinical Affairs
Loma Linda Eye Institute
Loma Linda University Medical Center
Loma Linda, California

Debra A. Erickson-Owens, CNM, PhD
Associate Professor, Nursing
University of Rhode Island
Kingston, Rhode Island
Research Scientist, Pediatrics
Women & Infants Hospital
Providence, Rhode Island

Jane Germano, DO
Neonatologist
Department of Pediatrics and Neonatology
MedStar Washington Hospital Center
Washington, DC

Dorothy P. Goodman, BSN, RN, CWOCN
Wound, Ostomy and Continence Nurse
MedStar Georgetown University Hospital
Washington, DC

Allison M. Greenleaf, MSN, CPNP
Certified Pediatric Nurse Practitioner
Department of Pediatrics, Division of Neonatal Perinatal
    Medicine
MedStar Georgetown University Hospital
Washington, DC

Ashish O. Gupta, MD
Assistant Professor, Clinical Pediatrics
Sidney Kimmel Medical College
Thomas Jefferson University
Philadelphia, Pennsylvania
Attending Neonatologist
Nemours/Alfred I. DuPont Hospital for Children
Wilmington, Delaware

Earl H. Harley, Jr., MD
Professor, Otolaryngology
MedStar Georgetown University Hospital
Washington, DC

Traci Henderson, RPh
Clinical Pharmacist, Nephrology
Children's of Alabama
Birmingham, Alabama

Sarah A. Holzman, MD
Urology Chief Resident
MedStar Georgetown University Hospital
Washington, DC

Daryl Ingram, RN, BSN, CDN
Acute Dialysis Coordinator
Children's of Alabama
Birmingham, Alabama

Rajiv R. Iyer, MD
Department of Neurosurgery Johns Hopkins University
    School of Medicine
Division of Pediatric Neurosurgery
Neurosurgery Resident
The Johns Hopkins Hospital Baltimore, MD USA

Cyril Jacquot, MD, PhD
Associate Medical Director for Blood Donor Center
Divisions of Laboratory Medicine and Hematology
Children's National Health System
Assistant Professor, Pediatrics and Pathology
George Washington University School of Medicine
    and Health Sciences
Washington, DC

Kara Johnson, BSN, RN, WOC-RN, WCC
Senior Quality Outcomes Coordinator
Department of Nursing Science, Professional Practice, &
    Quality Outcomes
Children's National Health System
Washington, DC

Lindsay C. Johnston, MD, MEd
Associate Professor, Pediatrics
Yale School of Medicine
Attending Neonatologist, Pediatrics
Yale-New Haven Children's Hospital
New Haven, Connecticut

Karen Kamholz, MD, MPH
Associate Professor, Clinical Pediatrics
Georgetown University Medical Center
Program Director, Neonatal-Perinatal Medicine
    Fellowship Program
Department of Pediatrics, Division of Neonatal Perinatal
    Medicine
MedStar Georgetown University Hospital
Washington, DC

Anup C. Katheria, MD
Associate Professor, Pediatrics
Loma Linda School of Medicine
Loma Linda, California
Neonatology
Sharp Mary Birch Hospital for Women & Newborns
San Diego, California

Suhasini Kaushal, MD
Assistant Professor, Pediatrics
Department of Pediatrics; Division of Neonatal Perinatal
    Medicine
Georgetown University Medical Center
Attending Physician
Division of Neonatal Perinatal Medicine
MedStar Georgetown University Hospital
Washington, DC

Bavana Ketha, MD
Resident
Department of Surgery
MedStar Georgetown University Hospital
Washington, DC

Chahira Kozma, MD
Professor, Clinical Pediatrics
Georgetown University Medical Center
Washington, DC

Aaron J. Krill, MD
Assistant Professor
Department of Surgery
George Washington University
Pediatric Urologist
Children's National Medical Center
Washington, DC

Margaret Mary Kuczkowski, MSN, CRNP
Intermediate Care Nurse Practitioner
Neonatal Intensive Care Unit
MedStar Georgetown University Hospital
Washington, DC

Neha Kumbhat, MD, MS Epi
Clinical Neonatology Fellow, Neonatology/Pediatrics
Lucile Packard Children's Hospital
Stanford University School of Medicine
Palo Alto, California

Stephanie S. Lee, MD
Division of Newborn Medicine
St. Louis Children's Hospital
Washington University School of Medicine
St. Louis, Missouri

Lara M. Leijser, MD, MSc, PhD
Assistant Professor
Department of Pediatrics, Section of Neonatology
Cumming School of Medicine, University of Calgary
Alberta Health Services
Pediatrician/Neonatologist
Calgary, Canada

Naomi L. C. Luban, MD
Vice Chair of Academic Affairs
Medical Director of the Office of Human Subjects
  Protection
Children's National Health System
Professor, Pediatrics and Pathology
George Washington University School of Medicine and
  Health Sciences
Washington, DC

Mirjana Lulic-Botica, Pharm D, BCPS
Neonatal Clinical Pharmacy Specialist
Hutzel Women's Hospital, Detroit Medical Center
Detroit, Michigan

Louis Marmon, MD, PhD
Professor of Surgery and Pediatrics
George Washington University School of Medicine
Department of Surgery
Division of General and Thoracic Surgery
Children's National Medical Center
Washington, DC

Kathryn M. Maselli, MD
Surgical Resident
Department of Surgery
MedStar Georgetown University Hospital
Washington, DC

Harley Mason, MBBS, DCH
Paediatric Registrar Department of Paediatrics
Women's and Children's Services Royal Hobart Hospital
Tasmania, Australia

Amit M. Mathur, MBBS, MD, MRCP (UK)
Professor, Pediatrics
St. Louis University School of Medicine/SSM-Cardinal
  Glennon Children's Hospital
St. Louis, Missouri

Judith S. Mercer, PhD, FACNM
Advent Professor, Pediatrics
Brown University Alpent School of Medicine
Providence, Rhode Island
Consultant
Neonatal Research Institute
Sharp Mary Birch Hospital for Women & Newborns
San Diego, California

Gregory J. Milmoe, MD
Associate Professor, Otolaryngology/Head and Neck Surgery
Georgetown University Medical Center
Attending
Department of Otolaryngology/Head and Neck Surgery
MedStar Georgetown University Hospital
Washington, DC

Yunchuan Delores Mo, MD, MSc
Associate Medical Director for Blood Bank
Divisions of Laboratory Medicine and Hematology
Children's National Health System
Assistant Professor, Pediatrics and Pathology
George Washington University School of Medicine and
  Health Sciences
Washington, DC

Mohamed A. Mohamed, MD, MS, MPH
Professor of Pediatrics and Global Health
Director, Newborn Services Division
The George Washington University School of Medicine
Washington, DC

Aaron Mohanty, MCN
Associate Professor
Division of Neurosurgery, Department of Surgery
University of Texas Medical Branch
Galveston, Texas

Vincent Mortellaro, MD
Assistant Professor
Department of Surgery
University of Alabama at Birmingham
Birmingham, Alabama

Robert J. Musselman, DDS, MSD
Professor, Pediatric Dentistry
LSUHSC School of Dentistry
New Orleans, Louisiana

John North, MD
Neonatologist, Pediatrics
Neonatology/Inova Children's Hospital
Falls church, Virginia

Kimberly K. Patterson, DDS, MS
Assistant Professor, Graduate Program Director
Pediatric Dentistry
Medical University of South Carolina
Charleston, South Carolina

Jayashree Ramasethu, MBBS, DCH, MD, FAAP
Professor, Clinical Pediatrics
Georgetown University Medical Center
Medical Director, Neonatal Intensive Care Unit
Associate Program Director, Neonatal Perinatal Medicine
    Fellowship Program
Division of Neonatal Perinatal Medicine
MedStar Georgetown University Hospital
Washington, DC

Jolie Ramesar, MD, FAAP
Department of Pediatrics
Valley Children's Healthcare
Madera, CA

Anoop Rao, MD, MS
Instructor, Neonatology/Pediatrics
Stanford University School of Medicine
Stanford, California

Mary E. Revenis, MD
Associate Professor, Pediatrics
The George Washington University School of Medicine
    and the Health Sciences
Attending Neonatologist
Department of Neonatology
Children's National Medical Center
Washington, DC

Lisa M. Rimsza, MD
Professor and Consultant
Department of Laboratory Medicine and Pathology
Mayo Clinic
Scottsdale, Arizona

Priyanshi Ritwik, BDS, MS
Associate Professor, Pediatric Dentistry
LSUHSC School of Dentistry
New Orleans, Louisiana

Angela Rivera, RN
Staff Nurse
Neonatal Intensive Care Unit
MedStar Georgetown University Hospital
Washington, DC

Anne S. Roberts, MD
Department of General Surgery
Mid-Atlantic Permanente Medical Group
McLean, Virginia
Attending Surgeon
Virginia Hospital Center
Arlington, VA

Reem Saadeh-Haddad, MD
Associate Professor
Georgetown University Medical Center
Department of Pediatrics
MedStar Georgetown University Hospital
Washington, DC

Maame Efua S. Sampah, MD, PhD
Resident
Department of Surgery
Medstar Georgetown University Hospital
Washington, DC

Thomas T. Sato, MD
Professor, Surgery and Pediatric Surgery
Senior Associate Dean, Surgery
Medical College of Wisconsin
CEO
Children's Specialty Group
Children's Hospital of Wisconsin
Milwaukee, Wisconsin

Matthew A. Saxonhouse, MD
Associate Professor
Department of Pediatrics, Division of Neonatology
Levine Children's Hospital at Atrium Health
Charlotte, North Carolina

Melissa Scala, MD
Clinical Assistant Professor, Pediatrics
Lucile Packard Children's Hospital/Stanford University
Palo Alto, California

Kelly A. Scriven, MD
Resident Physician, Otolaryngology
Department of Otolaryngology/Head and Neck Surgery
Georgetown University Hospital
Washington, DC

Suna Seo, MD, MD, MSc, FAAP
Assistant Professor, Clinical Pediatrics
Georgetown University Medical Center
Washington, DC

Kara Short, MSN, CRNP
Pediatric Nurse Practitioner
Department of Pediatric Nephrology
Children's of Alabama
Birmingham, Alabama

Lamia Soghier, MD, MEd, FAAP
Associate Professor of Pediatrics
George Washington University School of Medicine and
    Health Sciences
Medical Unit Director of the Neonatal Intensive Care Unit
Children's National Health System
Washington, DC

Martha C. Sola-Visner, MD
Associate Professor, Pediatrics
Department of Pediatrics, Division of Newborn Medicine
Boston Children's Hospital/Harvard Medical School
Boston, Massachusetts

Ganesh Srinivasan, MD
Director, Neonatal-Perinatal Medicine Subspecialty
    Residency Program
Section of Neonatal-Perinatal Medicine
University of Manitoba
Winnipeg, Canada

Nathalie El Ters, MD
Instructor, Pediatrics
Washington University School of Medicine
St. Louis Children's Hospital
St. Louis, Missouri

Marianne Thoresen, MD, PhD
Professor, Neonatal Neuroscience
Bristol Medical School, University of Bristol
Honorary Consultant Neonatologist
St. Michael's Hospital
Bristol, United Kingdom

Manuel B. Torres, MD
Assistant Professor of Surgery and Pediatrics
Department of Surgery and Pediatrics
George Washington University School of Medicine and
    Health Sciences
Attending Pediatric Surgeon
Department of Surgery
Children's National Medical Center and MedStar
    Georgetown University Hospital
Washington, DC

Victoria Tutag-Lehr, BS Pharm, PharmD
Professor, Department of Pharmacy Practice
Clinical Pharmacy Specialist-Pediatric Pain
Eugene Applebaum College of Pharmacy and Health
    Sciences
Wayne State University
Detroit, Michigan

Gloria B. Valencia, MD, FAAP
Professor of Pediatrics and Medical Director of Newborn
    Intensive Care Unit
Department of Pediatrics
State University of New York Downstate Medical Center
Brooklyn, New York

Aimee Vaughn, BS, MSN, RNC-NIC
QI and Patient Safety Coordinator
MedStar Georgetown University Hospital
Washington, DC

Jessica S. Wang, MD
Plastic Surgery Resident
Department of Plastic and Reconstructive Surgery
MedStar Georgetown University Hospital
Washington, DC

Jennifer L. Webb, MD, MSCE
Medical Director of Therapeutic Apheresis
Division of Hematology
Children's National Health System
Assistant Professor, Pediatrics
George Washington University School of Medicine and
    Health Sciences
Washington, DC

Laura Welch, BSN, RN-BC, CPN, WOC-RN, WCC
Professional Practice Specialist
Department of Nursing
Children's National Health System
Washington, DC

Tung T. Wynn, MD
Assistant Professor, Pediatrics
Department of Pediatrics, Division of Pediatric
    Hematology/Oncology
University of Florida Shand's Children's Hospital
Gainesville, Florida

中文版序言

我国改革开放 40 余年,新生儿事业蓬勃发展,新生儿死亡率由 1979 年的 58‰降至 2018 年的 3.9‰,成绩令世人瞩目。这些成绩的取得是我国一代又一代围产新生儿科医护人员辛勤奋斗的结果。

新生儿科领域的进步与发展体现在理论、观念、技术、设备、临床实践能力的提高等方面,尤其是重症新生儿生命支持的理论与技术的进步,使得那些在过去不可能成活的新生儿得以健康成活。从出生时的产房、手术室新生儿复苏到新生儿重症监护病房的生命指征监测、呼吸循环稳定、营养支持等,这涉及一系列从简单到复杂、从低级到高级的生命支持技术。但是每个环节的支持技术适应证应用不当或操作不标准,都会给稚嫩而垂危的生命带来创伤,甚至危及生命,这需要一线临床医护人员不断进行标准化与同质化的学习和培训。

由美国著名新生儿专家 MacDonald 主编的《新生儿临床诊疗操作图谱》于 1983 年出版发行并不断完善更新,现已更新至第 6 版。本书以图文并茂的形式,详细直观地介绍了涉及新生儿生命监测与支持的传统与现代化技术的应用适应证及操作流程,一目了然,便于读者理解与掌握。

天津市中心妇产科医院新生儿科团队在繁忙的临床工作之余,适时地将该著作的最新版翻译成中文,并付梓出版,这将给工作在新生儿重症监护病房(NICU)一线和基层的青年医护人员提供很大的帮助。今年恰逢我国"十四五"发展规划的开局之年,我相信此译著的出版将对促进我国各地区、各单位之间新生儿诊疗操作技术水平的同质化与标准化,进一步降低新生儿死亡率发挥积极作用。

中国医师协会新生儿科医师分会会长
中国人民解放军总医院第七医学中心附属八一儿童医院院长

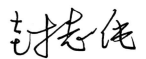

中文版前言

《新生儿临床诊疗操作图谱》由美国华盛顿大学医学与健康科学学院 MacDonald 教授领衔主编,于 1983 年出版发行并不断完善和更新,此版为第 6 版。第 6 版由 Jayashree Ramasethu 和 Suna Seo 教授主持修订。

《新生儿临床诊疗操作图谱》第 6 版涵盖了新生儿科常用的临床技术操作项目,最大的亮点是对近些年逐渐开展起来的模拟实训技能做了介绍,从模型特训到使用方法和步骤,无所不包。这及时解决了我国现阶段医学教育中所遇到的难以在真实临床场景中进行操作练习的这一新的困难和新的挑战。

此外,本书及时补充了近年来在新生儿领域逐渐广泛开展的新技术,如 ECMO 应用的置管和拔管操作技术、LIST 与 MIST 微创肺泡表面活性物质应用的插管操作技术等。

本书不仅介绍了每项技术的操作步骤和流程,还详细介绍了各项技术的适应证、可能引起的副作用及并发症与预防策略,图文并茂,易于理解学习,尤其适合新生儿重症监护病房(NICU)一线的年轻医护人员学习及应用。

我国的新生儿临床诊疗水平近年来取得了突飞猛进的发展,但各地区、各单位之间的水平存在着一定的差别。广大年轻的医护人员通过对此书的学习,将有利于新生儿临床操作技术的标准化和同质化,对进一步提高危重新生儿的抢救成功率发挥积极作用。

由于译者的医学英语水平有限,特别是对部分临床未广泛应用的操作技术理解不深刻,一定存在诸多翻译不确切之处,敬请广大读者给予批评指正。

中华医学会围产医学分会副主任委员

天津市中心妇产科医院(南开大学附属妇产医院)副院长

序 言

20世纪70年代,我在英国完成了儿科学培训,在当时,人们还不重视儿科学,直到1996年,英国皇家儿科及儿童健康学院(RCPCH)收到皇家约章后,儿科学才正式成为与外科和内科具有同等地位的医学专科。从那之后,新生儿学从儿科学中慢慢分离出来,成为儿科学一个非常重要的亚专业,同时,英国科学界认可新生儿学科的专家可以成为独立的新生儿学教授(而非儿科学教授)。

我在美国接受了新生儿学的培训。美国儿科学会(AAP)在1930年就成立了,但是新生儿学科直到1975年才被美国儿科学会正式认可为儿科亚专业。在新生儿科学成立的同年,也举办了第一次新生儿围生期医学专业资质认证考试。虽然"新生儿学"被正式提及的时间比较晚,但是在美国和英国,对新生儿学感兴趣的医生和研究者在此前的几十年里已经建立大量的核心课程和研究机构。随着对新生儿学认识的进展,新生儿在救治过程中得到了更有力的生理支持和监测,但是有一些救治手段也带来了新的副作用和潜在的并发症。

1983年,《新生儿临床诊疗操作图谱》第1版诞生。这本书的诞生是因为在新生儿重症监护病房(NICU)中,新生儿相关操作对疾病的诊疗发挥着巨大的作用,而且相关操作越来越多。此外,在新生儿专科医生的培训过程中,被培训的医生需要大量频繁地观摩上级新生儿医生操作后才能初步理解这些操作,这些医生再经过大量的实际操作才能完全掌握这些内容。对于个别少见操作的流程、操作并发症、操作预后情况的内容相关文献报道特别少,同时也缺乏细节和相当数量的验证。

本书的内容设计是为了满足对每种临床操作的综合理解,同时提供操作过程中每个步骤的循证依据,重点强调对解剖学、生理学的认识和对并发症的预防。当然,本书还包括相关操作备选方法和对有争议操作的讨论。多年来,这本书已经慢慢成为世界各地新生儿重症监护病房中值得信赖的参考资料,这样的结果确实令人欣慰。

本书成功的关键在于它是由对新生儿相关操作非常有经验的从业人员编写和校对的。我现在可以很好地享受我的退休生活了,因为我知道 Jayashree Ramasethu 和 Suna Seo 医生已经很好地接手了这本书的编撰和修订,并出版了这本很棒的第 6 版!

Mhairi G. MacDonald

医学学士,儿科学医师,爱丁堡皇家内科医师学会会员

美国儿科学会荣誉专科医师,英国皇家儿科医学院和儿童健康专科医师

华盛顿大学医学与健康科学学院儿科学名誉教授

前　言

　　《新生儿临床诊疗操作图谱》于 1983 年首次出版,此后又有 4 个版本,每个版本都更新了新生儿领域最新的信息和技术,这些内容包括常见和不常见的新生儿操作内容。随着互联网的不断发展,新生儿操作的相关内容也容易查询,那么这本书的第 6 版还有必要做吗? 答案是肯定的,因为我们坚信本书仍然是新生儿临床医生的宝贵工具书,它包含了正确的临床操作流程、预防措施和潜在的并发症,所有这些都包含在这一本书中,而且触手可及。

　　Mhairi MacDonald 教授是《新生儿临床诊疗操作图谱》第 1 版到第 5 版的首席主编。她跟进这本“图谱”超过 30 年之久,认真负责,保证了书中的内容是最新且非常准确的。MacDonald 教授已经从本书编辑工作中退休,我们开始接手并且承担了这一重任。

　　新生儿学专业被正式认定的这 50 年来,我们一直致力于提升帮助更小的新生儿存活的操作技术。在很多国家,可能已经达到了新生儿存活的极限,如出生体重 350~400 克,胎龄 22 周,当然这些新生儿很少在这样的极端情况下存活下来,即使存活下来,也很有可能存在一些后遗症。近些年,新生儿死亡率和患病率较高的中低收入国家开始关注新生儿,同时这些国家中早产儿出生率逐年升高,因此,新生儿领域的重点已转向提高全世界所有新生儿的整体存活率(“所有新生儿行动计划”,世界卫生组织 2014 年)。人们越来越重视新生儿卫生保健工作,并认识到有必要去改善。

　　对进行新生儿操作人员的培训仍然是很多国家新生儿重症监护病房的重要任务。在早产儿身上进行静脉置管或从动脉中取样看起来似乎是很小的临床操作,但实施操作的医护人员每天都在繁忙的病房里重复进行无数次这样的操作,能够非常好地完成这些常见操作不仅能够节省时间、节约用品和设备,而且能够减轻新生儿和家属的压力。在临床教学中,我们经常使用“看一次患者,实际操作一次,教一次”的学习模式,但是对于正在接受培训的临床医生来说,这种随机的教育模式很有可能让培训人员错过一些重要的操作细节。举个例子,由于呼吸管理的进步降低了重症监护的新生儿气胸的发生率,而当新生儿实际发生气胸时,需要在紧急情况下立即进行穿刺或者置管,但是由于许多医生没有接受过这方面的专业知识和实际操作能力的培训,缺乏急救的能力和经验,会影响救治质量。

为了规避这种情况的发生，模拟训练已成为新生儿教育的基石。现在已经开发出非常复杂的高保真模型，但全世界许多国家仍然负担不起这些模型。在第6版中，我们专门撰写了一章，即如何制作低成本新生儿模型。我们已经在很多国际会议和培训研讨会上成功地使用了这些模型，并鼓励开发这些模型，以提高世界各地新生儿医护人员对这些操作的认识。我们在这一章中还增加了核对表，这样就不会遗漏操作的关键步骤。

在"看一次患者，实际操作一次，教一次"的模式中，还存在把不太理想的做法传递给学习者的潜在风险。例如，在换血过程中常规使用葡萄糖酸钙和"预防性"光疗。在第6版中，和前几版一样，我们最大限度地为各种临床操作寻找最好的循证医学证据，并在相应的章中讨论了操作具有争议的地方。有些改变可能很小，但我们相信，量变会引起质变，并最终推动新生儿学的发展。

第6版还包括几章新内容。延迟脐带结扎在2007年得到世界卫生组织的认可，它在早产儿中的重要性正日益受到关注，并被纳入常规临床实践。振幅整合脑电图监测已经成为新生儿重症监护室的标准护理。肺表面活性物质微创应用技术广泛普及。脑室腹膜分流术及其并发症在新生儿重症监护室也越来越常见。第54章专门介绍了新生儿伤口护理，这是一项非常必要的护理内容，可以防止手术或侵入性操作的并发症，有时还可以应用于开放性伤口的先天性皮肤缺损的处理。

本书涵盖了从毛细血管取血到其他各种复杂的临床操作，如体外膜肺氧合(ECMO)、肾脏替代治疗等。我们相信，这些临床操作将由那些受过专业培训和专业资格的人来完成。没有任何教科书可以取代通过观察、模拟和实践所获得的知识。我们希望本书成为世界各地特别是新生儿和新生儿重症监护病房中所有新生儿医护人员的宝贵资源。

Jayashree Ramasethu

Suna Seo

第1版前言

在过去的15年里,新生儿科学得到了快速发展,这也使新生儿临床诊疗操作越来越多。早产儿和危重新生儿需要与各种静脉导管、气管插管和监护导线相连,越来越多的这些操作需要在新生儿重症监护室的床旁进行,而不是在手术室。这些诊疗技术的进步给危重新生儿成活带来了机会,但也伴随着一系列副作用或者操作后并发症,这些操作使得"脆弱的早产儿不应该受干扰"的古老预言被逐渐打破。因此,我们需要认真负责地对这些临床操作进行充分的了解,包括它们的并发症和益处,并系统地评估其对发病率和死亡率的影响。但现有的文献非常分散,也很难查阅,同时目前能够查阅到的有关新生儿诊疗操作的工具书通常缺乏解剖细节的插图,而且即便有相关内容往往也很粗略。

而本书提供了大量的新生儿诊疗操作图示,以便读者能充分了解这些临床操作。这些操作的每个步骤都有详细的解释,同时以提纲式的形式进行描述,并且充分保障操作的客观真实。图例和照片提供了解剖标志和操作细节。在部分操作中,还提出了备选方法,对于有争议的临床操作也提供了充分的讨论及丰富的文献支持,方便读者寻找原始出处。大多数操作均包括适应证、禁忌证、注意事项、设备、操作技术和并发症,这些地方都采用统一的编写方式。

本书内容几乎包括所有新生儿重症监护室进行的床旁操作。这些操作有些是新生儿领域或者儿科学领域常见的传统操作,有些如胃造瘘术和气管切开术则需要有资质的外科医生来进行。不同的医护人员在进行操作时分工可能各不相同,如放置胸管等,这些也都进行了详细的描述。此外,本书内容也包括了最具有创性操作的相关细节,让具体实施操作的临床医护人员能够充分理解这些操作。我们希望本书能够帮助新生儿科医生丰富临床操作的相关知识。

本书分为以下几个主要部分("血管通路""导管放置""呼吸管理"),每部分都包含若干章节。大多数章节都相对独立,在实际操作时都可以参考。当然,第1部分"准备和支持工作"是所有操作的基础。对于不同章节涉及相同内容时,处于后面的章节直接标注并引用前面章节序号,避免相同内容反复出现。

每章的最后都附有参考文献。有很多人为本书的编制做出了非常大的贡献,我们在这里对所有人都表示感谢。有一些人被列在编者名单中,另一些人出于慷慨和善意而匿名。特别要感谢 Bill Burgower，因为是他最先想到编写这样一本书，并在整个项目过程中一直给予支持。

如果本书能够真正帮到新生儿，那我们的努力就算有回报。新生儿学是一门复杂的学科，而且总是在变化。本书中描述的操作最终将被其他操作所取代，希望后者将会更有效、创伤更少。但在没有被取代的时候，这些操作可能会帮助且有益于新生儿。

Many Ann Fletcher

Mhairi G. MacDonald

Gordon B. Avery

致　谢

　　我们感谢所有为此书付出努力的作者,也感谢为我们提供图片、影像学照片的人。我们深知这本书出版的迫切性,所以非常感谢编者们在繁忙的工作中抽出时间编写此书。

　　我们也感谢 Wolters Kluwer 的工作人员 Emily Buccieri、Ashley Fischer、Robin Najar 谅解我们拖延了一些时间,感谢 Singh 在此书出版中的协调与帮助。

目 录

第 **1** 部分

准备和支持工作

第 1 章

模拟操作培训准则

Ganesh Srinivasan

必要性

传统的哈尔斯特德模式也被称为"随机教育"模式,培养过程为在临床中随机接诊患者,检查患者,实际操作学习,并且尽量减少对患者的伤害。但在这一传统教育模式下,住院医生学习新生儿知识、实际临床操作训练的时间和机会没有办法得到有效保障,这一问题是目前新生儿住院医生培训中遇到的主要挑战,这一挑战给我们带来重新审视传统教育模式的机会,也加快了引入创新性学习模式的步伐。

获取知识和技能的教育模式包括当面授课、视听教学、模拟训练和临床训练。

其中,模拟训练能够保证在不伤害患者的同时重复临床操作步骤,即所谓的:多看、多模拟和多练习、多教学和多指导、无伤害[1-10]。在过去的 40 年中,我们经常使用动物及其他模型进行新生儿操作训练(图 1.1A-E 和表 1.1)[3-8]。在最近的 20 年中,模拟训练有了较大改善,已经逐步向体验性操作转变,可以帮助医生掌握完整的操作能力、行为能力和认知能力(即指在模拟培训过程中可以发现临床实际可能发生的错误,这些错误如果不加以改正,可能造成严重的临床后果)。新生儿复苏项目(The Neonatal Resuscitation Program™)采用了基于模拟的复苏培训方法来教授新生儿复苏的技巧[11]。除了高保真模拟器械之外,近些年发展起来的虚拟现实和增强现实为我们在模拟训练中安全有效地学习知识提供了极大帮助。本章将概述当前新生儿模拟

训练的基本培训原则[12-18]。

定义

现代化模拟操作是以角色体验的方式替代或强化真实体验,以一种全面互动的方式唤起或替代对真实世界全面认识的培训模式。

模拟化学习理论

布鲁姆分类法

根据布鲁姆学习分类法(图 1.2),知道和理解是学习的最低级别,模拟可以提高实践水平,使学习者由知道或理解层次上升至运用、分析和综合推理层次,这些是具备更好能力的标志。

成熟的学习者

1.在其学习中可以自我引导及自我规范。

2.自我激励性学习占显著地位。

3.之前具备知识或经验,这对于后来的学习是一种资源的提升。

4.通过之前的经验,形成固有思维模式规范学习。

5.在学习和实践中采用类比推理法。

根据库伯体验式学习周期表,体验分为四种模式:体验(亲身体验)、反思(反思性观察)、发展思维模型(抽象概念化)、验证思维模型(主动实践)(图 1.3)。

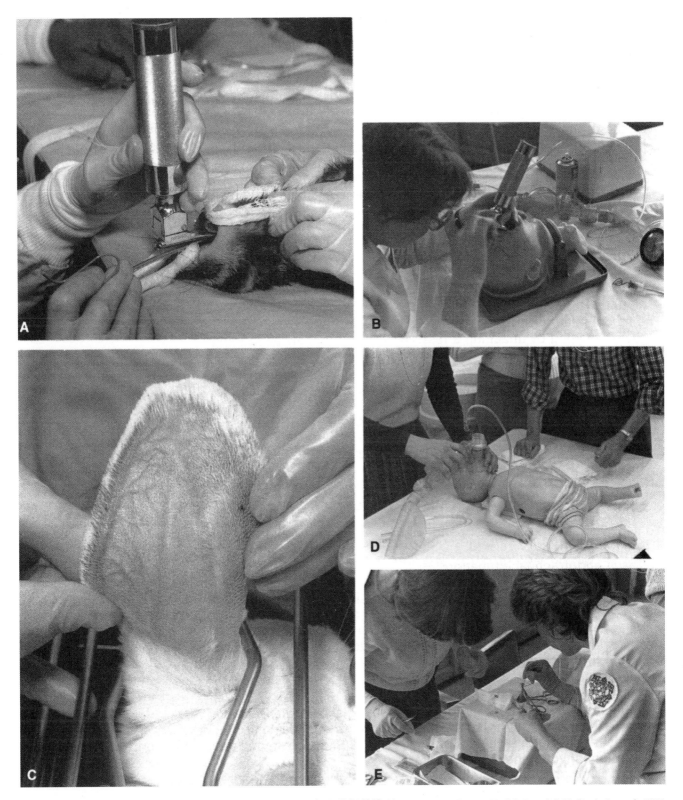

图 1.1　教学模型。(A)通过一只雪貂演示气管插管。(B)用新生儿插管模型(Resusci Intubation Model，Laerdal Medical，Armonk，NY)练习气管插管。头背侧的观察窗允许观察解剖学结构。(C)用剃掉毛发的兔子耳朵展示静脉输液的血管。(D)用复苏模型(Resusci Baby，Laerdal Medical)练习复苏囊面罩正压通气。(E)用一段脐带练习脐血管置管。脐带固定在灌满盐水、置于硬纸板箱内的奶瓶内，脐带的末端穿过剪开的奶嘴。(Reprinted with permission from MacDonald MG, Seshia MMK. *Neonatology: Pathophysiology and Management of the Newborn.* 4th ed. Philadelphia, PA: JB Lippincott; 1994.)

表 1.1 用于演示操作的教学模型

人体模型 (皮肤由乙烯制成)

用于气管切开操作教学

  用尖锐的工具在人体模型的颈部造口——用螺旋钻孔的方式比较好

  置入 1 号或 0 号气管切开术套管

  固定套管, 使用模型进行吸痰和皮肤护理教学

用于脐血管置管教学

  用 16 号医疗针刺穿人体模型的前腹壁

  用针刺穿人体模型的前部和后背部, 去除针芯

  将脐导管沿针孔从前向后穿过

  在脐插管的两端用钝针穿入。一个装有红色液体的袋子可以连接到导管的尾部以模拟血液

用于抽取血气样本教学

  将一个三通管插入先前的脐插管内, 并与输液袋及管路连接

也可用于动脉和静脉血压监测教学

  为模拟测量动脉血压, 将血压测量带围绕部分充满并膨胀到 60~70torr (1torr=133.322Pa) 的输液袋上

  对于静脉通路, 输液只需膨胀到 5~10torr

复苏头 [a]

模型的头部可用于练习气管插管, 若改装在食管后连接一个储液袋也可用于练习鼻饲和口饲喂养

兔子

用于胸导管置管教学

  用甲苯噻嗪 (8.8mg/kg 肌注) 麻醉体重约 2kg 的兔子。10 分钟后, 肌注 50mg/kg 的盐酸氯胺酮

  将兔子置于仰卧位, 尽可能多地剔除胸部的毛发。用商用脱毛药去除剩余的毛发

  固定好兔子的前肢和后腿

  铺手术巾

  在胸部放置电极片, 以连接心肺功能监测仪。因气胸而导致的 ECG 变化可在监护仪上观察到

  置入胸导管

离乳后的小猫

用于气管插管教学

  使用体重 1~1.5kg 的小猫

  插管前禁食 8 小时, 但允许饮水

  肌注盐酸氯胺酮 20mg/kg

  等待 10 分钟, 以便盐酸氯胺酮起效

每尝试进行 4 或 5 次气管插管后, 应检查喉部。如果发现喉部损伤, 小猫应休息 7~10 天

雪貂

用于气管插管教学

  插管前禁食 8 小时, 但允许饮水

  肌注盐酸氯胺酮 5mg/kg、乙酰丙嗪 0.5mg/kg, 等待至药物起效

  如需要, 可用药物原用量的 40% 维持麻醉。如必要, 可肌注苯海拉明 0.5mg/kg 控制打喷嚏

  使用眼用软膏预防眼干燥

像为小猫检查一样, 检查有无喉部损伤的征象。在授课的间歇要允许充分恢复。在 10 次插管后, 100% 的雪貂都会有喉部损伤表现

胎盘和脐带

用于静脉输液和脐血管插管教学 [b]

(待续)

表 1.1 用于演示操作的教学模型(续)

> 在单独的容器内冰冻胎盘和血管
>
> 使用前 3~4 小时解冻
>
> 使用胎盘胎儿面的血管演示如何置入外周静脉针和导管。也可演示取血操作
>
> 切取 15cm 长的脐带用以展示脐带残端的解剖结构和脐动、静脉置管技术。脐带可固定于装满盐水的奶瓶内。脐带的一端恰好可穿过剪切适当的奶嘴,并且允许每次进行操作时均可将脐带拉出一段

[a] Laerdal Medical, Armonk, NY。

[b] 不建议使用该模型,除非 HIV 和乙肝结果均为阴性。

Reprinted with permission from Avery GB, MacDonald MG, Seshia MMK. *Avery's Neonatology:Pathophysiology and Management of the Newborn.* 4th ed. Philadelphia, PA:Lippincott Williams & Wilkins;1994.

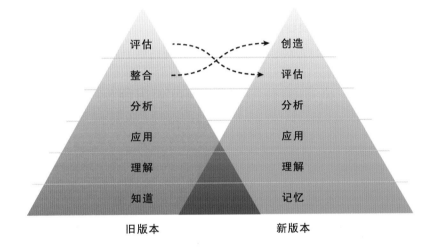

图 1.2 认知领域布鲁姆分类法的新旧版本。(Reprinted with permission from Timby BK. *Fundamental Nursing Skills and Concepts.* 11th ed. Philadelphia, PA:Wolters Kluwer;2016:109.)

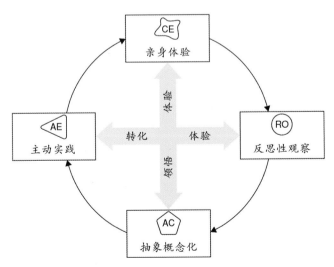

图 1.3 库伯的经验循环构成了成熟学习者模拟教育的基础。(From Kolb A, Kolb D, Experience Based Learning Systems. *Australian Educational Leader.* 2018;40 (3):8–14. https://learningfromexperience.com/downloads/research-library/eight-important-things-to-know-about-the-experiential-learning-cycle.pdf. Accessed July 11, 2019.)

库伯体验式学习周期表

亲身体验(感觉)。模拟是学习者获得亲身体验的感受的一种方式,使学习者紧张、身体状态发生变化,激发其思考已学习到的知识是否有缺陷。

反思性观察(观看)。体验后学习总结报告可反映学习者对模拟操作的看法及学习成效。在总结之前,学习者先观察,通过从不同角度审视体验,获取最佳解释。教授者可通过客观观察学习者的表现来推进这一过程。

抽象概念化(思考)。抽象概念化是指学习者依据其对某一情况下的知识的理解程度,对其想法和行为进行的逻辑分析。这同时也为教授者提供了阐明抽象概念的机会,从而形成一种新的思维及理解模式。

主动实践(实战)。主动实践是指获得新知识并对实践产生长远的改变,这种新的思维模型和理解需要通过实践来最终掌握。

基于不同的情况或环境,学习者可在任意点切入这一学习模式。如果实践中遵照库伯周期表中的四种模式进行学习,将会得到最佳效果。

例如,学习桡动脉置管。

亲身体验。从专家处学习技巧及技术。

反思性观察。想象如何置入桡动脉导管,并观察别人如何置入桡动脉导管。

抽象概念化。掌握理论、适应证和禁忌证,洗手并注意安全,清晰了解这一过程中所有相关概念。

主动实践。获取机会,尝试在上级医生监督指导下进行置管操作。

操作能力学习

Sawyer等人在Kovacs关于学习、观摩、练习、提高、实践操作学习理论范式的基础上,提出了一个教学框架,其中包含两个额外的步骤,即证明和强化[19-22](图1.4)。

学习。获得必要的认知知识。

观摩。由教官或训导员进行操作。

练习。进行无错误的反复练习和分散式练习。

提高。掌握基于模拟的评估和反馈的学习。

实践。通过实时评估和反馈,在直接监督的情况下对患者进行操作。

强化。随着时间的推移进行"去技能化"。

操作能力学习,包括精神认识和实践两个方面,需要经历对知识的初步认识、了解机制、进一步融合、熟练掌握和原创五个阶段(图1.5)。

基于能力的医学教育与模拟

与能力相对应的专业活动是一门学科的核心任务,在具备相应能力的情况下,个人可以在给定的医疗保健环境中完成这项任务。随着向以能力为基础的医学教育的转变,以模拟为基础的技能训练和有指导的临床经验之间的相互作用对于获得能力和掌握知识是至关重要的(图1.6)。

模拟化训练

在技能培训中,模拟化训练是适用的,并且其可被整合到技能培训的所有方面中。

模拟化培训的核心内容包括如下内容。

A.明确模拟过程中的学习目标

清晰、有计划的学习目标是建立有效的模拟训练的前提。

B.实践前的准备工作

1.教学训练。

2.提前阅读材料。

3.收听或观看训练音、视频。

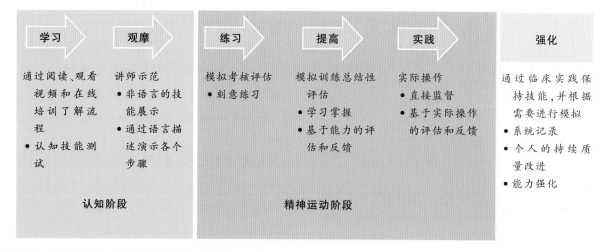

图1.4　辛普森和哈罗关于如何掌握精神运动技能理论中提到的专业技能掌握流程与医学中德雷福斯和德雷福斯专业医学技能获得方法类似。(Reprinted with permission Sawyer T, White M, Zaveri P, et al. Learn, see, practice, prove, do, maintain: An evidence-based pedagogical framework for procedural skill training in medicine. *Acad Med.* 2015;90(8):1025-1033.)

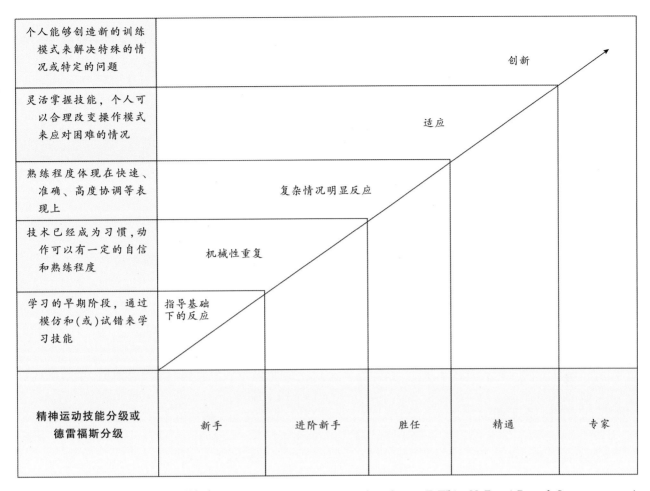

图 1.5　医学程序性技能训练的教学框架。(Reprinted with permission from Sawyer T, White M, Zaveri P, et al. Learn, see, practice, prove, do, maintain: An evidence-based pedagogical framework for procedural skill training in medicine. *Acad Med.* 2015; 90 (8): 1025-1033.)

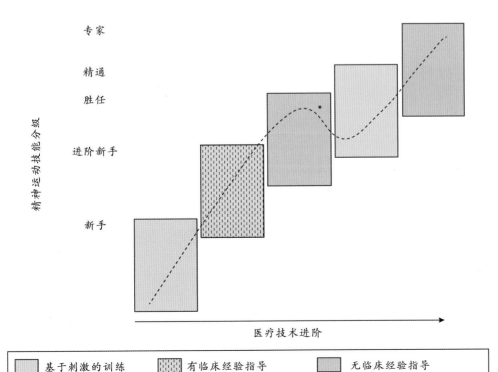

图 1.6　在技能的学习中，模拟与临床经验理论相互作用。虚线表示随着时间的推移进行技能学习和复习。*表示临床训练中断，或临床实践中长期中断。(Reprinted with permission from Sawyer T, White M, Zaveri P, et al. Learn, see, practice, prove, do, maintain: An evidence-based pedagogical framework for procedural skill training in medicine. *Acad Med.* 2015; 90 (8): 1025-1033.)

C.选择最佳模拟器（表 1.1 至表 1.3）

1.高保真模拟器。

2.低保真模拟器(见第 2 章)。

3.技能培训师(见第 2 章)。

4.多样性特殊训练模拟器。

5.增强现实和虚拟现实的设备和软件。

D.模拟环境

1.一间临床学习和模拟室。

2.医院或患者护理室。

3.应就近为患者提供可护理的地方,并选择恰当时间,常常在对患者进行操作之前(准确和准时训练)。

4.远程模拟是指使用合适的视听设备进行远程培训。

E.操作前的准备工作

1.确保自信心及尊重。

2.熟悉模拟器的性能。

3.了解模拟器的优点及缺点。

4.进入模拟状态:学习者要认为模拟情况是真实的,在该基础上学习新的知识和技能(这可以帮助学习者将注意力集中在学习上)。

5.讨论该操作的目的。

F.适当的模拟现实、有挑战性及设计良好的场景

1.提前演练。

2.熟练地运用演员和道具,以创造逼真的场景。

3.选择合适的开场,设计理想的持续时间和结束时间。

4.使参与者达到理想的学习状态。

G.在训练过程中记录并判断参演者在知识及表演方面的不足

1.重点观察和记录。

2.使用核对表和评分表。

3.使用能力评估工具。

4.使用视频。

H.训练后的报告

训练后的报告是模拟训练的核心。

1.报告要专注于行为或思维框架(脑海中呈现的真实图像),帮助受训者从中理解、学习、获取模拟经验,以改变思维框架及其导致的行为,便于提供客观的评价反馈。

2.根据哈佛医学模拟中心的推荐,好的报告包含以下四个部分。

a.预览部分。概述报告内容,有助于明确需要改进的重点。

b.回馈部分。为讨论模拟中的感受创造条件。

c.理解部分。加强对学习者表现的认识。运用鼓励及质询法,探索学习者的行动基础。

d.总结部分。总结经验教训,以备将来借鉴:哪部分运行得好,哪里需要改进。

I.对模拟训练的评估

应评估每一次模拟训练的有效性。

1.从参与者那里获得对训练的客观评价,并由监督培训的人员进行审查。

2.强烈建议在训练后向监督培训的人员汇报情况,以评估结果情况,并在今后规划有效的模拟训练。

鸣谢

诚挚地感谢 Mhairi Macdonald 博士和 Jenny Rudolph 博士。

表 1.2　商用新生儿技能训练模拟器:侧重于单一技能和允许学习者独立练习

名称	制造商	描述	示例
婴儿腰穿训练器	Laerdal	模拟新生儿行腰穿的体位	 Photo by courtesy of Laerdal Medical.
婴儿脐血管置管训练器	Laerdal	用于练习脐置管	 Photo by courtesy of Laerdal Medical.
Laerdal 骨内输液训练器	Laerdal	用于练习骨穿技术	 Photo by courtesy of Laerdal Medical.
静脉输液训练器	Laerdal	用于训练肢体静脉穿刺术及足背表浅静脉输液	 Photo by courtesy of Laerdal Medical.

（待续）

表 1.2　商用新生儿技能训练模拟器:侧重于单一技能和允许学习者独立练习(续)

名称	制造商	描述	示例
婴儿气道管理训练器	Laerdal	模拟舌、口咽、会厌、喉、声带和气管的解剖结构	 Photo by courtesy of Laerdal Medical.
新生儿超声心动训练器	Echocom https://www.echocom.de/	模拟新生儿超声心动图	 Photo by courtesy of Laerdal Medical.
新生儿头颅超声训练器	Kyoto Kagaku Co., Ltd. https://www.kyotokagaku.com/products/detail03/us-14.html		 US–14a 正常　　US–14b 异常

表 1.3　商用新生儿模拟器(高仿真、中仿真和低仿真)

新生儿模拟器	制造商	功能
NeoNatalie™ 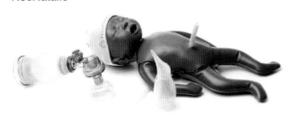 Photo by courtesy of Laerdal Medical.	Laerdal https://www.laerdal.com/ca/products/simulation-training/obstetrics-pediatrics/	■ 开发 NeoNatalie™ 模拟器的目的是通过"帮助婴儿呼吸"等计划,帮助欠发达国家培训助产士 ■ 这些计划旨在促进新生儿护理和复苏基本技术的有效学习 ■ 包括真实的尺寸和外观、自然重量和在装满温水时的手感。心脏活动评估:通过脐部感觉脉搏。肺通气:当气道被正确打开时,肺可以通过 BVM 进行通气。胸部按压:当动作正确时,可听见"咔嗒"声 中低仿真度
Newborn Anne™ 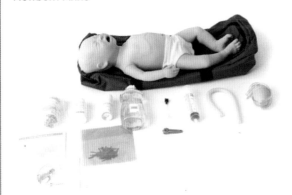 Photo by courtesy of Laerdal Medical.	Laerdal	■ Newborn Anne 准确地模拟了一名足月(40周)、第50百分位数的新生女婴,身长53cm,体重3.18kg ■ 气道特点:可完成倾斜头部、抬起或放下下颌,可行 PPV(BVM、T 组合或复苏囊)、ET 管插管、喉罩气道插入、OG 管插入、胃扩张(当 ET 位置错误时),气管导管通过鼻、鼻咽、口咽、食管和肺的位置可有响应,可模拟通过 ET 管抽吸清除胎粪 ■ 呼吸特点:机械通气时可模拟双侧和单侧胸部起伏。可模拟气胸从左腋下中段行胸腔穿刺术 ■ 心脏特征:可以用适当的深度和力量手动按压胸部 ■ 循环特点:可模拟脐脉搏动,具备血管通路、脐静脉(动脉)通路、左(右)小腿 IO 通路,可触及胫骨粗隆和内踝 ■ 其他:高清晰度 中仿真度
Nita Newborn™ 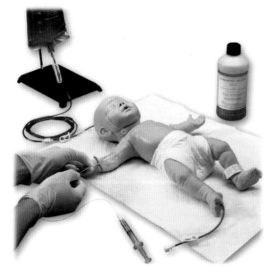 Photo by courtesy of Laerdal Medical.	Laerdal	■ 该模型为重约1.8kg、长约40cm的新生女婴,拥有仿真的体表标志及关节,可用于练习静脉穿刺 ■ 通常口腔和鼻腔允许气管插管、经鼻气管插管、置入鼻导管和饲奶管 * ■ 不同部位的标准静脉穿刺点可以练习取血、输液及肝素化,双臂均有正中、贵要和腋静脉穿刺点,右腿有隐静脉和腘静脉穿刺点,颈外静脉和颞静脉穿刺点,可进行 PICC 的置入、固定、换药和维持,脐静脉置管。 *无插管功能 中低仿真度

(待续)

表 1.3 商用新生儿模拟器(高仿真、中仿真和低仿真)(续)

新生儿模拟器	制造商	功能
SimNewB® 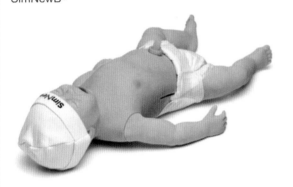 Photo by courtesy of Laerdal Medical.	Laerdal	■ SimNewB® 是一个与 AAP 共同设计制作的新生儿无线模拟器,旨在帮助医生改善新生儿复苏技术,满足新生儿复苏指南的具体学习目标 ■ 气道:解剖学上准确的、逼真的气道。可模拟肺复张动作,可进行口鼻插管、LMA 插管、正压通气、右主干插管、吸痰、胃管插管,可变肺阻力 ■ 呼吸:自主呼吸,可变频率;机械通气时可模拟双侧和单侧胸腔升降,可有正常和异常呼吸声,可模拟血氧饱和度。可模拟呼吸并发症:气胸,机械通气时的单侧胸腔运动(呼吸)。可行单侧腋窝中段针刺胸腔穿刺术 ■ 心血管系统:丰富的心电图库,可通过 3 导联模拟心电图监测 ■ 血管路路:可通过静脉和动脉通路行脐带推注或输液,插管时可模拟血液倒流,具备双侧 IO 通路 ■ 其他功能:旋转瞳孔(可选),瞳孔正常、扩张、收缩。肢体活动:跛行、声音、自发运动和癫痫,SimStore 场景包括第 7 版 NRP 课程 ■ 循环:心音,可触及脐动脉搏动,双侧肱动脉,中枢性发绀 ■ 声音:发声(咕噜、呼吸、哭闹、打嗝等),肺(正常、喘鸣、肺炎等),心脏(正常、舒张期杂音、收缩期杂音等) ■ 交互:可通过网络摄像机录制(SessionViewer PC),可进行日志记录 **高仿真度**
Premature Anne™ 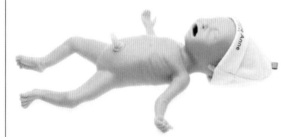 Photo by courtesy of Laerdal Medical.	Laerdal	■ Premature Anne™ 是与 AAP 合作开发的一款比例逼真的 25 周早产婴儿仿真模型 ■ 气道特征:解剖准确,气道真实,可行 ET 管插入、Sellick 手法、PPV、右主干插管、吸引操作、OG/NG 管插入 ■ 呼吸特点:可模拟机械通气时的双侧和单侧胸部起伏 ■ 呼吸并发症:可模拟机械通气时的单侧胸部运动(右主干插管) ■ 心脏:真实的心脏收缩 ■ 血管通路:专利技术,可通过静脉和动脉通路行脐带推注或输液,可模拟脐静脉插管时的血液倒流,具备外周静脉通路 ■ 声音:通气时可进行肺部声音的听诊 **中高仿真度**

(待续)

表 1.3　商用新生儿模拟器(高仿真、中仿真和低仿真)(续)

新生儿模拟器	制造商	功能
Premature Anne with SimPad PLUS 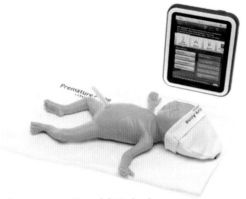 Photo by courtesy of Laerdal Medical.	Laerdal	■ 当 Premature Anne 与 SimPad PLUS 配对时,有助于将学习者置于模拟现实生活体验的场景中 ■ 具备所有 Premature Anne 的特征,并能模拟呼吸特征、发绀、心音和喉音 ■ AAP 早产安妮包由 Premature Anne 模拟器和内含 AAP 编写的 8 个预编程场景的 SimPad PLUS 手持遥控器组成,并支持 NRP™ 高仿真度
Gaumard–Newborn HAL® S3010 无线足月新生儿患者模拟器 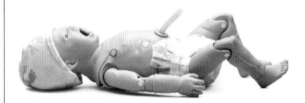	Gaumard https://www.gaumard.com/products/pediatric-neonatal	■ 40 周大小的无线新生儿模拟器,呼吸、脉搏、颜色和生命体征都可以对缺氧及相应干预措施产生响应,包括动作、哭泣、抽搐、口鼻插管、气道声音,并可用平板电脑进行控制 高仿真度
Gaumard–SUPER TORY® S2220 先进的无线足月新生儿患者模拟器	Gaumard	■ 足月新生儿,体重 3.63kg,身长 53cm,无线,可远程控制,蓝牙距离可达 300 英尺(100 米)RF/33 英尺(10 米),内置充电电池可提供长达 8 小时的操作。NOELLE®胎儿-新生儿的无线连接功能,预装 Uni®(Gaumard 统一模拟器控制软件)平板电脑 ■ 全身皮肤光滑柔软,躯干和四肢关节无缝隙。可编程运动:眨眼、张嘴、手臂和腿部屈曲和伸展。逼真的关节:颈部、肩部、肘部、臀部和膝部,前臂旋前和旋后 ■ 逼真的脐带。可拆卸,体表可触及骨性标志 ■ 气道:具有解剖学上精确的口腔和气道,可行鼻气管(口气管)插管(ETT、LMA),头部倾斜,下颌抬起回落,NG/OG 管插入,BVM 通气,颈部过度伸展和屈曲气道阻塞,具有事件捕获和记录功能、插管深度检测和软件事件日志记录功能

(待续)

表 1.3 商用新生儿模拟器(高仿真、中仿真和低仿真)(续)

新生儿模拟器	制造商	功能

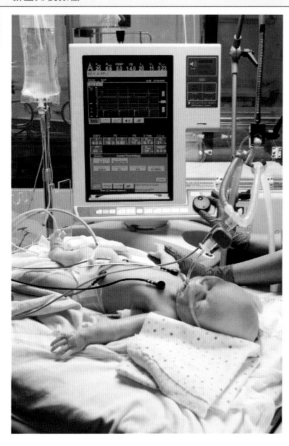

- 呼吸:可自发、持续呼吸,具有可变呼吸频率和吸气/呼气比、可编程的单侧胸腔起伏、与呼吸频率同步的单侧呼吸音、可编程的回缩、"跷跷板"呼吸、MV 支持、A/C、SIMV、CPAP、PCV、PSV、NIPPV、动态气道和肺控制、可变的肺顺应性、双侧支气管阻力、可编程的脱机模拟、单侧胸腔扩张和右主干插管(自动检测和记录)、实时双侧通气反馈。具有可用于切割和缝合的逼真皮肤、出血、触觉胸膜爆裂和液体排出、BVM 通气过程中可见的胸腔隆起,可使用真实传感器和监测设备进行 EtCO$_2$ 监测
- 循环:可模拟发绀、黄疸、苍白、红肿,并且可模拟不同程度,可评估左脚毛细血管充盈时间(自动检测和记录)
- 可触及的脉搏:肱动脉、股动脉和脐动脉,脉搏触诊事件检测和记录,血压依赖的脉搏可使用真实 NIBP 袖带进行血压监测,可听到的 Korotkoff 声音,可使用真实设备进行 Preduce(右手)和导管后(右脚)SpO$_2$ 监测
- 心脏:具有可定制心跳变化的心电节律库,可使用真实设备的心电监测,可进行心电衍生的呼吸监测(EDR),eCPR™ 可进行实时质量反馈,记录心肺复苏报告时间、压缩深度(速率)、压缩中断、通气率、过度通气,可进行心肺复苏语音教练、胸部按压深度传感器、除颤、心律转复、能量起搏、有效的胸部按压,可产生可触摸的股动脉搏动和心电图活动,可模拟健康和异常的心音,可进行虚拟起搏和除颤
- 血管通路:可进行静脉插管,推注、输液和取样;手、头皮、脐带、脐管可插管(UVC/UAC),可持续输液和取样,可双侧 IO 胫骨输液
- 神经学:可模拟哭声(咕噜声),嘴巴可见运动,眨眼,癫痫/抽搐;可编程肌张力(活跃、降低和无力);可编程的囟门(凹陷、正常和肿胀)
- 胃肠:可控的腹胀,可模拟反流的导尿装置,可模拟正常和异常肠音

极高仿真度

(待续)

表 1.3　商用新生儿模拟器(高仿真、中仿真和低仿真)(续)

新生儿模拟器	制造商	功能
Gaumard–Newborn TORY® S2210 **先进的无线遥控足月新生儿患者模拟器** 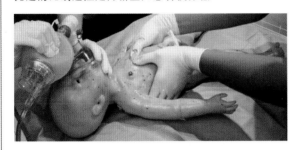	Gaumard	■ 足月新生儿,40 周,体重 2.7kg,身长 52.7cm。无线,可移动。在运输过程中,无线控制距离长达 91.4m,内置充电电池可提供长达 4 小时的无线操作。NOELLE® Fetus Newborn 无线连接。UNI® 统一模拟器控制软件、虚拟患者选项,其他选项取决于软件包 ■ 光滑柔软的全身皮肤,无缝的躯干和四肢关节。逼真的关节连接,颈部、肩部、肘部、臀部和膝部,前臂可旋前和旋后,脐部结构逼真。可触摸的体表标志包括肋骨和剑突。气动装置和储液器安装在体内,气道、呼吸、心脏及血管通路,消化和其他临床特征与 S2220 版本相似,但略逊于 S2220 **超高仿真度**
Gaumard–Premie HAL® S2209 **无线遥控 30 周早产儿模拟器** 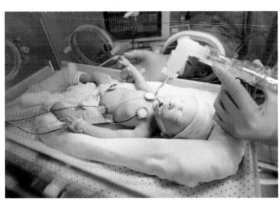	Gaumard	■ Premie HAL® S2209 是一款逼真的无线遥控 30 周早产儿模拟器,帮助住院医生和医疗保健专业人员训练早产气道管理、复苏、护理、转运和重症监护技能 **高仿真度**

(待续)

表 1.3　商用新生儿模拟器(高仿真、中仿真和低仿真)(续)

新生儿模拟器	制造商	功能
Gaumard–CODE BLUE® Ⅲ Newborn S300.110 先进的生命支持新生儿模拟器 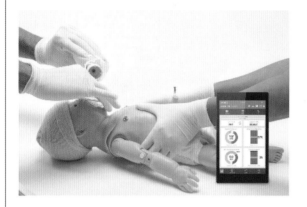	Gaumard	■ CODE BLUE® Ⅲ 提供基于模拟的复苏学习,包括缺氧事件的可编程模型。随附的 OMNI 2 控制器是一个触摸屏界面 **高仿真度**
Gaumard–PEDI® Blue Newborn S320.101 配备 OMNI 2® 的足月新生儿患者模拟器 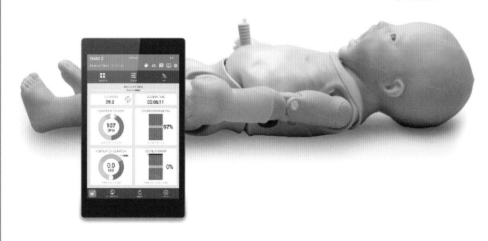	Gaumard	■ 带有 OMNI 2® 的 PEDI® Blue 是一款全面的新生儿患者模拟器,可帮助专业人员培训新生儿护理和复苏技能,包括 OMNI® 2 控制平板电脑,该平板电脑集 CPR 反馈、虚拟患者监护仪支持和任务汇报工具于一身。S320.101.250 款在 S320.100.250 款功能的基础上增加了更高保真度的气道和肢体关节 **高仿真度**

(待续)

表 1.3　商用新生儿模拟器(高仿真、中仿真和低仿真)(续)

新生儿模拟器	制造商	功能
Gaumard–PEDI® Blue Newborn S320.100 配备 OMNI 2® 的足月新生儿患者模拟器 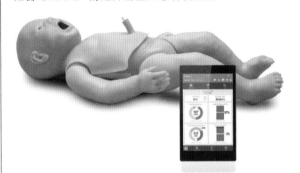	Gaumard	■ PEDI® Blue Newborn S320.100 可根据初始预选条件改变发绀颜色,并测量 CPR、气道通气和胸部按压的效果。该模拟器具有气道管理训练器中的所有常规功能。可选附件包括骨性下肢和注射训练上肢 中仿真度
Gaumard–Newborn PEDI® S109 足月新生儿操作技能训练器 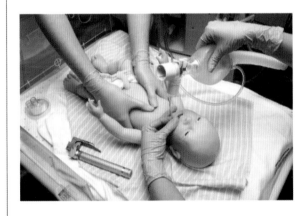	Gaumard	■ 足月新生儿,平均大小和体重:3.63kg,49.5cm,皮肤光滑,全身皮肤有浅、中、深三种肤色可供选择,具有真实的阻力和关节运动范围,包括灵活的脊椎、可拆卸的脐带、可触摸的腰椎标志,以便正确插入针头 ■ 气道:解剖学上准确的口腔和气道,包括牙龈、舌头、会厌、声门和声带,可使用标准附件进行气管内插管,可进行声门上气道装置的放置,可模拟 Sellick 手法,可行经 BVM 的 PPV 鼻咽或口咽插管 ■ 呼吸:可行正压通气,可模拟胸导管插入,可模拟胸腔隆起 ■ 心脏:可进行胸部按压并模拟真实阻力,手动按压压力球可产生可触及的脉搏,如穹隆、脐动脉、肱骨和股骨 ■ 血管通路:静脉插管,输注和取样(手、头皮、脐);脐管插管(UVC/UAC),可模拟开放通路、持续输液和取样 ■ 可进行双侧足跟取血、腰椎穿刺、插管、输液、取样,大腿前外侧肌肉注射,双侧胫骨内灌注 ■ 胃肠道:可模拟放置 NG/OG 管,经胃管喂养和吸引,回肠造口,结肠造口,耻骨上造口,造口护理和引流练习。男女生殖器可互换,导尿和液体可回流 中仿真度

(待续)

表 1.3　商用新生儿模拟器(高仿真、中仿真和低仿真)(续)

新生儿模拟器	制造商	功能
Gaumard–Premie HAL®–S108.100 **24 周早产新生儿操作技能训练器** 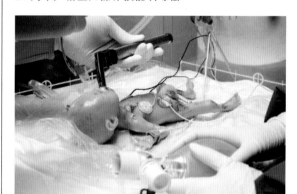	Gaumard	■ 24 周早产儿,身长 31.75cm,体重 600g ■ 气道:逼真,解剖准确的口腔和气道,逼真的牙龈和大小适中的舌头,可模拟气管插管,Sellick 动作,鼻子和口腔吸气 ■ 呼吸:高保真度的肺顺应性,根据推荐流量、PIP 和 PEEP 值可见胸廓抬高,支持标准正压通气设备,包括 BVM、CPAP 和机械呼吸机 ■ 心脏:可触及脉搏,肱动脉、股骨、脐动脉、颥骨。心肺复苏术期间可模拟真实的胸部阻力 ■ 血管通路:可模拟静脉插管、手、头皮、UVC/UAC 输液和取样、PICC 置管、脐部插管 ■ 胃肠:可模拟胃扩张、开放食管、NG/OG、插管、胃抽吸、口饲 **中仿真度**
Gaumard–Premie® Blue S108 **采用 OMNI 2® 的早产儿患者模拟器** 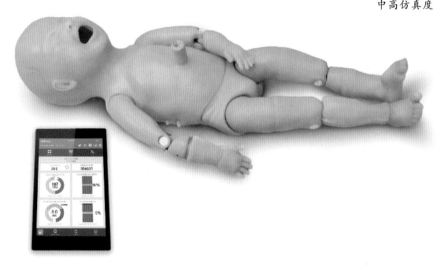	Gaumard	■ 28 周早产儿 ■ 具有交互式复苏工具的 OMNI 2®无线平板电脑控制器 ■ 具备用于气道管理练习的包含舌头、声带、气管和食管的真实气道系统,用于 CPR 操作的真实脏器,用于毛细血管采样练习的足跟,可进行 BVM 或 CPR 练习,可模拟口腔和鼻腔插管,可模拟不同呼吸模式,可模拟双肺扩张和真实的胸腔起伏,可模拟周围和中心发绀及健康的皮肤颜色,使用监护仪选择改善和恶化的速度,使用挤压装置模拟脐血管的搏动,从而练习脐血管置管,练习骨内通路、注射和静脉注射 **中高仿真度**

表 1.3　商用新生儿模拟器(高仿真、中仿真和低仿真)(续)

新生儿模拟器	制造商	功能
Gaumard-Newborn S107 **多用途足月新生儿模拟器** 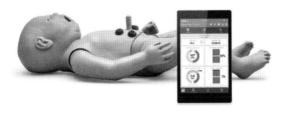	Gaumard	■ 有内胆的外部造口部位,可模拟经口、鼻和数字插管,可进行吸引操作,具有右(左)主干支气管结构,可进行放置 NG/OG 管,BVM 与真实的胸部隆起,可进行胸部按压、脐管插管、IO 输液,可触摸到可变脉搏的四肢 中低仿真度
Gaumard-Newborn PEDI® S105 **护理技能模拟器** 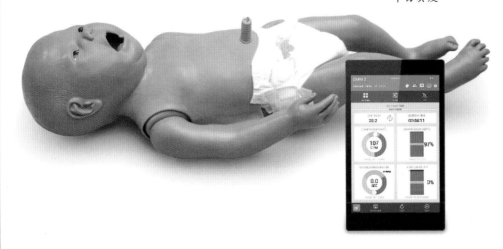	Gaumard	■ 全身、足月婴儿、内置 OMNI 2® 无线连接、OMNI 2®无线平板电脑接口 ■ 具有舌头、声带、气管和食管的真实气道,可用于气道管理练习、口腔或鼻腔插管和吸痰操作练习 ■ eCPR®:可显示实时 CPR 质量指标,包括性能报告、按压深度和速率、通气率、过度通气、无血流时间。CPR 时可显示手放置位置位于真实内脏和解剖标志的什么部位,BVM 时可显示真实的双肺扩张 ■ 右臂和左小腿的静脉通路、脐带可进行插管和输液,可进行 IO 通路和输液,头部、手臂、腿部关节可活动,可触及的脉搏包括右臂、桡部、股部、腘窝和脐带(手动加压) **中仿真度**

(待续)

表 1.3　商用新生儿模拟器(高仿真、中仿真和低仿真)(续)

新生儿模拟器	制造商	功能
Gaumard–CPR Newborn S104 具有 OMNI® 的患儿模拟器 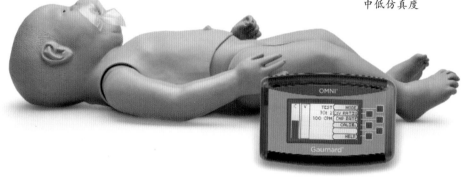	Gaumard	■ 具有 SUSIE SIMON® S103 的所有功能 ■ 具有柔软逼真的脸部皮肤和毛发,头部和下巴与舌头完全连接,SAFE CPR™ 单独的一次性气道,可触及动脉搏动,IO 通道,带有 OMNI® 的股骨静脉部位 * 不能插管 中低仿真度
Gaumard–SUSIE SIMON® S104 新生儿心肺复苏模拟器 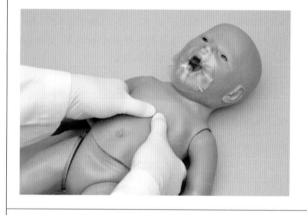	Gaumard	■ 包含 SUSIE SIMON® S101 的所有功能 ■ 具有柔软逼真的脸部皮肤和毛发,头部和下巴与舌头完全连接,SAFE CPR™ 单独的一次性气道,可触及动脉博动,IO 通道,股骨静脉部位 * 不能插管 中低仿真度
SUSIE SIMON® S101 新生儿心肺复苏模拟器 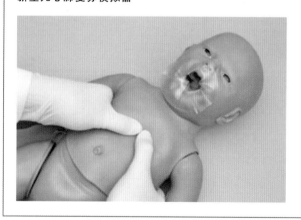	Gaumard	■ 具有柔软逼真的脸部皮肤和毛发,头部和下巴与舌头完全连接,SAFE CPR™ 单独的一次性气道,可触及动脉搏动 * 不能插管 中低仿真度

(待续)

表 1.3　商用新生儿模拟器(高仿真、中仿真和低仿真)(续)

新生儿模拟器	制造商	功能
Gaumard–SUSIE SIMON® S100 新生儿护理模拟器 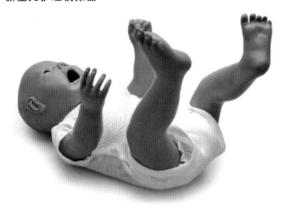	Gaumard	■ 具有柔软有弹性的脸部皮肤,自塑头发,逼真的眼睛,NG,模拟耳道,手臂和腿可旋转,柔软的手、脚、手指和脚趾用于练习脚跟贴和手指穿刺技术,躯干上柔软的上身皮肤可用于练习"婴儿"的抚触、洗澡和包扎,可模拟大腿肌肉注射,男女可更换的生殖器,尿道和膀胱可导尿,可灌肠 * 不能插管
Paul–27 周早产儿 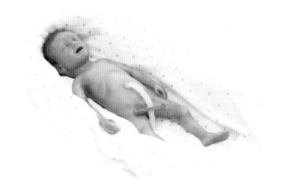	SIMCharacters GmbH	■ 模拟胎龄 27 周+3 天的早产儿,高度逼真的外部解剖结构,包括真实的头发 ■ 重 1000g,长 35cm ■ 完全的无线产品,电池可使用 1.5 小时 ■ 可模拟病理性呼吸模式(鼻部张开、反常呼吸、胸骨下陷和呼噜声),具有高度逼真的上气道,非常适合气管内插管和特殊的新生儿护理策略(MIST,INSURE),可使用面罩和 Perivent® 系统的机械通气,插管时可进行自动管位检测,可模拟机械辅助通气的生理和病理肺参数,可模拟发绀和高氧 ■ 可触及脐带和四肢的脉搏,传感器可检测脐静脉导管(UVC)的正确位置和深度,可听诊呼吸、心脏和肠鸣音 **极高仿真度**
Airway Paul 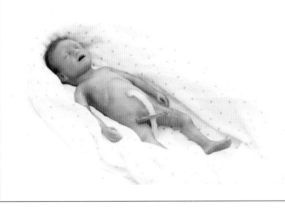	SIMCharacters GmbH	■ 略简化版的 Paul **高仿真度**

(待续)

表 1.3　商用新生儿模拟器(高仿真、中仿真和低仿真)(续)

新生儿模拟器	制造商	功能
C.H.A.R.L.I.E. Nursing Essentials 和 C.H.A.R.L.I.E. Nursing Med-Surg(LF0142103U 和 LF0142104U) 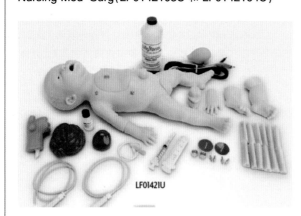 LF01421U	Nasco Healthcare	■ LF01421U C.H.A.R.L.I.E. NRP Neonate——iv,io,口腔和鼻道导气管,CPR ■ 101-102200U SimVS 配件——生命体征监护仪和平板电脑,血压袖带、脉搏血氧饱和度监护,体温计,血糖仪 中高仿真度 ■ LF01421U C.H.A.R.L.I.E. NRP Neonate——iv,io,口腔和鼻道导气管,CPR ■ 101-102200U SimVS 配件——生命体征监护仪,血压袖带,脉搏监护仪,温度计 ■ 800-102107U SimVS Larger SimVS 控制系统,多功能平板电脑,可呈现医疗监护、AED、心电图、除颤,护理场景设置与拷贝 中仿真度
ALS Infant Nursing Essentials 和 ALS Infant Nursing Med-Surg(101-09003U 和 101-09004U) 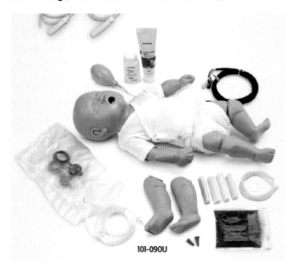 101-090U	Nasco Healthcare	■ 101-090U ALS Full Body Infant,io 下肢,ALS 气道,LMA,Sellick 操作,NG 管放置,iv 位置,CPR 操作,手动脉搏 ■ 101-102200U SimVS 配件——生命体征监护仪,血压袖带,脉搏监护仪,温度计 中仿真度 ■ 101-090U ALS Full Body Infant——io 下肢,ALS 气道,LMA,Sellick 操作,NG 管放置,iv 位置,CPR 操作,手动脉搏 ■ 101-102200U SimVS 配件——生命体征监护仪,血压袖带,脉搏监护仪,温度计 ■ 800-102107U SimVS Larger SimVS 控制系统,医疗监护,AED,心电图,除颤,护理场景设置与拷贝 中仿真度

(待续)

表1.3　商用新生儿模拟器(高仿真、中仿真和低仿真)(续)

新生儿模拟器	制造商	功能
Micro–Preemie Nursing Essentials 和 Micro–Preemie Nursing Med–Surg(LF0128003U 和 LF0128004U) 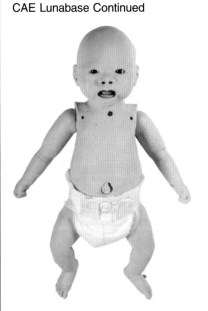	Nasco Healthcare	■ LF01280U Micro–Preemie——NRP 新生儿,iv,口鼻气道,CPR ■ 101–102200U SimVS 配件——生命体征监护仪和平板电脑,血压袖带、脉搏血氧饱和度监护,体温计,血糖仪 中低仿真度 ■ LF01280U Micro–Preemie——NRP 新生儿,iv,口鼻气道,CPR ■ 101–102200U SimVS 配件——生命体征监护仪和平板电脑,血压袖带、脉搏血氧饱和度监护,体温计,血糖仪 ■ 800–102107U SimVS Larger SimVS 控制系统,多功能平板电脑,可呈现医疗监护、AED、心电图、除颤,护理场景设置与拷贝
CAE Luna Base Photos by Lyudmil Iliev, provided courtesy of CAE Healthcare.	CAE Healthcare	■ 无线遥控新生儿模拟器 ■ 出生至 1 个月,身长 53.3cm,体重 3.2kg,可更换性别,通过外部连接静脉 ■ 呼吸:解剖学上正确的气道,可经口气管插管、经鼻气管插管、右主干插管、喉罩放置、口咽气道插入,有预制气管造口部位,可手动胸腔起伏,不对称胸腔起伏,可口鼻咽吸痰 ■ 神经:手动三态瞳孔,手动调瞳 ■ 消化与泌尿:可模拟腹胀、反流,可置管、导尿
CAE Lunabase Continued Photos by Lyudmil Iliev, provided courtesy of CAE Healthcare.	CAE Healthcare	■ 循环:可胸部按压,io 通路开放,可肌内注射,经头静脉、侧缘静脉、足静脉、颞静脉进行外周静脉通路开放,经脐静脉进行中心静脉通路开放,可 SQ 注射,可外周动脉导管置入、锁骨下导管置入 ■ 肌肉骨骼:局部皮肤颜色可调节,关节活动(包括肘部、肩膀、臀部、膝部、颈部、下颌),脐带可拆卸 高仿真度

(待续)

表 1.3　商用新生儿模拟器(高仿真、中仿真和低仿真)(续)

新生儿模拟器	制造商	功能
CAE Luna Live 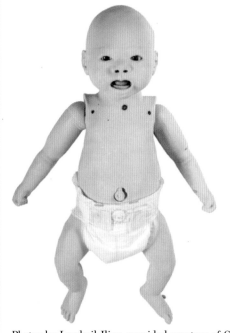 Photos by Lyudmil Iliev, provided courtesy of CAE Healthcare.	CAE Healthcare	■ 具有所有 CAE Luna base 功能及无线控制和内部供电功能 ■ 呼吸:可进行肺部听诊、气胸减压、胸导管置入 ■ 消化和泌尿:可听诊肠鸣音 ■ 循环:双臂均有脉搏,可变脉搏强度,心律节律库,兼容商用 ECG 设备,可心音听诊、胸腔按压测量 ■ 可选选项:SymDefib,兼容商用除颤器,生理模式 ■ 其他:支持控制软件和模拟患者监控软件 **高仿真度**
CAE Luna Advanced Photos by Lyudmil Iliev, provided courtesy of CAE Healthcare.	CAE Healthcare	■ 具有 CAE Luna Base and Live 款的所有功能,以及呼吸系统检测功能,包括模拟喉痉挛、模拟自主呼吸、可变呼吸频率和呼吸模式、可进行通气检测、可模拟气胸并进行减压检测、可模拟胸骨下陷、可进行机械通气支持模拟 ■ 神经:可模拟癫痫发作 ■ 循环:可触及脐动脉和股动脉搏动 ■ 肌肉骨骼:可模拟口周发绀 ■ 可选:外部肺 **极高仿真度**

BVM,袋式瓣膜面罩通气;LMA,喉罩气管;PICC,经皮静脉中心静脉置管;AAP,美国儿科学会;OG,口胃;NG,鼻胃;iv,静脉;io,骨内;MV,机械通气;CPR,心肺复苏;ET,气管内。

参考文献

1. Anderson JM, Warren JB. Using simulation to enhance the acquisition and retention of clinical skills in neonatology. *Semin Perinatol.* 2011;35:59–67.

2. Arafeh JM. Simulation-based training: the future of competency? *J Perinat Neonatal Nurs.* 2011;25:171.

3. Ballard HO, Shook LA, Locono J, et al. Novel animal model for teaching chest tube placement. *J Ky Med Assoc.* 2009;107:219–221.

4. Cates LA. Simulation training: a multidisciplinary approach. *Adv Neonatal Care.* 2011;11:95–100.

5. Cates LA, Wilson D. Acquisition and maintenance of competencies through simulation for neonatal nurse practitioners: beyond the basics. *Adv Neonatal Care.* 2011;11:321–327.

6. Gaba DM. The future vision of simulation in health care. *Qual Saf Health Care.* 2004;13(Suppl 1):i2–i10.

7. Halamek LP. The simulated delivery-room environment as the future modality for acquiring and maintaining skills in fetal and neonatal resuscitation. *Semin Fetal Neonatal Med.* 2008;13:448–453.

8. Halamek LP, Kaegi DM, Gaba DM, et al. Time for a new paradigm in pediatric medical education: teaching neonatal resuscitation in a simulated delivery room environment. *Pediatrics.* 2000;106:E45.

9. MacDonald MG, Johnson B. Perinatal outreach education. In: Avery GB, Fletcher MA, Macdonald MG, eds. *Neonatology: Pathophysiology and Management of the Newborn.* 4th ed. Philadelphia, PA: JB Lippincott Co.; 1994:32.

10. Kattwinkel J, Perlman JM, Aziz K, et al. Neonatal resuscitation: 2010 American Heart Association Guidelines for Cardiopulmonary Resuscitation and Emergency Cardiovascular Care. *Pediatrics.* 2010;126:e1400–e1413.

11. Rudolph JW, Simon R, Dufresne RL, et al. There's no such thing as "nonjudgmental" debriefing: a theory and method for debriefing with good judgment. *Simul Healthc.* 2006;1:49–55.

12. Murphy AA, Halamek LP. Educational perspectives. *NeoReviews.* 2005;6:e489.

13. Ericsson KA. Deliberate practice and the acquisition and maintenance of expert performance in medicine and related domains. *Acad Med.* 2004;79(10 Suppl):S70–S81.

14. Institute of Medicine. *To Err is Human: Building a Safer Health System.* Washington, DC: National Academies Press; 2000.

15. Clark DR. (2012). Kolb's learning styles and experiential learning model. Updated July 13, 2011. http://nwlink.com/~donclark/hrd/styles/kolb.html. Accessed April 23, 2012.

16. Rodgers DL. High-fidelity patient simulation: a descriptive white paper report. http://sim-strategies.com/downloads/Simulation%20White%20Paper2.pdf. Accessed April 23, 2012.

17. Sawyer T, White M, Zaveri P, et al. Learn, see, practice, prove, do, maintain: an evidence-based pedagogical framework for procedural skill training in medicine. *Acad Med.* 2015;90(8):1025–1033.

18. Sawyer T, Gray MM. Procedural training and assessment of competency utilizing simulation. *Semin Perinatol.* 2016;40(7):438–446.

19. Johnston L, Sawyer T, Nishisaki A, et al. Neonatal Intubation Competency Assessment Tool: Development and Validation. *Acad Pediatr.* 2019;19(2):157–164.

20. Griswold-Theodorson S, Ponnuru S, Dong C, et al. Beyond the simulation laboratory: a realist synthesis review of clinical outcomes of simulation-based mastery learning. *Acad Med.* 2015;90(11):1553–1560.

21. Manthey D, Fitch M. Stages of competency for medical procedures. *Clin Teach.* 2012;9(5):317–319.

22. Institute for Medical Simulation Comprehensive Instructor Workshop and Graduate Course material Copyright, all pages, Center for Medical Simulation, 2004–2011. Also personal communication JW Rudolph.

第 2 章

低成本仿真新生儿模型

Jayashree Ramasethu, Suna Seo, Ashish O. Gupta

模拟训练已成为新生儿重症监护操作训练的基础[1]。由于伦理方面的问题,小猫、兔子、雪貂、鸡等动物模型已经很少使用[2-5]。越来越复杂的高仿真模型逐渐出现,但通常都很昂贵,而且这些高成本的仿真模型是否对临床实践具有优势还不清楚[6]。

在本章中,我们将描述如何使用简易材料来制造相对便宜的操作模型。这些模型已在新生儿围生期人员的培训班和国家会议的操作研讨会上应用。其他低成本的仿真模型(包括脐插和包皮环切)的文献也不断被报道[7,8]。新生儿插管和腰椎穿刺有高仿真模型,但也迫切需要对应的低成本仿真模型。

模拟训练培训操作是掌握操作最有效的方法,同时可以反复复习训练,防止技能衰退[9-11]。鼓励在培训时使用检查表(见附录 A)来监督和记录操作所有步骤的执行情况。重复训练可提高技术,减少临床实践中的尝试次数[11]。以团队为基础的培训,可改善团队合作和沟通,特别是在紧急情况下,对于提升实际操作时的表现至关重要[12,13]。

A.设备(每个模型的附加特定型号专用设备)

1.聚氨酯/乙烯基或硅胶婴儿玩偶,长度为 8~20cm,躯干是空心的。

2.刀——根据个人喜好,精工或切纸机。

3.剪刀。

4.厚隔板衬垫。

5.乙烯基或乳胶手套——肤色。

6.可食用色素——红色和黄色。

7.胶带或类似的强力胶带。

8.水。

9.记号笔。

B.胸导管模型[14]

该模型可用于胸腔穿刺和胸腔置管的模拟。

1.设备(除 A 项所列设备)。

a.电线(14 号)。

b.聚苯乙烯泡沫塑料块。

c.充气夹心袋或带囊腔的气泡膜。

2.步骤。

a.切除模型玩偶的前胸和腹壁(图 2.1)。

b.用 14 号电线和胶带制作锁骨和胸腔(图 2.2)。

c.在胸腔中间放置泡沫塑料块以形成两个胸腔,并在每个腔内放置充气夹心袋以模拟气胸(图 2.3)。

d.用厚隔板衬垫包裹胸部模型(模拟肌肉层)(图 2.3)。

e.将胸部放回空心玩偶的胸腔内(图 2.4)。

f.确保肋骨可以计数,可以触摸到肋间隙。

g.用皮肤颜色的手套或类似材料覆盖整个胸部(模拟皮肤),并在第四肋间用记号笔标记乳头(图 2.5)。

C.脐导管模型

该模型可用于脐动、静脉置管,也可用于换血的模拟。

1.设备(除 A 项所列设备)。

a.乳胶或硅胶的婴儿奶瓶、奶嘴。

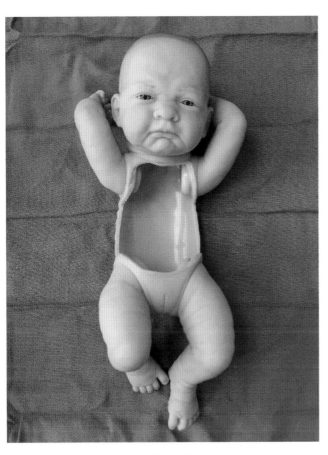

图 2.1　切除玩偶的前胸和腹壁。

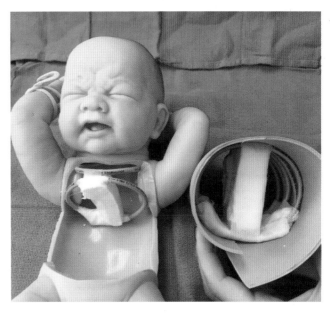

图 2.3　胸导管模型。用聚苯乙烯泡沫塑料块将胸腔分成两个部分,然后用厚隔板衬垫包裹整个胸腔,以模拟胸壁、肌肉。

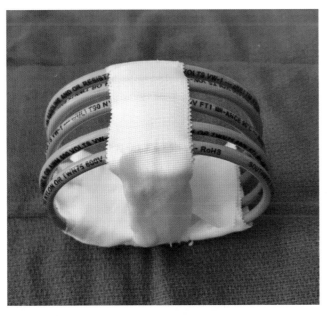

图 2.2　胸导管模型。用电线和胶带建造的锁骨和肋骨。

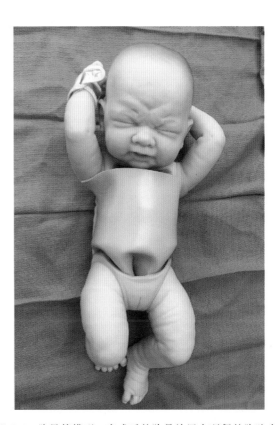

图 2.4　胸导管模型。完成后的肋骨放置在玩偶的胸腔内。

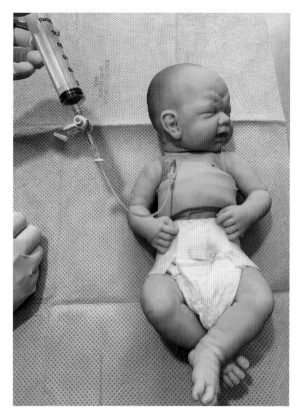

图 2.5　胸导管模型。右侧第二肋间的胸腔穿刺术的模型演示（无菌巾已被移除以显示针头和标记）。

b.1~2 英寸（1 英寸=2.54cm）的硅胶管，2 个模拟脐动脉的狭窄通道和 1 个模拟脐静脉的较宽通道（图 2.6）。

c.空的静脉输液袋或瓶子——装满水和红色食用色素以模拟血液。

d.透明塑料管，将模拟脐带连接到静脉输液袋或瓶子上——合适的长度为 24~36 英寸。

e.用动脉夹或类似的夹来调节"血液"，使其从静

脉输液袋流入瓶中。

2.步骤。

a.在玩偶腹部的脐带区域切开一个小口。在玩偶的腰骶部切一个更大的开口（图 2.7）。

b.剪掉奶瓶奶嘴的尖端，将硅胶管插入奶嘴中。

c.将透明塑料管的一端连接到硅胶管上，另一端插入静脉液袋（瓶）中。在管道上放置夹子以防止"血液"泄漏（图 2.7）。

d.将奶嘴（硅胶管）套装从腰骶部插入脐部，确保其贴紧（图 2.8）。

e.松开夹子，让血液流入管中，直到"脐"部。关闭夹子以防止血液进一步流动，直到在操作过程中使用。

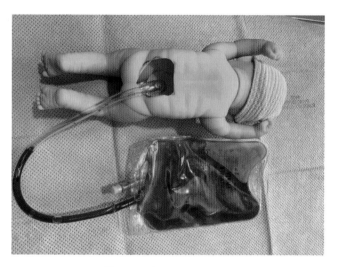

图 2.7　UAC/UVC 模型。玩偶的后视图，显示硅胶管插入奶嘴，奶嘴已从腹腔内放入脐部。

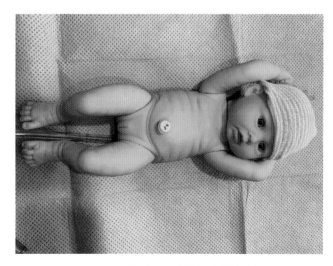

图 2.6　UAC/UVC 模型。显示模拟脐带的玩偶正面图。

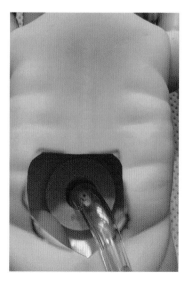

图 2.8　UAC/UVC 模型。透明管将硅胶脐连接到血袋上。

f.在模拟过程中,监管者可以使用夹子来调节血流量。

D.心包穿刺模型

1.设备(除 A 项所列设备)。

a.旧血压计的气囊和管子。

b.柔软的泡沫或布料。

2.步骤。

a.剪下玩偶的前腹壁,保留胸壁以模拟肋骨边缘和胸骨。在玩偶的左侧"肩胛上"区开一个小口(图2.9A 和 B)。

b.将黄色食用色素与水混合制成淡黄色液体,以模拟漏出液或肠外营养液,这是 NICU 婴儿心包积液的最常见原因(见第 42 章)。用这种液体填充血压计气囊和管子,然后用夹子封闭。

c.将血压计气囊放入胸腔,将连接管插入玩偶左肩胛上区的孔中(图 2.9A 和 B)。

d.将柔软的泡沫或布料放入腹腔以填充剩余空间,并将血压计气囊固定到位。

e.用厚隔板衬垫盖住胸部和腹部,用胶带或尼龙搭扣固定背部的隔板衬垫。

f.触诊时,腹部应该感觉柔软,能感觉到肋骨边缘和剑突区域。

g.使用记号笔,画出胸部的乳头。

h.图 2.10 展示了剑突旁心包穿刺(见第 42 章)。插管刺穿血压计气囊,可能会吸到淡黄色液体。一旦拔掉插管,气囊因橡胶材料很容易重新密封,防止泄漏并允许重复使用。

E.耻骨上膀胱穿刺模型

1.设备(除 A 项所列设备)。

a.大约 2 英寸高(玩偶腹部深度)的小塑料瓶。塑料瓶可以被裁剪成合适的大小。

b.输液延长管。

c.橡皮筋。

2.步骤。

a.用橡皮筋和厚衬垫盖住塑料瓶的开口(图 2.11)。

b.用锋利的工具在瓶身侧面钻孔,并插入静脉延长管的一端。

c.将黄色食用色素与水混合以模拟尿液,将这种

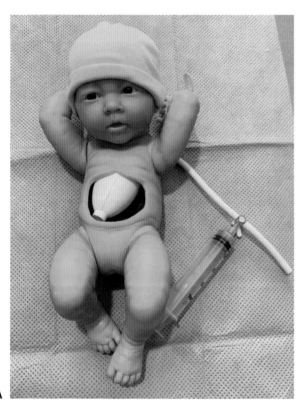
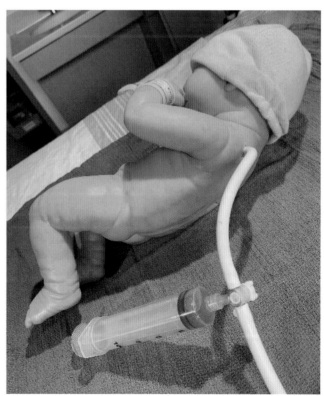

图 2.9 (A)心包穿刺模型。切去前腹壁,将血压计气囊插入玩偶的胸部。请注意,可清楚地看到肋骨下缘和剑突的界限。(B)心包穿刺模型。左肩胛上区有开口,血压计的管子通过这个孔穿过去。

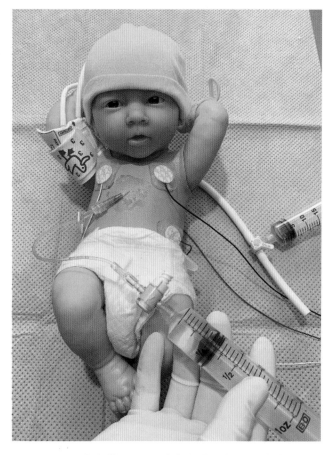

图 2.10 心包穿刺模型。心包穿刺术模型演示(无菌巾已被移除,以显示针和标记)。

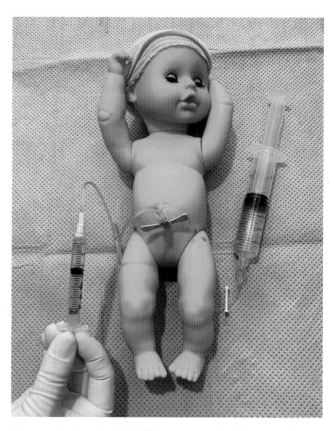

图 2.12 耻骨上膀胱穿刺模型。耻骨上膀胱穿刺术的模型演示。无菌巾已经被取下,以显示针头和标记。

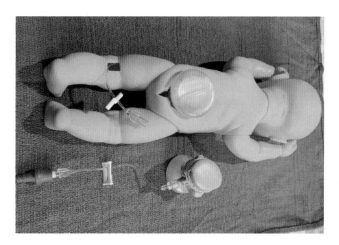

图 2.11 耻骨上膀胱穿刺模型。玩偶骶部开口可容纳装有模拟尿液的塑料瓶。请注意,塑料瓶切成一定大小,用衬垫盖住,并附上输液延长管。

液体装满瓶子(几乎装满)。

d.在玩偶的骶骨区切一个开口。

e.将瓶子从玩偶的骶骨开口放入,使盖有衬垫的一端紧靠腹壁(图 2.11)。确保瓶子位于脐部以下。可以

触摸到瓶子的下缘,以模拟耻骨联合。

f.图 2.12 显示了耻骨上穿刺的过程。用蝴蝶针刺穿耻骨上皮肤,从表面下的瓶子里抽出黄色液体(尿液)。

g.输液延长管可以用来重新灌装瓶子,因此在重复操作时,液体要保持在较高水平。

参考文献

1. Sawyer T, Gray MM. Procedural training and assessment of competency utilizing simulation. *Semin Perinatol*. 2016; 40(7):438–446.
2. Hourihane JO, Crawshaw PA, Hall MA. Neonatal chest drain insertion—an animal model. *Arch Dis Child Fetal Neonatal Ed*. 1995;72(2):F123–F124.
3. Ballard HO, Shook LA, Iocono J, et al. Novel animal model for teaching chest tube placement. *J Ky Med Assoc*. 2009; 107(6):219–221.
4. Kircher SS, Murray LE, Julian ML. Minimizing trauma to the upper airway: a ferret model of neonatal intubation. *J Am Assoc Lab Anim Sci*. 2009;48:780–784.
5. Wadman M. Medical schools swap pigs for plastic. *Nature*. 2008; 453(7192):140–141.
6. Finan E, Bismilla Z, Whyte HE, et al. High-fidelity simulator technology may not be superior to traditional low-fidelity equipment for neonatal resuscitation training. *J Perinatol*. 2012;32(4):287–292.

7. Sawyer T, Gray M, Hendrickson M, et al. A real human umbilical cord simulator model for emergency umbilical venous catheter placement training. *Cureus*. 2018;10(11):e3544.

8. Roca P, Alvarado C, Stausmire JM, et al. Effectiveness of a simulated training model for procedural skill demonstration in neonatal circumcision. *Simul Healthc*. 2012;7(6): 362–373.

9. Thomas SM, Burch W, Kuehnle SE, et al. Simulation training for pediatric residents on central venous catheter placement: a pilot study. *Pediatr Crit Care Med*. 2013;14(9):e416–e423.

10. Andreatta PB, Dooley-Hash SL, Klotz JJ, et al. Retention curves for pediatric and neonatal intubation skills after simulation-based training. *Pediatr Emerg Care*. 2016;32(2): 71–76.

11. Kessler D, Pusic M, Chang TP, et al. Impact of just in time and just in place simulation on intern success with infant lumbar puncture. *Pediatrics*. 2015;135:e1237–e1246.

12. Reed DJW, Hermelin RL, Kennedy CS, et al. Interdisciplinary onsite team-based simulation training in the neonatal intensive care unit: a pilot report. *J Perinatol*. 2017;37(4):461–464.

13. Wetzel EA, Lang TR, Pendergrass TL, et al. Identification of latent safety threats using high-fidelity simulation-based training with multidisciplinary neonatology teams. *Jt Comm J Qual Patient Saf*. 2013;39(6):268–273.

14. Gupta AO, Ramasethu J. An innovative nonanimal simulation trainer for chest tube insertion in neonates. *Pediatrics*. 2014; 134(3):e798–e805.

第 **3** 章

新生儿操作知情同意书

Karen Kamholz

美国卫生与公众服务部、医疗保险和医疗补助服务中心(CMS)在《医院知情同意解释指南》中规定,患者或患者的代理人"有权做出关于他或她医治的知情决定"[1]。在理想状态下,知情同意是指临床医生告知患者或代理人治疗或操作过程,包括其适应证、潜在风险、预期收益、可能的替代方案和未经治疗的预期结果,并为决策者提供提问的机会[2,3]。知情同意应使患者或代理人有权对是否继续或拒绝一项治疗或操作进行深思熟虑。一个完整的知情同意过程不仅包括信息的披露,而且包括对决策者对信息的理解及他(她)做出医疗决定能力的评估[4]。

知情同意的目的

知情同意有三个目标。

1.保护个人的合法权益。

2.大力推进医德医风建设。

3.满足医院行政要求,确保充分知情同意[4]。

知情同意在法律上为患者提供保护。1914 年的 Schloendorff 诉纽约医院协会一案开创了美国现代法律中的知情同意原则,确定患者有"决定如何对待其身体的权利"[5]。在 20 世纪 50 年代,法院规定,医生必须披露患者相关信息以助其做出决定,即"合理医生"标准。在 70 年代,出现了"合理人"概念,即所披露的信息应该是"合理人"想知道的信息[5]。根据这一标准,患者或代理人应该了解他们需要的所有信息,以比较治疗方案,并根据他们的个人价值、目标和偏好做出决定[6]。

知情同意的伦理原则以尊重患者自主权为中心,确保个人"具有根据自我意愿生活的能力"[2]。通过这项原则,患者或代理人将根据他们获得的信息来做出知情的、理性的、自主的决定。虽然所讨论的风险、益处和替代疗法的性质由临床医生判断和决定,但他们应提供足够的信息以便于患者或代理人做出知情的决定[5]。美国儿科学会(AAP)指出,在某些情况下,还需要讨论特定的数据提供或临床医生的经验[2]。知情同意的理想模式是"共享决策"模式。在这种模式下,提供者根据协作沟通和对家庭目标及价值观的理解提出建议[2]。知情同意的行政管理方面以依从性为中心,包括患者同意治疗或操作的政策制定,以及知情同意流程的书面记录。

知情同意的要求

除了签署同意书外,知情同意流程还需要四个组成部分。

1.有助于知情决定的信息交流,包括操作或治疗的详细说明和成功率。

2.评估决策者对信息的理解程度。

3.评估患者或代理人做出适当决策的能力。

4.保证知情同意是自愿的[2]。

谁可以征得同意

关于谁应该负责征得患者或代理人的知情同意鲜有著述。一些机构要求只有操作执行者可征得同意[7]。其余则建议能执行该操作的人均可征得同意,因为他们了解操作的潜在风险及发生频率,以及预期效益。此外,应培训征得同意的负责人,使他们熟悉知情同意流程的具体要求[8]。然而在实践中，通常是实践经验较少的人员负责征得特殊操作的同意[9]。

知情同意的类型

在重症监护病房(ICU)征得患者知情同意的方法有多种。

知情同意书有以下几种。

- 特殊操作同意书。
- 涵盖 ICU 多个常见操作的同意书。
- ICU 监护或住院期间的所有操作的同意书。

Weiss 等人调查了许多不同类型的成人 ICU，了解他们对于 16 项 ICU 常见操作如何征得知情同意的做法。大部分 ICU 征得特殊操作的同意。只有大约 20%的 ICU 征得涵盖多种操作的同意。大约 25%的 ICU 征得所有操作的同意[10]。Davis 等人研究了涵盖成人 ICU 中常见 8 项操作的一揽子同意书的使用。结果显示，在执行操作之前，同意率增加了 70%。在两组中，大多数同意是由患者代理人提供的，而不是由患者本身提供的。比较多项操作同意书，对操作的适应证或风险的理解没有下降[11]。其他研究表明，在 ICU 入院后前两天的家庭会议上提交并签署的一系列同意书的引入增加了家庭满意度[12]。

最近对新生儿 ICU 和儿科 ICU 知情同意做法的调查中，70%的受访者报告使用特殊操作的书面同意。这也是受访者认为最有可能满足对所有操作充分知情同意的方法[13]。然而目前缺乏关于改善 NICU 知情同意做法的干预措施的研究。

特殊操作知情同意书的要求

根据 CMS 的规定，必须在操作或治疗之前填写同意书，并符合医院指南及州和国家法律[14]。知情同意书至少包括如下内容。

- 医院或设施名称。
- 进行的操作。
- 负责执行操作的临床医生。
- 向患者或法定代理人解释操作或治疗方法，包括风险、益处和替代疗法的声明。
- 患者或代理人签名。
- 签署同意书的日期和时间。

CMS 建议，精心设计的知情同意书还包括如下内容。

- 履行告知义务医生的姓名。
- 见证人的签名，包括日期和时间。
- 特殊风险。
- 可能涉及其他临床医生(包括实习生)的声明。
- 可能涉及具有医院特权的非医生从业人员的声明。

虽然知情同意书应该提倡提供足够的信息来帮助患者或代理人做出决定，但不幸的是，在实践中这种情况很少发生。同意书通常被视为管理需求，而不是共享决策的协作过程的文件。研究表明，很少有同意书包含知情同意的所有必要成分。许多人在描述操作的基本原理、具体益处、严重的风险或结果概率方面存在不足[5,15,16]。同意书预期目的更多是为了获得治疗授权和避免责任，而不是帮助患者做出决定[15]。其他问题包括理解同意书，通常需要高等教育和语言技能，给患者考虑的时间很短[6]。在 NICU 中，每一个问题都可能被放大。同意书列举了操作的并发症，无伴随风险的发生率，或了解常见风险和罕见风险，使父母认为新生儿科医生和医院更关心避免责任，而不是对操作的益处和风险提供实际评估。这样的形式只会使父母恐惧和犹豫。

知情同意书如何"知情"

在实践中，知情同意过程不尽完美。在知情同意过程中传达的信息必须足以让患者或代理人做出知情决定，但提供的信息往往不能实现这一目标[7,8]。Hall 等人指出："患者对知情同意过程中披露的信息记得很少……他们的理解水平往往被高估"[5]。研究表明，很少能达到知情同意标准，大多数患者认为他们的同意让"医生控制了所发生的事情"[5,17]。考虑患者病情的紧急性，在 ICU 实现充分的知情同意可能更加困难。患者和代理人通常感到脆弱和紧张。操作同意通常是在操作执行之前完成的，这可能会让患者感到有压力[7]。此外，在某些情况下，语言或文化障碍会增加额外的复杂性。在这些情况下，医疗服务提供者应该提供医学翻译服务，而不是让家庭成员担任翻译[18]。除非患者或代理人能够理解治疗的风险、益处和替代方案，否则不能有效地参与医疗决策，因此，解决每一个问题都是至关重要的[7]。

有几项研究改善决策者的知情同意体验的措施[2,6,8,19,20]。这些干预措施的范围从患者信息表到交互式计算机程序或其他视听干预，从促进扩展讨论到采用回授技术，其中临床医生让患者重复关键要素来表明其已经理解[8,19]。Spatz 等人指出，在使用决策辅助工具时，患者"对证据有更多的了解，对自己的重要性有更清晰的认识，对风险和收益有更准确的预期，并更多地参与决策过程"[6]。这些措施通常使知情同意时间增加不到 4 分钟，甚至更少[19,20]。这些发现促使美国儿科学会建议临床医生在知情同意时使用多媒体演示、复述，并增加讨论时间[2]。总之，建议使用决策辅助工具，因为他们可以"提供关于治疗方案的平衡的、基于证据的信息"[6]。

与新生儿知情同意有关的特殊问题

在新生儿重症监护病房中，由于患儿的决策者必须是代理人，因此在取得知情同意方面存在明显的特殊问题。在大多数情况下，父母将担任患儿的代理人。他们根据自己的判断做出决定，这些决定应使孩子获得最佳利益，以他们的家庭价值观和信仰考虑孩子的社会、情感和医疗保健需求。假设父母比其他人更了解他们的孩子，会成为他们孩子最好的拥护者，将风险降到最低，使利益最大化[2]。Cooke 将这一责任描述为"父母知情同意"，而不是知情同意[8]。危重新生儿的父母也必须能够提供适当的知情同意。美国儿科学会关于知情同意的政策指出，有时"父母的痛苦会影响知情决策"[2]。

另一个使新生儿知情同意复杂化的特殊情况是婴儿的父母没有合法结婚。在某些司法管辖区，未婚的父亲或者在婴儿的出生证明完成前在法律上不能签署知情同意书[8]。了解地区的法律十分重要，因为母亲在分娩后受到药物影响或出现并发症时，无法在产后立即为婴儿签署知情同意的情况并不少见[4]。如果母亲不能，同时父亲不被允许签署知情同意书，只有合法的监护人或法院才能担任这一角色[8]。

另一种特殊情况是婴儿的母亲本身也是未成年人。美国所有州都承认未成年父母是孩子的决策者，同时建议其父母或其他信任的成年人参与艰难的决定[2]。此外，虽然未成年父母有权为他们的孩子做决定，但除非他们被合法宣布为获得自由的未成年人，他们的父母仍需为他们的决定负责。

拒绝同意

美国儿科学会关于知情同意的政策指出，"临床医生有道德义务和法律责任提出质疑，并在必要时反对将患者置于严重伤害风险的医疗决定。"当父母的决定侵害患儿的利益时，父母的权利将受到限制，因为国家也有责任保护那些无法保护自己的公民[4]。如果孩子的健康受到威胁，国家可以剥夺父母决定的权利，承担对孩子的监护责任，即"亲子关系"原则[2,21]。

父母有时会因为宗教信仰而拒绝接受某些治疗，例如，当一位耶和华见证人的母亲有一个需要输血的极早产儿时。美国儿科学会关于知情同意的政策规定，"只要不是负担重，并且可以防止实质性伤害、严重残疾或死亡，不管父母的宗教信仰如何，儿童都应得到有效的治疗"[2]。除了国家保护儿童的义务外，不允许基于宗教原因拒绝抢救治疗的理由是患儿未来可能不会选择接受这些宗教教义。因此，法院可以承担对儿童的临时监护，并可以代表他们同意所需的治疗。在父母或监护人醉酒或因其他原因暂时无法提供知情同意的情况下，还可以请求法院给予临时保护性监护。

紧急操作

在 NICU 中执行的操作在本质上是紧急的，在严重威胁生命的治疗中不需要知情同意的情况并不少见[8,21]。美国儿科学会规定，如果无法联系父母或监护人，并且需要采取紧急干预措施以防止重大伤害时，不应该停止或拖延医疗维持和治疗[2,18]。这些情况包括生命或肢体受到威胁、严重的疼痛、骨折、感染，以及不紧急治疗可能出现的严重损伤或功能障碍。在这些情况下，操作执行者为了儿童的最佳利益，并根据"默示同意"提供紧急护理[18]。书面文件在这些情况下很重要，应记录操作的紧急性，以及任何试图联系家长或监护人的行为。在初步稳定之后，在提供非紧急治疗之前应征得同意[18]。

总结

知情同意过程可以是与患者及监护人建立联盟的有效方法，允许执行者讨论护理目标、提供教育、评估理解,并建立共享的决策模式。使用教育材料、特殊操作同意书和系统化的方法促进了这一过程。对参与同意过程的所有临床医生和受训人员进行适当的教育和培训也是至关重要的。最后,进一步研究改善知情同意过程的方法,特别是在 ICU 内和新生儿科,将有利于执行者、患者和家属。

参考文献

1. Centers for Medicare and Medicaid Services, Department of Health and Human Services. 42 CFR 482.13(b)(2). Condition of participation: Patient's rights [71 FR 71426, Dec. 8, 2006, as amended at 75 FR 70844, Nov. 19, 2010; 77 FR 29074, May 16, 2012].
2. Katz AL, Webb SA; Committee on Bioethics. Informed consent in decision-making in pediatric practice [technical report]. *Pediatrics*. 2016;138(2):e20161485.
3. The Joint Commission. Informed consent: More than getting a signature. *Quick Safety!* 2016;(21). https://www.jointcommission.org/assets/1/23/Quick_Safety_Issue_Twenty-One_February_2016.pdf. Accessed January 16, 2018.
4. Committee on Bioethics. Informed consent in decision-making in pediatric practice [policy statement]. *Pediatrics*. 2016;138(2):e20161484.
5. Hall DE, Prochazka AV, Fink AS. Informed consent for clinical treatment. *CMAJ*. 2012;184(5):533–540.
6. Spatz ES, Krumholz HM, Moulton BW. The new era of informed consent: getting to a reasonable-patient standard through shared decision making. *JAMA*. 2016;315(19):2063–2064.
7. Schenker Y, Meisel A. Informed consent in clinical care: practical considerations in the effort to achieve ethical goals. *JAMA*. 2011;305(11):1130–1131.
8. Cooke RW. Good practice in consent. *Semin Fetal Neonatal Med*. 2005;10(1):63–71.
9. Arnolds M, Feltman D. Are trainees prepared to obtain informed consent for bedside procedures in the ICU? Results from a nationwide survey of neonatology and pediatric critical care fellowship directors. E-PAS, Abstract/Poster number: 1484.700. Toronto, Canada; 2018.
10. Weiss EM, Kohn R, Madden V, et al. Procedure-specific consent is the norm in United States intensive care units. *Intensive Care Med*. 2016;42(10):1637–1638.
11. Davis N, Pohlman A, Gehlbach B, et al. Improving the Process of Informed Consent in the Critically Ill. *JAMA*. 2003;289(15):1963–1968.
12. Dhillon A, Tardini F, Bittner E, et al. Benefit of using a "bundled" consent for intensive care unit procedures as part of an early family meeting. *J Crit Care*. 2014;29(6):919–922.
13. Arnolds M, Feltman D. How informed consent for procedures is obtained in neonatal and pediatric ICUs: a nationwide survey. E-PAS, Abstract/Poster number: 3800.2. Toronto, Canada; 2018.
14. Centers for Medicare and Medicaid Services, Department of Health and Human Services. 42 CFR 482.24(c)(2)(i)(B)(v). Condition of participation: medical record services [51 FR 22042, June 17, 1986, as amended at 71 FR 68694, Nov. 27, 2006; 72 FR 66933, Nov. 27, 2007; 77 FR 29074, May 16, 2012].
15. Bottrell MM, Alpert H, Fischbach RL, et al. Hospital informed consent for procedure forms: facilitating quality patient-physician interaction. *Arch Surg*. 2000;135(1):26–33.
16. Bellieni CV, Coradeschi C, Curcio MR, et al. Consents or waivers of responsibility? Parents' information in NICU. *Minerva Pediatr*. 2018. doi: 10.23736/S0026-4946.18.05084-3.
17. Akkad A, Jackson C, Kenyon S, et al. Patients' perceptions of written consent: questionnaire study. *BMJ*. 2006;333(7567):528.
18. Committee on Pediatric Emergency Medicine and Committee on Bioethics. Consent for emergency medical services for children and adolescents. *Pediatrics*. 2011;128(2):427–433.
19. Schenker Y, Fernandez A, Sudore R, et al. Interventions to improve patient comprehension in informed medical and surgical procedures: a systematic review. *Med Decis Making*. 2011;31(1):151–173.
20. Kinnersley P, Phillips K, Savage K, et al. Interventions to promote informed consent for patients undergoing surgical and other invasive healthcare procedures. *Cochrane Database Syst Rev*. 2013;(7):CD009445.
21. Courtney B, Hodge JG Jr; Task Force for Pediatric Emergency Mass Critical Care. Legal considerations during pediatric emergency mass critical care events. *Pediatr Crit Care Med*. 2011;12(6 Suppl):S152–S156.

第 **4** 章

维持内环境稳定

Anoop Rao, Melissa Scala

A.定义

1.稳态:机体在一定范围内调节其内部环境,从而保持动态平衡和稳定不变的基本状态, 源自希腊语 homeo(相同,类似)和 stasis(稳定状态)[1]。

2.正常体温:新生儿的正常核心温度维持为36.5~37.5℃,体表温度比核心温度低 0.5~1.0℃[2]。

3.中性温度:婴儿保持正常体温和最低基础代谢率所需的环境温度范围。实际上,它是婴儿正常状态下核心温度(36.5~37℃)的环境温度。核心和平均皮肤温度的变化分别小于 0.2℃/h 和 0.3℃/h(表 4.1)[3,4]。

4.热适应:即婴儿通过平衡热量产生和热量损失来适应热环境的机制[3-5]。

5.寒冷应激:婴儿将热量丢失作为一种应激,通过增加产热、末梢血管收缩束保证重要器官的血液循环,以维持核心温度[6]。

6.低体温:当热量丢失大于产热时,体温降到正常体温以下,即 36.5~37.5℃以下(97.7~99.5℉以下)[7]。

a.轻度低温:36~36.4℃(96.8~97.5℉)。

b.中度低温:32~35.9℃(89.6~96.6℉)。

c.重度低温:32℃(89.6℉)以下。

7.高体温:由环境温度高导致体温高于 37.5℃ (99.5℉)。高体温较低体温少见,但同样对新生儿有危害。临床中很难区分高体温和感染性发热,因此,在体温升高时要同时考虑这两种因素[7]。

B.背景

1.热量损失机制[8]

a.蒸发:是由于婴儿皮肤和周围空气环境之间的水分含量差异而导致的体热损失。例如,羊水从新生儿皮肤蒸发。

b.传导:两个接触的物体之间的热传递,从较热的物体传到较冷的物体。例如,把一个婴儿放在冰冷的体重秤上。

c.对流:通过流经新生儿裸露皮肤的气流传递热量。例如,一个婴儿暴露在手术室的低温下。

d.热辐射:热量从婴儿辐射传递到另一个较冷的物体,即使两者之间没有接触。出生一周后,热辐射成为早产儿最重要的热量损失途径。例如,房间里的冷物体会将热量从婴儿身上转移出去。

2.低体温的影响

a.低体温可使新生儿产生严重的畏寒,可能导致心律失常,甚至死亡[9,10]。

b.因外周血管收缩而引起发绀、苍白、身体发凉。

c.呼吸抑制、呼吸暂停、心动过缓[11,12]。

d.因储存能量消耗引起低血糖、无氧代谢及高乳酸血症[13,14]。

e.氧消耗和代谢需求的增加导致代谢性酸中毒,这是一种强烈的肺部血管收缩刺激因素,导致低氧血症和中枢性发绀[15-17]。

f.去甲肾上腺素、TSH、T4 及游离脂肪酸分泌增加。去甲肾上腺素可导致肺动脉高压及肺血流灌注通气不良[18]。

表 4.1 中性温度

年龄和重量	温度范围(℃)	年龄和重量	温度范围(℃)
0~6 小时		72~96 小时	
<1200g	34.0~35.4	<1200g	34.0~35.0
1200~1500g	33.9~34.4	1200~1500g	33.0~34.0
1501~2500g	32.8~33.8	1501~2500g	31.1~33.2
>2500g(和>36 周)	32.0~33.8	>2500g(和>36 周)	29.8~32.8
6~12 小时		4~12 天	
<1200g	34.0~35.4	<1500g	33.0~34.0
1200~1500g	33.5~34.4	1501~2500g	31.0~33.2
1501~2500g	32.2~33.8	>2500g(和>36 周)	
>2500g(和>36 周)	31.4~33.8	4~5 天	29.5~32.6
12~24 小时		5~6 天	29.4~32.3
<1200g	34.0~35.4	6~8 天	29.0~32.2
1200~1500g	33.3~34.3	8~10 天	29.0~31.8
1501~2500g	31.8~33.8	10~12 天	29.0~31.4
>2500g(和>36 周)	31.0~33.7	12~14 天	
24~36 小时		<1500g	32.0~34.0
<1200g	34.0~35.0	1501~2500g	31.0~33.2
1200~1500g	33.1~34.2	>2500g(和>36 周)	29.0~30.8
1501~2500g	31.6~33.6	2~3 周	
>2500g(和>36 周)	30.7~33.5	<1500g	32.2~34.0
36~48 小时		1501~2500g	30.5~33.0
<1200g	34.0~35.0	3~4 周	
1200~1500g	33.0~34.1	<1500g	31.6~33.6
1501~2500g	31.4~33.5	1501~2500g	30.0~32.7
>2500g(和>36 周)	30.5~33.3	4~5 周	
48~72 小时		<1500g	31.2~33.0
<1200g	34.0~35.0	1501~2500g	29.5~32.2
1200~1500g	33.0~34.0	5~6 周	
1501~2500g	31.2~33.4	<1500g	30.6~32.3
>2500g(和>36 周)	30.1~33.2	1501~2500g	29.0~31.8

表格中辐射热床的温度比环境温度高 1~2℃。一般来说,每个体重组中较小的婴儿要求在温度范围的较高部分。在每个时间范围内,婴儿越小,所需的体温越高。

Scopes J, Ahmed I. Range of critical temperatures in sick and newborn babies. *Arch Dis Child.* 1966;41:417–419.

g.心排血量降低,外周血管阻力增加,胃肠道及大脑血流减少[10]。

h.血小板的数目、活性及聚集作用降低[10]。

i.中性粒细胞的生成及功能受损[10]。

j.慢性低体温导致体重增加[19]。

k.亚低温对中重度缺氧缺血性脑病具有神经系统保护作用[20]。

3.高体温或过热的影响[7]

a.外周血管扩张:皮肤发热、四肢发红、面部充血。足月儿可表现为出汗。皮肤温度高于核心温度。

b.呼吸暂停、呼吸急促。

c.心动过速、低血压。

e.活动增加、易激惹：睡眠减少、哭闹、吃奶差、昏睡、肌张力降低。

f.严重高热可导致休克、惊厥，甚至昏迷。

g.如果发热是由代谢增加（感染）所致，则皮肤苍白、血管收缩、四肢发凉，核心温度高于皮肤温度。

j.体温过高与缺氧缺血性脑病婴儿神经发育不良相关[21,22]。

4.影响热量丢失的因素

a.新生儿。

(1)体表面积与体重的比值大。

(2)头部体表面积相对大，并伴有丰富的血管。

(3)皮肤成熟度与厚度，32~34周时表皮屏障功能[2]发育成熟，胎龄25周的早产儿经皮肤失水是正常足月儿的10~15倍。

(4)早产儿皮下脂肪及棕色脂肪组织贮存少[5]。

(5)产热功能不能有效触发，如寒战[5]。

b.环境[23]。

(1)传导：新生儿直接接触凉或热的物体表面可引起热量传导。

(2)热辐射：新生儿向周围凉或热的物体散发热量。

(3)蒸发：新生儿皮肤水分蒸发时带走热量。这是生命最初30分钟内热量流失的主要原因。

(4)对流：热量由新生儿散失到周围的空气中。

(5)衣物包裹过多或过少。

c.其他因素。

(1)疾病导致代谢增加：窒息、呼吸窘迫、败血症[10]。

(2)药物因素（如扩血管药物、产妇应用镇静剂、未复温的静脉输液，包括血制品）[10]。

(3)治疗前患儿病情的稳定性。

(4)孕后随着胎龄的增加产热能力逐渐成熟[23]。

C.适应证

1.所有婴儿在任何时候都必须保持热平衡。

2.当新生儿在产房、早产或正在接受诊断或治疗程序时，应特别注意。

D.维持体温稳定的设备、技术及并发症

1.在产房防止丢失热量

a.环境温度（表4.1）应大于25℃，将新生儿置于预热好的辐射台上，用预热好的毛巾擦干全身，并立即拿开所有的湿毛巾[7,13,24]。

b.使用密闭的塑料薄膜或袋子[20]（图4.1）[2,9,25]。

小于29周的早产儿使用塑料薄膜（20cm×50cm）可以减少热量的蒸发，辐射台的热量可以经过塑料薄膜传导给新生儿。新生儿出生后立即放入塑料薄膜上，包裹肩部以下身体，仅擦干头部，并戴上帽子，转入NICU，待新生儿生命体征稳定后移除包裹，并将其置于潮湿的环境中1小时。

(1)环境：可维持体温，并可以减少25%的不显性失水（IWL）[24,25]。

(2)可操作性：不影响复苏（如清理呼吸道、气管插管、胸外按压），但是影响静脉穿刺。

(3)无菌操作受限。

(4)注意事项：每5~10分钟记录1次核心温度，直到病情稳定。

(5)并发症：高热、皮肤被浸渍、感染。

c.帽子[2,9,26]。

(1)在产房使用弹力帽不能有效降低足月儿的热量散失，在早产儿中尚不明确。

(2)在产房使用羊毛帽可以降低或预防足月儿的热量散失。

2.在NICU防止热量丢失

a.硬质塑料隔热器（隔热材料）。

(1)环境：可使不显性失水减少25%[27]。

(2)可行性：很受限制。

(3)无菌操作：受限制。

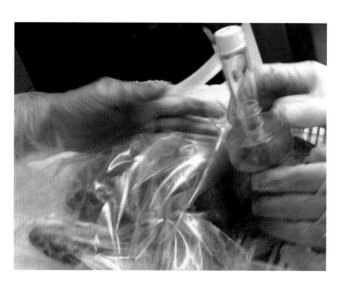

图4.1 极低出生体重儿出生后复苏时使用密闭性好的聚乙烯薄膜。

（4）注意事项：避免直接皮肤接触。

（5）并发症：高热、皮肤被浸渍、感染。

b.暖灯：额外的热源[28]。

（1）环境：增加不显性失水。

（2）可行性：受其他使用设备的限制（如暖箱、摇篮壁）。

（3）无菌操作：可能会受限制。

（4）注意事项：每 5~10 分钟记录一次核心温度，或持续监测体温，不要在新生儿皮肤上应用油类物质以免烧伤。避免暖箱持续加热，当打开暖箱操作时，将暖箱温度控制为 33~35℃。暖灯与新生儿保持 60~90cm 的距离，并遮盖眼睛及外生殖器。

c.加热垫：额外的热源用于运输或放射学检查中（例如 MRI）。在产房[2,9,24]对极低出生体重儿（<1500g）可有效预防和治疗体温过低。一些新的操作台在其设计中加入了加热垫，目的是将婴儿护理时间或过程中的婴儿温度波动降至最低（例如，Baby Leo incubator, Draeger, www.draeger.com）。

（1）环境：通过热传导进行保暖，可减少热量需求和不显性失水。

（a）水浴式加热床垫（维持在 37℃）。

（b）通过醋酸钠结晶传热（可用于婴儿转运过程中，由 San Antonio 发明，采用棱镜技术），温度维持在 39℃±1℃。

（2）可行性：仅受其他使用设备的影响。

（3）无菌操作：仅受其他使用设备的影响。

（4）注意事项：10~20 分钟监测 1 次体温，或者使用伺服控制（ISC）持续监测体温。

（5）并发症：低体温、高体温、烧伤。

3.机械设备加热维持体温

a.热敏电阻：在婴儿腹部或腋窝下放置探头，采用伺服控制，使体温维持在 36.5~36.8℃[28,29]。

b.对流加热暖箱（图 4.2）非常适合维持中性温度，并为低出生体重或早产儿提供额外湿度。

（1）环境：为每个婴儿创造一个小环境。保温箱可以由婴儿的皮肤或空气温度进行伺服控制，也可以手动设置温度。双层塑料墙、隔热床垫和强制加热（加湿）空气可最大限度地减少不显性失水，并保持温度。

（2）保温箱温度控制最初由 ISC，婴儿的皮肤温度保持在 36.5~36.8℃。一旦婴儿的临床情况稳定下来，拔掉脐带导管后，应使保温箱和婴儿的温度保持稳定，

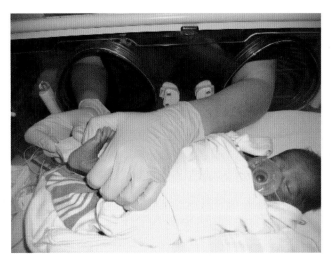

图 4.2　在整个手术过程中，通过使用辐射床、摇篮、舒适的体位和蔗糖（止痛安抚奶嘴）来维持所有方面的动态平衡。

并为婴儿穿上衣服或裹上毯子。几天或几周后，根据胎龄，保温箱可能会设置为空气温度。保温箱的空气温度通常设置为婴儿在 ISC 下前 24 小时内使用的温度，并且在中性热环境的参数范围内。

（3）湿度：湿度的增加可能会减少通过经皮失水造成的热传递，并降低代谢需求[30]。对于超过 30 周的婴儿，皮肤已经足够成熟，这种散热机制可以忽略不计[4]。对于极早产儿，相对湿度变化 20% 可能会使体温升高或降低 1.5~1.9℃[31]。湿度调整有一系列方案，但大多数方案建议妊娠 28~30 周以下出生的婴儿保持高湿度（70%~80%），并维持至出生后第 7 天[32,33]。湿度与外界相同可能在 2 周龄左右，也可能持续到 CGA 32 周，并逐渐降低。决定延长时间应该考虑皮肤成熟延迟的风险和湿度时间较长的感染风险[34,35]。

（4）可行性：受暖箱门的限制，尤其是需要助手共同完成操作时。现在已经有更先进的设备[如 Giraffe OmniBed neonatal care station（GE Medical Systems, Waukesha, Wisconsin）]。

（5）无菌操作：在新生儿区及其周围不能维持大范围的无菌区。

（6）注意事项：在操作前后均应测量婴儿体温。使用 ISC 调节体温，并确保热敏电阻不脱落。新生儿病情不稳定或紧急操作时可以添加额外的热源（采暖灯）。病情恶化时可以把遮棚升起，并将床周档板放下。

（7）并发症：高热，低体温，破坏无菌环境。

c.热射床：适用于病情不稳定的新生儿[28]。

(1)环境:对于小的早产儿不显性失水增加可达 50%。

(2)可行性:对于集中的各项护理操作无限制。

(3)无菌操作:可以维持婴儿区及其周围大范围的无菌区,同时允许助手参与。

(4)注意事项:新生儿与热源之间保持 80~90cm 的距离。对于早产儿,必须增加热屏障,增加液体入量。每 5~10 分钟记录一次体温,或持续监测体温。不要在新生儿皮肤上应用油性物质,以免烧伤。

(5)并发症:高热、脱水。

E.资源限制的设置

1.世界卫生组织(WHO)指南建议采取措施预防体温过低。这些措施包括保持产房温暖、出生后立即擦干、早期皮肤抚触、早期母乳喂养、延迟洗澡和称重操作、适当的衣服和床上用品,以及温暖的运输和复苏[7]。

2.尽管遵循了这些指南,但在资源有限的情况下,近一半的低出生体重婴儿和 2/5 的正常出生体重婴儿仍有低体温情况存在[36]。

3.体温过低是新生儿死亡的主要原因[37]。

4."新生儿复苏计划"和"复苏问题国际联络委员会共识声明"建议在极低出生体重婴儿的产房中除使用标准技术外,还要使用塑料薄膜[13]。

5.塑料薄膜,每个大约只需要 3 美分,已被证明可以保持体温[38]。

6.袋鼠式护理是一种护理低出生体重婴儿的方法,包括与护理者进行早期、长期和持续的皮肤接触,以及完全和频繁的母乳喂养,这种形式的护理已经被广泛证明可以稳定体温,促进母乳喂养,防止感染[39]。

F.特殊情况

1.切记极低出生体重的早产儿及新生儿在出生时极易出现低体温和不显性失水,这种风险可持续到出生后 2~4 周。

a.室温应调至婴儿最适温度(28~30℃)。

b.预热所有加热设备,包括辐射台和暖箱。

2.转运过程中使用电池加热双壁暖箱。

a.在操作中将保暖箱电源插头插在电源插口上,使电池充电。

b.注意麻醉剂可能抑制婴儿的体温调节能力。

3.将所有麻醉剂和气体加热到与体温一致,并加湿。

4.腹裂/脐疝:腹壁缺陷的患儿存在热量丢失增加、体液失衡、脏器损伤的风险。新生儿需放置在特制的"肠袋"内,沿着躯干或整个腹部包裹在干净、透明的袋子里,将肠管置于腹壁上面以防止肠管缺血,或使婴儿保持右侧卧位[40]。

5.神经血管畸形:使婴儿俯卧位,用无菌纱布覆盖病变部位(浸泡温热的无菌生理盐水),然后用干纱布包裹躯干全周。最后,用保鲜膜覆盖干纱布以减少水的丢失,防止低体温[41]。

参考文献

1. *Stedman's Electronic Medical Dictionary. Version 7.0.* Emerald Group Publishing; 2008.
2. Bissinger RL, Annibale DJ. Thermoregulation in very low-birth-weight infants during the golden hour: results and implications. *Adv Neonatal Care.* 2010;10(5):230–238.
3. Silverman WA, Sinclair JC. Temperature regulation in the newborn infant. *N Engl J Med.* 1966;274(2):92–94.
4. Sauer PJ, Dane HJ, Visser HK. New standards for neutral thermal environment of healthy very low birthweight infants in week one of life. *Arch Dis Child.* 1984;59(1):18–22.
5. Ellis J. Neonatal hypothermia. *J Neonatal Nurs.* 2005;11(2):76–82.
6. Lyon AJ, Pikaar ME, Badger P, et al. Temperature control in very low birthweight infants during first five days of life. *Arch Dis Child Fetal Neonatal Ed.* 1997;76(1):F47–F50.
7. Department of Reproductive Health and Research (RHR), World Health Organization. *Thermal Protection of the Newborn: A Practical Guide.* Geneva, Switzerland: World Health Organization; 1997.
8. Kumar V, Shearer JC, Kumar A, et al. Neonatal hypothermia in low resource settings: a review. *J Perinatol.* 2009;29(6):401–412.
9. McCall EM, Alderdice F, Halliday HL, et al. Interventions to prevent hypothermia at birth in preterm and/or low birth weight infants. *Cochrane Database Syst Rev.* 2018;2:CD004210. doi: 10.1002/14651858.CD004210.pub5
10. Zanelli S, Buck M, Fairchild K. Physiologic and pharmacologic considerations for hypothermia therapy in neonates. *J Perinatol.* 2011;31(6):377–386.
11. Thoresen M, Whitelaw A. Cardiovascular changes during mild therapeutic hypothermia and rewarming in infants with hypoxic–ischemic encephalopathy. *Pediatrics.* 2000;106(1):92–99.
12. Gebauer CM, Knuepfer M, Robel-Tillig E, et al. Hemodynamics among neonates with hypoxic-ischemic encephalopathy during whole-body hypothermia and passive rewarming. *Pediatrics.* 2006;117(3):843–850.
13. Kattwinkel J, Perlman JM, Aziz K, et al. Neonatal resuscitation: 2010 American heart association guidelines for cardiopulmonary resuscitation and emergency cardiovascular care. *Pediatrics.* 2010;126(5):e1400–e1413.
14. Doctor BA, O'Riordan MA, Kirchner HL, et al. Perinatal correlates and neonatal outcomes of small for gestational age infants born at term gestation. *Am J Obstet Gynecol.* 2001;185(3):652–659.

15. Hassan IA, Wickramasinghe YA, Spencer SA. Effect of limb cooling on peripheral and global oxygen consumption in neonates. *Arch Dis Child Fetal Neonatal Ed.* 2003;88(2): F139–F142.

16. Marks KH, Lee CA, Bolan CD Jr, et al. Oxygen consumption and temperature control of premature infants in a double-wall incubator. *Pediatrics.* 1981;68(1):93–98.

17. Hey EN. The relation between environmental temperature and oxygen consumption in the new-born baby. *J Physiol.* 1969;200(3):589–603.

18. Soll RF. Heat loss prevention in neonates. *J Perinatol.* 2008;28:S57–S59.

19. Glass L, Silverman WA, Sinclair JC. Effect of the thermal environment on cold resistance and growth of small infants after the first week of life. *Pediatrics.* 1968;41(6):1033–1046.

20. Jacobs SE, Berg M, Hunt R, et al. Cooling for newborns with hypoxic ischaemic encephalopathy. *Cochrane Database Syst Rev.* 2013;(1):CD003311.

21. Kasdorf E, Perlman JM. Hyperthermia, inflammation, and perinatal brain injury. *Pediatr Neurol.* 2013;49(1):8–14.

22. Shankaran S, Laptook AR, Pappas A, et al. Effect of depth and duration of cooling on death or disability at age 18 months among neonates with hypoxic-ischemic encephalopathy: a randomized clinical trial. *JAMA.* 2017;318(1):57–67.

23. Knobel R, Holditch-Davis D. Thermoregulation and heat loss prevention after birth and during neonatal intensive-care unit stabilization of extremely low-birthweight infants. *J Obstet Gynecol Neonatal Nurs.* 2007;36(3):280–287.

24. Bhatt DR, White R, Martin G, et al. Transitional hypothermia in preterm newborns. *J Perinatol.* 2007;27:S45–S47.

25. Vohra S, Roberts RS, Zhang B, et al. Heat Loss Prevention (HeLP) in the delivery room: a randomized controlled trial of polyethylene occlusive skin wrapping in very preterm infants. *J Pediatr.* 2004;145(6):750–753.

26. Lang N, Bromiker R, Arad I. The effect of wool vs. cotton head covering and length of stay with the mother following delivery on infant temperature. *Int J Nurs Stud.* 2004;41(8):843–846.

27. Symonds ME, Lomax MA. Maternal and environmental influences on thermoregulation in the neonate. *Proc Nutr Soc.* 1992;51(2):165–172.

28. Korones SB. An encapsulated history of thermoregulation in the neonate. *NeoReviews.* 2004;5(3):e78–e85.

29. Knobel RB. Fetal and neonatal thermal physiology. *Newborn Infant Nurs Rev.* 2014;14(2):45–49.

30. Erbani R, Degrugilliers L, Lahana A, et al. Failing to meet relative humidity targets for incubated neonates causes higher heat loss and metabolic costs in the first week of life. *Acta Paediatrica.* 2018;107:1177–1183.

31. Delanaud S, Decima P, Pelletier A, et al. Thermal management in closed incubators: new software for assessing the impact of humidity on the optimal incubator air temperature. *Med Eng Phys.* 2017;46:89–95.

32. Sinclair L, Crisp J, Sinn J. Variability in incubator humidity practices in the management of preterm infants. *J Paediatr Child Health.* 2009;45:535–540.

33. Sung MK, Lee EY, Chen J, et al. Improved care and growth outcomes by using hybrid humidified incubators in very preterm infants. *Pediatrics.* 2010;125(1):e137–145.

34. de Goffau MC, Bergman KA, de Vries HJ, et al. Cold spots in neonatal incubators are hot spots for microbial contamination. *Appl Environ Microbiol.* 2011;77(24):8568–8572.

35. Agren J, Sjors G, Sedin G. Ambient humidity influences the rate of skin barrier maturation in extremely preterm infants. *J Pediatr.* 2006;148(5):613–617.

36. Darmstadt GL, Kumar V, Yadav R, et al. Introduction of community-based skin-to-skin care in rural Uttar Pradesh, India. *J Perinatol.* 2006;26(10):597–604.

37. Sodemann M, Nielsen J, Veirum J, et al. Hypothermia of newborns is associated with excess mortality in the first 2 months of life in Guinea-Bissau, West Africa. *Trop Med Int Health.* 2008;13(8):980–986.

38. Belsches TC, Tilly AE, Miller TR, et al. Randomized trial of plastic bags to prevent term neonatal hypothermia in a resource-poor setting. *Pediatrics.* 2013;132(3):e656–e661.

39. Conde-Agudelo A, Díaz-Rossello JL. Kangaroo mother care to reduce morbidity and mortality in low birthweight infants. *Cochrane Database Syst Rev.* 2016;(8):CD002771.

40. Sheldon RE. The bowel bag: A sterile, transportable method for warming infants with skin defects. *Pediatrics.* 1974;53(2):267–269.

41. Thompson DN. Postnatal management and outcome for neural tube defects including spina bifida and encephalocoeles. *Prenat Diagn.* 2009;29(4):412–419.

第5章

体位固定方法

Margaret Mary Kuczkowski

固定体位是进行某些操作的必需环节。婴儿也需要限制体位,以防止意外损伤或干扰操作(如拔出口饲管、尿管)。在固定体位时应常规选择固定最少且最适合的方法。

A.定义

固定体位:通过使用各种手工方法、物理或机械装置、材料或设备,固定婴儿或降低其手臂、腿、身体或头部自由活动的能力[由医疗保险和医疗补助服务中心(CMS)和联合委员会定义][1,2]。

B.适应证

1.保持适当的体位以确保无菌操作,确保患者的安全(静脉穿刺、腰穿等)[1]。

2.减少对治疗操作的干扰(拔出口饲管、静脉穿刺、机械通气等)[2]。

3.防止做 X 线、MRI 检查时因运动而产生的伪影[3]。

4.防止意外损伤。

C.禁忌证

不需要固定的情况

1.在治疗过程中密切观察患者可以防止潜在的伤害和潜在的干扰时[1,2]。

2.通过改变治疗方法或应用药物可以防止潜在伤害和潜在干扰时[1,2]。

3.通过改善患者周围的环境(如减少刺激、采取适当体位、降低噪声)可以防止潜在伤害和潜在干扰时[1,2]。

4.采取固定后会伤害患者或产生紧急事件时[1]。

D.操作技术

便于操作的体位固定

全身固定方法

1.全身体位固定

a.目的

在治疗或检查时采取的临时安全的约束方法,可以顺利地进行头皮血管穿刺,在治疗或检查时四肢是放松的[1,2]。

b.设备

(1)干净的毛毯或小被单。

(2)使用安全别针或其他装置固定折叠毛毯。

c.操作方法[1]

(1)打开毛毯或被单。

(2)将一角折向中心。

(3)将婴儿放在毛毯上,肩膀放在折角处,双脚位于折角对侧(图 5.1A)。

(4)将婴儿的右上肢屈曲,放在中线位置,毛毯的右角折叠包裹躯干压在婴儿身体左侧下面(图 5.1B)。

(5)将下角折向头侧,并压在左肩下(图 5.1C)。

(6)将婴儿的左上肢屈曲,放在中线位置,毛毯的左角折叠包裹躯干压在婴儿身体右侧下面,确保胳膊

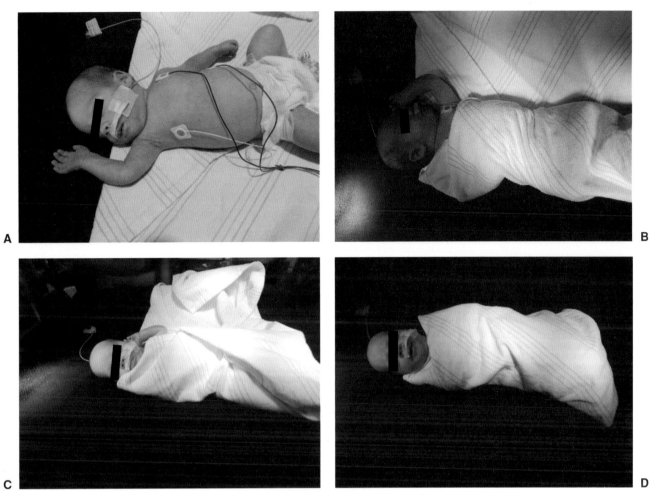

图 5.1 (A)全身固定操作方法(1)-(3)。(B)操作方法(4)。(C)操作方法(5)。(D)操作方法(6)。

包裹在毛毯里面(图 5.1D)。

2.用于固定体位的商业化装置

a.婴儿板是一种平坦的装有填充材料的帆布带,用尼龙搭扣固定,常用于新生儿包皮环扎术。

b.专门设计的无菌手术衣可以约束婴儿,方便顺利进行脐静脉置管或腰穿(图 5.2A-C)。

c.常用真空固定袋(MedVac Infant Immobilizer Bag,CFI Medical Solutions,Fenton,Michigan)辅助做 MRI、CT 检查,这样就不再需要应用镇静药[3]。

手足固定方法

1.手足固定方法(手腕和脚踝)(图 5.3)

a.目的

固定一个或多个肢体以免婴儿干扰治疗或以防治疗仪器移动(如静脉置管、口饲管、气管插管等)。

b.设备

(1)商业化固定装置[羊皮和(或)泡沫填充材料],

适合较大婴儿。

或者:

(2)纱布或纱布垫;

(3)胶带;

(4)安全别针或其他固定装置。

c.操作方法

(1)打开纱布,纵向折叠以加固材料。

(2)缠绕腕或踝至少 3 圈,以确保安全可靠。注意不要包太紧,以免影响末梢血液循环。

(3)用胶带粘上,以确保纱布不松开。

(4)用安全别针固定在床垫、毛毯或轻沙袋上。

2.手指固定方法

a.目的

采用约束拇指或覆盖手的方法,使婴儿不能抓住或拔掉治疗器械 (如静脉留置针、口饲管、气管插管等),保护婴儿以免抓伤自己或使敷料移位,避免干扰皮肤完整性的修复。

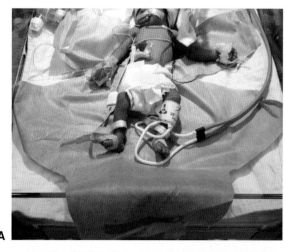

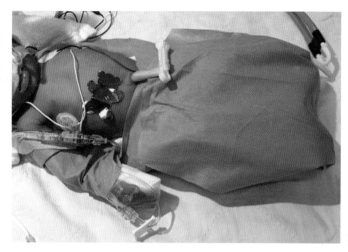

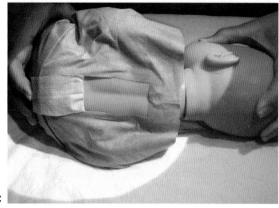

图 5.2 (A,B)Neowrapi:在脐静脉置管前先将四肢固定(正在申请专利,Picture provided courtesy of M. Peesay, MD and C. Papageorgopoulos, BSN, RN.)。(C)Lumbar Wrapi:在腰穿前包裹固定婴儿(正在申请专利,Picture provided courtesy of M. Peesay, MD and C. Papageorgopoulos, BSN, RN.)。

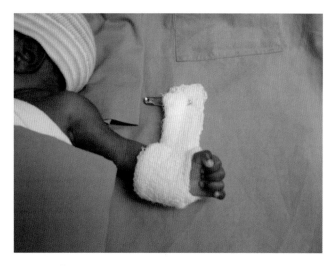

图 5.3 手腕的固定方法。

b.设备

(1)商业化连指手套或弹力织物(可以裁剪以适合每个婴儿)。

(2)胶带。

(3)安全别针或其他固定装置(可选)。

c.操作方法

(1)将婴儿的手放在连指手套或弹力织物内。

(2)通过应用胶带将连指手套或弹力织物固定在婴儿手腕周围。注意胶带不能缠太紧,以免影响末梢血液循环。

(3)如果使用弹力织物,需将其末端打结,确保每个手指分离。

(4)用安全别针固定在床垫、毛毯或轻沙袋上(可选)。

3.肘部固定方法(自由夹板固定法)(图 5.4)

a.目的

使婴儿肘部不能屈曲。

b.设备

(1)商业化固定装置[羊皮和(或)泡沫填充材料],适合较大婴儿。

或者:

(2)泡沫垫肩夹板;

(3)胶带;

(4)其他填充材料(如棉垫、纱布垫等)。

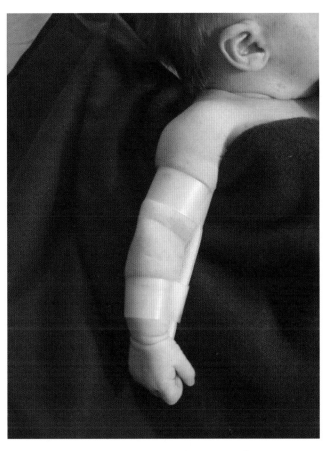

图 5.4　肘的固定方法。

c.操作方法

(1)剪 4 条胶带(合适的长度,胶带不能完全环绕肢体)。

(2)将上肢伸展开。

(3)将臂夹板放在肘部下面,使肘关节不能弯曲。

(4)用胶带将臂夹板固定于上肢,关节上下均应缠绕胶带。

(5)可以在骨骼突出的部位垫上棉垫。

固定静脉通路

固定用于防止静脉通路脱落。

1.设备

a.固定装置(例如臂夹板)。臂夹板有大小不同的型号。较大的婴儿可能需要较手(足)宽 1~2cm 的约束板,需从近端关节固定至远端关节。然而如需长时间的约束,为使手保持在功能位和自然屈曲状态,可以使用较短的约束板使板末端的手指可以屈曲。

b.胶带:建议在静脉留置部位应用透明胶带(可以是双面的)。

c.其他填充材料(如棉垫、纱布垫)。

2.操作方法

a.确保婴儿的肢体在合适的体位。

b.固定部位皮肤完整无破损。

c.固定板用透明胶带固定,胶带不能完全环绕肢体,使用 3 条胶带固定,并暴露手指(图 5.5)或脚趾(图 5.6A 和 B)。胶带按顺序粘贴,要确保拇指和踝关节处于功能位。

d.骨骼突出部位垫上垫子,使四肢保持自然屈曲(尤其是手和手指)。

E.预防措施

1.固定应该是其他合理的方法失败后的最后手段,包括密切临床观察、治疗方法和(或)药物改变、改变环境等。文献中记载的可用于替代的方法[1]。

2.在操作过程中,必要时给予镇静剂、止痛剂或安慰(如奶嘴、抚摸、音乐等)。

3.提供家庭教育,告知家属固定的必要性、操作方法及时间。提供与家属合作的机会,如果可能的话,在

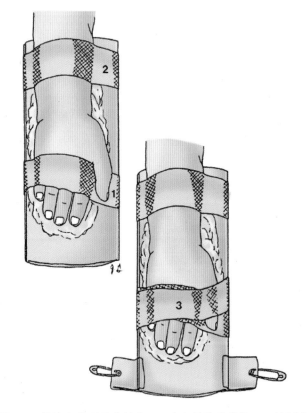

图 5.5　输液血管通路的约束——腕和前臂胶带按 1~3 的顺序固定。

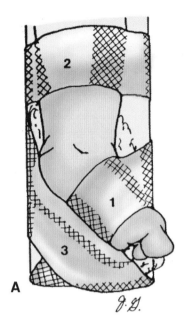
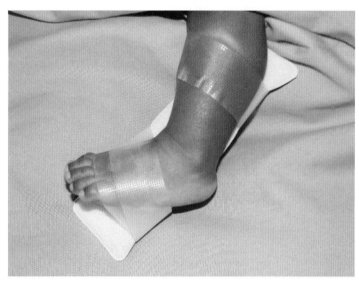

图 5.6 （A）输液血管通路的约束——足和踝关节。胶带按 1~3 的顺序固定。（B）早产儿足和踝关节的约束。

家属探视时可以去除固定装置[1]。

　　4.在使用固定装置（例如臂夹板）前应称重。如果可能,使用表格记录固定装置的重量,以便监测婴儿每天的体重变化。

　　5.根据患者的需要、医院政策和监管机构的要求评估患儿,固定和限制体位的正确方式。即联合委员会、CMS 和美国食品和药物管理局（FDA）中心会发布的保证这一过程安全和合理合法的相关条文和规定。

　　6.确保婴儿处于适当的体位和功能位,以便上下肢均能屈曲并且在中线位置。

　　基本原则:避免挛缩,采取能自我平静的方式（如俯卧位、侧卧位）（图 5.7 和图 5.8）[4,5]。

　　7.骨骼突出部位垫上垫子,使四肢保持自然屈曲（尤其是手和手指）。

　　防止挛缩和神经血管损伤,保留皮肤的完整性,减少固定装置对皮肤的摩擦和压力[1]。

　　8.固定夹板时使用透明胶带,以确保能仔细和全面评估皮肤状况。胶带不能粘太紧,因为可能影响血液循环。在不需要粘在婴儿皮肤上的地方,使用双层胶带可能会有帮助。暴露指、趾以便观察四肢循环情况。

　　9.当固定肢体时,至少每小时检查一次肢体远端的循环情况[或根据医院的政策或监督机构（例如联合委员会）的要求]。对指、趾和四肢应检查如下情况。

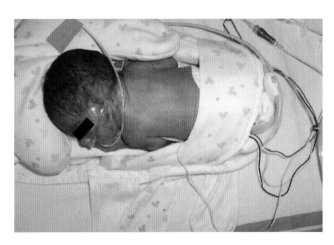

图 5.7 在操作及休息时采取俯卧位可改善呼吸和睡眠,降低能量消耗,维持生理功能稳定。应予以躯干及臂部定位支撑。

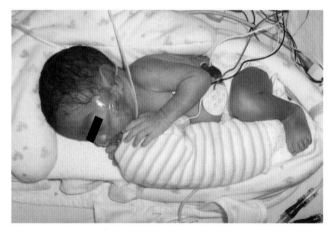

图 5.8 侧卧位是在操作或睡眠时代替俯卧位的最佳选择,可以更多地使上下肢处于中线位置。巢式支持可以增加体位的稳定性,并且能减少背部弓形的发生。

a.皮肤的完整性,包括抓痕、红斑和水肿。

b.脉搏。

c.温度。

d.皮肤颜色。

e.毛细血管充盈情况。

f.活动度[1]。

10.将手指放在婴儿皮肤与束缚之间,以确保固定得不太紧[2]。

原因:束缚太紧会导致神经血管损伤及血液循环障碍。

11.使用固定装置时要特别评估患者的血氧、骨骼肌肉系统、心肺功能情况。

12.监测及治疗设备均在正确的可视位置,特别是紧邻固定装置处(如扭曲的静脉通路、移位的导管等)[1]。

13.必要时将固定装置固定在床上(使用安全别针、安全塞子等),要尽快解除固定装置,并且要常规检查血管。不要将固定装置固定在可移动的物体上(如婴儿床护栏、暖箱门),因为这样可能造成损伤。在紧急情况下可以快速解除固定装置[1,2]。

14.固定装置的使用要有书面说明,并且遵医嘱[见医院政策或监督机构(如联合委员会)的要求][1,2]。

15.尽快去除固定装置。

F.并发症

1.固定失败,损伤婴儿和(或)干扰治疗。

2.神经血管损伤[1]。

3.破坏皮肤的完整性(如压力性溃疡、坏死)。

4.长时间固定(不能活动)导致关节挛缩或位置畸形或麻痹[1]。

5.由于婴儿移动但没有去除固定或将固定装置固定在移动的物体上(如可移动床栏、暖箱门),可造成肢体损伤(骨折或脱位)[1]。

6.损伤或导致临床情况恶化,例如血氧、骨骼肌肉系统、心肺情况[1]。

7.烦躁、易激惹[1]。

8.渗出性损伤是由皮肤完整性受损、组织坏死和(或)神经肌腱损伤导致的[4]。

G.特殊注意事项

1.在操作时临时使用固定装置可以对治疗起到支持作用。这被定义为"使用一个安全的、舒适的、临时的固定装置,使其与父母或照看者密切身体接触保持 30 分钟或更短,并在临床过程中限制孩子的活动"[6]。工作人员必须使父母或照看者做好充足准备,并且在操作过程中要全程监督。

2.正确定位。在使用安全带期间或使用安全带之后,只要有可能,婴儿的位置应遵循以下准则。

- 上肢:屈曲、中线和包容。
- 头部和颈部:中性和中线。
- 肩部:圆形,允许上肢中线。
- 身体:弯曲的"C"形姿势,下背圆润。
- 下肢:用于脚部支撑的屈曲的、中线的、包含的和支撑的[5]。

3.美国儿科学会建议新生儿采取仰卧位,已经证实仰卧位可以减少新生儿猝死综合征的风险。该建议指出:"住院的早产儿应主要保持仰卧姿势,至少从母亲怀孕停经 32 周开始,以便他们在出生时习惯仰卧睡眠"[5]。因此,当新生儿恢复睡眠时或操作完成后,护理人员应保证父母或监护人员了解这种方法,并向他们做示范。

参考文献

1. Perry AG, Potter PA, Ostendorf W. *Clinical Nursing Skills & Techniques*. 9th ed. St Louis, MO: Mosby/Elsevier; 2017.
2. Lippincott. *Lippincott Nursing Procedures*. 7th ed. Philadelphia, PA: Wolters Kluwer; 2016.
3. Mathur AM, Neil JJ, McKinstry RC, et al. Transport, monitoring, and successful brain MR imaging in unsedated neonates. *Pediatr Radiol*. 2008;38:260–264.
4. Ramasethu J. Prevention and management of extravasation injuries in neonates. *NeoReviews*. 2004;5(11):c491.
5. Drake E. Positioning the neonate for best outcomes. *National Association of Neonatal Nurses*. 2017. http://apps.nann.org/store/product-details?productId=45241425.
6. Kennedy R, Binns F. Therapeutic safe holding with children and young people in hospital. *Nurs Child Young People*. 2016;28(4):28–32.

第 **6** 章

无菌准备

Ha-young Choi

A.定义

1.无菌操作:用于减少污染的预防措施。

2.消毒剂:抑制致病微生物生长,可应用于活组织或细胞。

3.杀菌剂:杀灭无生命物体表面的微生物;通常腐蚀性强,不适用于活组织。

B.背景

坚持正确无菌操作在卫生保健中十分重要,特别是在新生儿重症监护病房(NICU)。这些措施旨在保护患者和医护人员,控制感染的传播。NICU 的患儿易发生院内感染,这对生存、预后和医疗费用都有影响。

在 NICU,无菌操作的方法和流程不断地更新,美国疾病预防控制中心(CDC)也发布了手卫生指南[1,2]。医院管理者应不断开发和更新严格的政策法规及质量改进措施以改善无菌操作和手卫生[3]。

C.适应证

1.备皮和手术之前洗手。

a.去除暂住菌。暂住菌是皮肤上暂时存在的致病性菌群,存在时间通常不超过 24 小时,例如大肠杆菌。

b.减少和暂时抑制大多数常驻皮肤菌群,通常是指在皮肤上生存和繁殖的条件致病菌群,如表皮葡萄球菌。

2.术后洗手。

3.保持手术部位清洁。

D.标准预防

1.一般预防

a.保证血液和其他体液免受人类免疫缺陷病毒、乙型肝炎病毒及其他血液传播病原菌感染。

b.虽然普遍的预防措施可以保护护理者和患者,但仍需要消毒剂来减少皮肤菌群。

2.主要措施[1]

a.当触碰血液、体液、黏膜或破损皮肤,以及接触被血液或体液污染的物品或表面时,须戴手套。

b.在可能产生飞沫的过程中,使用口罩和护目镜。

c.当血液或体液有可能溅起时,须穿防护服或使用塑料围裙。

d.如果手被血液或体液污染,要认真清洗。

e.在处理针头和其他尖锐物品时要格外小心,并将其放置在不易被穿刺的容器中。

f.所有有渗出性皮损或皮炎的人员在痊愈之前远离病房。

3.手卫生[1]

a.乙醇类洗手液是减少医务工作者手上病原微生物数量的最有效产品[1]。

(1)含 60%~95%乙醇的洗手液有效。

(2)干燥时间越短,黏附性越好[4,5]。

(3)要保证手部干燥,否则乙醇蒸发后可在暖箱中形成高浓度乙醇蒸气[6]。

b.抗菌肥皂和清洁剂次之,非抗菌皂最差。在以下情况下,建议使用肥皂水。

(1)双手明显污染。

(2)与疑似感染艰难梭菌、诺如病毒或炭疽杆菌的患者接触。

(3)就餐之前。

(4)去洗手间之后。

c.手卫生方法。

(1)摘下手臂和手上的所有饰物。

(2)把袖子卷到肘部。

(3)美国疾病预防控制中心建议洗手时间至少 15 秒,特别要注意指间及小指的侧面的清洁。

d.除了医务人员,家长和访客也应该坚持严格的手卫生,因为医院感染可以通过家庭成员传播[7]。

4.手套

a.手套不能取代洗手的作用。

b.手套内温暖湿润的环境为细菌繁殖提供了理想的条件,手套并不能完全隔离微生物。

c.乙烯树脂手套比乳胶手套更易渗漏[8]。

d.戴手套之前和脱下手套后一定要洗手。

e.如果双手从污染部位(如尿布区域)移至清洁部位(静脉部位或面部),则须更换手套。

f.切勿戴同一副手套照顾多名患者。

5.外科手卫生[1,2]

a.任何手术前均需戴无菌手套。

b.刷手前摘下戒指、手表和手镯。

c.清洗指甲缝。

d.建议在戴无菌手套之前使用抗菌肥皂或含乙醇的洗手液进行手部消毒。

e.用抗菌肥皂擦洗手部和前臂的时间通常为 2~6 分钟。如果使用非抗菌肥皂洗手,细菌会迅速繁殖。

f.刷洗时间不宜过长(如 10 分钟)。不推荐使用板刷。

g.使用含乙醇的外科洗手产品时,请遵照说明书。

h.使用乙醇之前,用非抗菌肥皂预洗双手和前臂,并彻底擦干双手和前臂。

i.用流水清洗双手时,要始终保持手和手腕高于前臂。

j.用干净的毛巾先擦手再擦前臂。

k.使用乙醇消毒,在戴无菌手套之前,让手和前臂彻底干燥。

E.正确使用消毒剂

没有一种消毒剂是完全有效或没有风险的,尚无

关于新生儿使用的最佳消毒剂的共识[9-11]。美国食品和药物管理局(FDA)正在整理常用消毒剂(即苯扎氯铵、苯乙氯铵、氯间二甲酚、乙醇、异丙醇和聚维酮碘)相关数据,对这些成分进行安全性和有效性测定。在我们等待这些常用活性成分数据的同时,FDA 建议医护人员继续使用目前可用的产品,这与感染控制指南一致[12]。

1.每种消毒剂的优点和并发症见表 6.1 和 G 部分。

2.消毒剂和杀菌剂干燥后再开始操作。

a.干燥至少 30 秒,以达到最佳效果。

b.操作前不要擦除消毒剂——会抑制残留细菌并且有缓释作用。

c.操作完成后,擦除操作部位附近区域的碘残留,避免皮肤吸收。

d.用于培养的样本或仪器不宜接触消毒剂,否则会致培养无效。

3.在使用消毒剂之前,要确保皮肤没有明显的污渍。使用消毒剂前或使用消毒剂时过度擦洗可能会导致皮肤破损[13]。应轻柔地使用消毒剂,但要有一定的压力,不能损伤新生儿脆弱的皮肤。

F.操作技术

1.小手术的消毒准备

a.定义

(1)时间短(5~10 分钟),简单。

(2)不包括易感染的区域,如中枢神经系统(CNS)。

(3)不切开皮肤。

(4)包括验血(非血培养)、外周静脉置管。

b.工作人员准备

(1)如果毛发可能污染手术野,须戴上帽子(必要时戴胡须套)。

(2)如上所述,使用乙醇、洗手液或抗菌肥皂进行手的消毒。

(3)戴无菌手套。

c.备皮

(1)如需剔除毛发,注意不要划破皮肤。应尽量避免剔乱毛发,因为可能会刺激或划破皮肤,从而增加感染的风险[14]。

(2)消毒。

(a)可用乙醇备皮,碘附最佳,但碘附的颜色可能掩盖血管走行。

(b)以手术位置为中心,逐渐远离中心画圆,消毒

表6.1　常用消毒剂的比较

注意事项	乙醇(70%~90%)	碘酒(1%)	碘附	氯己定
1.适用范围	洗手	外科手术洗手	外科手术洗手	洗手(4%)
	备皮	备皮	备皮	备皮(用70%乙醇将氯己定稀释到5%)
	小手术			
	外耳道消毒			
2.不良反应				
a.无毒	是	甲状腺功能低下	甲状腺功能低下	是,耳毒性
b.不致敏	是	否	否	否
c.无刺激	对早产儿有灼伤	否	否	否
3.作用形式	蛋白质变性	氧化作用	氧化作用	破坏细胞壁
4.杀菌作用	是	是	是	是
5.可与去污剂合用	否	否	是	是
6.维持局部作用	否	是	是	是
7.有效作用于				
a.革兰阳性菌	是	是	是	是
b.革兰阴性菌	是	是	是	是
c.芽孢	否	否	否	否
d.结核杆菌	是	是	否	否
e.病毒	仅亲脂病毒	是	是	是
f.真菌	是	是	是	是
8.与耐药性有关的应用	否	否	否	污染
9.快速作用	是	是	否(4~5分钟)	是
10.易受外来有机物作用而失活	可能(被非细菌蛋白灭活)	是	否(有利于断裂和脂肪渗透)	否

3次。

(c)轻柔擦涂。

(d)晾干,不要擦除消毒剂。

(e)消毒完和操作前不要再触碰皮肤。

(f)若使用乙醇,在每次操作前均应重新消毒,因为常驻菌群会很快再生。

2.大手术的消毒准备

a.定义。

(1)有创或需要皮肤切开。

(2)包括中心静脉置管、皮肤静脉切开、胸腔置管、腰椎穿刺。

(3)时间超过5~10分钟。

b.口罩、手术单和手术衣。手术衣是皮肤和黏膜免受微生物侵袭的重要屏障。外科口罩和手术衣必须经过FDA认证其安全性和有效性。

(1)戴口罩和帽子。

(2)遵循上述外科手卫生方法。

(3)在助手的帮助下穿上无菌手术衣(图6.1)。

(4)戴手套,未戴手套的手禁止接触手套外面(图6.2)。

(a)助手帮助戴手套,在未接触内部的情况下打开包装袋。

(b)手套末端套在袖口上。

c.备皮

(1)准备过程需助手协助。

(a)如果手术部位被污染,使用肥皂水清洗该区域。

(b)如需剔除毛发,注意不要划破皮肤。应尽量避免剔乱毛发,因为可能会刺激或划破皮肤,从而增加感染的风险[14]。

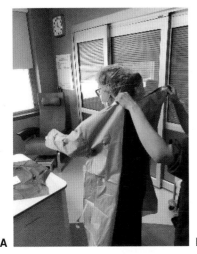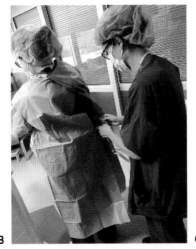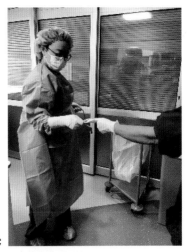

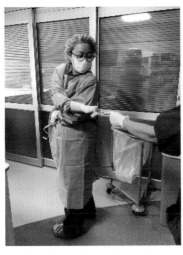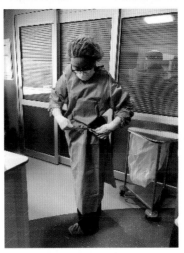

图 6.1 穿手术衣的正确方法:需在助手的帮助下穿手术衣。(A)助手抓住手术衣的内侧,将手术衣拉至术者的肩膀。(B)助手系好手术衣内带。(C)术者戴好手套,将外衣带纸板交至助手,术者触碰纸板的白色部分,助手触碰纸板的彩色部分。(D)术者和助手朝相反的方向转动。(E)旋转一周后,术者接过衣带(无纸板),自行系于腰间。

(2)消毒。

(a)用棉签进行 3 次消毒。

(b)从术野中心开始,环绕中心画圆,直径至少 5cm。

(c)不用 70%乙醇消毒。

(3)消毒剂完全干燥前,不要擦除消毒剂。

(4)在手术部位周围用无菌大单提供无菌区[2]。

G.并发症及预防措施

1.反复洗手可致医护人员皮肤干燥

洗手后可使用保湿护肤品或护肤霜[15]。建议使用经批准在医院使用的洗手液[1]。

2.使用六氯酚时

a.不推荐在新生儿中普遍使用六氯酚,如果其他抗感染措施无效,可在金黄色葡萄球菌感染暴发期间用于足月新生儿。

b.不推荐新生儿洗澡时使用六氯酚,因为经皮吸收可致中枢神经系统形成空泡。

c.孕妇使用六氯酚可能对胎儿有致畸作用。

3.使用碘(参见碘附)时

a.灼伤。

b.过敏性接触性皮炎。

c.经皮吸收或甲状腺功能减退。

4.使用碘附(如聚维酮碘)时

a.用于婴儿时可能发生灼伤。

b.新生儿可经皮吸收。

c.因经皮吸收碘而导致甲状腺功能改变[16,17]。在欧洲曾发现用碘酒常规皮肤消毒的早产儿一过性甲状腺功能减退的发病率高,在北美尚未得到证实。发病率的差异可能是由于新生儿体内含碘量不同所致[18]。

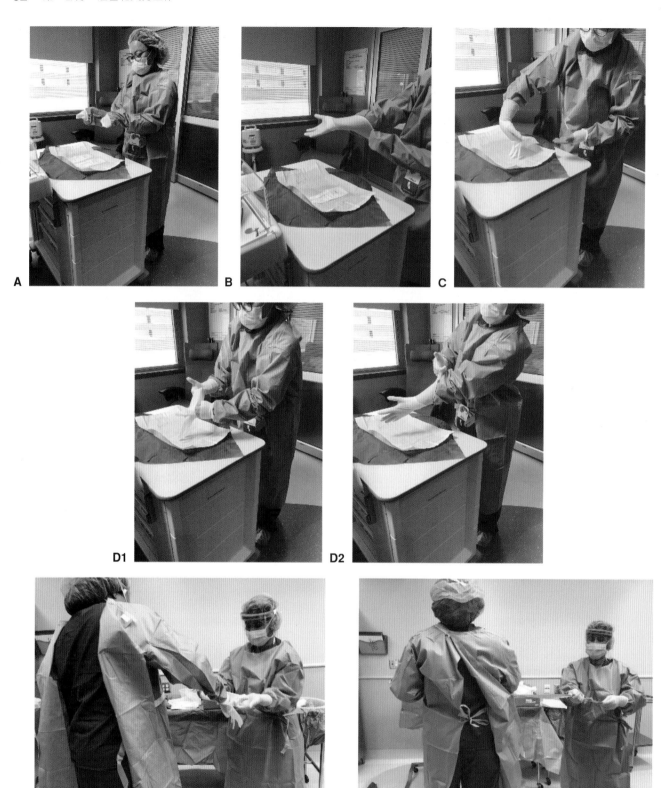

图 6.2　戴无菌手套的正确方法。(A)手应该放在袖内。(B)非惯用手仍在袖内,另一只手戴上手套,将手套末端拉过袖口。(C)已戴手套的手插入另一只手套口翻折部之下,将手套提起,注意未戴手套的手不要触碰手套的外面。(D1~2)将手套完全拉至棉袖口上。(E1~2)穿手术衣时有助手的帮助效果更佳。

d.与碘或氯己定相比,血培养假阳性率增加[19,20]。

5.使用氯己定时

a.氯己定和六氯酚因名称和制备方法的相似而易混淆。事实上,这两种化合物在结构和特性上有很多不同。

b.将氯己定滴入中耳时可致神经性耳聋,溅入眼睛时可致眼毒性。

c.将氯己定用于婴儿时可能发生灼伤[21]。

d.氯己定可通过皮肤和脐带残端吸收[22,23],但无相关的病例报道。

e.氯己定可被革兰阴性杆菌污染,特别是假单胞菌和变形杆菌[24]。

f.氯己定水溶液比乙醇制剂温和[25],但仍有氯己定导致皮肤损伤的报道[26]。

g.醋酸盐制剂比乙醇制剂温和[27]。

6.使用乙醇时

a.早产儿皮肤灼伤[28]。

b.经皮吸收乙醇[29]。

c.在暖箱中形成高浓度乙醇蒸气[6]。

d.在重大操作中消毒效果不佳。

7.使用乳胶时

a.可致医务工作者过敏[30]。

b.患有神经管缺陷和泌尿生殖系统异常的婴儿,避免使用乳胶,其乳胶敏感性高[31]。

参考文献

1. Centers for Disease Control and Prevention (CDC). Core infection prevention and control practices for safe healthcare delivery in all settings—recommendations of the Healthcare Infection Control Practices Advisory Committee. https://www.cdc.gov/hicpac/recommendations/core-practices.html. Accessed March 15, 2017.
2. Centers for Disease Control and Prevention (CDC). Guidelines for the prevention of intravascular catheter-related infections. *Clin Infect Dis.* 2011;52(9):e162–e193.
3. McLean HS, Carriker C, Bordley WC. Good to great: quality-improvement initiative increases and sustains pediatric health care worker hand hygiene compliance. *Hosp Pediatr.* 2017;7(4):189–196.
4. Larson EL, Cimiotti J, Haas J, et al. Effect of antiseptic handwashing vs alcohol sanitizer on health care-associated infections in neonatal intensive care units. *Arch Pediatr Adolesc Med.* 2005;159(4):377–383.
5. Sharma VS, Dutta S, Taneja N, et al. Comparing hand hygiene measures in a neonatal ICU: a randomized crossover trial. *Indian Pediatr.* 2013;50(10):917–921.
6. Hsieh S, Sapkota A, Wood R, et al. Neonatal ethanol exposure from ethanol-based hand sanitisers in isolettes. *Arch Dis Child*

Fetal Neonatal Ed. 2018;103(1):F55–F58.
7. Morel AS, Wu F, Dell-Latta P, et al. Nosocomial transmission of methicillin-resistant Staphylococcus aureus from a mother to her preterm quadruplet infants. *Am J Infect Control.* 2002;30:170–173.
8. Phalen RN, Le T, Wong WK. Changes in chemical permeation of disposable latex, nitrile, and vinyl gloves exposed to simulated movement. *J Occup Environ Hyg.* 2014;11(11):716–721.
9. McDonnell G, Russell AD. Antiseptics and disinfectants: activity, action, and resistance. *Clin Microbiol Rev.* 1999;12(1):147–179.
10. Ponnusamy V, Venkatesh V, Clarke P. Skin antisepsis in the neonate: What should we use? *Curr Opin Infect Dis.* 2014;27(3):244–250.
11. Sathiyamurthy S, Banerjee J, Godambe SV. Antiseptic use in the neonatal intensive care unit—a dilemma in clinical practice: an evidence based review. *World J Clin Pediatr.* 2016;5(2):159–171.
12. U.S. Food & Drug Administration. FDA In Brief: FDA issues final rule on safety and effectiveness for certain active ingredients in over-the-counter health care antiseptic hand washes and rubs in the medical setting. Released December 19, 2017. https://www.fda.gov/newsevents/newsroom/fdainbrief/ucm589474.htm.
13. Mimoz O, Lucet JC, Kerforne T, et al. Skin antisepsis with chlorhexidine-alcohol versus povidone iodine-alcohol, with and without skin scrubbing, for prevention of intravascular-catheter-related infection (CLEAN): an open-label, multicentre, randomised, controlled, two-by-two factorial trial. *Lancet.* 2015;386(10008):2069–2077.
14. Tanner J, Norrie P, Melen K. Preoperative hair removal to reduce surgical site infection. *Cochrane Database Syst Rev.* 2011;(11):CD004122.
15. Paula H, Hübner NO, Assadian O, et al. Effect of hand lotion on the effectiveness of hygienic hand antisepsis: implications for practicing hand hygiene. *Am J Infect Control.* 2017;45(8):835–838.
16. Aitken J, Williams FL. A systematic review of thyroid dysfunction in preterm neonates exposed to topical iodine. *Arch Dis Child Fetal Neonatal Ed.* 2014;99(1):F21–F28.
17. Kieran EA, O'Sullivan A, Miletin J, et al. 2% chlorhexidine-70% isopropyl alcohol versus 10% povidone-iodine for insertion site cleaning before central line insertion in preterm infants: a randomised trial. *Arch Dis Child Fetal Neonatal Ed.* 2018;103(2):F101–F106.
18. Parravicini E, Fontana C, Paterlini GL, et al. Iodine, thyroid function, and very low birth weight infants. *Pediatrics.* 1996;98(4 Pt 1):730–734.
19. Linder N, Prince S, Barzilai A, et al. Disinfection with 10% povidone-iodine versus 0.5% chlorhexidine gluconate in 70% isopropanol in the neonatal intensive care unit. *Acta Paediatr.* 2004;93(2):205–210.
20. Mimoz O, Karim A, Mercat A, et al. Chlorhexidine compared with povidone-iodine as skin preparation before blood culture. A randomized, controlled trial. *Ann Intern Med.* 1999;131(11):834–837.
21. Neri I, Ravaioli GM, Faldella G, et al. Chlorhexidine-induced chemical burns in very low birth weight infants. *J Pediatr.* 2017;191:262–265.e2.
22. Garland JS, Alex CP, Uhing MR, et al. Pilot trial to compare tolerance of chlorhexidine gluconate to povidone-iodine antisepsis for central venous catheter placement in neonates. *J Perinatol.* 2009;29(12):808–813.

23. Ng AL, Jackson C, Kazmierski M. Evaluation of antiseptic use in pediatric surgical units in the United Kingdom—Where is the evidence base?. *Eur J Pediatr Surg.* 2016;26(4):309–315.

24. Wishart MM, Riley TV. Infection with Pseudomonas maltophilia hospital outbreak due to contaminated disinfectant. *Med J Aust.* 1976;2(19):710–712.

25. Charles D, Heal CF, Delpachitra M, et al. Alcoholic versus aqueous chlorhexidine for skin antisepsis: The AVALANCHE trial. *CMAJ.* 2017;189(31):E1008–E1016.

26. Lashkari HP, Chow P, Godambe S. Aqueous 2% chlorhexidine induced chemical burns in an extremely premature infant. *Arch Dis Child Fetal Neonatal Ed.* 2012;97(1):F64.

27. Janssen LMA, Tostmann A, Hopman J, et al. 0.2% chlorhexidine acetate as skin disinfectant prevents skin lesions in extremely preterm infants: a preliminary report. *Arch Dis Child Fetal Neonatal Ed.* 2018;103(2):F97–F100.

28. Reynolds PR, Banerjee S, Meek JH. Alcohol burns in extremely low birthweight infants: still occurring. *Arch Dis Child Fetal Neonatal Ed.* 2005;90(1):F10.

29. Harpin V, Rutter N. Percutaneous alcohol absorption and skin necrosis in a preterm infant. *Arch Dis Child.* 1982;57(6):477–479.

30. Caballero ML, Quirce S. Identification and practical management of latex allergy in occupational settings. *Expert Rev Clin Immunol.* 2015;11(9):977–992.

31. Blumchen K, Bayer P, Buck D, et al. Effects of latex avoidance on latex sensitization, atopy and allergic diseases in patients with spina bifida. *Allergy.* 2010;65(12):1585–1593.

第 7 章

镇痛和镇静

Victoria Tutag-Lehr, Mirjana Lulic-Botica, Johanna M. Calo,

Gloria B. Valencia, Jacob V. Aranda

A.引言

许多新生儿保健人员都认为，为新生儿提供舒适的环境和预防疼痛是人文要求的当务之急。美国儿科学会在新生儿疼痛和应激的预防和管理更新的政策声明中也强调了有效预防和治疗新生儿疼痛的必要性[1]。重复性疼痛对神经发育的不良影响在早产儿中最为严重，因为他们需要频繁暴露于各种手术和药物中[2,3]，胎龄越小的婴儿所经历的疼痛事件数量越多[1]。过去的30年中，对新生儿疼痛的评估和管理已取得了很大的进步[4,5]。新生儿进行手术镇痛的必要性已得到明确证实[1-8]。但是镇痛和镇静剂的使用在不同临床医生和医院之间仍存在差异[9-11]。并非所有医疗机构都制定了针对新生儿疼痛手术的非药物和药物干预方案[10,11]。对于各胎龄和体重的胎儿不同止痛药和镇静剂仍然缺乏足够的药代动力学（PK）和药效学（PD）数据[12]。各种并发症、药物治疗方案、伦理问题和遗传多态性[13-17]使危重新生儿的研究复杂化。例如，即使治疗剂量的可待因和曲马多也可能使新生儿出现呼吸抑制[18,19]，由于这些病例的发病率增加，可待因和曲马多在许多配方中都有年龄限制[19]。新生儿疼痛管理需要谨慎选择药物和剂量、适当评估和监测，以及迅速识别和处理不良反应[20-23]。新生儿疼痛管理是由发育神经生物学、止痛药PK和PD的发展，以及针对该弱势人群的疼痛评估和临床实践中最佳证据的发现所推动的[14,22,23]。

本章可作为新生儿镇痛和镇静处理的一般指南，这在NICU的新生儿治疗中经常会被用到[1,7-9]。应用呼

吸机机械通气的新生儿镇静管理的最佳方案尚不明确，本章内容未将其包含在内[24-27]。

B.定义

1.镇痛：是指可感受到痛觉刺激但无疼痛的一种状态，常与镇静剂合用，患者意识清楚[24]。

2.清醒镇静：是指允许保护性反射存在的一种抑制意识的医学控制状态，保留气道自主开放和连续通气能力，并允许患者有适当的反应[1]。

3.深镇静：是指使患者处于一种不易唤醒的、意识减弱或无意识的医学状态。保护性反射部分或完全丧失，包括不能自主开放气道、连续通气、对刺激无反应[1]。

4.耐受：是指拮抗药物作用下降，或随着时间推移，达到预期效果需要增加药物剂量[28,29]。

5.戒断：为药物特异性综合征，是指在停止或减少以前经常使用或服用的一种精神兴奋药物后出现的症状[24]。

6.新生儿戒断综合征：是指新生儿停用与生理依赖有关的药物而出现的戒断症状[29,30]。

C.一般适应证

1.已知可能造成疼痛的任何情况或操作[1,12,17]（参见E）。

2.与疼痛感觉一致的生命体征如下[9,21-23]。

a.心动过速。

b.呼吸急促。

c.血压升高(继发于颅内压增高)。

d.动脉氧饱和度降低。

e.继发于激素和代谢应激反应的高血糖。

f.皮肤血流量增加[6]。

3.与疼痛感觉一致的行为指征[9,21-23]。

a.简单的肢体反应(如对有害刺激肢体回缩反应)。

b.面部表情(如痛苦表情)。

c.哭声的改变(婴儿传达疼痛刺激反应最原始的方式)。

d.烦躁。

D.特殊适应证

1.镇痛

一般来说,镇痛治疗与预期或评估的疼痛程度有直接关系[1,8]。

a.轻度疼痛。

(1)非药物方法(参见 H)。

(2)局部和(或)表面麻醉。

(3)非阿片类止痛药(如对乙酰氨基酚)[31,32]。

b.中度和重度疼痛。

(1)静脉类阿片止痛药(参见 E)。

(2)局部和表面麻醉。

(3)苯二氮䓬类药物(参见 E)。

(4)γ-氨基丁酸类似物(参见 E)。

2.镇静

镇静剂与镇痛药联合使用可提高预期效果。因为深度镇静可增加危险性,所以临床上的目标通常为清醒性镇静。

a.苯二氮䓬类药物(参见 E)。

b.水合氯醛(参见 E)。

c.非药物方法(参见 H)。

E.预防措施

1.新生儿疼痛的临床评估是不准确的。新生儿疼痛、烦躁和镇静评分(N-PASS)是用来评估足月儿和早产儿持续性疼痛、烦躁和镇静水平的方法[22]。新生儿的疼痛评分实用、可靠、简单,包括生理学反应、行为表现及预估参数[21-23](参见附录 B 中表 B.1)。

2.疼痛的生理反应没有特异性,可能与许多其他因素有关;理论上讲,新生儿疼痛量表应该是快捷和易于使用的;对应用呼吸机或镇静剂的足月儿和早产儿有长期的可靠性和有效性,可以与其他状态区分(如饥饿),多种因素(如药物、感染、心脏病)可能会降低行为和生理反应的特异性。然而,事实上,这些评分量表有不同程度的敏感性和特异性,广泛的疼痛评分会降低敏感性,早产或者神经系统损伤也会影响新生儿(会降低疼痛评估的特异性)[20]。

3.应用肌松剂后进行气管插管的新生儿,其生理反应已完全改变。

4.要确定新生儿是否疼痛,需要有丰富的临床经验和推测能力[1,8,10,21]。

5.使用药物时应注意如下几方面。

a.镇痛剂和镇静剂有很多并发症(参见附录 B 中表 B.2)[25-33]。

b.可能存在极大的个体和个体间差异[34,35]。

c.新生儿的药物生物转化和清除能力不成熟或不足,会使药物反应和不良反应发生[20,34-36]。新生儿镇痛剂及镇静剂 PK/PD 数据正在慢慢积累[14-16,37-42]。在新生儿中,尤其是早产儿,肝酶系统发育不成熟(3~6 个月才发育成熟)[38-40],许多药物的代谢,包括吗啡,都需要肝酶系统,因此新生儿与成人和年龄较大的儿童相比,药物的半衰期要明显延长[38,39]。出生后第一周肾小球滤过率较低,因此影响阿片类药物(如吗啡)代谢产物的排出[40,41]。早产儿主要产生吗啡的 M3G 代谢产物,它具有镇痛作用,且比吗啡的半衰期要长[40,41]。体液含量较高,而白蛋白及 α-糖蛋白含量低[14,16],这些都会影响镇静剂、止痛剂的 PK/PD 及联合用药药物之间的互相作用[34,35]。

d.药物应当缓慢滴注[1,8,9,24]。

e.阿片类、苯二氮䓬类和其他镇静剂联合应用时,可放大呼吸抑制作用,包括呼吸暂停[34]。这就要求联合用药时应减少每种药物的剂量。

f.药物引起的新生儿和孕妇神经发育相关细胞凋亡与镇静剂、全身麻醉剂、氯胺酮、丙泊酚和阿片类镇痛药的暴露有关[27,42-44]。药物暴露时间超过 3 小时与神经元细胞广泛损伤及对动物行为或学习的长期负面影响有关[43,44]。FDA 在 2017 年 4 月发布警告,建议 3 岁以下儿童和孕妇在适当的情况下推迟手术[44]。现在麻醉和镇静产品中已贴有标签,提示长时间或多次手术或使用这些药物可能会对 3 岁以下儿童的大脑发育产生负面影响。右美托咪定是一种 β−激动剂的镇静和止痛药,具有神经保护作用,是神经毒性药物的替代品[45]。

6.呼吸抑制是许多止痛剂常见的副作用。因此,应准备好复苏设备和药物。准备好支持通气设备,必要时行气管插管[33,34]。

7.新生儿戒断综合征(NAS)。

a.无论是宫外还是宫内,已经对镇静剂和止痛剂耐受的新生儿,当突然停药或使用拮抗剂(例如纳洛酮、氟马西尼)时可能出现新生儿戒断综合征[28-30,46-49]。例如,对阿片依赖的新生儿给予纳洛酮可能出现急性严重戒断症状[29,30]。

b.适当使用阿片类药物可使新生儿对临床干预措施产生反应,而不良反应降至最低。非阿片类药物包括局部麻醉、对乙酰氨基酚[31,32]和加巴喷丁[50]。目前,尚无新生儿使用 NSAID 镇痛的数据[51]。阿片类药物与NMDA 受体拮抗剂或 α2-肾上腺素能激动剂联合使用可降低阿片类药物的耐受性和戒断的发生率[47]。

c.有宫内阿片类药物暴露史的新生儿可能需要增加止痛药[30]。由于全球阿片类药物的大量使用,过去 10 年来,患有 NAS 的婴儿数量增加了 3 倍[48]。在整个怀孕期间,更多的女性继续服用阿片类药物、苯二氮䓬类、苯丙胺、SSRI 抗抑郁药、吸入剂和其他药物。新生儿中的多种戒断症状可能很严重且难以控制[48,49]。与多种药物停用相关的新生儿严重躁动可能需要使用加巴喷丁等辅助药物进行治疗[50]。滥用加巴喷丁在美国海洛因使用者中日益普遍[48,49]。在子宫内加巴喷丁暴露会引起新生儿烦躁和躁动。附录 B 中的表 B.3 包含 NAS评分工具和药理管理。

d.使用已知可诱导耐受的药物(如阿片类药物)进行长期镇痛治疗需要逐渐减量,并密切监测戒断症状。与天然阿片类药物相比,诸如芬太尼之类的半合成阿片类药物的给药在婴儿和幼儿中产生更快的耐受性[28]。芬太尼可能在 3~5 天内产生耐受性,而吗啡则为1~2 周[28,33,34]。另外,如果阿片类药物的输注是连续的而不是间歇的,那么耐受性的发展似乎会更快[46]。芬太尼因其具有快速的镇痛作用、血流动力学稳定性,以及防止疼痛引起的肺血管阻力增加的能力而常用于经历非常痛苦的手术的新生儿[33,34,46]。

e.改变阿片类药物的交叉耐受性:术语"交叉耐受性"是指一类药物的重复剂量不仅引起对所给药物的

耐受性,还会引起对相同结构类别的药物的耐受性[28]。新生儿中阿片类药物之间的交叉耐受性通常不完全。因此,从一种阿片类药物变为另一种阿片类药物时必须格外小心[28,33]。从一种阿片类药物转换为另一种阿片类药物时,建议从转换剂量的一半开始,然后根据临床效果逐渐加量[28,33]。交叉耐受性不完全可能与阿片受体的构象变化有关[28]。

8.对疼痛性操作使用止痛剂时。

a.选择药物及其使用方法时,要考虑药物维持的时间和预期达到止痛的效果。例如,时间短引起轻度和中度不适的操作,比如腰椎穿刺,最好选择单一局部麻醉药物[1,7-9]。

b.减少疼痛发作的次数。同时协调和分组执行多种操作可以避免重复使用止痛药。

c.备好氧气,吸痰、通气和复苏设备,以及拮抗剂。

d.手术遵循 NPO 原则,术前不要进食任何食物。

e.配备不参与操作的护士或专业人员监测呼吸、血氧脉搏、心率和意识状态。

9.水合氯醛已不再是婴幼儿止痛的首选药[1,52]。在患高胆红素血症、治疗指数窄和有毒代谢产物蓄积的新生儿(尤其是早产儿)中,必须谨慎使用该药物[52]。由于这些原因,当前的建议是仅在不适合或无法使用其他药物的情况下,单次使用水合氯醛。水合氯醛在美国和许多国家不再市售。一些医院药房从晶体中合成水合氯醛溶液[53]。

F.儿科常用制剂的优缺点

附录 B 中的表 B.4 列出了儿童患者常用的镇静和麻醉药物。

G.并发症

参见附录 B 中的表 B.4。

H.非药物方法

1.用束缚方法可减少足后跟取血的疼痛反应[1,9]。

2.母乳喂养是对新生儿进行急性疼痛治疗的有效镇痛药,例如进行常规代谢筛查的足跟采血时[54]。母乳喂养的婴儿在疫苗接种注射期间和接种注射之后的哭声持续时间明显减少。

3.非营养性吸吮能明显减少疼痛刺激反应[1,9]。

4.感觉神经刺激(SS)是一种同时刺激触觉、味觉、听觉和视觉系统的方法，已在小手术过程和足跟采血中显示出具有减轻疼痛的效果。SS 通过抚摸或按摩脸部或背部，注视婴儿并与之轻轻交谈来实现[1]。

5.蔗糖[1,9,55]。

a.患儿足跟取血时，事先给予 2mL 12%蔗糖水，与未服蔗糖水并进行相同操作的患儿相比，哭闹减少 50%。包皮环切术前服用蔗糖水，患儿哭闹明显少于对照组。

b.术前 2 分钟口服 12%~50%蔗糖水 2mL 是一种有效的新生儿镇痛剂，不良反应少。然而，一项研究表明，反复服用蔗糖水进行镇痛可导致早产儿($n=103$，胎龄为 31 周)神经发育评分较低，尽管后来的分析表明，在 24 小时内服用 10mL 或更少剂量的 24%蔗糖水的婴儿神经发育评分较低的风险较低[56]。缺乏反复服用蔗糖水治疗早产儿的神经发育结果的数据。

c.蔗糖的最大安全剂量是未知的[55]。部分研究给出了 3 种剂量分别用于术前、术中和术后[55,56]。与其他止痛药一样，在新生儿用药记录中要记录蔗糖剂量。

d.在孕 36 周后，24%蔗糖水的镇痛效果可能较差[55]。年龄较大的婴儿可能需要较高的蔗糖浓度，如 50%、75%。口服蔗糖水对宫内接触阿片类药物的婴儿的镇痛效果存在争议[57]。在宫内暴露于美沙酮的婴儿中，口服蔗糖水表现出与对照组婴儿相当的镇痛效果[57]。

I.禁忌证

1.如临床应用恰当，对镇痛剂和镇静剂无绝对禁忌证。

2.要特别注意与特殊药物相关的潜在副作用，并注意采取适当的措施。

参考文献

1. AAP Committee on Fetus and Newborn and Section on Anesthesiology and Pain Medicine. Prevention and management of procedural pain in the neonate: An update. *Pediatrics*. 2016;137(2):e20154271.

2. Ranger M, Chau CMY, Garg A, et al. Neonatal pain-related stress predicts cortical thickness at age 7 years in children born very preterm. *PLoS ONE*. 2013;8(10):e76702.

3. Johnston C, Barrington KJ, Taddio A, et al. Pain in Canadian NICUs: Have we improved over the past 12 years? *Clin J Pain*. 2011;27(3):225–232.

4. Anand KJS, Hickey PR. Pain and its effects in the human neonate and fetus. *N Engl J Med*. 1987;317:1321–1329.

5. Simons SH, van Dijk M, Anand KS, et al. Do we still hurt newborn babies? A prospective study of procedural pain and analgesia in neonates. *Arch Pediatr Adolesc Med*. 2003;157:1058–1064.

6. Tutag Lehr V, Cortez J, Grever W, et al. Randomized placebo controlled trial of sucrose analgesia on neonatal skin blood flow and pain response during heel lance. *Clin J Pain*. 2015;31(5):451–458.

7. Tutag Lehr V, Taddio A. Practical approach to topical anesthetics in the neonate. *Semin Perinatol*. 2007;31:323.

8. Anand KJ, Johnston CC, Oberlander TF, et al. Analgesia and local anesthesia during invasive procedures in the neonate. *Clin Ther*. 2005;27:844–876.

9. Spence K, Henderson-Smart D, New K, et al. Evidenced-based clinical practice guideline for management of newborn pain. *J Paediatr Child Health*. 2010;46(4):184–192.

10. Wallace H, Jones T. Managing procedural pain on the neonatal unit: Do inconsistencies still exist in practice? *J Neonatal Nursing*. 2017;23(3):119–126.

11. Harrison D, Sampson M, Reszel J, et al. Too many crying babies: A systematic review of pain management practices during immunizations on YouTube. *BMC Pediatr*. 2014;14:134.

12. Zimmerman KO, Smith PB, Benjamin DK, et al. Sedation, analgesia, and paralysis during mechanical ventilation of premature infants. *J Pediatr*. 2017;180:99–104.

13. Warrier I, Du W, Natarajan G, et al. Patterns of drug utilization in a neonatal intensive care unit. *J Clin Pharmacol*. 2006;46:449–455.

14. van den Anker JN, Schwab M, Kearns GL. Developmental pharmacokinetics. *Handbook Exp Pharmacol*. 2011;205:51–75.

15. Matic M, Norman E, Rane A, et al. Effect of UGT2B7 −900G>A (−842G>A; rs7438135) on morphine glucuronidation in preterm newborns: Results from a pilot cohort. *Pharmacogenomics*. 2014;15(12):1589–1597.

16. Ku LC, Smith PB. Dosing in neonates: Special considerations in physiology and trial design. *Pediatr Res*. 2015;77:2–9.

17. Janvier A, Lantos J; POST Investigators. Ethics and etiquette in neonatal intensive care. *JAMA Pediatr*. 2014;168(9):857–858.

18. Madadi P, Ross CJ, Hayden MR, et al. Pharmacogenetics of neonatal opioid toxicity following maternal use of codeine during breastfeeding: A case-control study. *Clin Pharmacol Ther*. 2009;85(1):31–35.

19. Throckmorton D. FDA media briefing on new warnings about the use of codeine and tramadol in certain children and nursing mothers. *Center for Drug Evaluation and Research*. April 20, 2017. https://www.fda.gov/NewsEvents/Newsroom/PressAnnouncements/ucm553285.htm. Accessed March 3, 2019.

20. Du W, Lehr VT, Lieh-Lai M, et al. An algorithm to detect adverse drug reactions in the neonatal intensive care unit. *J Clin Pharmacol*. 2013;53(1):87–95.

21. Walker SM. Neonatal pain. *Paediatr Anaesth*. 2014;24(1):39–48.

22. Hummel P, Puchalski M, Creech SD, et al. Clinical reliability and validity of the N-PASS: Neonatal pain, agitation and sedation scale with prolonged pain. *J Perinatol*. 2008;28:55–60.

23. Stevens B, Johnston C, Taddio A, et al. The premature infant pain profile: Evaluation 13 years after development. *Clin J Pain*. 2010;26:813–830.

24. Aranda JV, Carlo W, Hummel P, et al. Analgesia and sedation during mechanical ventilation in neonates. *Clin Ther*.

2005;27:877–899.

25. Anand KJ, Barton BA, McIntosh N, et al. Analgesia and sedation in preterm neonates who require ventilatory support: Results of the NOPAIN trial. Neonatal Outcome and prolonged analgesia in neonates. *Arch Pediatr Adolesc Med.* 1999;153:331–338.

26. McPherson C, Grunau RE. Neonatal pain control and neurologic effects of sedatives in preterm infants. *Clin Perinatol.* 2014;41(1):209–227.

27. Lei X, Guo Q, Zhang J. Mechanistic insights into neurotoxicity induced by anesthetics in the developing brain. *Int J Mol Sci.* 2012;13:6772–6799.

28. Suresh S, Anand KJS. Opioid tolerance in neonates: A state of the art review. *Paediatr Anaesth.* 2001;11:511–521.

29. Franck L, Vilardi J. Assessment and management of opioid withdrawal in ill neonates. *Neonatal Netw.* 1995;14:39–48.

30. Anand KJ, Campbell-Yeo M. Consequences of prenatal opioid use for newborns. *Acta Paediatr.* 2015;104(11):1066–1069.

31. Ohlsson A, Shah PS. Paracetamol (acetaminophen) for prevention or treatment of pain in newborns. *Cochrane Database Syst Rev.* 2016;10:CD011219.

32. Ceelie I, de Wildt SN, van Dijk M, et al. Effect of intravenous paracetamol on postoperative morphine requirements in neonates and infants undergoing major non-cardiac surgery: A randomized controlled trial. *JAMA.* 2013;309(2):149–154.

33. Witt N, Coynor S, Edwards C, et al. A guide to pain assessment and management in the neonate. *Curr Emerg Hosp Med Rep.* 2016;4:1–10.

34. Cote CJ, Karl HW, Notterman DA, et al. Adverse sedation events in pediatrics: Analysis of medications used for sedation. *Pediatrics.* 2000;106:633–644.

35. Morris FH Jr, Abramowitz PW, Nelson PS, et al. Risk of adverse drug events in neonates treated with opioids and the effect of a bar-code-assisted medication administration system. *Am J Health Syst Pharm.* 2011;68:57–62.

36. Aguado-Lorenzo V, Weeks K, Tunstall P, et al. Accuracy of the concentration of morphine infusions prepared for patients in a neonatal intensive care unit. *Arch Dis Child.* 2013;98:975–979.

37. Krekels EH, Tibboel D, de Wildt SN, et al. Evidence-based morphine dosing for postoperative neonates and infants. *Clin Pharmacokinet.* 2014;53:553–563.

38. Hines RN. Developmental expression of drug metabolizing enzymes: Impact on disposition in neonates and young children. *Int J Pharm.* 2013;452:3–7.

39. Barrett DA, Barker DP, Rutter N, et al. Morphine, morphine-6-glucuronide, morphine-3-glucuronide pharmacokinetics in new born infants receiving diamorphine infusions. *Br J Clin Pharmacol.* 1996;41:531–537.

40. Bhat R, Abu-Harb M, Chari G, et al. Morphine metabolism in acutely ill preterm newborn infants. *J Pediatr.* 1992;120:795–799.

41. Vieux R, Hascoet JM, Merdariu D, et al. Glomerular filtration rate reference values in very preterm infants. *Pediatrics.* 2010;125:e1186–e1192.

42. Filan PM, Hunt RW, Anderson PJ, et al. Neurologic outcomes in very preterm infants undergoing surgery. *J Pediatr.* 2012;160:409–414.

43. Xiong M, Zhang L, Li J, et al. Propofol-induced neurotoxicity in the fetal animal brain and developments in modifying these effects–an updated review of propofol fetal exposure in laboratory animal studies. *Brain Sciences.* 2016;6(2):11. doi: 0.3390/brainsci6020011

44. U.S. Food & Drug Administration (FDA). FDA drug safety communication: FDA review results in new warnings about using general anesthetics and sedation drugs in young children and pregnant women. April 27, 2017. https://www.fda.gov/Drugs/DrugSafety/ucm554634.htm. Accessed March 3, 2019.

45. Li J, Xiong M, Nadavaluru PR, et al. Dexmedetomidine attenuates neurotoxicity induced by prenatal propofol exposure. *J Neurosurg Anesthesiol.* 2016;28:51–64.

46. Frank LS, Vilardi J, Durand D, et al. Opioid withdrawal in neonates after continuous infusions of morphine or fentanyl during extracorporeal membrane oxygenation. *Am J Crit Care.* 1998;7:364–369.

47. Yaster M. Multi modal analgesia in children. *Eur J Anaesthesiol.* 2010;27:851–857.

48. Hall ES, Wexelblatt SL, Crowley M, et al. A multicenter cohort study of treatments and hospital outcomes in neonatal abstinence syndrome. *Pediatrics.* 2014;134(2):e527–e534.

49. Johnson MR, Nash DR, Laird MF, et al. Development and implementation of a pharmacist-managed, neonatal and pediatric, opioid-weaning protocol. *J Pediatr Pharmacol Ther.* 2014;19(3):165–173.

50. Sacha GL, Foreman MG, Kyllonen K, et al. The use of gabapentin for pain and agitation in neonates and infants in a neonatal ICU. *J Pediatr Pharmacol Ther.* 2017;22(3):207–211.

51. Aranda JV, Salomone F, Valencia GB, et al. Non-steroidal anti-inflammatory drugs in newborns and infants. *Pediatr Clin North Am.* 2017;64:1327–1340.

52. American Society of Health-System Pharmacists. Chloral hydrate oral solution and capsules. *Drugs No Longer Available Bulletin.* November 5, 2012.

53. Hill GD, Walbergh DB, Frommelt PC. Efficacy of reconstituted oral chloral hydrate from crystals for echocardiography sedation. *J Am Soc Echocardiogr.* 2016;29(4): 337–340.

54. Shah PS, Herbozo C, Aliwalas LL, et al. Breastfeeding or breast milk for procedural pain in neonates. *Cochrane Database Syst Rev.* 2012;12:CD004950.

55. Stevens B, Yamada J, Ohlsson A, et al. Sucrose for analgesia in newborn infants undergoing painful procedures. *Cochrane Database Syst Rev.* 2016;(7):CD001069.

56. Johnston CC, Filion F, Snider L, et al. How much sucrose is too much sucrose? *Pediatrics.* 2007;119:226.

57. Marceau JR, Murray H, Nanan RK. Efficacy of oral sucrose in infants of methadone maintained mothers. *Neonatology.* 2010;97(1):67–70.

第 **2** 部分

生命体征监测

扫码领取
新生儿诊疗思路参考

第8章

体温监测

Neha Kumbhat, Melissa Scala

新生儿,尤其是早产儿,产热和代偿能力不足。中性温度是机体维持体温正常所需的代谢率和耗氧量最低时的最适环境温度。维持中性温度使更多的能量用于生长发育[1]。婴儿出生后体温立即下降2~3℃;出生后维持体温能降低死亡率和发病率,特别是对于早产儿[2]。

准确的体温测量有利于:

1.指导最佳护理,以保持新生儿的中性温度环境;

2.提醒护理人员新生儿的临床变化。温度失调可能是败血症的征兆。

体温监测可以间歇进行,也可以连续进行,这两种方法通常用于新生儿重症监护病房(NICU)。测量部位可以是核心(直肠、食管或鼓室)或表面(皮肤、腋窝)。腋窝测量是最常见的,特别是对于早产儿。本章将进一步讨论各种体温测量方法。

间歇体温监测

A.设备

1.水银温度计
a.水银温度计是无创体温测量的历史标准。

b.水银温度计是测试新的温度检测方法的基准。

c.汞为有毒物质,美国儿科学会(AAP)建议逐步淘汰水银温度计[3]。

d.避免使用水银温度计。

2.电子数字温度计(图8.1)
a.电子数字温度计应用广泛。

b.电子数字温度计的原理是通过测量相邻血管辐射的热量来确定婴儿的温度。

c.探头是由热敏电阻或热电偶制成的。

d.用探头测量温度,然后进行电子处理和数字显示,测量结束有声音信号提示。分辨率为0.1℃,测定时间小于45秒。

e.温度计配备一次性探头盖。

B.位置

1.腋窝和直肠。

2.腋窝温度和直肠温度之间的平均差值高达1.2℃。研究发现,腋窝温度不太准确,通常低于直肠温度。

3.早产儿腋窝和直肠温度的平均差值较小[4,5]。

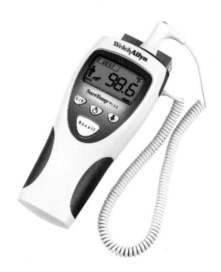

图8.1 电子温度计:探头式温度计。(Courtesy of Welch Allyn, New York, USA.)

C.操作技术

当用于多个患者或在多个位置使用时，电子温度计与一次性探针配对使用。

1.直肠温度

切记勿损伤直肠黏膜。

a.插入直肠深度最深为 2~2.5cm。

b.婴儿插入 1cm 即可准确测量温度(www.welchallyn.com)。

c.若使用探针式一次性体温计，请将探针完全插入直肠内。

2.腋窝温度

使用无创方法获得接近核心温度的数值，可将探头放于腋窝。图 8.2 显示了测量腋窝温度的正确方法。

a.将手臂紧贴体侧，将探针完全置于腋窝中。

b.平均温度误差为 0.27℃(范围:-0.13~0.67℃)[4]。

c.研究尚未表明腋窝温度与直肠温度的相关性，腋窝是 NICU 中最常见的体温监测部位，操作简便，并可减少婴儿的不适和并发症[4]。

D.局限性和并发症

1.读数不准确。

2.测量时会导致不适[6-8]。

3.偶见直肠穿孔导致气腹和腹膜炎[9,10]。

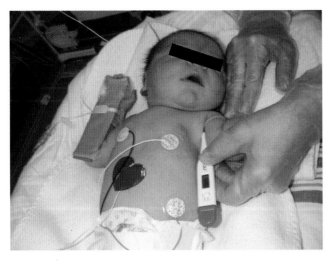

图 8.2　用电子探头温度计测量腋窝温度。探头垂直于患者，手臂紧靠在胸部一侧。

其他间歇温度监测

A.设备

红外电子温度计。

1.红外传感器检测来自测量部位的能量辐射(即耳温计测量鼓膜或覆盖颞动脉的皮肤)。

2.对婴儿而言,此测量方法痛苦少[6]。

B.位置

1.耳道

鼓膜温度计使用红外线(IR)测量来自鼓膜的辐射热量进而测量温度。

a.为准确测量,该设备需要直接探测鼓膜。

b.影响新生儿鼓膜室温度计准确性的两个解剖学因素包括外耳道的形状和鼓膜与外耳道的夹角。同时使用耳镜和鼓室体温计即可解决[11]。

c.鼓膜温度计在 NICU 中使用频率较低。

2.颞动脉

颞动脉温度计测量颞动脉上皮肤的温度。

a.与非暖箱中婴儿的直肠温度相比,和腋窝温度有类似的相关性。

b.读数可能会受暖箱的影响。

c.精确度可能会随着矫正月龄的增加而增加[12]。

d.受暖箱影响,结果不准确。因此不太常用。

C.操作技术

1.耳道

a.将一次性探头置于传感器上,将锥形末端轻轻插入耳道。

b.同时使用耳镜可以更好地显示鼓膜。在保持装置稳定的同时,按下按钮。

c.等待 2 秒,从耳道取出并读取体温。

2.颞动脉

a.检查探头是否干净。

b.装上探头盖。

c.将探头放在前额中心,然后按下按钮。

d.按住按钮并将探针向前额外侧滑动。

e.迅速将探头放在耳后的皮肤上。

f.松开按钮前需与皮肤紧密接触。

g.拿开体温计并读取温度。

D.局限性和并发症

1.读数不准确。

2.耳道:新生儿操作难度大,与直肠或腋窝测量结果不一致[12,13]。

3.颞动脉:与腋窝温度计相比,精确度的结果好坏参半[14,15]。

4.暖箱、低胎龄和出汗均可降低准确性[12]。

持续性体温监测

A.背景

1.间歇性体温测量仅提示婴儿体温维持情况,无法提供达到热平衡的能量信息。婴儿需消耗更多的能量来克服热应激的影响(图8.3)。

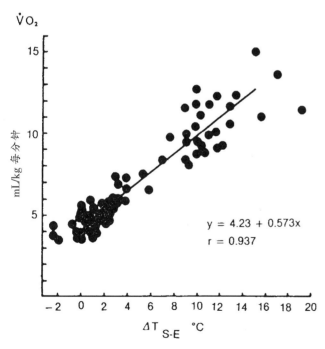

图8.3　耗氧量与皮肤和环境温度的函数关系。(From Adamsons K Jr, Gandy GM, James LS.The influence of thermal factors upon oxygen consumption of the newborn human infant. *J Pediatr.* 1965; 66(3):495–508. Copyright © 1965 Elsevier. With permission.)

2.早产儿的核心–体表温差通常为 0.5~1℃。如果温差超过 2℃,则表明存在冷应激,即将发生核心温度下降[16]。败血症婴儿的核心温度高,核心–体表温差大[17]。

3.低温对足月新生儿缺氧缺血性脑病(HIE)有保护作用,连续体温监测在控制性低温治疗 HIE 中起重要作用(见第 50 章)[18]。

B.适应证

1.进行全身降温的连续温度监测和伺服控制(图8.4)。

2.辐射加热器或暖箱加热器输出的自动控制。

C.禁忌证

早产儿直肠持续体温检测时组织损伤或胃肠道穿孔风险较高[19,20]。

D.设备规格

有两种探头可供选择,即热电偶和热敏电阻。

1.热电偶探针

a.更便宜,使用更广泛。

b.热电偶探头是由两种不同金属结合而制成的小磁珠。

c.磁珠产生的电压与温度成正比。

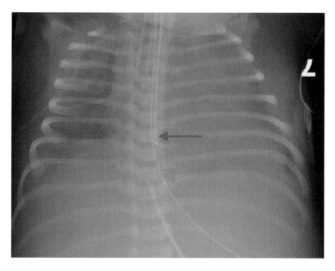

图8.4　胸部 X 线显示食管温度探头,用于全身低温治疗中冷却毛毯的伺服控制。箭头即食管探头。

2.热敏电阻探针

a.热敏电阻温度检测原理是电阻的变化(热电偶和热敏电阻不可互换)。

b.允许使用热电偶探头和热敏电阻兼容的监视器。

c.分辨率高达 0.1℃,温度以华氏度和摄氏度显示。

E.热敏电阻和热电偶探头监视器

1.热敏电阻兼容的监视器,如 Yellow Springs 仪器有限公司的 YSI 400 或 YSI 700。

a.YSI 400 兼容的探头是单元件器件。

b.YSI 700 兼容的探头是双元件器件。

c.YSI 400 和 YSI 700 探头不能互换。

2.确认热电偶探头的监视器,探头连接与热敏电阻类型不同。

3.热敏电阻和热电偶的探头在不同位置有不同配置。例如:

a.皮肤探针;

b.鼓膜热电偶探头。

F.预防措施

1.皮肤破损和瘀伤时勿使用皮肤探头。

2.切勿在塑料敷料上使用皮肤探头。

3.不要用指甲去除皮肤探针。

4.请勿在插入过程中强行使用核心探头。

5.切勿重复使用一次性探头。

6.若与辐射加热器或加热灯一起使用,请用反光垫遮蔽皮肤探头。

7.当进行环境控制时,在其他地点测量间歇性温度以监测有效性。

G.操作技术

1.皮肤探头(表8.1)。

a.用无菌水或盐水擦拭异物。用乙醇擦拭皮肤,改善皮肤黏附性。擦干皮肤。

b.带保护膜覆盖探头(铝箔覆盖的泡沫胶垫嵌入一次性探头中)(图8.5)。探头必须覆盖铝箔圆盘,以反射来自辐射加热器、光疗灯、红外加热灯等外部辐射热源发射的额外热量[21]。

c.皮肤探头的理想位置尚不明确,通常放置于腹部和侧腹部[21]。

d.确保皮肤探头不与床接触(图8.6)。

2.核心探头的应用。

a.根据部位选择探头型号(如直肠或食管)。

b.食管探头。

(1)不需要润滑,但需要加热以使其更柔韧。

(2)插入长度大约为探头尖端放置在食管下部的1/3。从鼻子到耳屏的距离和从耳朵到剑突的距离之和减去 2cm。

(3)从鼻孔插入。

c.直肠探头。

(1)放置前润滑探头。

(2)探头应放置在肛门括约肌上方约3cm处,进一步推进会增加穿孔的风险。

表8.1 **温度监测器的位置**

位置	范围(℃)	应用
表面		
腹部	36.0~36.5	随动控制
腋窝	36.5~37.0	接近核心温度的无创操作
内部		
食管	36.5~37.5	快速反应身体变化
	33.5	全身低温治疗的目标温度
直肠	36.5~37.5	缓慢反映身体变化
	34~35	头部低温治疗和全身低温治疗目标相关

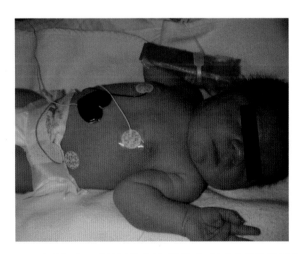

图8.5 皮肤探头正确放置的位置(请注意,探头由保护膜覆盖,并平放于皮肤表面)。

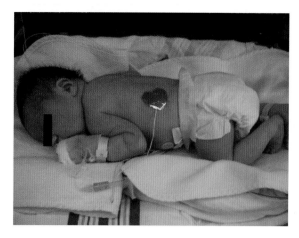

图 8.6 新生儿皮肤探头与床无接触。

表 8.2 伺服控制加热装置的潜在隐患

	皮肤<核心	皮肤>核心
心排血量增加	冷应激	移除探头
	缺氧	伺服不能关闭
	休克(血管收缩)	血管扩张剂
	酸中毒	休克(血管扩张)
心排血量减少	探针未绝缘(热辐射)	
伺服控制障碍	发热,过热	
内冷应激	氧气未加热,输液	

注:心排血量变化可能无法显示;因此,必须对婴儿核心温度进行间歇测量。

d.切勿用力折探头。

3.将探头连接到显示器上。

4.监测能量输出变化。

5.若与电子温度计结果不一致,需重新定位或更换探头。皮肤表面温度比核心温度低。

H.并发症

1.皮肤刺激性。

2.核心温度探头造成的组织损伤包括:

a.直肠或结肠穿孔;

b.食管或胃穿孔;

c.气腹;

d.腹膜炎。

3.当对培养箱或辐射加热箱的温度进行伺服调节时,未屏蔽的皮肤探头或松散附着的探头可能会导致不安全的环境温度(表 8.2)。

最新进展

正在为资源匮乏的国家开发温度监测系统。下面介绍几种目前正在开发和(或)早期使用的温度监控系统,大多数 NICU 中不会常规使用。

A.Thermospot 温度指示器

1.Thermospot 温度指示器一种低成本、可重复使用的连续温度指示器,专为资源有限的国家设计,该国家的医务人员教育水平较低。

2.指示器是一种小而灵活的贴纸,贴在婴儿的皮肤上(图 8.7)。

3.液晶屏会根据婴儿的体温改变颜色。颜色分为浅绿色(常温)、黑色(低温)和蓝色(高温)[22]。

B.无线热敏电阻装置

1.在低收入和中等收入国家,体温异常经常被忽略,无法持续监测婴儿体温。

2.已经开发出无线热敏电阻装置,并在马拉维的医院进行了测试。

3.无线热敏电阻装置是一种硅胶袖带,固定在婴儿的上臂,热敏电阻位于腋下。

4.温度数据通过蓝牙传输到安卓设备。

5.具有低成本、可重复使用、易操作和消毒的特点,符合低收入和中等收入国家的需求[23]。

C.可穿戴式温度传感器

1.Dols 和 Chen[24]将负温度系数(NTC)Mon-A-Therm 90045 温度传感器放置于腰带中,并使用软棉泡沫隔离,防止环境温度影响。腰带缠绕在婴儿身上,温度显示在屏幕上。

2.Bempu 是一款发光的温度监测手镯,可以戴在婴儿的手腕上;如果婴儿温度太低,手镯会发出警报并闪烁。到目前为止,该设备已经帮助了大约 1 万名新生儿,其中大部分在印度和另外 25 个国家[25]。

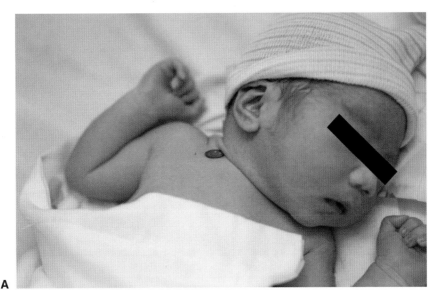

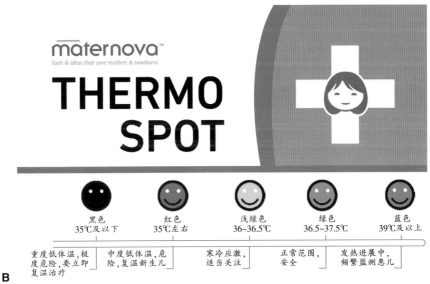

黑色	红色	浅绿色	绿色	蓝色
35℃及以下	35℃左右	36~36.5℃	36.5~37.5℃	39℃及以上
重度低体温,极度危险,要立即复温治疗	中度低体温,危险,复温新生儿	寒冷应激,适当关注	正常范围,安全	发热进展中,频繁监测患儿

图 8.7 Thermospot 温度指示器。(A)指示器图片(B)。(Courtesy of Maternova, Inc.)。

参考文献

1. Sherman TI, Greenspan JS, St. Clair N, et al. Optimizing the neonatal thermal environment. *Neonatal Netw.* 2006;25(4):251–260.
2. Wilson E, Maier R, Norman M, et al. Admission hypothermia in very preterm infants and neonatal morbidity. *J Pediatr.* 2016;175:61–67.
3. Goldman LR, Shannon MW; AAP Committee on Environmental Health. Technical report: Mercury in the environment: Implications for pediatricians. *Pediatrics.* 2001;108:197–205.
4. Hissink Muller PC, Van Berkel LH, De Baeufort AJ. Axillary and rectal temperature measurements poorly agree in newborn infants. *Neonatology.* 2008;94(1):31–34.
5. Lantz B, Ottosson C. Using axillary temperature to approximate rectal temperature in newborns. *Acta Paediatrica.* 2015;104:766–770.
6. Duran R, Vatansever U, Acunas B, et al. Comparison of temporal artery, mid-forehead skin and axillary temperature recordings in preterm infants <1500 g of birthweight. *J Paediatr Child Health.* 2009;45:444–447.
7. Sim MA, Leow SY, Hao Y, et al. A practical comparison of temporal artery thermometry and axillary thermometry in neonates under different environments. *J Paediatr Child Health.* 2016;52(4):391–396.
8. Carr EA, Wilmoth ML, Eliades AB, et al. Comparison of temporal artery to rectal temperature measurements in children up to 24 months. *J Pediatr Nurs.* 2011;26(3):179–185.
9. Greenbaum EI, Carson M, Kincannon WN, et al. Hazards of temperature taking. *Br Med J.* 1970;3:4–5.
10. Greenbaum EI, Carson M, Kincannon WN, et al. Rectal thermometer-induced pneumoperitoneum in the newborn. *Pediatrics.* 1969;44:539–542.
11. Latman NS. Clinical thermometry: Possible causes and potential solutions to electronic, digital thermometer in accuracies.

Biomed Instrum Technol. 2003;37(3):190–196.

12. Syrkin-Nikolau ME, Johnson KJ, Colaizy TT, et al. Temporal artery temperature measurement in the neonate. *Am J Perinatol.* 2017;34:1026–1031.

13. Craig JV, Lancaster GA, Taylor S, et al. Infrared ear thermometry compared with rectal thermometry in children: A systematic review. *Lancet.* 2002;360:603–609.

14. Siberry GK, Diener-West M, Schappell E, et al. Comparison of temple temperatures with rectal temperatures in children under two years of age. *Clin Pediatr (Phila).* 2002;41:405–415.

15. Robertson-Smith J, McCaffrey FT, Sayers R, et al. A comparison of mid-forehead and axillary temperatures in newborn intensive care. *J Perinatol.* 2015;35(2):120–122.

16. Lyon AJ, Pikaar ME, Badger P, et al. Temperature control in very low birthweight infants during first five days of life. *Arch Dis Child Fetal Neonatal Ed.* 1997;76:F47–F50.

17. Leante-Castellanos JL, Martínez-Gimeno A, Cidrás-Pidré M, et al. Central-peripheral temperature monitoring as a marker for diagnosing late-onset neonatal sepsis. *Pediatr Infect Dis J.* 2017;36(12):e293–e297.

18. Jacobs SE, Berg M, Hunt R, et al. Cooling for newborns with hypoxic ischaemic encephalopathy. *Cochrane Database Syst Rev.* 2013;(1):CD003311.

19. Tarnowaska A, Potocka K, Marcinski A, et al. Iatrogenic complications due to the nasogastric and rectal cannula in neonates. *Med Sci Monit.* 2004;10(3):46–50.

20. Su BH, Lin HY, Chiu HY, et al. Esophageal perforation: A complication of nasogastric tube placement in premature infants. *J Pediatr.* 2009;154:460.

21. Joseph RA, Derstine S, Killian M. Ideal site for skin temperature probe placement on Infants in the NICU: A review of literature. *Adv Neonatal Care.* 2017;17(2):114–122.

22. Pejaver RK, Nisarga R, Gowda B. Temperature monitoring in newborns using thermospot. *Indian J Pediatr.* 2004;71(9): 795–796.

23. David M, Muelenar AA, Muelenar P, et al. Distributed thermistor for continuous temperature monitoring of malnourished infants at risk for hypothermia. *Ann Glob Health.* 2017;83(1):9.

24. Chen W, Dols S, Oetomo SB, et al. Monitoring body temperature of newborn infants at neonatal intensive care units using wearable sensors. In *Proceedings of the Fifth International Conference on Body Area Networks.* Corfu Island, Greece; 2010:188–194.

25. Tanlgasalam V, Bhat BV, Adhisivam B, et al. Hypothermia detection in low birth weight neonates using a novel bracelet device. *J Matern Fetal Neonatal Med.* 2018;4:1–4.

第 9 章

心肺监测

M. Kabir Abubakar

心电监护

为了确保新生儿重症监护病房(NICU)中大多数婴儿的生理稳定性,必须监测心率、血氧和呼吸。为了确保有效,监测必须是连续的、无创的、准确的、抗活动干扰的,在自主呼吸的婴儿和需要呼吸支持的婴儿中都要尽量减少假警报。微芯片和计算机技术的进步促进了床旁监护仪的发展,该监护仪可以将多个监护参数集成到一个系统中。本章主要介绍心脏和呼吸监测的基本原理。

A.目的

1.为新生儿心脏活动提供可靠、持续、无创和准确的监测。

a.提供心率随时间变化的趋势。

b.监测心律变异性[1,2]。

2.允许对危重新生儿进行连续评估和监测。

3.通过识别心率高于或低于预设的报警限值,提供心率可能发生重大变化的早期预警。

B.背景

1.通过皮肤表面电极并利用阻抗技术检测心脏的电活动[3]。

2.对低电信号进行放大和过滤,以消除干扰和伪影。

3.以毫伏为单位的电信号显示为心电图(ECG)。

4.QRS 波群的 R 波检测可用来计算心率。

5.典型的三导联装置(即导联Ⅰ、Ⅱ、Ⅲ)为心电图分析提供了可供选择的向量。

C.禁忌证

无。

D.局限性

1.三导联心电图在心脏长期连续监测中最有用。更详细的心脏评估(即心肌肥厚或心轴评估)或识别异常心律将需要完整的 12 导联心电图。

2.极小婴儿的电极非常靠近,可能会干扰信号检测。

E.设备

硬件规范

1.监测系统必须具有合适的频率和灵敏度,才能准确地示踪新生儿的快速和狭窄的 QRS 波群。

2.心率是以较短的更新间隔逐次处理的。

3.心率报警限制应针对新生儿群体量身定做。

a.心率(心动过缓)限制为 100 次/分(注意:某些足月儿的静息心率可能为 80~100 次/分,需要较低的心动过缓报警设置)。

b.心率(心动过速)限制为 180~200 次/分。

4.显示器显示。

a.阴极射线管(CRT)。

(1)具有高分辨率和清晰度。

（2）显示器可以是彩色的或单色的,并且可以更容易地从不同角度观看。由于液晶显示器(LCD)质量和分辨率的提高,CRT显示器已不常用。

b.液晶显示器(LCD)。

（1）平板、薄显示器。

（2）现在已经提高了新生儿快速和狭窄QRS波的分辨率。

（3）在微光环境下观看需要背光。

（4）与CRT不同,视角是至关重要的。

5.心率显示为波形或在单独的数字窗口中单独显示。

6.记录器(可选)。

a.电子存储器。

（1）实时记录心电。

（2）延迟心电存储的回顾性显示,主要用于查看报警发生之前和期间的短时间间隔。现在许多系统都能够将信息(数字数据和波形)存储更长的时间(最多7天)以供以后查看。

b.心电趋势信息的打印记录。

（1）通常用于记录心电轨迹的选定片段,如与警报或异常节奏相关的时段。

（2）监视器可能有专用打印机(通常集成到监视器案例中)。

（3）中央监测站可远程访问所有具有打印功能的联网监测单位的信息。

7.提供床旁和运输监控设备(图9.1和图9.2)。

a.传输监控器通常较小,需要电池供电。

b.读取的参数是可用的并限于监视器。

c.现在某些监视器具有可以从主监视器中取出并用于传输的模块,然后将其再插入主监视器中,以进行连续记录,且在传输过程中不会丢失存储数据。

消耗品规范

1.一次性新生儿心电图电极。

a.与患者接触的电极表面涂有粘连性电解质凝胶,作为患者与金属铅之间的导电介质,防止患者与金属直接接触。

b.典型的商用新生儿导线将氯化银电极与集成导线直接结合到纸张、泡沫或织物主体上。这些产品有不同的尺寸和形式,可供不同胎龄的新生儿使用。

c.不太常见的情况是,黏性电极垫与导线分开,导线通过夹子与电极连接。

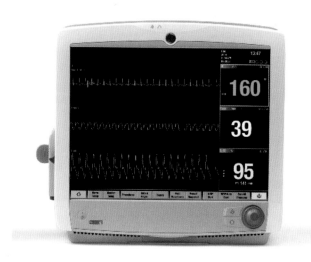

图9.1　典型的多参数新生儿床旁监护仪。(ⓒ2019 GE Healthcare. All Rights Reserved.)

d.心电图肢体导联可用于胸部面积较小且皮肤敏感的极低出生体重儿,避免应用胸导联时会干扰复苏或其他操作的进行。在这种情况下,必须在皮肤界面(而不是乙醇垫)使用电极凝胶作为导体。所有新生儿导线都应该是无乳胶、邻苯二甲酸盐和汞的。

2.电极选择应考虑的特性。

a.活动婴儿的皮肤黏附。

b.信号质量。

c.最小的皮肤刺激。

d.使用水或去黏剂而不损害或去除皮肤。

e.在温暖、潮湿的婴儿暖箱环境中的性能。

f.在婴儿暖箱下的黏附性皮肤相互作用。

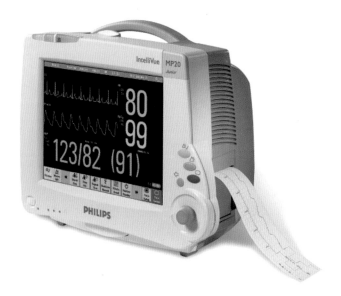

图9.2　典型的多参数新生儿监护仪,集成打印机。(Courtesy of Royal Philips.)

3.导线和患者端电缆。

a.所有电缆均应清洁,绝缘层应无划痕或割伤。

b.导线应锁定或卡入患者端电缆,以防断开。

c.如果使用通过夹子连接的电极,请使用带小电极夹的婴儿/儿童导丝,标准成人大小的夹子会使婴儿电极发生过大的扭转而拉扯皮肤,可能还会使电极脱落。

F.预防措施

1.不要在电极下端留下乙醇棉布作为导体。

2.切勿将电极置于破损或擦伤的皮肤处。

3.避免将电极直接放置在乳头上。

4.选择最小、合适(有效)的电极进行患者监测,以便最大限度地减少皮肤暴露,并限制因刺激(黏合剂)而引起的潜在并发症。

5.不要使用电极清除薄膜塑料敷料(敷料将作为皮肤和电极之间的绝缘体)。

6.为避免皮肤损伤,请勿使用指甲移除电极。

7.将患者端电缆固定到患者所处的环境中,以防止过度牵引。

8.仅使用定期检查安全性且性能良好的监护仪(通常由生物医学工程部门在监护仪上贴上标明日期的标签)。

9.请勿使用有缺陷的显示器,如裸露的电线、损坏或凹陷的外壳、损坏的旋钮或控制装置或破裂的显示器。

10.监测警报应能立即对患者进行评估。

a.注意报警指示(即心动过速或心动过缓)。

b.将患者的状况视为必要或纠正错误警报的来源。

c.如果警报在患者评估过程中被静音或停用,则应在离开患者的床边之前重新激活警报。

G.操作技术

1.在患者使用前先熟悉一下监护仪。

2.电极和引线放置:尽管需要参考显示器制造商的放置说明,但一般电极放置还应遵循相关指南。

a.皮肤准备:皮肤应清洁和干燥,以提供最佳的电极–皮肤界面。

(1)用乙醇垫擦拭皮肤(对皮肤敏感的极低出生体重婴儿使用生理盐水拭子),并使其彻底干燥。

(2)避免使用胶带固定电极,以获得最佳性能和正确的电气接口,电极必须直接附着在皮肤上。

b.用于电极放置的引线配置(用于集成引线的电极)(图9.3)。

(1)右臂(白色):位于乳头线水平的右侧胸部。

(2)左臂(黑色):位于乳头线水平的左侧胸部。

(3)左腿(红色或绿色):左侧下肋骨。

(4)尽管此配置允许使用相同的电极来监测心电图和呼吸,但当右臂导联位于右锁骨中段时,可获得最佳心电信号。左腿导联位于剑突上[4]。

c.如果不使用带有集成导线的电极,可将电极垫放置在基本的三引线配置中,然后通过电极夹连接导线。

(1)白色导线(右臂)至右胸电极。

(2)黑色导线(左臂)至左胸电极。

(3)红色导线或绿色导线(左腿)至左下肋电极。

3.打开显示器,大多数显示器将执行自动自检。

4.将患者端电缆连接到显示器上。

5.选择提供最佳信号和QRS大小的波型(Ⅱ导联通常为默认值)(图9.4)。

确保心率与显示的QRS波群相关,确保QRS监测器没有出现过高或T波或P波峰值。

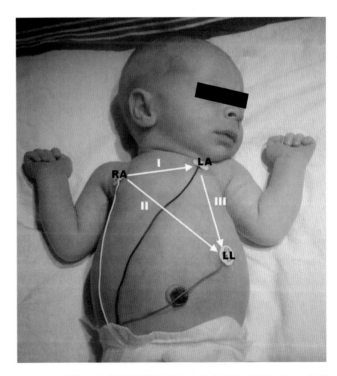

图9.3 最优心电信号检测的基本电极位置和导联矢量。右臂(左臂)的位置也为阻抗肺显像提供了最大信号。电极RA、LA和LL记录心脏相对于其自身的电活动,并彼此对应以形成导联Ⅰ(RA到LA)、Ⅱ(RA到LL)和Ⅲ(LL到LA),如箭头所示。

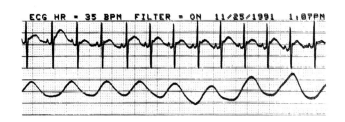

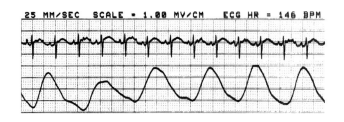

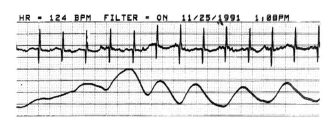

图 9.4   典型心电图描记：Ⅰ导联（上）、Ⅱ导联（中）、Ⅲ导联（下）。

6.验证是否设置了适当的低心率和高心率警报。

H.并发症

1.皮肤损伤（罕见）。

a.乙醇刺激，即使是短期应用于未成熟的皮肤也可能发生（这可以通过用生理盐水拭子清洁极低出生体重儿的皮肤来缓解）。

b.在皮肤准备过程中，因过度用力摩擦而造成创伤。

c.配方不正确的电极凝胶会引起刺激。

d.皮肤破损的二次效应。

(1)蜂窝织炎或脓肿形成。

(2)经皮失水量增加。

(3)先前刺激或炎症部位的色素过低或过多（图9.5）。

2.人为因素引起的伪影（表 9.1）[5]

a.电干扰。

(1)60 赫兹交流电干扰（典型电线频率）。

(2)来自患者近邻环境中使用的其他设备的干扰。

(3)当由于输液泵设备导致某些类型的聚氯乙烯

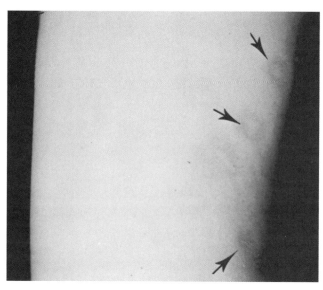

图 9.5   箭头显示在应用 ECG 导联进行心肺监测 1 年以后肢体上残留的色素沉着的痕迹。

表 9.1   减少伪影的干扰措施

问题	措施
不良电极接触/连接	1.轻柔清洁皮肤，用乙醇（或盐水）擦拭，并干燥，然后再使用电极 2.检查电极/电缆连接
电极干燥	更换
设备干扰	1.一次有系统地关闭一台相邻的设备，同时观察监视器以提高信号质量 2.在确定干扰源后，拉大设备和患者之间的距离，同时根据需要重新布置电源线和电缆 3.如果上述操作不成功，请更换设备
60Hz 干扰	1.遵循电极接触不良的措施程序 2.更换患者电缆 3.如果 1 和 2 不成功，请尝试备用显示器

管道产生变形时，可能会产生电尖峰，在监视器上出现异位搏动（罕见）[6]。

b.运动伪影降低信号幅度。

c.电极接触不良或电极凝胶干燥。

d.由于引线位置不准确，矢量不正确（图9.6）。

e.灵敏度设置不当。

3.显示器或电缆故障。

a.硬件或软件故障。

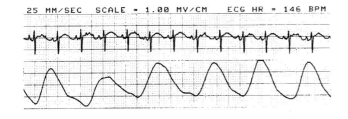

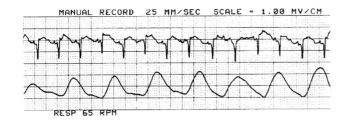

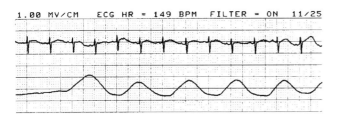

图 9.6 P波、QRS波和T波检测正常。上图:第Ⅱ导联描记,电极放置得当。注意正常的P波、QRS波和T波检测。中图:第二导联描记,电极紧靠胸前壁,提示 QRS 改变,T 波振幅降低。下图:第二导联描记,电极置于腹部侧方,波幅降低,P 波展平。

b.电缆断开。

4.警报故障。

a.由于对心率的不准确测量导致错误警报(心动过速或心动过缓)。

b.患者报警参数不当。

呼吸检测

A.目的

1.对新生儿呼吸活动进行可靠、准确的监测。

a.呼吸活动随时间的变化趋势。

b.呼吸暂停和呼吸急促的检测。

2.危重新生儿的评估和监测。

3.通过识别高于或低于预设警报限值的呼吸频率,对呼吸频率可能发生的重大变化提供早期警报。

B.背景

1.经胸阻抗测量是测定呼吸频率最常用的方法[7]。

a.通过患者的胸部的低电高频信号由表面电极收集并记录。

(1)通常使用与心电监护相同的电极。

(2)信号路径:通常从右臂(白色导线)到左臂(黑色导线)电极,但有些监视器可能使用右臂(白色导线)到左腿(红色导线或绿色导线)(图 9.7)。

b.测量高频信号的阻抗。

(1)阻抗是对信号的电阻。

(2)肺膨胀的改变引起胸腔密度的改变,这种改变被认为是阻抗的改变。

(3)阻抗的变化调节高频信号幅度的成比例变化。

c.阻抗的变化,如高频信号的调制,由监视器检测和量化,并记录为每分钟呼吸。

d.该监视器有一个阻抗阈值限制,低于该阈值的阻抗变化不被视为有效的呼吸活动(与肺血流变化相关的心脏泵血也会引起胸阻抗变化)通常比与呼吸相关的变化小得多。

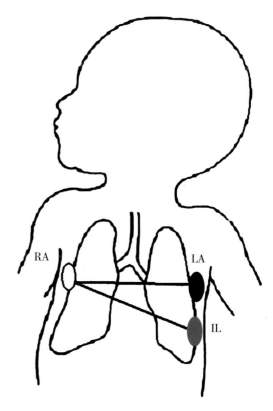

图 9.7 经胸阻抗肺描记:胸壁电极间高频信号路径的图示。大多数显示器传输信号右臂(白色导线)→左臂(黑色导线),较少见右臂(白色导线)→左腿(红色导线)。

C.禁忌证

无。

D.设备

硬件—规范

1.该设备与心电监护设备相同。多参数监护仪将心脏和呼吸监测合并到一个单元中。

2.呼吸监测参数。

a.低水平阈值(阻抗)的呼吸验证不应低于 0.2,以最大限度地减少心源性伪影。

b.当检测到的呼吸频率等于系统的心脏部分所检测到的心率活动时,应用带有排斥反应的重合报警。

c.默认限制应针对新生儿群体量身定做。

(1)可调的呼吸暂停时间延迟设定(报警前的呼吸暂停时间为秒)。

(2)典型的呼吸暂停时间延迟为 15~20 秒。

消耗品

与心电监护相同的规范。

E.预防措施

1.包括先前讨论的心电监护的预防措施。

2.非呼吸肌肉活动可能被误认为呼吸,导致在室息发作时不能报警(参见 G3a 部分)。

F.操作技术

1.与心电监护相同。

2.确保呼吸波形与吸气的真正开始相关联。

3.如果由于呼吸浅而检测不到,右臂和左臂电极向上向腋窝方向移动。

4.设置期望的低、高呼吸频率和呼吸暂停延迟报警极限。

G.并发症

1.皮肤损伤(见心电监护 H1)。

2.显示器或电缆故障。

a.硬件或软件故障。

b.电缆断开。

3.警报故障。

a.在缺乏有效通气的情况下,假阳性的"呼吸"信号。

(1)胸壁运动伴气道阻塞(阻塞性呼吸暂停)。

(2)非呼吸肌肉活动(如拉伸、抽搐或打嗝)产生运动伪影(图 9.8)。

b.尽管呼吸活动正常,但仍存在错误的呼吸暂停警报。

(1)不正确的灵敏度,不能检测到当前的呼吸活动。

(2)电极位置不正确。

(3)电极松动。

c.患者报警参数不当。

4.使用高频通气模式时,呼吸频率的评估可能不准确。

5.在极低出生体重的婴儿中使用上臂肢体导联时,呼吸频率测量可能不准确。

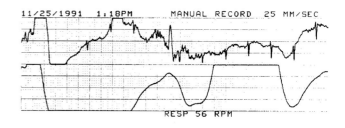

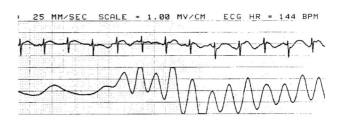

图 9.8　影响心电图/呼吸追踪的伪影的追踪。上图:受运动影响的松散电极。下图:患者的活动手臂接触胸部电极引起的运动伪影(注意呼吸频率信号的变化)。

心率呼吸描记图

A.定义

心率和呼吸频率随时间变化的图形表示法。

B.目的

1.监测婴儿的心率和呼吸活动,检测呼吸暂停、周期性呼吸和心动过缓。

2.心动过缓与呼吸暂停的时间关系。

3.许多系统还提供连续的 SpO_2 信息以用于记录缺氧事件。

C.背景

1.心率图示为相对于时间(x 轴)的每分钟跳动数(y 轴)。

2.呼吸波形被压缩以允许显示时间范围。

3.随着之前的信息被替换,短期趋势可以不断更新(通常基于 2 分钟的时间窗口)。

4.维持心率与呼吸活动的时间关系。

允许观察整个窒息事件并确定诱发因素（如呼吸频率下降可能先于心动过缓）。

5.SpO_2 的加入允许识别缺氧事件的时间关系(SpO_2是以与第二个 y 轴上的心率相同的方式绘制的)。

D.禁忌证

无。

E.设备

大多数新生儿监护仪的标准配置。

新兴技术

A.背景

鉴于目前新生儿心脏/呼吸监测方法(即心电图和阻抗技术)的已知局限性和潜在并发症,研究继续寻找具有类似或更高可靠性的监测替代技术。

B.审查中的技术

1.使用光电容积描记进行无线监测[8]。

a.利用光学探头探测/记录心脏和(或)呼吸频率。

b.可消除皮肤电极和电线,使用腹带和电子数据接收器。

c.初步数据表明,数据可靠性类似于传统的基于电极的心脏/呼吸监测系统。

2.压力传感器[9]。

a.放置在婴儿(即婴儿下方)附近的传感器检测声学心肺信号,根据该信号计算心率和呼吸频率。

b.通过传感器监测身体的微小运动,该传感器将身体的运动转换为电信号，以报告呼吸是否存在和正常心率。

c.初步数据表明,这种非侵入性设备在提供准确监测的同时避免了皮肤刺激。

d.可能会受到附近设备发出的"噪声"影响。

3.胸部电阻抗断层扫描(EIT):功能性 EIT 可能有助于监测机械通气患者的局部肺通气。使用围绕胸部分布的电极，这些电极既可以在胸部周围以相等的间距单独放置,也可以集成到电极带或电极条中。通过电极对其施加很小的交流电，同时在其余电极上测量所得的电压，然后将生成的数据用于计算与自发呼吸或机械通气相关的阻抗变化,并提供有关用力呼吸,以及局部肺通气和灌注的信息[10]。

C.影响

虽然关于这类替代监测装置的初步报告令人鼓舞,但在这类应用得到广泛接受之前,还需要对可靠性和安全性进行更多的研究。

参考文献

1. Javorka K, Lehotska Z, Kozar M, et al. Heart rate variability in newborns. *Physiol Res.* 2017;66(Supplementum 2):S203–S214.
2. Di Fiore JM, Poets CF, Gauda E, et al. Cardiorespiratory events in preterm infants: interventions and consequences. *J Perinatol.* 2016;36(4):251–258.
3. Di Fiore JM. Neonatal cardiorespiratory monitoring techniques. *Semin Neonatol.* 2004;9:195–203.
4. Baird TM, Goydos JM, Neuman MR. Optimal electrode location for monitoring the ECG and breathing in neonates. *Pediatr Pulmonol.* 1992;12:247–250.
5. Jacobs MK. Sources of measurement error in noninvasive electronic instrumentation. *Nurs Clin North Am.* 1978;13:573–587.
6. Sahn DJ, Vaucher YE. Electrical current leakage transmitted to an infant via an IV controller: an unusual ECG artifact. *J Pediatr.* 1976;89:301–302.
7. Hintz SR, Wong RJ, Stevenson DK. Biomedical engineering

aspects of neonatal monitoring. In: Martin RJ, Fanaroff AA, Walsh MC, eds. *Fanaroff and Martin's Neonatal-Perinatal Medicine: Diseases of the Fetus and Infant.* 8th ed. Philadelphia, PA: Mosby; 2006:609.

8. De D, Mukherjee A, Sau A, et al. Design of smart neonatal health monitoring system using SMCC. *Healthc Technol Lett.* 2016;4(1):13–19.

9. Sato S, Ishida-Nakajima W, Ishida A, et al. Assessment of a new piezoelectric transducer sensor for noninvasive cardio-respiratory monitoring of newborn infants in the NICU. *Neonatology.* 2010;98(2):179–190.

10. Frerichs I, Amato MB, van Kaam AH, et al. Chest electrical impedance tomography examination, data analysis, terminology, clinical use and recommendations: consensus statement of the TRanslational EIT developmeNt stuDy group. *Thorax.* 2017;72(1):83–93.

第 10 章

血压监测

M. Kabir Abubakar

血压(BP)监测是危重和普通新生儿护理中不可或缺的一部分。异常血压的早期识别和治疗在新生儿重症监护中具有重要的意义。理想的血压监测系统应该容易设置,可靠,并能够提供连续的信息或者能够在最大限度上减少对婴儿干扰的情况下频繁地间隔进行测量。新生儿血压监测可采用非侵入性或侵入性方法进行[1-4]。

非侵入性(间接)方法

无创血压监测可以采用以下方法。
1.主动测量(手动无创)。
2.振荡动脉血压测量(自动无创)。

主动测量(手动无创)

适用于间歇性血压测量。简单易行,价格低廉,但由于自动血压测量方法的出现和革新,现在通常不使用该方法。

A.背景

1.这项技术使用袖带、充气球囊、压力计和听诊器。
2.血压计使用时将气囊包裹上臂或腿部,并使用测压表(压力计)记录袖带中的压力。
3.有两种类型的血压计。

a.含汞(水银柱)血压计。
b.无液体式血压计(机械式血压计)。
4.包裹的袖带膨胀时,促使基础收缩压高于预计值。袖带内压力压迫动脉并阻断血流。
5.把听诊器放在袖口的远心端,置于被阻塞的动脉上,将袖带放气且袖带的压力下降到恢复动脉压时,将会听到 Korotkoff 音。
6.Korotkoff 音是由血流下降到收缩压过程中产生的,是湍流和动脉壁血流振荡的组合。Korotkoff 音可以分成五个阶段。

a.第一阶段:出现清晰的敲击声与可触摸的脉搏。
b.第二阶段:声音变得更柔和、更长。
c.第三阶段:声音变得更清晰、更响亮。
d.第四阶段:声音变得更低沉、更柔和。
e.第五阶段:声音完全消失。因此,第五阶段被认为是最后可听到声音的阶段。
7. 8~9MHz 的多普勒设备可以代替听诊器。该设备只用于检测收缩压。

B.适应证

1.适用于较大的安静婴儿,或不需要或不能进行侵入性血压测量时。
2.当只需要间歇性血压测量时。

C.禁忌证

1.待测量肢体的严重水肿将会减弱 Korotkoff 音。
2.待测量肢体灌注减少、缺血、肿胀或损伤。

3.待测量肢体中外周静脉(动脉)导管已占用时。

D.局限性

1.仅提供间歇性血压测量。

2.测量程序烦琐且小婴儿不配合测量。

3.准确性取决于识别 Korotkoff 音的能力,并且可能依赖于使用者。

4.在低灌注状态或休克时可能检测不到压力。不要认为这只是一个设备问题,需要考虑临床相关性问题。

5.当婴儿活动时,检测不到压力或检测到的压力不准确。

6.仅能测量收缩压和舒张压,无法获得平均动脉压。

7.只能用来测量上臂或大腿处的压力。

8.Korotkoff 音法给出的收缩压可能低于真实动脉内压的值,而舒张压高于真实动脉内压的值。

9.测量不准确(表 10.1)。

E.设备

1.新生儿袖带(表 10.2)。选择一个袖带,恰好能够包裹新生儿的上臂或大腿;充气的球囊应该充分膨胀

表 10.2   新生儿袖带

袖带编号(大小)	肢体周长(cm)
1	3~6
2	4~8
3	6~11
4	7~13
5	8~15

From American Academy of Pediatrics TaskForce Pressure Control: Report.*Pediatrics*.1977;59:797.

(完全充气),而不存在重叠。袖带宽度应为上肢或大腿中点周长的 90%[5]。

2.水银压力表或无液体式压力表。

3.大小合适的听诊器或多普勒设备。

F.预防措施

1.仔细选择合适大小的袖带,因为大小不合适的袖带可能会很大程度地影响测量结果[6]。

a.袖带太小:测得的血压将高于真实值。

b.袖带太大:测得的血压将低于真实值。

2.检查压力表功能的完整性。

3.检查袖带的完整性,观察是否漏气。

表 10.1   间接测量血压的误差来源

问题	对血压的影响	预防措施
血压计有缺陷	虚假低值	1.检查汞柱为零袖带压力
(1)漏气		2.检查装置处于归零状态
(2)阀门功能障碍		3.确认压力在拧紧时保持不变。检查管
(3)管道干燥、降解或破裂		道是否有裂纹
(4)汞流失		
袖带大小不合适		验证袖带大小合适
1.太窄	1.错误的高值	
2.太宽	2.虚假低值	
袖带包裹松散	由于气囊充气和有效表面变窄而导致虚假高值	使袖带紧贴肢体
袖口包裹太紧	流经动脉的阻抗引起读数不准确	使袖带紧贴肢体,不会有过度的压力
袖带放气过快	1.错误的低值,由于不准确的检测开始的声音或	以 2~3mmHg/s 的速度给袖带放气
	2.由于袖带压力和血压计压力之间的不平衡而导致虚假高值	
活动或患焦虑症的患者	可变的	当患者安静时再检查

4.检查袖带放气的速度:如果放气的速度太快,可能会影响测量结果的准确性。

5.患者在测量时必须保持安静。

6.为了很好地控制交叉感染,患者使用一次性袖带。

G.操作技术

1.婴儿仰卧位,将要测量的肢体充分暴露,使其与心脏在同一水平线上。

2.测量肢体的周长并选择合适的袖带。

a.新生儿的袖带上标有尺寸范围(表 10.2)。

b.当袖带包裹肢体时,袖带的末端应与范围标记对齐(图 10.1)。

c.如果袖带的末端短于标记范围,则袖带太小。

d.如果袖带的末端超出标记范围,则袖口太大。

3.将袖带紧贴于裸露的肢体,置于肘关节或膝关节上方。

4.将听诊器听筒或多普勒设备放在上臂肱动脉上方或大腿腘动脉上方。

5.快速地给袖带充气,使其压力达到肱动脉脉搏消失点 15mmHg 以上。

6.缓慢地给袖带放气。

7.首先听到声音对应的压力是收缩压(Korotkoff 音第一阶段)。声音开始消失时对应的压力是舒张压(Korotkoff 音第五阶段)。压力应测量到最接近的 2mmHg 范围内。

在声音没有消失的患者中,声音突然转变为低音

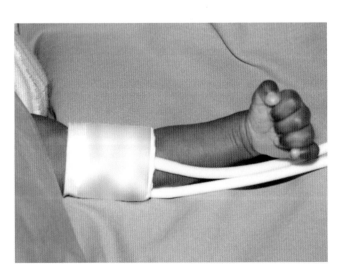

图 10.1　应用于上臂的大小合适的袖带。

的点对应的压力可认为是舒张压的近似值,但该值会略高于真实的舒张压。

H.并发症

1.如果袖带放气不完全,可能会影响肢体的灌注。

2.袖带长时间或反复充气与局部缺血、紫癜和(或)神经病变有关。

3.袖带充气会干扰同侧肢体的脉搏血氧饱和度的测量。

4.多个患者使用同一个袖带可能会引起院内感染。

振荡动脉血压测量(自动无创)

A.背景

振荡法无创血压(NIBP)监测技术可以测量所有动脉血压参数(收缩压、舒张压、平均压、心率)[7-15]。这种方法的基本原理是,当血液流经搏动的血管时,动脉壁振荡。这些振荡被传递到肢体袖带上。随着袖带内压力的降低,振荡模式也会发生变化(图 10.2)。当动脉压刚好高于袖带压力时,振荡的振幅就会迅速增加,这时的压力值就是收缩压。最大振荡幅度对应的压力值与平均动脉压一致。当振荡突然减少时,对应的压力值就是舒张压。尽管许多类型的测量仪器使用的基础目的相同,但不同的制造商所生产的仪器之间可能有很大的差异。

1.这项技术使用的血压袖带与计算机血压监测器连接。

2.袖带的使用方式与手动方法相同。

3.该监测器通过计算机控制空气泵和放气阀,从而控制袖带的充气和放气过程。

4.与袖带接口连接的压力传感器可以检测袖带的充气压力和动脉传递到袖带的振荡压力。

5.设备会把袖带充气至不能检测到动脉搏动的过程全部记录。

6.当袖带放气到收缩压的水平时,来自动脉壁的振荡会传递到袖带上。传感器测量该压力和压力振荡。

7.最先检测到的振荡时所对应的袖带压力值就是收缩压。

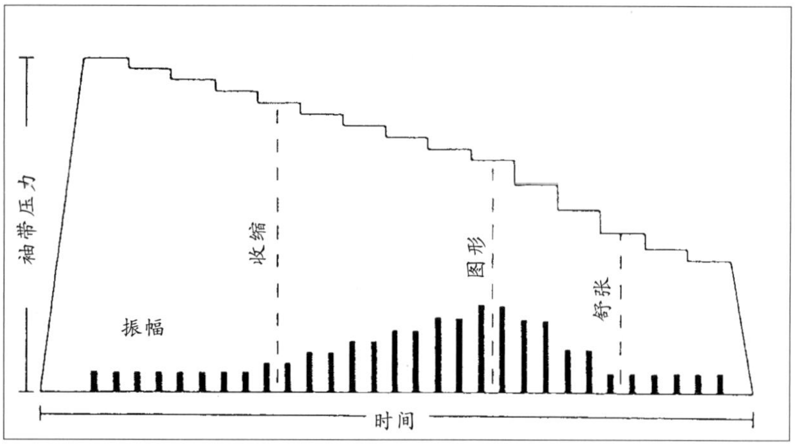

图 10.2 用振荡波感应测量的特定序列。

8.平均动脉压通常是指袖带压力降低过程中平均振荡幅度最大时对应的压力值，舒张压是指振荡突然减少时最低的袖带压力对应的压力值。

9.心率是通过计算两次搏动之间的时间间隔的平均值来计算的。

10.较高的探测灵敏度使得这项技术可用于其他四肢部位(即前臂和小腿)。

B.适应证

1.为安静的婴儿进行测量或不需要或无法进行侵入性血压测量时。

2.当只需要间歇性血压测量时。

C.禁忌证

1.严重肢体水肿将影响测量结果。

2.肢体的灌注减少、缺血、肿胀或损伤。

3.外周的静脉或动脉导管位于四肢。

D.局限性

1.仅提供间歇性血压测量。

2.在低灌注状态或休克时可能检测不到压力。不要认为这只是一个设备问题，需要考虑临床相关性问题。

3.在躁动不安或癫痫发作的新生儿中，检测不到压力，或检测到的压力可能是不准确的。

4.测量不准确(表 10.1)。

E.设备

1.新生儿的 NIBP 监测：显示应包括收缩期、舒张期、平均压和心率(图 10.3)。

2.新生儿的袖带(可与特定监测器一起使用而设计)可以是单管式或双管式，大小要适当。新生儿袖带宽度为 1~5cm(表 10.2)。

F.预防措施

1.大小不合适的袖带会很大程度地改变所测得的血压值，因此，仔细选择袖带的大小非常重要。

一个过大的袖带将产生较低的血压值，一个较小

图 10.3 振荡波感应血压监测仪。(ⓒ2019 GE Healthcare. All Rights Reserved.)

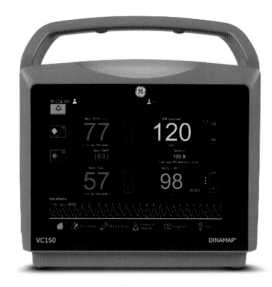

的袖带将产生较高的血压值。

　　2.患者在测量时必须保持安静。

　　3.为了很好地控制交叉感染,患者要使用一次性袖带。

　　4.在血压非常低的情况下,振荡血压测量可能会失去准确性。在此类患者中需要考虑这一点[16,17]。

G.操作技术

　　1.熟悉要使用的监测器和设备。注意血压正常值会随胎龄和出生后的年龄而变化[18]。

　　2.测量肢体的周长。为肢体选择适当大小的袖带(图 10.1)。

　　3.将袖带紧密地包裹在肢体上。如有必要,袖带可以覆盖在一层薄薄的衣服上,但建议肢体裸露。

　　4.将监测器的空气软管连接到袖带上。测量压力的肢体应与心脏平齐。

　　5.打开监测器并确保其在操作前通过通电自检。

　　6.按适当的按钮设置血压测定周期。

　　7.如果从最初开始获得的值有问题,请重复测量。相似数值的多重读数可以保证最佳的准确性。

　　8.如果重复数个周期后读数仍有问题,请重新放置袖带并重复测量。

　　9.定期检查袖带和肢体是避免出现诸如袖带脱落或肢体移位等问题的关键。

　　10.大多数 NIBP 设备都可以由用户规划,可以根据用户设定的时间间隔自动测量血压。测量的时间间隔应足够长,以确保充足的血液循环,并最大限度地减少对肢体和袖带远端皮肤的损伤。

　　11.在怀疑先天性心脏病的婴儿中,应测量所有四个肢体的血压,或至少测量右臂和一条腿的血压,以便进行导管前和导管后血压的比较。

H.并发症

　　1.如果袖带放气不完全,可能会影响肢体的灌注。

　　2.重复连续测量可能会导致肢体缺血、紫癜和(或)神经病变。

　　3.袖带会干扰同侧肢体的脉搏血氧饱和度的测量和静脉输液。

　　4.多个患者使用同一个袖带可能会引起院内感染。

连续血压监测(有创)

A.目的

　　动脉内直接连续血压监测是测量血压的"金标准"。它提供连续实时血压读数,使临床医生可以观察到危重新生儿血压的快速变化并对其做出反应。可以分析产生的压力波形,从而获得有关患者心血管状况的更多信息。它的另一个优点是可以在危重新生儿中进行反复动脉采血。

B.背景

　　1.血压测量值由导管进入血管系统而获得,动脉可以是新生儿的脐动脉或外周动脉(第 31 章和第 33 章)。

　　2.动脉脉搏的压力波形通过一列不可压缩的无气泡流体传输到压力传感器,压力传感器将其转换为电信号,再由处理器处理,放大并转换为视觉信号。为了减少错误并准确解释显示的波形,了解这些过程中涉及的物理原理至关重要。

　　3.血压传感器是一种将机械力(压力)转换为电信号的装置。有两种主要类型的传感器。

　　a.可变式压力传感器:由金属丝或金属箔组成,随施加在膜片上的压力而拉伸或回缩。

　　(1)施加的压力引起电阻的成比例线性变化。

　　(2)存在的问题包括容易受温度变化引起的误差(偏离实际信号值)、脆弱性和高成本。

　　b.固态压力传感器(半导体):由因施加压力而能耐受电阻变化的硅芯片组成。

　　(1)成本更低,精度更高,可一次性使用。

　　(2)由于硅芯片微型集成,因此,装置中包含了将温度漂移降至最低所需的电路。

　　4.传感器尖端导管不依赖液体管道进行压力传输。传感器导管一般具有很好的保真性,但成本比普通的充液系统高得多,目前还不能普遍适用于新生儿。

　　5.标准医用血压传感器输出额定值为 5μV/V/mmHg。压力监测器处理传感器产生的电信号,并将其转换为以毫米汞柱或千帕斯卡为单位的血压单位,包括产生的收缩期、舒张期和动脉平均压。该监测器提供了一个容易使用的数字和图形显示,允许按心动周期测量血压,也允许分析波形。分析可以是临床的(如形态学,确定二重脉搏切迹或"摆动"的位置,这可以提供有关充盈状态和心排血量的信息)或计算机化的。

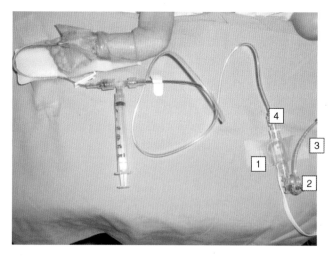

图 10.4　典型的一次性血压传感器设备。1.压力传感器;2.整体式连续输液装置;3.输液口(与输液泵连接);4.高压管道。

C.适应证

连续监测血管内压力。

1.适用于非常小或无法安静的婴儿,特别是那些严重低血压、需要肌力支持的婴儿。

2.在大手术过程中,可能导致或加重心血管的不稳定性。

3.监测婴幼儿呼吸机支持或体外膜氧合。

4.允许多次进行动脉采血。

D.禁忌证

无绝对禁忌证。

E.局限性

1.外周测得的脉压波形较近端主动脉压波形窄且较高。因此,外周动脉的收缩压可能比主动脉近端的收缩压高。这种放大作用在血管张力增加的患者或接受肌力治疗的患者中更大。

2.直径很小的导管可能会导致收缩压过低。

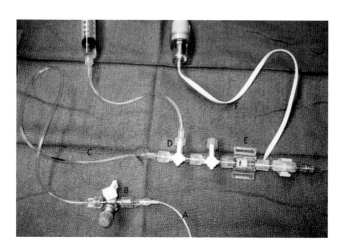

图 10.5　一次性血压传感器,装有闭环系统,用于取样。A.脐动脉导管;B.带特殊阀门的抽血旋塞;C.高压管道;D.连接在肝素化盐水注射器上的旋塞;E.传感器调零的旋塞;F.压力传感器;G.传感器电缆;H.从输液泵持续输注肝素化生理盐水的导管。

F.设备

由 5 个部分组成的动脉内的血压监测系统 (图 10.4 和图 10.5)。商用压力监测套件集成了大多数组件。

1.动脉内导管:可能是脐动脉导管(第 31 章)或外周动脉导管(第 33 章)。

2.压力监测管:用充满液体的管道将动脉套管与压力传感器连接起来。这种管道应该很短(从传感器到患者的连接距离不超过 100~120cm)、很硬(低顺应性以减少压力波的阻力)。在管道中安装一个三通接头,以便对系统进行归零处理并采集血样。

3.与信号处理器连接的压力传感器。

4.新生儿监测器(多参数监测系统)。

a.最低配置应显示收缩压、舒张压、平均动脉压和心率。

b.它应该有最高和最低报警设置的规定。

5.机械输液器(输液泵),配有注射器和输液管用于输送肝素化盐水(通常为 1U 肝素/mL 液体,1mL/h;对于体重小于 750g 的婴儿, 可通过脐动脉导管以 0.8mL/h 的速率输注)。不应使用加压的静脉输液袋。

6.一些一次性压力监测试剂盒还提供用于取样的闭环系统(图 10.5)。

a.该系统在压力管而不是在注射器中进行取样。

b.远端装有一个带有橡胶隔膜的小室,它允许一个自导的短钝注射器适配器刺入并抽吸血液样本。

c.最初的回抽容量足以确保抽进样品室的血液多于导管(远端导管)的容量,并且不会被注入的液体稀释。远端没有开关,排除了可能污染的部位。此外,保存回抽的血液,这样用来冲洗采样管的液量也减少了。

G.操作技术

关于导管的放置,请参阅本书第 5 部分"血管通路"。

1.熟悉床边监护仪和零压/校准程序。为了确保准确性,压力传感器暴露在大气压下并将读数校准到零。根据特定传感器的不同,通过不同的方式实现。

2.如果采用独立元件,组装压力监测系统过程中应保持整体无菌。

a.1 个基本的电路结构包括 1 个传感器、冲洗装置、旋塞、耐压管和 1 个可选的动脉延伸装置 (短的压力管,小于 12 英寸,插入导管和压力管之间)。

b.确保所有锁紧的套口都是紧密连接的,没有任何缺陷。

c.如果可能,请避免在压力监测电路时使用静脉输液管组件。

3.通过冲洗装置设置用于持续输液的输液泵。根据型号[19-22],连续冲洗装置,将流速控制在 3 或 30mL/h。对于新生儿动脉管路,供给冲洗装置的输液泵应设置为 0.5~3mL/h,且不应超过冲洗装置的额定速度。当泵流量超过冲洗装置额定值时,将在大多数静脉输液泵中引起堵塞警报。对于大多数动脉管道,建议泵流速为 1mL/h。

4.对于电路启动,使用可持续输液的方案。慢慢地安装电路,避免将气泡密封在冲洗装置入口。确保整个电路和所有端口都是充满液体和无气泡的。

5.如果使用一次性传感器,请将可重复使用的接口电缆连接到传感器和显示器上。打开监视器。

6.将传感器固定在患者的基线水平,即腋中线(心脏水平)。如果使用传感器支架,请将支架上的参考标记调整到患者的基线水平。

7.将电路的远端与患者的导管相连,确保导管集

线器充满液体,且无气泡。

8.启动输液泵。泵的流速不能超过冲洗装置的流速。

9.将与传感器连接的旋塞对着空气打开(对患者关闭,对空气开放)。

10.根据制造商的说明书调零(校准)显示器。

11.关闭与传感器连接的旋塞(对患者开放)。

12.将监测器的压力波形范围设置为适应全部压力波的范围。

13.观察得到的波形。如果波衰减(扁平,定义不明确,上升时间慢),从远端开始检查电路中的气泡(图 10.6)。如果没有检测到气泡,则轻轻冲洗导管。

14.一旦获得稳定的压力值读数,设置警报极限值。平均动脉压值是用于设置报警极限的最佳选择(图 10.7)。

15.传感器每 8 小时调零 1 次。

16.当从线路上抽取血样时,经注射器用微量的肝素化盐水溶液轻轻冲洗。

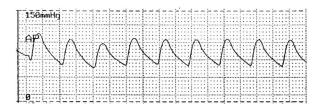

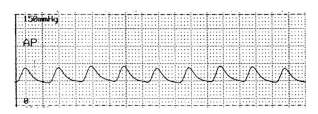

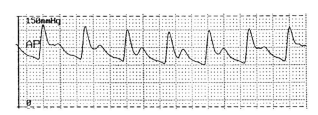

图 10.6　动脉压波形:正常动脉波形(上图),衰减的动脉波形(中图)。由突然移动导管或不适当的管道系统引起的尖峰动脉波形(下图)。请注意,图仅显示波形外观,而不显示实际压力值。

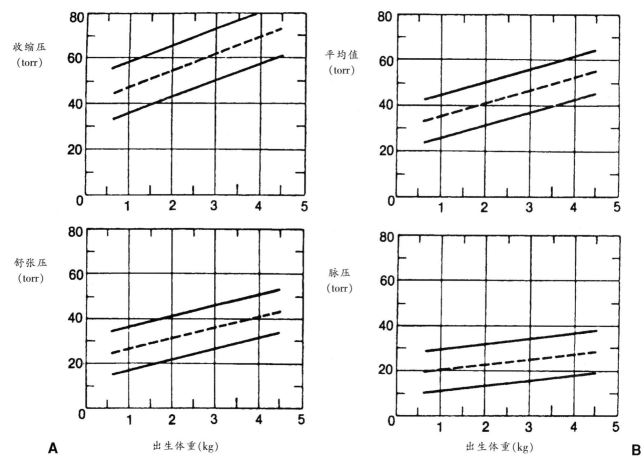

图 10.7　通过脐动脉导管直接测量健康新生儿出生后第一个 12 小时内的血压。虚线表示线性回归,实线表示 95%的置信区间。(A) 收缩压(上图)和舒张压(下图)。(B)平均动脉压(上图)和脉压(收缩压-舒张压振幅)(下图)。(Reprinted with permission from Versmold HT, Kitterman JA, Phibbs RH, et al. Aortic blood pressure during the first 12 hours of life in infants with birth weight 610 to 4,220 grams. *Pediatrics*. 1981;67(5):607–613. Copyright ⓒ 1981 by the AAP.)

H.并发症(表 10.3)

1.传感器障碍。

2.Luer 套口接头破裂,导致泄漏、血压读数偏低或血液在线路上倒流。

3.线路上有气泡。

4.发生故障的输液泵不能持续冲洗,可导致管路结块。

5.可重复使用的传感器接口电缆(一次性传感器系统)有缺陷。

6.由于传感器未正确固定患者基线水平而导致读数错误。当传感器设置基线较高时,会使读数较低;当传感器设置基线低于患者基线水平时,会使读数较高。

7.与导管有关的问题。

8.导管尖端对着血管壁(由于持续输注,会使压力波变平,压力上升缓慢)。

9.传感器没有调零到大气压(由旋塞阀捕获的静压和插入端口中的注射器应该对着空气开放),这会使读数较低或阴性读数。

10.如果旋塞处于打开状态且第三个端口未被封口,则会导致失血。

11.如果使用加压静脉输液袋而不是输液泵,并且使用快速冲洗模式来清除管路[20],那么会导致液体超载。

表 10.3　血管内压力监测的故障排除

问题	原因	预防措施	处理
找到衰减的压力	导管尖端对着血管壁	通常不可避免	观察波形时放回导管
	导管尖端因凝块部分闭塞	持续输注生理盐水或 1/2 生理盐水加 1U 肝素/mL 液体	如果可能,请移动线路;如果不能移动线路,则用注射器抽吸血块,并用肝素化盐水冲洗
异常高或低的读数	在旋塞或传感器中凝结,或在设备中凝血	采血后仔细冲洗导管,重新建立持续输注;逆向清洗塞子用于清除血液	更改组件
	传感器水平的变化。高度变化 10cm 将使压力读数改变 7.5mmHg。注意:如果导管插入桡动脉,只要传感器与心脏保持水平,举起手不会影响测量 ᵃ	将传感器保持在与患者心脏相同的水平	复查患者和传感器的位置
	传感器系统漏气	认真组装传感器,确保圆顶紧固;使用合适的 Luer 套口接头和一次性塞子	检查所有配件、传感器圆顶和旋塞的连接
	血管外受压	牢固地固定导管,而不是将胶带环放置在肢体上	松开胶带,固定导管
	紧绷的传感器	吸气至组件时应注意停止活塞	更换传感器
	机械通气引起的高胸膜腔内压,减少静脉回流和心排血量	注意问题	使用最小的平均气管压力,以实现最佳通气
冲洗后无改善的衰减压力	传感器连接管中的气泡	在设置系统和连接导管时要小心冲洗传感器和导管;小心地进行处理	检查系统,快速冲洗,将注射器连接到传感器上,并抽吸气泡
无压力读数	传感器不能对着导管打开或监测放大器的设置不正确(仍然处于零、待命或关闭状态)	遵循常规的、系统的步骤来建立系统和测量压力	检查系统:塞子、监测器和放大器设备

ᵃData from Ward M, Langton JA. Blood pressure measurement. *Cont Edu Anaesth Crit Care Pain.* 2007;7(4):122–126.

参考文献

1. Nuntnarumit P, Yang W, Bada-Ellzey HS. Blood pressure measurements in the newborn. *Clin Perinatol.* 1999;26(4):981–986.
2. Seri I, Evans J. Controversies in the diagnosis and management of hypotension in the newborn infant. *Curr Opin Pediatr.* 2001;13:116–123.
3. Short BL, Van Meurs K, Evans JR; Cardiology Group. Summary proceedings from the cardiology group on cardiovascular instability in preterm infants. *Pediatrics.* 2006;117(3 Pt 2):S34–S39.
4. de Boode WP. Clinical monitoring of systemic hemodynamics in critically ill newborns. *Early Hum Dev.* 2010;86(3):137–141.
5. Ogedegbe G, Pickering T. Principles and techniques of blood pressure measurement. *Cardiol Clin.* 2010;28(4):571–586.
6. Stebor AD. Basic principles of noninvasive blood pressure measurement in infants. *Adv Neonatal Care.* 2005;5(5):252–261.
7. Pickering TG, Hall JE, Appel LJ, et al. Recommendations for blood pressure measurement in humans and experimental animals: Part 1: blood pressure measurement in humans: a statement for professionals from the Subcommittee of Professional and Public Education of the American Heart Association Council on High Blood Pressure Research.

Hypertension. 2005;45(1):142–161.

8. O'Shea J, Dempsey EM. A comparison of blood pressure measurements in newborns. *Am J Perinatol.* 2009;26(2): 113–116.

9. Dasnadi S, Aliaga S, Laughon M, et al. Factors influencing the accuracy of noninvasive blood pressure measurements in NICU infants. *Am J Perinatol.* 2015;32(7):639–644.

10. Lalan S, Blowey D. Comparison between oscillometric and intra-arterial blood pressure measurements in ill preterm and full-term neonates. *J Am Soc Hypertens.* 2014;8(1):36–44.

11. Alpert BS, Quinn D, Gallick D. Oscillometric blood pressure: a review for clinicians. *J Am Soc Hypertens.* 2014;8(12): 930–938.

12. Troy R, Doron M, Laughon M, et al. Comparison of noninvasive and central arterial blood pressure measurements in ELBW infants. *J Perinatol.* 2009;29(11):744–749.

13. Takci S, Yigit S, Korkmaz A, et al. Comparison between oscillometric and invasive blood pressure measurements in critically ill premature infants. *Acta Paediatr.* 2012;101(2):132–135.

14. Dannevig I, Dale HC, Liestol K, et al. Blood pressure in the neonate: three non-invasive oscillometric pressure monitors compared with invasively measured blood pressure. *Acta Paediatrica.* 2005;94(2):191–196.

15. Meyer S, Sander J, Gräber S, et al. Agreement of invasive versus non-invasive blood pressure in preterm neonates is not dependent on birth weight or gestational age. *J Paediatr Child Health.* 2010;46(5):249–254.

16. Engle WD. Blood pressure in the very low birth weight neonate. *Early Hum Dev.* 2001;62(2):97–130.

17. Weindling AM, Bentham J. Blood pressure in the neonate. *Acta Paediatr.* 2005;94(2):138–140.

18. Vesoulis ZA, El Ters NM, Wallendorf M, et al. Empirical estimation of the normative blood pressure in infants <28 weeks gestation using a massive data approach. *J Perinatol.* 2016;36(4): 291–295.

19. Morray J, Todd S. A hazard of continuous flush systems for vascular pressure monitoring in infants. *Anesthesiology.* 1983;58:187–189.

20. Barbeito A, Mark JB. Arterial and central venous pressure monitoring. *Anesthesiol Clin.* 2006;24(4):717–735.

21. Pinsky MR. Functional hemodynamic monitoring. *Crit Care Clin.* 2015;31(1):89–111.

22. Romagnoli S, Romano SM, Bevilacqua S, et al. Dynamic response of liquid-filled catheter systems for measurement of blood pressure: precision of measurements and reliability of the Pressure Recording Analytical Method with different disposable systems. *J Crit Care.* 2011;26(4):415–422.

第 **11** 章

持续血气监测

M. Kabir Abubakar

在 NICU 危重新生儿的管理中，对氧合情况和酸碱状态的充分监测是重要且必要的组成部分。这为呼吸和代谢紊乱的诊断和评估治疗干预措施的效果提供了基本信息。传统上，动脉血气分析已被用作金标准，因为它提供了有关血液中氢离子含量(pH)、动脉血氧分压(PaO_2)、二氧化碳分压($PaCO_2$)、碳酸氢根离子(HCO_3)和碱剩余。然而动脉血气采样需要侵入性操作并且仅提供间歇数据。现在有无创方法，包括脉搏血氧仪，经皮 PO_2 和 CO_2 监测，以及连续动脉内血气分析等方法(用于那些已经留有动脉导管的患者)，这些方法可以补充传统的间歇性血气分析。这些可提供有关患者呼吸状态的实时连续动态数据，因此可用于提供预警并立即评估重症监护病房中临床干预措施的疗效。

血氧仪

在临床护理中，血氧饱和度监测仍然是最常用的持续血氧监测方法。它是非侵入性的，易于使用，并且能够提供对动脉血氧饱和度和脉率的连续监测。

A.定义

1.动脉血气分析测得的动脉血氧饱和度称为血氧饱和度(SaO_2)。

2.通过经皮等非侵入性脉搏血氧饱和度测量所得动脉血氧饱和度称为脉搏血氧饱和度(SpO_2)。

B.背景

1.血氧运输原理

a.血液中大约 98% 的氧气与血红蛋白结合。

血液中的含氧量与血液中的血红蛋白含量、与血红蛋白结合的氧气量，以及与血液中未结合的 PaO_2 直接相关[1]。用脉搏血氧仪测定的新生儿动脉血氧饱和度与 PO_2 的关系如图 11.1 所示。

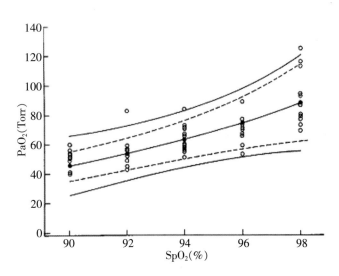

图 11.1 在每个研究的 SpO_2 上每个婴儿(空圈)的单独 PaO_2 值加上在每个 SpO_2 上的平均值(实线)和 95%预测极限(实线)。虚线表示估计的 2 SD 氧合血红蛋白解离曲线的形状，以及正常早产儿的 PaO_2 与 SpO_2 数据，根据研究的 SpO_2 值确定 PaO_2 的上限。(Reprinted from Brockway J, Hay WW Jr. Prediction of arterial partial pressure of oxygen with pulse oxygen saturation measurements. *J Pediatr*. 1998;133 (1):63–66. © 1998 Elsevier. With permission.)

b.PaO₂与血红蛋白结合之间的关系以图形形式呈现为氧-血红蛋白亲和力曲线(图11.2)。氧饱和度百分比是用公式计算的。

氧合血红蛋白/(氧合血红蛋白+非氧化血红蛋白)×100

2.脉搏血氧测定原理。

a.基于分光度法和容积描记法的原理[2]。

b.动脉血氧饱和度和脉率是通过测量特定波长光的吸收来确定的。

氧合血红蛋白和还原血红蛋白(非氧合血红蛋白)吸收光作为已知波长。通过测量不同波长的光的吸收度,计算了这两种组分与SpO₂的相对百分含量。

c.该传感器由两个发光二极管(LED)作为光源,一个光电探测器作为光接收器。光电探测器是产生与入射光强度成正比的电流的电子装置[2,3]。

通过测量实际发光波长的方法有两种,即透射法和反射法。在透射法中,发射极与光电探测器相对,测量位置介于两者之间。在反射法中,发射体和光电探测器在测量现场相邻,光从发射器反射到探测器上。透射法是最常用的一种方法,本书对此种方法进行介绍。

(1)一个LED发出大约660 nm波长的红光。
非氧合血红蛋白选择性地吸收红光。

(2)另一个LED发出波长约为925 nm的红外光。
红外光被氧合血红蛋白选择性地吸收。

d.通过组织、动脉血液和非动脉血液传输时会利用不同波长的吸收率(图11.3)。

(1)光电探测器测量通过且未被吸收的光波长。

(2)在无脉搏(舒张期)时,检测器建立组织和非搏动血液吸收波长的基线水平。

(3)每一次心跳,都会有一个含氧血的搏动流到感受器的位置。

(4)测定红光和红外光在收缩期的吸收率,以确定氧合血红蛋白的百分含量。

(5)因为吸收变化的测量是在一个脉冲(收缩)期间进行的,所以这些脉冲计算显示为脉率。此外,脉搏血氧仪还显示体积描记波形,这可以帮助临床医生将人为信号和真实信号区分开。

C.适应证

1.无创、连续或间歇性动脉血氧饱和度和心率监测。

2.目的:监测患有急性呼吸窘迫综合征的婴儿的氧合情况。

a.缺氧。

b.呼吸暂停/低通气。

c.心肺疾病。

d.支气管肺发育不良。

3.监测治疗后的反应。

a.血氧饱和度监测是用于产房复苏的主要评估指标之一。使用脉氧仪,可在出生后1分钟内获得SpO₂值(图11.4)[4-8]。

b.监测正压通气或气管插管过程中的有效性。

4.监测其他治疗方法的副作用。

a.气管插管负压吸引。

b.喉镜、脊椎穿刺和其他手术的定位。

5.极低出生体重婴儿<1000g[9-11]。

脉氧测定是极低出生体重婴儿的氧合情况监测

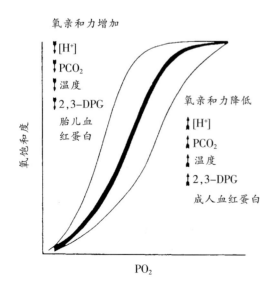

图11.2　影响氧-血红蛋白亲和力的因素。2,3-DPG,2,3-二磷酸甘油酸。

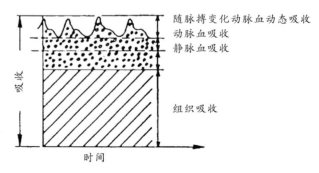

图11.3　组织组成提示动态和静态都会影响光的吸收。

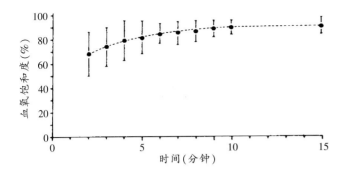

图 11.4 脐带结扎后由脉氧仪测得的平均动脉血氧饱和度 (SaO₂)。值为均值±SD。(Reprinted by permission from Springer: House JT, Schultetus RR, Gravenstein N. Continuous neonatal evaluation in the delivery room by pulse oximetry. *J Clin Monit.* 1987;3(2):96‐100. Copyright © 1987 Little, Brown and Company, Inc.)

中最好的方法,因为它是一种非侵入性的方法。脉搏血氧饱和度测定应用于极低出生体重婴儿急性和慢性肺部疾病[9-11]。

6.由于对 SpO_2 变化非常敏感,所以脉搏血氧饱和度测定应用于新生儿麻醉期间精确控制吸入氧气浓度 (FiO_2)并表现出很大的优势[10]。

7.新生儿危重先天性心脏病筛查工具与婴儿汽车安全座椅试验。

D.局限性

1.当动脉饱和度小于 65%时,准确性降低。

脉搏血氧饱和度的测定比实际 SpO_2 要高,因此,此时进行血气确认是必要的[9-11]。

2.不是高氧血症的敏感指标[10]。

当饱和度>90%时,脉搏血氧仪的精度不能精确估算 PaO_2。O_2 饱和度的显示为微小变化(1%~2%),但是 PaO_2(6~12mmHg)可能发生较大变化。

3.由于脉氧仪依赖于透射光强度的波动来估计 SpO_2,所以它们都受到运动的影响[9-11]。在某些情况下,脉氧仪可能会计算得出一个 SpO_2 值,而这个值可能是由运动引起的,或者在运动情况下不显示信号或者不会更新。通常,血氧仪输出的脉率不是动脉搏动所引起时,显示为"0"或"低质量信号"[3]。相关技术的进步导致了信号处理方面的改进,这使得在运动或低灌注状态下最大限度地减少运动伪影和更准确地监测饱和度[10]。

4.大量的碳氧血红蛋白或高铁血红蛋白会导致读数错误(碳氧血红蛋白吸收 660nm 波长的光)。但低于 3%的碳氧血红蛋白不会影响仪器的准确性。

5.虽然色素沉着并不总是一致的,但色素沉着的婴儿 SpO_2 可能被高估[10-13]。

6.在胎儿血红蛋白过高的情况下,可能会出现读数错误[14]。

当胎儿血红蛋白水平低于 50%时,对准确性的影响较小[14]。以胎儿血红蛋白为主,血氧饱和度>92%可能与高氧血症有关[14]。然而在有些情况下,即便饱和度可能看起来足够,但 PaO_2 还是可能低到足以产生较高肺血管阻力(SpO_2/PaO_2 曲线向左移动)。

慢性肺疾患和长期氧依赖的婴儿年龄较大,胎儿血红蛋白越少,从这些患者获得的 SpO_2 读数可能比早期患急性呼吸疾病的新生儿更准确[14]。由于换血而引起胎儿血红蛋白下降的婴儿也有同样的情况发生。

7.某些光源包括手术灯、氙气灯、胆红素光疗灯、荧光灯、红外线加热灯和阳光直射可能影响准确性。

虽然黄疸不能引起脉氧仪精确度的改变,但光疗可以干扰准确的监测[15]。因此,应采取适当的预防措施,例如用相对不透明的材料覆盖探头[1]。

8.不要将 SpO_2 值与实验室血氧仪混为一谈[15]。

大多数实验室血氧仪只能测量部分血氧饱和度(所有血红蛋白包括功能障碍性的血红蛋白),而不是功能性血氧饱和度(包括氧合血红蛋白和脱氧血红蛋白,不包括所有功能障碍性血红蛋白)。

使用成人的正常血红蛋白、2,3-二磷酸甘油酸酯和在某些情况下,$PaCO_2$ 可能会导致用一些血气分析仪器在计算 SaO_2 时发生错误[15]。

9.虽然脉氧仪可以检测出高氧血症,但重要的是要设置特定类型的警报限制,以避免低氧或高氧血症[2,16]。

10.脉氧仪是检测人体组织中的搏动性血流,因此,外周血管收缩所产生的外周搏动性血流的减少导致仪器分析信号不足[2]。一些血氧仪可以提供搏动指数以指示四肢的组织灌注程度。

11.脉氧仪根据仪器的类型和内部设置,在几秒钟内获得平均读数。平均时间较长的血氧测定仪可能不能检测出 SpO_2 的急性和短暂变化[3]。

12.静脉充血可能会产生静脉搏动,从而产生低氧读数。

13.脉氧仪只提供关于氧合的信息,它不会给出任何二氧化碳清楚的信息。

总结:在完全依赖SpO_2进行氧气和(或)呼吸器管理之前,在SpO_2的合理范围内(85%~88%,较低;95%~97%,较高),SpO_2与PaO_2之间的相关性是最好的[14,16]。

E.设备

1.传感器和显示器(图11.5)。

a.脉搏血氧饱和度和脉率的显示及脉冲指示器。

b.SpO_2和脉冲速率的可调报警极限。

c.电池供电操作。

2.新生儿传感器,一次性或可重复使用。

a.一次性传感器已经成为感染和质量控制的标准。

b.根据使用地点的不同,可提供不同大小的一次性新生儿传感器。

F.预防措施

1.仅用于可检测到的脉冲。

体外循环时,传感器近端有充气血压袖带、外周水肿、低温、休克或严重低容量血引起的低灌注状态,明显的外周血管收缩可能会干扰读数的准确性[9]。

2.每3~4小时对传感器部位进行一次评估,以确定绷带贴合,并且皮肤是完整的。

3.只要有可能,SpO_2传感器不应与血压袖带位于同侧。

当袖口充气时,SpO_2传感器将检测不到脉冲,不会更新SpO_2值,并会发出警报。

4.传感器位置错误:当探头不对称放置时,它可以

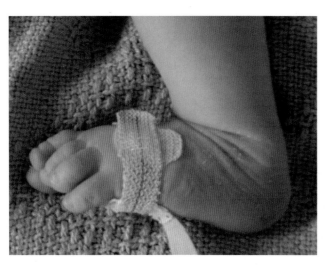

图11.5　适用于足部的一次性传感器。

让LED发射器发出的一些光到达传感器中的光电探测器,而不穿过监控点的组织,因此会产生虚假读数。这就是所谓的半影效应。

5.为避免可能的感染,大多数脉氧仪探头仅供单个患者使用,尽管有些探头经设计可用于清洁和重复使用,但要遵循所用特定探头的制造商说明。

G.操作技术

1.在操作之前,先熟悉系统。

2.选择合适的传感器,并将其应用于患者。

a.如果将传感器放置在手指、脚趾、脚的外侧、手掌或腕与动脉线相匹配的位置,在尝试使SpO_2与动脉PaO_2关联(即使导管后动脉与导管后脉搏血氧饱和度位置匹配)时,可以避免由心脏内或导管分流引起的差异。

b.新生儿500g至3kg,足背外侧(图11.5)[1]。

c.对于体重>3kg的婴儿,使用手掌、手腕、拇指、大拇指或示指[1]。

d.将LED(光源)与检测器对齐,使它们彼此正对。

e.可重复使用的传感器应使用非黏合弹性包装。

f.将传感器固定在皮肤上,但不要妨碍血液循环。然后探头静置几秒,直到末端停止移动、信号稳定为止。

g.将传感器进行固定,以防止传感器的拖拽或移动(对游离于身体的部分进行固定)。

h.覆盖传感器以减少强光、阳光直射或光疗的影响。

3.将传感器连接到系统并打开显示器(在将电缆连接到已打开的显示器之前,先将传感器与婴儿连接将缩短数据采集和显示SpO_2信息所需的时间[6])。

4.现代脉氧仪在启动时具有内部系统自动校准功能,因此不需要其他校准。

5.在短暂的间隔后,如果所有连接都正确,监视器将显示传感器检测到的脉冲。如果波动的强度足够,仪器将显示SpO_2和脉冲速率。如果脉搏指示器与患者的脉率不同步,请重新定位探头。重新定位传感器后,如果脉冲检测器仍未正确指示,请更换传感器位置,并确保该位置有足够的灌注。

6.一旦确定,即可设置SpO_2的报警上限和下限。

a.尽管脉氧仪可以检测出高氧血症,但重要的是

要设置特定类型的警报界限，低特异性是可以接受的[16,17]。胎龄、急性或慢性肺疾患、心脏病和早产儿视网膜病变的风险决定了警报范围[18]。

　　b.最佳报警极限，定义为具有 95% 或更高的灵敏度，与最大的特异性相关联，将根据使用哪种特定的监视器调整。

　　注意，与 PaO_2 相比，SpO_2 是一种针对低氧血症和组织氧合减少的更加敏感的指标。当未达到给定患者的氧合要求时，应根据个人情况降低警报下限，以警告用户。

H.并发症

　　1.基于传感器使用错误引起的错误读数或影响仪器性能的条件对患儿进行不正当的管理。

　　2.如果传感器固定得太紧，特别是在极早产儿或肢体水肿的情况下，会导致肢体缺血。

经皮血气监测

　　经皮测量血液氧气和二氧化碳分压在新生儿重症监护病房是非常有用的，因为它们可以提供连续和相对非侵入性数据估算值，以补充动脉血气测量的时效方面不足。

A.定义

　　1.经皮测量血氧分压被称为 $P_{tc}O_2$。
　　2.经皮测量血二氧化碳分压被称为 $P_{tc}CO_2$。

B.目的

　　1.动脉血氧分压（PO_2）和二氧化碳分压（PCO_2）的无创血气监测。
　　2.PO_2 和 PCO_2 随时间变化的趋势。

C.背景

　　1.经皮监测皮肤表面的氧分压和二氧化碳分压，以提供动脉氧分压和二氧化碳分压的估算值。该装置通过加热皮肤来增加组织灌注、电化学测量氧气和二氧化碳的分压。

　　2.由包含在加热块中的两个电极完成，使电极和它正下方的皮肤保持恒定的温度（图 11.6）[19]。

　　a.通过加热皮肤，在传感器的正下方建立循环充足状态，可以更准确地测量动脉端毛细血管中的氧气含量。

　　b.所用电极以电解质溶液浸浴，并用半透塑料膜密封。

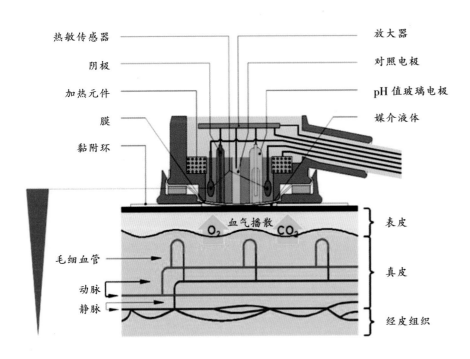

图 11.6　通过加热的氧气传感器测量皮肤 PO_2 的原理。皮肤氧传感器的横截面（©2015 Radiometer Medical ApS 和 HemoCue AB. All rights reserved）。

3.用改良的 Clark 电极对氧进行测定。

a.它产生的电流与 PO_2 成正比。

b.测量的电流转换为 PO_2,然后根据温度进行校正。

4.用 Severinghaus 电极测量 CO_2。

a.该电极为 pH 值敏感玻璃电极。

b.CO_2 通过薄膜从皮肤表面扩散。CO_2 改变了浸浴电极的电解质溶液的 pH 值。

c.测量的 pH 值转换为 PCO_2,然后根据温度进行校正。

将电流和 pH 值分别转换为 PO_2 和 PCO_2 是基于校准调整的转换方程。这是设置和校准过程的一部分。

D.适应证

1.PaO_2 和 $PaCO_2$ 分压在呼吸管理中的应用[19]。

a.监测治疗性通气操作的效果,尤其对于有低氧和通气问题的婴儿。

b.用于转运期间的稳定和监测。

2.减少动脉血气分析的频率[19,20]。

3.无创连续测定局部动脉血氧分压[19,20]。

4.推断区域动脉血流(如导管依赖性主动脉缩窄的婴儿下肢)[19,20]。

E.禁忌证

1.皮肤疾病(如大疱性表皮松解症、葡萄球菌烫伤皮肤综合征)。

2.相对禁忌证。

a.超低出生体重婴儿[19,20]。

b.重症酸中毒。

c.重度贫血。

d.外周灌注减少。

e.$P_{tc}O_2$ 可能低估 PaO_2[19,20]。

F.特殊设备

1.经皮监测零件。

a.双电极。

b.电极清洗盒。

c.电解液和膜试剂盒。

d.接触溶液。

e.双面胶环。

f.带校准气瓶输送装置。

2.数字显示 $P_{tc}O_2$、$P_{tc}CO_2$ 和传感器位置的值(图 11.7)

监视器带有警报上限和下限及电极温度的控件。监视器还可以有一个定点放置计时器,该计时器将发出警报,作为变换电极位置的提示。

G.预防措施

1.要知道以下内容。

a.放置电极后,稳定需要大约 20 分钟,$P_{tc}O_2$ 的响应时间比 $P_{tc}CO_2$ 快得多。因此,要等待两个数值均稳定至少 5 分钟后再根据读数进行相应的医疗决策。

b.建议定期地对照动脉血的氧分压[19,20]。

c.$P_{tc}O_2$ 可能低估了高氧血症患儿的 PaO_2(PaO_2>100mmHg),$P_{tc}O_2$ 测量的可靠性随 PaO_2 的增加而降低[19,20]。

d.$P_{tc}O_2$ 可能低估了支气管肺发育不良患儿的 PaO_2[19,20]。

e.传感器上的压力(如婴儿躺在传感器上)可能会限制血液供应,导致 $P_{tc}O_2$ 降低。

f.不同厂家制造商的零件是不可通用。仅应使用同一品牌且指定用于显示器。

2.为了避免皮肤烧伤,至少每 4 小时更换一次电极位置。

3.以下情况时 $P_{tc}O_2$ 可能低估了 PaO_2。

a.重症酸中毒。

b.重度贫血。

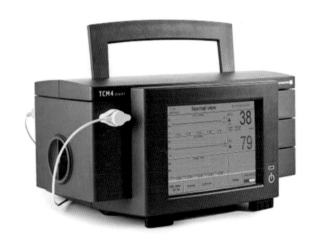

图 11.7　经皮联合监测 PO_2/PCO_2 和 SpO_2。

c.外周灌注减少。

H.操作技术

1.在操作之前,先熟悉设备。

2.如果对电极的状态有任何疑问,请执行常规电极维护。

a.取下薄膜,用去离子水冲洗电极,用不起毛的软纸巾或纱布擦干电极。

b.使用清洗工具中提供的溶液清洁电极,切勿使用研磨性化合物或材料(它们将永久损坏电极)。

c.用去离子水冲洗电极,并用无绒布擦干。

d.涂上电解质溶液。

e.在电极上放置一层新薄膜。避免手指接触,并始终在保护包装内(或塑料镊子)对膜进行操作。

3.根据制造商的说明,使用特定设备进行两点气体校准。

4.在要放置传感器的皮肤部位使用乙醇垫清洁和清除油脂。

5.将双面胶环涂在传感器上。

6.将接触液滴在皮肤部位。

7.剥离胶环上的保护衬垫,将传感器放在皮肤上的接触溶液上,然后将传感器压到皮肤上。

a.为获得最佳效果,请将传感器放置在血流良好的位置。

(1)合适的部位包括侧腹、前胸或侧胸、前臂掌侧、上臂内侧、大腿内侧或后胸(图 11.8)[21]。

(2)虽然导管前和导管后 PaO_2 值在有肺透明膜病的早产儿中差异并不是很大,但导管前电极位置是预防高氧血症的最佳选择[22]。

b.选择一个没有毛发的位置。

c.避开骨质突出部位。

d.避免在表面有大血管的区域(图 11.8)。

8.固定传感器导线,防止在操作导线时拉扯电极。

9.在读取数据之前,请留出 15~20 分钟的时间进行测量稳定。

10.请注意传感器放置在皮肤上的时间,以便在 4 小时后更改位置(最长时间)。更改传感器位置时要注意以下方面。

a.使用乙醇垫帮助黏合剂松缓,并轻轻地从皮肤上剥离。

b.检查皮肤部位是否对热或黏合剂敏感。在皮肤刺激的情况下,要么降低传感器温度,要么更频繁地改变位置。去除传感器后出现轻度红斑是常见的。

c.剥离传感器上的黏合环。

d.用去离子水冲洗薄膜表面。

e.轻轻吸干多余的水,并使传感器干燥。

f.如果制造商的操作说明需要重新校准,请重新校准。

大多数制造商建议每 4~8 小时重新校准一次。

11.请记住,气体测量的时间很慢,数值不会反映即刻生理变化。

a.O_2 的平均 90% 反应时间为 15~20 秒。

b.CO_2 的平均 90% 反应时间为 60~90 秒。

12.并发症。

13.皮肤出现水疱或烧伤[23]。

14.如果设备没有正确校准或没有遵守预防措施,注意基于错误读数的管理(表 11.1)。

持续脐动脉 PO_2 监测[24,25]

为了确保完整性,这部分内容包括了以下监测 PO_2 的方法和随后监测血气的方法。作者不了解所需设备的任何商业来源。

A.目的

1.从脐动脉持续监测动脉血氧分压(PO_2)。

通过脐动脉持续监测动脉血氧分压(PaO_2)为连续确定精确数据提供了一种手段。

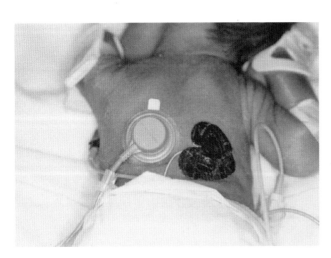

图 11.8　应用于背部的皮肤 PO_2/PCO_2 传感器。

表 11.1　$P_{tc}O_2$ 与 PaO_2 相关性较差时

问题	解决方式	临床
$P_{tc}O_2<PaO_2$		
1.校准不正确	1.重新校准	1.出现休克
2.电极应用后等待加热的时间不足	2.延长加热时间	2.使用大剂量多巴胺
3.加热温度不足	3.提高加热温度	3.阻塞性心脏疾病伴随低灌注水肿
		4.水肿
		5.严重的低体温症
$P_{tc}O_2>PaO_2$		
1.校准不正确	1.重新校准	1.右至左导管分流导管前电极和导管后动脉样本
2.电极应用后立即进行读数	2.延长加热时间	
3.膜下有空气或暴露于大气中	3.重新使用电极	
4.加热温度过高	4.在相对低的温度下进行校准	

2.动脉血氧分压随时间变化的趋势。

B.背景

两用双腔导管。

1.一种微型双极氧电极被安装在脐带的顶端。

2.这个小管腔包含电极用的电线。

3.较大的管腔可用于血液取样、输液、血压监测和仪器校准取样。

4.电极被透气膜覆盖,膜下是一层干燥的电解质。探头为干燥包装,在使用前进行充电。水蒸气扩散通过膜,在电极表面形成一层薄薄的液体电解质。

5.当电极在动脉中时,会产生与血液中的氧分压成正比的电流。

6. 该装置的校准是从脐带中抽取的血样中获得的氧分压(PO_2)值。

C.禁忌证

1.下肢或臀部血管供应受损的病史或证据。

2.既往脐动脉并发症史。

3.腹膜炎。

4.坏死性小肠结肠炎。

5.脐炎。

6.脐疝。

D.设备

由于生产成本高,以前可供商业使用的监测系统最近已从市场上撤出。

E.预防措施

另见第 31 章。

1.这种特殊的导管比其他脐动脉导管更硬,外径更宽。从理论上讲,插入导管的失败率可能更高,血管损伤和血栓形成的概率也可能增加。

2.未插入此导管并不意味着插入其他动脉导管不成功。

3.电极可能无法激活或已失活。

4.应缓慢拔除导管,以确保拔除时发生生理性血管痉挛。

F.操作技术

1.全程注意无菌原则。

2.根据制造商的说明准备导管。

3.对于体重小于 1500g 的婴儿,建议使用 4Fr 导管。

4.放置/插入技术与传统的脐动脉导管放置技术相同(见第 31 章)。

5.通过 X 线片检查导管位置。

6.抽取血样进行校准。

7.根据制造商的指示校准显示器。

G.并发症

和脐动脉插管一样。见第 31 章。

持续脐动脉 PO₂、PCO₂、pH 值和 温度血气分析监测[26-32]

A.目的

1.脐动脉连续动脉血气监测。

通过脐动脉持续监测血气提供了一种在连续基础上确定精确数据的手段。

2.血气数据随时间变化的趋势。

B.背景

1.一种非常详细、多参数、一次性使用的一次性光纤传感器。

a.直接测量 pH 值、PCO_2、PO_2 和温度。

b.通过脐动脉导管进入血流。

c.端口允许血液取样、血压监测和药物输注。

2.计算的参数包括碳酸氢盐、碱和氧饱和度。

3.提供持续的通气、氧合和酸平衡信息,同时通过减少采血来保存血容量。

C.禁忌证

1.下肢或臀部血管供应受损的病史或证据。

2.既往脐动脉并发症史。

3.腹膜炎。

4.坏死性小肠结肠炎。

5.脐炎。

6.脐疝。

D.设备

由于生产成本高，以前可供商业使用的监测系统最近已从市场上撤出。

E.预防措施

1.光纤传感器可能由于传感器插入脐动脉导管时扭结过多而失效。

2.如果导管肝素化效果不佳,则应缓慢移除传感器,以确保微血栓不进入血液系统。

3.另见第 31 章。

F.操作技术

1.全程注意无菌原则。

2.插入脐动脉导管(见第 31 章)。

3.通过 X 线片检查导管位置。

4.按照制造商的说明校准传感器。

5.按照制造商的说明将传感器引入脐动脉导管。

G.并发症

与脐动脉插管相同,见第 31 章。

参考文献

1. Hay WW. Physiology of oxygenation and its relation to pulse oximetry in neonates. *J Perinatol.* 1987;7:309–319.

2. Tin W, Lal M. Principles of pulse oximetry and its clinical application in neonatal medicine. *Semin Fetal Neonatal Med.* 2015;20(3):192–197.

3. Jubran A. Pulse oximetry. *Crit Care.* 2015;19:272.

4. Sahni R. Continuous noninvasive monitoring in the neonatal ICU. *Curr Opin Pediatr.* 2017;29(2):141–148.

5. Davis PG, Dawson JA. New concepts in neonatal resuscitation. *Curr Opin Pediatr.* 2012;24:147–153.

6. Dawson JA, Morley CJ. Monitoring oxygen saturation and heart rate in the early neonatal period. *Semin Fetal Neonatal Med.* 2010;15(4):203–207.

7. Kapadia V, Wyckoff MH. Oxygen therapy in the delivery room: what is the right dose? *Clin Perinatol.* 2018;45(2):293–306.

8. Rabi Y, Dawson JA. Oxygen therapy and oximetry in the delivery room. *Semin Fetal Neonatal Med.* 2013;18(6): 330–335.

9. Solevåg AL, Solberg MT, Šaltytė-Benth J. Pulse oximetry performance in mechanically ventilated newborn infants. *Early Hum Dev.* 2015;91(8):471–473.

10. Hay WW Jr, Rodden DJ, Collins SM, et al. Reliability of conventional and new pulse oximetry in neonatal patients. *J Perinatol.* 2002;22(5):360–366.

11. McVea S, McGowan M, Rao B. How to use saturation monitoring in newborns. *Arch Dis Child Educ Pract Ed.* 2019;104(1):35–42.

12. Bohnhorst B, Peter CS, Poets CF. Pulse oximeters' reliability in detecting hypoxemia and bradycardia: comparison between a conventional and two new generation oximeters. *Crit Care Med*. 2000;28(5):1565–1568.

13. Foglia EE, Whyte RK, Chaudhary A, et al. The effect of skin pigmentation on the accuracy of pulse oximetry in infants with hypoxemia. *J Pediatr*. 2017;182:375–377.

14. Anderson JV. The accuracy of pulse oximetry in neonates: effects of fetal hemoglobin and bilirubin. *J Perinatol*. 1987;7:323.

15. Hay WW Jr, Brockway J, Eyzaguirre M. Neonatal pulse oximetry: accuracy and reliability. *Pediatrics*. 1989;83:717–722.

16. Bachman TE, Newth CJL, Iyer NP, et al. Hypoxemic and hyperoxemic likelihood in pulse oximetry ranges: NICU observational study. *Arch Dis Child Fetal Neonatal Ed*. 2018. pii: fetalneonatal-2017-314448.

17. Shiao SY, Ou CN. Validation of oxygen saturation monitoring in neonates. *Am J Crit Care*. 2007;16(2):168–178.

18. Saugstad OD, Aune D. In search of the optimal oxygen saturation for extremely low birth weight infants: a systematic review and meta-analysis. *Neonatology*. 2011;100:1–8.

19. Sandberg KL, Brynjarsson H, Hjalmarson O. Transcutaneous blood gas monitoring during neonatal intensive care. *Acta Paediatr*. 2011;100(5):676–679.

20. Tobias JD. Transcutaneous carbon dioxide monitoring in infants and children. *Paediatr Anaesth*. 2009;19(5):434–444.

21. Palmisano BW, Severinghaus JW. Transcutaneous PCO and PO: a multicenter study of accuracy. *J Clin Monit*. 1990;6:189–195.

22. Pearlman SA, Maisels MJ. Preductal and postductal transcutaneous oxygen tension measurements in premature newborns with hyaline membrane disease. *Pediatrics*. 1989;83:98–100.

23. Golden SM. Skin craters—a complication of transcutaneous oxygen monitoring. *Pediatrics*. 1981;67:514–516.

24. Fink SE. Continuous P_aO_2 monitoring through the umbilical artery. *Neonat Intensive Care*. 1990;3:16–19.

25. Menzel M, Henze D, Soukup J, et al. Experiences with continuous intra-arterial blood gas monitoring. *Minerva Anestesiol*. 2001;67(4):325–331.

26. Weiss IK, Fink S, Harrison R, et al. Clinical use of continuous arterial blood-gas monitoring in the pediatric intensive care unit. *Pediatrics*. 1999;103:440–445.

27. Coule LW, Truemper EJ, Steinhart CM, et al. Accuracy and utility of a continuous intra-arterial blood-gas monitoring system in pediatric patients. *Crit Care Med*. 2001;29: 420–426.

28. Meyers PA, Worwa C, Trusty R, et al. Clinical validation of a continuous intravascular neonatal blood gas sensor introduced through an umbilical artery catheter. *Respir Care*. 2002;47(6):682–687.

29. Rais-Bahrami K, Rivera O, Mikesell GT, et al. Continuous blood gas monitoring using an in-dwelling optode method: comparison to intermittent arterial blood gas sampling in ECMO patients. *J Perinatol*. 2002;22(6):472–474.

30. Rais-Bahrami K, Rivera O, Mikesell GT, et al. Continuous blood gas monitoring using an in-dwelling optode method: clinical evaluation of the Neotrend® sensor using a Luer stub adaptor to access the umbilical artery catheter. *J Perinatol*. 2002;22(5):367–369.

31. Ganter M, Zollinger A. Continuous intravascular blood gas monitoring: development, current techniques, and clinical use of a commercial device. *Br J Anaesth*. 2003;91(3):397–407.

32. Tobias JD, Connors D, Strauser L, et al. Continuous pH and Pco_2 monitoring during respiratory failure in children with the Paratrend 7 inserted into the peripheral venous system. *J Pediatr*. 2000;136(5):623–627.

第 12 章

呼气末二氧化碳监测

M. Kabir Abubakar

二氧化碳监测

呼气末二氧化碳($P_{et}CO_2$)监测是对呼出的呼吸气体中二氧化碳进行连续、非侵入性测量的一种方法。在重症监护和麻醉期间,二氧化碳监测已成为一种越来越有价值的气道和通气监测工具。它是管理有通气需求的新生儿的一个有用的辅助工具,提供二氧化碳产生、肺灌注、肺泡通气、呼吸模式和从肺中清除二氧化碳的信息。如果通气和灌注比适宜,没有肺泡疾病,则$P_{et}CO_2$将接近$PaCO_2$。

A.定义

1.二氧化碳监测是对呼出二氧化碳浓度随时间的连续分析和图形表示。二氧化碳分析仪是显示波形或二氧化碳描记图的测量仪器。

2.描记图是指对二氧化碳浓度数值的测量或分析。描记装置是一种测量和显示一次呼吸与另一次呼吸间二氧化碳数值的装置。

B.目的

1.潮式呼吸过程中二氧化碳的无创连续分析与记录[1]。

2.$P_{et}CO_2$监测[2]。

3.进一步确认气管导管的位置[3]。

4.监测心肺复苏质量,提示自主循环恢复[4]。

C.背景

1.二氧化碳作为气体样本可使用多种方法监测。红外和比色技术是临床最常用的方法。

a.红外技术,是二氧化碳浓度监测中最常用的技术。二氧化碳吸收特定波长的红外光。气体样本中二氧化碳的含量可以通过比较该气体的红外光的吸光度与已知标准的吸光度来确定。

b.比色法,主要用于小型一次性$P_{et}CO_2$检测器,用于气管导管放置的验证。将pH敏感的无毒化学指示带置于透明的圆顶内;在呼出二氧化碳时,条带的颜色由紫色变为黄色;在正确插管的患者中,每次呼气时颜色的变化是可逆的,从紫色到黄色。

c.分子相关光谱。

d.拉曼光谱。

e.质谱。

f.光声光谱。

2.二氧化碳分析仪设备合并两种类型分析仪其中的一种:主流和旁流[5-8]。

a.使用主流分析仪时,传感器可直接连接到与气管导管一致的光学适配器。

b.使用旁流分析仪时,将气管导管连接无效腔较小的适配器,并将气体连续吸到分析仪进行测量。

D.适应证

1.评估呼出的二氧化碳,特别是$P_{et}CO_2$,这是在吸气开始前潮气呼吸期间呼出的二氧化碳的最大分压

（即 $P_{et}CO_2$）[5-11]。

2.监测肺部疾病的严重程度并评估对治疗的反应，特别是旨在改变无效腔与潮气量之比的治疗[12]或改善通气与灌注的匹配（V/Q）[13]。

3.撤机时准确、连续地反映二氧化碳清除情况[12,14]。

4.持续监测气道通路的完整性[15]。

5.结合血氧饱和度测定，可进一步监测镇静患者的气道阻塞或亚临床期呼吸抑制程度[16]。

6.证实气管插管而不是食管插管[3,17,18]。

E.禁忌证

在机械通气的婴儿中，二氧化碳监测无绝对禁忌证，但应该考虑到这些设备会给呼吸回路增加多少无效腔和阻力。

F.局限性[5,18,19]

1.呼吸气体混合物的组成可能会影响仪器；二氧化碳的红外光谱与氧气和一氧化二氮的红外光谱有一些相似之处（大多数二氧化碳分析仪已将其纳入了校正系数）。

2.呼吸速率和潮气量的快速变化可能导致测量误差，这取决于二氧化碳分析仪的频率应答；不同的分析仪可能有不同的频率应答时间。

3.分泌物、血液或冷凝物对监视器或采样系统的污染可能导致不准确的结果。

4.较大的无效腔影响 $P_{et}CO_2$ 的测量。$P_{et}CO_2$ 和 $PaCO_2$ 之间的差异随着无效腔体积的增大而增大，并且在同一患者体内可能随时间而变化。

5.$P_{et}CO_2$ 适配器可以增加呼吸回路的无效腔和阻力，尤其是对小婴儿。

6.在患有非均匀性肺部疾病的早产儿中，$P_{et}CO_2$ 测量可能不能提供与 $PaCO_2$ 的准确相关性，因此，不能替代在这一关键时期早产儿的 $PaCO_2$ 分析[20-22]。

7.在机械通气的新生儿中出现较多的气管插管周围漏气可能导致低估 $P_{et}CO_2$ 值[23]。

8.心脏手术中急性肺低灌注可能与 $P_{et}CO_2$ 的突然降低有关，类似于意外气管插管拔管[24]。

G.设备

1.使用专为新生儿设计的适配器。

2.对于主流的二氧化碳监测，需要一个气道适配器，以及一个可重复使用的传感器附件。

3.对于旁流分析仪，应使用带采样管的气道适配器（图 12.1）。

4.旁流分析仪可用于有自主呼吸患儿的鼻导管测量。

5.描记图或描记仪。

H.预防措施

1.在主流适配器中，应防止气管接头中的冷凝水出现。

2.在旁流适配器中，防止流体（水）在采样管中积聚。由于采样管的无效腔和采样率很高，微流装置更适用于具有低流量通气回路的新生儿患者。

3.无论是主流还是旁流，当增加气管内导管的体积时，应特别注意正确地固定气管导管的位置。

4.如果在气管导管和呼吸机流量传感器之间放置 $P_{et}CO_2$ 适配器，可能会影响潮气量测量。

I.操作技术

1.在继续操作之前，请先熟悉系统。

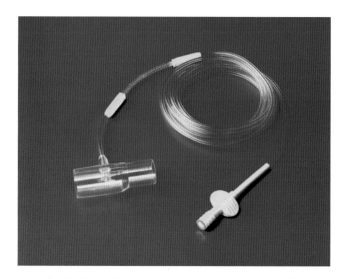

图 12.1　婴儿旁流较小无效腔适配器（带样品管）。（©Dräger-werk AG&Co. KGaA，Lubeck.All rights reserved.）

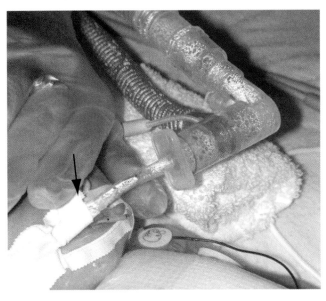

图 12.2　婴儿旁流较小无效腔适配器(箭头)及气管导管。

2.按照制造商的说明进行设备校准。

3.将适配器与气管导管和呼吸机 T 形件(包括侧流和主流)连接在一起(图 12.2)。

4.对于主流设备,请将传感器连接到气道适配器。

5.对于旁流设备,请将取样管连接到分析仪。

J.并发症

1.在使用主流分析仪时,使用过大的气管接头和探头过重不仅会给气管导管带来过多的气道无效腔,而且会增加气管的体积和重量,增加管道弯曲或移位的风险。

2.使用侧流设备时,较小无效腔适配器可减少无效腔体积和重量;但是必须注意不要在连接到测量仪器的采样线上过度拉伸[7,8,23]。

比色二氧化碳测定

比色法提供了一种快速定性测量气体样品中二氧化碳的方法。这种方法是在塑料壳中使用 pH 敏感的化学指示剂(类似于石蕊试纸),塑料外壳连接在气管导管和呼吸机管路或正压通气设备之间。当暴露在二氧化碳中时,pH 敏感指示器的颜色会发生变化(通常由紫色变为黄色,具体取决于设备)。响应时间足够快,可以在 1~2 次呼吸中检测出呼出的二氧化碳。比色法

检测潮气末二氧化碳简单,不需要电源,但不能提供二氧化碳的波形或定量。

A.适应证

1.用于确认气管导管放置是否正确。

2.国际上关于新生儿复苏的共识建议通过临床情况和检测呼出的二氧化碳来判断气管导管是否正确放置[25]。

B.步骤

1.气管插管后立即在气管导管接头上装上二氧化碳检测器,用 T 组合器或自充气气囊继续正压通气。

2.在 1~2 次呼吸中,如果导管在气管内而不在食管内,则每呼出一次气,指示剂的颜色应由紫色变为黄色。有些二氧化碳检测器有一个很小的塑料条,需要将其去除,气体才能通过。

3.在连接通气设备之前,卸下二氧化碳检测器。

4.仅使用适用于新生儿患者的设备。具有较大无效腔的较大设备可能会稀释来自患者的二氧化碳,导致呼出二氧化碳的检测不良。

C.局限性

1.当二氧化碳排出量低时,这种装置并不是很敏感,例如在心脏骤停和二氧化碳排出量最少的患者中,以及在复苏初期非常早产的婴儿中就是如此[3,24-27]。

2.设备仅供单个患者一次性使用。

参考文献

1. Walsh BK, Crotwell DN, Restrepo RD. Capnography/capnometry during mechanical ventilation: 2011. *Respir Care*. 2011;56(4):503–509.

2. Galia F, Brimioulle S, Bonnier F, et al. Use of maximum end-tidal CO₂ values to improve end-tidal CO₂ monitoring accuracy. *Respir Care*. 2011;56:278–283.

3. Wyllie J, Carlo WA. The role of carbon dioxide detectors for confirmation of endotracheal tube position. *Clin Perinatol*. 2006;33:111–119.

4. Sandroni C, De Santis P, D'Arrigo S. Capnography during cardiac arrest. *Resuscitation*. 2018;132:73–77.

5. Paiva EF, Paxton JH, O'Neil BJ. The use of end-tidal carbon dioxide (ETCO₂) measurement to guide management of cardiac arrest: a systematic review. *Resuscitation*. 2018;123:1–7.

6. Kugelman A, Golan A, Riskin A, et al. Impact of continuous

capnography in ventilated neonates: a randomized, multi-center study. *J Pediatr.* 2016;168:56–61.

7. Lightdale JR, Goldmann DA, Feldman HA, et al. Microstream capnography improves patient monitoring during moderate sedation: a randomized, controlled trial. *Pediatrics.* 2006;117:e1170–e1178.

8. Hawkes GA, Kelleher J, Ryan CA, et al. A review of carbon dioxide monitoring in preterm newborns in the delivery room. *Resuscitation.* 2014;85(10):1315–1319.

9. Lopez E, Mathlouthi J, Lescure S, et al. Capnography in spontaneously breathing preterm infants with bronchopulmonary dysplasia. *Pediatr Pulmonol.* 2011;46(9):896–902.

10. Bhat YR, Abhishek N. Mainstream end-tidal carbon dioxide monitoring in ventilated neonates. *Singapore Med J.* 2008; 49(3):199–203.

11. Wu CH, Chou HC, Hsieh WS, et al. Good estimation of arterial carbon dioxide by end-tidal carbon dioxide monitoring in the neonatal intensive care unit. *Pediatr Pulmonol.* 2003;35:292–295.

12. Trevisanuto D, Giuliotto S, Cavallin F, et al. End-tidal carbon dioxide monitoring in very low birth weight infants: correlation and agreement with arterial carbon dioxide. *Pediatr Pulmonol.* 2012;47:367–372.

13. McSwain SD, Hamel DS, Smith PB, et al. End-tidal and arterial carbon dioxide measurements correlate across all levels of physiologic dead space. *Respir Care.* 2010;55(3):288–293.

14. Frankenfield DC, Alam S, Bekteshi E, et al. Predicting dead space ventilation in critically ill patients using clinically available data. *Crit Care Med.* 2010;38(1):288–291.

15. Ortega R, Connor C, Kim S, et al. Monitoring ventilation with capnography. *N Engl J Med.* 2012;367:e27.

16. Hamel DS, Cheifetz IM. Do all mechanically ventilated pediatric patients require continuous capnography? *Respir Care Clin N Am.* 2006;12:501–513.

17. Gowda H. Question 2. Should carbon dioxide detectors be used to check correct placement of endotracheal tubes in preterm and term neonates? *Arch Dis Child.* 2011;96:1201–1203.

18. Schmölzer GM, O'Reilly M, Davis PG, et al. Confirmation of correct tracheal tube placement in newborn infants. *Resuscitation.* 2013;84:731–737.

19. Siobal MS. Monitoring exhaled carbon dioxide. *Respir Care.* 2016;61:1397–1416.

20. Molloy EJ, Deakins K. Are carbon dioxide detectors useful in neonates? *Arch Dis Child Fetal Neonatal Ed.* 2006;91:F295–F298.

21. Aliwalas LL, Noble L, Nesbitt K, et al. Agreement of carbon dioxide levels measured by arterial, transcutaneous and end tidal methods in preterm infants < or = 28 weeks gestation. *J Perinatol.* 2005;25(1):26–29.

22. Lopez E, Grabar S, Barbier A, et al. Detection of carbon dioxide thresholds using low-flow sidestream capnography in ventilated preterm infants. *Intensive Care Med.* 2009;35(11):1942–1949.

23. Schmalisch G. Current methodological and technical limitations of time and volumetric capnography in newborns. *Biomed Eng Online.* 2016;15(1):104.

24. Misra S, Koshy T, Mahaldar DA. Sudden decrease in end tidal carbon dioxide in a neonate undergoing surgery for type B interrupted aortic arch. *Ann Card Anaesth.* 2011;14: 206–210.

25. Wyckoff MH, Aziz K, Escobedo MB, et al. Part 13: Neonatal resuscitation: 2015 American Heart Association Guidelines Update for Cardiopulmonary Resuscitation and Emergency Cardiovascular Care (Reprint). *Pediatrics.* 2015;136(Suppl 2): S196–S218.

26. Schmolzer GM, Poulton DA, Dawson JA, et al. Assessment of flow waves and colorimetric CO_2 detector for endotracheal tube placement during neonatal resuscitation. *Resuscitation.* 2011;82:307–312.

27. Karlsson V, Sporre B, Hellström-Westas L, et al. Poor performance of main-stream capnography in newborn infants during general anesthesia. *Paediatr Anaesth.* 2017;27:1235–1240.

第 **13** 章

经皮胆红素监测

Caitlin Drumm

A.背景

1.大多数新生儿都会出现黄疸。除生理性黄疸外，10%的足月新生儿和25%的近足月新生儿会出现需要光疗的高胆红素血症[1]。高水平的未结合胆红素对神经系统具有潜在的毒性，导致胆红素脑病和核黄疸[2]。

2.美国儿科学会(AAP)建议在出院前对所有新生儿进行系统评估，以确定是否存在高胆红素血症的危险，并提供针对性的随访。这种评估可通过测量血清总胆红素(TSB)或经皮胆红素(TCB)来进行[3,4]。

3.黄疸的目测评估虽然在临床上很重要，但可能不准确[5,6]。

4.经皮胆红素测量仪测量来自皮肤和皮下组织的反射光的黄度，为新生儿黄疸的程度提供一种客观的无创测量方法，从而预测血清总胆红素 TSB 的近似值。

5.经皮胆红素测量仪主要用于足月和近足月新生儿的显著高胆红素血症的筛查，也是决定是否应测量 TSB 的工具[2]。

6.美国目前使用两种经皮胆红素测量仪。虽然这些仪器使用不同的技术和算法，但它们的基本工作原理是相似的。在足月儿和晚期早产儿中，当血清总胆红素值低于 15mg/dL 时，两种胆红素测量仪提供的 TCB 测量值与 TSB 值有很好的相关性；但在胆红素水平较高的情况下，差异较大[7,8]。

a.Konica Minolta/Air-Shields JM-103 黄疸测量仪 (Dräger Medical, Telford, Pennsylvania)[6,9](图 13.1)。

b.BiliChek 无创胆红素分析仪 (chidren's Medical

Ventures/Respronics, Norwell, Massachusetts)[6,8]。

c.JM-105 黄疸测量仪 (Dräger Medical, Telfond, Pennsylvania)，在 2014 年 11 月获得美国食品药品管理局(FDA)的批准，但尚未在美国全面应用[10]。

d.欧洲还使用了另外两种经皮胆红素测定仪，胆红素测定仪 Bilitest BB77 (Bertocchi SRL Elettromedi-

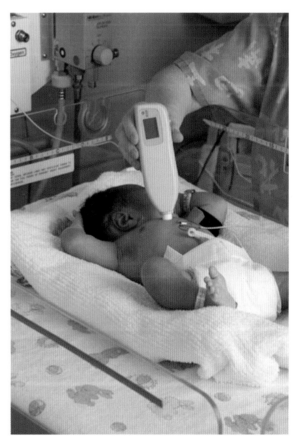

图 13.1　使用 Konica Minolta/Air-Shields JM-103 型对胸骨前黄疸进行测量。

cali, Cremona, Italy）和胆红素测定仪 BiliMed（Medick SA, Paris, France），但未批准在美国使用[11,12]。

B.适应证

1.TCB 适应证。

a.作为足月儿和近足月新生儿生后 1~4 天常规出院前评估的一部分，应用小时特异性胆红素列线图（图 13.2 和图 13.3）评估重度高胆红素血症的发生风险[3,4,13]。美国儿科学会建议对所有新生儿进行常规出院前胆红素筛查。

b.作为是否应该测量 TSB 的筛查工具。

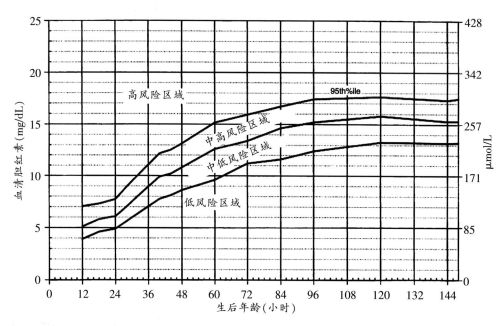

图 13.2　2840 名胎龄在 36 周或以上、出生体重为 2000g 或以上或 35 周或更长，出生体重为 2500g 或以上的健康新生儿，根据小时血清胆红素值[3,9]确定风险的列线表。(Reprinted with permission from American Academy of Pediatrics Subcommittee on Hyperbilirubinemia. Management of hyperbilirubinemia in the newborn infant 35 or more weeks of gestation. Pediatrics. 2004;114(1):297–316. Erratum: *Pediatrics*. 2004;114(4):1138. Copyright © 2004 by the AAP.)

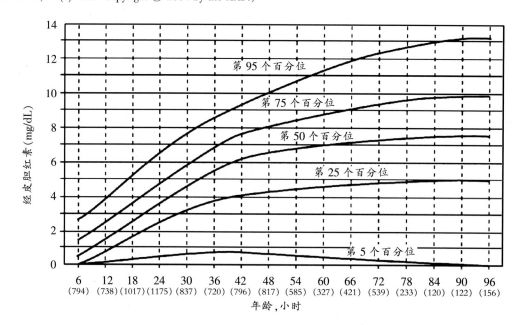

图 13.3　正常新生儿 TCB 值的第 5、25、50、75 和 95 个百分位值曲线（胎龄≥35 周）。总共对 3894 名新生儿进行了 9397 次 TCB 测量。(Reprinted with permission from Maisels MJ, Kring E. Transcutaneous bilirubin levels in the first 96 hours in a normal newborn population of ≥35 weeks' gestation. *Pediatrics*, 2006;117(4):1169–1173. Copyright © 2006 by the AAP.)

c.需要反复无创监测黄疸进展情况的足月儿或近足月新生儿。

d.当黄疸出现在生后 24 小时内。

e.结合新生儿年龄黄疸值过高时。

2.许多研究表明,足月儿和晚期早产儿的 TCB 测量值会低于实际 TSB 水平,特别是在 TSB 水平高于 10mg/dL 时。为避免假阴性(即错过接近或超过 TSB 治疗的阈值),建议在以下情况下检查 TSB[4]。

a.TCB 值达到推荐使用光疗的 TSB 水平的 70% 时。

b.TCB 值在 Bhutani 列线图上的第 75 个百分位以上。

c.出院后随访时 TCB 值高于 13mg/dL。

3.TSB 适应证 (除了确定潜在的病理类型的其他研究)[3,4]。

a.新生儿正在接受光疗或血清总胆红素 TSB 迅速上升。

b.TSB 值接近换血水平或对光疗无效。

c.新生儿直接胆红素水平升高。

d.黄疸持续出现 3 周或以上。

e.患病或早产 (<35 周妊娠)的新生儿。

C.局限性

1. TCB 测量是一种应用于筛选需接受 TSB 测量新生儿的工具,不应用于治疗决策[2]。

2. TSB 水平用于治疗干预[2]。

3. TCB 测量值会低于实际 TSB 水平,特别是在 TSB 水平高于 10mg/dL 时[3]。

4.评估 Bilichek 装置和 JM-103 装置的两项大型研究包括 TSB 值>15mg/dL 的少数患者。在这一范围内,TCB 测量的准确性尚未得到充分评价[7,8]。

5.不是所有的 TCB 设备都是相同的。仪器之间可能会有很大的差异[11]。新仪器应与医院化验结果相比较。

6.正在接受光疗或接受过换血治疗的新生儿,不应在上述任何一种疗法的 24 小时内使用 TCB 测量,因为此期间 TCB 的测量结果可能低于实际 TSB 值[3,6,14-17]。

a.光疗改变了皮下组织中胆红素的化学结构,使其更具有水溶性。在接受光疗的婴儿中测量 TCB 水平是不可靠的,因为皮下胆红素的大幅下降可能还没有反映在血清中[15,16]。在接受光疗超过 48 小时的婴儿中,

相关系数降至 0.33。

b.停止光疗后 24 小时,TCB 和 TSB 之间的相关性可恢复到光疗前的水平。治疗后 24 小时,相关系数提高到 0.8,到治疗后 48 小时,相关系数进一步提高到 0.84[18]。

c.在接受光疗的足月儿,在前额上使用不透光贴片来遮盖的皮肤可以允许持续测量 TCB 水平。TSB 水平与遮盖区域测量的 TCB 水平之间有较高的一致性,并且在光疗婴儿的胆红素值的下降趋势中最有效[14]。

7.不应对有瘀伤、毛发覆盖或有胎记的皮肤进行测量。局部水肿和组织灌注不良也可能改变 TCB 读数[19]。

8.TCB 测量可减少对晚期早产儿进行多次 TSB 测量的需要;在非常早产的婴儿中几乎没有信息,在这些新生儿中的测量可能不太可靠[14,16,19]。

D.设备

目前在美国使用的 TCB 监测仪包括。

1.Konica Minolta/Air-Shields JM-103 型黄疸测定仪(Dräger Medical, Telford, Pennsylvania)(图 13.1 和图 13.4)。

a.通过测量蓝色和绿色波长的光密度之差来确定皮下组织的黄度。

b.测量探头有两个光路。

c.通过计算光学密度的差值,推导出表皮和真皮层的共有部位。因此,只有皮下组织才能获得这种差异。

d.理论上允许测量皮肤与皮下组织的黄度,同时最大限度地减少黑色素和皮肤成熟度的影响。

e.该测量值与 TSB 具有线性相关关系,允许将 TCB 值转换为数字表示的 TSB。

2.BiliChek 无创胆红素分析仪(children's Medical Ventures/Respirnics, Norwell, Massachusell)。

a.由光源、显微分光光度计、光纤探头和微处理器控制电路组成的无创装置。BiliChek 还需要每次测量都使用一次性校准尖端。

b.使用皮肤反射的整个可见光光谱。

c.白光透射进皮肤,反射的光被收集起来进行分析。

d.算法考虑了血色素、黑色素和真皮厚度的影响。

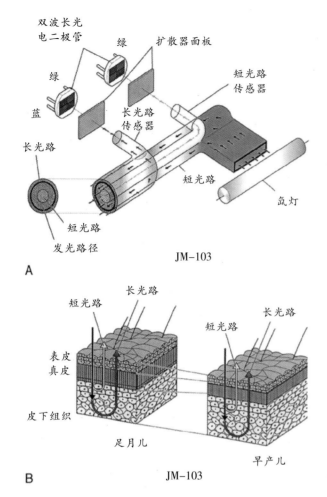

A JM-103

B JM-103

图 13.4 JM-103 黄疸测定仪通过测量蓝色 (450nm) 和绿色 (550nm) 波长的反射光的光密度差来确定皮下组织的黄色。当黄疸测量仪探头压在前额或胸骨上时，氙灯闪烁，发出的光散射，被皮肤和皮下组织吸收，然后返回测量探头，由光电二极管收集。反射光的光密度差与 TSB 之间存在线性关系。这允许转换为 TSB，然后将其显示在黄疸测量仪的屏幕上。(Reprinted with permission of Walter de Gruyter and Company from Yasuda S, Itoh S, Isobe K, et al. New transcutaneous jaundice device with two optical paths. 2005；35（1）：81–88. Permission conveyed through Copyright Clearance Center, Inc.)

e.通过光谱减法测量毛细血管床和皮下组织中胆红素对光的吸收。

E.特殊情况/考虑

1.医院应具备测量 TCB 和 TSB 水平的条件[2]。应制定培训和认证 TCB 测量人员的流程。

2.对于黄疸需换血的婴儿，只应进行 TSB 测量(见 C)[8]。

3.对于接受光疗的婴儿，TCB 的准确性较差；因此，监测这些婴儿的胆红素值时，血清检测是首选(见 C)[3,6,13,15]。

4.种族/肤色。白人、黑人、亚裔、西班牙裔、非洲原住民和印第安婴儿用 BiliChek 无创胆红素分析仪测量的 TCB 值与 TSB 值相关[8,15,20]。在黑人婴儿中，JM-103 无创胆红素分析仪测量得到 TCB 与实际 TSB 值相关性较差，TCB 测量通常高于 TSB[7,21]。

F.操作技术

1.根据制造商规格校准 TCB 设备。新设备在使用前应与血清样本相对比。

2.按下触发按钮，将触发点轻轻按在婴儿的前额或胸骨上，直到设备显示阅读完成，即可完成 TCB 的测量。

a.一些研究表明，从胸骨测量的 TCB 与 TSB 水平的相关性略好于从前额测量的 TCB 水平，这可能是前额暴露于环境光的结果。也有研究表明，这两个位置是相等的[7,22]。

b.从胸骨与前额进行多部位测量的 TCB，与 TSB 之间的相关性低于单独部位测量。因此，应该确定用于 TCB 测量的固定部位，无论是前额还是胸骨[21]。

c.测量时探头的位置和施加到设备的压力应保持一致性。适当的训练可将不同次直接的变异性降到最小[7]。

d.使用 BiliChek 系统测量 TCB 需要 20~80 秒。监视器在这段时间内进行 5 次测量，测量均值为 TCB 值。JM-103 大约需要 10 秒来获得双重测量结果并计算 TCB 值。

3.BiliChek 探头是用一次性塑料制成的。不建议重复使用一次性探头。

G.并发症

除了不适当使用的风险、可能低估黄疸水平(见 C 和 E)或高估导致不必要抽血以确定 TSB 水平外，没有报告使用 TCB 监测仪引起的并发症。

H.可靠性

在一些研究中，TCB 测量可减少足跟穿刺取血的次数，但并没有改变住院时间或需要光疗的新生儿数量。TCB 监测已经证明可减少再次入院接受光疗的婴儿数量[23]。

参考文献

1. Sarici SU, Serdar MA, Korkmaz A, et al. Incidence, course, and prediction of hyperbilirubinemia in near-term and term newborns. *Pediatrics*. 2004;113(4):775–780.

2. American Academy of Pediatrics Subcommittee on Hyperbilirubinemia. Neonatal jaundice and kernicterus. *Pediatrics*. 2001;108(3):31.

3. American Academy of Pediatrics Subcommittee on Hyperbilirubinemia. Management of hyperbilirubinemia in the newborn infant 35 or more weeks of gestation. *Pediatrics*. 2004;114:297.

4. Maisels MJ, Bhutani VK, Bogen D, et al. Hyperbilirubinemia in the Newborn Infant >/ = 35 weeks' gestation: an update with clarifications. *Pediatrics*. 2009;124:1193–1198.

5. Szabo P, Wolf M, Bucher HU, et al. Detection of hyperbilirubinaemia in jaundiced full-term neonates by eye or bilirubinometer? *Eur J Pediatr*. 2004;163(12):722–727.

6. Maisels MJ. Transcutaneous bilirubinometry. *NeoReviews*. 2006;7(5):e217–e225.

7. Maisels MJ, Ostrea EM, Touch S, et al. Evaluation of a new transcutaneous bilirubinometer. *Pediatrics*. 2004;113: 1628–1635.

8. Bhutani VK, Gourley GR, Adler S, et al. Noninvasive measurement of total serum bilirubin in a multiracial predischarge newborn population to assess the risk of severe hyperbilirubinemia. *Pediatrics*. 2000;106:e17.

9. Yasuda S, Itoh S, Isobe K, et al. New transcutaneous jaundice device with two optical paths. *J Perinat Med*. 2003;31:81–88.

10. Jones DF, McRea AR, Kowles JD, et al. A prospective comparison of transcutaneous and serum bilirubin within brief time intervals. *Clin Pediatr (Phila)*. 2017;56(11):1013–1017.

11. De Luca D, Zecca E, Corsello M. Attempt to improve transcutaneous bilirubinometry: a double-blind study of Medick BiliMed versus Respironics Bilicheck. *Arch Dis Child Fetal Neonatal Ed*. 2008;93:F135–F139.

12. Bertini G, Pratesi S, Consenza E, et al. Transcutaneous bilirubin measurement: evaluation of Bilitest. *Neonatology*. 2008;93:101–105.

13. Bhutani VK, Johnson L, Sivieri EM. Predictive ability of a predischarge hour-specific serum bilirubin for subsequent significant hyperbilirubinemia in healthy term and near-term newborns. *Pediatrics*. 1999;103(1):6–14.

14. Zecca E, Barone G, DeLuca D, et al. Skin bilirubin measurement during phototherapy in preterm and term newborn infants. *Early Human Dev*. 2009;85:537–540.

15. Mahajan G, Kaushal RK, Sankhyan N, et al. Trancutaneous bilirubinometer in assessment of neonatal jaundice in Northern India. *Indian Pediatr*. 2005;42:41–45.

16. Nanjundaswamy S, Petrova A, Mehta R, et al. Transcutaneous bilirubinometry in preterm infants receiving phototherapy. *Am J Perinatol*. 2005;22(3):127–131.

17. Grabehenrich J, Grabenhenrich L, Buhrer C, et al. Transcutaneous bilirubin after phototherapy in term and preterm infants. *Pediatrics*. 2014;134(5):1324–1329.

18. Tan KL, Dong F. Transcutaneous bilirubinometry during and after phototherapy. *Acta Paediatrica*. 2003;92:327–331.

19. Willems WA, van den Berg LM, de Wit H, et al. Transcutaneous bilirubinometry with the Bilicheck® in very premature newborns. *J Mat Fetal Neonatal Med*. 2004;16:209–214.

20. Slusher TM, Angyo IA, Bode-Thomas F, et al. Transcutaneous bilirubin measurements and serum total bilirubin levels in Indigenous African infants. *Pediatrics*. 2004;113:1636–1641.

21. Taylor JA, Burgos AE, Flaherman V, et al. Discrepancies between transcutaneous and serum bilirubin measurements. *Pediatrics*. 2015;135(2):224–231.

22. Ebbesen F, Rasmussen LM, Wimberley PD. A new transcutaneous bilirubinometer, BiliChek®, used in the neonatal intensive care unit and the maternity ward. *Acta Paediatr*. 2002;91:203–211.

23. Peterson JR, Okorodudu AO, Mohammad AA, et al. Association of transcutaneous bilirubin testing in hospital with decreased readmission rate for hyperbilirubinemia. *Clinical Chem*. 2005;51:540–544.

第 14 章

振幅整合脑电图(aEEG)

Nathalie El Ters, Stephanie S. Lee, Amit M. Mathur

新生儿持续脑电图(cEEG)仍然是脑电图监测的金标准,但需要熟练的技术人员来操作和解读脑电图。针对一个新生儿连续使用该技术可能具有挑战性,因为 cEEG 导联的维护要求高,而新生儿皮肤柔嫩易破损。振幅整合脑电图(aEEG)虽然只有有限的导联,但具有易于临床应用和解释的优点。使用由 2 个或 4 个电极组成的一个或 2 个导联来记录 EEG 信号,这些电极分别放置在新生儿头部的 C3-P3、C4-P4 区域。原始的脑电图信号被放大、滤波衰减频率在 2Hz 以下和 15Hz 以上,以减少肌肉伪影、噪声和电干扰,并与原始 EEG 一起以半对数比例压缩和显示(图 14.1)[1]。

aEEG 监测的适应证

A.惊厥发作

1.因为惊厥发作的不典型表现和亚临床性质,新生儿惊厥的实际发生率很难评估,特别是早产儿。

2.足月儿发病率为每 1000 名新生儿中有 1~5 例[2]。

B.高危人群

1.缺氧缺血性脑病(HIE)[3]。

2.新生儿急性脑损伤[严重持续性肺动脉高压(PPHN)、需要体外循环的先天性心脏病、ECMO]。

3.中枢神经系统感染。

4.颅内出血、围生期卒中和静脉窦血栓形成。

5.先天性代谢障碍,涉及中枢神经系统的遗传代谢综合征。

6.患有重度脑室出血(IVH)或脑病的早产儿。

C.设备

1.aEEG 监视器

这些是独立的机器,易于安装和使用。

a.目前可用的 aEEG 带有惊厥检测算法和用于自动背景分类的可选软件。

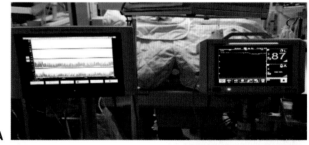

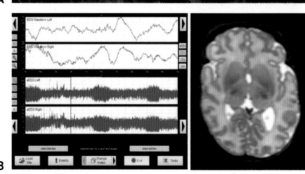

图 14.1 (A)早产儿床旁 aEEG。(B)早产儿在校正胎龄足月时 aEEG,脑 MRI 正常,其 aEEG 轨迹显示正常,伴成熟的睡眠觉醒周期。

b.RecogniZe 算法（Natus Medical Inc.,San Carlos, CA）使用至少 5 个类似的连续波来检测 EEG 波形的规则，这些连续波的波长 ≤14 Hz，峰-峰幅度大于 5μV，并且在 1 分钟的 EEG 信号中连续检测至少 21 秒，或不连续检测 26 秒。

2.电极的类型

a.皮下针电极。

b.金杯电极。

c.水凝胶电极。

D.步骤

1.备皮和电极应用

a.用 Nuprep 凝胶清洁皮肤（Weaver and Company, Aurora, CO, USA）

（1）Nuprep 是一种温和的研磨性清洁凝胶，能有效清洁皮肤表面，以达到较低的阻抗。

（2）此步骤用于皮下针、水凝胶和金杯电极。

b.金杯电极的应用

（1）这种方法使用导电膏和纸带将电极固定在适当的位置。

（2）火棉因其有毒特性而不在该人群中使用，它通常被用来粘合金杯电极。

（3）在潮湿和温暖的环境中使用（如在暖箱中）可能会影响记录的质量和电极的稳定性。

c.皮下针电极的应用

（1）用适合胎龄的消毒液清洁插入部位周围的头皮。

（2）将针状电极置于皮下。针应该向下倾斜。

（3）用胶带把电极固定在针头上。

d.水凝胶电极的应用

（1）水凝胶电极与备皮一同使用，可替代 aEEG 记录中金杯和皮下针电极[4]，在新生儿重症监护病房的持续 aEEG 监测中，它已经取代了金杯和皮下针电极。

（2）水凝胶电极的优点是增加早产儿皮肤的黏性，特别是在潮湿的环境中，而且它的表面平坦，可降低婴儿头部躺在上面时皮肤上的压力。此外，水凝胶电极是无菌的，是一次性的。

2.电极的放置

a.单导程的电极放置在 P3-P4 位置，双导程的电极放置在 C3-P3 和 C4-P4 位置。

（1）根据新生儿国际 10-20 系统修正电极位置，如图 14.2 所示[5]。

（2）电极的位置是由头骨标记之间的特定测量确定的。

（3）数字 10 和 20 指的是电极之间的测量值，即头部前后总距离或左右总距离的 10% 或 20%。

（4）参考电极位于前额中线上。

b.大多数 aEEG 机器都配有电极放置带或测量装置，以帮助将电极放置在 C3-P3 和 C4-P4 位置。测量装置放置在耳珠和矢状缝之间。左侧有两个箭头表示 C3 和 P3 的位置，右侧表示 C4 和 P4 的位置。

3.阻抗

a.电极阻抗的连续监测对所有脑电记录都是至关重要的。

（1）在 aEEG 监测中，最重要的进步是引入了原始脑电信号的同步显示和连续阻抗监测。

（2）这两个部分使临床医生和工作人员能够检测伪迹并提醒他们电极接触不当。

b.集成在装置中的阻抗探测器提醒工作人员跟踪的质量和松散电极的位置。

高阻抗使脑电图信号不可靠，并将阻止触发惊厥检测算法。理想情况下，阻抗应小于 10Ω，但 10~20Ω 的值也是可以接受的。如果检测到阻抗差，则移除电

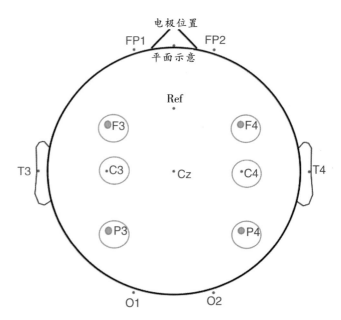

图 14.2　国际新生儿 10-20 系统中电极位置。对于双导程记录，电极位置放置在 F3-P3 和 F4-P4 位置或 C3-P3 和 C4-P4 位置。

极,并在再次使用之前对皮肤进行温和清洁。

4.单导程与双导程

a.双导程 aEEG 记录允许临床医生比较左右半球,检测不对称或潜在的局灶性异常[6]。单导程检测大脑半球的电活动是无法实现这一功能的。

b.使用单导程 aEEG,不使用原始单导程 EEG 进行确认,单个检出率低于 50%[7]。

(1)在一项研究中,作者将单导程 aEEG、双导程 aEEG 和双导程 aEEG 联合持续原始脑电图进行了比较,发现当 aEEG 与原始脑电图同时读取时,检测惊厥发作的敏感性和特异性更高[8]。

(2)大多数新的数字监视器同时显示 aEEG 和同步的原始脑电图轨迹,从而可以更具体地解释可能的惊厥发作事件。

5.纪录的持续时间

a.aEEG 的持续时间没有明确的指导。

b.早期对新生儿 aEEG 的分析依赖于文献中描述的 3~4 小时的 aEEG 记录[1,9,10]。

c.美国临床神经生理学学会的指南指出,常规脑电图记录的持续时间由脑电图的适应证决定[3]。

(1)委员会建议对有惊厥危险的婴儿进行至少 24 小时的监测。

(2)如果检测到惊厥发作,应继续监测,直到患者至少 24 小时无惊厥发作。

E.并发症

1.新生儿应用 aEEG 无重大并发症发生。皮肤刺激一直是电极应用的一个问题。

2.临床医生和护士应注意这一潜在的并发症,以防止压疮和皮肤感染。

F.特殊情况

1.在头皮电极、镊子或真空辅助分娩造成皮肤撕裂时,电极位置可能需要调整。

2.电极间距离是决定背景振幅的重要因素,因此,电极之间距离的减小将导致背景振幅的减小。

3.头皮肿胀,如头颅血肿、积水或脑膜下出血会降低脑电图振幅。

4.非对称性头皮水肿可能导致脑电图背景的不对称性。

aEEG 轨迹的说明

A.背景分类

1.aEEG 背景的分类是基于对 HIE 足月婴儿和早产儿的描述。

2.Hellstrom-Westas[1]提出了一个适用于所有新生儿的分类,无论他们的胎龄或疾病状态如何。它由 5 个类型组成(图 14.3)。

a.连续。最小幅度为 5~10μV,最大幅度为 10~50μV。

b.不连续。最小幅度变量<5μV,最大幅度>10μV。

c.爆炸抑制。最低的振幅变化在 0~2μV,间歇脉冲振幅> 25μV。这种状态有两种模式。BS+ 表示高频脉冲(≥100/hr),BS−表示低频脉冲(<100/hr)。

d.低电压。最小和最大幅度为低电压(5μV 或以下)。

e.不活动。平台:电压低于 5μV 的静息状态。

B.睡眠觉醒周期

1.睡眠觉醒周期(SWC)的特征是宽波谱(代表深度安静睡眠)和窄波谱(代表清醒、警戒状态和活跃睡眠)交替出现的周期性变化。

2.新生儿的 SWC 有 3 种不同的类型[1]。

a.无 SWC。在 aEEG 轨迹上无正弦样变化。

b.不成熟 SWC。aEEG 的下界振幅显示出周期样变化但不完全。

c.成熟 SWC。有明显的正弦样改变,周期持续 20 分钟以上。

C.惊厥识别

1.aEEG 可用于检测惊厥发作。惊厥发作最常发生于没有临床体征的新生儿;在高危人群 (例如患有 HIE、脑膜炎或 IVH 的婴儿) 有助于早期识别惊厥发作。

2.通过模式识别可以很容易地在 aEEG 上识别惊厥发作。

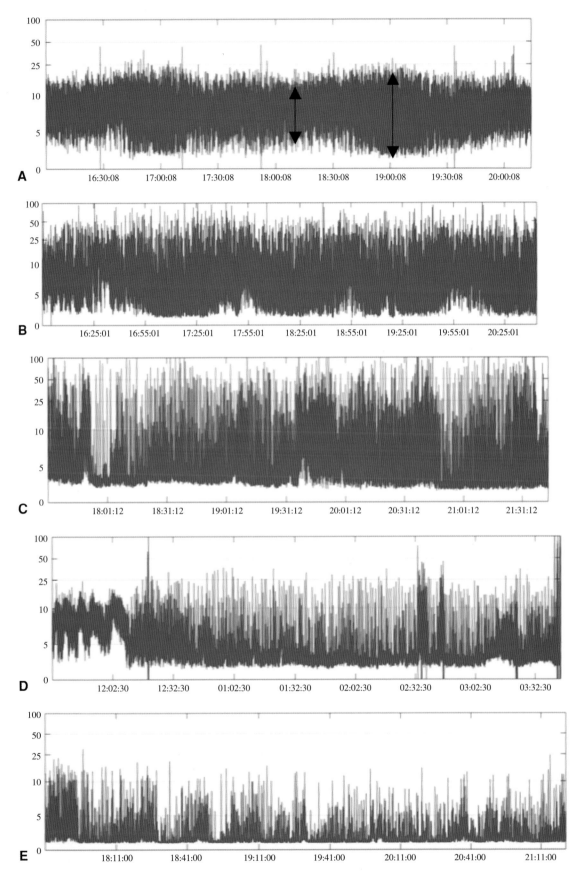

图 14.3　aEEG 背景分类。(A,B)不连续的背景。(C)高爆发密度的爆发抑制(BS+)。(D)低爆发密度的爆发抑制(BS-)。(E)不活跃和平台的轨迹。

a.惊厥在监视器上显示为基线的突然变化(最小值、最大值或二者的瞬时上升)。

(1)这是由于脑电图频率和振幅的变化。

(2)单次惊厥发作在 aEEG 记录的背景中表现为孤立的变化(图 14.4)。

b.在原始脑电图中,惊厥的特征是突然出现一种异常的电活动,持续 10 秒或更长时间,其波形不断演变,重复,逐渐增加,然后频率、形态或振幅下降。

(1)惊厥持续状态通常被认为是连续背景下的锯齿状(图 14.5)。

(2)惊厥持续状态也可表现为基线的持续上升。

3.目前在市面上可以买到的软件程序,提供对惊厥发作的自动检测。

a.这些程序不准确,而且它们受到运动和噪声的影响[11]。

b.它们通常与临床医生的判断相结合使用,而临床医生还需要回顾脑电图的变化趋势和相应的原始脑电图轨迹。

c.此外,与持续脑电图相比,aEEG 检测惊厥发作的敏感性和特异性较低,特别是如果惊厥发作起源于较远的区域,并且发作持续时间短和幅度小[8,12]。

D.药物对 aEEG 的影响

1.镇静剂和抗惊厥药降低了 aEEG 的背景和 SWC。

a.多种镇静剂对 aEEG 抑郁有相加作用[13]。在 HIE 患儿中,输注咪达唑仑对 aEEG 背景有抑制作用[14]。

b.轻度 HIE 的抑制是短暂的,2 小时内消失,严重损伤的抑制持续存在。

2.研究表明,给予表面活性物质可使早产儿的 aEEG 显著降低长达 10 分钟,但其机制尚不清楚[15,16]。

E.胎龄的影响

1.Burdjalov 等发现 SWC 的存在与胎龄相关性最强[9],SWC 的存在表明大脑成熟,不同中枢神经系统功能之间的完整性高。

2.多项研究表明,早产儿中 SWC 的存在随着年龄

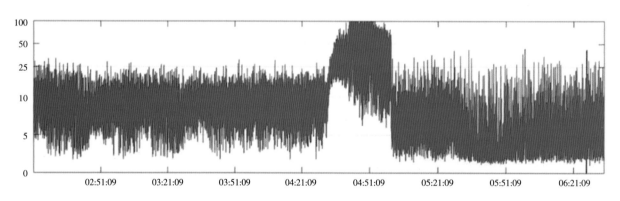

图 14.4　aEEG 上的惊厥发作模式。惊厥发作轨迹(aEEG),轨迹的上边缘和下边缘有短暂的上升,表示惊厥发作。

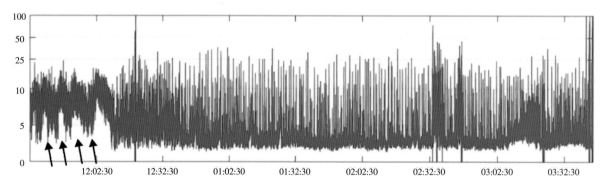

图 14.5　aEEG 上的惊厥发作模式。惊厥重复发作的 aEEG 轨迹表现出起始部位的爆发抑制。

的增长而成熟[17,18]。早产儿的波谱跨度随着年龄的增长而变窄，这表明早产儿的成熟程度更高[1,9,10,19]。

F.伪影识别

1.高阻抗

a.引入同步显示原始脑电图信号和连续阻抗监测技术，是脑电图数字化监测的重要进展。

b.这两个重要的部分使临床医生和工作人员能够检测伪影并提醒他们电极接触不当。

2.环境干扰

a.护理过程中的状态唤醒（拍打伪影）会导致不连续背景的最小振幅瞬间上升，可能被误解为惊厥。

（1）原始脑电图有助于描述事件的真实性质。

（2）注明护理时间和用药时间。

b.电极间距离是非常重要的，因为任何改变都会影响脑电图信号的振幅。应严格遵守电极放置指南，以避免出现问题。

c.高频通气时幅度上移，脑电图信号可呈现与高频通气相同的高频单律活动。心电干扰和肌肉活动使基线抬高，并影响背景的解释。

（1）原始脑电图信号的同声传译有助于揭示意外发现的确切原因。

（2）有时需要 cEEG 记录来准确评估背景并识别伪影[20,21]。

G.局限性

1.aEEG 是新生儿重症监护病房常用的床旁神经系统监测工具，易于应用和解读。

a.程序只需几分钟，不需要高技能人员。

b.最重要的是将电极放置在相应的位置。

c.尽管如此，aEEG 仍有许多局限性。

（1）aEEG 只覆盖大脑的中央顶叶区域，不包括额区、颞区和枕区。

（2）aEEG 轨迹的时间压缩特性和电极的中心-顶叶位置可能会导致振幅低、持续时间短[12]和来自大脑偏远区域（如枕部）的局灶性惊厥发作[22]。

2.在新生儿重症监护病房中，aEEG 很容易获得，可以在不同的临床情况下与传统的 EEG 和其他成像方式一起使用。

a.在监测 HIE 患儿方面显示出巨大成效，越来越

多地用于早产儿的研究，用于预测短期和长期预后。

b.研究出生后最初几天的 aEEG 背景模式、爆发次数/小时和周期性的存在与否，发现在背景中检测到的异常与神经发育结果较差相关[23,24]。

参考文献

1. Hellstrom-Westas L, Rosén I, de Vries LS, et al. Amplitude-integrated EEG classification and interpretation in preterm and term infants. *NeoReviews*. 2006;7(2):e76–e87.
2. Vasudevan C, Levene M. Epidemiology and aetiology of neonatal seizures. *Semin Fetal Neonatal Med*. 2013;18(4):185–191.
3. Shellhaas RA, Chang T, Tsuchida T. The American clinical neurophysiology society's guideline on continuous electroencephalography monitoring in neonates. *J Clin Neurophysiol*. 2011;28(6):611–617.
4. Foreman SW, Thorngate L, Burr RL, et al. Electrode challenges in amplitude-integrated electroencephalography (aEEG): research application of a novel noninvasive measure of brain function in preterm infants. *Biol Res Nurs*. 2011;13(3):251–259.
5. Tao JD, Mathur AM. Using amplitude-integrated EEG in neonatal intensive care. *J Perinatol*. 2010;30 Suppl:S73–S81.
6. Shah DK, Lavery S, Doyle LW, et al. Use of 2-channel bedside electroencephalogram monitoring in term-born encephalopathic infants related to cerebral injury defined by magnetic resonance imaging. *Pediatrics*. 2006;118(1):47–55.
7. Shellhaas RA, Soaita AI, Clancy RR. Sensitivity of amplitude-integrated electroencephalography for neonatal seizure detection. *Pediatrics*. 2007;120(4):770–777.
8. Shah DK, Mackay MT, Lavery S, et al. Accuracy of bedside electroencephalographic monitoring in comparison with simultaneous continuous conventional electroencephalography for seizure detection in term infants. *Pediatrics*. 2008;121(6):1146–1154.
9. Burdjalov VF, Baumgart S, Spitzer AR. Cerebral function monitoring: a new scoring system for the evaluation of brain maturation in neonates. *Pediatrics*. 2003;112(4):855–861.
10. Thornberg E, Thiringer K. Normal pattern of the cerebral function monitor trace in term and preterm neonates. *Acta Paediatr Scand*. 1990;79(1):20–25.
11. Lawrence R, Mathur A, Nguyen The Tich S, et al. A pilot study of continuous limited-channel aEEG in term infants with encephalopathy. *J Pediatr*. 2009;154(6):835.e1–841.e1.
12. Hellstrom-Westas L. Comparison between tape-recorded and amplitude-integrated EEG monitoring in sick newborn infants. *Acta Paediatr*. 1992;81(10):812–819.
13. Bell AH, Greisen G, Pryds O. Comparison of the effects of phenobarbitone and morphine administration on EEG activity in preterm babies. *Acta Paediatr*. 1993;82(1):35–39.
14. van Leuven K, Groenendaal F, Toet MC, et al. Midazolam and amplitude-integrated EEG in asphyxiated full-term neonates. *Acta Paediatr*. 2004;93(9):1221–1227.
15. Skov L, Hellström-Westas L, Jacobsen T, et al. Acute changes in cerebral oxygenation and cerebral blood volume in preterm infants during surfactant treatment. *Neuropediatrics*. 1992;23(3):126–130.
16. Bell AH, Skov L, Lundstrøm KE, et al. Cerebral blood flow and plasma hypoxanthine in relation to surfactant treatment. *Acta Paediatr*. 1994;83(9):910–914.
17. Sisman J, Campbell DE, Brion LP. Amplitude-integrated EEG

in preterm infants: maturation of background pattern and amplitude voltage with postmenstrual age and gestational age. *J Perinatol*. 2005;25(6):391–396.

18. Olischar M, Klebermass K, Kuhle S, et al. Reference values for amplitude-integrated electroencephalographic activity in preterm infants younger than 30 weeks' gestational age. *Pediatrics*. 2004;113(1 Pt 1):e61–e66.

19. Zhang D, Liu Y, Hou X, et al. Reference values for amplitude-integrated EEGs in infants from preterm to 3.5 months of age. *Pediatrics*. 2011;127(5):e1280–e1287.

20. Toet MC, van der Meij W, de Vries LS, et al. Comparison between simultaneously recorded amplitude integrated electroencephalogram (cerebral function monitor) and standard electroencephalogram in neonates. *Pediatrics*. 2002;109(5):772–779.

21. Rennie JM, Chorley G, Boylan GB, et al. Non-expert use of the cerebral function monitor for neonatal seizure detection. *Arch Dis Child Fetal Neonatal Ed*. 2004;89(1):F37–F40.

22. Rakshasbhuvankar A, Paul S, Nagarajan L, et al. Amplitude-integrated EEG for detection of neonatal seizures: a systematic review. *Seizure*. 2015;33:90–98.

23. Kidokoro H, Kubota T, Hayashi N, et al. Absent cyclicity on aEEG within the first 24 h is associated with brain damage in preterm infants. *Neuropediatrics*. 2010;41(6):241–245.

24. Hellstrom-Westas L, Klette H, Thorngren-Jerneck K, et al. Early prediction of outcome with aEEG in preterm infants with large intraventricular hemorrhages. *Neuropediatrics*. 2001;32(6):319–324.

血液标本采集

第 **15** 章

血管定位

Suna Seo

血管透照法

A.适应证

在正常光线条件下定位可穿刺的动脉或者静脉。
1.穿刺取血[1-3]。
2.静脉插管[4,5]。

B.禁忌证

无。

C.预防措施

核实光源设备有完好的吸热片和红外线、紫外线滤光片[6]。

D.设备

1.透照光源。
a.高强度冷光源光纤灯(图 15.1)。
b.LED 发光二极管(图 15.2)[4,5]。
c.某些情况下应用耳镜光(图 15.3)[1]。
2.乙醇棉片。
3.无菌手套或者一次性塑料薄膜。

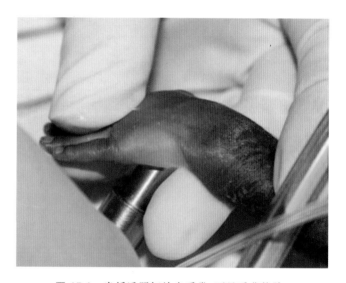

图 15.1　光纤透照灯放在手掌,可见手背静脉。

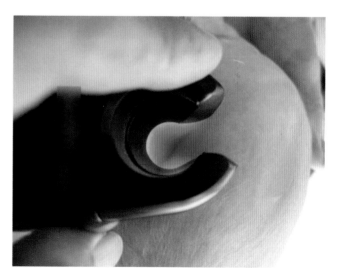

图 15.2　LED 灯下可见头皮静脉。(Courtesy of Veinlite by Translite,Sugar Land,Texas.)

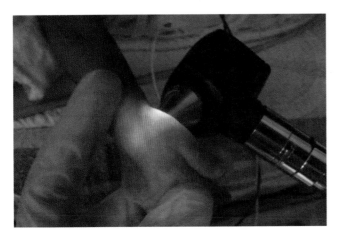

图 15.3　应用耳镜可见静脉。

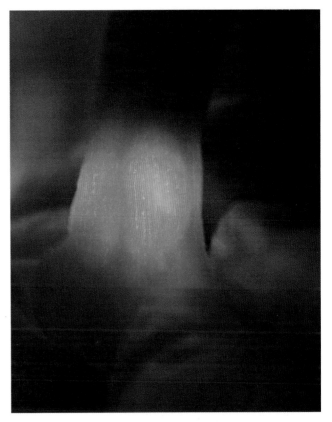

图 15.5　透照镜下可见胫后动脉。

E.操作技术

　　1.用乙醇棉片清洁光源探头,用无菌手套或一次性塑料薄膜覆盖。

　　2.调暗病室灯光。但需有一定光亮看见操作区域。

　　3.将光源置于较低强度并根据显示需要逐渐增加强度。

　　4.定位探头以便透照血管。

　　5.暗光时,确定血管走行结构(图 15.4 和图 15.5)。

　　6.如果光线不是直接照射在穿刺部位,要注意变形、失真的情况。

　　7.长时间操作时,不要让光源与肢端接触。

F.并发症

　　1.光探头热灼伤(图 15.6 和图 15.7)[6-10]。

　　2.违反无菌操作所致的污染。

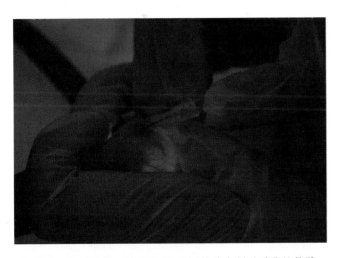

图 15.4　光纤透照灯放在手掌,显示静脉穿刺时手背的静脉。

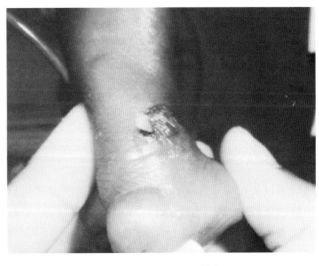

图 15.6　透照所致的灼伤。

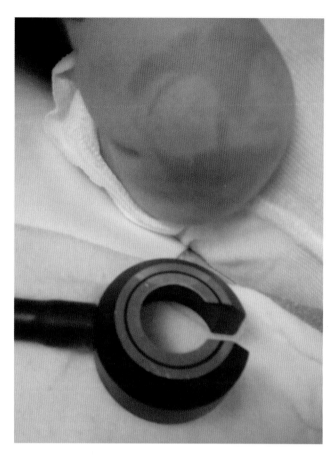

图 15.7　长时间透照后的浅表烧伤。

超声检查法

A.背景

随着较小新生儿探头的出现及超声知识和经验的不断增长,便携式超声仪(US)作为新生儿经皮外围静脉置管(PICC)[11]和经皮中心静脉导管(CVC)放置[12-15]的辅助工具,其使用量逐步增加。

B.适应证

通过实时可视化进针及可视化结构的明确来进行动静脉置管[11-18]。

C.禁忌证

无。

D.预防措施

新生儿动静脉的区别很微小。静脉通常是可收缩的,动脉可见搏动[16]。

E.设备

1.高频(>10MHz)、小(<30mm 宽度)、线形的超声探头。
2.多普勒功能(筛选血栓形成和栓塞)。
3.图像放大功能。
4.无菌凝胶。
5.无菌探头覆盖薄膜。

F.操作技术

1.在探头上放置一个无菌薄膜,并在探头上应用无菌润滑剂。
2.用你的非优势手控制和定位超声探头(图 15.8)。
3.转动探头方向,将目标血管放置在屏幕中心。
　a.短轴或者横轴位。探头相对于血管方向要横向放置,可看见血管横断面(图 15.9A)。
　b.长轴或者矢状位。探头平行血管方向,可看见血管长度,随着血管走行,确定瓣膜、狭窄或血栓形成(图 15.9B)。
　c.非水平面上,针头垂直穿过超声束。
　d.水平面上,针停留在超声束里(图 15.9C)。

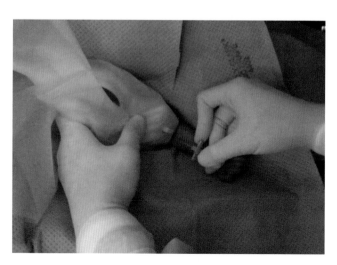

图 15.8　超声探头垂直于静脉放置 PICC。

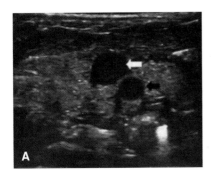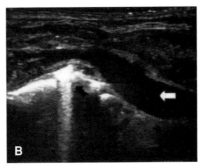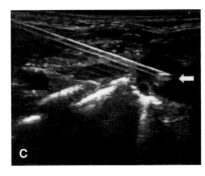

图 15.9　(A)横断面图显示的是颈内静脉(白色箭头)和颈动脉(黑色箭头)的横断面。血管的相对压迫和对血管流量的脉冲多普勒控制分别有助于识别静脉和动脉。(B)矢状位在平面上显示锁骨下静脉(白色箭头)、上面的胸膜(黑色箭头)和肺。(C)平面矢状图，用针(黑色箭头)尖(白色箭头)置于 SCV 内。抽血可以确认正确的位置。(Reprinted with permission from Lausten-Thomsen U, Merchaoui Z, Dubois C, et al. Ultrasound-guided subclavian vein cannulation in low birth weight neonates. *Pediatr Crit Care Med*. 2017;18(2): 172–175.)

4.手持探头定位垂直于静脉。

5.整个操作过程针尖应保持在视野内。

G.并发症

无。

近红外线可视化法

A.背景

红外线发出的光源是无害的，且它可以被血管吸收。血管周围组织反射光形成的图像,由数字视频摄像机捕获和处理。用一个绿色的 LED 增加图像对比性,可直接投射到皮肤表面。这个设备不和患者皮肤接触,无热源、辐射或者激光眼等安全问题[19-21]。

近红外可视化可能有助于静脉保留,但其益处与静脉插管无关。成本效益和必要的培训要求尚未确定。尽管系统评价和荟萃分析并未显示使用近红外光装置的整体益处，但该装置可能对难以成功插管的患者有用[22,23]。

B.适应证

1.定位动脉或静脉用于。

　a.静脉切开术。

　b.血管内置管。

C.禁忌证

无。

D.设备

直接血管投影成像装置。

E.操作技术

1. 90°定位头端,目标位置上方约 13 英寸(33cm)。

2.聚焦设备。

3.切换并应用交换模式。

　a.通常的。

　b.相反的。

　c.调整大小。

　d.完善细节。

参考文献

1. Goren A, Laufer J, Yativ N, et al. Transillumination of the palm for venipuncture in infants. *Pediatr Emerg Care*. 2001;17(2):130–131.

2. Mattson D, O'Connor M. Transilluminator assistance in neonatal venipuncture. *Neonatal Netw*. 1986;5:42–45.

3. Dinner M. Transillumination to facilitate venipuncture in children. *Anesth Analg*. 1992;74:467.

4. Hosokawa K, Kato H, Kishi C, et al. Transillumination by light-emitting diode facilitates peripheral venous cannulations in infants and small children. *Acta Anaesthesiol Scand*. 2010;54:957–961.

5. John J. Transillumination for vascular access: old concept, new technology. *Pediatr Anesth.* 2007;17:189–190.

6. Sumpelmann R, Osthaus WA, Irmler H, et al. Prevention of burns caused by transillumination for peripheral venous access in neonates. *Pediatr Anaesth.* 2006;16:1094–1098.

7. Perman MJ, Kauls LS. Transilluminator burns in the neonatal intensive care unit: a mimicker of more serious disease. *Pediatr Dermatol.* 2007;24:168–171.

8. Keroack MA, Kotilainen HR, Griffin BE. A cluster of atypical skin lesions in well-baby nurseries and a neonatal intensive care unit. *J Perinatol.* 1996;16:370–373.

9. Sajben FP, Gibbs NF, Friedlander SF. Transillumination blisters in a neonate. *J Am Acad Dermatol.* 1999;41:264–265.

10. Withey SJ, Moss AL, Williams GJ. Cold light, heat burn. *Burns.* 2000;26:414–415.

11. Johnson KN, Thomas T, Grove J, et al. Insertion of peripherally inserted central catheters in neonates less than 1.5 kg using ultrasound guidance. *Pediatr Surg Int.* 2016;32(11):1053–1057.

12. Lausten-Thomsen U, Merchaoui Z, Dubois C, et al. Ultrasound-guided subclavian vein cannulation in low birth weight neonates. *Pediatr Crit Care Med.* 2017;18(2):172–175.

13. Breschan C, Graf G, Jost R, et al. A retrospective analysis of the clinical effectiveness of supraclavicular, ultrasound-guided brachiocephalic vein cannulations in preterm infants. *Anesthesiology.* 2018;128(1):38–43.

14. Oulego-Erroz I, Alonso-Quintela P, Terroba-Seara S, et al. Ultrasound-guided cannulation of the brachiocephalic vein in neonates and preterm infants: a prospective observational study. *Amer J Perinatol.* 2018;35(05):503–508.

15. Brasher C, Malbezin S. Central venous catheters in small infants. *Anesthesiology.* 2018;128(1):4–5.

16. Detaille T, Pirotte T, Veyckemans F. Vascular access in the neonate. *Best Pract Res Clin Anaesthesiol.* 2010;24: 403–418.

17. Fidler HL. The use of bedside ultrasonography for PICC placement and insertion. *Adv Neonatal Care.* 2011;11: 52–53.

18. Merchaoui Z, Lausten-Thomsen U, Pierre F, et al. Supra-clavicular approach to ultrasound-guided brachiocephalic vein cannulation in children and neonates. *Front Pediatr.* 2017;5:211.

19. Hess HA. A biomedical device to improve pediatric vascular access success. *Pediatr Nurs.* 2010;36:259–263.

20. Perry AM, Caviness AC, Hsu D. Efficacy of a near-infrared light device in pediatric intravenous cannulation: a randomized controlled trial. *Pediatr Emerg Care.* 2011;27(1):5–10.

21. Phipps K, Modic A, O'Riordan MA, et al. A randomized trial of the vein viewer versus standard technique for placement of peripherally inserted central catheters (PICCs) in neonates. *J Perinatol.* 2012;32:498–501.

22. Conversano E, Cozzi G, Pavan M, et al. Impact of near infrared light in pediatric blood drawing centre on rate of first attempt success and time of procedure. *Ital J Pediatr.* 2018;44(1):60.

23. Park JM, Kim MJ, Yim HW, et al. Utility of near-infrared light devices for pediatric peripheral intravenous cannulation: a systematic review and meta-analysis. *Eur J Pediatr.* 2016;175(12):1975–1988.

第 16 章

静脉穿刺术

Amber M. Dave

A.适应证

1.采集血标本。

a.常规实验室检查,特别是需血量较大,超过毛细血管采血时(≥1.5mL)。

b.血培养。

c.中心血细胞比容测量。

d.某些用于研究的样本(超过毛细血管的采血量)[1,2]。

(1)血氨、乳酸、丙酮酸水平测定(最好选用动脉血)。

(2)药物血浓度。

(3)交叉配血。

(4)血红蛋白/血细胞比容。

(5)细胞核型分析。

(6)凝血试验。

2.给药。

B.禁忌证

1.凝血障碍患儿。

2.局部感染和(或)穿刺部位的炎症。

3.股或内侧颈静脉禁忌证(见 G)。

4.呼吸窘迫、颅内出血或颅内压增高小儿的颈外静脉。

C.预防措施

1.遵守一般的注意事项。

2.当从颈静脉取血时,将患儿的头放低,以避免颅内的气体栓塞。颅内出血或颅内压增高的患儿不要使用颈静脉取血。

3.在拔出针之前,松开止血带,以减少血肿的形成。

4.为防止出血,在取血部位用干纱布按压(通常 2~3 分钟)。

5.避免使用乙醇棉片按压(疼痛、减弱止血作用)。

D.新生儿特别注意事项

1.无论何时都要尽可能首先使用远端的静脉,以保护有限的静脉。

2.使用小针或头皮静脉针,以 23 号针为最佳。使用 25 号或更小规格的针可能发生溶血或凝结。

3.2 个月以下婴儿避免使用氯己定。

4.静脉的选择按优先顺序排列(图 16.1)。

a.手背静脉。

b.足背静脉。

c.在肘窝的贵要静脉、头静脉或肘静脉。

d.踝部的大隐静脉。

e.腕部掌面正中的静脉。

f.近端大隐静脉。

g.头皮静脉。

h.颈静脉。

5.疼痛控制。

a.如果时间允许,在操作前 30 分钟应用复方利多卡因麻醉膏[3,4]。

b.口服蔗糖溶液(12%~25%)可以快速有效地减轻

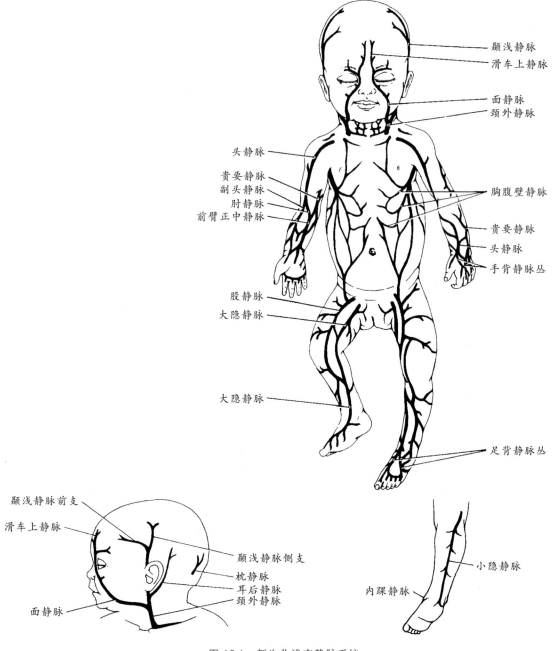

颞浅静脉
滑车上静脉
面静脉
颈外静脉
头静脉
贵要静脉
副头静脉
肘静脉
前臂正中静脉
胸腹壁静脉
贵要静脉
头静脉
手背静脉丛
股静脉
大隐静脉
大隐静脉
足背静脉丛

颞浅静脉前支
滑车上静脉
颞浅静脉侧支
枕静脉
耳后静脉
颈外静脉
面静脉

小隐静脉
内踝静脉

图 16.1 新生儿浅表静脉系统。

静脉穿刺疼痛[4,5]。

　　c.婴儿足跟采血比静脉穿刺更痛苦,可能需要多次穿刺[3,6]。

E.设备

　　1.无菌手套。

　　2.23 号静脉穿刺针(图 16.2)。

　　3.注射器,比所需血量稍大的容量。

　　4.乙醇棉片——2 个月以上的婴儿用 70%乙醇或

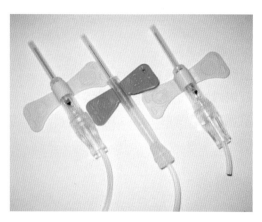

图 16.2 安全型静脉穿刺针。

聚维酮碘溶液或溶于 70% 乙醇中的 0.5% 氯己定。

　　5.纱布。

　　6.盛血标本的试管。

　　7.血培养。

　　a.防腐剂。聚维酮碘溶液制剂(3 个棉签),或 0.5% 氯己定(溶于 70% 乙醇中)(适用于 2 个月以上的婴儿)。

　　b.无菌手套。

　　c.血培养瓶。

　　d.穿刺针。

　　8.止血带或血压计袖带。

F.操作技术

一般静脉穿刺

　　1.进行手卫生处理并准备材料。

　　2.确定合适的血管。如果需要可使用透照法(见 15 章)。如果循环不良,用足跟加温器或温毛巾使肢体温暖。

　　3.如果时间允许可使用麻醉药软膏和(或)蔗糖溶液。

　　4.适当地约束婴儿,例如通过包裹,仅使静脉穿刺部位的末端暴露。

　　5.操作区域使用抗菌剂(见第 6 章)。晾干至少 30 秒。

　　6.使用如下方法使静脉闭塞。

　　a.用两个橡皮筋缠绕在一起的止血带(图 16.3)。

　　b.用示指和拇指环绕肢体或用示指和中指作为止血带(图 16.4A)。

　　7.松开止血带,使静脉扩张。

　　8.检查注射器并套上针头。首先穿透皮肤,并刺入静脉(图 16.4A,B)。

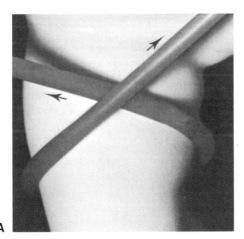

A

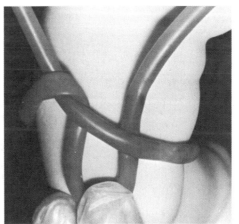

B

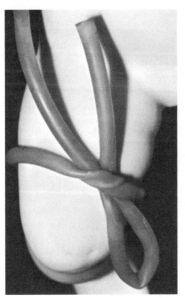

C　　图 16.3　止血带快速松开的正确系法。

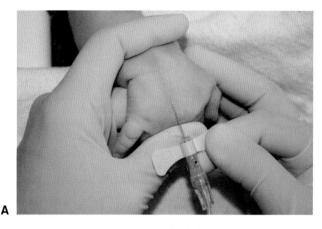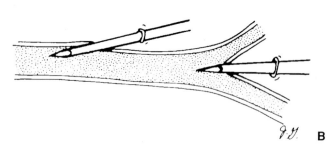

图 16.4 (A)静脉穿刺技术。用示指闭塞静脉近端。(B)针距皮肤最短的距离穿刺静脉。

a.在静脉远端 3~5 mm 处刺穿皮肤,以便在不将静脉推开的情况下顺利进入。

b.如果可能,将针头插入血管分叉的区域,以避免静脉"滚动"。

c.呈 15°~30°角刺入。

d.使针眼的斜面处于最佳血流状态(减少针被血管壁堵塞的机会)。

e.将针头指向血液流动的方向(朝向心脏)。如果针沿着静脉进入,而不是进入静脉,则在不完全取出的情况下将针稍稍抽出,并调整进入血管的角度。

9.松开止血带。

10.轻轻吸取样品,以防止静脉壁阻塞并避免溶血。

11.拔出针头,用干纱布按压针眼处 3 分钟或直到完全止血。

12.用无菌盐水或水擦拭残留的聚维酮碘溶液或氯己定溶液。

滴注法

1.在 23 号蝶形针导管末端 1~2cm 处切断延长管(图 16.2)。

2.遵从以上 1~8 步。

3.据上述第 8 步将针头插入静脉,但是不连接注射器。

4.收集血液标本直接放入容器中(图 16.5)。

5.短的无菌注射针(23 或 24 号)也可以用滴注法收集血标本,但有时成功率低,因为血液可能凝结在针头。

6.滴注法不能用于取血培养的标本或凝血功能的

测定[6]。

头皮静脉

1.找到额叶、颞浅或耳后头皮静脉(图 16.1)。

2.为了适当观察,可能需要刮除毛发。

3.使用头皮静脉针或 23 号蝶形头皮针。

4.用手指在静脉底部施加指压封闭静脉近端。

5.触摸是否有脉搏的跳动,避免使用动脉。

6.小角度进针(15°~20°角)。用非优势手牵引头皮,以防止血管摇晃。

7.导管的方向应与血流相同(朝向心脏)。

8.参见 F,"普通静脉穿刺术"。

大隐静脉[7]

1.只有当血液样本必不可少且无法通过其他静脉穿刺获得时,才应使用此部位。

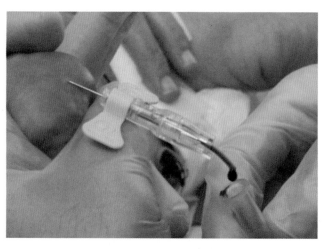

图 16.5 血滴收集技术。

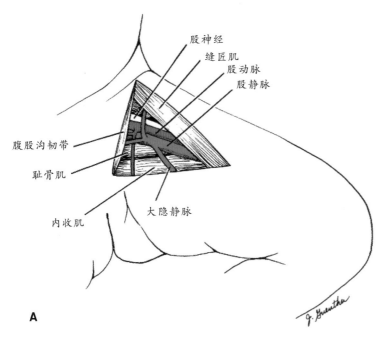
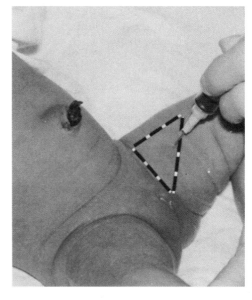

图 16.6 (A)教科书中确定的股三角区的解剖(Adapted from Plaxico DT, Bucciarella RL. Greater saphenous vein venipuncture in the neonate. *J Pediatr.* 1978;93(6):1025–1026. Copyright © 1978 Elsevier. With permission.)。(B)大腿外展时股三角区的位置。

2.用于大的婴儿或者足月儿无凝血功能障碍。

3.由助手扶住婴儿的大腿呈外展状,并使膝和臀屈曲。

4.找出股三角区(图 16.6A)。

a.近端界线。腹股沟韧带。

b.侧面界线。缝匠肌的中间边缘处。

c.中间界线。内收肌的侧缘。

5.进入皮肤,然后大约从腹股沟韧带到三角区 2/3 为静脉的穿刺点(图 16.6B)。

a.相对陡峭的角度(45°~60°)。

b.进入皮肤后,刺入静脉 1~4cm,边进边抽吸,直到抽出血液。

6.参见 F,"普通静脉穿刺术"。

颈外静脉

1.患儿呈头低位,头向外旋转暴露出选择的静脉(图 16.7)。

2.用抗菌剂消毒胸锁乳突肌上的皮肤。

3.轻轻弹小儿的足后跟,让小儿啼哭使静脉达到最佳扩张状态。

4.从下颌角至胸锁乳突肌下 1/3 处边缘可见颈外静脉的走行。

5.从胸锁乳突肌前缘进针穿刺静脉。

6.参见 F,"普通静脉穿刺术"。

G.并发症[8–11]

1.出血伴凝血功能障碍或深静脉穿刺。

2.大的、深静脉穿刺时,可能造成栓塞、肢体缺血、动静脉瘘[9]。

3.相邻动脉的撕裂伤。

4.股静脉穿刺时。

a.股动脉反射性痉挛伴肢端坏疽[10]。

b.穿透腹膜腔。

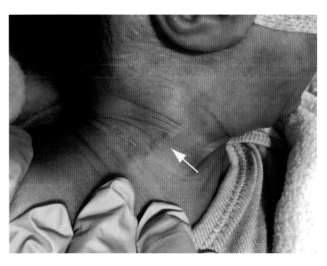

图 16.7 婴儿颈外静脉穿刺时的定位(白色箭头)。

c.化脓性髋关节炎[11]。

d.动静脉瘘[9]。

5.颈内静脉穿刺时。

a.颈动脉撕裂伤。

b.气胸/皮下气肿。

c.通气干扰定位。

d.由于颈静脉穿刺时的头低位,使颅内压增高,加剧颅内出血。

6.头皮静脉穿刺时。

a.动脉撕裂伤。

b.如果橡皮膏使用不当,造成角膜或其他的皮肤损伤。

参考文献

1. Baral J. Use of a simple technique for the collection of blood from premature and full-term babies. *Med J Aust.* 1968;1:97.
2. Kayiran SM, Ozbek N, Turan M, et al. Significant differences between capillary and venous complete blood counts in the neonatal period. *Clin Lab Haematol.* 2003;25:9–16.
3. Shah VS, Ohlsson A. Venepuncture versus heel lance for blood sampling in term neonate. *Cochrane Database Syst Rev.* 2011;(10):CD001452.
4. Biran V, Gourrier E, Cimerman P, et al. Analgesic effects of EMLA cream and oral sucrose during venepuncture in preterm infants. *Pediatrics.* 2011;128(1):e63–e70.
5. Stevens, B, Yamada J, Ohlsson A, et al. Sucrose for analgesia in newborn infants undergoing painful procedures. *Cochrane Database Syst Rev.* 2016;(7):CD001069.
6. Ogawa S, Ogihara T, Fujiwara E, et al. Venepuncture is preferable to heel lance for blood sampling in term neonate. *Arch Dis Child Fetal Neonatal Ed.* 2005;90(5):F432–F436.
7. Plaxico DT, Bucciarelli RL. Greater saphenous vein venipuncture in the neonate. *J Pediatr.* 1978;93:1025–1026.
8. Ramasethu J. Complications of vascular catheters in the neonatal intensive care unit. *Clin Perinatol.* 2008;35:199–222.
9. Gamba P, Tchaprassian Z, Verlato F, et al. Iatrogenic vascular lesions in extremely low birth weight and low birth weight neonates. *J Vasc Surg.* 1997;26(4):643–646.
10. Kantr RK, Gorton JM, Palmieri K, et al. Anatomy of femoral vessels in infants and guidelines for venous catheterizations. *Pediatrics.* 1989;83:1020–1022.
11. Asnes RS, Arendar GM. Septic arthritis of the hip: a complication of venipuncture. *Pediatrics.* 1966;38:837–841.

第 **17** 章

动脉穿刺术

Amber M. Dave

A.适应证[1,2]

1.用于动脉血气分析。

2.当静脉和毛细血管样本不适宜或不能获得时,动脉血样本可用于常规的实验室检查。

3.血氨、乳酸、丙酮酸水平测定。

4.婴儿需要≥1.5 mL 血标本。

B.禁忌证

1.凝血障碍,血小板减少症。

2.末梢微循环障碍。

3.不适宜的动脉。

a.股动脉。

b.侧支循环不良时,运用桡动脉(参见 Allen 试验)。

c.尺动脉(脉络不畅)。

4.取样区域感染或发炎。

5.预先插管的血管。

6.需要使用血管下动脉分流术的先天性心脏病小儿同侧臂的外周动脉。

C.预防措施

1.仅仅当静脉或毛细血管样本不适宜时,才选择取动脉血。

2.使用最小的针,将血管损伤减小到最低程度(23~27 号针),以防止血肿形成。

3.避免在局部动脉的两侧穿刺而造成动脉壁撕裂。

4.从血气中去除过多的气泡和肝素。如果小的气泡进入样本,置于注射器的顶端,立即排出气泡,盖上注射器。

5.在操作结束时保证有效止血,必须给予加压(取样不成功时也必须予加压止血)。

6.穿刺后检查远端的循环。

a.动脉搏动。

b.毛细血管再灌注时间。

c.颜色和温度。

7.如果需要,对动脉痉挛采取相应的措施(见第 36 章)。

D.动脉位置的选择

1.最好选择外周动脉。

2.如果尺动脉侧支循环良好,最好选择桡动脉(参见 Allen 试验)。

3.胫后动脉也可。

4.足背动脉通常较细,显示不清,但是某些患儿也可选用。

5.肱动脉只有在外周动脉和脐动脉不可用的紧急情况下可选用,因为可能会损伤邻近的正中神经,导致侧支循环有缺血的危险[3]。

6.应避免采用颞中动脉,因为有造成神经损伤的危险[4,5]。

7.应避免采用尺动脉,因为侧支循环缺血可能导致手部循环障碍,也可能损伤尺神经或正中神经。

E.设备

 1.无菌手套。

 2.无菌针。

 a.一个 23~25 号的静脉穿刺针,最好是安全型的。

 b.带有延长管的蝶形针更好用。

 3.适当的注射器,包括血气针。

 4.皮肤消毒剂。聚维酮碘溶液或溶于 70%乙醇中的 0.5%氯己定(2 个月以上婴儿适用);操作结束时用无菌水或无菌生理盐水擦去消毒剂。

 5.棉球或纱布垫。

 6.用于透照的高密度光学纤维灯和覆盖透照器的无菌手套(见第 15 章)。

 7.床旁超声(必要时)。

 8.必要时准备口服蔗糖溶液(24%~25%)或局麻药混合物(EMLA)进行止痛[6,7]。

F.操作技术

一般原则[1,2]

 1.透照法可有助于血管的定位(见图 15.5)[8]。操作熟练的医生在超声引导下可增加穿刺成功率,并降低血肿形成或循环缺血的风险[9,10]。

 2.穿刺前应用蔗糖或 EMLA 乳清(在时间允许的情况下)。

 3.手卫生处理和材料准备。

 4.戴上无菌手套。

 5.将注射器与针头连接。

 6.非优势手可作为非无菌手,用该手固定四肢和穿刺部位。

 7.用聚维酮碘或 0.5%氯己定进行局部皮肤消毒,等待干燥至少 30 秒。

 8.动脉穿刺是从与血流相反的方向进针。

 a.浅动脉的进针角度为 15°~30°;深动脉进针角度为 45°。保持针尖斜面朝上。

 b.首先穿刺搏动最强点的皮肤,然后以最小的损伤穿刺进入动脉血管。

 c.注射器轻轻抽吸直到血液回流;固定针头,直到采集完所有血液样本。

 d.如果没有血流或血流停止,请调整穿刺深度或针的角度。如果遇到阻力,请小心抽出针头直至血液回流。要保持耐心和轻柔,多次进针时,动脉可能会痉挛。

 9.用力按压穿刺部位 1~3 分钟以保证完全止血,避免血肿形成。

 10.检查穿刺部位是否有循环障碍[11,12]。

 11.操作结束后用无菌水或无菌生理盐水擦拭除去皮肤上的聚维酮碘溶液。

桡动脉穿刺

 1.在近端腕皱褶确定桡动脉和尺动脉的定位(图 17.1)。

 a.桡动脉位于桡侧腕屈肌腱外侧。

 b.尺动脉位于尺侧腕屈肌腱中间。

 2.改良的 Allen 试验(如下所述)用于评估手部侧支循环血供情况,但有效性尚未在新生儿中得到充分的研究,且观察者间的可靠性较差。透照法是有价值的辅助定位手段,超声的使用也已有报道[13]。

 a.抬高婴儿的手。

 b.用手指在腕部同时压迫桡动脉和尺动脉。

 c.从手掌向腕部方向驱逐血液。

 d.将压迫尺动脉的手指抬起。

 e.血液回流到手的颜色恢复小于 10 秒,表明有足够的侧支循环血供。如果颜色恢复时间超过 15 秒,不能做桡动脉穿刺。

 3.微微伸展腕部,不要过度伸展,以防血管闭塞(图 17.2)[2]。

 4.见 F,"一般原则"。

 5.在近端皱褶水平穿刺皮肤,针斜面向上,以 15°~30°的角度穿刺桡动脉(图 17.3 和图 17.4)。

胫后动脉穿刺

 1.通过触摸或透照法,定位跟腱与内踝之间的胫后动脉(图 17.5;另见图 15.5)。穿刺内踝后方的动脉。

 2.见 F,"一般原则"。

足背动脉穿刺

 1.通过触摸或透照法,在足背趾长伸肌腱和踇长伸肌腱之间确定动脉的位置(图 17.6)。足背动脉一般在第一、二跖骨(足背中部大脚趾和第二脚趾)之间通过。

 2.见 F,"一般原则"。

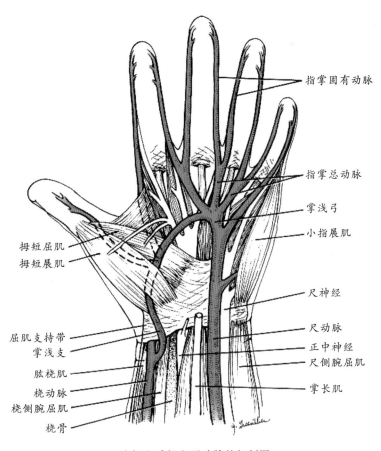

指掌固有动脉

指掌总动脉

掌浅弓

小指展肌

尺神经

尺动脉

正中神经

尺侧腕屈肌

掌长肌

拇短屈肌
拇短展肌

屈肌支持带
掌浅支
肱桡肌
桡动脉
桡侧腕屈肌
桡骨

图 17.1　腕部和手部主要动脉的解剖图。

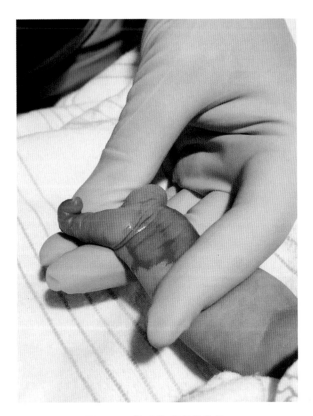

图 17.2　桡动脉穿刺的位置。

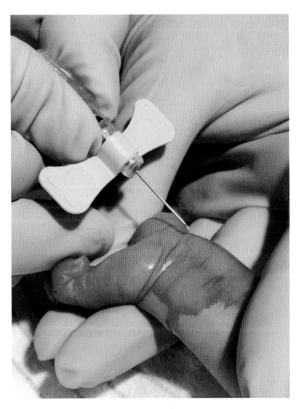

图 17.3　进针角度。

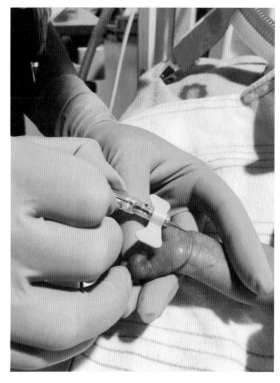

图 17.4　桡动脉穿刺部位侧视图。

肱动脉穿刺

1.通过触摸或透照法,沿肘关节弯曲屈处肱二头肌内侧缘定位动脉,在肘前窝水平或以上进行动脉穿刺。

2.见 F,"一般原则"。

G.并发症[12]

参见第 33 章动脉插管的并发症。

1.由于动脉痉挛、血栓形成或栓塞造成的远端缺血。

2.出血或血肿。

3.神经损伤[14]。

a.正中神经(肱动脉穿刺)。

b.胫后神经。

c.股神经。

4.伸肌腱腱鞘损伤,导致"假性皮层拇指"[15]。

5.肱动脉穿刺后的假性动脉瘤[16]。

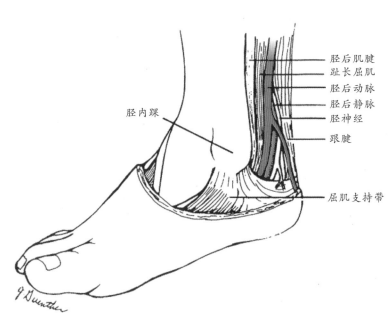

图 17.5　与胫后动脉相关的解剖图。

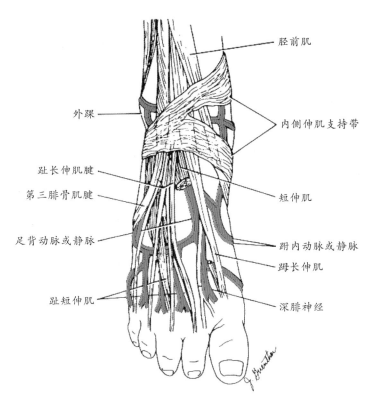

图 17.6　与足背动脉相关的解剖图。

标注（图中文字）：
- 胫前肌
- 外踝
- 内侧伸肌支持带
- 趾长伸肌腱
- 第三腓骨肌腱
- 短伸肌
- 足背动脉或静脉
- 跗内动脉或静脉
- 姆长伸肌
- 趾短伸肌
- 深腓神经

参考文献

1. Smith AD. Arterial blood sampling in neonates. *Lancet*. 1975;1:254–255.
2. Shaw JC. Arterial sampling from the radial artery in premature and full-term infants. *Lancet*. 1968;2:389–390.
3. Okeson GC, Wulbrecht PH. The safety of brachial artery puncture for arterial blood sampling. *Chest*. 1998;114:748–751.
4. Bull MJ, Schreiner RL, Garg BP, et al. Neurologic complications following temporal artery catheterization. *J Pediatr*. 1980;96:1071–1073.
5. Simmons MA, Levine RL, Lubchenco LO, et al. Warning: serious sequelae of temporal artery catheterization. *J Pediatr*. 1978;92:284.
6. Acharya AB, Annamali S, Taub NA, et al. Oral sucrose analgesia for preterm infant venipuncture. *Arch Dis Childhood Fetal Neonatal Ed*. 2004;89:F17–F18.
7. Stevens B, Yamada J, Ohlsson A, et al. Sucrose for analgesia in newborn infants undergoing painful procedures. *Cochrane Database Syst Rev*. 2016;(7):CD001069.
8. Wall PM, Kuhns LR. Percutaneous arterial sampling using transillumination. *Pediatrics*. 1977;59:1032–1035.
9. Gao YB, Yan JH, Gao FQ, et al. Effects of ultrasound-guided radial artery catheterization: an updated meta-analysis. *Am J Emerg Med*. 2016;33(1):50–55.
10. Aouad-Maroun M, Raphael CK, Sayyid SK, et al. Ultrasound-guided arterial cannulation for paediatrics. *Cochrane Database Syst Rev*. 2016;(9):CD011364.
11. Noreng MF. Blood flow in the radial artery before and after arterial puncture. *Acta Anaesthesiol Scand*. 1986;30:281–282.
12. Gillies ID, Morgan M, Sykes MK, et al. The nature and incidence of complications of peripheral artery puncture. *Anaesthesia*. 1979;34:506–509.
13. Barone JE, Madlinger RV. Should an Allen test be performed before radial artery cannulation? *J Trauma*. 2006;61:468–470.
14. Pape KE, Armstrong DL, Fitzhardinge PM. Peripheral median nerve damage secondary to brachial arterial blood gas sampling. *J Pediatr*. 1978;93:852–856.
15. Skogland RR, Giles EJ. The false cortical thumb. *Am J Dis Child*. 1986;140:375–376.
16. Landau D, Schreiber R, Szendro G, et al. Brachial artery pseudoaneurysm in a premature infant. *Arch Dis Child Fetal Neo Ed*. 2003;88:F152–F153.

第 **18** 章

毛细血管采血法

Catherine M. Brown

A.目的

在不适程度最小，潜在损伤或感染风险最小的情况下获得毛细血管的血液样本，用以提供准确的实验室结果。

B.背景

毛细血管采血是新生儿重症监护病房最常进行的操作[1]。这是一种易于掌握的微创技术，当使用适当的技术和设备进行操作时，提供的实验室结果可与动脉样本相媲美[2,3]。唯一的例外是全血细胞计数(CBC)，与静脉样本相比，毛细血管样本具有更高的血红蛋白(Hgb)、血细胞比容(Hct)、红细胞(RBC)计数和白细胞(WBC)计数[4]。毛细管取样的优点是可以进行重复取血，同时周围静脉可以保留做静脉通路。

C.适应证

1.毛细血管血气采样。

2.实验室常规分析(血常规、化学、毒理学/药物水平)需要一定量的血，血液中小的细胞溶解不影响结果。

3.新生儿代谢筛查。

D.禁忌证

1.水肿，因为间质液稀释的样品可能给出不准确的结果。

2.损伤或排除了足部压力后仍存在异常现象，排除在脚部施加压力。

3.局部瘀斑或先前多次足部取血的损伤。

4.低灌注。

5.局部感染。

6.足部外周插入中心静脉导管(PICC)或外周静脉导管。

E.局限性

应用静脉或动脉血，而不应使用毛细管样品。

1.血培养，需要无菌技术。

2.即使少量的溶血也会影响化验结果。

3.特殊检查如凝血功能(更新的凝血试验，只需要几滴血液即可检测，但还未普及)。

4.实验室测试需要超过 1.5mL 血。

F.设备

1.手套。

2.足跟加热器(见 G)。

3.消毒剂(聚维酮碘/生理盐水或葡萄糖酸氯己定[CHG]棉签)。

<32 周者用聚维酮碘清洗部位或 ≥32 周者用 CHG 棉签清洗部位[5]。

4.垫或其他用于保护的床上用品。

5.足跟穿刺装置(见 G)。使用新生儿合适型号(表18.1)。

6.适当的标本收集器。

a.血清分离器。

b.血液管。

c.毛细血管血气管。

d.新生儿代谢筛查滤纸。

e.DNA 卡。

7.如果需要,毛细管血液转移到实验室管。

8.小的胶布绷带或纱布。

G.足跟采血装置和足跟加热器

1.自动足跟采血装置

包装、弹簧、可伸缩的刀片,可提供控制血液检测切口的宽度和深度的一致性。

a.切口深度从极早产儿到婴幼儿均有不同,为 0.65~2mm(Tenderfoot,International Technidyne Corporation,Edison,New Jersey);早产儿和新生儿为 0.85~1mm(BD Quickheel Lancet,BD Vacutainer Systems,Franklin Lakes,New Jersey)(表 18.1)。

b.控制深度,避免跟骨损伤[6-8],同时提供更大的血量并减少疼痛、溶血、与实验值的误差[6,9]。较浅的设备可用来获得小样品,如许多新生儿需频繁检测血糖[10]。

c.自动化(手动)成人针式采血针和弹簧针穿刺装置不适合婴儿[9]。

2.足跟加热器

毛细管试验前,可使用足跟加热器。如果足跟已经变暖,那么这个化学包可提供控制温度。足跟加热器应保持 5 分钟,然后离开取血的足跟。足跟加热并不是必需的[11]。在毛细血管穿刺前,按照步骤加热足跟。

H.预防措施

1.部位

a.毛细血管足跟的合适位置在足后跟的外侧,一定要避开跟骨。

b.不要用足跟的末端。在这个位置跟骨很表浅,并有增加骨髓炎的风险[6]。

c.在小婴儿,取血部位不要使用指尖、脚趾或耳垂。

2.手的位置

不要挤压足跟。挤压足跟的结果是带来更大的痛苦,降低血压和增加细胞裂解。

3.收集

a.如果使用毛细管转移血液,必须要确定是否管内含有物质如抗凝剂,可能有潜在的干扰实验结果。新生儿代谢筛查不使用抗凝管或 DNA 卡。

b.勺状的收集器可提供更小的取血管用来指导血液滴在试样管中,避免重复吸取足的表面,皮肤表面会有微血栓形成,影响化验结果。

I.操作技术

1.确定位置。毛细管足跟采血的首选部位是足跟的侧面(图 18.1)。

a.不同的部位以防止擦伤和皮肤损伤。

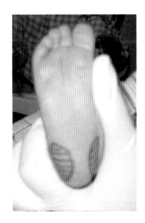

图 18.1　毛细管足跟抽样适当的位置在足跟的侧面。

表 18.1　不同婴儿的自动足跟采血产品实例

婴儿大小	提供的产品	切口深度/长度
<1000 g	Tenderfoot Micropreemie	0.65mm/1.40mm
低出生体重儿和早产儿 >1000 g	Tenderfoot Preemie/BD Quickheel Preemie	0.85mm/1.75mm
足月儿到 3~6 个月	Tenderfoot Newborn/BD Quickheel Infant	1.0mm/2.50mm
6 个月至 2 岁	Tenderfoot Toddler	2.0mm/3.00mm

b.如果首选区域受到先前频繁取血的损害,跖面可用于足月儿或晚期早产儿(图18.2)。为避免并发症,可接受的皮肤到跟骨软骨膜的距离为2.2mm或更长[6]。

2.用足跟加热器加热5分钟,开始操作前移除。

3.让患儿舒适的措施。盖住或用襁褓包紧患儿,联合使用浓缩的蔗糖溶液和安抚奶嘴,减轻患儿疼痛,快速遵照以下步骤分辨患儿的不适[12](图5.1)。取血过程前30分钟的袋鼠式护理及取血过程显示稳定早产儿疼痛评分降低[13]。

4.洗手、戴上手套。

5.胎龄<32周婴儿用聚维酮碘擦拭或胎龄≥32周婴儿用CHG棉签清洁[14]。

6.把手指放在患儿小腿上,用大拇指固定患儿的足,沿着小腿向患儿的足跟施加压力(图18.3)。

7.准备自动采血针并放开夹子。

8.在指定位置放置自动采血针,将针头对齐到所需的穿刺位置并刺入。

9.手指沿小腿向上运动,拇指在足底表面向前运动,对腿和脚背施加压力,让血液成滴流下。

10.用纱布或清洁棉片擦去第一滴血。

11.利用毛细管作用(液体在没有辅助的情况下流入较小的管的能力),充满血气管,要保持管水平(图18.4)。

12.释放压力,让毛细血管再次充盈。

13.引导血液滴入管中或收集到毛细管中再转移到实验室管。

14.如果血液停止流动,应用CHG或生理盐水棉签、纱布或者清洁棉片擦拭局部去除血凝块,确保毛细血管再充盈时间,然后再次挤压腿部。如果血液仍不流,选择另外部位重复以上步骤采血或者选择静脉穿刺取血。

15.当样本收集完毕,局部加压,用纱布包扎或者黏性绷带包扎。用盐水擦去皮肤上的聚维酮碘。

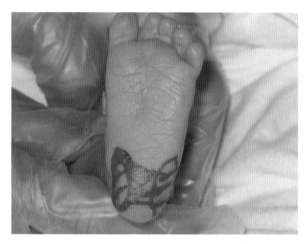

图18.2 毛细管足跟交替取样部位。如果频繁采样使两侧足跟不再适合使用,可以在处于两者之间的足底表面取样。但不能在足跟末端取血。

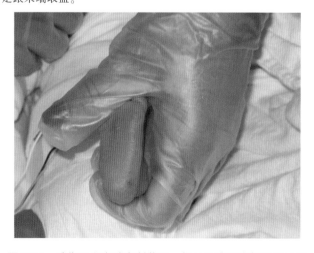

图18.3 手位置和自动穿刺装置。把足跟放置在拇指和示指夹角的顶端,示指沿着小腿,拇指沿着脚掌。将自动穿刺装置放在适当的位置。沿小腿施加压力,用拇指反压。不要挤压足跟。

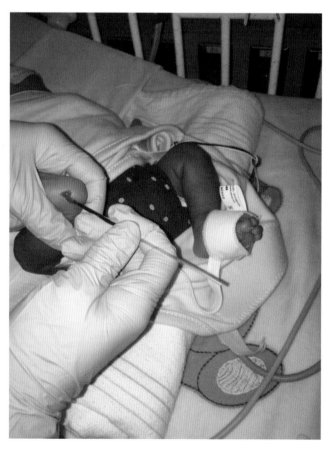

图18.4 毛细血管血气采样。

16.继续对患儿实施舒适的措施。

J.标本处理

1.首先收集血气样本,然后是血液样本,最后是化学/毒理学样本。

2.确保血气样本是没有气泡的。

a.水平放置毛细管,利用毛细管作用吸取血,且不会收集到气泡,不会影响结果。在管的末端盖好盖子。

b.毛细血管血液气体样本最好在 10 分钟内进行分析或应在冰水中长达 1 小时并保持水平,在分析前要持续滚动毛细管。咨询机构实验室血液气体样本的贮存和运输指南。

3.采血过程可能激活微循环的抗凝系统。

4.新生儿代谢病筛查。遵循具体的收集指南[14]。

a.生后 24~48 小时。

b.收集中介物的完整性。避免接触滤纸片,手指上的油可能影响结果。

c.单滴在滤纸上,避免重叠。婴儿取血的部位允许大滴血形成。血要自由地滴入滤纸上指定圆圈内。对每个圆圈重复上述步骤(图 18.5)。

d.不要使用含有抗凝剂或其他可能干扰实验室结果材料的毛细管将血液涂抹在滤纸上。

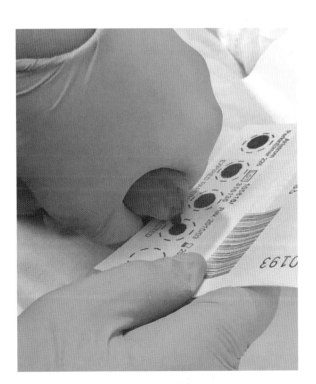

图 18.5　新生儿代谢筛选取样。

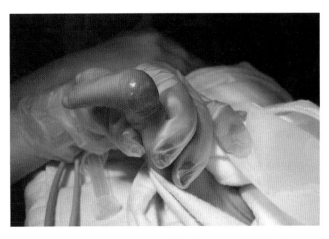

图 18.6　毛细管足跟取血并发症——足跟蜂窝织炎。

K.并发症

1.疼痛。

2.感染(脓肿、蜂窝织炎、软骨膜炎、骨髓炎)(图 18.6)[15,16]。

3.组织缺失和瘢痕。

4.钙化结节[17]。

L.不准确的检验结果

1.过度溶血继发高钾血症。

a.使用正确的技术和保证细胞裂解最小化。

2.错误的血气结果。

a.确保样本是没有气泡的。

b.避免延迟分析。

c.运用适当的技术和保证细胞裂解最小化。

参考文献

1. Courtois E, Droutman S, Magny JF, et al. Epidemiology and neonatal pain management of heelsticks in intensive care units: EPIPPAIN 2, a prospective observational study. *Int J Nurs Stud*. 2016;59:79–88.

2. Richter S, Kerry C, Hassan N, et al. Capillary blood gas as a substitute for arterial blood gas: a meta-analysis. *Br J Hosp Med (Lond)*. 2014;75:136–142.

3. Goenka A, Bhoola R, McKerrow N. Neonatal blood gas sampling methods. *South Afr J Child Health*. 2012;6:3–9.

4. Kayiran SM, Ozebek N, Turan M, et al. Significant differences between capillary and venous complete blood counts in the neonatal period. *Clin Lab Haematol*. 2003;25:9–16.

5. Chapman AK, Aucott SW, Milstone AM. Safety of chlorhexidine gluconate used for skin antisepsis in the preterm infant.

J Perinatol. 2012;32:4–9.

6. Arena J, Emparanza JI, Nogues A, et al. Skin to calcaneus distance in the neonate. *Arch Dis Child Fetal Neonatal Ed.* 2005;90:F328–F331.

7. Kazmierczak SC, Robertson AF, Briley KP. Comparison of hemolysis in blood samples collected using an automatic incision device and a manual lancet. *Arch Pediatr Adolesc Med.* 2002;156:1072–1074.

8. Vertanen H, Fellman V, Brommels M, et al. An automatic incision device for obtaining blood samples from the heels of preterm infants causes less damage than a conventional manual lancet. *Arch Dis Child Fetal Neonatal Ed.* 2001;84:328–331.

9. Shah V, Taddio A, Kulasekaran K, et al. Evaluation of a new lancet device (BD QuickHeel) on pain response and success of procedure in term neonates. *Arch Pediatr Adolesc Med.* 2003;157(11):1075–1078.

10. Folk LA. Guide to capillary heelstick blood sampling in infants. *Adv Neonatal Care.* 2007;7:171–178.

11. Janes M, Pinelli J, Landry S, et al. Comparison of capillary blood sampling using an automated incision device with and without warming the heel. *J Perinatol.* 2002;22:154–158.

12. Yin T, Yang L, Lee TY, et al. Development of atraumatic heel-stick procedures by combined treatment with non-nutritive sucking, oral sucrose, and facilitated tucking: a randomized control trial. *Int J Nurs Stud.* 2015;52:1288–1299.

13. Johnston C, Campbell-Yeo M, Disher T, et al. Skin to skin care for procedural pain in neonates. *Cochrane Database Syst Rev.* 2017;2:CD008.

14. Bryant K, Horns K, Longo N, et al. A primer on newborn screening. *Adv Neonatal Care.* 2004;4(5):306.

15. Abril Martin JC, Aguilar Rodriguez L, Albinana Cilvetti J. Flatfoot and calcaneal deformity secondary to osteomyelitis after heel puncture. *J Pediatr Orthop B.* 1999;8:122–124.

16. Lauer BA, Altenburgher KM. Outbreak of staphylococcal infections following heel puncture for blood sampling. *Am J Dis Child.* 1981;135:277–278.

17. Rho NK, Youn SJ, Park HS, et al. Calcified nodule on the heel of a child following a single heel stick in the neonatal period. *Clin Exp Dermatol.* 2003;28:502–503.

第 **4** 部分

各种标本采集

扫码领取
新生儿诊疗思路参考

第19章

腰椎穿刺术

Marko Culjat

A.适应证

1.中枢神经系统(CNS)感染的初步诊断。

a.细菌及真菌感染。

败血症时是否需要进行腰椎穿刺(LP)取决于疑似败血症的时间(早发性和迟发性败血症)、早产、孕母状态(产时抗生素预防[IAP]、绒毛膜羊膜炎的诊断)和临床症状[1]。虽然不同的医生有不同判断,但总体建议包括以下几点。

(1)对于疑似早发性败血症的患儿,若出现明显败血症临床表现,应全面检查包括腰椎穿刺。

(2)其母亲被诊断为绒毛膜羊膜炎或在长时间破膜的情况下,若新生儿状态良好,则不需要进行腰椎穿刺[2,3]。

(3)推荐迟发性败血症的患儿常规进行腰椎穿刺,因为大约 1/3 的患儿通过腰椎穿刺确诊为脑膜炎,他们的血液培养结果为阴性[1]。仅在血培养阳性的情况下才进行脑脊液培养是不合适的。

b.先天性感染的诊断。对先天性单纯疱疹病毒和梅毒感染的高危患儿进行诊断评估[5,6]。其他感染包括弓形虫病、巨细胞病毒及最近的寨卡病毒[7]。

2.脑膜炎治疗效果的监测。

对于新生儿脑膜炎治疗是否需要重复腰椎穿刺存在争议,但重复腰椎穿刺对极低体重儿是有益的,因为尽管给予了抗菌治疗,但仍有大约 10%的病例多次脑脊液培养呈阳性[4,8,9]。

3.交通性脑积水合并脑室出血的脑脊液引流,表现为颅内压(ICP)增高或脑室扩张的恶化迹象(见本章

B.1)[10]。

a.若出现脑室扩张加重并有颅内高压,需经腰椎穿刺进行脑脊液引流,引流量为 10~15mL/kg,引流时间<3天,终止时脑室指数和对角脑室大小要求不同[10-14]。

b.一项纳入 4 项研究的荟萃分析发现,若无颅内高压,则不支持和反复进行脑脊液引流[15]。

4.代谢性疾病的诊断检查[16,17]。

5.中枢神经系统白血病的诊断[18]。

6.鞘内注射化疗药物[19]。

B.禁忌证

1.颅内高压。新生儿颅缝尚未闭合,颅内占位性病变或脑膜炎引起的颅内高压很少导致小脑幕裂孔疝或小脑疝。但即使颅缝未闭,对颅内高压的新生儿进行腰椎穿刺术后也可能发生脑疝[20,21]。若出现颅内高压的明确征象(短时间内意识障碍、体态异常、脑神经麻痹、前囟膨隆、无诱因的心率、呼吸或血压异常),在腰椎穿刺前需进行神经影像学检查。开放的囟门会抑制视盘水肿的进展,直到临床病程的后期[22]。

2.血小板减少尚未纠正或有出血倾向[23]。

3.穿刺部位周围皮肤或组织感染。

4.腰骶部异常。

5.临床状态不稳定,手术风险大于收益。

C.设备

除口罩和帽子外,所有物品必须保证无菌。

有预包装的腰椎穿刺套件可供选择。推荐的设备

包括。

    1.口罩、帽子和手术衣。

    2.无菌手套。

    3.碘附。

    4.孔巾和无菌巾

    5.带针芯的斜面腰穿针——通常有两种尺寸。

    a.小：25 号，长 1 英寸。

    b.大：22 号，长 1.5 英寸。

    6. 3 个或以上带帽的取样管。

    7.胶带、纱布。

D.预防措施

    1.监测生命体征和血氧饱和度。在操作过程中增加供氧量，预防低氧血症[24]。调整 FiO_2，使血氧饱和度保持在参考范围内。避免颈部过度弯曲而增加气管阻塞的风险[25-29]。减少双膝屈曲的侧卧位引起一过性血氧饱度下降的时间[28,29]。

    2.保证严格无菌(见第 6 章)。

    3.使用带针芯的穿刺针可以避免形成椎管内表皮样瘤[30,31]。

    4.为防止过度穿刺造成损伤,应缓慢进针,可以采用"针孔向外"或"针孔向内"的方法(见本章 E.9)[32-34]。操作前应用局麻药共晶混合物可减轻患儿疼痛[35]和挣扎[36,37],降低创伤性穿刺的发生率[33,34]。然而,关于安全性和有效性的证据不足,不能给出明确的临床建议(见章节 E.4)[38]。

    5.切勿用注射器抽吸脑脊液。即便很小的负压都可能增加颅内硬膜下出血或脑疝的风险。

    6.精确触摸体表标志,标记 L3-L4 和 L4-L5 椎间隙(早产儿应选择更低的椎间隙;见本章 E.3)。孕 23~27 周时脊髓终止于 L3-L4 水平,孕 28~34 周时在 L3 水平,孕 35~40 周时在 L2-L3 水平,在足月后 2 个月达到成人水平,(L1-L2 椎间隙)[39]。

    7.及时与助手沟通。

E.操作技术

    1.签署知情同意书(见第 3 章)。

    2.正确的姿势是成功的关键。坐位屈髋时椎间隙最宽,其次是侧卧位屈髋[25-27]。指导助手将新生儿固定于适当的姿势(图 19.1 和 19.2)。

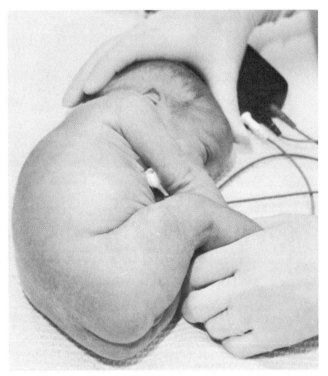
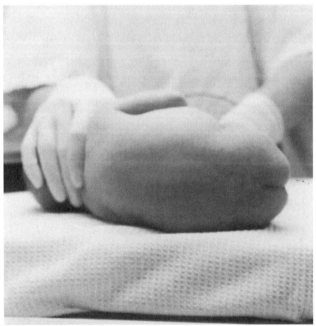

图 19.1　小儿侧卧腰穿的固定方法。颈部不应弯过度屈曲。

    3.触及髂前上棘的位置。髂前上棘连线与脊柱通常在 L4 椎体或 L4-L5 椎间隙水平交会,新生儿也可跨越 L5 椎体[40]。腰椎穿刺的首选位置是 L3-L4 和 L4-L5 椎间隙(图 19.3)。对于小早产儿(小于 28 周)应该选择更低的椎间隙。

    4.疼痛管理。依据指南和建议指导新生儿疼痛管理[41-43]。

    a.使用局麻药混合物(EMLA)是唯一专门针对腰

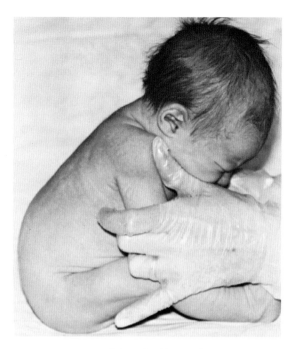

图 19.2　婴儿坐位腰穿的固定方法。

穿刺前 30~90 分钟将混合物应用于穿刺部位[41,44]。Cochrane 综述[45]不能支持任何关于局麻药在新生儿针刺相关疼痛管理中的有效性或安全性的临床建议;在应用 EMLA 后,局部发肿胀和发热的发生率明显升高。其他研究表明,EMLA 对妊娠 30 周[46]和 26 周[47]的早产儿是安全的。若一天内多次使用 EMLA,建议检查高铁血红蛋白水平[44,46]。在早产儿(约 1%)中,高铁血红蛋白(>5%)或临床症状(发绀)明显增加,而在长时间(≥3 小时)或大剂量(3.5g)使用后,大龄婴儿中很少出现明显的高铁血红蛋白增加或临床症状(发绀)[47]。

椎穿刺研究的疼痛管理措施[35]。研究显示,当 1g 的 EMLA 应用于 1 平方英寸(约 2.5cm×2.5cm)作用 60~90 分钟时,在操作过程中,疼痛的评分(心率和行为疼痛评分)会下降。大多数使用 EMLA 评估疼痛控制的研究在

　　b.芬太尼可用于腰椎间盘突出症。静脉注射 0.5~2μg/kg 对控制操作性疼痛有效。主要的副作用是胸壁僵硬,在快速给药>每次 1μg/kg 后出现,这可通过麻痹性药物如维库溴铵或纳洛酮来控制[41]。建议芬太尼缓慢给药 3~5 分钟。

　　c.研究表明,在操作前给予口服蔗糖可有效地减轻早产儿和足月儿因静脉穿刺和肌内注射引起的疼痛[48]。尚无研究表明在腰椎穿刺期间使用蔗糖可有效地控制疼痛。蔗糖对长期神经发育预后的影响尚不清楚[41],但对于胎龄<31 周的婴儿,在出生第一周给予多次蔗糖与较差的短期运动结果之间存在关联[49]。

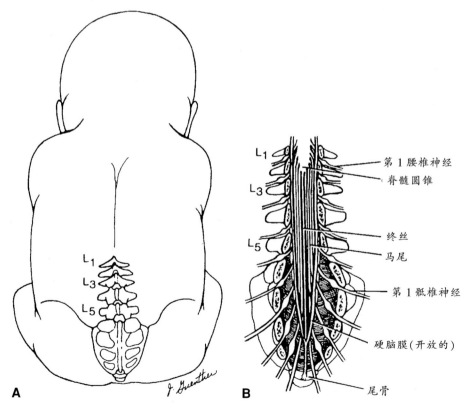

图 19.3　(A)体表可触及的解剖标志。(B)移除椎体后以显示腰骶区脊髓与体表标志的关系。

d.皮下注射利多卡因无法减少腰椎间盘突出症期间的疼痛反应[41]。众所周知,皮下注射会引起灼烧性疼痛,因此它在控制针刺相关疼痛方面的价值值得怀疑。

5.无菌操作制备(见第 6 章)。

6.用聚维酮碘棉签清洁/消毒 3 次。从定好位置的椎间隙开始消毒,逐步向外圆形扩展,消毒范围包括髂嵴。等待消毒剂晾干。

7.铺巾,露出穿刺部位和患儿面部。推荐使用透明孔巾,以利于观察患儿。

8.在选定的椎间隙的中间位置进针。进针时告知助手。

a.将手指(戴手套)放在所选椎间隙上方的棘突上,以便在移动患儿时定位穿刺点。

b.针头稍向头侧方向插入以避开棘突(图 19.4)。倾斜角度为 65°~70°[25]。

c.如果遇到阻力,可稍微撤出穿刺针,再向头部倾斜继续进针。

9.足月儿进针深度为 1~1.5cm,早产儿略浅。进针深度的计算公式(以 mm 为单位):2.5×(重量单位为 kg)+6[25]。

a.刺穿皮肤后,取出针芯缓慢推进穿刺针,直到脑脊液流出("无针芯"方法);或在进针过程中,反复拔出针芯针确定是否有脑脊液流出("有针芯"技术)。"无针芯"方法提高了首次腰穿的成功率,但尚不清楚是否增加了医源性椎管内表皮样瘤的风险[33]。

b.当穿刺针穿过硬脑膜(图 19.5)时,常常能感受到阻力的变化。这种变化在新生儿中不明显。

c.脑脊液流动很慢,因此拔出针芯后需等待一会儿。

d.如果无脑脊液流出,旋转穿刺针改变针尖斜面的方向,清除脊神经根对斜面的潜在阻碍。如果仍没有脑脊液流出,放回针芯并取出穿刺针,在相邻的椎间隙再次尝试,每次尝试都需更换穿刺针。如果尝试更高的椎间隙时要小心,可能伤及脊髓圆锥。

10.收集脑脊液。让脑脊液自动流到收集管中,不要用注射器吸。安静的婴儿可以精确测量颅内压。

a.共收集 3~4 管脑脊液样本,每管 1mL。

b.第一份样本用于细菌培养。0.5mL 即可。

c.最后一份样本用于细胞计数。

d.剩余样本用于所需的化验。

e.如出现其他损伤,尽量收集清亮的脑脊液。

11.其治疗脑积水时,引流 10~15mL/kg 的脑脊液,或直至脑脊液停止流动,最多 10 分钟[10-14]。

12.在拔针前装回针芯,避免脊神经根卡在硬膜外间隙。拔出穿刺针后包扎穿刺部位。

13.用生理盐水擦拭皮肤上的聚维酮碘。

F.并发症

在新生儿中,最常见的并发症包括。

1.胸膝卧位可导致一过性低氧血症,在 60% 的病例中见到[27-29]。

2.1/3 的新生儿在腰穿时,脑脊液标本被椎骨后硬膜外静脉丛的血液污染[33,34]。使细胞计数、葡萄糖和蛋白质含量不准确。

3.新生儿的其他并发症虽然罕见,但有潜在的以下临床危害。

a.椎管内表皮样瘤来源于椎管内上皮组织[30,31]。

b.硬膜外积液[50]。研究指出,63% 的新生儿在腰椎

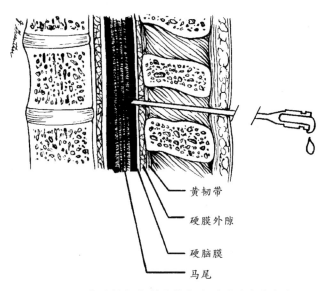

黄韧带

硬膜外隙

硬脑膜

马尾

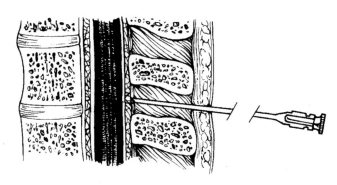

图 19.4　插入穿刺针时应稍向头侧方向插入以避开椎棘突。

图 19.5　已穿透硬脊膜,针芯拔出后,脑脊液自然流出。

穿刺后出现硬膜外积液[51]，积液 10 天内可完全吸收。

　　c.脑脊液经皮渗漏[52]。

　　d.颅内压突然降低引起的脑疝。这在新生儿中是一种极其罕见的并发症，通常发生在有潜在颅内病变的情况下[20,21]。

　　e.医源性脑膜炎。一项研究报道了大约 22 000 名腰穿患儿中出现 3 例医源性脑膜炎。症状在腰穿后 72 小时内出现[53]。虽然罕见，但这种并发症很难治疗，并可能导致严重的神经发育迟缓。

　　f.硬膜外脓肿[54]。

　　g.椎骨骨髓炎[54]。

　　h.在菌血症期间腰穿所致脑膜炎[55,56]。理论上存在菌血症时细菌通过创伤性腰穿转移的风险。然而，除了个别报道显示二者之间存在联系外，没有明确的病理生理联系。

　　i.脊髓损伤引起的髓内出血（见章节 E.3 关于早产儿脊髓终止水平的讨论）[57]。

　　j.对于年龄较大的儿童和成人，头痛是腰椎穿刺最常见的并发症，发生率高达 40%[58]。尚无证据表明婴儿出现头痛。

　　k.对于年龄较大的儿童和成人，潜在并发症十分罕见，联合估计发病率<0.3%[58]。这些并发症也可能发生在新生儿身上。

　　（1）儿童硬膜下和硬膜外血肿发生率更高[59,60]，可能是由于儿童蛛网膜弹性高和硬脑膜黏附性差[61]。它们会导致蛛网膜下隙受压，降低腰椎穿刺的成功率[61]。

　　（2）蛛网膜下隙血肿[60,62]。

　　（3）呼吸功能紊乱。

　　（4）心肺骤停。

　　（5）椎间盘炎[63]。

　　（6）脊髓脓肿[64]。

　　（7）急性脊柱炎[65]。

　　（8）引流脑脊液过多而导致神经牵拉，从而引起第 6 神经麻痹[66]。

参考文献

1. Ku LC, Boggess KA, Cohen-Wolkowiez M. Bacterial meningitis in the infants. *Clin Perinatol*. 2015;42(1):29–45.
2. Verani JR, McGee L, Schrag SJ. Prevention of perinatal group B Streptococcal disease: Revised guidelines from CDC, 2010. *MMRW Recomm Rep*. 2010;59(RR10):1–36.
3. Baker CJ, Byington CL, Polin RA; Committee on Infectious Diseases, Committee on Fetus and Newborn. Recommendations for the prevention of perinatal group B Streptococcal (GBS) disease. *Pediatrics*. 2011;128(3):611–616.
4. Stoll BJ, Hansen N, Fanaroff AA, et al. To tap or not to tap: high likelihood of meningitis without sepsis among very low birth weight infants. *Pediatrics*. 2004;113:1181–1186.
5. Workowski KA, Bolan GA. Sexually transmitted diseases treatment guidelines. *MMRW Recomm Rep*. 2015;64 (RR-03):1–137.
6. Kimberlin DW, Baley J; Committee on Infectious Diseases, Committee on Fetus and Newborn. Guidance on management of asymptomatic neonates born to women with active genital herpes lesions. *Pediatrics*. 2013;131:e635–e646.
7. Staples JE, Dziuban EJ, Fischer M, et al. Interim guidelines for the evaluation and testing of infants with possible congenital Zika virus infection. *MMRW Morb Mortal Wkly Rep*. 2016;65(3):63–67.
8. Greenberg RG, Benjamin DK Jr, Cohen-Wolkowiez M, et al. Repeat lumbar puncture in infants with meningitis in the neonatal intensive care unit. *J Perinatol*. 2011;31:425–429.
9. Kimberlin DW. Meningitis in the neonate. *Curr Treat Options Neurol*. 2002;4:239–248.
10. Whitelaw A. Intraventricular hemorrhage and posthemorrhagic hydrocephalus: pathogenesis, prevention and future interventions. *Semin Neonatol*. 2001;6:135–146.
11. McCrea HJ, Ment LR. The diagnosis, management, and postnatal prevention of intraventricular hemorrhage in the preterm neonate. *Clin Perinatol*. 2008;35:777–792.
12. Whitelaw A, Evans D, Carter M, et al. Randomized clinical trial of prevention of hydrocephalus after intraventricular hemorrhage in preterm infants: brain-washing versus tapping fluid. *Pediatrics*. 2007;119:e1071–e1078.
13. Soul JS, Eichenwald E, Walter G, et al. CSF removal in infantile posthemorrhagic hydrocephalus results in significant improvement in cerebral hemodynamics. *Pediatr Res*. 2004;55:872–876.
14. Ventriculomegaly Trial Group. Randomized trial of early tapping in neonatal posthaemorrhagic ventricular dilatation: Results at 30 months. *Arch Dis Child*. 1994;70:F129–F136.
15. Whitelaw A, Lee-Kelland R. Repeated lumbar or ventricular punctures in newborns with intraventricular hemorrhage. *Cochrane Database Syst Rev*. 2017;4:CD000216.
16. Hyland K, Arnold LA. Value of lumbar puncture in the diagnosis of genetic metabolic encephalopathies. *J Child Neurol*. 1999;14(Suppl 1):S9–S15.
17. Hoffman GF, Surtees RA, Wevers RA. Cerebrospinal fluid investigations for neurometabolic disorders. *Neuropediatrics*. 1998;29:59–71.
18. Arber DA, Borowitz MJ, Cessna M, et al. Initial diagnostic workup of acute leukemia: Guideline from the College of American Pathologists and the American Society of Hematology. *Arch Pathol Lab Med*. 2017;141(10):1342–1393.
19. Kerr JZ, Berg S, Blaney SM. Intrathecal chemotherapy. *Crit Rev Oncol Hematol*. 2001;37(3):227–236.
20. Thibert RL, Burns JD, Bhadelia R, et al. Reversible uncal herniation in a neonate with a large MCA infarct. *Brain Dev*. 2009;31(10):763–765.
21. Kalay S, Öztekin O, Tezel G, et al. Cerebellar herniation after lumbar puncture in galactosemic newborn. *AJP Rep*. 2011;1(1):43–46.
22. Rigi M, Almarzouqi SJ, Morgan ML, et al. Papilledema: epidemiology, etiology, and clinical management. *Eye Brain*. 2015;7:47–57.

23. New H, Berryman J, Bolton-Maggs PHB, et al. Guidelines on transfusion for fetuses, neonates and older children. *Br J Haematol.* 2016;175:784–828.

24. Fiser DH, Gober GA, Smith CE, et al. Prevention of hypoxemia during lumbar puncture in infancy with preoxygenation. *Pediatr Emerg Care.* 1993;9:81–83.

25. Ouelgo-Erroz I, Mora-Matilla M, Alonso-Quintela P, et al. Ultrasound evaluation of lumbar spine anatomy in newborn infants: implications for optimal performance of lumbar puncture. *J Pediatr.* 2014;165:862–865.

26. Oncel S, Gunlemez A, Anik Y, et al. Positioning of infants in the neonatal intensive care unit for lumbar puncture as determined by bedside ultrasonography. *Arch Dis Child Fetal Neonatal Ed.* 2013;98:F133–F135.

27. Abo A, Chen L, Johnston P, et al. Positioning for lumbar puncture in children evaluated by bedside ultrasound. *Pediatrics.* 2010;125:e1149–e1153.

28. Weisman LE, Merenstein GB, Steenbarger JR. The effect of lumbar puncture position in sick neonates. *Am J Dis Child.* 1983;137:1077–1079.

29. Gleason CA, Martin RJ, Anderson JV, et al. Optimal position for a spinal tap in preterm infants. *Pediatrics.* 1983;71:31–35.

30. Ziv ET, Gordon McComb J, Krieger MD, et al. Iatrogenic intraspinal epidermoid tumor: two cases and a review of the literature. *Spine (Phila Pa 1976).* 2004;29:E15–E18.

31. Gardner DJ, O'Gorman AM, Blundell JE. Intraspinal epidermoid tumour: late complication of lumbar puncture. *CMAJ.* 1989;141(3):223–225.

32. Murray MJ, Arthurs OJ, Hills MH, et al. A randomized study to validate a midspinal canal depth nomogram in neonates. *Am J Perinatol.* 2009;26:733–738.

33. Nigrovic LE, Kuppermann N, Neuman MI. Risk factors for traumatic or unsuccessful lumbar puncture in children. *Ann Emerg Med.* 2007;49:762–771.

34. Baxter AL, Fisher RG, Burke BL, et al. Local anesthetic and stylet styles: factors associated with resident lumber puncture success. *Pediatrics.* 2006;117:876–881.

35. Kaur G, Gupta P, Kumar A. A randomized trial of eutectic mixture of local anesthetics during lumbar puncture in newborns. *Arch Pediatr Adolesc Med.* 2003;157:1065–1070.

36. Pinheiro JMB, Furdon S, Ochoa LF. Role of local anesthesia during lumbar puncture in neonates. *Pediatrics.* 1993;91:379–382.

37. Porter FL, Miller JP, Cole FS, et al. A controlled clinical trial of local anesthesia for lumbar punctures in newborns. *Pediatrics.* 1991;88:663–669.

38. Foster JP, Taylor C, Spence K. Topical anaesthesia for needle-related pain in newborn infants. *Cochrane Database Syst Rev.* 2017;2:CD010331.

39. Barson AJ. The vertebral level of termination of the spinal cord during normal and abnormal development. *J Anat.* 1970;106:489–497.

40. van Schoor A, Bosman MC, Bosenberg AT. The value of Tuffier's line for neonatal neuraxial procedures. *Clin Anat.* 2014;27(3):350–375.

41. Anand KJ, Johnston CC, Oberlander TF, et al. Analgesia and local anesthesia during invasive procedures in the neonate. *Clin Ther.* 2005;27(6):844–876.

42. American Academy of Pediatrics, Committee on Fetus and Newborn, Committee on Drugs, Section on Anesthesiology, Section on Surgery, Canadian Paediatric Society, Fetus and Newborn Committee. Prevention and management of pain and stress in neonate. *Pediatrics.* 2000;105:454–461.

43. Lim Y, Godambe S. Prevention and management of procedural pain in the neonate: an update, American Academy of Pediatrics, 2016. *Arch Dis Child Educ Pract Ed.* 2017;102:254–256.

44. Weise KL, Nahata MC. EMLA for painful procedures in infants. *J Pediatr Health Care.* 2005;19(1):42–47.

45. Foster JP, Taylor C, Spence K. Topical anaesthesia for needle-related pain in newborn infants. *Cochrane Database of Syst Rev.* 2017;(2):CD010311.

46. Essink-Tebbes CM, Wuis EW, Liem KD, et al. Safety of lidocaine-prilocaine cream application four times a day in premature neonates: a pilot study. *Eur J Pediatr.* 1999;158(5):421–423.

47. Taddio A, Ohlsson A, Einarson TR, et al. A systematic review of lidocaine-prilocaine cream (EMLA) in the treatment of acute pain in neonates. *Pediatrics.* 1998;101(2):E1.

48. Stevens B, Yamada J, Ohlsson A, et al. Sucrose for analgesia in newborn infants undergoing painful procedures. *Cochrane Database Syst Rev.* 2016;7:CD001069.

49. Johnston CC, Filion F, Snider L, et al. Routine sucrose analgesia during the first week of life in neonates younger than 31 weeks' postconceptional age. *Pediatrics.* 2002;110(3):523–528.

50. Amini A, Liu JK, Kan P, et al. Cerebrospinal fluid dissecting into epidural space after lumbar puncture causing cauda equine syndrome: review of literature and illustrative case. *Childs Nerv Syst.* 2006;22:1639–1641.

51. Kiechl-Kohlendorfer U, Unsinn KM, Schlenck B, et al. Cerebrospinal fluid leakage after lumbar puncture in neonates: incidence and sonographic appearance. *AJR Am J Roentgenol.* 2003;181(1):231–234.

52. Lagae D, Yamagouse Tchameni Y, Gudinchet F, et al. Percutaneous cerebrospinal fluid leak in a preterm infant following lumbar puncture. *Swiss Society of Neonatology.* August 2017:1–16. https://www.neonet.ch/files/6614/9967/6384/COTM_08_2017.pdf.

53. Samoui H, Hariga D, Hajj N, et al. [Iatrogenic meningitis after diagnostic lumbar puncture: 3 case reports in the paediatric children's hospital of tunis] [Article in French]. *Bull Soc Pathol Exot.* 2011;104(1):10–13.

54. Bergman I, Wald ER, Meyer JD, et al. Epidural abscess and vertebral osteomyelitis following serial lumbar punctures. *Pediatrics.* 1983;72:476–480.

55. Teele DW, Dashefsky B, Rakusan T, et al. Meningitis after lumbar puncture in children with bacteremia. *N Engl J Med.* 1981;305(18):1079–1081.

56. Wintergerst U, Daumling S, Belohradsky BH. [Meningitis following lumbar puncture in bacteremia?] [Article in German]. *Monatsschr Kinderheilkd.* 1986;134(11):826–828.

57. Tubbs RS, Smyth MD, Wellons JC 3rd, et al. Intramedullary hemorrhage in a neonate after lumbar puncture resulting in paraplegia: a case report. *Pediatrics.* 2004;113:1403–1405.

58. Evans RW. Complications of lumbar puncture. *Neurol Clin.* 1998;16:83–105.

59. Adler MD, Comi AE, Walker AR. Acute hemorrhagic complication of diagnostic lumbar puncture. *Pediatr Emerg Care.* 2001;17:184–188.

60. Hart IK, Bone I, Hadley DM. Development of neurological problems after lumbar puncture. *Br Med J.* 1988;296:51–52.

61. Muthusami P, Robinson AJ, Shroff MM. Ultrasound guidance for difficult lumbar puncture in children: pearls and pitfalls. *Pediatr Radiol.* 2017;47(7):822–830.

62. Blade J, Gaston F, Montserrat E, et al. Spinal subarachnoid hematoma after lumbar puncture causing reversible paraple-

gia in acute leukemia. *J Neurosurg.* 1983;58:438–439.

63. Bhatoe HS, Gill HS, Kumar N, et al. Post lumbar puncture discitis and vertebral collapse. *Postgrad Med J.* 1994;70:882–884.

64. Bertol V, Ara JR, Oliveros A, et al. Neurologic complications of lumbar spinal anesthesia: spinal and paraspinal abscess. *Neurology.* 1997;48:1732–1733.

65. Lintermans JP, Seyhnaeue V. Spondolytic deformity of the lumbar spine and previous lumbar punctures. *Pediatr Radiol.* 1977;5:181–182.

66. Hofer JE, Scavone BM. Cranial nerve VI palsy after dural-arachnoid puncture. *Anesth Analg.* 2015;120(3):644–646.

第 20 章

硬膜下穿刺术

Aaron Mohanty

A.适应证[1-7]

1.最常见的适应证是引流硬膜下积液,以缓解颅内高压。

2.也适用于硬膜下积液的细胞学、生化和微生物学研究。

B.禁忌证

1.穿刺部位感染。

2.血小板减少症尚未纠正或有出血倾向。

3.囟门闭合,颅骨缝未分离。

4.必须在 CT、超声和 MRI 的指导下进行硬膜下穿刺(图 20.1),除非无法检查或情况紧急。

C.原则

1.穿刺部位为未闭合的囟门(通常是前囟)或者颅骨缝(图 20.2)。

a.对于既往有骨缺损(如钻孔)的患者,可在骨缺损处进行硬膜下穿刺。

b.在 6~9 个月时颅骨缝和囟门已闭合,硬膜下穿刺不常见。

2.注意不要损伤软脑膜或皮质,并避免损伤硬膜下隙内的任何横行静脉。

a.依据影像学结果,穿刺部位应选在硬膜下积液最厚位置。

b.若积液是不连续的,需要从不同的部位引流,则应根据硬膜下积液的位置和颅骨缝或骨缺损仔细确定穿刺的位置。

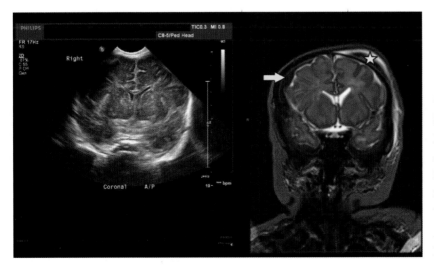

图 20.1 超声很难发现硬膜下积液,MRI 更容易发现。左图:常规头颅超声检查有癫痫的新生儿,冠状切面。右图:磁共振脑成像,T2 加权冠状切面,在超声检查前 1 天对同一新生儿进行检查。硬膜下出血横跨右额凸面,表现为低信号的 T2 加权信号异常(箭头)。也有较大的头皮血肿(星号),它延伸到冠状缝,与顶骨下血肿是一致的。(Images courtesy Dr. Arash Zandieh, MedStar Georgetown University Hospital)

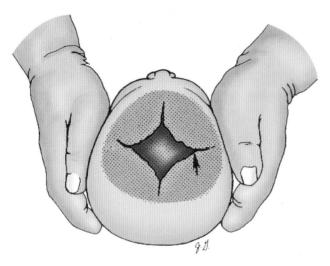

图20.2 硬膜下穿刺的定位和体位固定。阴影部分为操作前准备的区域。箭头表示穿刺部位。

3.硬膜下穿刺最理想的位置是在远离中线的前囟外侧缘。

a.选择在哪一侧穿刺取决于硬膜下积液的厚度，首选在积液较厚的一侧穿刺。

b.如果两侧厚度相等，则最好从右侧穿刺，因为在大多数人群中右脑不占优势。

4.与脑室不同，硬膜下隙位于颅骨下表浅位置。

a.穿刺深度不应超过0.5cm。

b.针的斜面应该向侧面以45°~60°的角度插入。

(1)增加了进针长度，减少脱针的可能。

(2)患儿哭闹增加操作难度。

c.也可使用止血夹来固定穿刺深度，防止损伤大脑皮层。

5.当大脑皮层静脉接近矢状窦并通过硬膜下隙时，大脑皮层静脉在内侧聚集。因此，前囟外侧缘通常是穿刺的理想位置。

6.快速引流大量液体可导致压力突然降低，从而引起急性硬膜下出血或皮质出血。

a.液体通常缓慢流出。

b.允许使用2或3mL的注射器温和地抽吸。

c.在穿刺过程中，应考虑自然流出液体时发生脱针的风险，以及用注射器缓慢抽吸时的潜在风险。

7.每次引流量不能超过15~20mL。如果需排出大量积液，可以每隔一段时间重复进行。婴儿的前囟平软表明已经达到了所需的引流量。

8.如果需要多次引流，可以通过计算积液和囟门的位置来改变穿刺的定位。这样做是为了防止脑脊液

渗漏。

D.设备

1.聚维酮碘溶液(可使用聚维酮碘浸泡棉签)。

2.无菌巾。

3.21和23号穿刺针。

4.无菌纱布。

5.无菌手套。

6.口罩。

7.至少三个带盖的无菌标本管。

8.胶带。

9.安全剃刀。

10.无菌盐水或水。

E.操作技术[1]

1.签署知情同意书。

2.婴儿取仰卧位，将头部固定于中立位(图20.2)。

a.用毯子固定婴儿(参见第5章中的木乃伊约束法)。

b.操作人员站在头部俯瞰额部。

3.标记硬膜下穿刺部位和中线。

a.标记好穿刺位置，因为备皮后可能会遗漏标记。

b.用剃须刀刮去穿刺部位的头发，然而，有些人认为刮头发不必要。有时穿刺处剃除头发是有利的，因为可做穿刺标记。

c.在皮肤上标记穿刺位置。中线标记也很清楚，可以作为矢状窦位置的参考。

4.通常不需要镇静。

a.如有需要，可使用局麻药。

b.因为注射部位没有骨头，在注射过程中要注意不要进入颅腔内。

5.戴口罩，洗手，戴无菌手套。

6.用聚维酮碘溶液消毒，待其干燥。

a.消毒范围覆盖中线，横向覆盖颞区。

b.在穿刺点周围放置无菌巾。

c.有时盖后部，有时盖前部，因为可操作过程中识别标记(鼻子、瞳孔中线、外侧眼角)。

---

[1] 为了便于描述，我们将描述通过前囟门右侧进行硬膜下穿刺的步骤。

7.触摸前囟的外侧缘再次确认穿刺位置。这一步对于避开中线和矢状窦至关重要。

8.用 21 号(或 23 号)头皮静脉针,将针尖以 45°~60°的角度插入硬膜下隙,用拇指和示指固定穿刺针,并指向外侧或指向积液的最厚部分。

　　a.将止血夹夹在距针尖约 0.5cm 处。也可用示指和拇指捏针,以限制入针深度(图 20.3)。

　　b.在刺透硬脑膜前,针可在皮下组织中错位前进几毫米,以防止拔针后脑脊液渗漏。

9.进入硬膜下隙后可见硬膜下液体流出。

　　a.当针进入硬膜下隙时,常常会感到一种轻微的落空感。

　　b.针必须保持固定,不能有任何移动。

　　c.将其余手指放在头上支撑。

10.让液体自然流出;至少收集 3 个试管,标本用于化验检查(一个用于细胞学检查,一个用于生化检查,第 3 个用于培养)。如果需要更多检查结果,可以增加收集量。

11.对于烦躁的婴儿,谨慎的做法是使用 2~3mL 注射器轻轻抽出液体,以缩短整个过程的时间。

　　a.应考虑烦躁的婴儿在自然引流期间脱针的风险与用 2mL 注射器缓慢抽吸减少操作时间的风险。

　　b.与头皮静脉针连接的管有助于在操作过程中多次连接和移除注射器,而不会干扰针头。

12.收集 15~20mL 或当前囟平软时即可拔针。

13.拔针后轻轻按压 1~2 分钟,防止发生渗漏。

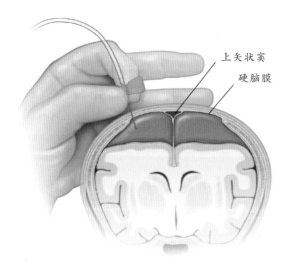

上矢状窦

硬脑膜

图 20.3　冠状切面解剖图,显示硬膜下积液患者硬膜下穿刺穿透硬脑膜。术者的手指放置在患儿头上,以求最大限度地保持穿刺针的稳定性。

　　a.拔针后用无菌敷料按压覆盖。

　　b.用无菌盐水或水擦拭头皮上多余的聚维酮碘。

14.若无液体流出,拔出穿刺针,检查穿刺点和标记,并核对影像学检查结果。

15.如果进针位置正确,无液体流出,更换位置再次穿刺。

F.并发症

1.硬膜下出血

　　a.通常由于损伤皮质或横穿静脉。

　　b.如果发现出血,立刻停止操作,并进行紧急的 CT 扫描。

2.感染

　　不常见,见于反复穿刺。

3.硬膜下液体渗漏

　　a.按压可以防止渗漏。

　　b.刺透硬脑膜前,将针穿过皮下组织几毫米,防止脑脊液渗漏。

4.癫痫

　　这些症状是由硬膜下出血或皮质损伤引起的。

5.脑损伤和脑实质损伤

　　针尖插入皮质,并在穿刺过程中反复抽吸,都可能导致皮质损伤。

参考文献

1. Hobbs C, Childs AM, Wynne J, et al. Subdural hematoma and effusion in infancy: an epidemiological study. *Arch Dis Child.* 2005;90:952–955.
2. Mahapatra AK, Bhatia R, Banerji AK, et al. Subdural empyema in children. *Indian Pediatr.* 1984;21:561–567.
3. Kanu OO, Nnoli C, Olowoyeye O, et al. Infantile subdural empyema: the role of brain sonography and percutaneous subdural tapping in a resource-challenged region. *J Neurosciences in Clin Pract.* 2014;5:355–359.
4. Wang X, Zhang X, Cao H, et al. Surgical treatments for infantile purulent meningitis complicated by subdural effusion. *Med Sci Monit.* 2015;21:3166–3171.
5. Vinchon M, Joriot S, Jissendi-Tchofo P, et al. Postmeningitis subdural fluid collection in infants: changing pattern and indications for surgery. *J Neurosurg Pediatrics.* 2006;104:383–387.
6. Brill CB, Jarath V, Black P. Occipital interhemispheric acute subdural hematoma treated by lambdoid suture tap. *Neurosurgery.* 1985;16:247–251.
7. Melo JRT, Dirocco FR, Bourgeois M, et al. Surgical options for treatment of traumatic subdural hematomas in children younger than 2 years of age. *J Neurosurg Pediatrics.* 2014;13:456–461.

第21章

耻骨上膀胱穿刺术

Jane Germano

A.适应证[1-8]

收集尿液标本用于培养。

耻骨上膀胱穿刺术是目前婴儿和小于2岁儿童获得尿培养标本最可靠的方法。在这个年龄组中,膀胱位于腹腔内。通过这种方法收集的尿液中只要检测到细菌,不论数量多少,都是有意义的,提示很可能存在尿路感染。穿刺前应仔细进行皮肤消毒,以避免皮肤菌群的污染。虽然膀胱置管术成功率更高,但是从膀胱置管中进行细菌培养的假阳性率高于耻骨上穿刺[2-4]。文献报道耻骨上穿刺的成功率差别较大,从23%~97%不等[2,4,8,9]。因此,应在患儿膀胱充盈时完成穿刺,即便在极低出生体重儿中,成功率也可达到89%~95%[9,10]。通过床旁超声[9,11-13]或透照法[14]确定膀胱的大小及位置,可以大大增加穿刺成功的概率。

B.禁忌证[4,7,8,10]

1.刚刚排尿完毕或者脱水所致的膀胱空虚。充盈的膀胱是保证穿刺成功和避免并发症的重要前提。

2.穿刺部位的皮肤感染。

3.腹腔内脏器肿大(例如肠袢扩张、严重的肝大等)。

4.泌尿生殖系统畸形或者盆腔内器官增大(例如卵巢囊肿、阴道或子宫增大)。

5.血小板减少未纠正及有出血倾向者。

C.设备

除透照灯和超声外,所有器材必须是无菌的。

1.手套。

2.纱布块、碘附或氯己定消毒液、浸过消毒液的棉签。

3.3mL注射器。

4.22~24号、1.5英寸(40mm)的穿刺针。

5.镇痛[15-20]。

口服24%蔗糖溶液。早产儿0.5~1mL,足月儿2mL。EMLA是由两种非常有效的局部麻醉药利多卡因(2.5%)和丙胺卡因(2.5%)组成;敷料。

6.透照灯或床旁超声(任选)。

D.预防措施

1.注意严格无菌操作(见第6章)。

2.如果患儿在近1小时内排过尿,则需延缓穿刺。

3.如果患儿全身症状很重,不能为了等待尿液产生而延误抗感染治疗。

4.在穿刺之前应纠正出血倾向,或者也可选择置管术。

5.确定穿刺位置,注意体表标记,不要偏离耻骨顶部或者偏离中线。

6.在抽吸尿液时要轻柔。过度用力吸引可能将膀胱黏膜吸引到穿刺针内,阻碍尿液的收集,也增加了膀胱损伤的风险。

E.操作技术

1.如果时间允许,操作前 1 小时在耻骨中线上方的 1~2cm 区域涂抹 0.5~1g 局部麻醉药(EMLA),并用敷料覆盖[17,18]。

2.确认膀胱内是否有尿液。

a.确认尿布在至少 1 小时内一直是干燥的。

b.对膀胱进行触诊或者叩诊。

c.也可以通过透照灯[14],或者床旁超声作为引导[5,11-13]。

3.助手固定患儿处于仰卧位,双腿呈蛙状。

4.去除 EMLA 表面的敷料。

5.为了避免刺激性排尿,要求助手。

a.对于女婴,将一个手指的指尖放入肛门处,并向前加压。

b.对于男婴,轻柔地捏住阴茎根部。

6.定位体表标记,触摸耻骨顶部,穿刺点即耻骨联合中线上 1~2cm 处(图 21.1)。

7.充分洗手,戴手套。

8.用消毒液消毒耻骨弓上部位(包括耻骨部位)3 次。

9.让助手给婴儿口服蔗糖,以减轻疼痛或不适(见第 7 章)[21,22]。

10.触摸耻骨联合,在耻骨联合中线上 1~2cm 处插入穿刺针(已连接注射器)(图 21.2)。

a.保持穿刺针与操作桌面垂直或向骶尾部轻微倾斜。

b.进针 1~3cm,当穿透膀胱时,可以感觉到轻微的落空感。

11.边进针边轻轻抽吸,直到抽出尿液为止,注意进针不要超过 3cm。

a.如果没有抽出尿液,拔出穿刺针。

b.不要用针探查或者为了收集到尿液而尝试改变进针方向。

c.如果再次进行穿刺要至少等待 1 小时。

12.尿液收集完成之后拔针,用无菌纱布轻轻按压穿刺部位,直到完全止血。

13.将尿液注入无菌容器内送培养。

F.并发症

目前报道最常见的并发症是暂时性血尿,见于<1%~10%的病例[6]。严重并发症非常少见,发生于≤0.2%的病例[10]。

1.出血。

a.短暂的肉眼血尿(尿中带血)[6]。

b.肉眼血尿[6,19,20]。

c.腹壁血肿[20]。

d.膀胱壁血肿[6,23]。

e.盆腔血肿[24]。

f.腹腔积血[25]。

2.感染。

a.腹壁脓肿[26,27]。

b.败血症[28,29]。

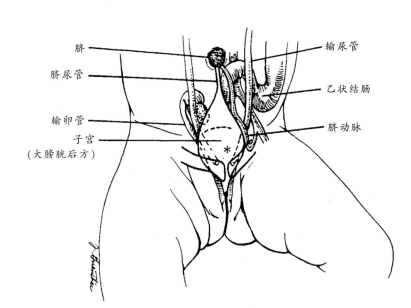

图 21.1　新生儿的膀胱及其邻近的解剖关系。星号标记的位置即为穿刺针进针的大致位置。

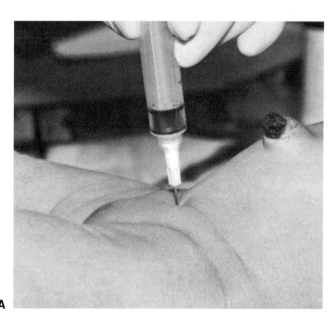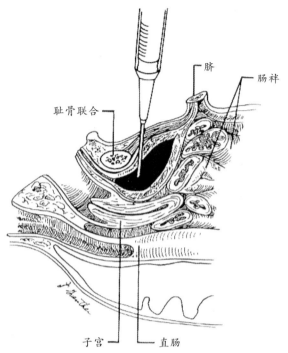

图 21.2 (A)在耻骨联合上方 1~2cm 处进针。(B)新生儿矢状中线图,强调了充盈的膀胱在腹腔内的位置及其与后方的解剖关系。

c.耻骨骨髓炎[30]。

3.穿孔。

a.肠穿孔[27,31]。

b.盆腔内器官穿孔[31]。

参考文献

1. Arshad M, Seed PC. Urinary tract infection in the infant. *Clin Perinatol*. 2015;42:17–28.
2. Eliacik K, Kanik A, Yavascan O, et al. A comparison of bladder catheterization and suprapubic aspiration methods for urine sample collection from infants with suspected urinary tract infection. *Clin Peditr (Phila)*. 2016;55(9):819–824.
3. Phillips B. Towards evidence based medicine for paediatricians. Urethral catheter or suprapubic aspiration to reduce contamination of urine samples in young children? *Arch Dis Child*. 2009;94:736–739.
4. Schmidt B, Copp HL. Work-up of pediatric urinary tract infection. *Urol Clin North Am*. 2015;42(4):519–526.
5. Ozkan B, Kava O, Akdağ R, et al. Suprapubic bladder aspiration with or without ultrasound guidance. *Clin Pediatr*. 2000;39:625–626.
6. Pollack CV, Pollack ES, Andrew ME. Suprapubic bladder aspiration versus urethral catheterization in ill infants: success, efficiency and complication rates. *Ann Emerg Med*. 1994;23:225–230.
7. Roberts KB; Subcommittee on Urinary Tract Infection, Steering Committee on Quality Improvement and Management. Urinary Tract Infection: Clinical practice guideline for the diagnosis and management of the initial UTI in febrile infants and children 2 to 24 months. *Pediatrics*. 2011;128(3):595–610.
8. Tobiansky R, Evans N. A randomized controlled trial of two methods for collection of sterile urine in neonates. *J Paediatr Child Health*. 1998;34:460–462.
9. Gochman RF, Karasic RB, Heller MB. Use of the portable ultrasound to assist urine collection by suprapubic aspiration. *Ann Emerg Med*. 1991;20(6):631–635.
10. Barkemeyer BM. Suprapubic aspiration of urine in very low birth weight infants. *Pediatrics*. 1993;92:457–459.
11. Chu RW, Wong YC, Luk SH, et al. Comparing suprapubic urine aspiration under real time ultrasound guidance with conventional blind aspiration. *Acta Paediatr*. 2002;91:512–516.
12. Munir V, Barnett P, South M. Does the use of volumetric bladder ultrasound improve the success rate of suprapubic aspiration of urine? *Pediatr Emerg Care*. 2002;18:346–349.
13. Garcia-Neito V, Navarro JF, Sanchez-Almeida ES, et al. Standards for ultrasound guidance of suprapubic bladder aspiration. *Pediatr Nephrol*. 1997;11:607–609.
14. Buck JR, Weintraub WH, Coran AG, et al. Fiberoptic transillumination: a new tool for the pediatric surgeon. *J Pediatr Surg*. 1977;12:451–463.
15. Lefrak L, Burch K, Caravantes R, et al. Sucrose analgesia: identifying potentially better practices. *Pediatrics*. 2006;118:S197–S202.
16. El-Naggar W, Yiu A, Mohamed A, et al. Comparison of pain during two methods of urine collection in preterm infants. *Pediatrics*. 2010;125:1224–1229.
17. Nahum Y, Tenenbaum A, Isaiah W, et al. Effect of eutectic mixture of local anesthetics (EMLA) for pain relief during suprapubic aspiration in young infants: a randomized, controlled trial. *Clin J Pain*. 2007;23:756–759.
18. Kozer E, Rosenbloom E, Goldman D, et al. Pain in infants who are younger than 2 months during suprapubic aspiration

and transurethral bladder catheterization: a randomized, controlled trial. *Pediatrics*. 2006;118:e51–e56.

19. Carlson KP, Pullon DH. Bladder hemorrhage following transcutaneous bladder aspiration. *Pediatrics*. 1977;60:765.

20. Lanier B, Daeschner CW. Serious complication of suprapubic aspiration of the urinary bladder. *J Pediatr*. 1971;79:711.

21. Krishnan L. Pain relief in neonates. *J Neonatal Surg*. 2013;2(2):19.

22. Stevens B, Yamada J, Ohlsson A, et al. Sucrose for analgesia in newborn infants undergoing painful procedures. *Cochrane Database Syst Rev*. 2016;7:CD001069.

23. Morell RE, Duritz G, Oltorf C. Suprapubic aspiration associated with hematoma. *Pediatrics*. 1982;69:455–457.

24. Mandell J, Stevens PS. Supravesical hematoma following suprapubic urine aspiration. *J Urol*. 1978;119:286.

25. Kimmelstiel FM, Holgersen LO, Dudell GG. Massive hemo-peritoneum following suprapubic bladder aspiration. *J Pediatr Surg*. 1986;21(10):911–912.

26. Moustaki M, Stefos E, Malliou C, et al. Complications of suprapubic aspiration in transiently neutropenic children. *Pediatr Emerg Care*. 2007;23(11):823–825.

27. Polnay L, Fraser AM, Lewis JM. Complication of suprapubic bladder aspiration. *Arch Dis Child*. 1975;50:80–81.

28. Mustonen A, Uhari M. Is there bacteremia after suprapubic aspiration in children with urinary tract infection? *J Urol*. 1978;119:822–823.

29. Pass RF, Waldo FB. Anaerobic bacteremia following suprapubic bladder aspiration. *J Pediatr*. 1979;94:748–750.

30. Wald ER. Risk factors for osteomyelitis. *Am J Med*. 1985;78:206–212.

31. Weathers WT, Wenzl JE. Suprapubic aspiration: perforation of a viscus other than the bladder. *Am J Dis Child*. 1969;117:590–592.

第 22 章

膀胱置管术

Jane Germano

A.适应证[1-4]

1.收集尿培养标本,特别是耻骨上膀胱穿刺术禁忌和收集清洁的标本不满意时。

虽然说耻骨上膀胱穿刺在儿童中是收集尿培养标本最可靠的方法(见第 21 章),但膀胱置管也是可接受的一个选择。膀胱置管比耻骨上穿刺成功率更高,特别是操作者对耻骨上膀胱穿刺术操作不太熟练时[5]。但是膀胱置管法收集的尿液进行细菌培养的假阳性高于耻骨上膀胱穿刺[6-8],置管可能导致定植在尿道远端的细菌进入膀胱,引起尿路感染(见 F)。用尿袋中的尿液标本进行培养作为诊断尿路感染的依据是不可靠的[9-11]。

2.对危重患儿精确监测尿量。

3.测定膀胱残留量。

4.缓解尿潴留(例如神经源性膀胱)[12]。

5.滴入对比剂进行膀胱尿道造影[13]。

B.禁忌证[1,3]

禁忌证包括骨盆骨折、尿道损伤和尿道口出血。存在尚未纠正的出血倾向时,需要综合考虑置管的利与弊。

C.设备

所有器材必须是无菌的。预先已包装好的导尿包,可带有或不带有密闭引流的收集管。

1.手套。

2.纱布和碘附消毒液(不含乙醇)。

3.预先浸有抗菌剂的棉签。

4.手术巾。

5.润滑剂。

6.棉签。

7.导尿管。

硅胶导尿管有 3.5、5、6.5 和 8F 尺寸共 4 种型号。3.5 或 5F 的脐导管都可替代导尿管。

8.盛放尿液标本的无菌容器或者密闭的持续引流管。

D.预防措施

1.严格无菌操作。

2.保证充足的光线。

3.患儿最近未排尿(距上一次换尿布至少 1~2 小时),应对操作过程计时。床旁超声对于确定膀胱内是否有足够的尿液是很有帮助的,也降低了操作失败的概率[14,15]。

4.在置管的准备中要避免过度冲洗会阴部,否则可能增加细菌进入尿道的风险。

5.避免将小阴唇分开太宽,防止阴唇系带撕裂。

6.使用最小管径的导管,以避免创伤相关并发症。对于体重<1000g 的婴儿可选用 3.5F 的导管;更大的婴儿可以选择 5F 的导管。

7.如果插管不顺利,不要强行进入。如怀疑梗阻应放弃此次操作。

8.避免导管成圈和打结,插入导管的深度保持在可获得所需尿液即可。

9.女婴如果未收集到尿液,应通过目测或者放射线检查再次检查插管位置。导管可能通过阴道口进入阴道。

10.尽早拔管,避免感染相关并发症。

11.如果导管拔出困难,不要用力强迫拔出。咨询泌尿外科,因为可能会出现导尿管打结。

E.操作技术

男婴[1,11,16,17]

1.准备好设备,并挤出少许润滑剂放在无菌区备用。

2.固定患儿处于双腿蛙状的仰卧位。

3.充分洗手,戴无菌手套。

4.用非优势手固定阴茎体,这只手视为已污染。

5.如果患儿未切割包皮,轻轻向上翻起包皮暴露尿道口。不要试图裂开包皮的粘连。年幼的男婴存在生理性包茎,包皮不能完全翻开[16]。如果包皮紧密附着,尝试将包皮环和尿道口对齐。

6.轻轻按压阴茎根部,避免引起反射性排尿。

7.用另一只手进行其余操作,用消毒剂消毒 3 次,从尿道口开始逐渐往外,直至阴茎根部。

8.上至下腹部,下至大腿铺上无菌巾。

9.将导管或者胃管宽的一端放到盛装标本的容器中。

10.润滑导尿管的尖端。

11.将无菌容器和导管移至患儿两腿之间的无菌巾上。

12.从尿道口轻轻插入导管,缓慢推进,直到看见导管内有尿液为止(图 22.1)。

a.在导管插入的过程中,轻轻向上牵引阴茎体,以防止尿道弯曲(图 22.1)。

b.如果看不到尿道口,从阴茎包皮环稍向下方插入导管。如果在插管位过程中遇到任何困难,都要停止操作。

c.如果外括约肌遇到阻力,可以握住导管,用最小的压力按压。一般来说,肌痉挛在短时间后即可缓解,可以使导管轻松穿过。如果仍然不行,需要警惕梗阻,要停止此次操作。

d.不要来回反复移动导管,否则会增加尿道损伤的风险。

e.不要为了使留置导管稳定,而故意将导管插入过深,否则会增加损伤和导管打结的风险。

13.收集尿培养标本。

14.如果需要保留导管,立即将导管连接到密闭的无菌容器中收集尿液,并用胶带将导管牢固地固定在大腿内侧。

15.如果不需要保留导管,当尿液不再流出的时候轻轻拔出导管。

16.手术后用湿纱布或毛巾彻底清除碘附溶液。

女婴[1,16-18]

1.步骤 1~3 同男婴。

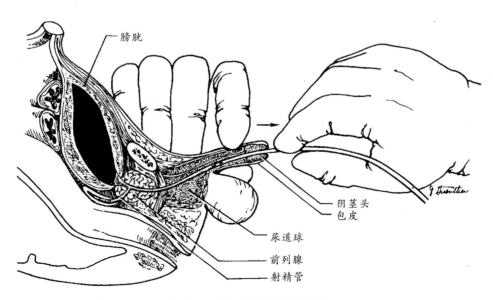

图 22.1　男性膀胱置管的解剖图。

2.翻开阴唇。

a.用非优势手持无菌纱布。

b.或者助手用两根无菌棉签翻开阴唇(图 22.2)。

3.用另一只手进行其他操作,用消毒液消毒两侧阴唇之间的部位 3 次。

由前向后的方向消毒,不要来回擦,避免粪便污染消毒区域。

4.接下来参见男婴步骤 8~11。

5.暴露尿道口(图 22.2)。

a.最突出的结构是阴道入口,尿道口即位于阴道入口前端(在阴蒂和阴道口之间)。

b.尿道口可能被前庭皱襞挡住,可以用棉签轻轻推开皱襞。

c.如果尿道口看不见,可能存在女性尿道下裂(尿道口位于阴道顶部,在阴道口里面)。此时尿道置管只能盲插,这可能需要尖端弯曲的导管和泌尿科的帮助。

6.轻轻插入导管,直至导管内见到尿液。不要插得过深。

7.之后步骤参见男婴步骤 13~16。

女婴俯卧位操作[19]

此方法适用于不能仰卧的患儿(比如存在巨大脊

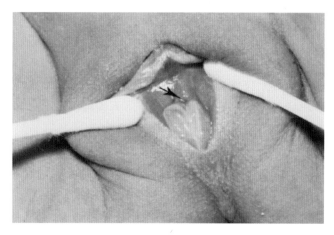

图 22.2 女性外生殖器。用棉签打开大小阴唇。箭头示尿道口。

膜膨出的患儿)。

1.患儿趴在折叠的毯子上,头和躯干比膝盖和小腿的位置高 7.6cm 左右。膝外展,臀部屈曲(图 22.3A)。

2.在肛门上覆盖纱布垫,并用胶带固定在臀部,避免会阴部被反射性排便污染(见图 22.3B)。

3.如图 22.3C 所示铺无菌巾。接下来按照上面所述女婴操作步骤继续操作。

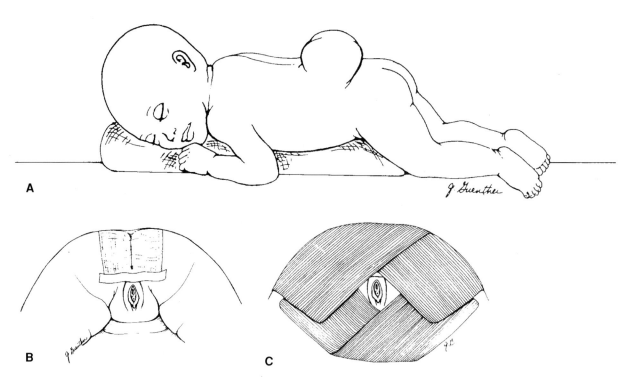

图 22.3 (A)俯卧位置管患儿的位置。(B)在肛门上覆盖纱布。(C)铺巾方法。(Adapted with permission from Campbell J. Catheterizing prone female infants: How can you see what you're doing? *Am J Matern Child Nurs*. 1979;4(6):376‐377. Based on drawing by N.L. Gahan.)

F.并发症

1.感染[20-24]。

a.尿道炎。

b.附睾炎。

c.膀胱炎。

d.肾盂肾炎。

e.败血症。

膀胱置管最常见的并发症就是将细菌带入泌尿道,甚至血液。在成人患者中,导尿管插入术是院内泌尿系统感染和革兰染色阴性菌败血症的最主要原因[22]。来回反复置管(进进出出)引起菌尿症的风险为 1%~5%[21,22]。感染的风险与置管的持续时间直接相关。而对于婴儿和儿童,近 50%~75%的院内获得性尿路感染发生在置管的患儿,在新生儿中发生率更高[23,24]。置管的儿童中有 10.8%发生了泌尿道感染[23],2.9%继发了菌血症[24]。在置管的操作过程中坚持严格无菌操作、保持密闭的无菌收集系统、尽快拔出导管,可以降低感染的风险。

2.损伤。

a.血尿。

b.尿道糜烂或裂伤[25]。

c.尿道假通道[25,26]。

d.尿道或膀胱穿孔(图 22.4)[26-28]。

e.阴唇系带撕裂[27]。

f.尿道口狭窄[17]。

g.尿道狭窄[29]。

h.继发于尿道水肿的尿潴留[27]。

使用最小直径的导管、充分润滑、避免插管过深仅仅能够收集到尿液即可、在遇到阻力的时候不强行插管,这些措施都可以减少损伤的危险。糜烂和穿孔常常因长期留置导管所致,尽快拔出导管可以减少此风险。

3.操作问题。

a.插管位置不正确[27]。

b.导管打结[30-33]。

使用短导管可减少打结的风险。对于足月新生儿来说,推荐的标准插入深度是男婴 6cm、女婴 5cm[33]。早产儿的插入深度需更浅。更广泛应用的插入深度标准就是恰好能够引流尿液即可。用胃管来代替尿管可能会增加打结的风险,因为胃管更软、更容易卷曲。

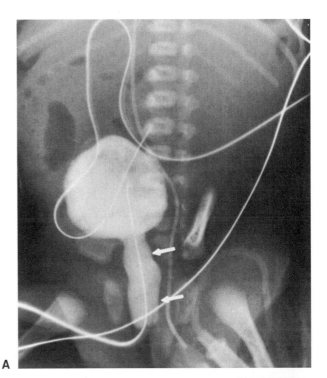

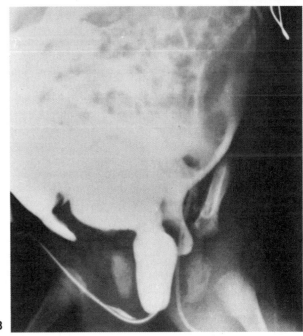

图 22.4　(A)膀胱造影示继发于后尿道瓣的扩张的后尿道(箭头)。(B)之后的影像示膀胱穿孔,腹腔可见对比剂。

参考文献

1. Roberts KB; Subcommittee on Urinary Tract Infection, Steering Committee on Quality Improvement and Management. Urinary tract infection: clinical practice guideline for the diagnosis and management of the initial UTI in febrile infants and children 2 to 24 months. *Pediatrics.* 2011;128(3):595–610.

2. Bonadio W, Maida G. Urinary tract infection in outpatient febrile infants younger than 30 days of age: a 10-year evalua-

tion. *Pediatr Infect Dis J*. 2014;33(4):342–344.

3. Karacan C, Erkek N, Senet S, et al. Evaluation of urine collection methods for the diagnosis of urinary tract infection in children. *Med Princ Pract*. 2010;19:188–191.

4. Ma JF, Shortliffe LM. Urinary tract infection in children: etiology and epidemiology. *Urol Clin NA*. 2004;31:517–526.

5. El-Naggar W, Yiu A, Mohamed A, et al. Comparison of pain during two methods of urine collection in preterm infants. *Pediatrics*. 2010;125:1224–1229.

6. Wingerter S, Bachur R. Risk factors for contamination of catheterized urine specimens in febrile children. *Pediatr Emerg Care*. 2011;27:1–4.

7. Phillips B. Towards evidence based medicine for paediatricians. Urethral catheter or suprapubic aspiration to reduce contamination of urine samples in young children? *Arch Dis Child*. 2009;94:736–739.

8. Pollack CV Jr, Pollack ES, Andrew ME. Suprapubic bladder aspiration versus urethral catheterization in ill infants: success, efficiency and complication rates. *Ann Emerg Med*. 1994;23:225–230.

9. Al-Orifi F, McGillivray D, Tange S, et al. Urine culture from bag specimens in young children: Are the risks too high? *J Pediatr*. 2000;137:221–226.

10. Tosif S, Baker A, Oakley E, et al. Contamination rates of different urine collection methods for the diagnosis of urinary tract infections in young children: an observational cohort study. *J Paediatr Child Health*. 2012;48(8):659–664.

11. Etoubleau C, Reveret M, Brouet D. Moving from bag to catheter for urine collection in non-toilet-trained children suspected of having urinary tract infection: paired comparison of urine cultures. *J Pediatr*. 2009;154:803–806.

12. Baskin LS, Kogan BA, Benard F. Treatment of infants with neurogenic bladder dysfunction using anticholinergic drugs and intermittent catheterisation. *Br J Urol*. 1990;66:532–534.

13. Shalaby-Rana E, Lowe LH, Blask AN, et al. Imaging in pediatric urology. *Pediatr Clin North Am*. 1997;44:1065–1089.

14. Milling TJ Jr, Van Amerongen R, Melville L, et al. Use of ultrasonography to identify infants in whom urinary catheterization will be unsuccessful because of insufficient urine volume: validation of the urinary bladder index. *Ann Emerg Med*. 2005;45:510–513.

15. Chen L, Hsiao AL, Moore CL, et al. Utility of bedside bladder ultrasound before urethral catheterization in young children. *Pediatrics*. 2005;115:108–111.

16. Robson WL, Leung AK, Thomason MA. Catheterization of the bladder in infants and children. *Clin Pediatr*. 2006;45:795–800.

17. Brown MR, Cartwright PC, Snow BW. Common office problems in pediatric urology and gynecology. *Pediatr Clin North Am*. 1997;44:1091–1115.

18. Redman JF. Techniques of genital examination and bladder catheterization in female children. *Urol Clin North Am*. 1990;17:1–4.

19. Campbell J. Catheterizing prone female infants: How can you see what you're doing? *MCN Am J Matern Child Nurs*. 1979;4:376–377.

20. Rosenthal VD, Al-Abdely HM, El-Kholy AA, et al. International nosocomial infection control consortium report, data summary of 50 countries for 2010–2015: device-associated module. *Am J Infect Control*. 2016;44(12):1495–1504.

21. Esteban E, Ferrer R, Urrea M, et al. The impact of a quality improvement intervention to reduce nosocomial infections in a PICU. *Pediatr Crit Care Med*. 2013;14(5):525–532.

22. Sedor J, Mulholland SG. Hospital-acquired urinary tract infections associated with the indwelling catheter. *Urol Clin North Am*. 1999;26:821–828.

23. Lohr JA, Downs SM, Dudley S, et al. Hospital-acquired urinary tract infections in the pediatric patient: a prospective study. *Pediatr Infect Dis J*. 1994;13:8–12.

24. Davies HD, Jones EL, Sheng RY, et al. Nosocomial urinary tract infections at a pediatric hospital. *Pediatr Infect Dis J*. 1992;11:349–354.

25. McAlister WH, Cacciarelli A, Shackelford GD. Complications associated with cystography in children. *Radiology*. 1974;111:167–172.

26. Basha M, Subhani M, Mersal A, et al. Urinary bladder perforation in a premature infant with Down syndrome. *Pediatr Nephrol*. 2003;18:1189–1190.

27. Koleilat N, Sidi AA, Gonzalez R. Urethral false passage as a complication of intermittent catheterization. *J Urol*. 1989;142:1216–1217.

28. Salama H, Al Ju Fairi M, Rejjal A, et al. Urinary bladder perforation in a very low birth weight infant. A case report. *J Perinat Med*. 2002;30:188–191.

29. Edwards LE, Lock R, Powell C, et al. Post-catheterisation urethral strictures. A clinical and experimental study. *Br J Urol*. 1983;55:53–56.

30. Pearson-Shaver AL, Anderson MH. Urethral catheter knots. *Pediatrics*. 1990;85(5):852–854.

31. Ozkan A, Okur M, Kaya M, et al. An easy technique for removal of knotted catheter in the bladder: percutaneous suprapubic cystoscopic intervention. *Int J Clin Exp Med*. 2013;6(7):603–605.

32. Lodha A, Ly L, Brindle M, et al. Intraurethral knot in a very-low-birth-weight infant: radiological recognition, surgical management and prevention. *Pediatr Radiol*. 2005;35:713–716.

33. Carlson D, Mowery BD. Standards to prevent complications of urinary catheterization in children: should and should-knots. *J Soc Pediatr Nurs*. 1997;2:37–41.

第 **23** 章

鼓膜穿刺术

Gregory J. Milmoe

新生儿和 6 个月以下婴儿的中耳炎一直是一个棘手的难题，因为急性中耳炎和分泌性中耳炎之间存在相似性[1]。后者与听力问题最相关，而前者是一种感染，由于免疫系统不成熟，新生儿可能无法像蹒跚学步的孩子那样进行应对。当重症监护中的婴儿受到额外感染或因其他合并症变得虚弱时，感染威胁便会加重[2-5]。在这种情况下，鼓膜穿刺术可以帮助诊断和治疗这种问题。耳镜检查的异常可能不足以区分急性感染、慢性积液和无反应感染。在鼓膜上进行穿刺可以引流并进行减压，也提供培养样本，辅助指导抗生素治疗[1,6]。

A.适应证

鼓膜穿刺术适用的情况包括。

1.严重免疫功能低下婴儿的感染。

2.已使用抗生素或 72 小时后对所选抗生素无效的婴儿感染。

3.感染伴化脓性并发症（如乳突炎、面神经麻痹、败血症）。

4.临床检查不明确时，需要确认诊断。

5.需要缓解严重的耳痛。

B.禁忌证

1.难以确认听小骨的体表标志。必须能够认清锤骨和鼓膜环（图 23.1）。

2.解剖结构异常者不推荐该操作，尤其对于存在先天性发育异常综合征的患儿。

3.存在异常病理结构（例如胆脂瘤、赘生物）。

C.预防措施

1.适当的固定、充足的光线和恰当操作才能保证患儿的安全和舒适。

2.固定患儿，尽快完成操作。

3.只有在患儿病情平稳且无气道梗阻时才可以在意识清醒的状态下镇静。鼓膜穿刺点无须局部麻醉，无须应用麻醉药。

4.良好的视野最为重要。需要进行充分清洁，以确

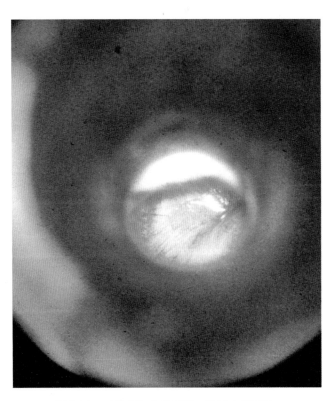

图 23.1　正常新生儿的鼓膜。通过内镜可见。

155

保锤骨和鼓膜环清晰可见。

5.避免损伤鼓膜内面,这里是圆窗、镫骨和砧骨所在的位置。

D.操作技术[7]

1. 设备包括带开放操作头的耳镜和大小适当的窥镜、带有 1mL 注射器的 18 号穿刺针、钝头刮耳匙、装有 70% 异丙醇的 3mL 注射器、5-Fr 的 Frazier 耳吸引器的吸引装置、合适的培养基。

2.固定患儿(见第 5 章)。

3.将患儿的耳朵朝上。助手必须保持患儿头部不动。

4.用乙醇溶液冲洗耳道,进行消毒和清洁。

5.让液体从外耳道内流出或吸引出来。

6.用耳镜观察外耳道,并用耳刮匙刮出,或用耳吸器吸出外耳道内的耵聍。

7.对准窥镜,使鼓膜标志清晰可见。牵拉耳郭,以便更好地暴露鼓膜(图 23.2)。

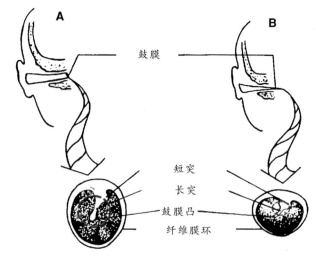

图 23.2 成人(A)和婴儿(B)的鼓膜。虚线前头,为通过窥镜可见的鼓膜部分。

8.将穿刺针在其中点处折弯 45~60° 之后,连接 1 毫升注射器。这样注射器就不会遮挡视线了。

9.在中心插入穿刺针,并通过耳镜向内插入。在锤骨前面的鼓膜处,鼓膜脐水平或之下水平进行穿刺(图 23.2 和 23.3)。

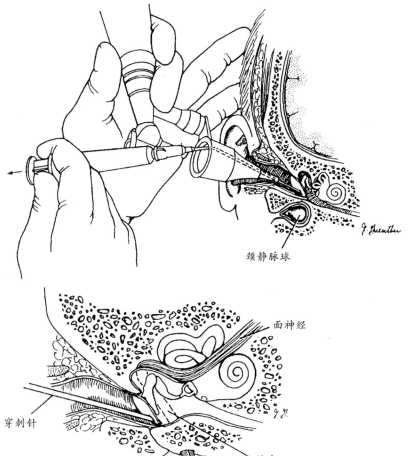

图 23.3 鼓膜穿刺术。用 3mL 注射器抽吸中耳。穿刺针正在穿刺鼓膜下方。

10.安全持针,助手用注射器抽取样本。

11.将样本放置在合适的转运容器中。

12.如果需要引流更多,可用鼓膜切开刀片扩大切口,切口可以在 48~72 小时内自行闭合。

E.并发症

1.最常见的并发症就是外耳道出血。多可以自行止血,但还是应该尽量避免。

2.鼓膜穿刺会导致鼓膜穿孔,但是这对引流有所帮助,也可以改善中耳腔的通气。

3.穿刺位置不当导致的听小骨损伤(B1 和 C5)。

4.颈静脉球或颈动脉损伤导致的大出血[8],很少见。

参考文献

1. Coticchia J, Shah P, Sachdeva L, et al. Frequency of otitis media based on otoendoscopic evaluation in preterm infants. *Otolaryngol Head Neck Surg*. 2014;15(4):692–699.
2. Turner D, Leibovitz E, Aran A, et al. Acute otitis media in infants younger than two months of age: Microbiology, clinical presentation and therapeutic approach. *Pediatr Infect Dis J*. 2002;21(7):669–674.
3. Syggelou A, Fanos V, Iacovidou N. Acute otitis media in neonatal life: A review. *J Chemother*. 2011;23(3):123–126.
4. Ilia S, Galanakis E. Clinical features and outcome of acute otitis media in early infancy. *Int J Infect Dis*. 2013;17:e317–e320.
5. Sommerfleck P, González Macchi ME, Pellegrini S, et al. Acute otitis media in infants younger than three months not vaccinated against Streptococcus pneumonia. *Int J Pediatr Otorhinolaryngol*. 2013;77:976–980.
6. Block SL. Management of acute otitis media in afebrile neonates. *Pediatr Ann*. 2012;41:225.
7. Guarisco JL, Grundfast KM. A simple device for tympanocentesis in infants and children. *Laryngoscope*. 1988;98:244–246.
8. Hasebe S, Sando I, Orita Y. Proximity of carotid canal wall to tympanic membrane: A human temporal bone study. *Laryngoscope*. 2003;113:802–807.

第 24 章

骨髓活检

Martha C. Sola-Visner, Lisa M. Rimsza, Tung T. Wynn, Jolie S. Ramesar

A.定义

1.骨髓穿刺术:通过骨髓穿刺针抽取少量骨髓液。

2.骨髓活检:用特定的穿刺针采集少量骨髓组织样本。

3.骨髓凝块:将骨髓吸出物(可能伴有凝块)放入固定液中,用石蜡包埋,切片。该物质通常被称为"凝块"。

B.适应证

1.对于原发血液系统疾病的评估[1,2]。

a.疑似新生儿再生障碍性贫血[3,4]。

b.疑似白血病,且血液检查结果不足以明确诊断[5-7]。

c.不明原因,严重的中性粒细胞减少症,(中性粒细胞绝对计数<500/mL)且持续存在[8,9]。

d.不明原因,严重的血小板减少症,(血小板<50 000/mL),且持续存在[3,10]。

2.疑似代谢贮积病的评估(如尼曼匹克病)[11]。

3.疑似嗜血细胞综合征或是家族性嗜血细胞淋巴组织细胞增生症的评估[12,13]。

4.浸润性肿瘤的检测,如霍奇金和非霍奇金淋巴瘤、神经母细胞瘤[14]、横纹肌肉瘤、尤文肉瘤[15]或先天性系统性朗格汉斯组织细胞增生症。

5. 诊断性的骨髓培养 (如浸润性肺结核或真菌病)。

6.细胞遗传学研究,用于染色体分析[7]。

7.疑似骨硬化症的评估[16]。

C.禁忌证

骨髓穿刺术和骨髓活检没有绝对禁忌证,但根据患者的一般情况可能存在相对禁忌证,尤其是与麻醉或深度镇静的风险有关。

需注意以下事项。

1.不推荐从新生儿胸骨取样,因为容易损伤胸腔内和纵隔内的器官。

2.对于存在凝血障碍的患儿,或者正在应用抗凝剂或溶栓药的患儿,应该仔细考虑进行骨髓穿刺的利与弊。

3.对于骨质发育不良的早产儿应该仔细考虑骨髓穿刺的利与弊。

D.预防措施

1.在操作前尽量纠正凝血障碍(保障严重血小板减少情况下操作的安全性)。

2.使用 0.2~0.4mL 的利多卡因。

3.要注意新生儿骨髓穿刺的进针力度要比年长儿小一些(尤其是极低出生体重儿)。

4.要根据临床稳定性、复位能力,选择合适的穿刺部位(胫骨或髂骨),根据新生儿的个体情况(胎龄与体重)选择合适大小的穿刺针。

a.年长儿童骨髓穿刺的首选部位是髂后上棘[17](含有较多骨髓的非承重结构且无重要器官毗邻)。

b.18 个月以下幼儿,骨髓抽吸的首选部位是胫骨前内侧面[17](幼儿成骨不全时可能存在胫骨骨折的风险)。

5.在胫骨粗隆下 1~2cm 处进针(对于较小的婴儿,可能紧邻胫骨粗隆),可以将损伤骨生长区域的风险降到最低。

6.穿刺结束后,局部适当加压以控制出血。

E.设备

1.常规器材

a.无菌手套。

b.消毒液。

c.纱布块。

d.无菌巾。

e.在带有 27 号针头的 1mL 注射器中,装入 1%的利多卡因,不加肾上腺素。

f.装有 10%的中性福尔马林缓冲液或其他固定剂的杯子。

2.胫骨骨髓活检

a.19 号(1.3cm)的 Osgood 骨穿针(Popper and Sons,New Hyde Park,New York)(图 24.1)。

b.不带有 Luer-Lok 的 3mL 注射器。

c.2.5cm 或 5cm 针头用于清除注射器内的血凝块。

3.髂嵴骨髓活检

a.19 号(5cm)的 Jamshidi 骨穿针。

b.不带有 Luer-Lok 的 3mL 注射器。

F.操作技术

1.胫骨骨髓活检

a.固定患儿处于仰卧位。

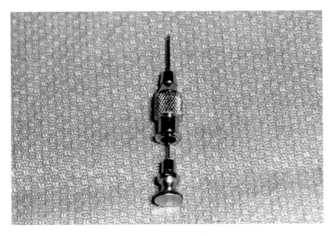

图 24.1 图示为 19 号(1.3cm)的 Osgood 骨髓穿刺针。在操作前,套管针必须完全插进针鞘内。

b.穿刺点位于胫骨中部表面平坦部位的近端三角形区域,距胫骨粗隆 1~2cm。

c.铺巾并清理出一个无菌区域[18](参见第 6 章)。

d.随着针头缓慢进入,将利多卡因注入皮下组织。当针尖到达骨膜,再注入少量麻醉剂,保证针尖进入骨内,进行骨膜下注射。

e.拔针,等待 2~3 分钟。

f.操作者应用非优势手固定患儿腿部,用手掌直接支撑骨穿部位的对侧。为了避免骨折,一定要用手掌对着穿透点施加反压。这只手不能再进入无菌区域。

g.确保针芯完全进入 Osgood 针鞘内。

h.用优势手的拇指和示指持针。

i.90°方向插入穿刺针,缓慢旋转逐渐插入骨髓腔(图 24.2)。

j.继续插入骨穿针直到其完全固定在骨内(触摸时穿刺针不移动)(图 24.3)。

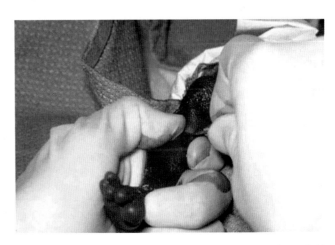

图 24.2 Osgood 针正在缓慢地旋入胫骨骨髓腔。注意,患儿的腿被术者的非优势手完全固定住。

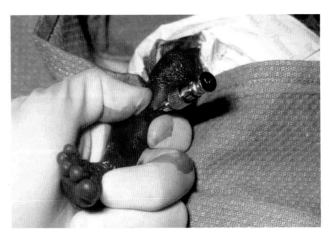

图 24.3 Osgood 针完全固定在胫骨内。

k.将针芯取出,将空针再向骨髓腔内推进 2~3mm(使少量骨髓标本进入骨髓穿刺针内)。

l.将 1 支 3mL 的注射器(不带有 Luer-Lok)牢牢固定在穿刺针上。

m.用力回抽注射器针栓,直至注射器中央出现少量骨髓(约 0.1mL)。在收集到极少量的骨髓后,要尽快停止,因为过度抽吸可能导致骨髓液被血液稀释。

n.如果首次未收集到骨髓,旋转进针后二次抽取,或拔出针头进行再次穿刺。

o.收集到骨髓后,尽快拔下注射器,抽回注射器针塞(骨髓标本已吸附在上面),让标本在此处凝结。

p.拔出穿刺针,按压穿刺部位,以达到止血的目的。

q.在骨髓样本凝结后,用 2.5cm 或 5cm 的针轻轻挑起凝块,放入固定液中(图 24.4)。

r.用典型的骨髓活检标本处理法,处理骨髓凝块,但不需要脱钙过程(图 24.5)。

2.髂峰骨髓活检(图 24.6)

a.将患儿置于俯卧位或侧卧位,双腿在臀部屈曲。

b.髂后上棘穿刺点:位于骶椎两侧,臀部上方突出的部位。

c.铺巾并清理出一个无菌区域(见第 6 章)。

d.随着针头缓慢进入,将利多卡因注入皮下组织。当针尖到达骨膜,再注入少量麻醉剂,保证针尖进入骨内,进行骨膜下注射。

e.拔针,等待 2~3 分钟。

f.确保针芯完全进入 Jamshidi 针鞘内。

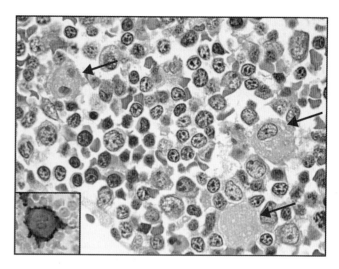

图 24.5 中性粒细胞减少的新生儿骨髓凝块的显微照片。细胞结构接近 100%,可以明确辨认不成熟的骨髓前体细胞、红系前体细胞和 3 个巨核细胞 (如箭头所示)。HE 染色、×200 放大倍数。嵌入图:用 CD61 浸染细胞胞质,证实其为巨核细胞系。

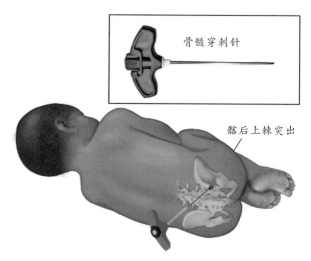

图 24.6 髂骨嵴骨髓活检部位及途径。图示为,用于新生儿和婴儿的 13 号(5cm)的 Jamshidi 骨髓穿刺针。

g.用优势手的拇指和示指持针,以 90°方向插入穿刺针,逐渐施压,缓慢旋入骨髓腔。

h.继续插入骨穿针直到其完全固定在骨内(触摸时穿刺针不移动)。

i.将 1 支 3mL 的注射器(不带有 Luer-Lok)牢牢固定在穿刺针上,用力回抽注射器针栓,直至注射器中央出现少量骨髓,注意小心快速吸取以免形成血块。在收集到极少量的骨髓后要尽快停止抽吸。

j.如果首次未收集到骨髓,旋转进针后二次抽取,或拔出针头进行再次穿刺。

k.如果要进行骨髓活检,没有套管针的情况下,可

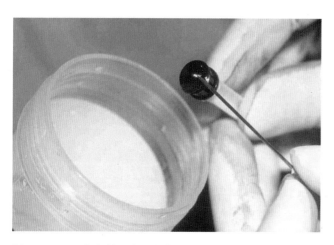

图 24.4 3mL 的注射器内已收集到少量骨髓,并在注射器底部凝结。拔出注射器针栓,轻柔地从注射器针塞上将标本取出(应用 2.5~5cm 的针),并放入固定剂中。

以将针额外向前推进 0.5~1cm，或者更换套管针重新定位后，移除套管针向前推进。

l.轻摇针头移出针芯，然后用拇指覆盖针孔施加负压。

m.拔出穿刺针，将针芯抽出放入固定液中，按压穿刺部位，以达到止血目的。

G.特殊情况

1.如果疑似骨硬化症，最好在髂后上棘处进行骨髓活检。因为这样可以定量检测破骨细胞，评估骨硬化症中骨髓和骨的改变情况。合并骨硬化病的患儿，进行胫骨骨髓穿刺活检通常仅能抽出血液或者抽不出任何标本。

2.唐氏综合征或Ⅳ期神经母细胞瘤的患儿怀疑白血病时，应考虑其他替代方法，如外周血流式细胞术。

H.并发症[1]

1.骨膜下出血。

2.蜂窝织炎或骨髓炎。

3.肢体骨折。

4.血管损伤。

5.骨损伤。

a.骨溶解性损伤。

b.外生骨疣。

c.骨膜下钙化(继发于血肿后形成)。

致谢

本章内容得到了美国国立研究院基金 HL69990 的资助。

参考文献

1. Sreedharanunni S, Sachdeva MU, Kumar N, et al. Spectrum of diseases diagnosed on bone marrow examination of 285 infants in a single tertiary care center. *Hematology.* 2015;20(3):175–181.

2. Tadiotto E, Maines E, Degani D, et al. Bone marrow features in Pearson syndrome with neonatal onset: A case report and review of the literature. *Pediatr Blood Cancer.* 2018;65(4).

3. Stoddart MT, Connor P, Germeshausen M, et al. Congenital amegakaryocytic thrombocytopenia (CAMT) presenting as severe pancytopenia in the first month of life. *Pediatr Blood Cancer.* 2013;60(9):E94–E96.

4. Goldman FD, Gurel Z, Al-Zubeidi D, et al. Congenital pancytopenia and absence of B lymphocytes in a neonate with a mutation in the Ikaros gene. *Pediatr Blood Cancer.* 2012;58(4):591–597.

5. Tsujimoto H, Kounami S, Mitani Y, et al. Neonatal acute megakaryoblastic leukemia presenting with leukemia cutis and multiple intracranial lesions successfully treated with unrelated cord blood transplantation. *Case Rep Hematol.* 2015;2015:610581.

6. Ergin H, Ozdemir OM, Karaca A, et al. A newborn with congenital mixed phenotype acute leukemia after in vitro fertilization. *Pediatr Neonatol.* 2015;56(4):271–274.

7. Campos L, Nadal N, Flandrin-Gresta P, et al. Congenital acute leukemia with initial indolent presentation—a case report. *Cytometry B Clin Cytom.* 2011;80(2):130–133.

8. Del Vecchio A, Christensen RD. Neonatal neutropenia: What diagnostic evaluation is needed and when is treatment recommended? *Early Hum Dev.* 2012;88(Suppl 2):S19–S24.

9. Cosar H, Kahramaner Z, Erdemir A, et al. Reticular dysgenesis in a preterm infant: A case report. *Pediatr Hematol Oncol.* 2010;27(8):646–649.

10. Tighe P, Rimsza LM, Christensen RD, et al. Severe thrombocytopenia in a neonate with congenital HIV infection. *J Pediatr.* 2005;146(3):408–413.

11. Gumus E, Haliloglu G, Karhan AN, et al. Niemann-Pick disease type C in the newborn period: A single-center experience. *Eur J Pediatr.* 2017;176(12):1669–1676.

12. Fuwa K, Kubota M, Kanno M, et al. Mitochondrial disease as a cause of neonatal hemophagocytic lymphohistiocytosis. *Case Rep Pediatr.* 2016;2016:3932646.

13. Fukazawa M, Hoshina T, Nanishi E, et al. Neonatal hemophagocytic lymphohistiocytosis associated with a vertical transmission of coxsackievirus B1. *J Infect Chemother.* 2013;19(6):1210–1213.

14. van Wezel EM, Decarolis B, Stutterheim J, et al. Neuroblastoma messenger RNA is frequently detected in bone marrow at diagnosis of localised neuroblastoma patients. *Eur J Cancer.* 2016;54:149–158.

15. Esmaeili H, Azimpouran M. Congenital embryonal rhabdomyosarcoma; multiple lesions. *Int J Surg Case Rep.* 2017;31:47–50.

16. Almarzooqi S, Reed S, Fung B, et al. Infantile osteopetrosis and juvenile xanthogranuloma presenting together in a newborn: A case report and literature review. *Pediatr Dev Pathol.* 2011;14(4):307–312.

17. Riley RS, Hogan TF, Pavot DR, et al. A pathologist's perspective on bone marrow aspiration and biopsy: I. Performing a bone marrow examination. *J Clin Lab Anal.* 2004;18(2):70–90.

18. Sola MC, Rimsza LM, Christensen RD. A bone marrow biopsy technique suitable for use in neonates. *Br J Haematol.* 1999;107(2):458–460.

第25章

皮肤活检

Maura Caufield，Cynthia M. C. DeKlotz

A.定义

用圆柱形刀片对小范围内的皮肤进行全层活检。

B.适应证

1.各种皮肤疾病的诊断[1-6]（图 25.1）。
2.通过电子显微镜和光学显微镜，鉴别某些遗传代谢性疾病[7-10]。
3.对成纤维细胞进行遗传、酶学或形态学研究[11,12]。
4.小型皮损的治疗。

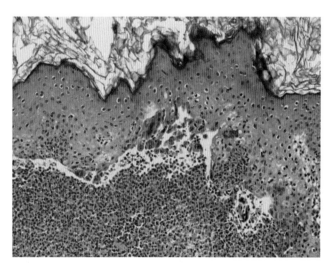

图25.1　1例先天性单纯疱疹感染的新生儿皮肤活检，包括了水泡、表皮水肿、炎性浸润和病毒性细胞病变。

C.皮肤活检的类型[13]

1.需要表皮、真皮，甚至皮下脂肪样本时，可以进行皮肤活检。它可以对某些疾病进行病理评估和快速诊断，包括皮肤肿瘤和炎症性疾病。
2.刮取活检可用于收集表皮和浅表真皮的标本。
3.切口活检主要用于深层皮下脂肪或筋膜疾病（如结节性红斑），切除较大病灶用于诊断。
4.在计划完整切除较大皮损时，需要由经验丰富的皮肤科医生或外科医生主刀。

D.禁忌证

皮肤活检没有绝对的禁忌证。
1.权衡利弊，例如瘢痕、感染风险或出血。特别是如果存在某些潜在的情况，如出血障碍，更要慎重。
2.在神经和血管表浅的特定解剖部位进行皮肤活检时要小心。
3.部分头部和中线部位的皮损，可能需要在活检前进行放射线检查，以排除皮损与颅内或脊椎间隙相通[14,15]。
4.在进行活组织检查之前，应签署并获得知情同意，向患儿及家属告知风险/益处。

E.设备

皮肤活检通常使用清洁或改良无菌技术[16]进行。
1.无菌手套。

2.毛巾或托盘,用以布置出无菌区域。

3.乙醇或其他合适的消毒液,如聚维酮碘。

4.10cm×10cm 的纱布块。

5.无菌棉签。

6.带 27 号或 30 号针头的 1mL 注射器,加入无肾上腺素的 1%盐酸利卡多因。

7.钝头的组织钳。

8.小弯剪或者 15 号解剖刀片。

9. 2~6mm 锋利的钻孔器(图 25.2),也可使用 2~8mm 的一次性钻孔器。

注:用 2mm 钻孔器获取的标本很小,可能不足以达到准确诊断的目的。近来的研究表明,用 2mm 的钻孔器取活检标本,84 个病例中,可有 79 例得出确切诊断[17]。但对于大多数病例,3~4mm 的钻孔器更合适。

10. 4-0、5-0 或 6-0 尼龙缝线或聚丙烯缝合线,小弯针,皮肤绷带。

11.白色凡士林胶布。

12.合适的运送工具,贴有患者信息标签(表25.1)。

13.必要时应用剃刀。

F.预防措施

1.注意取材部位,如果条件允许,尽可能不要选取以下部位,避免留下的瘢痕有潜在毁容风险。

a.鼻尖、鼻梁以及鼻小柱。

b.眼睑。

c.唇缘。

d.乳头。

e.手指或脚趾。

f.覆盖关节的皮肤。

g.膝盖以下的腿部。

2.对头部、颈部、脊柱和头部的任何病变进行活检时,要在活检之前进行适当的评估和影像学检查,以排除病变与深部结构相通(例如,先天性皮肤发育不全并伴有颅内受损)。

3.避免在一个部位进行多次操作。

4.动作要轻柔,避免表皮与真皮分离,压碎样本。

5.在皮损愈合前要注意活检部位有无感染征象。

6.避免对冰冻组织进行电子显微镜观察,因为这样会破坏细胞的细微结构(表 25.1)。

7.常规镜检时,不要将活检标本放入生理盐水中,或加入生理盐水。因为基底细胞会发生人为的水肿变性,或者出现表皮下大疱。

G.操作技术

见图 25.2

1.在进行活组织检查之前,我们建议对皮损进行实体部位检查。当然,首先需要获得知情同意。

2.约束和固定患者。婴儿可以抱着,或者包裹或夹板来固定[18]。根据研究者的经验,刚刚吃饱并且处于襁褓中的婴儿,在注意力分散(例如,用手或者类似 Buzy Bee 的专用设备,轻抚、振动远离活检部位的皮肤)和采用安慰技巧(例如,用糖溶液涂抹奶嘴)的情况下,实际上可以在活检过程中安然入睡[19,20]。

3.选择活检部位[21-26]。

a.对于疑似恶性病变,如果病变不能完全切除,应

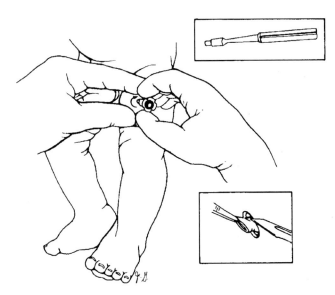

图 25.2　皮肤钻孔活检。上(插图):一次性活检钻孔器。下(插图):切除真皮蒂。

表 25.1　皮肤钻孔活检的保存和运送方法

运送培养基	适应证
10%甲醛	常规显微镜下检查
Michel 溶液或浸透盐水的纱布	水疱或自身免疫性疾病（免疫荧光）
	电子显微镜
10%甲醛	免疫过氧化物酶
含 20% FBSDMEM 高培养基	或纤维细胞培养

选择最不典型部位。

b.对于大多数皮肤病,选择病变最重的部位,而非终末阶段的皮损。

c.避免继发性损伤,包括表皮脱落和结痂。

d.对于大的水疱性皮损,尽量保持水疱顶部和正常皮肤边缘完整性。对于疑似大疱性表皮松解症,理想的方法是用橡皮擦摩擦产生的新鲜水泡进行活检。

e.进行直接免疫荧光(DIF)活组织检查时,取材部位有所不同。自身免疫性水疱病的 DIF 应取自邻近正常皮肤。对于疑似血管炎的情况,DIF 应取自急性病变部位(小于 24 小时)。

f.对于较大的病灶,应从皮损外周取样,包括一部分正常皮肤。

g.对于散在的小皮损,尽量在病灶边缘保留 1~2mm 的正常皮肤。

h.皮肤活检已用于胎儿,可对死胎或濒临死亡的胎儿进行皮肤活检,用来进行成纤维细胞培养。在后一种情况下,从外观最新鲜、浸渍最少的皮肤区域进行打孔或切除皮肤用来活检。

4.必要时剃或修剪头发。这一步通常不是由操作者完成的。

5.准备工作同其他操作(参见第 5 章)。

6.在皮损下皮内,注射 0.25~1.0mL 利多卡因。避免最大中毒剂量(利多卡因加肾上腺素为 4.5mg/kg,不加肾上腺素为 7.5mg/kg[27])。如下方法可尽量减轻疼痛,包括:用小口径(30 号)针,使用碳酸氢钠缓冲麻醉剂,以 1mL 碳酸氢钠与 10mL 利多卡因的比例,在注射时挤压注射部位以及用冰块冷敷等[28-30]。其他分散注意力和安慰技巧同样值得推荐,如上文技巧第 2 节中详细介绍的那样。

7.等待 5 分钟使麻醉剂最大限度起效。如果应用利多卡因肾上腺素,15 分钟后血管收缩最明显。

8.将皮损周围的皮肤伸展绷紧,使缝合变得更容易。

9.在皮损上方谨慎的穿刺,以画圆或来回地动作用力向下施压,直至切到皮下脂肪。活检取样应包括表皮、全层真皮,以及一些皮下脂肪。

10.取下钻孔器。

11.一手用钝头组织钳抓住活检标本的侧棱并向上提,注意避免挤压标本。此外,在周围完整的皮肤上轻轻施加压力,可以更容易取出活检样本。

12.另一手用剪子或手术刀深入皮下脂肪组织,从其底部横切下钻孔内的标本。

13.将标本放入盛有适当固定液的容器中。

14.在容器标签上标注患者姓名、取材日期和取材确切部位。

15.用 10cm×10cm 的无菌纱布块轻压活检部位,以控制出血。

16.评估伤口边缘并闭合活检部位。为达到最佳的美观效果,应该使用尼龙或聚丙烯进行简单的间断缝合,特别是对于≥4mm 的伤口[31]。对于≤3mm 的伤口,可以借助皮肤膏或吸收性明胶海绵进行二次缝合。对于这种情况,预计上皮在 7~14 天内初步愈合,活检深至真皮-皮下脂肪交界处,会留有直径几毫米的白色瘢痕。

17.如果进行缝合,面部 5 天拆线,而躯干、四肢及头皮 10 至 14 天内拆线。

18.活检后,先涂上白色凡士林,然后用胶布绷带包扎。防止结痂将有助于伤口更快愈合[32]。一项门诊皮肤手术患者的随机对照试验结果显示,与杆菌肽软膏相比,使用白色凡士林的感染率较低,而且过敏接触性皮炎的风险也更低[33]。敷料应该每 24 小时更换一次。

H.并发症[13]

1.感染。

2.影响美观的瘢痕或瘢痕疙瘩(罕见)。

3.出血过多(罕见,除非患儿存在凝血机制异常)。

4.病理检查后仍不能确定皮损性质。

5.病变复发。

参考文献

1. Darby JB, Valentine G, Hillier K, et al. A 3-week-old with an isolated "blueberry muffin" rash. *Pediatrics*. 2017;140(1):pii: e20162598.

2. Leclerc-Mercier S, Bodemer C, Bourdon-Lanoy E, et al. Early skin biopsy is helpful for the diagnosis and management of neonatal and infantile erythrodermas. *J Cutan Pathol*. 2010; 37(2):249–255.

3. Lynch MC, Samson TD, Zaenglein AL, et al. Evolution of fibroblastic connective tissue nevus in an infant. *Am J Dermatopathol*. 2017;39(3):225–227.

4. Simons EA, Huang JT, Schmidt B. Congenital melanocytic nevi in young children: histopathologic features and clinical outcomes. *J Am Acad Dermatol*. 2017;76(5): 941–947.

5. Sina B, Kao GF, Deng AC, et al. Skin biopsy for inflammatory and common neoplastic diseases: optimum time, best

location, and preferred techniques. A critical review. *J Cutan Pathol.* 2009;36(5):505–510.

6. Zelger BW, Sidoroff A, Orchard G, et al. Non-Langerhans cell histiocytoses. A new unifying concept. *Am J Dermatopathol.* 1996;18(5):490–504.

7. Alroy J, Ucci AA. Skin biopsy: a useful tool in the diagnosis of lysosomal storage diseases. *Ultrastruc Pathol.* 2006;30(6): 489–503.

8. Berk DR, Jazayeri L, Marinkovich MP, et al. Diagnosing epidermolysis bullosa type and subtype in infancy using immunofluorescence microscopy: the Stanford experience. *Pediatr Dermatol.* 2013;30(2):226–233.

9. Jaunzems AE, Woods AE, Staples A. Electron microscopy and morphometry enhances differentiation of epidermolysis bullosa subtypes. With normal values for 24 parameters in skin. *Arch Dermatol Res.* 1997;289(11):631–639.

10. Simonati A, Rizzuto N. Neuronal ceroid lipofuscinoses: pathological features of bioptic specimens from 28 patients. *Neurol Sci.* 2002;21(3):S63–S70.

11. Fuller M, Mellet N, Hein LK, et al. Absence of α-galactosidase cross-correction in Fabry heterozygote culture skin fibroblasts. *Mol Genet Metab.* 2015;114(2):268–273.

12. Vangipurum M, Ting D, Kim S, et al. Skin punch biopsy explants culture for derivation of primary human fibroblasts. *J Vis Exp.* 2013;77:e3779.

13. Alguire PC, Mathes BM. Skin biopsy techniques for the internist. *J Gen Intern Med.* 1998;13(1):46–54.

14. Kennard CD, Rasmussen JE. Congenital midline nasal masses: diagnosis and management. *J Dermatol Surg Oncol.* 1990;16: 1025–1036.

15. Baldwin HE, Berck CM, Lynfield YL. Subcutaneous nodules of the scalp: preoperative management. *J Am Acad Dermatol.* 1991;25:819–830.

16. Affleck GA, Colver G. Skin biopsy techniques. In: Robinson JK, ed. *Surgery of the Skin: Procedural Dermatology.* 2nd ed. Edinburgh: Mosby Elsevier; 2010:170–176.

17. Todd P, Garioch JJ, Humphreys S, et al. Evaluation of the 2-mm punch biopsy in dermatological diagnosis. *Clin Exp Dermatol.* 1996;21:11–13.

18. Bellet, JS. Diagnostic and therapeutic procedures. In: Eichenfield JF, ed. *Neonatal and Infant Dermatology.* 3rd ed. Philadelphia: Elsevier Saunders; 2015:57–64.

19. Eichenfield LF, Cunningham BB. Decreasing the pain of dermatologic procedures in children. *Curr Probl Dermatol.* 1999;11(1):3–34.

20. Moadad N, Kozman K, Shahine R, et al. Distraction using the BUZZY during an IV insertion. *J Pediatr Nurs.* 2016;31(1):64–72.

21. Ackerman AB. Biopsy: why, where, when, how? *J Dermatol Surg.* 1975;1:21–23.

22. Elston DM, Stratman EJ, Miller SJ. Skin biopsy: biopsy issues in specific diseases. *J Am Acad Dermatol.* 2016;74(1):1–16.

23. High WA, Tomasini CF, Argenziano G, et al. Basic principles of dermatology. In: Bolognia J, ed. *Dermatology.* 3rd ed. Philadelphia: Elsevier Saunders; 2012:12–16.

24. Golbus M, Sagebiel RW, Filly RA, et al. Prenatal diagnosis of ichthyosiform erythroderma (epidermolytic hyperkeratosis) by fetal skin biopsy. *N Engl J Med.* 1980;302:93–95.

25. Luu M, Cantatore-Francis JL, Glick SA. Prenatal diagnoses of genodermatoses: current scope and future capabilities. *Int J Dermatol.* 2010;49:353–361.

26. Intong LR, Murrell DF. How to take skin biopsies for epidermolysis bullosa. *Dermatol Clin.* 2010;28(2):197–200.

27. Heather MJ, Weinberger CH, Brodland DG. Local anesthetics. In: Wolverton SE. *Comprehensive Dermatologic Drug Therapy.* 3rd ed. Edinburgh: Elsevier Saunders; 2013:638.

28. Arndt KA, Burton C, Noe JM. Minimizing the pain of local anesthesia. *Plast Reconstr Surg.* 1983;72:676–679.

29. Stewart JH, Cole GW, Klein JA. Neutralized lidocaine with epinephrine for local anesthesia. *J Dermatol Surg Oncol.* 1989;15:1081–1083.

30. Kuwahara RT, Skinner RB. EMLA versus ice as a topical anesthetic. *Dermatol Surg.* 2001;27:495–496.

31. Christenson LJ, Phillips PK, Weaver AL, et al. Primary closure vs second-intention treatment of skin punch biopsy sites: a randomized trial. *Arch Dermatol.* 2005;141(9):1093–1099.

32. Telfer NR, Moy RL. Wound care after office procedures. *J Dermatol Surg Oncol.* 1993;19:722–731.

33. Smack DP, Harrington AC, Dunn C, et al. Infection and allergy incidence in ambulatory surgery patients using white petrolatum vs bacitracin ointment. A randomized control trial. *JAMA.* 1996;276(12):972–977.

第 26 章

眼部标本采集

Jennifer A. Dunbar

A.引言

新生儿结膜炎是眼科急症[1,2]。结膜炎是可能危及生命的全身感染的重要表现之一。结膜炎的临床表现包括结膜弥漫性充血,伴有黏液、脓性、水样分泌物以及眼皮水肿和红斑。细菌及病毒引起的结膜炎,可导致角膜溃疡和浑浊,甚至可导致失明。淋病奈瑟菌、克雷伯菌和假单胞菌可迅速引起眼球穿孔[3]。

B.适应证

1.收集标本,用于查明结膜炎的病因(表 26.1)。

a.新生儿结膜炎最常见的病因就是化学性结膜炎,出现在出生后 24 小时内,一般在出生后 48 小时内消失。

b.新生儿感染性结膜炎可能是细菌或病毒引起的,常常与暴露在产道中或自发性胎膜早破有关。典型的病因,包括衣原体、肺炎链球菌、葡萄球菌、大肠杆菌、嗜血杆菌、淋病奈瑟菌和单纯疱疹病毒[4]。

c.除了上述新生儿结膜炎的常见病因之外,耐甲氧西林金黄色葡萄球菌、乙型溶血性链球菌和脑膜炎双球菌在新生儿也有报道[5-7]。

d.新生儿重症监护病房(NICU)中有 6%~18% 的新生儿发生院内获得性结膜炎,也可能出现暴发流行[8-11]。

(1)眼睛可能被呼吸道分泌物或胃肠道菌群污染,据报道最常见的病原菌为凝固酶阴性葡萄球菌、金黄色葡萄球菌以及克雷伯菌[6,12]。

(2)住院早产儿由于革兰阴性菌(如克雷伯菌、大肠杆菌、沙雷菌和流感嗜血杆菌)所致感染性结膜炎的风险较高。这种风险在小于 1500g 和胎龄小于 29 周的新生儿中会更高[13]。

(3)结膜炎的流行与 NICU 中常规的眼底检查和眼科手术有关。已有沙雷菌、克雷伯菌、鲍曼不动杆菌和腺病毒流行的报道[9,13-15]。

C.相对禁忌证

角膜上皮缺损。

如果角膜荧光染色显示上皮区域染色缺失,提示可能存在角膜溃疡或感染性角膜炎。需要请眼科专家会诊。

D.处理眼部标本的特殊要求

1.由于很多病原体存在于上皮内,因此选择结膜刮取是获得眼部标本的最好选择[1]。

2.眼部标本是很小的,所以在处理标本时应小心。

3.将刮取的标本直接涂在玻片上进行染色,床旁直接接种到培养基中,能够达到更好的效果。

4.与实验室工作人员进行标本处理的沟通能够提高培养的阳性率[16]。

E.材料

1.角膜染色用品,以便去明确有无上皮缺损。

a.荧光染料或试纸。

表 26.1　结膜刮片检测分析

检测方法	培养出的微生物	结果
染色		
革兰染色	淋病奈瑟菌	革兰染色阴性双球菌
吉姆萨染色	沙眼衣原体	上皮胞浆内包涵体
帕帕尼科拉乌染色	单纯疱疹病毒	多核巨细胞和包涵体细胞
直接抗原检测技术		
免疫荧光标记系统	沙眼衣原体	
免疫吸附试验（ELISA）	沙眼衣原体	
	单纯疱疹病毒	
荧光素标记单克隆抗体（MicroTrak）	沙眼衣原体	
间接荧光法	单纯疱疹病毒	
培养		
Thayer-Martin 培养基	淋病奈瑟菌	
需氧	革兰染色阳性和阴性菌	
厌氧	厌氧菌	
病毒培养基	单纯疱疹病毒	
衣原体培养基（McCoy 培养）	沙眼衣原体	

注：ELISA，酶联免疫吸附试验。

b.Wood 灯或其他蓝色光源。

2.收集标本的器材。

a.表面麻醉药。

（1）0.5%不含防腐剂的盐酸丁卡因（Alcon Laboratories, Fort Worth, Texas）。

（2）0.5%盐酸丙卡因眼液（Akorn, Inc., Lake Forest, Illinois, USA）

（3）因为含有防腐剂和不含防腐剂的局部眼科麻醉剂都可能会抑制细菌在培养基中的生长，所以许多医生在操作过程中不使用麻醉剂。然而这个操作对于婴儿来说相当痛苦。实际上，一些麻醉药对细菌生长的抑制作用很小[17,18]。

b.用无菌棉棒翻眼睑，但不建议用棉棒来收集标本（图 26.1）。

c.选择收集标本的工具。

（1）藻酸钙拭子。

（2）涂有无菌涤纶聚酯的涂药器（Harwood Products Company, Guilford, Maine）。

藻酸钙拭子已经被证实与刮刀或涤纶棉棒相同或更好的微生物培养检出率[19,20]。虽然用 Trypticase soy（Becton Dickenson and Company, Franklin Lakes, New

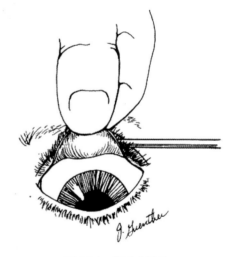

图 26.1　翻动上眼睑。

Jersey）或其他培养基浸润的拭子可以提高培养的阳性率。但是，已经证实刮刀能比棉蘸取棒获取更好的样本。刮刀可以更好地保留结膜上皮细胞，从而更好地诊断细胞内微生物或包涵体[21]。藻酸钙拭子可能会干扰免疫学分析结果。

（3）如果上述材料不可用，ESwab（Copan Diagnostics, Inc., Murrieta, California）是获取眼科标本的简化选择[22]。

d.选择刮取结膜碎屑的工具。

(1)Kimura Platinum E1091 刮片(Storz Oph-thalmics, Division of Bausch & Lomb,Rochester,New York)（图 26.2）。

(2)弯曲的鼻咽拭子刮刀。

(3)11 号刀片或者 15 号刀片。

(4)藻酸钙拭子。

如果没有刮刀，可以用拭子用力在睑结膜表面获取上皮细胞。

e.获得显微镜检查标本的器材。

(1)毛玻璃玻片。

(2)载玻片。

(3)用于标记的铅笔或标签。

F.识别衣原体或病毒的物品

1.识别衣原体和病毒的物品(用于非培养性试验)。

a.虽然 McCoy 培养基是传统意义上识别衣原体的"金标准"，但聚合酶链反应(PCR)的进步，使这项检测与培养一起上升到了金标准的水平 [23]。实时或定量 PCR(qPCR)量化了原始样本中的病原体 DNA，多重 PCR 可以从单个样本中检测多个生物体的 DNA。PCR 检测结果可能在 24 小时内得出，而培养可能需要几天的时间才能提供结果。而且在生后的前几天，收集的标本培养阳性率很低。因为在新生儿中病原体一般需要几天时间才能形成[24,25]。

b.下面列出的非培养试验，比如直接免疫荧光、酶联免疫吸附试验和聚合酶链反应(PCR)，都能很好地用于眼科标本检测，更快捷地得出结果[26-30]。PCR 在衣原体的非培养试验中最敏感，在轻微疾病中也能有较

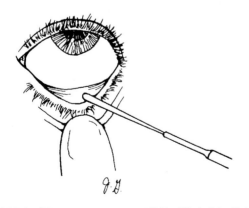

图 26.2　用 Kimura platinum 刀片从下眼睑进行刮片。

高的检出率[26-30]。如果不方便进行 PCR 检查，直接免疫荧光单克隆抗体染色可能是最为敏感和快捷的选择[31]。

(1)对衣原体的直接荧光抗体染色:Micro Trak 沙眼衣原体标本收集盒 (Trinity Biotech,Bray,County Wick-low,Ireland)。

(2)酶联免疫吸附试验:将标本放在实验室推荐的培养基内。

(3)衣原体 PCR:将标本放在检测专用容器中。比如,用于病者和衣原体检测的 M4 培养基(Remel, Lenexa,Kansas)。

(4)腺病毒:AdenoPlus 腺病毒检测(RPS,Sarasofta, Florida, USA)可用于腺病毒的床边快速诊断[32,33]。

2.培养基。

床旁操作后将标本放入培养基中。每个实验室会为特定类型的病原体提供不同的培养基。下面列出了每种微生物的经典培养基。

a.细菌培养基。

(1)胰蛋白大豆胨液体培养基。

(2)血琼脂平板培养基。

(3)流感嗜血杆菌、淋病奈瑟菌的培养选用巧克力琼脂平板培养基。

(4)如果疑似淋球菌感染可用 TM 培养基。

b.用于病毒的培养基(例如 M4 培养基用于病毒和衣原体的运送)(Remel,Lenexa,Kansas)。

c.衣原体培养基(例如,用于病毒和衣原体运送的 M4 培养基)(Remel,Lenexa,Kansas)。

d.如疑似真菌性结膜炎,可用 沙保罗(沙氏)琼脂培养基。

G.操作技术

1.角膜上皮缺损的染色方法。

a.通过用荧光素片轻微接触泪膜的方法,在结膜下穹隆,慢慢滴入少量的荧光素。荧光素覆盖眼睛后可能会掩盖小的角膜上皮缺损。

b.用 Wood 灯或其他蓝色光源评估角膜染色情况。

c.如果存在角膜上皮缺损,角膜可能被感染,此时应咨询眼科医生。

d.新生儿可能存在单纯疱疹病毒感染,呈地图状上皮缺损,而不是树突状的缺损。

2.翻眼睑的方法。

a.上眼睑(图 26.1)。

(1)用非优势手的拇指和示指抓住睫毛和眼睑边缘。

(2)下拉眼睑使其离开眼球。

(3)用优势手持握棉头涂药器,压住上眼睑,向上翻动,盖住棉棒。

(4)抽出棉签,用非优势手轻轻将眼睑边缘复位。

b.下眼睑(图 26.2)。

(1)用非优势手示指压住下眼睑边缘。

(2)向下拉。

3.收集培养物的方法。

应在结膜刮除术之前准备好培养基。用单独的无菌拭子,分别从每只眼睛中取样培养,之后放入各种培养基。即使仅有一只眼睛有症状,也要将两只眼睛分别取样,做好标记。未受感染的眼睛可作为固有菌群的对照[34]。

a.将藻酸钙拭子浸入胰蛋白大豆胨液体培养基或者其他液体培养基。

b.翻眼睑。

c.用拭子在睑结膜和球结膜的上下穹窿处取标本。

d.在床旁直接将拭子放入培养盘中,单行"c"形划线接种。沿着划线接种的形状监测微生物的生长,可能有助于实验室对于培养的病原菌进行诊断。

e.每个培养皿或培养瓶使用单独的无菌棉拭子。

f.眼部标本的培养,在做标记时要仔细,要注意是哪只眼睛(左或右)和眼睛的哪一部分(结膜、眼睑边缘等)。

g.采样后立即接种培养。

4.收集结膜刮片用以涂片以及进行非培养衣原体检测的方法。

a.按上述方法翻动眼睑。

b.如果需要,在结膜穹隆处缓慢滴入表面麻醉剂。

c.拭去多余的分泌物。

d.在距眼缘 2mm 处刮取样本。(睑缘正常的角化上皮容易与刮出物混淆结果)。

e.用刮片或刀片沿同一方向刮 2~3 次,避免出血。

f.将刮片或刀片上的样本轻轻单层涂抹在清洁的玻片上并标记。

g.按涂片要求和非培养衣原体检测的方法固定涂片。

h.用另一个无菌刮片或刀片在另一只眼睛上做重复操作。

H.对结膜细胞学的解释

1.细胞反应。

a.多核细胞反应。

(1)细菌感染。

(2)衣原体感染。

(3)非常严重的病毒感染。

b.单核细胞反应:病毒感染。

c.嗜酸性粒细胞增多或嗜碱性粒细胞增多:过敏状态。

d.浆细胞增多:衣原体感染。

2.上皮内细胞包涵体。

a.衣原体感染。

(1)胞浆内的嗜酸性包涵体,覆盖在上皮细胞核上。

(2)胞浆内的嗜碱性"初始小体"。

b.病毒感染。

可以看到巨大的多核上皮细胞（例如疱疹性角膜结膜炎）。

I.刮除术的并发症

1.结膜出血。

a.轻微结膜出血,常常是自限性的,很常见。

b.可滴入红霉素眼膏。

2.角膜损伤。

a.保持刮片或刀片一直平贴睑结合膜,避免角膜损伤。

b.角膜损伤可通过荧光素染色发现染色缺损来证实。

c.如果出现角膜损伤,应涂以红霉素眼膏,请眼科医生会诊。

3.感染侧眼睛感染到非感染侧眼。

不同侧眼睛取样时,应用不同的无菌工具,可预防此并发症的发生。

4.眼部刺激、疼痛、畏光、流泪、肿胀、充血。

这些问题通常是温和的和自限的。

参考文献

1. Richards A, Guzman-Cottrill JA. Conjunctivitis. *Pediatr Rev.* 2010;31:196–208.
2. Teoh DL, Reynolds S. Diagnosis and management of pediatric conjunctivitis. *Pediatr Emerg Care.* 2003;19:48–55.
3. Aung T, Chan TK. Nosocomial Klebsiella pneumonia conjunctivitis resulting in infectious keratitis and bilateral corneal perforation. *Cornea.* 1998;17:558–561.
4. Wright KW. Pediatric conjunctivitis. In: Wright KW, Spiegel PH, eds. *Pediatric Ophthalmology and Strabismus.* 2nd ed. New York: Springer; 2003:335.
5. Sahu DN, Thomson S, Salam A, et al. Neonatal methicillin-resistant Staphylococcus aureus conjunctivitis. *Br J Ophthalmol.* 2006;90:794–795.
6. Kumar JB, Silverstein E, Wallace DK. Klebsiella pneumonia: an unusual cause of ophthalmia neonatorum in a healthy newborn. *J AAPOS.* 2015;19:564–566.
7. Pöschl JM, Hellstern G, Ruef P, et al. Ophthalmia neonatorum caused by group B Streptococcus. *Scand J Infect Dis.* 2002;34:921–922.
8. Haas J, Larson E, Ross B, et al. Epidemiology and diagnosis of hospital acquired conjunctivitis among neonatal intensive care unit patients. *Pediatr Infect Dis J.* 2005;24:586–589.
9. Faden H, Wynn RJ, Campagna L, et al. Outbreak of adenovirus type 30 in the neonatal intensive care unit. *J Pediatr.* 2005;146:523–527.
10. Couto RC, Carvalho EAA, Pedrosa TMG, et al. A 10-year prospective surveillance of nosocomial infections in neonatal intensive care units. *Am J Infect Control.* 2007;35:183–189.
11. Borer A, Livshiz-Riven I, Golan A, et al. Hospital-acquired conjunctivitis in a neonatal intensive care unit: bacterial etiology and susceptibility patterns. *Am J Infect Control.* 2010;38:650–652.
12. Chen CJ, Starr CE. Epidemiology of gram-negative conjunctivitis in neonatal intensive care unit patients. *Am J Ophthalmol.* 2008;145:966–970.
13. Casolari C, Pecorari M, Fabio G, et al. A simultaneous outbreak of Serratia marcescens and Klebsiella pneumoniae in a neonatal intensive care unit. *J Hosp Infect.* 2005;61:312–320.
14. Ersoy Y, Otlu B, Türkçüğlu P, et al. Outbreak of adenovirus serotype 8 conjunctivitis in preterm infants in a neonatal intensive care unit. *J Hosp Infect.* 2012;80:144–149.
15. McGrath EJ, Chopra T, Abdel-Haq N, et al. An outbreak of carbapenem-resistant Acinetobacter baumannii infection in a neonatal intensive care unit: investigation and control. *Infect Control Hosp Epidemiol.* 2011;32:34–41.
16. Miller JM, ed. *A Guide to Specimen Management in Clinical Microbiology.* 2nd ed. Washington, DC: American Society for Microbiology Press; 1999.
17. Mullin GS, Rubinfeld RS. The antibacterial activity of topical anesthetics. *Cornea.* 1997;16:662–665.
18. Pelosini L, Treffene S, Hollick EJ. Antibacterial activity of preservative-free topical anesthetic drops in current use in ophthalmology departments. *Cornea.* 2009;28:58–61.
19. Benson WH, Lanier JD. Comparison of techniques for culturing corneal ulcers. *Ophthalmology.* 1992;99:800–804.
20. Jacob P, Gopinathan U, Sharma S, et al. Calcium alginate swab versus Bard Parker blade in the diagnosis of microbial keratitis. *Cornea.* 1995;14:360–364.
21. Rapoza PA, Johnson S, Taylor HR. Platinum spatula vs Dacron swab in the preparation of conjunctival smears. *Am J Ophthalmol.* 1986;102:400–401.
22. Pakzad-Vaezi K, Levasseur SD, Schendel S, et al. The corneal ulcer one-touch study: a simplified microbiological specimen collection method. *Am J Ophthalmol.* 2015;159:37–43.
23. Taravati P, Lam D, Van Gelder RN. Role of molecular diagnostics in ocular microbiology. *Curr Ophthalmol Rep.* 2013;1(4).
24. Talley AR, Garcia-Ferrer F, Laycock KA, et al. Comparative diagnosis of neonatal chlamydial conjunctivitis by polymerase chain reaction and McCoy cell culture. *Am J Ophthalmol.* 1994;117:50–57.
25. Hammerschlag MR, Roblin PM, Gelling M, et al. Use of polymerase chain reaction for the detection of Chlamydia trachomatis in ocular and nasopharyngeal specimens from infants with conjunctivitis. *Pediatr Infect Dis J.* 1997;16:293–297.
26. Percivalle E, Sarasini A, Torsellini M, et al. A comparison of methods for detecting adenovirus type 8 keratoconjunctivitis during a nosocomial outbreak in a neonatal intensive care unit. *J Clin Virol.* 2003;28:257–264.
27. Thompson PP, Kowalski RP. A 13-year retrospective review of polymerase chain reaction testing for infectious agents from ocular samples. *Ophthalmology.* 2011;118:1449–1453.
28. Kowalski RP, Thompson PP, Kinchington PR, et al. Evaluation of the Smart Cycler II system for real-time detection of viruses and Chlamydia from ocular specimens. *Arch Ophthalmol.* 2006;124:1135–1139.
29. Chichili GR, Athmanathan S, Farhatullah S, et al. Multiplex polymerase chain reaction for the detection of herpes simplex virus, varicella-zoster virus and cytomegalovirus in ocular specimens. *Curr Eye Res.* 2003;27:85–90.
30. Yip PP, Chan WH, Yip KT, et al. The use of polymerase chain reaction assay versus conventional methods in detecting neonatal chlamydial conjunctivitis. *J Pediatr Ophthalmol Strabismus.* 2008;45:234–239.
31. Rapoza PA, Quinn TC, Kiessling LA, et al. Assessment of neonatal conjunctivitis with a direct immunofluorescent monoclonal antibody stain for Chlamydia. *JAMA.* 1986;24:3369–3373.
32. Sambursky R, Trattler W, Tauber S, et al. Sensitivity and specificity of the AdenoPlus test for diagnosing adenoviral conjunctivitis. *JAMA Ophthalmol.* 2013;131(1):17–22.
33. Kam KYR, Ong HS, Bunce C, et al. Sensitivity and specificity of the AdenoPlus point-of-care system in detecting adenovirus in conjunctivitis patients at an ophthalmic emergency department: a diagnostic accuracy study. *Br J Ophthalmol.* 2015;99:1186–1189.
34. Brito DV, Brito CS, Resende DS, et al. Nosocomial infections in a Brazilian neonatal intensive care unit: a 4-year surveillance study. *Rev Soc Bras Med Trop.* 2010;43:633–637.

第 27 章

濒死阶段样本采集

Reem Saadeh-Haddad, Chahira Kozma

A.背景

1.濒死阶段的标本采集有助于在患儿死亡前完成对死亡原因的诊断[1]。

2.约 25%的新生儿死亡(产后 1 周内)是由于未确诊的先天畸形。此外,感染因素可能在无法解释的死亡原因中占 1/3[2,3]。剩余则为未知原因死亡,这部分仍是死亡的主要原因[4]。

3.先天性代谢性疾病非常罕见,但是在特定人群中,发病率可为千分之一[3]。

4.先天性疾病和代谢性疾病的诊断性检测非常耗时,所以一些婴儿可能无法获得明确的诊断,或确定病因就死亡了。

5.全外显子组测序是诊断不明原因死亡非常有效的工具。研究表明,全外显子组测序的诊断率约为25%,因此在罕见或非特异性疾病表现的情况下,可以考虑使用这一方法[6]。

6.DNA 数据样本库也可以考虑与家属讨论并使用,以期在日后所有检测结果为阴性的情况下,获得基因诊断[7]。

7.尸检率正在全球范围内下降。到 2000 年,新生儿尸检率从 80%下降到 50%[8]。尸检率下降的原因是父母拒绝验尸,以及医务人员尸检提议减少[9]。

8.很多父母质疑尸检,因为现在已经拥有先进的诊断检测技术。对于一些家庭而言,文化和宗教的传统,常常是尸检的障碍[10]。

9.对于尸检病例,濒死阶段标本的收集也很重要,因为一些检查若在死亡后数小时再获取标本,则检出率可能会明显下降[11]。

10.新生儿学家和儿科学家应该收集各自问题需要的样本用于诊断,同时也应向家属询问是否进行死因评估。

11.整个过程中收集的信息,可能对患儿家庭的这一代和未来的子孙非常重要[12]。

12.如果时间允许,遗传学咨询在指导检测中是非常重要的。如果疑似先天性代谢性疾病或遗传性疾病,要在患儿死亡前咨询,或在死亡后立即进行咨询。

13.调查新生儿死亡的方法差异很大,应该由临床小组决定并以婴儿的病史、母体和家族史为指导。

B.适应证[13,14]

1.不明原因的死亡。
2.疑似遗传性疾病。
3.疑似先天性代谢性疾病。
4.疑似感染性疾病。
5.水肿的婴儿。
6.严重的生长迟缓。
7.先天性感染。
8.疑似缺氧缺血性脑病[15]。

C.与家属进行讨论

1.死亡患儿的家属承受着巨大压力,特别是在诊断不明确的情况。与家属进行深入交谈,能够回答他们可能提出的问题,并且能够为濒死阶段的样本采集和尸检制定计划。

2.可以与家属讨论建立 DNA 数据样本库。提供给他们 DNA 数据样本库相关的信息,包括知情同意书和费用明细。如果在新生儿死亡时没有得出明确病因的话,建立 DNA 数据样本库可以为家庭未来的基因诊断提供可能性[7]。

3.与家属讨论各种影像学和操作流程的知情同意书。

D.临床信息

详细询问病史,进行检查很重要,特别是遗传学家不在场的情况下[5]。

1.病史。

a.母亲病史:种族史及用药史。

b.过往的妊娠史:死产或流产史。

c.本次的妊娠史,包括。

(1)暴露于致畸环境。

(2)羊水量。

(3)羊膜穿刺术和超声的结果。

(4)孕妇的疾病。

(5)胎动情况。

(6)旅游史。

d.家族史包括三代家谱分析(表 27.1)[11]。

e.患儿病史:此患儿的疾病演变过程,包括诊断、治疗和实验室检查结果。

2.体格检查。

a.应该是详细且彻底的。如果疑似遗传性疾病,在可能的情况下,应由遗传性代谢病专家进行检查,以评估是否有重大和轻微的畸形和异常。

b.重要组成包括。

(1)生长参数,包括头围、胸围和腹围[16]。

(2)头部的形状。

(3)面部特征,包括眼睛和耳朵的位置。

(4)手足畸形。

表 27.1 家族史的重要内容

用标准家谱分析符号标出每代个体的性别
母亲一方男性患者,X 链锁隐性遗传病的患病情况
流产和死产
家族的原属种族

(5)生殖器和直肠检查。

(6)神经系统检查。

(7)皮肤异常。

c.指导体格检查的更多资料可参见,Wisconsin Stillbirth Service(http://www2.marshfieldclinic.org/wis-sp/)[17] 以 及 Perinatal Society of Australia and New Zealand (www.psanz.com.au/special-interest-groups/pnm.aspx[18])。

E.照片

1.照片是最好的采集手段,但临床医生需要考虑存储和隐私问题。任何有照片都有价值。临床照片应贴上标签,注明日期,并归档到病历中。应征得家长同意。

2.使用蓝色背景更容易发现问题,无菌毛巾和洞巾均可使用。

3.单独拍摄或复制家属缅怀患儿的照片。大多数父母会支持照片用于缅怀死后的亲人[19]。

4.从右边和左边拍下全身的正位和后位、面部的平面和侧面图片(表 27.2)[12,20]。

5.体检中发现任何异常都应该尽可能拍摄下来。

F.胎盘的检查

1.应确保对所有送入新生儿重症监护病房的婴儿进行胎盘的病理学检查。胎盘检查为调查新生儿死因提供了重要信息,尤其是在妊娠高血压综合征、胎盘功能障碍和生长迟缓方面[21,22]。

2.30%~60%的新生儿胎盘检查呈阳性[23,24]。

3.胎盘检查可以揭示母亲或胎儿的血管性疾病、宫内感染、炎症情况以及其他先天性代谢疾病。细菌和真菌的培养以及病毒的多聚酶链式反应可在适当情况

表 27.2 照片格式

整个身体
面部:平面的和侧面的
右耳和左耳
右手和左手:手背和手掌
右脚和左脚:脚背和脚底
上颚
生殖器
任何其他特殊部位的畸形

下使用。病理学讨论能够指导评估[16]。如果怀疑是先天性感染,建议进行母婴血清学、全血、抗体筛查和其他培养。

G.濒死阶段样本采集

1.一般原则。

a.整个操作过程都应遵循无菌技术,即使是在死后进行,也同样如此。与实验室联系,讨论要进行的测试和所需的血量,以获得适当的容器和试管,并提醒他们保留尚未用完的血液、体液或组织样本(表27.3)[2,5,11,22]。

b.如果有代谢性疾病的可能性,应在死后的 4~6小时内取组织样本。

c.指导分子学检测的资料可在 http://www.ncbi.nlm.nih.gov/sites/GeneTests/clinic[25]网站中搜索,这是一个美国自发提供基因检测和基因咨询的自发的国际诊疗机构。

d.记得在所有试管和样本上,贴上患者的姓名和出生日期。

2.血液样本。

a.如果婴儿已经死亡,可以经皮取血或直接经心脏取血(在父母同意后),参见表 27.3[2,9]。

b.应确保新生儿筛查的血片已取[26]。测试条件的数量因不同地区而异。记住,要记录您所在地区需要检测哪些疾病。

c.在滤纸上收集干燥的血片样本。

d.如果家属同意建立 DNA 样本数据库,则可以收集额外的血液。

e.当进行全外显子组测序的,应包括线粒体 DNA测试,大多数实验室都需要婴儿和父母双方的血液进行分析。咨询遗传学家有助于确定是否需要此类的测试[6]。

f.不同实验室需要的最低血量不同。通常这个量是1~2mL。在表 27.3 中,列出了理想的数量,但切记,如果无法获得该数量,即使血量少点也可能是有用的。如有必要,请咨询实验室。

3.尿液样本。

通过置管或耻骨上穿刺获取尿液 5~l0mL[13]。

4.脑脊液。

至少收集 1mL 脑脊液,可以在死后通过穿刺前囟

进行收集[16]。样品必须不含 RBC[22,27]。

5.皮肤样本采集。

a.最好在死后 4~12 小时内取样,但死后 2~3 天皮肤活检仍能提供可存活的培养物。

b.普通皮肤样本可用来进行纤维组织细胞培养[28]。

c.各种皮损都应该进行组织活检。

d.从前臂或大腿前侧,应用 3×3mm 钻孔或者解剖刀活检的方法取样(参见第 25 章)[29]。

e.在准备过程中不要应用碘溶液,可能影响细胞生长。

f.要准备一个病毒培养基,如条件不允许可以使用生理盐水或盐水纱布。

g.样本可置于室温下保存或冷藏。

h.细胞可以培养,也可长期保存在液氮中,以便在多年后进行复苏分析。

6.肝脏。

a.如果疑似肝病或代谢性疾病,则需收集肝脏样本[30,31]。

b.死后需尽快收集样本,最好在 2~4 小时内。

c.可以通过开放楔形活检或经皮细针穿刺活检收集样本。

(1)楔形活检:紧贴右侧肋缘下方(图 27.1)切一个2cm 大小的皮肤切口,再切肝脏右叶的一部分,样本应该切成 5mm 的立方块。

(2)经皮活检[32]需要穿刺针(16 或 18 号)。

(a)吸引针(Jamshidi,Klaskin,Menghini)。

(b)切割针(Tru-Cut 和 Vim-Silverman)。

(c)弹簧加压设施。

d.步骤。

(1)在右侧腋中线第 9 或第 10 肋的右前方做一个小切口(0.25~0.5cm)(图 27.2)。

(2)穿刺针内注入生理盐水。

(3)沿与体表平行方向插入穿刺针,并向对侧肩部的方向进针。

(4)穿刺针进入肝内 2~3cm 后用力回吸,将少量肝组织吸入针内。如果使用弹簧加压针则不需要吸引。

7.肌肉。

a.如果怀疑线粒体疾病或肌肉萎缩,则需收集肌肉样本[30,33]。外科医生和神经科医生可能对此操作更擅长。

b.在死后 2~3 小时内采集。

表27.3 收集围死期体液和组织样本的处理方法

组织类型	检测内容	样本的收集处理	保存
血液	先天性代谢疾病	滤纸上的干燥血点/新生儿筛查血片 2~3 张卡片,总共有 6~9 个血斑	室温,禁放入塑料袋内
	DNA 提取	5mL EDTA 管	冷藏在 4℃下,禁止冷冻,可以保存 48 小时
	染色体分析 微阵列分析	5mL 肝素抗凝管	保持凉爽或室温下,禁止冷冻
	定量氨基酸 脂肪酸	5mL 肝素抗凝管,20 分钟内分离血浆	冷冻,于-80℃保存
	卡尼汀 酰肉碱	1mL 红帽,用于测定游离脂肪酸	
	线粒体检测的全外显子组测序	2~5mL 在 EDTA 管 如果可以的话,还可以留 2~5mL 亲本血液	保持凉爽或室温下
	DNA 库	5~10mL 在 EDTA 管或 ACD(黄帽)管	
	血培养	5~10mL 分到需氧血培养管和厌氧血培养管中(每管最少 1mL)	保持室温下
尿液	有机酸,氨基酸,乳清酸,酰基甘氨酸	5~10mL(最少 2mL)	冷冻,于-80℃保存
	尿培养	无菌容器(至少 3mL)	
脑脊液	氨基酸	1mL 在无菌容器中,不含红细胞	冷冻,于-80℃保存
	脑脊液用于革兰染色、细胞计数、蛋白质、葡萄糖和需氧培养	无菌容器(如果容量允许,可用多个)	保持室温下
皮肤	成纤维细胞培养 ■染色体分析 ■基因突变 ■酶分析	病毒培养基 对于富含抗生素的无菌培养基,实验室可能有其他选择	保持凉爽或室温下,禁止冷冻
肝脏(3 块)	组织病理学 酶学 电子显微镜	每个样本用 5-mm 管,用箔纸包裹起来,放入无菌容器中	冷冻,于-80℃保存
肌肉(3 块)	光学显微镜	包裹在湿润的盐水纱布内,不能浸泡在盐水中	保持凉爽(4℃),禁止冷冻
	酶分析	保存在合适的容器中	在液氮内快速冷冻,于-80℃保存
	电子显微镜	放在含有福尔马林或戊二醛的容器中	室温
根据婴儿临床表现需要的其他标本		向遗传学家或病理学家咨询	按要求

EDTA,乙二胺四乙酸。

c.操作方法

(1)在股四头肌上做一 2~3cm 的切口。

(2)一般不需要肌肉钳,但是它可以更方便地取出样本。

(3)如果可能,切取 3 块 2cm×0.5cm 大小的肌肉样本。

(4)按表 27.3 的要求处理标本。

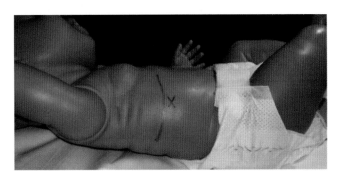

图 27.1　右侧肋缘的标志,用于楔形活检。

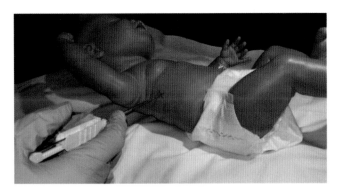

图 27.2　经皮穿刺活检的插入点位于第 9 或 10 根肋骨的腋中线前右侧。

（5）如果不能切开肌肉进行活检,则可用经皮活检穿刺针取股四头肌的三条肌纤维标本。

8.如果疑似一些特殊疾病,还需要考虑其他样本的采集。一些代谢性疾病专家,建议收集玻璃体液测定有机酸,收集胆汁测定酰基卡尼汀。与遗传学家或代谢疾病专家交流,可能对各种样本的采集有一定的指导意义[11,13,31]。

H.影像学检查:可单独使用或结合尸检使用

1.X 线。

a.X 线是很重要的,尤其对于怀疑骨骼异常的诊断。将不透射线的尺子放在身体或四肢附近有助于测量股骨和肱骨的长度[16]。

b.包括头骨的前后位和侧位、整个脊椎、长骨、骨盆以及手足的 X 线摄片[34]。

2.MRI

新生儿大脑的 MRI 检查是非常有用的,在一些病例中可以提供尸检不能提供的信息[10,34]。

I.尸检

1.全身尸检(推荐)。

a.拍摄婴儿最完整的照片,能够在 40%~60%的病例中提供有用的信息[3,34,35]。

b.新生儿大脑的完整性检查要求在检查前用固定剂固定 2 周,这就意味着要推迟葬礼的时间或者取出婴儿的大脑。

2.限制性检查:如果父母不同意进行整体尸检可有以下选择。

a.除脑部之外的整体尸检:这使得大脑可以与身体一同埋葬,死亡后进行脑 MRI 检查可以为头部检查提供有用的信息。

b.限制性尸检:尸检仅限于在身体中某些特定器官或部位进行, 这也可以结合其亲属的影像学检查结果综合分析。

c.仅做影像学检查[MRI 和(或)X 线片]:报告显示敏感性和特异性的差别很大。早期报告较为乐观,全身 MRI 诊断的敏感性和特异性分别为 90% 和 100%,但最近的研究显示 MRI 检查与尸检的一致性仅为 30%~60%[10,36]。

d.濒死阶段或死亡之后,机体组织或体液的样本采集,可以单独使用或结合以上任一检查方法[37]。

3.在进行限制性尸检前,最好向病理学家咨询,使得所做的检查更有针对性。

J.死亡后的家庭讨论会

1.在围死期的样本采集检测、尸检及影像学检查完成后,应该与患儿进行家庭讨论会。

2.会议有很多目的[11,38]。

a.总结调整结果。

b.解释未来怀孕和生产的风险。

c.减轻父母对婴儿死亡的负罪感。

d.回答家属关于诊断的问题。

e.确认或撤销对新生儿虐待的控告。

f.为家庭成员提供情感支持。

3.会议应该由一位富有经验且具有高度敏锐性和沟通能力的医生来主持。他(她)应该熟悉这个病例,并且对疾病的结果和并发症很了解。护士、治疗师、社工,和其他在此患儿的治疗团队中有重要作用的医生也需要出席。

4.会议不能匆忙结束,要有充足的时间对家属提问进行回答。

5.应提供一份总结会议结果的书面报告,报告应该用家属能理解的语言来书写。在征得家属同意之后,此报告的复印件应该交给这个家庭的家庭医生。

6.婴儿的照片可以在此时或早些时候交给患儿家属。

参考文献

1. Nijkamp JW, Sebire NJ, Bouman K, et al. Perinatal death investigations: What is current practice? *Semin Fetal Neonatal Med*. 2017;22:167–175.
2. Christodoulou J, Wilcken B. Perimortem laboratory investigation of genetic metabolic disorders. *Semin Neonatol*. 2004;9:275–280.
3. Weber M, Ashworth M, Risdon RA. Sudden unexpected neonatal death in the first week of life: autopsy findings from a specialist center. *J Matern Fetal Neonatal Med*. 2009;22:398–404.
4. Basu MN, Johnsen IBG, Wehberg S, et al. Causes of death among full term stillbirths and early neonatal deaths in the region of Southern Denmark. *J Perinat Med*. 2018;46(2): 197–202.
5. Champion MP. An approach to the diagnosis of inherited metabolic disease. *Arch Dis Child Educ Pract Ed*. 2010;95:40–46.
6. Yang Y, Muzny DM, Reid JG, et al. Clinical whole-exome sequencing for the diagnosis of mendelian disorders. *N Engl J Med*. 2013;369:1502–1511.
7. Godard B, Schmidtke J, Cassiman JJ, et al. Data storage and DNA banking for biomedical research. *Eur J Hum Genet*. 2003;(11)(Supp 2):S88–S122.
8. Laing I. Clinical aspects of neonatal death and autopsy. *Semin Neonatol*. 2004;9:247–254.
9. Jones F, Thibon P, Jeanne-Pasquier C, et al. Changes in fetal autopsy patterns over a 10-year period. *Arch Dis Child Fetal Neonatal Ed*. 2016;101:F481–F482.
10. Thayyil S. Less invasive autopsy: an evidenced based approach. *Arch Dis Child*. 2011;96:681–687.
11. Ernst L, Sondheimer N, Deardorff M, et al. The value of the metabolic autopsy in the pediatric hospital setting. *J Pediatr*. 2006;148:779–783.
12. Cernach MC, Patricio FR, Galera MF, et al. Evaluation of a protocol for postmortem examination of stillbirths and neonatal deaths with congenital anomalies. *Pediatr Dev Pathol*. 2004;7:335–341.
13. Olpin S. The metabolic investigation of sudden infant death. *Ann Clin Biochem*. 2004;41:282–293.
14. Chace D, Kalas T, Naylor E. Use of tandem mass spectrometry for multianalyte screening of dried blood specimens from newborns. *Clin Chem*. 2003;49:1797–1817.
15. Enns G. Inborn errors of metabolism masquerading as hypoxic-ischemic encephalopathy. *Neoreviews*. 2005;6:e549–e558.
16. Pinar H, Koch MA, Hawkins H, et al. The stillbirth collaborative research network postmortem examination protocol. *Am J Perinatol*. 2012;29(3):187–202.
17. The Wisconsin Stillbirth Service. http://www2.marshfieldclinic.org/wissp. Accessed October 16, 2016.
18. The Perinatal Society of Australia and New Zealand. https://www.psanz.com.au/. Accessed October 16, 2016.
19. Blood C, Cacciatore J. Best practice in bereavement photography after prenatal death: qualitative analysis with 104 parents. *BMC Psychol*. 2014;2(1):15.
20. Pitt DB, Bankier A, Skoroplas T, et al. The role of photography in syndrome identification. *J Clin Dysmorphol*. 1984;2:2.
21. Roberts DJ, Oliva E. Clinical significance of placental examination in perinatal medicine. *J Matern Fetal Neonatal Med*. 2006;19:255–264.
22. Frearson-Smith J, Dorling J. Guidelines for the collection of peri and post-mortem tissue samples on the neonatal unit. *Nottingham Neonatal Service-Clinical Guidelines*. Version 3. August 2015.
23. Wainwright HC. My approach to performing a perinatal or neonatal autopsy. *J Clin Pathol*. 2006;59:673–680.
24. Tellefsen CH, Vogt C. How important is placental examination in cases of perinatal deaths? *Pediatr Dev Pathol*. 2011;14:99–104.
25. The Genetic Testing Registry (GTR®). http://www.ncbi.nlm.nih.gov/sites/GeneTests/clinic. Accessed October 16, 2017.
26. Kayton A. Newborn screening: a literature review. *Neonatal Netw*. 2007;26:85–95.
27. Hoffmann GF, Surtees RAH, Wevers RA. Cerebrospinal fluid investigations for neurometabolic disorders. *Neuropediatrics*. 1998;29:59–71.
28. Lundemose JB, Kolvraa S, Gregerson N, et al. Fatty acid oxidation disorders as primary cause of sudden and unexpected death in infants and young children: an investigation performed on cultured fibroblasts from 79 children who died aged between 0–4 years. *J Clin Pathol: Mol Pathol*. 1997;50:212.
29. Alguire PC, Mathes BM. Skin biopsy techniques for the internist. *J Gen Intern Med*. 1998;13:46–54.
30. Wong LC, Scaglia F, Graham BH, et al. Current molecular diagnostic algorithm for mitochondrial disorders. *Mol Genet Metab*. 2010;100:111–117.
31. Rinaldo P, Yoon HR, Yu C, et al. Sudden and unexpected neonatal death: A protocol for the postmortem diagnosis of fatty acid oxidation disorders. *Semin Perinatol*. 1999;23:204–210.
32. Al Knawy B, Shiffman M. Percutaneous liver biopsy in clinical practice. *Liver Int*. 2007;27:1166–1173.
33. Kawashima H, Ishii C, Yamanaka G, et al. Myopathy and neurogenic muscular atrophy in unexpected cardiopulmonary arrest. *Pediatr Int*. 2011;53:159–161.
34. Pinar H. Postmortem findings in term neonates. *Semin Neonatol*. 2004;9:289–302.
35. Costa S, Rodrigues M, Centeno MJ. Diagnosis and cause of death in a neonatal intensive care unit—How important is autopsy? *J Matern Fetal Neonatal Med*. 2011;24:760–763.
36. Huisman T. Magnetic resonance imaging: An alternative to autopsy in neonatal death? *Semin Neonatol*. 2004;9: 347–353.
37. Putman MA. Perinatal, perimortem and postmortem examination, obligations and considerations for perinatal, neonatal and pediatric clinicians. *Adv Neonatal Care*. 2007;7:281–288.
38. McHaffie HE. Follow up care of bereaved parents after treatment withdrawal from newborns. *Arch Dis Child Fetal Neonat Ed*. 2001;84:F125–F128.

第 28 章

腹腔穿刺术

Kathryn M. Maselli, Megan E. Beck, Bavana Ketha, Anne S. Roberts, A. Alfred Chahine

A.定义

腹腔穿刺术即经皮从腹腔引流腹水。

B.适应证

1.治疗性腹腔穿刺:降低重度腹水引起腹内压升高,减少心肺功能损伤。

2.诊断性腹穿:用于查明新生儿腹腔积液和(或)腹膜炎的病因。

a.坏死性小肠结肠炎(疑似坏疽)或穿孔:涂片可见粪样物或细菌,及白细胞[1-3]。

b.肝源性腹水:将血清和腹水中的白蛋白水平、细胞计数,进行培养比较,用来诊断自发性细菌性腹膜炎[4,5]。

c.乳糜腹水:检测穿刺液中的三酰甘油、胆固醇和淋巴细胞计数[3,6]。

d.肾性腹水:检测肌酐水平[7]。

e.胎粪性腹膜炎:腹水肉眼可见胎粪[8]。

f.胆汁性腹水:检测胆红素水平[9]。

g.胰腺性腹水:检测淀粉酶和脂肪酶的水平[5,10]。

h.先天性感染-巨细胞病毒(CMV)、结核、弓形虫、梅毒:检测包涵体和螺旋体[5,11]。

i.先天性代谢疾病-唾液酸储存障碍:检测有胞液的淋巴细胞和游离唾液酸[12]。

j.中心静脉置管外渗引起的医源性腹水:检测腹水中的血糖水平。

C.禁忌证

凝血障碍是相对禁忌证;虽然是否输入血液制品之后再行腹穿仍存在争论[4,13],但穿刺过程可与治疗血小板减少症或凝血障碍性疾病同时进行。

D.设备

1. 24 或 25 号带有穿刺针的导管(例如,静脉留置针)。

2.5mL 或 10mL 注射器。

3.皮肤局部消毒剂(例如,聚维酮碘、氯己定)。

4.无菌巾。

5.无菌手套。

6.延长管。

7.三通开关。

8.收集管和供检测分析的标本收集盒。

细胞计数和分类、培养、革兰染色、耐酸芽孢杆菌涂片、细胞学、总蛋白、白蛋白、葡萄糖、乳酸脱氢酶、淀粉酶、胆红素、肌酐、血尿素氮、电解质、比重、pH、胆固醇、三酰甘油。

9.1mL 注射器。

10.1%利多卡因。

11.敷料等。

E.操作技术

1.操作之前需要先获得知情同意(见第 3 章)。患儿需要接受心肺监护，并维持合适的体温（参见第 4 章）。

2.在仰卧位新生儿左侧放置支撑物将左侧垫高，让大量腹水流到身体的最低部位，使肠子移到右下腹（图 28.1）。

3.用消毒剂消毒右下腹，并用无菌巾覆盖。

4.在脐部和髂前上棘之间，距髂前上棘三分之一处，选择一个穿刺点。避免穿刺腹中线，将损伤膀胱和脐静脉的风险降到最低。避免选择手术疤痕作为穿刺点，减少肠损伤。若血管不可见，腹壁透照将显露腹壁下血管，可避免血管损伤。穿刺脐下部位，可以避免肝损伤。

5.用装有局麻药的 1mL 注射器逐层穿透皮肤、肌肉和腹膜。

6.把 24 号导管和针头与 10mL 注射器相连。

7.穿刺针与背部呈 45°（图 28.2）。在进针时，可用非优势手向下扶住皮肤，进针方向旁边偏斜，使进针通道形成"Z"形轨迹。

8.将穿刺针逐层刺入皮肤、肌肉和腹膜表面，每次进针时轻轻回抽注射器。

9.感到落空感时，且回吸到腹水时，进一步置入导管，拔出穿刺针。

10.将注射器与带有三通阀的延长管相连，轻柔、间歇地抽吸尽可能多的腹水。

11.如果没有腹水流出，导管可能在肠管间，或者在腹膜后腔。撤出导管，并轻微改变角度重复以上操作，或者对患儿重新仔细定位，继续回抽腹腔内的液体。

12.当液体不再流出时，拔出导管。

13.将收集到的标本放入不同收集管中，盖上盖子，用以分别进行化验检查。

14.用绷带加压包扎，直至穿刺部位不再渗液。

F.并发症

1.肝脏或腹腔内血管出血：甚至可能需要开腹手术。

2.肠穿孔：可能导致腹部败血症，但是大多病例是不严重的，因为导管和针头的管径都很小。如果穿刺前就存在明显腹胀，则可以通过鼻饲管或肛管减压减少危险。

3.低血压：可能由于治疗性穿刺时大量腹水突然流出所致。在操作过程中注意监护，放腹水的速度应该缓慢。大容量放腹水时可能需要合理输液以抵消体液转移带来的影响。

4.血肿：注意避免损伤上腹部下方的血管。这些血管可以被透照显示。

5.阴囊或阴唇水肿：是由于腹壁的各层聚积液体所致。

6.持续腹水漏出：可以用"Z"形轨迹操作进行预防，可能需要引流包或引流袋来排出腹水，避免浸润皮肤。

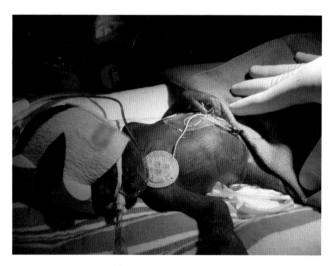

图 28.1　早产儿适当的体位以及在腹腔穿刺之前进行消毒。

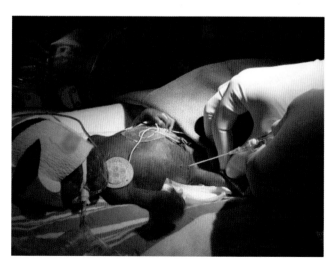

图 28.2　早产儿腹穿的进针部位及方向。

参考文献

1. Lee JS, Polin RA. Treatment and prevention of necrotizing enterocolitis. *Semin Neonatol.* 2003;8(6):449–459.
2. Rees CM, Eaton S, Pierro A. National prospective surveillance study of necrotizing enterocolitis in neonatal intensive care units. *J Pediatr Surg.* 2010;45:1391–1397.
3. Sabri M, Saps M, Peters JM. Pathophysiology and management of pediatric ascites. *Curr Gastroenterol Rep.* 2003;5:240–246.
4. Vieira SMG, Matte U, Kieling CO, et al. Infected and noninfected ascites in pediatric patients. *J Pediatr Gastroentrol Nutr.* 2005;40(3):289–294.
5. Aslam M, DeGrazia M, Gregory ML. Diagnostic evaluation of neonatal ascites. *Am J Perinatol.* 2007;24(10):603–609.
6. Herman TE, Siegel MJ. Congenital chylous ascites. *J Perinatol.* 2009;29(2):178–180.
7. Oei J, Garvey PA, Rosenberg AR. The diagnosis and management of neonatal urinary ascites. *J Paediatr Child Health.* 2001;37(5):513–515.
8. Shyu MK, Shih JC, Lee CN, et al. Correlation of prenatal ultrasound and postnatal outcome in meconium peritonitis. *Fetal Diagn Ther.* 2003;18(4):255–261.
9. Xanthakos SA, Yazigi NA, Ryckman FC, et al. Spontaneous perforation of the bile duct in infancy: A rare cause of irritability and abdominal distention. *J Pediatr Gastroenterol Nutr.* 2003;36(2):287–291.
10. Saps M, Slivka A, Khan S, et al. Pancreatic ascites in an infant: Lack of symptoms and normal amylase. *Dig Dis Sci.* 2003;48(9):1701–1704.
11. Nicol KK, Geisinger KR. Congenital toxoplasmosis: Diagnosis by exfoliative cytology. *Diagn Cytopathol.* 1998;18:357–361.
12. Lemyre E, Russo P, Melancon SB, et al. Clinical spectrum of infantile free sialic acid storage disease. *Am J Med Genet.* 1999;82:385–391.
13. Grabau CM, Crago SF, Hoff LK, et al. Performance standards for therapeutic abdominal paracentesis. *Hepatology.* 2004;40:484–488.

第 **5** 部分

血管通路

扫码领取
新生儿诊疗思路参考

第 29 章

外周静脉置管

Ha-young Choi

A.适应证

当机体无法利用胃肠道吸收营养,而需要肠外营养时,可以通过静脉给予药物、液体。

B.设备

20世纪60年代末期,适合外周血管通路的设备逐渐从型号很少的金属针、硬聚乙烯管,过渡为一批不同型号和材质的塑料插管、单腔或多腔导管以及完全植入式设备。依据新生儿的体重、治疗需要及治疗疗程,选用最适宜的设备和技术,进行缜密匹配,就能得到最安全和最有效的血管通路。本节主要介绍外周静脉(i.v.)置管。中心静脉置管会在第34章进行讲解。

无菌设备(图 29.1)

1.聚维酮碘棉签或其他抗菌剂(参见第6章)。

2.合适的针头(输血时最小为24号)。

21~26号套管装置(最好带防护套)。

3.连接装置(如T形接头等)。

4.5cm×5cm方形纱布。

5.装有等张盐水的2或3mL注射器。

6.可选用于封管的肝素化冲管液(1mL生理盐水中加入肝素0.5~1U);使用肝素化生理盐水是否可以延长静脉导管通畅率仍有争议[1,2]。

非无菌设备

1.止血带。

2.操作灯或透光器[3]。

3.体位约束材料(参见第5章)。

4.必要时使用加温设备(足跟加热器)[4]。

5.适当尺寸的手臂固定夹板。

6.用棉球或其他软性物品支撑静脉导管。

7.剪刀。

8.宽1.3~2.5cm的多孔胶带、透明胶带或半渗透性透明敷料。

a.如在早产儿稚嫩的皮肤上应用胶带,应将用量减至最小,并考虑应用一种果胶保护膜(DuoDERM,ConvaTec/BristolMyers Squibb,Princeton,New Jersey;HolliHesive,Hollister,Libertyville,Illinois)。

b. 应用透明胶带或敷料便于观察静脉穿刺部位。半渗透敷料可使敷料下面的少量液体(如汗水)蒸发,以保持区域干燥(Tegaderm,3M Health Care,St. Paul,

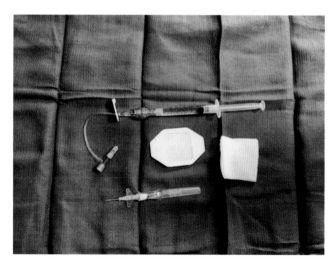

图 29.1 外周静脉置管所需的无菌器材。

Minnesota)。

c.可应用自黏性胶带(Veni-Gard Jr.—ConMed IV Site Care Products,Utica,New York)。

9.根据临床情况进行约束和止痛。

a.安抚奶嘴。吮吸可以促进脑内啡肽的释放,从而缓解疼痛[5,6]。

b.可考虑用包被包紧婴儿,将需做静脉置管的肢体暴露在外。同时包被也是一种安慰方法(参见第5章)。

c.口服蔗糖也是常用的缓解新生儿疼痛的非药物干预方法[7,8]。

d.部分危重症儿,如持续性肺动脉高压患儿,在静脉置管前可能需要应用镇痛药或镇静剂,以防止操作过程中患儿因疼痛出现躁动不安。

e.外用利多卡因乳膏制剂必须在操作开始前使用,通常是30~60分钟。务必遵循产品说明书的推荐剂量,因为该产品经皮肤吸收可能导致高铁血红蛋白血症[9]。

C.预防措施

1.避免选择临近表皮缺损或感染的部位为穿刺点。

2.避免选择跨过关节处的血管,因为固定困难。

3.注意区分静脉和动脉。

a.触诊动脉搏动。

b.注意血管闭塞的影响。

(1)肢体血管:动脉塌陷,静脉充盈。

(2)头皮血管:动脉从下方充盈,静脉从上方充盈。

c.注意观察血液颜色(动脉血鲜红色;静脉血暗红色)。

d.注意血管置管后血流的搏动情况(动脉血液将有丰富的搏动性血流)。

e.注意观察输入液体时,血管表面的皮肤是否变白(提示动脉痉挛)。

4.在操作前如果肢体需要加温,可使用婴儿足跟加热器 (Fisherbrand Infant Heel Warmer,Prism Technologies,San Antonio,Texas;Heel Snuggler Infant Heel Warmer,Philips Children's Medical Ventures,Monroeville,Pennsylvania)。"自制"的敷布(如浸在热水中的尿布)可能会引起严重的皮肤烫伤。适合成人的温度可能导致新生儿严重烫伤[10]。

5.使用小剪刀或修剪器剪掉适当区域的毛发,以便

i.v.固定。为避免皮肤损伤不要剃掉该区域的毛发[11]。

6.正确使用止血带(图16.3)。

a.尽量缩短使用时间。

b.避免在血液循环不畅的部位使用。

c.避免用于头皮血管。

7.使用头皮静脉时,避免在发际线以外的部位选择穿刺点。

8.警惕静脉炎或渗液。

a.随时检查穿刺部位。

b.如出现任何局部炎症或套管故障的情况,应立即停止输液。

c.不建议新生儿使用长塑料套管针,因为塑料套管相对较硬,增加了对血管内膜的损伤,从而增加了静脉血栓形成的可能性。

d.筹划好 i.v.处胶带的粘贴部位,以便有足够的观察视野,或在皮肤穿刺部位使用透明的无菌敷料。一般而言,敷料无须更换,除非敷料不牢固、弄脏或取出导管。

9.对于小早产儿可考虑使用皮肤保护剂,以防止去除胶带和敷料时对皮肤造成损伤。No Sting Barrier Fim(3M Health Care,St.Paul,Minnesota)是市场上销售的一种不含乙醇的产品;但与其他市售的皮肤保护制剂一样,尚未在新生儿人群中尝试。

a.此产品可形成一层坚硬的保护膜附着于皮肤表面。

b.更换敷料时无须去除。

10.应限制使用提高胶带粘附性的产品,尤其对于早产儿。这些产品,使胶带和表皮之间的黏合,比表皮与下层的真皮之间的结合更紧密。因此,在取出胶带时会造成表皮剥离。

11.在固定穿刺点的胶带上记录日期、时间和针头/套管的尺寸。

12.将一段输液管盘成环形粘在肢端,以减轻 i.v.装置的张力。

13.每位医护只限尝试置管操作2~3次。特别对极小的早产儿和心肺功能不良的婴儿应严密监护临床情况。

14.如需中心静脉置管,应提前预留一条大而直的血管,以便经皮中心静脉通路使用。理想情况下,周围 i.v.应该放置在与中心 i.v.不同的肢体上。详情请参阅第34章。

D.操作技术

准备工作参见第 6 章。保证维持中性环境温度。如果婴儿刚刚经肠内喂养，应考虑将操作推迟到下次喂养前。

1.选择 i.v.血管。

a.如有必要，可使用透照仪以便清晰显示血管走行(参见第 13 章)。其他方法，如超声或床旁近红外光谱仪，也可用于静脉血管的鉴别。

b.选择一段笔直的静脉血管或 2 条分支静脉的汇合处作为穿刺点。

c.推荐首先选择肢体远端血管，如有需要，再逐渐向肢体近端推移。以下是推荐优先选择的血管顺序(图 29.1)。

(1)手背——手背静脉网。

(2)足——足背静脉网。

(3)踝——小隐静脉、大隐静脉。

(4)前臂——正中静脉、副头静脉。

(5)肘前窝——贵要或肘静脉。

(6)头皮静脉——滑车上静脉、颞浅静脉、耳后静脉。

2.选择头皮静脉时，用小剪刀紧贴头皮，剪掉头发。

3.如需要，使用足跟加热器温暖肢体约 5 分钟。

4.如穿刺部位需要，使用止血带。

a.止血带尽可能靠近穿刺点。

b.扎紧止血带至外周血管搏动消失。

c.部分松开止血带直至动脉脉搏可完全触及。

5.用消毒剂清洁皮肤，自然干燥。

在美国，氯己定、聚维酮碘溶液和异丙醇是最常用的皮肤消毒剂。氯己定通常是一种醇基制剂，可能会对早产儿未成熟的皮肤造成损害[12]。已证明，聚维酮碘比异丙醇更有效，且对皮肤组织的损伤也较小。使用聚维酮碘溶液对穿刺部位进行消毒后，应自然干燥至少 30 秒钟。然后，用无菌盐水或灭菌水冲洗掉聚维酮碘，以防止早产儿因长时间接触，而导致皮肤烧伤、碘水平上升及甲状腺功能减退[13,14]。有关消毒剂的详细信息，请参阅第 6 章。

6.用拇指和示指捏住针头。对于蝶形针头，则捏住塑料翼柄(图 29.2A)。

7.用另一只手的示指固定静脉，绷紧覆盖血管的皮肤。此手法也适用于头皮静脉穿刺(图 29.2A)。

8.进针方向与血管平行，朝向血流方向(图29.2A)。

9.在距离血管穿刺部位几毫米的皮肤处进针(参见第 16 章)(图 29.2B)。

10.轻轻将针头推进血管，直至撤出针芯时，在针头接口或套管内见到回血(图 29.2B)。在选择极细的血管或对外周循环不良的患儿进行穿刺时，管腔内不会立即见到回血，应等待片刻。如有疑问，可在松开止血带后，推注少量生理盐水。

11.拔掉针芯。拔掉针芯前不要继续向前进针，因为可能会刺破血管后壁。

12.尽可能将插管向深处推进(图 29.2C)。推进套管前，在静脉内注入少量血液或冲管液，可能有助于套管的深入。

13.松开止血带。

14.连接 T 形管和注射器，轻轻推入少量生理盐水，确认套管在血管内(图 29.2D)。

15.锚固插管(图 29.3)。

16.连接静脉输液管并固定在皮肤上。

17.如需使用护臂板固定患处，应使肢体处于解剖功能位。可考虑在 T 形管下方放置棉垫或 5cm×5cm 方形纱布，以防出现压伤(图 29.2E,F)。

外周静脉盐水封管

操作技术

1.洗手、戴手套。

2.用消毒液清洁输液管和导管接口。

3.停止静脉输液，将输液管自针轴或套管处取下。

4.用无菌插头或 T 形连接管封住针轴(如 Argyle 间歇性输液塞[Consolidated Medical Equipment,Utica, New York:Sherwood Medical Co.,St. Louis,Missouril]或能提供所需肝素化盐水的 Burron 旋转塞扩展装置[Burron medical,Bethlehem,Pennsylvania])。临时使用时，也可用一个两头封闭的三通管。但至少需要 3mL 冲管液冲洗三通的所有部分。这种操作可能会增加误差，尤其在极小早产儿可能造成液体超负荷。

5.用消毒液清洗插头，经插头注入 0.4~0.8mL 生理

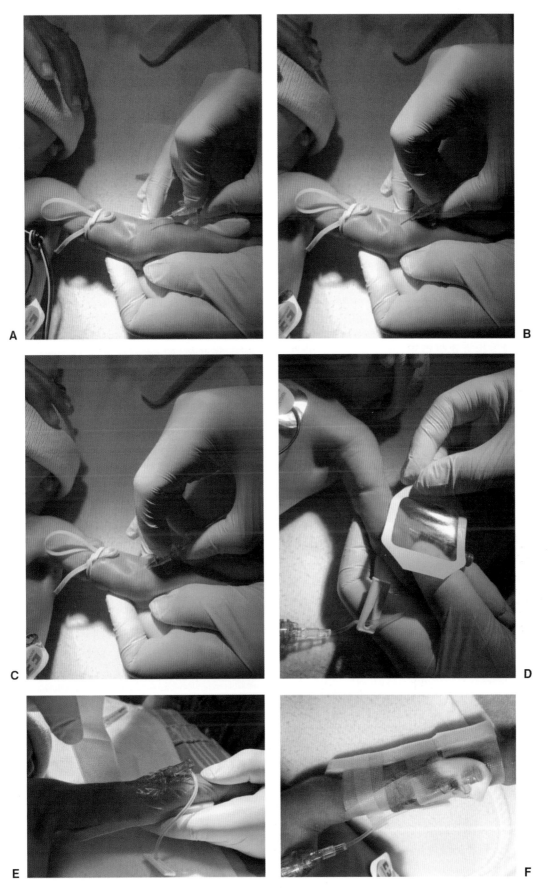

图 29.2　(A)优势手握住静脉穿刺针,用非优势手的拇指和示指固定静脉并紧绷皮肤。进针方向与血管平行,在距离血管穿刺部位几毫米的皮肤处进针。(B)继续进针,直至撤出针芯时在针头接口或套管内见到回血。(C)取下针头,推进套管。(D)用盐水冲洗并用敷料固定套管。(E)如果置管部位在主要关节上方,可考虑用臂板固定关节。(F)T形管下方放置棉球,以防止压力伤害。

盐水以冲洗针头或套管内的血液。

6.在每次使用前用消毒液清洗插头。

7.每次静脉输液后,均用冲管液封管(根据使用频率每6~12小时冲洗一次)。

并发症

1.血肿:最常见但通常不严重的并发症。血肿一般可通过适当按压缓解。

2.静脉炎是与外围静脉置管相关的最常见的严重并发症。发生静脉炎,可能会使与局部导管相关的感染风险增加[15]。套管的质地、尺寸和输入液体的渗透压,都会影响静脉炎的发生率。当外周静脉用于输注肠外营养液时,同时输入脂肪乳溶液和高渗性全肠外营养液,可延长该静脉的使用寿命[16,17]。

3.静脉注射液渗入皮下组织。(该并发症的处理,参见第30章)。不幸的是,这是使用外周静脉输液的常见并发症。高度警惕及避免高张液体输入可将该并发症的发生率降至最低。静脉外渗的后果,包括。

a.表皮大疱形成(图29.3)。

b.深部腐痂,可能需进行皮肤移植(图29.4)。

c.由于含钙液渗漏导致皮下组织钙化。

4.感染:当导管放置超过72小时并经常操作时,静脉炎和感染的发生率都会增加。留置时间过长的导管,在治疗操作时,会导致细菌沿导管播散。所以,在明显污染时,应更换敷料[18]。成人频繁更换导管并不能减少感染,考虑到新生儿和儿童放置外周静脉导管的困难性,一般建议继续使用,直到导管不再需要或不能使用为止[19]。

5.用力冲管导致栓塞形成。

6.肝素化、不当的冲管方法或冲管液,可导致高钠血症、液体超负荷的发生;输液速度不当,也可引起电解质紊乱。

7.意外将液体注入动脉可引起动脉痉挛,并可能导致组织坏死(图29.5)。

8.烫伤可见于以下情况。

a.透照仪(图27.8;另见第15章)。

b.操作前温暖肢体所用的加温法。

c.在早产儿皮肤上长期使用聚维酮碘、异丙醇或氯己定。

9.空气栓塞。

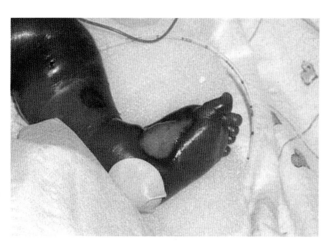

图29.3　利多卡因渗入下肢皮下组织所致的损伤。

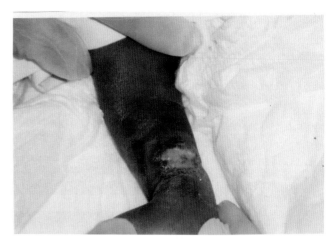

图29.4　由静脉液体渗出导致的,需进行植皮的大面积深部皮肤脱皮。

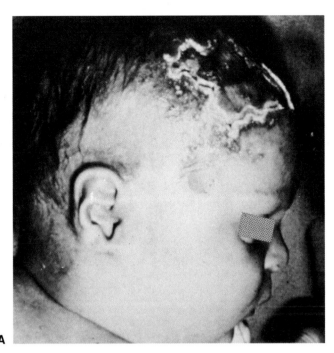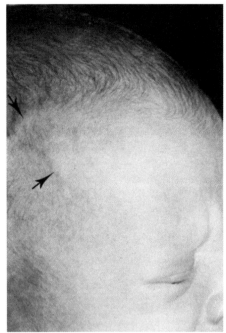

图 29.5　(A)不慎将液体注入颞动脉前分支造成的头皮皮肤脱皮。(B)箭头所示处。

参考文献

1. Shah PS, Ng E, Sinha AK. Heparin for prolonging peripheral intravenous catheter use in neonates. *Cochrane Database Syst Rev*. 2005;(4):CD002774.
2. Upadhyay A, Verma KK, Lal P, et al. Heparin for prolonging peripheral intravenous catheter use in neonates: A randomized controlled trial. *J Perinatol*. 2015;35(4):274–277.
3. Peterson KA, Phillips AL, Truemper E, et al. Does the use of an assistive device by nurses impact peripheral intravenous catheter insertion success in children? *J Pediatr Nurs*. 2012;27(2):134–143.
4. Biyik Bayram S, Caliskan N. Effects of local heat application before intravenous catheter insertion in chemotherapy patients. *J Clin Nurs*. 2016;25(11-12):1740–1747.
5. Naughton KA. The combined use of sucrose and nonnutritive sucking for procedural pain in both term and preterm neonates: An integrative review of the literature. *Adv Neonatal Care*. 2013;13(1):9–19.
6. Pillai Riddell RR, Racine NM, Gennis HG, et al. Non-pharmacological management of infant and young child procedural pain. *Cochrane Database Syst Rev*. 2015;(12):CD006275.
7. Taddio A, Shah V, Stephens D, et al. Effect of liposomal lidocaine and sucrose alone and in combination for venipuncture pain in newborns. *Pediatrics*. 2011;127(4):e940–e947.
8. Stevens B, Yamada J, Ohlsson A, et al. Sucrose for analgesia in newborn infants undergoing painful procedures. *Cochrane Database Syst Rev*. 2016;7:CD001069.
9. Kuiper-Prins E, Kerkhof GF, Reijnen CG, et al. A 12-day-old boy with methemoglobinemia after circumcision with local anesthesia (Lidocaine/Prilocaine). *Drug Saf Case Rep*. 2016;3(1):12.
10. Abboud L, Ghanimeh G. Thermal burn in a 30-minute-old newborn: Report on the youngest patient with iatrogenic burn injury. *Ann Burns Fire Disasters*. 2017;30(1):62–64.
11. Tanner J, Norrie P, Melen K. Preoperative hair removal to reduce surgical site infection. *Cochrane Database Syst Rev*. 2011;(11):CD004122.
12. Neri I, Ravaioli GM, Faldella G, et al. Chlorhexidine-induced chemical burns in very low birth weight infants. *J Pediatr*. 2017;191:262–265.
13. Chiang YC, Lin TS, Yeh MC. Povidone-iodine-related burn under the tourniquet of a child—a case report and literature review. *J Plast Reconstr Aesthet Surg*. 2011;64(3):412–415.
14. Aitken J, Williams FL. A systematic review of thyroid dysfunction in preterm neonates exposed to topical iodine. *Arch Dis Child Fetal Neonatal Ed*. 2014;99(1):F21–F28.
15. Mermel LA. Short-term peripheral venous catheter-related bloodstream infections: A systematic review. *Clin Infect Dis*. 2017;65(10):1757–1762.
16. Pineault M, Chessex P, Pledboeuf B, et al. Beneficial effect of coinfusing a lipid emulsion on venous patency. *J Parenter Enter Nutr*. 1989;13:637–640.
17. Phelps SJ, Lochrane EB. Effect of the continuous administration of fat emulsion on the infiltration rate of intravenous lines in infants receiving peripheral parenteral nutrition solutions. *J Parenter Enter Nutr*. 1989;13:628–632.
18. Zhang L, Cao S, Marsh N, et al. Infection risks associated with peripheral vascular catheters. *J Infect Prev*. 2016;17(5):207–213.
19. O'Grady NP, Alexander M, Dellinger EP, et al. Guidelines for the prevention of intravascular catheter-related infections. *Clin Infect Dis*. 2002;35:1281–1307.

第 **30** 章

液体外渗性损伤的处理

Aimee Vaughn，Ha-Young Choi

引言

在重症监护病房内，液体外渗或因静脉内输液时因疏忽使液体渗入皮下组织是一个常见现象，可能导致部分或完全性的皮肤缺失、感染、神经和肌腱损伤，并有造成美观和功能损害的潜在风险。重症监护室内的静脉外渗率高达 57%~70%，其中 11%~23% 为真正的外渗性损伤，导致组织浸润性损伤或组织缺血性坏死[1]。肠外营养液、钙、钾、碳酸氢钠、血管活性药和抗生素（如奈夫西林等）是易造成外渗性损伤的高危液体。早期发现并恰当处理可将损伤降至最低[2]。

A.评估

1.损伤的早期表现：易激惹、哭闹或冲管时肢体闪躲可能是存在液体外渗的早期表现，但这些早期表现在镇静或危重症患儿中可能不会出现。

2.损伤的晚期表现：皮肤出现水疱或变色经常至少预示着部分皮肤损伤，但并非所有肉眼可见的皮肤变化，都会造成严重的潜在损伤，有些可能持续数日才出现（图29.4，图30.1）。

3.应客观评价液体外渗的分级，以决定干预治疗的程度。目前存在几种分级方法[1,3,4]，表30.1列出了最常用的一种。

4.详细的描述、标记区域或数码照片能更好地记录损伤范围及治愈过程[3]。

B.处理

干预程度取决于液体外渗的分级、外渗溶液的特性和特异性解毒剂的利用度。目前对于渗出性损伤的处理尚无共识。在缺少随机对照试验的情况下，一些机构已经根据自身经验、系列病例和循证证据，制定了自己的处理方案以指导治疗[1-3,5,6]。

对于所有病例

1.立即停止静脉输液。

2.撤掉可能起到止血作用的约束带（如手臂固定夹板）。

3.抬高患肢可能有助于减轻水肿[7]。

4.对于热敷或冷敷的应用尚有争议，这取决于外渗药物或液体的类型以及外渗量[4]。热敷可以通过扩张局部血管，促进渗出液的吸收[1]。但是，湿热的敷袋也可能导致已经受损的皮肤组织污染。

1或2级液体外渗的处理

1.拔除静脉套管，除非需要注入解毒剂。

2.考虑使用解毒剂（见下文3或4级液体外渗的处理）。

3.及时评估外渗状态的变化[6]。

3或4级液体外渗的处理

1.保留静脉套管，用1mL注射器从外渗部位尽可能地抽出液体[4,6]。但通常仅有极少量液体能被抽出。

2.拔除套管，除非需要静脉注入解毒剂。

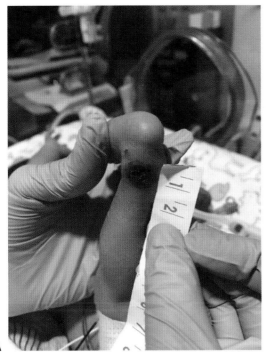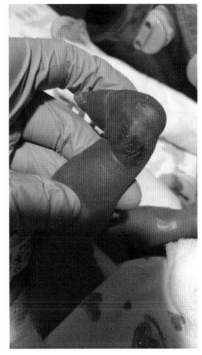

图 30.1　(A)4 级外渗性损伤,伴有结痂。(B)2 周之后的同一部位。

表 30.1　液体外渗性损伤的分级

分级	特征
1	病变处疼痛—冲管时患儿哭闹
	冲管困难
	无红肿
2	疼痛
	病变处有轻微红肿
	毛细血管再充盈迅速
3	疼痛
	中度肿胀
	局部皮肤发白
	皮肤发红
	病变下方毛细血管再充盈迅速
	病变下方脉搏有力
4	疼痛
	病变周围组织严重肿胀
	局部皮肤发白
	皮肤发冷
	皮肤坏死或大疱
	毛细血管再充盈时间延长(>4s)
	血管搏动减弱或消失

解毒剂与治疗

1.透明质酸酶[1,8,9]

透明质酸酶是一种分散剂,常用于钙、肠外营养液、抗生素、碳酸氢钠等液体外渗的治疗。虽然,标准操作手册不提倡透明质酸酶用于血管活性药物外渗损伤的处理,但已有关于透明质酸酶联合盐水灌洗法成功治疗该类液体外渗损伤的报道,如下所述。

a.作用机理。通过降解透明质酸、细胞基质或细胞间黏合组织,加强外渗液体的弥散和重吸收,最大限度地减少组织损伤。

b.现有配方。

(1)动物来源。羊型透明质酸酶(绵羊来源)(Alliance Medical Products,Irvine,California) 或牛型透明质酸酶(牛来源)(Amphastar Pharmaceuticals,Rancho Cucamonga,California)。但因为牛型透明质酸含有少量的硫汞撒,因此不推荐用于新生儿。

(2)人重组透明质酸酶(rHuPH20)(Hylenex,Halozyme Therapeutics,San Diego,CA)。据报道,这种产品的酶活性是动物来源产品的 100 倍,但关于其治疗液体外渗的有效性,几乎无文献报道。

c.治疗时机。

对于 1 小时以内的渗出最有效;12 小时内的渗出均可使用。

d.给药方法。

(1)使用 25~30 号口径的小针头给药。

(2)给药浓度为 15~150U/mL。将 0.1mL 透明质酸酶(150U/mL)与 0.9mL 生理盐水混合,稀释成浓度为 15U/mL 的透明质酸酶。

(3)总量 1mL 的药物可以分为 5 次,每次 0.2mL,围绕渗出部位注入皮下。如果使用人重组透明质酸酶,将 150U 药物一次性皮下注射同样有效[8]。

e.不良反应。

尚未出现新生产生不良反应的报道,仅有极少数成人应用动物来源透明质酸酶出现过敏反应的报道。潜在的副作用,包括心动过速、低血压、头晕、寒战、荨麻疹样红斑、血管性水肿、恶心、呕吐和注射部位局部反应。

2.多点穿刺法[10,11]

如果患处因为体液外渗,导致局部皮肤紧张性肿胀伴有皮色发白,可通过多点穿刺以帮助引流。

a.采用严格的无菌操作,对肿胀最严重的部位进行多次穿刺。

b.轻柔地挤出液体,减少肿胀,防止坏死。

c.可用浸有盐水的纱布或其他伤口敷料,覆盖患处,以帮助引流,防止糜烂和结痂。(见下文 d.伤口敷料)

3.盐水灌洗法[12]

部分作者提倡用生理盐水冲洗皮下组织,治疗大体积损伤[5,6,12-15],但尚未在随机对照试验中进行研究。

a.与单独注射生理盐水相比,透明质酸酶皮下注射可以改善液体弥散,但不一定能改善疗效[15]。

b.在肿胀区周围皮肤用手术刀做 4 个小的切口。

c.在一个切口的皮下插入一条钝套管,注入生理盐水,使其从其余切口流出。

d.同时顺着切口方向按摩患处,促进渗出液流出。

e.可以适当应用敷料或抬高患处。

4.局部应用硝酸甘油[16]

a.有效治疗血管活性药物造成的损伤,如多巴胺外渗。

b.作用机制。松弛血管平滑肌。

c.将 2.2% 的硝酸甘油软膏(4mL/kg),涂于受损部位。如果血液灌注无改善,可每 8 小时重复一次。

d.注意事项。

经皮肤吸收可能导致低血压;存在高铁血红蛋白血症的风险。

5.酚妥拉明[1,17]

能有效治疗多巴胺、肾上腺素等血管升压药外渗,导致的血管收缩和局部缺血,减少组织损伤。

a.作用机制。竞争性的 α-肾上腺素能阻滞剂,使血管平滑肌松弛、充血。

b.治疗时机。效果几乎是立竿见影,对于 1 小时内的渗出最有效,12 小时内的渗出均可应用。皮下酚妥拉明的生物半衰期小于 20 分钟。

c.给药。新生儿剂量尚未确定。具体的用量可根据损伤部位大小及新生儿大小来决定。推荐剂量范围为 0.1mg/kg/剂至 2.5mg/kg/剂。拔除静脉导管后,取 1~5mL 浓度为 0.5mg/mL 的溶液或 2.5mL 浓度为 1mg/mL 的溶液注入渗出部位。

d.注意事项。可能并发低血压、心动过速和心律失常;用于早产儿应特别注意,可考虑小剂量多次给药。

伤口处理

1.目的

对于有部分或全层皮肤缺损的新生儿,伤口处理的目标是在避免瘢痕形成、挛缩和手术干预的同时,实现伤口的原发或继发性愈合。伤口包扎有以下几个目的。

a.保持湿润的酸碱平衡环境,促进上皮再生。

b.清理分泌物。

c.减轻愈合组织进一步被破坏。

d.提供抗菌屏障,预防局部或全身性感染。

e.减轻疼痛。

2.伤口护理方法

伤口护理方法,在不同专家和机构之间存在差异[18,19]。咨询专长伤口造瘘术的护士通常是有帮助的(见第 54 章)。

a.评估伤口。大小、深度、边界、创面、有无分泌物、坏死组织、结痂、边缘侵蚀程度,评估临近伤口的皮肤是否有炎症或感染浸润的表现。

b.每天评估伤口愈合情况,伤口愈合时间从 7 天到 3 个月不等。

c.换药会引起疼痛。可考虑使用安慰措施、蔗糖,必要时可使用镇痛药。

d.使用无菌盐水冲洗伤口,清除分泌物及坏死组织。应采用合适的压力,用温盐水进行冲洗,避免对组织造成损伤。19 号口径的 35mL 注射器可以提供 8~12psi(1psi=6.895kPa)的压力,足以清除分泌物[18]。

3.局部用药

当伤口有细菌定植、感染或被感染的风险时,可以外部用药。但不推荐使用常规的抗菌液,以避免破坏肉芽组织。

a.磺胺嘧啶银乳膏禁止用于出生 30 天内的婴儿,因为磺胺药会增加患核黄疸的风险。另外,这种乳膏可形成一种很难去除的不透明层,从而遮盖伤口。

b.不推荐使用聚维酮碘,因为碘经皮肤吸收会抑制甲状腺功能。

c.抗菌乳膏和药膏几乎没有作用[21]。

4.伤口敷料

敷料的选择要依据伤口的深度和创面的特性（有无肉芽组织、湿润、干燥、分泌物）[18]。

a.无定型水凝胶含有羧甲基纤维素聚合物,丙二醇和水分,能够保持伤口湿润,易于伤口愈合[3,20]。这种敷料可以是凝胶状或片状的,可直接敷于伤口表面,并且二次换药时也不用去除。这种凝胶用盐水很容易去除,通常每 3 天换一次。若伤口渗出液过多,则更换敷料的次数应更加频繁。

b.应用银浸染敷料似乎可以减少伤口感染,但对银毒性的担忧限制了其长期的常规使用[21]。

c.藻朊酸盐敷料中含有棕色海藻的纤维,具有高吸收性能、止血性能,对合并中重度渗出的伤口有效[18]。

d.聚氨酯海绵和聚氨酯水纤维对于合并渗出的伤口也有效[18]。

e.医用级蜂蜜具有抗菌活性[22],高渗透性有助于减轻皮肤水肿。应注意医用蜂蜜不含梭菌孢子,这与食品蜂蜜是不同的。

会诊咨询

1.如果瘢痕形成于关节弯曲处的皱襞上,可在每次换尿布时做被动运动练习,以防止关节挛缩。患儿所在医院如果有条件,可以考虑使用物理治疗(PT)和专科治疗(OT)。

2.建议所有合并全层和严重渗出性损伤者,进行整形外科会诊。如果存在深部组织坏死,可能需要酶法或手术清创,或者皮肤移植。疑似筋膜室综合征时,需外科会诊。

参考文献

1. Beall V, Hall B, Mulholland JT, et al. Neonatal extravasation: an overview and algorithm for evidence-based treatment. *Newborn Infant Nurs Rev.* 2013;13(4):189–195.
2. Driscoll MC, Langer M, Burke S, et al. Improving detection of IV infiltrates in neonates. *BMJ Quality Improv Rep.* 2015;4(1): pii: u204253.w3874.
3. Leo AD, Leung BC, Giele H, et al. Management of extravasation injuries in preterm infants. *Surg Sci.* 2016;07(09):427–432.
4. Reynolds PM, Maclaren R, Mueller SW, et al. Management of extravasation injuries: a focused evaluation of noncytotoxic medications. *Pharmacotherapy.* 2014;34(6):617–632.
5. Restieaux M, Maw A, Broadbent R, et al. Neonatal extravasation injury: prevention and management in Australia and New Zealand—a survey of current practice. *BMC Pediatr.* 2013;13(1):34.
6. Ghanem AM, Mansour A, Exton R, et al. Childhood extravasation injuries: improved outcome following the introduction of hospital-wide guidelines. *J Plast Reconstr Aesthet Surg.* 2015;68(4):505–518.
7. Pantelides N, Shah A. Extravasation injury: a simple technique to maintain limb elevation within a neonatal intensive care unit. *J Neonatal Nurs.* 2013;19(5):243–245.
8. Beaulieu MJ. Hyaluronidase for extravasation management. *Neonatal Netw.* 2012;31(6):413–418.
9. Kuenstig LL. Treatment of intravenous infiltration in a neonate. *J Pediatr Health Care.* 2010;24:184–188.
10. Chandavasu O, Garrow E, Valda V, et al. A new method for the prevention of skin sloughs and necrosis secondary to intravenous infiltration. *Am J Perinatol.* 1986;3(1):4–5.
11. Sung KY, Lee SY. Nonoperative management of extravasation injuries associated with neonatal parenteral nutrition using multiple punctures and a hydrocolloid dressing. *Wounds.* 2016;28(5):145–151.
12. Gault DT. Extravasation injuries. *Br J Plast Surg.* 1993;46:91–96.
13. Kostogloudis N, Demiri E, Tsimponis A, et al. Severe extravasation injuries in neonates: a report of 34 cases. *Pediatr Dermatol.* 2015;32(6):830–835.
14. Ching DL, Wong KY, Milroy C. Paediatric extravasation injuries: a review of 69 consecutive patients. *Int J Surg.* 2014;12(10):1036–1037.
15. Gopalakrishnan PN, Goel N, Banerjee S. Saline irrigation for the management of skin extravasation injury in neonates. *Cochrane Database Syst Rev.* 2017;7:CD008404.
16. Samiee-Zafarghandy S, van den Anker JN, Ben Fadel N. Topical nitroglycerin in neonates with tissue injury: a case report and review of the literature. *Paediatr Child Health.* 2014;19(1):9–12.
17. Le A, Patel S. Extravasation of noncytotoxic drugs: a review of the literature. *Ann Pharmacother.* 2014;48(7):870–886.
18. Fox MD. Wound care in the neonatal intensive care unit. *Neonatal Netw.* 2011;30(5):291–303.
19. King A, Stellar JJ, Blevins A, et al. Dressings and products

in pediatric wound care. *Adv Wound Care (New Rochelle).* 2014;3(4):324–334.

20. Cisler-Cahill L. A protocol for the use of amorphous hydrogel to support wound healing in neonatal patients: an adjunct to nursing care. *Neonatal Netw.* 2006;25(4): 267–273.

21. Williams BC. Nanoscale silver for infection control. *Nursing.* 2014;44(5):68–69.

22. Mohr LD, Reyna R, Amaya R. Neonatal case studies using active leptospermum honey. *J Wound Ostomy Continence Nurs.* 2014;41(3):213–218.

第31章

脐动脉置管术

Suna Seo

脐动脉置管(UAC)应用于刚出生不久的危重新生儿。脐动脉在生后7~14天以前尚未闭锁,但通常只在生后1~2天内保持通畅,之后会因为血管收缩和血凝块使导管置入变得困难。

A.适应证

主要适应证

1.频繁或连续(见第11章)测量主动脉下段的血氧分压(PO$_2$)或氧含量(血氧饱和度)。

2.持续监测动脉血压。

3.为超低出生体重儿提供频繁取血的通路。

4.血管造影。

5.复苏(使用脐静脉导管是首选)。

次要适应证

1.脐动脉导管通常不用于输注葡萄糖、电解质溶液或药物,偶尔会被应用[1]。

2.交换输血。

B.禁忌证

1.有下肢或臀部血管受累的证据。

2.腹膜炎。

3.坏死性小肠结肠炎[2]。

4.脐炎。

5.脐膨出。

6.腹裂。

7.各种原因的急腹症。

C.设备

无菌设备。

1.无菌手术衣及手套。

2.装有消毒液的杯子。

3.无菌洞巾。

4.导管。

a.单孔导管。

(1)减少了潜在血栓形成的风险。

(2)导管孔堵塞时,记录的压力波形将发生变化。

b.由可弯曲材料制成,在沿着血管的弯度插入时不会扭结。

c.管壁相对坚硬,适于反复、精确测量血管内压力。

d.容量小(在抽血标本前,需抽出微量的血,清洁导管)。

e.不透X射线:理论上不透X射线可能会增加血栓形成风险,但能够在X线下观察导管的位置显然更加重要[3]。

f.导管尖端圆滑[4],为不凝血材料[5]。

g.5Fr导管适于体重>1200g婴儿。

h.3.5Fr导管适用于体重<1200g婴儿。

5.带有旋锁接口(Luer-lock)的三通接头。

6. 10mL注射器。

7. 0.45%~0.9%的盐水冲管液(1mL盐水加入肝素1~2U,1~2U/mL)。

a.对于极小的早产儿,尤其在生后第1周,可能会因接受过多的含钠冲管液而引起高钠血症。因此,我们建议使用0.45%的盐水而非更高浓度的盐水。

b.低张盐水(0.25%)或葡萄糖溶液可能会引起红细胞溶血,应尽可能避免使用[6]。

c.临床常使用经肝素化的冲管液[7-11]。

肝素可降低血栓的发生率[12];一项循证数据分析发现,使用浓度更低的肝素冲管液(0.25U/mL)可降低堵管的发生率[13]。

8.测量卷尺。

9.20cm长的脐带绳。

10.11号手术刀片及刀柄。

11.10cm×10cm纱布。

12.2把弯蚊式钳。

13.有齿虹膜镊。

14.2把无齿弯虹膜镊。

15.不含肾上腺素的2%盐酸利多卡因。

16.3mL注射器和针头,用于抽吸利多卡因。

17.小针持。

18.4.0丝线,穿入小弯针内。

19.线剪。

非无菌设备

帽子和口罩。

D.预防措施

1.避免把胃管作为导管使用(形成血栓的概率更高)[14]。

2.将无菌巾折叠以免遮住婴儿的面部和上胸部。

3.在插管前花些时间小心扩张动脉腔。

4.置入导管遇阻力时,不可强行穿过。

5.一旦放置并固定好导管,不要再向前伸入。

6.操作完毕后,轻轻松开脐带,并在X线下确定导管位置。

7.避免在脐部覆盖敷料,否则可能会延误对出血或导管移位的观察。

8.须通过X线(包括侧位像)或超声[15]确定导管位置[16,17]。

9.要确保导管固定牢靠。尤其在婴儿俯卧位时,更要经常检查,因为该体位出血不易觉察。

10.注意不要让空气进入导管。在导管插入前,应使导管内充满液体,并连接到关闭的三通接头上。冲管或输液前先要检查导管内有无气泡。

11.在拔管时,应剪掉皮肤缝线,而不要剪导管处的缝线,以免导管被横向切断。

12.只要存在主要适应证,就应尽可能长时间的保留导管。为了避免并发症的发生,导管留置时间不应超过7~10天。

E.操作技术

解剖学提示脐动脉为髂内动脉的直接延续(图31.1),其起始处直径为2~3mm。当接近脐部时,血管腔变窄,管壁明显增厚。插入脐动脉的导管一般从髂内动脉进入主动脉,偶尔会经髂外动脉进入股动脉,或进入臀动脉分支(见图31.15D)。后两条动脉不适合采血、测定压力或输液。

1.高位脐动脉置管始终是第一选择[18,19]。在较少数情况下,如果高位置管不成功,可选用低位脐动脉置管(图31.2)。

a.高位置管[14,19]。胸椎T6~T9位水平(图31.3);导管尖端高于腹腔干起始部。

b.低位置管[14,19]。腰椎T3~T4位水平(图31.4)。

(1)导管尖端低于腹主动脉主要分支(如肠系膜动脉)。

(2)对于大部分新生儿,该位置与位于第4腰椎上缘的腹主动脉分叉相一致。

2.必要的,进行外部测量,以估计导管插入的长度(表31.1和图31.5)[20-26]。

没有通用的公式、测量方法或图表,来准确地计算出适用于所有出生体重和胎龄的新生儿的UAC的插入深度[27,28]。

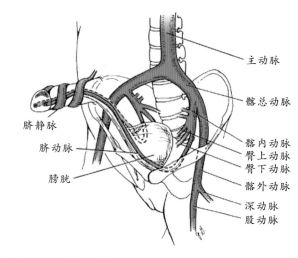

图31.1 脐动脉与供应臀部及下肢的主要动脉的解剖学关系。

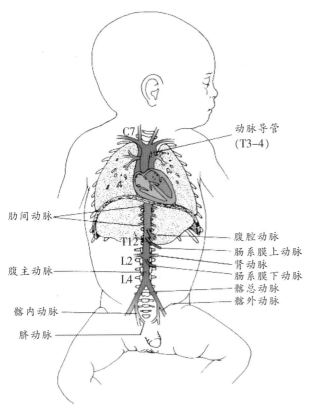

图 31.2 主动脉及其分支。

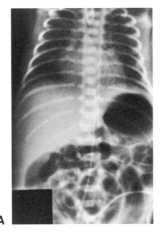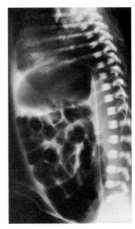

图 31.3 位置良好的高位脐动脉置管，位于第 9 胸椎体水平。其后前位像(A)和侧位像(B)。

a. 对于出生体重>1500g 的新生儿可采用 Shukla 法(表 31.1)[23]。

b.对于出生体重<1500g 的新生儿可采用 Wright 公式[24,26,28,29]。

c.比较已发表公式的准确度,其结果是不一致且没有定论的[27,29,30]。

d.以形态测量为基础的方法可能更适用于极早产儿[25,26,31]。

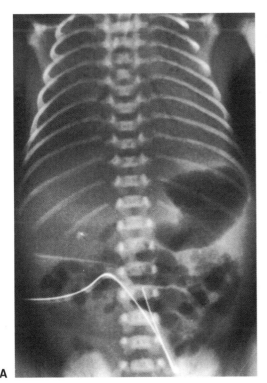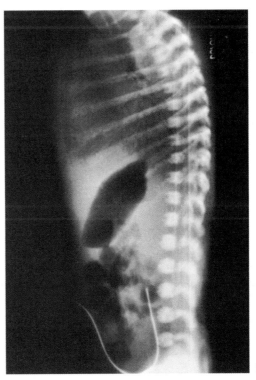

图 31.4 后前位像(A)和侧位像(B)显示位置良好的低位脐动脉置管。导管尖端位于 L4 椎体上缘。对新生儿,此位置相当于主动脉分叉处。

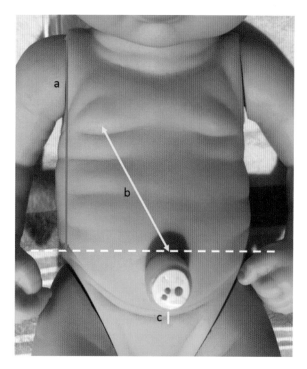

图 31.5　白色虚线示脐的底部。a.肩至脐长度测量[20]。b.脐至乳头长度测量[26]。c.脐至耻骨联合长度测量[26]。

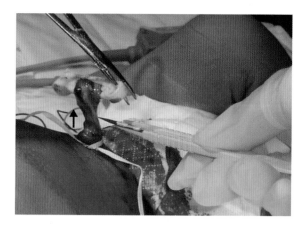

图 31.6　沿箭头方向牵拉脐带。手术者正准备横向切断脐带。

3.依照主要操作步骤进行准备(参见第5和第6章)。

4.连接导管和三通,注满冲管液(见C7节)。关闭三通使导管封闭。

5.用无菌纱布包绕脐带根部,使脐带残端立起,或让不戴手套的助手,用脐带夹或止血钳夹住脐带,于无菌区垂直向外牵拉脐带。

6.用消毒液清洁脐带和脐周半径约5cm内的皮肤。小于2月龄的婴儿不建议使用氯己定[32,33]。

7.在脐带周围铺手术巾。

8.用脐带绳在脐带上打一个单扣松结。

a.松紧恰好不出血即可,如果可能,尽量在脐带胶质上打结,而不在皮肤上打结。

b.插管时可能需放松脐带绳。

9.用手术刀在距皮肤 1~1.5cm 处,水平切割脐带(图 31.6)。

(注:另一种方法需要保留更长的脐带,详见下文——侧动脉切开术。)

10.避免螺旋状斜切。

轻轻拉紧脐带绳以控制出血。

11.用纱布沾干脐带残端表面。禁止摩擦,以免损伤组织,模糊解剖位置。

12.分辨脐部血管(图 31.7)

a.脐静脉最易辨认。管壁大而薄,有时血管口张开。最常位于脐带残端12点处。

b.脐动脉较窄,壁厚色白,血管残端常稍突出于切面。

c.极少会出现脐肠系膜导管。

13.用齿钳夹住脐带残端,使其靠近(但不是在)要插管的动脉。如果可能,找一个助手协助是非常有帮助的。

a.用两把弯蚊式钳沿相反方向夹住脐带胶质,钳

表 31.1　估算 UAC 插入深度(cm)的公式

公式的作者(出版年份)	UAC 腹壁下长度的计算
Dunn(1966)[20]	肩至脐的垂直距离(图 31.5a)
Rosenfeld 等(1980)[21,22]	新生儿的总身长
Shukla 和 Ferrara(1986)[23]	[3×体重(kg)]+9
Wright 等(2008)[24]	[4×体重(kg)]+7
Vali 等(2010)[25]	1.1×[剑突至髂前上棘的距离+髂前上棘至脐的距离]+1.6
Gupta 等(2015)[26]	(脐至乳头的距离-1)+(2×脐至耻骨联合的距离)(图 31.5 b 和 c)

UAC,脐动脉导管;ASIS,髂前上棘。

夹部位应远离要插管的血管。

b.向两侧牵引以固定脐带残端。

14.将弯虹膜钳的一侧钳尖插入动脉腔内,轻轻探入约0.5cm深。

15.撤出虹膜钳,合拢钳尖后,再次向动脉腔内探查。

16.保持钳尖合拢,轻轻探入1cm的深度(达虹膜钳的弯曲处)。

17.将止血钳的两端张开,保持15~30秒,扩张血管(图31.8)。插管之前,花时间扩张血管可提高插管成功率。

18.松开钳夹脐带的两把有齿钳,同时保持弯钳留

在动脉内。

19.用拇指和示指或用弯虹膜钳,在距导管尖端1cm处夹住导管。

20.在张开的钳尖之间,将导管插入动脉腔(图31.9)。

21.用平稳手法将导管送入动脉约2cm后,撤出弯虹膜钳。再用有齿的组织钳夹住脐带,向婴儿头部方向牵拉。采用这种轻柔的牵引可使导管顺利通过脐带和腹壁之间形成的夹角。

22.在导管进入约5cm时,回吸一下,以确认导管位于腔内。然后注射0.5mL冲管液清洗血液。继续进管直至长度适当(见E2节)。

23.如果进管困难,应采取适当措施(图31.10)。

a.导管尖端到达腹壁前,进管受阻(脐带残端距腹

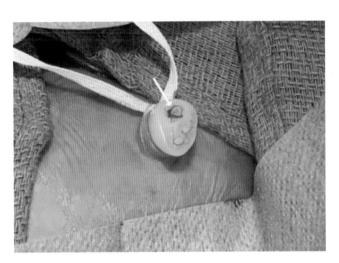

图31.7 脐带内的血管。12点位置,白色箭头所指为脐静脉;2条脐动脉位于脐静脉下方,分别在4点位置和6点位置。

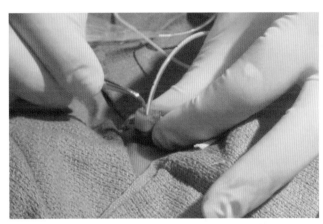

图31.8 虹膜钳插入脐动脉,扩张动脉管腔。

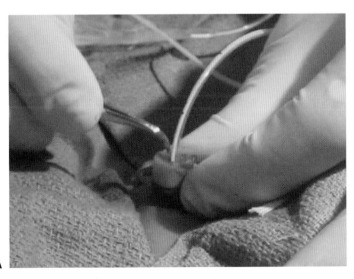

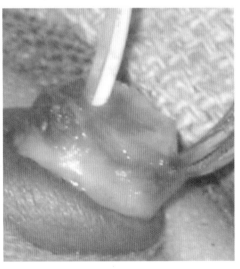

图31.9 (A)在张开的钳尖之间,将导管插入动脉腔。注意,脐带周围皮肤有脐带绳结扎,一旦导管被固定于适当位置,应松开脐带绳。(B)导管固定于合适位置时,脐带残端的近照。

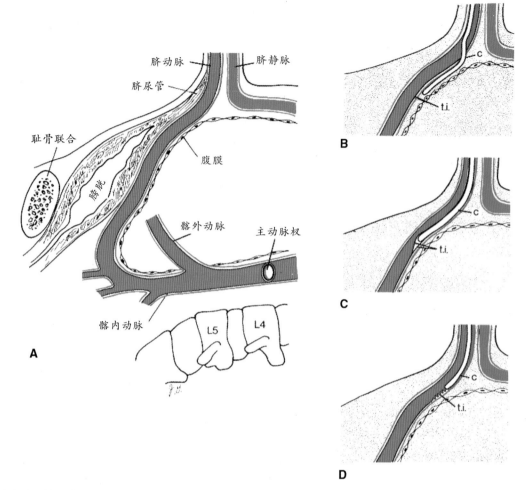

图 31.10 脐动脉置管失败的部分原因。(A)矢正中切面显示正常脐动脉的解剖学位置。(B)导管穿透脐带环内的脐动脉,进入血管外围,并突出到腹膜外。(C)导管穿透血管内膜进入内膜下腔。(D)导管从较远端剥离内膜后,陷入内膜。(Adapted with permission from Clark JM, Jung AL. Umbilical artery catheterization by a cut down procedure. *Pediatric*. 1977;59;1036-1040. Copyright © 1977 by the AAP.)

壁表面距离<3cm)。

(1)放松脐带结扎绳。

(2)重新扩张动脉。

b.遇到"穿透感"而不是"松弛感"。

(1)导管可能穿出血管腔,形成一条假性通道。

(2)拔除导管,使用另一条动脉。

(3)如果仍不成功,抽取 0.5mL 利多卡因。重新将导管插入脐动脉约 2cm,将利多卡因滴入血管。不断施压,轻柔发力,直至血管扩张。

c.血液回流,特别是在血管周围回流。

(1)系紧脐带。

(2)导管可能插入错误通道,伴有血管外出血。

d.通过前腹壁受阻,或通过膀胱与髂内动脉形成的血管锐性转弯处(对 2~4kg 新生儿,大约距脐带残端表面 6~8cm)时,遭受阻力。

(1)给予轻柔、稳定的压力,持续 30~60 秒。

(2)将婴儿动脉插管侧位置抬高,弯曲臀部。

(3)如 E23b 所示,滴入利多卡因[3]。不要对导管用力。

e.插入顺利,但无血液回流。

(1)导管插入血管外的假性通道内。

(2)取出导管,仔细观察婴儿有无并发症。

24.用胶带在导管与脐带表面交汇处做标记,以便识别导管移位。

25.将缝合线穿入脐带底部(不要穿过皮肤及血管)(图 31.11A~C),用缝合线缠绕导管使其牢牢贴合在脐带残端上,打外科节固定(图 31.11D),导管周围应尽量避免多次缠绕、打结,每个节都必须打紧(图 31.11E)。

26.将导管盘成环状。暂时用胶带固定在上腹部。

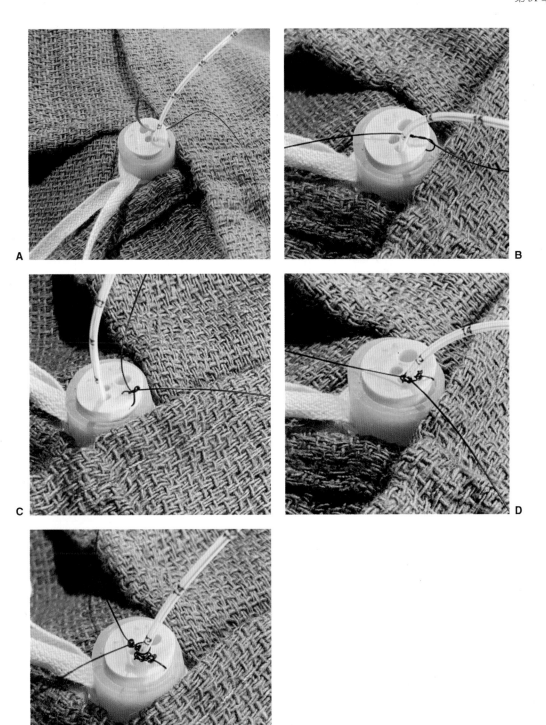

图 31.11　(A)缝合线应避免穿过皮肤及其他血管。(B)两端的缝合线平放，不要向中间聚拢。(C)打节并拉紧。(D)将缝合线缠绕在导管上，用外科节固定。(E)重复以上步骤，每绕一圈打一个结。

27.进行 X 线或超声检查，确定导管位置。

UAC 尖端的合适位置在 T7~T9 之间。(记忆口诀："7 is heaven,8 is great,9 is fine.")

　　a.导管尖端高于 T6 或在 T1Q 和 L2 之间。

　　(1)测量影像学检查下，实际插管位置与最佳位置间的距离。

(2)按上述估测距离，撤出此部分导管。

(3)重复 X 线检查。

(4)记录操作过程。

　　b.导管尖端低于 L5。

　　(1)撤出导管。

　　(2)不要在原位置再次置管，否则会将污染的一段导管引入血管。

28.一旦确定了导管尖端的位置,需固定导管。组搭胶带桥(图 31.12),或用敷贴固定导管(图 31.13),或使用专业的导管固定装置[34]。

29.取下脐带绳。

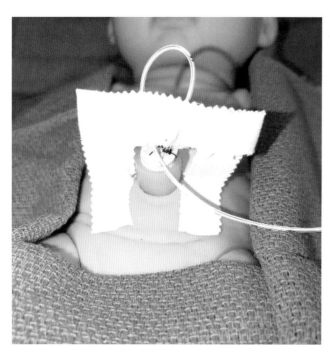

图 31.12　胶带桥。在脐的两边固定两条垂直的胶带,上方用胶带连接固定,将 UAC 环状折叠。如图所示,固定在横梁内。

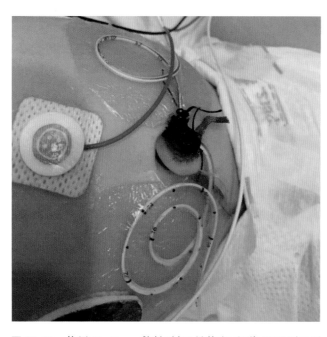

图 31.13　使用 DuoDerm 敷料(衬于导管之下)将 UVC(右)固定在腹壁上。使用 Tegaderm 敷料(于上方覆盖导管)将 UAC(左)固定在腹壁上。

30.选择 70%乙醇棉球或其他替代品进行常规脐带护理。

F.脐动脉侧切术

脐动脉置管的另一种方法是从脐带侧壁进行动脉切开。采用此方法时,需要脐带环绕 Kelly 钳 180°,因此必须保留 3~4cm 的脐带[35-37]。

1.非优势手用弯蚊式钳夹住脐带残端并向婴儿头部方向牵拉。

2.向腹壁方向旋转钳尖 180°,使脐带卷在止血钳上。

3.在脐带的右侧壁和左侧壁上方辨别脐动脉。

4.用 11 号手术刀在距离腹壁约 1cm 处,切开脐带胶质至脐动脉壁。

5.切开动脉管周的一半。必要时可使用虹膜钳扩张动脉腔。

6.朝尾侧方向插入脐动脉导管,直至事先确定好的长度。

G.脐动脉切开术

由于很少形成假通道,即使经脐带残端插管失败,脐动脉切开术也常常能获得成功。该方法失败的最常见原因是把脐尿管误当成血管。由于该操作耗时且存在相关并发症,故标准的脐动脉置管术仍是首选。

适应证

常规脐动脉置管失败。

禁忌证

1.与常规脐动脉置管术相同。

2.出血体质。

设备

1.与常规脐动脉置管术相同。

2.用注射器(25~27 号针头)抽取不含肾上腺素的 1%盐酸利多卡因 3mL。

3.15 号手术刀片及刀柄。

4.两对细小的弯敷料钳(1/4 或 1/2 弯曲的)。

5.组织钳。

6.自持式扩张器(诸如眼睑扩张器)。

7.可吸收缝线。

8.小尖针,穿入可吸收缝线。

9.小弯针,穿入不可吸收缝线。

10.针持。

11.线剪。

12.皮肤闭合胶带。

预防措施

1.与前文所述的常规脐动脉置管术相同。

2.如果可能,将先前通过标准置管术插入的导管留于原位,以协助辨别血管。

3.保证腹部切口位于腹壁上,不要离脐带根部过近。

4.仔细确认解剖标志,以避免切断或置入脐尿管。

5.谨慎切开间充质鞘,以免横断血管。

6.采用内部结扎法固定导管,避免太松,防止意外脱出;也要避免太紧,以便血凝块和沉淀物堵塞导管时,导管可自由撤出或再插入。

操作技术[38]

见图 31.14。

1.插入口饲管,尽可能使肠道减压。

2.针对患儿的准备及铺巾同常规脐动脉置管术(见本节前述内容)。

3.如果先前尝试置管的导管仍留在原位,需将血管及导管一并消毒,并将导管置于易于撤出的位置。

4.用 0.5mL 利多卡因在脐带残端紧邻皮肤交界处,做皮下麻醉。

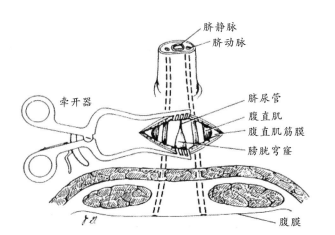

图 31.14 脐下切开术。经切口的解剖图。(Redrawn from Sherman NJ. Umbilical artery cutdown. *J Pediatr Surg.* 1977;12 (5):723–724. Copyright © 1997 Elsevier. With permission.)

5.导管的准备与标准置管术相同,将导管内注满冲管液。依据患者的大小估计插入长度。由于切开置管时导管进入血管的长度更长,所以此时插入的长度应比标准置管术推荐的长度短 1~2cm。

6.在脐带残端与皮肤连接处,沿 4 点至 8 点方向做一个笑脸形切口。

7.用自持式扩张器暴露切口。

8.用蚊式钳钝性分离皮下组织,分辨覆盖在筋膜下的脐尿管及脐血管。

间充质鞘由三层筋膜组成,厚度为 1~3mm。尽管在极早产儿中很难辨认,但足月儿的间充质鞘可能很厚,在钝性分离前,需要沿鞘做切开。

9.用两把蚊式钳将筋膜提起,在其顶端做一小切口。用剪刀将切口扩至皮肤切口大小。对于极早产儿,简单分离即足够。

10.用弯蚊式钳在中线处分离,确定脐尿管的位置(图 31.14)

脐尿管为中线处一条白色发亮的索带。其位置可以通过向头部牵引,将膀胱穹窿拉入视野来确定。两条脐动脉位于其后外侧,但不与脐尿管相连。

11.确认位于脐尿管两侧的脐动脉。

脐动脉周围的包绕组织,使其比想象中的要大。拉起时,尾部不会出现突起,借此可与脐尿管相鉴别。如果先前插入的导管仍留在原位,触摸该区域可以更准确地辨认血管。先前置管不成功,甚至不能进入几厘米,通常与导管进入错误通道,形成无法辨认的穿孔或离断,导致血管周围血肿有关。观察有无血肿可以帮助区分血管和脐尿管。

12.避免进入腹膜。但对皮下组织极薄的患儿来说,穿透腹膜几乎无法避免。如果发生腹膜穿孔,则应还纳任何突出的肠管,并用可吸收缝线缝合腹膜。应特别注意不要缝住肠管,可使用抗生素预防腹膜炎。

13.将蚊式钳尖端插入血管下方,在血管下置入两股可吸收缝线。两股缝线相距离 1cm。

14.提起缝线,同时用线剪沿头侧方向在血管处,做一个 V 行切口,剪开血管直径的 3/4。注意不要横断血管,恰好进入血管腔即可。

如果不小心将动脉横断,或置管不成功,要将尾侧血管结扎,防止出血。

15.用弯止血钳或导管插入器扩张动脉。

16.将导管从切口处,按预定长度插入,进入几厘米后检查血液回流情况。导管插入时,应当没有阻力。

17.当导管到达预定位置,由助手检查下肢血液灌注情况。如果灌注良好,将血管下方缝线在导管周围打结,固定导管。

18.用可吸收缝线缝合筋膜及邻近皮下组织。

Hashimoto 等[39]推荐了另一种固定方法,可在导管栓塞或堵塞时重新插管。在导管到达合适位置后,用缝线将导管松松的固定,再用缝合筋膜的缝线固定动脉,形成一个动脉皮肤瘘,使得置入点更容易找到,并进行再次置管。

19.用不可吸收缝线缝合皮肤,或局部清洁皮肤后,用皮肤闭合胶带粘贴皮肤。

20.可能需要用"胶带桥"进一步固定导管(图31.12)。

撤除导管

1.如下文第 J 节所述,去除所有的胶带,缓慢拔出导管。

2.如果内部固定导管的缝线太紧,无法通过适度牵拉撤出导管时,可能需要在皮肤消毒后,做解剖并切断缝线。

3.按压止血。

4.用皮肤闭合胶带粘贴伤口边缘。

并发症

1.导管插入脐尿管[40]。

2.膀胱脐瘘[40]。

3.脐尿管横断,伴尿性腹水[41]。

4.膀胱穿孔或破裂[42,43],操作前排空膀胱可将膀胱损伤的风险降至最低。

5.脐动脉横断出血。

6.切开腹膜(有可能损伤内脏)。

7.切口处出血。

H.留置导管的护理

关于动脉压力传感器的安装及维护,参见第10章。

1.保持导管内无残留血液,防止血凝块形成。

a.每次取血后,使用 0.5mL 冲管液冲洗导管,至少持续 5 秒钟。

b.在两次取血之间,应持续输注静脉液,防止血液倒流。

c.记录取血量和静脉液、冲管液的输入量,并添加到液体平衡记录中。

2.观察血凝块形成的指征。

a.血压监视记录显示压力波幅降低。

b.取血困难。

3.如果血凝块形成,及时采取适当措施。

不要试图强行冲出血凝块。

撤除导管,仅在病情危重时考虑换管。

4.在脐动脉置管时,是否经肠道喂养尚有争议。有研究显示,UAC 可增加肠系膜血栓的形成风险, 这与坏死性小肠结肠炎的形成有关联[44]。但也有报道显示,在婴儿中,应用 UAC 并不会加剧喂养相关问题或提高并发症的发生率[45,46]。

I.经导管获取血液样本

(重点在于严格执行无菌操作,把对血管的刺激降至最小化)。

设备

1.手套。

2.乙醇棉球。

3.橡胶头的止血钳或一次性静脉管道夹。

4.注射器内装 0.6mL 冲管液。

5.清洗管道的注射器。

6.获取血样的注射器。

7.若样本需要保存,准备冰块。

8.合适的纸条和标签。

操作技术

1.洗手,戴无菌手套。

2.建立无菌区域。

3.用乙醇棉球清洁三通/导管的连接处。

4.夹住脐插管。

5.连接 3mL 注射器,松开钳子,用超过 1 分钟的时间缓慢回抽 2~3mL 液体,冲洗管路。再次夹住导管,拔掉注射器,置于无菌区。只需 1.6mL 血液即可准确测定电解质[47]。但如需测定血糖,则至少从 3.5Fr 导管中取血 3mL,从 5Fr 导管中取血 4mL。

6.从 UAC 中取血时速度一定要慢,至少持续 30~40 秒,这是为了防止大脑缺氧。

7.连接抽取血样的注射器,松开钳子。抽出需要的样本量后,再次钳夹住导管。

8.重新连接抽取液体、清洗管道的注射器。

a.排出气体。

b.缓慢将注射器内液体注入导管,然后取下注射器。

9.将抽有冲管液的注射器连接三通,排净接头处空气,缓慢冲洗管路。

10.用乙醇清洁三通。

11.在患儿日常记录单上,记录取血总量及冲管液量。

J.拔除脐动脉导管

适应证

1.无其他临床指征。

2.直接测定 PO_2 不宜过频。

3.血压足够平稳,可进行间断性监测。

4.高血压。

5.其他可识别原因的血尿。

6.导管相关的败血症和(或)并发金葡、革兰氏阴性菌或念珠菌感染时,需拔除导管[48]。

7.导管相关性血管损伤。

8.发生血小板消耗性凝血病。

9.腹膜炎。

10.坏死性小肠结肠炎。

11.脐炎。

操作技术

1.为防止大出血,解开包绕在脐带残端周围的固定绳。

2.缓慢而匀力地撤出导管,直到血管内残留约 5cm 时,系紧脐带绳。

3.停止输液。

4.将剩余的导管以 1cm/min 的速度拉出血管(使血管痉挛)。如有出血,可用拇指和示指横向压迫脐带止血。

K.并发症[48-50]

脐动脉置管可能总会对动脉内膜造成某种程度不可逆的损伤[51]。

1.导管位置不当(图 31.15 至图 31.17)。

a.血管穿孔[52]。

b.导管尖端抵住腹腔干,可导致难治性低血糖[53]。

c.腹膜穿孔[54]。

d.假性动脉瘤[55]。

e.由于腹围变化,导致导管尖端移位。

f.坐骨神经麻痹[56]。

g.导管误入髂内或髂外动脉(图 31.15D 和图 31.18)[49]。

双动脉导管技术可纠正该问题[57]。

2.血管意外。

a.血栓形成(图 31.19)[58-61]。

b.于置管后数天或数星期[48]并发栓塞或梗死(图 31.18)[17]。

c.置管后几分钟或几小时内可能发生血管痉挛[17,48,62]。

d.肢体残疾(图 31.20)[62,63]。

e.高血压(图 31.21)[18,64]。

f.腹主动脉瘤[65]。

g.半身不遂[66]。

h.充血性心力衰竭(主动脉血栓)[67]。

i.空气栓塞(图 31.22)。

3.设备相关并发症。

a.导管破裂和导管横断[68]。

b.塑料制品遗留在组织内[69,70]。

c.电损伤。

(1)电设备接地不当。

(2)电流通过充满液体的导管传导。

d.导管在血管内打结[71]。

4.其他。

a.出血(包括导管脱落或断开及与过度肝素化有关的出血)[49,72,73]。

b.感染[48]。

c.坏死性小肠结肠炎[44,62]。

d.肠坏死或穿孔[74,75]。

(1)血管意外。

(2)输入高张液体[76]。

e.脐膨出的横断损伤(图 31.23)[77]。

f.阑尾脐环疝[78]。

g.棉纤维栓子[79]。

h.脐带胶质栓子[80]。

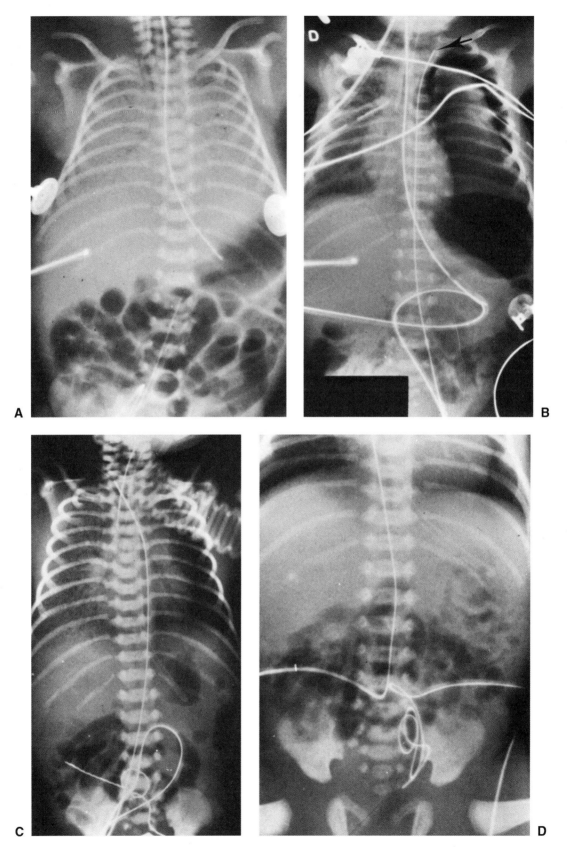

图 31.15   各种位置不当的脐动脉导管。(A)绝不能接受导管位于 L2 水平,因该位置接近肾动脉。(B)UAC 进入左侧短头动脉内。(C)UAC 位于右侧短头动脉内。(D)UAC 位于骨盆动脉内。

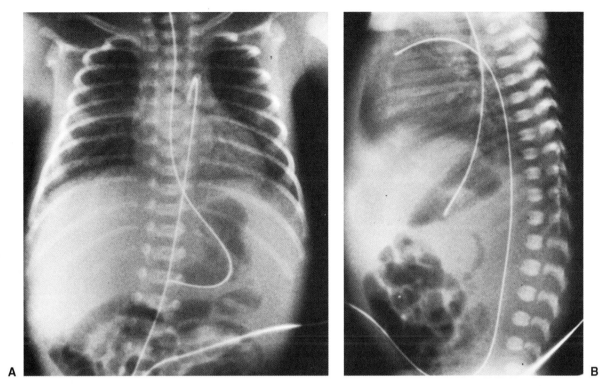

图 31.16　后前位像(A)和侧位像(B)证实 UAC 通过动脉导管进入肺动脉。

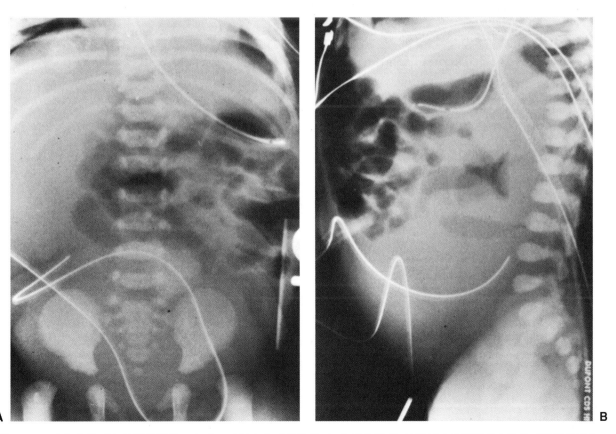

图 31.17　腹部包块引起的导管错位。生后 1 天新生儿后前位像(A)和侧位像(B)显示巨大的阴道积血使脐动脉导管错位。

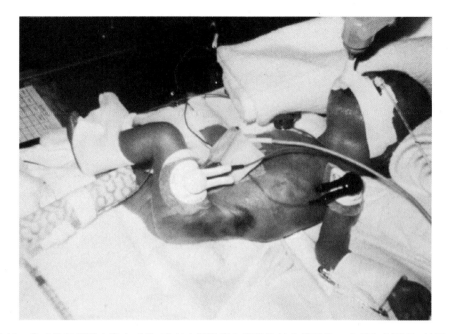

图 31.18 脐动脉导管误入髂内动脉,引起左侧臀部和腹股沟处血管损伤。血管解剖结构,见图31.1。

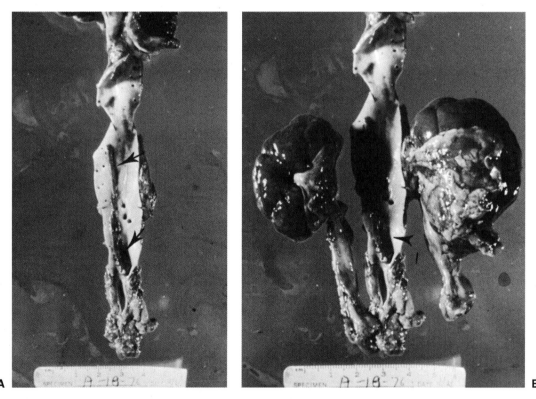

图 31.19 (A)箭头所示,为与脐动脉置管相关的腹主动脉内壁血栓。(B)进一步的尸体解剖发现,左肾动脉被栓子阻塞。左肾显示出一定程度的萎缩。双肾显示有散在的梗阻灶。

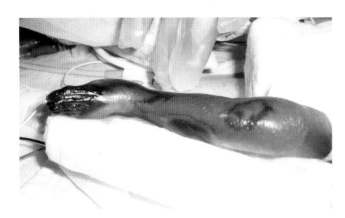

图 31.20　UAC 并发症引起下肢血管损伤。

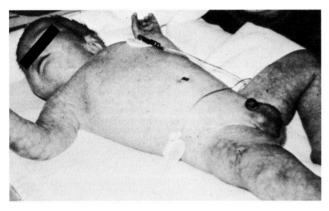

图 31.21　UAC 相关性肾动脉栓塞使患儿皮肤出现广泛性出血点和严重高血压。

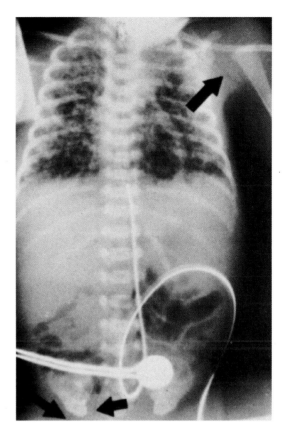

图 31.22　后前位 X 线片显示,在左锁骨下动脉(上箭头)和股动脉(下箭头)有来自脐动脉导管的空气栓塞。

i.高钠血症。

(1)真性高钠血症。

(2)人为高钠血症[70]。

j.人为高钾血症[70]。

k.膀胱损伤(腹水)[41-43]。

l.由于抓到内膜上,导管的弯曲自动恢复[81]。

m.假性主动脉缩窄[61]。

n.假性左房肿物[82]。

o.因胸腹畸形导致的导管移位[83]。

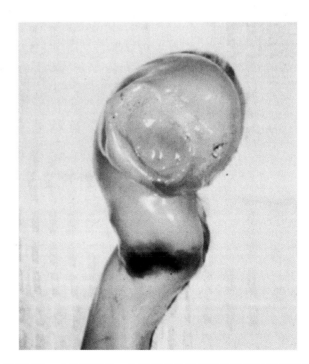

图 31.23　小的脐膨出。含肠疝在放置脐动脉导管时被横向切断。

参考文献

1. Kanarek SK, Kuznicki MB, Blair RC. Infusion of total parenteral nutrition via the umbilical artery. *J Parenter Enter Nutr.* 1991;15:71–74.

2. Rand T, Weninger M, Kohlhauser C, et al. Effects of umbilical arterial catheterization on mesenteric hemodynamics. *Pediatr Radiol.* 1996;26:435–438.

3. Hecker JF, Scandrett LA. Roughness and thrombogenicity of the outer surfaces of intravascular catheters. *J Biomed Mater Res.* 1985;19(4):381–395.

4. Hecker JF. Thrombogenicity of tips of umbilical catheters. *Pediatrics.* 1981;67:467–471.

5. Boros SJ, Thompson TR, Reynolds JW, et al. Reduced thrombus formation with silicone elastomer (Silastic) umbilical artery catheters. *Pediatrics.* 1975;56:981–986.

6. Jackson JK, Derleth DP. Effects of various arterial infusion solutions on red blood cells in the newborn. *Arch Dis Child Fetal Neonatal Ed.* 2000;83:F130–F134.

7. Rajani K, Goetzman BW, Wennberg RP, et al. Effects of heparinization of fluids infused through an umbilical artery catheter on catheter patency and frequency of complications. *Pediatrics.* 1979;63:552–556.

8. Ankola PA, Atakent YS. Effect of adding heparin in very low concentration to the infusate to prolong the patency of umbilical artery catheters. *Am J Perinatol.* 1993;10:229–232.

9. Horgan MJ, Bartoletti A, Polansky S, et al. Effect of heparin infusates in umbilical arterial catheters on frequency of thrombotic complications. *J Pediatr.* 1987;111:774–778.

10. Butt W, Shann F, McDonnell G, et al. Effect of heparin concentration and infusion rate on the patency of arterial catheters. *Crit Care Med.* 1987;15:230–232.

11. Bosque E, Weaver L. Continuous versus intermittent heparin infusion of umbilical artery catheters in the newborn infant. *J Pediatr.* 1986;108:141–143.

12. Hentschel R, Weislock U, Von Lengerk C, et al. Coagulation-associated complications of indwelling arterial and central venous catheters during heparin prophylaxis: a prospective study. *Eur J Pediatr.* 1999;158:S126–S129.

13. Barrington KJ. Umbilical artery catheters in the newborn: effects of heparin. *Cochrane Database Syst Rev.* 2000;(2):CD000507.

14. Westrom G, Finstrom O, Stenport G. Umbilical artery catheterization in newborns: thrombosis in relation to catheter tip and position. *Acta Paediatr Scand.* 1979;68:575–581.

15. Sharma D, Farahbakhsh N, Tabatabaii SA. Role of ultrasound for central catheter tip localization in neonates: a review of the current evidence. *J Matern Fetal Neonatal Med.* 2019;32(14):2429–2437.

16. Baker DH, Berdon WE, James LS. Proper localization of umbilical arterial and venous catheters by lateral roentgenograms. *Pediatrics.* 1969;43:34–39.

17. Paster SB, Middleton P. Roentgenographic evaluation of umbilical artery and vein catheters. *JAMA.* 1975;231(7):742–746.

18. Mokrohisky ST, Levine RL, Blumhagen RD, et al. Low positioning of umbilical artery catheters increases associated complications in newborn infants. *N Engl J Med.* 1978;299:561–564.

19. Barrington KJ. Umbilical artery catheters in the newborn: effects of position of the catheter tip. *Cochrane Database Syst Rev.* 2000;(2):CD000505.

20. Dunn PM. Localization of the umbilical catheter by postmortem measurement. *Arch Dis Child.* 1966;41:69–75.

21. Rosenfeld W, Biagtan J, Schaeffer H, et al. A new graph for insertion of umbilical artery catheters. *J Pediatr.* 1980;96:735–737.

22. Rosenfeld W, Estrada R, Jhaveri R, et al. Evaluation of graphs for insertion of umbilical artery catheters below the diaphragm. *J Pediatr.* 1981;98:627–628.

23. Shukla H, Ferrara A. Rapid estimation of insertional length of umbilical catheters in newborns. *Am J Dis Child.* 1986;140:786–788.

24. Wright IM, Owers M, Wagner M. The umbilical arterial catheter: a formula for improved positioning in the very low birth weight infant. *Pediatr Crit Care Med.* 2008;9(5):498–501.

25. Vali P, Fleming SE, Kim JH. Determination of umbilical catheter placement using anatomic landmarks. *Neonatology.* 2010;98(4):381–386.

26. Gupta AO, Peesay MR, Ramasethu J. Simple measurements to place umbilical catheters using surface anatomy. *J Perinatol.* 2015;35(7):476–480.

27. Verheij GH, Te Pas AB, Witlox RS, et al. Poor accuracy of methods currently used to determine umbilical catheter insertion length. *Int J Pediatr.* 2010;2010:873167.

28. Kumar PP, Kumar CD, Nayak M, et al. Umbilical arterial catheter insertion length: in quest of a universal formula. *J Perinatol.* 2012;32(8):604–607.

29. Min SR, Lee HS. Comparison of Wright's formula and the Dunn method for measuring the umbilical arterial catheter insertion length. *Pediatr Neonatol.* 2015;56(2):120–125.

30. Kieran EA, Laffan EE, O'Donnell CP. Estimating umbilical catheter insertion depth in newborns using weight or body measurement: a randomised trial. *Arch Dis Child Fetal Neonatal Ed.* 2016;101(1):F10–F15.

31. Lean WL, Dawson JA, Davis PG, et al. Accuracy of 11 formulae to guide umbilical arterial catheter tip placement in newborn infants. *Arch Dis Child Fetal Neonatal Ed.* 2018;103(4):F364–F369.

32. Neri I, Ravaioli GM, Faldella G, et al. Chlorhexidine-induced chemical burns in very low birth weight infants. *J Pediatr.* 2017;191:262–265.e2.

33. Paternoster M, Niola M, Graziano V. Avoiding chlorhexidine burns in preterm infants. *J Obstet Gynecol Neonatal Nurs.* 2017;46(2):267–271.

34. Elser HE. Options for securing umbilical catheters. *Adv Neonatal Care.* 2013;13(6):426–429.

35. Bloom BT, Nelson RA, Dirksen HC. A new technique: umbilical arterial catheter placement. *J Perinatol.* 1986;6:174.

36. Gupta V, Kumar N, Jana AK, et al. A modified technique for umbilical arterial catheterization. *Indian Pediatr.* 2014;51(8):672.

37. Squire SJ, Hornung TL, Kirchhoff KT. Comparing two methods of umbilical artery catheter placement. *Am J Perinatol.* 1990;7:8–12.

38. Sherman NJ. Umbilical artery cutdown. *J Pediatr Surg.* 1977;12:723–724.

39. Hashimoto T, Togari H, Yura J. Umbilical artery cutdown: an improved procedure for reinsertion. *Br J Surg.* 1985;72:194.

40. Waffarn F, Devaskar UP, Hodgman JE. Vesico-umbilical fistula: a complication of umbilical artery cutdown. *J Pediatr Surg.* 1980;15:211.

41. Mata JA, Livne PM, Gibbons MD. Urinary ascites: complication of umbilical artery catheterization. *Urology.* 1987;30:375–377.

42. Diamond DA, Ford C. Neonatal bladder rupture: a complication of umbilical artery catheterization. *J Urol.* 1989;142:1543–1544.

43. Nagarajan VP. Neonatal bladder injury after umbilical artery catheterization by cutdown. *JAMA.* 1984;252:765.

44. Lehmiller DJ, Kanto WP Jr. Relationships of mesenteric thromboembolism, oral feeding and necrotizing enterocolitis. *J Pediatr.* 1978;92:96–100.

45. Davey AM, Wagner CL, Cox C, et al. Feeding premature infants while low umbilical artery catheters are in place: a prospective, randomized trial. *J Pediatr.* 1994;124:795–799.

46. Havranek T, Johanboeke P, Madramootoo C, et al. Umbilical artery catheters do not affect intestinal blood flow responses to minimal enteral feedings. *J Perinatol.* 2007;27(6):375–379.

47. Davies MW, Mehr S, Morley CJ. The effect of draw-up volume on the accuracy of electrolyte measurements from neonatal arterial lines. *J Pediatr Child Health.* 2000;36:122–124.

48. Hermansen MC, Hermansen MG. Intravascular catheter complications in the neonatal intensive care unit. *Clin Perinatol.* 2005;32:141–156.

49. Miller D, Kirkpatrick BV, Kodroff M, et al. Pelvic exsanguination following umbilical artery catheterization in neonates. *J Pediatr Surg.* 1979;14:264–269.

50. Ramasethu J. Complications of vascular catheters in the neonatal intensive care unit. *Clin Perinatol.* 2008;35:199–222.

51. Chidi CC, King DR, Boles ET Jr. An ultrastructural study of intimal injury induced by an indwelling umbilical artery catheter. *J Pediatr Surg.* 1983;18:109–115.

52. Clark JM, Jung AL. Umbilical artery catheterization by a cut down procedure. *Pediatrics.* 1977;59:1036.

53. Carey BE, Zeilinger TC. Hypoglycemia due to high positioning of umbilical artery catheters. *J Perinatol.* 1989;9:407–410.

54. Van Leeuwen G, Patney M. Complications of umbilical artery catheterization: peritoneal perforation. *Pediatrics.* 1969;44:1028–1030.

55. Wyers MR, McAlister WH. Umbilical artery catheter use complicated by pseudoaneurysm of the aorta. *Pediatr Radiol.* 2002;32:199–201.

56. Giannakopoulou C, Korakaki E, Hatzidaki E, et al. Peroneal nerve palsy: a complication of umbilical artery catheterization in the full-term newborn of a mother with diabetes. *Pediatrics.* 2002;109:e66.

57. Schreiber MD, Perez CA, Kitterman JA. A double-catheter technique for caudally misdirected umbilical arterial catheters. *J Pediatr.* 1984;104:768–769.

58. Seibert JJ, Northington FJ, Miers JF, et al. Aortic thrombosis after umbilical artery catheterization in neonates: prevalence of complications on long-term follow-up. *AJR.* 1991;156:567–569.

59. Rizzi M, Goldenberg N, Bonduel M, et al. Catheter-related arterial thrombosis in neonates and children: a systematic review. *Thromb Haemost.* 2018;118(6):1058–1066.

60. Greenberg R, Waldman D, Brooks C, et al. Endovascular treatment of renal artery thrombosis caused by umbilical artery catheterization. *J Vasc Surg.* 1998;28:949–953.

61. Francis JV, Monagle P, Hope S, et al. Occlusive aortic arch thrombus in a preterm neonate. *Pediatr Crit Care Med.* 2010;11:e13–e15.

62. Gupta JM, Roberton NR, Wigglesworth JS. Umbilical artery catheterization in the newborn. *Arch Dis Child.* 1968;43:382–387.

63. Gallotti R, Cammock CE, Dixon N, et al. Neonatal ascending aortic thrombus: successful medical treatment. *Cardiol Young.* 2013;23(4):610–612.

64. Bauer SB, Feldman SM, Gellis SS, et al. Neonatal hypertension: a complication of umbilical artery catheterization. *N Engl J Med.* 1975;293:1032–1033.

65. Mendeloff J, Stallion A, Hutton M, et al. Aortic aneurysm resulting from umbilical artery catheterization: case report, literature review, and management algorithm. *J Vasc Surg.* 2001;33(2):419–424.

66. Muñoz ME, Roche C, Escribá R, et al. Flaccid paraplegia as complication of umbilical artery catheterization. *Pediatr Neurol.* 1993;9:401–403.

67. Henry CG, Gutierrez F, Joseph I, et al. Aortic thrombosis presenting as congestive heart failure: an umbilical artery catheter complication. *J Pediatr.* 1981;98:820–822.

68. Dilli D, Ozyazici E, Fettah N, et al. Rupture and displacement of umbilical arterial catheter: bilateral arterial occlusion in a very low birth weight preterm. *Arch Argent Pediatr.* 2015;113(5):e283–e285.

69. Hillman LS, Goodwin SL, Sherman WR. Identification of plasticizer in neonatal tissues after umbilical catheters and blood products. *N Engl J Med.* 1975;292:381–386.

70. Gaylord MS, Pittman PA, Bartness J, et al. Release of benzalkonium chloride from a heparin-bonded umbilical catheter with resultant factitious hypernatremia and hyperkalemia. *Pediatrics.* 1991;87:631–635.

71. Cochrane WD. Umbilical artery catheterization. In: *Iatrogenic Problems in Neonatal Intensive Care. Report of the 69th Ross Conference of Pediatric Research.* Columbus, OH: Ross Laboratories; 1976:28.

72. Johnson JF, Basilio FS, Pettett PG, et al. Hemoperitoneum secondary to umbilical artery catheterization in the newborn. *Radiology.* 1980;134:60.

73. Moncino MD, Kurtzberg J. Accidental heparinization in the newborn: a case report and brief review of the literature. *J Perinatol.* 1990;10:399–402.

74. Hwang H, Murphy JJ, Gow KW, et al. Are localized intestinal perforations distinct from necrotizing enterocolitis? *J Pediatr Surg.* 2003;38:763–767.

75. Hoekstra RE, Semba T, Fangman JJ, et al. Intestinal perforation following withdrawal of umbilical artery catheter. *J Pediatr.* 1977;90(2):290.

76. Book LS, Herbst JJ. Intraarterial infusions and intestinal necrosis in the rabbit: potential hazards of umbilical artery injections of ampicillin, glucose, and sodium bicarbonate. *Pediatrics.* 1980;65:1145–1149.

77. Simpson JS. Misdiagnosis complicating umbilical vessel catheterization. *Clin Pediatr.* 1977;16:569.

78. Biagtan J, Rosenfeld W, Salazard D, et al. Herniation of the appendix through the umbilical ring following umbilical artery catheterization. *J Pediatr Surg.* 1980;15:672–673.

79. Bavikatte K, Hillard J, Schreiner RL, et al. Systemic vascular cotton fiber emboli in the neonate. *J Pediatr.* 1979;95:614–616.

80. Abramowsky CR, Chrenka B, Fanaroff A. Wharton jelly embolism: an unusual complication of umbilical catheterization. *J Pediatr.* 1980;96:739–741.

81. McGravey VJ, Dabiri C, Bean MS. An unusual twist to umbilical artery catheterization. *Clin Pediatr (Phila).* 1983;22:587–588.

82. Crie JS, Hajar R, Folger G. Umbilical catheter masquerading at echocardiography as a left atrial mass. *Clin Cardiol.* 1989;12:728–730.

83. Sakurai M, Donnelly LF, Klosterman LA, et al. Congenital diaphragmatic hernia in neonates: variations in umbilical catheter and enteric tube position. *Radiology.* 2000;216:112–116.

第 32 章

脐静脉置管术

Suna Seo

A.适应证

1.首要适应证。

a.紧急状态下输入液体、药物和取血的血管通路。

b.低出生体重儿长期中心静脉通路。

c.交换输血。

2.次要适应证。

a.中心静脉压监测(如果导管通过了静脉导管)[1]。

b.诊断脑下型完全性肺静脉异位引流[2,3]。

B.禁忌证

1.脐炎。

2.脐膨出。

3.坏死性小肠结肠炎。

4.腹膜炎。

C.设备

1.导管与脐动脉置管相同,但

a. 3.5Fr 导管适用于体重<3.5kg 的婴儿。

b. 5Fr 导管适用于体重>3.5kg 的婴儿。

c.在危重患儿中,建议应用双腔脐静脉导管,以便输注正性肌力药或其他药物。

d.用于换血的导管(术后撤除)应带有侧孔,这样

可降低导管尖端吸引下腔静脉减少,造成血管穿孔的风险[4]。应避免双腔导管用于交换输血(见第 49 章)。

2.其他设备与脐动脉置管相同,但不需要 2%的利多卡因(参见第 31 章,C 节)。

D.预防措施

1.如果脐静脉导管需要长期使用,尤其是通过此通路给予肠外营养,一定要严格执行无菌操作,以防止导管相关脓毒症发生(详见第 34 章)。

2.导管尖端应远离肝静脉、门静脉和卵圆孔,并恰好位于下腔静脉与右房结合处。或者,其尖端至少应通过静脉导管,避免不恰当的液体注入肝脏[5]。有时导管可能无法通过静脉导管,此时切忌强行进入。在紧急情况下,可将导管退回到脐静脉内(约 2cm),在确认血液回流后,缓慢输入急救液体(避免张力过高的液体)。

3.在交换输血前,检查导管位置。避免在导管尖端位于门脉系统或肝内静脉分支时,进行交换输血(图 32.1)。

4.一旦导管固定,要避免将导管向静脉内推进。

5.当导管尖端不在下腔静脉内,要避免输入高张液体。

6.避免导管内进入空气(有空气栓塞的风险)。

7.避免使用测量中心静脉压的导管输入肠外营养液(有发生败血症的风险)。

8.注意在下腔静脉内测定的静脉压可能不太准确。

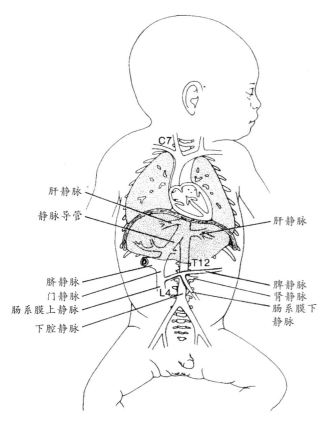

图 32.1 脐静脉及相关静脉的解剖学位置。

表 32.1 估算 UVC 插入深度(cm)的公式

公式的作者	公式
Dunn[6]	肩至脐的距离※
Shukla[7]	[3×体重(kg)+9]/2 +1
Vali[8]	脐至剑突+剑突距床,水平的垂直距离
Verheij[9]	[3×体重(kg)+9]/2
Gupta[10]	脐至乳头的距离※-1

※见图 31.5。

E.操作技术

脐静脉置管术一般在出生后 5~7 天内进行，最长不超过 10 天。

解剖学提示足月儿的脐静脉长 2~3cm，直径 4~5mm。从脐部向头侧偏右走形，在该处与肝内左右门静脉相连。门静脉有直接分布于肝组织的肝内分支。静脉导管发端于门静脉左分支，在与脐静脉汇合处沿与脐静脉相反方向走形，可以视为脐静脉的延续。静脉导管位于身体正中矢状面肝脏左叶和右叶之间的肝沟内，T9 和 T10 之间。与肝静脉一起终止于下腔静脉，如图 32.1 所示。

1.进行必要的测量以确定导管的插入长度,脐带残端的长度应包括在内[6-10]。可以用一些公式和测量值(表 32.1,见第 31 章,图 31.5)来预估导管放置的位置。但是并没有绝对的公式和图标适用于所有出生体重和胎龄的婴儿[11],必须确认导管尖端的位置(见下文 11 和 12)。

2.准备步骤同脐动脉置管术(参见第 31 章,E)。

3.确认靠近脐带残端边缘、管壁薄的为脐静脉(图

32.2)。

4.用有齿钳夹住脐带残端。

5.将虹膜钳轻轻插入静脉腔,消除血凝块。

6.将接有三通和注射器的导管内注满液体,导管插入静脉 2~3cm(从前腹壁算起)。

7.用注射器轻轻回抽。

a.若回血不畅,导管尖端可能存有血凝块。撤出导管时,应继续保持吸引。清除凝血块,再次插入导管。

b.若回血流畅,继续插入导管直至达到预定置管长度。

8.如果导管在达到预定置管长度前遇到阻力。

a.最常见情况为。

(1)导管进入门脉系统。

(2)导管挤入门静脉的肝内分支。

b.将导管回撤 2~3cm,轻轻转动,然后再次插入,使导管尖端通过静脉导管。

9.如果导管误入门脉内,将该导管留在原处,拿一根新的 3.5Fr 或 5Fr 导管插入相同的脐静脉内。一旦新导管到达理想位置,撤除位置不正的导管。这种方法有

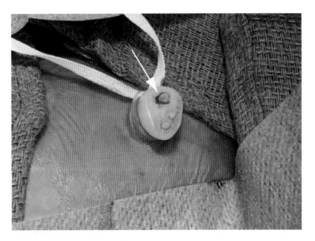

图 32.2 脐带残端,箭头所示为脐静脉。

50%的成功率[12]。尚没有病例报道出现穿孔和内部出血,但对于极低出生体重儿,同时插入两根导管可能会损伤血管。

10.可以通过测量静脉压[1-3]和观察波形来判断导管尖端的位置,但这并不常用,大多是通过 X 线和超声来确认导管的位置。如果导管内采得的血液是鲜红色(动脉血颜色),则导管穿过卵圆孔。在这种情况下,需将导管回撤。导管的最佳位置,是尖端恰好位于下腔静脉与右心房连接处。但除用于测量中心静脉压外,其尖端位于静脉导管内也可接受。

11.通过 X 线摄片确定导管位置。侧位 X 线片可以帮助精确定位(图 32.3)[13,14]。理想的位置是 T9~T10,恰好在右隔膜上方。

12.其他判断导管位置的方法,包括超声[15-17]和心脏超声[18-19]。这些技术可减少置管时导管位置的调整次数,减少患儿暴露于 X 线的次数。除此之外,这些图像技术还可更精确的评估导管位置。

13.固定导管的方法同脐动脉置管术(参见第 31章,E)。

由于脐静脉不是收缩性血管,因此脐静脉出血可能多于脐动脉,局部加压常能阻止渗出。对于导管护理样本采集及导管撤除,请参见第 31 章。

F.并发症

1.感染[20]。

2.血栓栓塞[21]。

静脉插管引起的栓子分布可能非常广泛,如果导管尖端位于门脉系统而静脉导管已关闭,栓子就会滞留在肝脏内。若插管通过静脉导管,栓子就会进入肺部;或由于患病新生儿合并有经卵圆孔或动脉导管的右向左分流,栓子可分布于整个循环系统。这些栓子可以继发感染,从而可能引起全身广泛性脓肿。

3.导管错位进入心脏和大血管(图 32.4)。

a.心包积液/心脏压塞(心脏穿孔)[5,18,22]。

b.心律失常[23]。

c.左房附壁血栓[18]。

d.血栓性心内膜炎[24]。

e.出血性肺栓塞[25]。

f.血胸(导管滞留在肺静脉或穿透肺静脉)[25]。

4.导管错位进入门脉系统。

a.肝大[26]。

b.坏死性小肠结肠炎[27]。

c.结肠穿孔[28]。

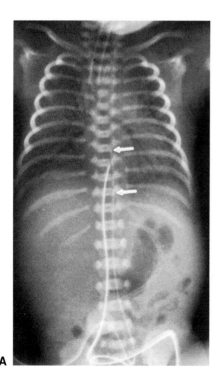
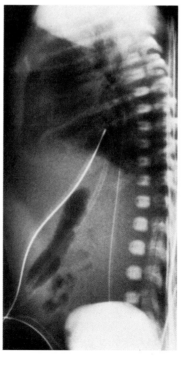

图 32.3　后前位(A)和侧位(B)X 线片展示了脐静脉导管的正确路径, 与脐动脉导管(箭头)的位置比较。特别注意脐静脉导管进入脐后,应立即向上摆动,在其通过静脉导管,进入下腔静脉(IVC)时稍稍偏向右侧。该导管的尖端恰好位于右心房—IVC 交界处稍上方,最理想的位置可能是将导管稍微向回,拉入 IVC 内。注意较细的脐动脉导管(箭头)在其进入髓动脉后应先向下走行,然后向上走行,并偏左侧,直至到达 T7 位。

A　　　　　　　　　　　　　　　　　　　　　　　　B

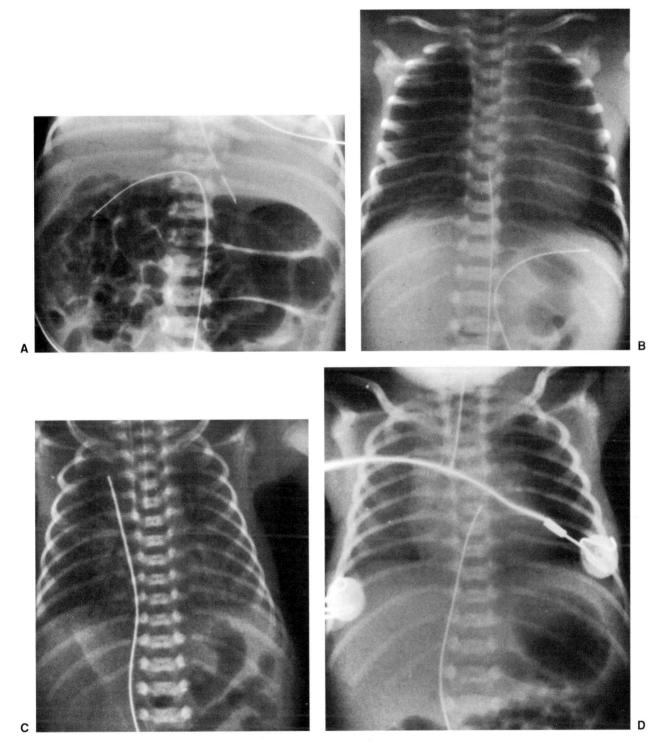

图 32.4 脐静脉导管(UVCs)的各种异位表现。(A)UVC 位于右侧门静脉内,伴继发性气泡栓塞进入门脉系统。(B)UVC 位于脾静脉内。UAC 顶端位于 T7,位置良好。(C)UVC 向前延伸,通过心脏进入上腔静脉。(D)后前位像显示 UVC 的位置不确定。有可能位于右心房、右心室和左心房。(待续)

d.肝坏死(肝静脉血栓或高涨或致血管痉挛性液体输入肝组织)(图 32.5)[26,29,30]。

e.肝囊肿[31]。

f.肝脓肿[32]。

g.肝脏血肿[33]。

h.腹腔内出血[32]。

i.腹水(继发于导管错位的液体外渗)[32,34]。

j.肝破裂[17,35]。

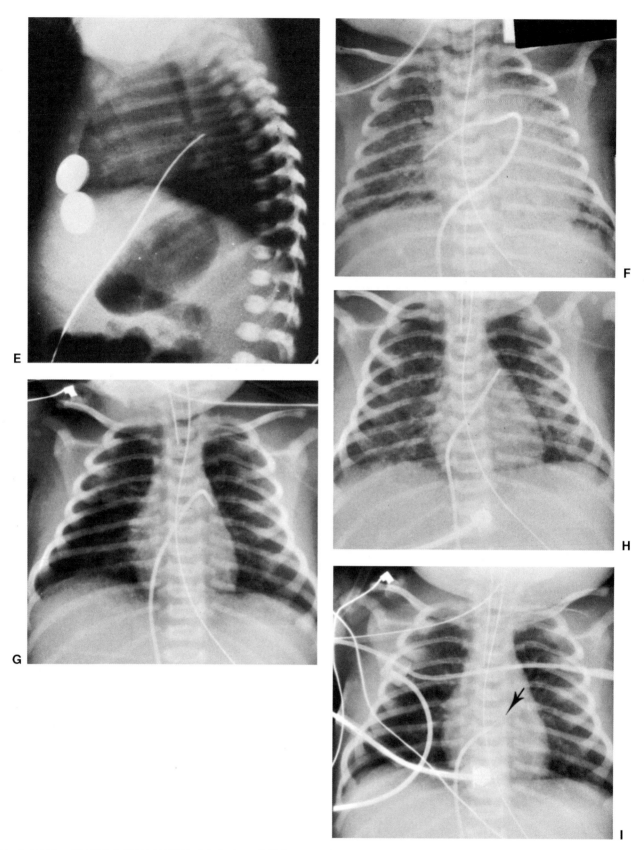

图 32.4(续)　(E)侧位像显示了导管的后方位置,证实其位于左心房,侧位像对于鉴别这一特征特别重要,除非患儿患有严重的持续性肺动脉高压或其他原因的严重心脏内分流。测定 PO₂ 对于判断 UVC 的异位具有诊断价值。(F)UVC 位于右肺动脉内。(G)UVC 位于左肺动脉内。(H)UVC 位于肺动脉干内。(I)UVC(箭头所示)位于右心室。

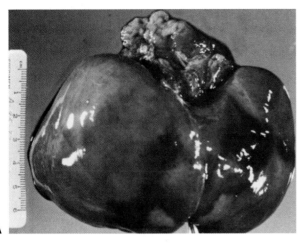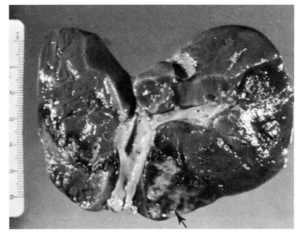

图 32.5　(A)与脐静脉置管相关的肝梗死(肝脏前面的黑色区域)。(B)肝脏下半部切面,显示梗死区内部状态(箭头)。

5.其他。

a.腹膜穿孔[36]。

b.肠外营养液外渗[34]。

c.肺静脉回流受阻(患儿肺静脉引流异常)[2,3]。

d.塑料制品遗留在组织内[37]。

e.门脉高压[26,38]。

f.电损伤(见第 31 章,J3c)[4]。

g.右心房真菌性肿物[39,40]。

h.左心房假性肿物[41]。

i.肢端缺血[42]。

j.心包积气[43]。

k.导管破裂、导管栓塞[44]。

l.体温过低[45]。

参考文献

1. Trevor Inglis GD, Dunster KR, Davies MW. Establishing normal values of central venous pressure in very low birth weight infants. *Physiol Meas*. 2007;28(10):1283–1291.
2. Jones AJ, Zieba K, Starling L, et al. A clue to the diagnosis of TAPVD. *BMJ Case Rep*. 2012;2012:pii: bcr1220115400.
3. Rugolotto S, Beghini R, Padovani EM. Serendipitous diagnosis of infracardiac total anomalous pulmonary venous return by umbilical venous catheter blood gas samples. *J Perinatol*. 2004;24(5):315–316.
4. Kitterman JA, Phibbs RH, Tooley WH. Catheterization of umbilical vessels in newborn infants. *Pediatr Clin North Am*. 1970;17:895–912.
5. Oestreich AE. Umbilical vein catheterization—appropriate and inappropriate placement. *Pediatr Radiol*. 2010;40:1941–1949.
6. Dunn P. Localization of the umbilical catheter by post-mortem measurement. *Arch Dis Child*. 1966;41:69–75.
7. Shukla H, Ferrara A. Rapid estimation of insertional length of umbilical catheters in newborns. *Am J Dis Child*. 1986;

140:786–788.
8. Vali P, Fleming SE, Kim JH. Determination of umbilical catheter placement using anatomic landmarks. *Neonatology*. 2010;98:381–386.
9. Verheij GH, te Pas AB, Smits-Wintjens VE, et al. Revised formula to determine the insertion length of umbilical vein catheters. *Eur J Pediatr*. 2013;172:1011–1015.
10. Gupta AO, Peesay MR, Ramasethu J. Simple measurements to place umbilical catheters using surface anatomy. *J Perinatol*. 2015;35(7):476–480.
11. Lean WL, Dawson JA, Davis PG, et al. Accuracy of five formulae to determine the insertion length of umbilical venous catheters. *Arch Dis Child Fetal Neonatal Ed*. 2019;104(2):F165–F169.
12. Mandel D, Mimouni FB, Littner Y, et al. Double catheter technique for misdirected umbilical vein catheter. *J Pediatr*. 2001;139:591–592.
13. Baker DH, Berdon WE, James LS. Proper localization of umbilical arterial and venous catheters by lateral roentgenograms. *Pediatrics*. 1969;43:34–39.
14. Hoellering AB, Koorts PJ, Cartwright DW, et al. Determination of umbilical venous catheter tip position with radiograph. *Pediatr Crit Care Med*. 2014;15(1):56–61.
15. Franta J, Harabor A, Soraisham AS. Ultrasound assessment of umbilical venous catheter migration in preterm infants: a prospective study. *Arch Dis Child Fetal Neonatal Ed*. 2017;102(3):F251–F255.
16. Selvam S, Humphrey T, Woodley H, et al. Sonographic features of umbilical catheter-related complications. *Pediatr Radiol*. 2018;48(13):1964–1970.
17. Derinkuyu BE, Boyunaga OL, Damar C, et al. Hepatic complications of umbilical venous catheters in the neonatal period: the ultrasound spectrum. *J Ultrasound Med*. 2018;37(6):1335–1344.
18. Abiramalatha T, Kumar M, Shabeer MP, et al. Advantages of being diligent: lessons learnt from umbilical venous catheterisation in neonates. *BMJ Case Rep*. 2016;2016:pii: bcr2015214073.
19. Plooij-Lusthusz AM, van Vreeswijk N, van Stuijvenberg M, et al. Migration of umbilical venous catheters [Epub ahead of print]. *Am J Perinatol*. 2019. doi: 10.1055/s-0038-1677016.
20. Gordon A, Greenhalgh M, McGuire W. Early planned removal of umbilical venous catheters to prevent infection in newborn infants. *Cochrane Database Syst Rev*. 2017;10:CD012142.
21. Raad II, Luna M, Kaliel SA, et al. The relationship between the

thrombotic and infectious complications of central venous catheters. *JAMA*. 1994;271:1014–1016.

22. Chioukh FZ, Ameur KB, Hmida HB, et al. Pericardial effusion with cardiac tamponade caused by a central venous catheter in a very low birth weight infant. *Pan Afr Med J*. 2016;25:13.

23. Amer A, Broadbent RS, Edmonds L, et al. Central venous catheter-related tachycardia in the newborn: case report and literature review. *Case Rep Med*. 2016;2016:6206358.

24. Symchych PS, Krauss AN, Winchester P. Endocarditis following intracardiac placement of umbilical venous catheters in neonates. *J Pediatr*. 1977;90:287–289.

25. Bjorklund LJ, Malmgren N, Lindroth M. Pulmonary complications of umbilical venous catheters. *Pediatr Radiol*. 1995;25(2):149–152.

26. Grizelj R, Vukovic J, Bojanic K, et al. Severe liver injury while using umbilical venous catheter: case series and literature review. *Am J Perinatol*. 2014;31(11):965–974.

27. Sulemanji M, Vakili K, Zurakowski D, et al. Umbilical venous catheter malposition is associated with necrotizing enterocolitis in premature infants. *Neonatology*. 2017;111(4):337–343.

28. Friedman AB, Abellera RM, Lidsky I, et al. Perforation of the colon after exchange transfusion in the newborn. *N Engl J Med*. 1970;282:796.

29. Venkatavaman PS, Babcock DS, Tsang RC, et al. Hepatic injury: a possible complication of dopamine infusion through an inappropriately placed umbilical vein catheter. *Am J Perinatol*. 1984;1:351–354.

30. Hargitai B, Toldi G, Marton T, et al. Pathophysiological mechanism of extravasation via umbilical venous catheters. *Pediatr Dev Pathol*. 2019;22(4):340–343.

31. Hartley M, Ruppa Mohanram G, Ahmed I. TPNoma: an unusual complication of umbilical venous catheter malposition. *Arch Dis Child Fetal Neonatal Ed*. 2019;104(3):F326.

32. Bayhan C, Takci S, Ciftci TT, et al. Sterile hepatic abscess due to umbilical venous catheterization. *Turk J Pediatr*. 2012;54(6):671–673.

33. Fuchs EM, Sweeney AG, Schmidt JW. Umbilical venous catheter-induced hepatic hematoma in neonates. *J Neonatal Perinatal Med*. 2014;7(2):137–142.

34. Pegu S, Murthy P. Ascites with hepatic extravasation of total parenteral nutrition (TPN) secondary to umbilical venous catheter (UVC) malposition in an extremely preterm baby. *BMJ Case Rep*. 2018;2018:pii: bcr-2018-226377.

35. Pignotti MS, Monciotti F, Frati P, et al. Hepatic laceration due to umbilical venous catheter malpositioning. *Pediatr Neonatol*. 2017;58(4):386–387.

36. Kanto WP Jr, Parrish RA Jr. Perforation of the peritoneum and intraabdominal hemorrhage: a complication of umbilical vein catheterizations. *Am J Dis Child*. 1977;131:1102–1103.

37. Hillman LS, Goodwin SL, Sherwin WR. Identification and measurement of plasticizer in neonatal tissues after umbilical catheters and blood products. *N Engl J Med*. 1975;292: 381–386.

38. Lauridsen UB, Enk B, Gammeltoft A. Oesophageal varices as a late complication of neonatal umbilical vein catheterization. *Acta Paediatr Scand*. 1978;67:633–636.

39. Johnson DE, Bass JL, Thomson TR, et al. Candida septicemia and right atrial mass secondary to umbilical vein catheterization. *Am J Dis Child*. 1981;135:275–277.

40. Shalabi M, Adel M, Yoon E, et al. Risk of infection using peripherally inserted central and umbilical catheters in preterm neonates. *Pediatrics*. 2015;136(6):1073–1079.

41. Crie JS, Hajar R, Folger G. Umbilical catheter masquerading at echocardiography as a left atrial mass. *Clin Cardiol*. 1989;12:728–730.

42. Welibae MA, Moore JH Jr. Digital ischemia in the neonate following intravenous therapy. *Pediatrics*. 1985;76:99–103.

43. Long WA. Pneumopericardium. In: Long WA, ed. *Fetal and Neonatal Cardiology*. Philadelphia, PA: WB Saunders; 1990:382.

44. Akin A, Bilici M, Demir F, et al. Percutaneous retrieval of umbilical vein catheter fragment in an infant two months after embolization. *Turk J Pediatr*. 2018;60(2):191–193.

45. Dubbink-Verheij GH, van Westerop TAJWM, Lopriore E, et al. Hypothermia during umbilical catheterization in preterm infants. *J Matern Fetal Neonatal Med*. 2019:1–6.

第 33 章

外周动脉置管术

Suhasini Kaushal, Jayashree Ramasethu

对于需要进行持续血流动力学监测和血液采样的患儿,必须建立动脉通路。由于各种技术或临床原因,通常不能进行脐动脉插管。因此,需要进行外周动脉插管。一般来说,应该使用最外周动脉,以减少与血管损伤或血栓相关的各种后遗症。

外周动脉插管的常见部位,包括桡动脉、尺动脉和胫后动脉[1-4],偶尔选择足背动脉[5]。尽管已有关于腋动脉插管[6]和手臂动脉插管[7]的报道,但由于侧支血流有限及缺血性并发症风险高,并不推荐使用这些部位。由于存在引发不良神经系统后遗症的可能性,同样应该避免颞动脉插管[8,9]。

A.适应证

1.监测动脉血压。

2.频繁监测血气或实验室检测(如危重症通气新生儿或超低出生体重早产儿)。

3.需要进行导管前压力测定(如持续性肺动脉高压)(右上肢动脉插管)。

B.禁忌证

1.出血性疾病。

2.已经存在证据,证明插管后有肢体循环障碍。

3.侧支血流不足的证据(如闭塞血管插管可能会影响肢体血流灌注)。

4.局部皮肤感染。

5.肢体畸形。

6.曾在该区域做过手术(特别是切除)。

7.潜在的插管后神经系统后遗症。

C.设备

无菌设备

1.手套。

2.消毒液(如碘附/聚维酮碘、氯己定)。

3. 4 英寸×4 英寸(1 英寸=2.5cm)纱布。

4. 0.5%~0.95%盐水加入 1~2U/mL 肝素。对小于 24 周的极早早产儿应使用 0.25%的盐水,因为有发生高钠血症的风险。使用肝素化 0.5%的盐水比低渗溶液(如肝素化的 5%葡萄糖水或肝素化的盐水)保持管路通畅的时间更长[10,11]。

5. 3mL 或 5mL 注射器。

6. 20 号静脉穿刺针(使用更大尺寸的 22 号套管)。

7.尺寸合适的套管:22 号×1 英寸(2.5cm),24 号×0.5 英寸,或 24 号×0.56 英寸锥形或非锥形带针套管,根据新生儿大小选择。

8.动脉压力传感器和延伸管(见第 10 章)。

9.用肝素化液体处理过的 T 形接头。

10.透明的半渗透性敷料。

非无菌设备

1.透照设备或多普勒超声仪[12](见第 15 章)。

2.0.5 英寸(1.3cm)防水胶带。

3.肢体约束材料(见第 5 章)。

4.能够将液体以 0.5~1mL/h 注入的恒压输液泵。

动脉切开过程所需的其他材料

除口罩外，所有设备应无菌。

1. 隔离衣和口罩。

2. 0.5% 盐酸利多卡因。

3. 11 号手术刀片和刀柄。

4. 2 把弯蚊式止血钳。

5. 神经拉钩。

6. 5-0 尼龙缝线。

麻醉/镇痛

对危重患儿进行动脉插管之前，可用 2.5% 的利多卡因-丙胺卡因混合乳膏 (EMLA) 实施局部麻醉和镇痛。

超声引导外周动脉置管

随着床旁超声的出现，线性探头已被用于 NICU 内，引导动脉置管术 (尤其是桡动脉和胫后动脉)，提高了插管成功率[12,13]。

D.预防措施

1. 在桡动脉插管操作前，通常要利用 Allen 法检测尺动脉侧支循环情况，该实验被认为在准确性和可信度上存在局限性[14]。所以，在操作中及操作后仍需仔细观察受损血管的远端灌注情况。多普勒超声在评估侧支循环中也是有用的。

2. 在进行足背动脉或胫后动脉置管时，可以进行一种改进的 Allen 测试，抬高足部，压闭足部动脉及胫后动脉，释放其中一个动脉，观察组织灌注情况持续10 秒。该实验的可靠度要低于手部测试[15]。

3. 在进行桡、尺侧动脉插管时，应避免腕关节过度伸展，因为这可能导致动脉闭塞、Allen 试验假阳性[16]、正中神经传导阻滞[17]。

4. 不要结扎动脉。

5. 暴露手指/脚趾监测循环状况，检查肢体灌注情况的变化。

6. 每天检查套管穿刺点。

a. 如果有蜂窝组织炎的表现，应移除导管并将导管尖端进行培养，如果切开部位有炎症的表现也可对切口进行培养。

b. 如果存在脓毒症应取血培养。

c. 检查穿刺部位的近端及远端是否有苍白、发红、发绀，或者温度计毛细血管充盈时间的改变。

7. 确保压力波形持续显示在监测屏幕上。

8. 注意在安装输液系统或采取血样本时，不要让空气进入套管。

9. 套管仅用于采取血样本，应采用肝素化的盐水而非其他液体冲洗套管。

10. 不要在导管内快速注入液体。采血后冲洗导管应该：

a. 最小容量 (0.3~0.5mL)；

b. 缓慢注入。

11. 避免动脉痉挛，见第 36 章。

12. 当有血凝块形成或循环不良的指征时，应立即移除套管 (例如，检测仪上波形减弱)。不要用冲洗的方法消除血凝块。

13. 无适应证存在时，立即取出套管。

E.操作技术

经皮动脉插管的标准操作技术

1. 选择恰当的插管部位确保肢体安全。

a. 桡动脉。这是插管最常用的部位[1-3,18]。腕关节弯曲 45°~60° 时，在婴儿的前臂及手之间，通过透光寻找动脉 (图 33.1)，确保暴露手指以便监测远端的灌注情况。在腕关节掌侧面横褶线部位，桡骨茎突内侧及桡侧腕屈肌外侧之间，可摸到动脉搏动 (图 33.2)[19]。

b. 尺动脉。在少数婴儿中，尺动脉可能比桡动脉更

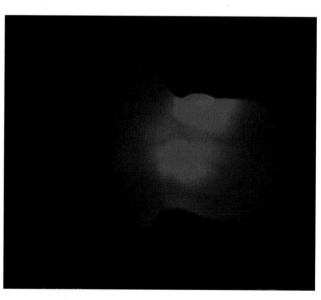

图 33.1 光源透照桡动脉。

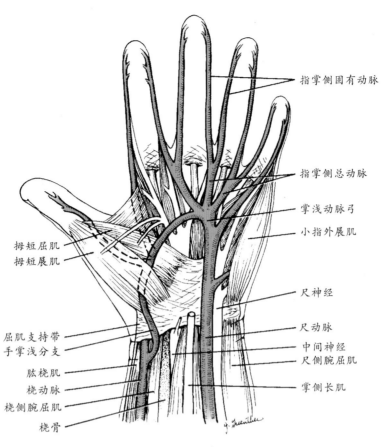

指掌侧固有动脉

指掌侧总动脉

掌浅动脉弓

小指外展肌

尺神经

尺动脉

中间神经

尺侧腕屈肌

掌侧长肌

拇短屈肌
拇短展肌

屈肌支持带
手掌浅分支
肱桡肌
桡动脉
桡侧腕屈肌
桡骨

图 33.2　腕部及手部主要动脉的解剖关系。

容易定位[20]。如果 Allen 试验证明侧支循环充足,则尺动脉可使用同样的方法进行插管。尺动脉走行于尺侧腕屈肌的掌侧缘至豌豆骨。谨慎进行尺动脉穿刺是非常必要的, 因为尺动脉走行临近于尺神经并且它的直径比桡动脉要细(图 33.2)。

c.足背动脉。足背趾屈时,可以在第一及第二脚趾间找到足背动脉(图 33.3)。应该指出的是,足部血管解剖变化多样,足背动脉在少部分患者中可能是缺失的,足背的主要血供由其他血管代替[21,22]。

d.胫后动脉。胫后动脉在踝关节背屈时,向内踝后方走形(图 33.4 和图 33.5)。

2.识别动脉。

a.触诊(参见上述解剖学标识或独特动脉点)。

b.透照(图 33.1 和图 33.4,第 15 章)。

c.多普勒超声(第 15 章)。

3.按无菌程序洗手并戴上手套。

4. 如果时间充足, 在预穿刺部位涂上 0.5~1g 的 EMLA 乳膏,并用非透气敷料覆盖 15~30 分钟。在插管前,揭除敷料,拭去乳膏。

5.用消毒液给局部皮肤消毒(如碘附)。

6.用静脉穿刺针在皮肤上穿刺(可选:以便套管顺利经皮插入,并降低贯穿血管后壁的概率,使用较大套管时容易发生)。

7.完成动脉插管(图 33.6A,B 和图 33.7)。

a.方法 A(适合小早产儿)

(1)与皮肤呈 10°~15°角斜面向下直接刺入动脉。

(2)缓慢进针。当血管壁被触碰时会出现血管痉挛,血液回流延迟。

(3)撤出针芯(套管内应出现血液),将套管尽可能地插入动脉。

b.方法 B(图 33.6B)

(1)将针芯(斜面向上)和套管与皮肤呈 30°~40°角进入动脉。

(2)取出针芯,缓慢撤出套管,直至有血液出现。

(3)将套管推入动脉内。

如果导管不能插入动脉管腔内, 通常意味着未能从中心穿刺进入动脉, 这种情况常会导致动脉侧壁溃疡,形成血肿,可通过透照发现。

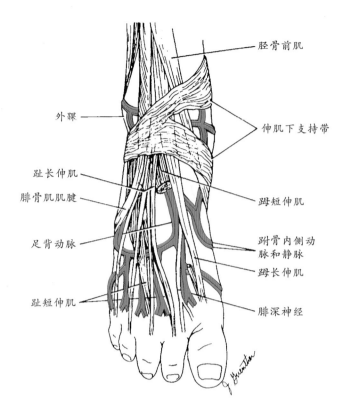

胫骨前肌

外踝

伸肌下支持带

趾长伸肌

腓骨肌肌腱

足背动脉

蹬短伸肌

蹬骨内侧动
脉和静脉

蹬长伸肌

趾短伸肌

腓深神经

图 33.3　足背动脉解剖关系。

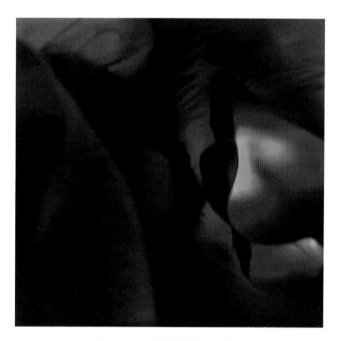

图 33.4　光源透照胫后动脉。

8.将套管与 T 形管连接牢固,用 0.5mL 肝素溶液
轻轻冲洗,观察有无苍白或发绀迹象。

9.如果需要,用 5-0 尼龙线将导管缝在皮肤上。
这一步可省略,只要套管安全固定(图 27.4),使用

缝合线可能会产生更多影响美观的瘢痕。

10.如图 27.4 所示,使用外周静脉留置线固定套
管。可使用半透明敷料代替胶带,以便观察穿刺部位,
要确保所有手指可见,利于反复检查(图 33.8)。

11.将 T 导管与延长管或动脉压力线相连,以 1mL/h
速度持续泵入肝素溶液保持导管通畅。插管成功后立
即开始持续输注液体,以免形成血栓。血液回流和血栓
形成通常与输注速度低于 1mL/h 有关。

12.每 24 小时更换一次输液管路和冲洗液。

套管辅助桡动脉插管[23]

1.通过触诊、透照或超声来定位动脉。

2.如果时间允许,按上述方法涂抹局麻药乳膏。

3.用消毒液清洁局部皮肤。

4.使用 24 号,0.75 英寸薄壁针(0.7mm×3cm)套管。

5.将套管与皮肤呈 45°角,向动脉方向插入。

6.出现血液回流时,将套管送入动脉腔内。

7.拔出针芯,将动脉导管沿着套管送入动脉腔内。

8.撤出套管,连接 T 形管,用肝素化生理盐水冲
管。

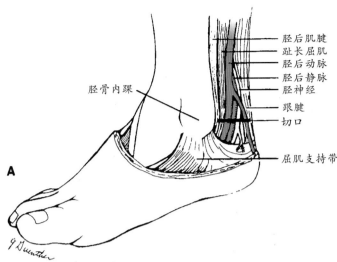

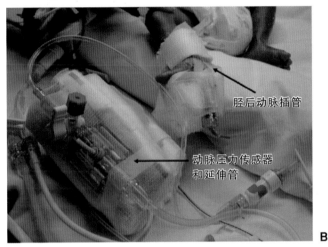

图 33.5　(A)胫后动脉解剖关系,显示切口位置。(B)胫后动脉插管,插管与动脉压力传感器相当。

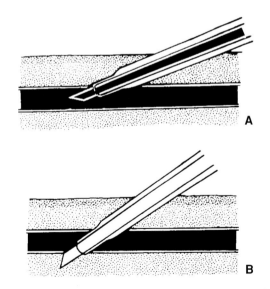

图 33.6　(A)使用 A 方法进行动脉插管(参见正文)。(B)使用 B 方法进行动脉插管(参见正文)。(Reprinted with permission from Filston HC, Johnson DG. Percutaneous venous cannulation in neonates and infants: A method for catheter insertion without "cut-down". *Pediatrics*. 1971;48 (6):896-901. Copyright © 1971 by the AAP.)

桡动脉切开[24]

非常小的新生儿,需要进行动脉切开,由于动脉损伤可引起血管痉挛,这使得经皮小血管插管非常困难。

方法 1:腕部切开

腕部切开后暴露动脉,在直视下插入导管。

1.为经皮操作做准备(标准技术,步骤 1~3)。

2.洗手并为主要操作做准备(参见第 6 章)。

3.用 0.5~1mL 利多卡因麻醉切口处皮肤(近腕横纹的动脉搏动最强点)。

4.麻醉后等待 5 分钟。

5.做一个 0.5cm 的皮肤横切口。

6.用弯蚊式止血钳深入皮下做纵向钝性分离。

7.用弯蚊式止血钳将动脉分离出来。动作要轻柔,避免动脉痉挛。

8.用蚊式止血钳或神经拉钩将动脉提起。

9.用 5-0 线绕过动脉做套扎牵引,不要打结。

10.套管芯斜向下推入动脉,直至导管明确定位于血

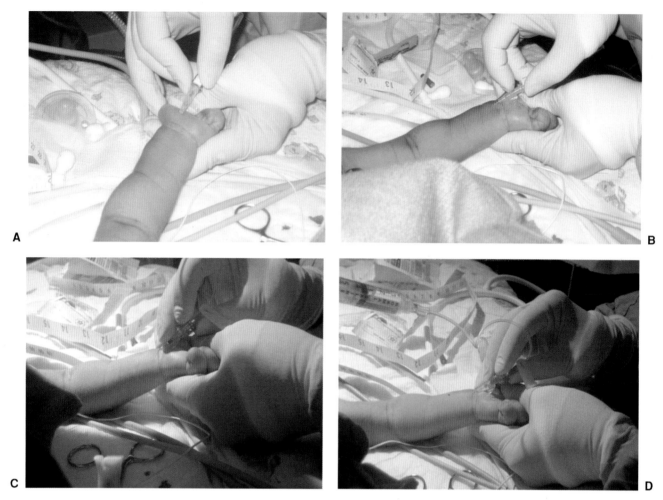

图 33.7 (A)针尖斜面向下与皮肤呈 10°~15°角直接穿刺动脉。(B)缓慢推进。(C)退出针芯,让血液回流,将插管向血管内推进。(D)将套管与连接器相连。

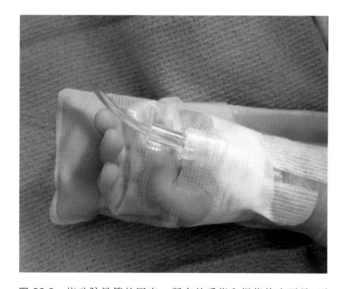

图 33.8 桡动脉导管的固定。所有的手指和拇指均应可见,不要被胶带缠绕、束缚。

管腔内。

　　11.取出针芯,将套管插入接口。

　　12.去除牵引线。

　　13.插管的固定和护理参见 E(标准技术,步骤 7~11)中的经皮动脉插管。

　　通常很小的切口可由套管连接器填满, 而无须用线缝合。

胫后动脉插管术的简化程序

　　1.为经皮操作做准备。

　　2.戴口罩。

　　3.将足部固定,轻微背伸位(参见第 5 章)。

　　4.洗手并为主要步骤做准备(参见第 6 章)。

　　5.用 0.5~1mL 利多卡因对切口皮肤进行局部麻醉(图 33.5)。

6.麻醉后等待 5 分钟。

7.内踝后下方做一个横切口(0.5cm)(图 33.5)。

若不选择横切口,也可选择纵向切口。前者的优点是,如果初始的插管刺穿静脉后壁还有向头侧扩展切口的机会。然而,其缺点是,可能距动脉侧壁或中间距离过远。

8.用蚊氏止血钳纵向分离,寻找动脉。动脉通常能在跟腱前方和胫神经附近被找到。

9.将蚊氏止血钳置于动脉后,用 5-0 线轻轻缠绕动脉。动作要轻柔,避免动脉痉挛。

10.在伤口中提起动脉,注意不要结扎。

11.用缝线固定动脉,将套管针斜面向下插入动脉。

12.退出针芯,将套管插入连接器内。

13.去除尼龙线。

14.用 5-0 尼龙线缝合伤口(一般只需要一次缝线)。

15.插管的固定和护理参见 E(标准技术,步骤 7 到 11)中的经皮动脉插管。

F.取动脉标本

设备

1.手套。

2.乙醇棉。

3. 2 英寸×2 英寸(5cm×5cm)无菌方纱布(适用于三滴法)。

4. 25 号直针(适用于三滴法)。

5.用大小适当的注射器取样(如果标本不在现场,处理应进行肝素化)。

6.注射器冲洗液(活塞法)。

7.冰块,若样本需要保存。

8.需求单和样本标签。

操作技术Ⅰ:三滴法

1.洗手,戴手套。

2.用消毒液清洗 T 形连接管隔膜并晾干。

3.用管夹将 T 形管连到接头上。

4.将无菌方纱布放于接头下方。

5.用 25 号针头穿过隔膜,使 3~4 滴液体或血液滴到纱布上。

6.将注射器连接到针头上,抽取样品。

7.从隔膜上移下针头。

8.松开 T 连接器,用残余的泵压冲洗套管。

操作技术Ⅱ:旋塞法(需要在患者和传感器之间插入一个三通旋塞)

1.洗手,戴手套。

2.用消毒液清洗旋塞的连接器。

3.将注射器与旋塞阀相连。

4.关闭旋塞输液泵口。

5.抽出废液(量取决于连接管的长度)。

6.用第二支注射器抽取样本。

7.用 0.5mL 冲洗液缓慢冲洗套管 30~60 秒。

8.打开旋塞输液泵口,允许肝素化生理盐水持续输入。

G.撤出导管

适应证

1.进行动脉插管术的指征已稳定或解决。

2.插管的相关感染。

3.有血栓或机械动脉栓塞的迹象。

操作技术

1.移除胶带,并剪短缝在套管与皮肤间的连线。

2.轻轻撤出导管。

3.局部按压 5~10 分钟。

H.外周动脉插管的并发症

1.血栓栓塞/血管痉挛/血栓形成。

a.手指变白,指尖坏疽,部分手指缺失[5,18,25,26]。有报道显示,外用硝酸甘油在一些病例中可恢复灌注[27,28]。也可通过温暖侧肢,产生反射性血管扩张[29](参见第 36 章)。

b.前臂和手坏疽(图 33.9)[26,28]。

c.皮肤溃疡[30]。

d.脚趾缺血/坏死(图 33.10)[31,32]。

e.可逆的动脉闭塞[33]。

2.输注液体渗出[29]。

3.感染[34]。

4.血肿[35]。

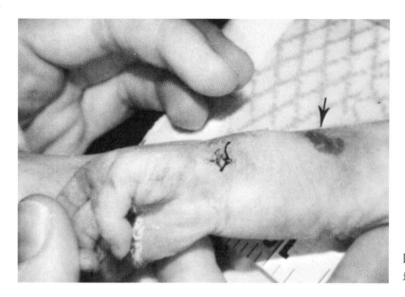

图33.9 桡动脉插管并发症。箭头所指为前臂皮肤坏死区域。

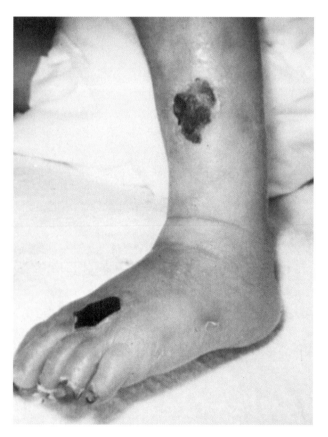

图33.10 足背动脉插管并发症。在足背穿刺处,可见到正在愈合的结痂皮肤,下肢伸侧面也可见到同样的病变。足趾尖1,3,4,5可见坏死病变。

5.周围神经损伤。

a.肱骨上方的正中神经受损。

b.腕部正中神经受损。

c.腕部尺神经受损。

d.腓神经外周部受损。

e.内踝胫后神经受损。

6.假性皮质拇指[36]。

7.透照引起的烧伤。

8.出血(包括套管移位引起的损伤)[29]。

9.因套管内输入肝素化生理盐水导致的高钠血症。

10.因连续冲洗装置导致的高血容量症[37]。

11.空气栓塞[38]。

12.假性动脉瘤[35]。

参考文献

1. Selldén H, Nilsson K, Larsson LE, et al. Radial arterial catheters in children and neonates: a prospective study. *Crit Care Med.* 1987;15(12):1106–1109.

2. Randel SN, Tsang BH, Wung JT, et al. Experience with percutaneous indwelling peripheral arterial catheterization in neonates. *Am J Dis Child.* 1987;141(8):848–851.

3. Karacalar S, Ture H, Baris S, et al. Ulnar artery versus radial artery approach for arterial cannulation: a prospective, comparative study. *J Clin Anesth.* 2007;19(3):209–213.

4. Kim EH, Lee JH, Song IK, et al. Posterior tibial artery as an alternative to the radial artery for arterial cannulation site in small children: a randomized controlled study. *Anesthesiology.* 2017;127(3):423–431.

5. Aldridge SA, Gupta JM. Peripheral artery cannulation in newborns. *J Singapore Paediatr Soc.* 1992;34:11–14.

6. Piotrowski A, Kawczynski P. Cannulation of the axillary artery in critically ill newborn infants. *Eur J Pediatr.* 1995;154:57–59.

7. Schindler E, Kowald B, Suess H, et al. Catheterization of the radial or brachial artery in neonates and infants. *Paediatr Anaesth.* 2005;15:677–682.

8. Bull MJ, Schreiner RL, Garg BP, et al. Neurologic complications following temporal artery catheterization. *J Pediatr.* 1980;96:1071–1073.

9. Bhaskar P, John J, Lone RA, et al. Selective use of superficial

temporal artery cannulation in infants undergoing cardiac surgery. *Ann Card Anaesth*. 2015;18(4):606–608.

10. Rais-Bahrami K, Karna P, Dolanski EA. Effect of fluids on life span of peripheral arterial lines. *Am J Perinatol*. 1990;7:122–124.

11. Clifton GD, Branson P, Kelly HJ, et al. Comparison of normal saline and heparin solutions for maintenance of arterial catheter patency. *Heart Lung*. 1991;20:115–118.

12. White L, Halpin A, Turner M, et al. Ultrasound-guided radial artery cannulation in adult and paediatric populations: a systematic review and meta-analysis. *Br J Anaesth*. 2016;116(5):610–617.

13. Song IK, Choi JY, Lee JH, et al. Short-axis/out-of-plane or long-axis/in-plane ultrasound-guided arterial cannulation in children: a randomised controlled trial. *Eur J Anaesthesiol*. 2016;33(7):522–527.

14. Barone JE, Madlinger RV. Should an Allen test be performed before radial artery cannulation? *J Trauma*. 2006;61: 468–470.

15. Johnstone RE, Greenhow DE. Catheterization of the dorsalis pedis artery. *Anesthesiology*. 1973;39:654–655.

16. Greenhow DE. Incorrect performance of Allen's test: ulnar-artery flow erroneously presumed inadequate. *Anesthesiology*. 1972;37:356–357.

17. Chowet AL, Lopez JR, Brock-Utne JG, et al. Wrist hyperextension leads to median nerve conduction block: implications for intra-arterial catheter placement. *Anesthesiology*. 2004;100: 287–291.

18. Wallach SG. Cannulation injury of the radial artery: diagnosis and treatment algorithm. *Am J Crit Care*. 2004;13:315–319.

19. Brzezinski M, Luisetti T, London MJ. Radial artery cannulation: a comprehensive review of recent anatomic and physiologic investigations. *Anesth Analg*. 2009;109(6):1763–1781.

20. Kahler AC, Mirza F. Alternative arterial catheterization site using the ulnar artery in critically ill pediatric patients. *Pediatr Crit Care Med*. 2002;3:370–374.

21. Huber JF. The arterial network supplying the dorsum of the foot. *Anat Rec*. 1941;80:373–391.

22. Spoerel WE, Deimling P, Aitken R. Direct arterial pressure monitoring from the dorsalis pedis artery. *Can Anaesth Soc J*. 1975;22:91–99.

23. Yildirim V, Ozal E, Cosar A, et al. Direct versus guidewire-assisted pediatric radial artery cannulation technique. *J Cardio-thorac Vasc Anesth*. 2006;20(1):48–50.

24. Pfenninger J, Bernasconi G, Sutter M. Radial artery catheterization by surgical exposure in infants. *Intensive Care Med*. 1982;8(3):139–141.

25. Brotschi B, Hug MI, Latal B, et al. Incidence and predictors of indwelling arterial catheter-related thrombosis in children. *J Thromb Haemost*. 2011;9(6):1157–1162.

26. Hack WW, Vos A, Okken A. Incidence of forearm and hand ischaemia related to radial artery cannulation in newborn infants. *Intensive Care Med*. 1990;16:50–53.

27. Vasquez P, Burd A, Mehta R, et al. Resolution of peripheral artery catheter-induced ischemic injury following prolonged treatment with topical nitroglycerin ointment in a newborn: a case report. *J Perinatol*. 2003;23:348–350.

28. Baserga MC, Puri A, Sola A. The use of topical nitroglycerin ointment to treat peripheral tissue ischemia secondary to arterial line complications in neonates. *J Perinatol*. 2002;22:416–419.

29. Detaille T, Pirotte T, Veyckemans F. Vascular access in the neonate. *Best Pract Res Clin Anaesthesiol*. 2010;24:403–418.

30. Wyatt R, Glaves I, Cooper DJ. Proximal skin necrosis after radial-artery cannulation. *Lancet*. 1974;1:1135–1138.

31. Spahr RC, MacDonald HM, Holzman IR. Catheterization of the posterior tibial artery in the neonate. *Am J Dis Child*. 1979;133:945–946.

32. Abrahamson EL, Scott RC, Jurges E, et al. Catheterization of posterior tibial artery leading to limb amputation. *Acta Paediatr*. 1993;82:618–619.

33. Hack WW, Vos A, van der Lei J, et al. Incidence and duration of total occlusion of the radial artery in newborn infants after catheter removal. *Eur J Pediatr*. 1990;149:275–277.

34. Adams JM, Speer ME, Rudolph AJ. Bacterial colonization of radial artery catheters. *Pediatrics*. 1980;65:94–97.

35. Vora S, Ibrahim T, Rajadurai VS. Radial artery pseudoaneurysm in a neonate with hemophilia A. *Indian Pediatr*. 2014; 51(11):921–923.

36. Skoglund RR, Giles EE. The false cortical thumb. *Am J Dis Child*. 1986;140:375–376.

37. Morray J, Todd S. A hazard of continuous flush systems for vascular pressure monitoring in infants. *Anesthesiology*. 1983;58:187–189.

38. Chang C, Dughi J, Shitabata P, et al. Air embolism and the radial arterial line. *Crit Care Med*. 1988;16:141–143.

第 **34** 章

中心静脉置管术

Ha-Young Choi, Angela Rivera, A. Alfred Chahine

中心静脉置管为需要长期静脉营养、药物治疗的患儿或低体重新生儿,提供了稳定的静脉通路[1]。

经皮中心静脉置管也叫作经外周静脉穿刺中心静脉置管(PICC),它是指将柔软、灵活的导管经外周静脉插入,伸至中心静脉系统。若不能经皮穿刺,可通过手术切开,置入中心静脉。完全可植入皮下的血管通路装置(端口)在新生儿中很少使用,因此不包括在本章中。

无论采用何种方法获得安全可靠的静脉通路,临床医生都应熟悉该手术的技术和独特的解剖学特点。无论哪种方法,操作前都需要某种形式镇痛和镇静,在一些特别复杂的病例中,全身麻醉也可考虑。大多数危重病新生儿的静脉通路手术是在床旁进行的,而不是手术室。因此,临床医生应熟悉手术和镇痛药物的优缺点(见第 7 章)。

A.适应证

1.全肠道营养。

2.长期静脉给药。

3.高渗液体或刺激性药物不能通过外周静脉给药。

4.液体复苏。

5.反复抽血(新生儿有反复抽血指征时,建立该静脉通路通常不是首选。只有管腔较大的血管可用于抽血,而且没有凝血的危险)。

B.相对禁忌证

在临床情况提示需要静脉通路时,没有绝对禁忌证。

1.穿刺点皮肤感染或有破损。

2.出血倾向无法纠正(对于远端周围静脉点经皮置管不是禁忌证)。

3.持续菌血症或真菌感染(可能导致导管定植和感染)。

4.通过外周静脉通路患者可得到充分治疗,中心静脉存在明显并发症风险[2],可建立外周静脉通路。

C.初步考虑、准备和注意事项

1.提前做好计划。在频繁置管,"用尽"周围静脉之前,有选择的置入 PICC,会增加成功率。

2.术前应获得知情同意。

3.在手术过程中,婴儿应接受心肺监护。

4.中心静脉置管必须由训练有素的人员进行操作。

5.由经过特殊培训的专业小组对中心静脉导管进行护理,可减少导管相关感染发生率[3-5]。

6.置管过程及中心静脉护理严格遵循无菌原则。接触穿刺点、置管、换管、修理、拔除前后,都要注意手卫生(用肥皂水或乙醇清洁手部)。

7.在插入过程中,切勿将导管留在不易反复抽血的位置,要确保导管尖端不会卡在血管或心壁上,因为这可能导致渗液和心律失常,往往需要更大的压力才能将液体输入静脉导管内。

8.在使用管路前要用 X 线或心脏超声确认导管尖端的位置(推荐使用前后位和侧位摄片)。

9.按照操作说明书使用导管。

10.不要将导管或穿刺点浸入在水中。

D.可以进行中心静脉置管的血管

表 34.1 列出了新生儿中心静脉置管的常用位置。

应仔细评估适合中心静脉置管的血管，既是为了保证成功率，也是为了减少并发症。可以通过视觉评估、运用透照仪和超声检查来选择目的静脉。较大的血管更容易置管，且不太可能形成血栓。尽管报道有差异，但与新生儿下肢 PICC 相比，上肢 PICC 的并发症较少[6,7]。然而，下肢 PICC 不太可能发生移位，而上肢 PICC 的尖端位置可能受到手臂位置和运动的影响[8,9]。在选择上肢静脉时，贵要静脉比头静脉更容易进入上腔静脉[9]。

E.导管尖端位置（图34.1）

1.导管应尽可能置于大静脉内，最理想的情况是导管尖端在心脏外，与静脉长轴平行，这样就不会与静脉壁或心肌壁接触。对于中心静脉导管尖端的适当位置，人们的建议各不相同，但一般认为尖端应该位于静脉，而不是右心房内[10]。非中心性的或"中线"PICC 寿命短，发生渗液的风险高[11,12]。相反，当导管尖端位于右心房时，有可能发生局灶性心肌损伤，导致心包积液和心包填塞[13,14]。然而，一项针对成人的 2186 例大样本回顾性研究显示，中心静脉导管尖端是否在右心房与心包积液量无关[15]。

a.当导管从上肢插入，导管尖端应位于上腔静脉（SVC），心脏外，或者在上腔静脉与右心房的连接处。

b.当导管从下肢插入，导管尖端应位于 L4~L5，不在心脏内。

2.确定导管尖端位置。

a.通常用胸部 X 线评估导管尖端位置（图 34.1）。

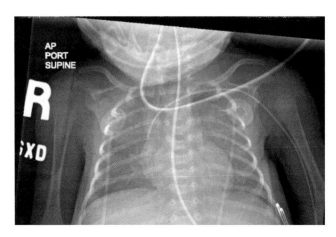

图 34.1　胸片显示 PICC 尖端在适当位置，恰好位于上腔静脉与右心房连接处。

b.两个射线位观察（前后位和侧位）有助于确定导管位于中心静脉。这对于下肢中心静脉置管特别重要，导管可能不经意的进入某条上行的腰部静脉，从前后位观看，可显影为最佳位置[16]。

c.在标准 X 射线难以看到导管的情况下，使用不透 X 射线导管可改善导管尖端的定位。将 0.5mL 的 0.9% 生理盐水注入导管检查通畅性，接下来注入 0.5mL 碘海醇，照胸片，再用 0.5mL 生理盐水冲管。应用该技术时无须使用其他定位物质[17]。

d.床旁超声也可用于定位导管尖端，还可以减少辐射暴露[18]。

e.胸部 X 线片是为了仔细检查导管位置是否适当。以此为目的，每周例行的 X 线检查，并不能降低并发症风险[19]。婴儿手臂的位置是很重要的评估内容，因为导管移位可能与手臂运动有关。

F.血管置管方法

1.经皮操作法。

a.优点。

(1)简单易行，操作相对较快。

(2)与切开法一样，不用结扎血管。

(3)降低伤口感染/裂开等并发症的潜在风险。

b.缺点。

(1)尽管目前利用超声成像技术的经验越来越多，但先将导管插入外周静脉，再进一步将导管插入到其最终位置，基本是一项盲操作。

(2)较小口径的导管无法进行输血和取血。

表 34.1　适合中心静脉置管的血管

血管	推荐技术
上肢：头静脉,贵要静脉,肘正中静脉,腋静脉	经皮穿刺或手术
下肢：大隐静脉或股静脉	经皮穿刺或手术
头皮静脉	经皮穿刺,仅适用于 PICC
颈外静脉	经皮穿刺或手术
颈内静脉或面总静脉	手术

2.切口或开放手术技术。

a.优点。

(1)可插入较粗的硅酮导管(2.7Fr 或 4.2Fr)。

(2)如果需要长时间使用,导管可以穿入皮下,远离静脉切口,保持较低的感染风险。

b.缺点。

(1)需要全麻或静脉镇痛。

(2)需要手术切口。

(3)静脉经常结扎,以后不能再使用。

(4)存在损伤临近解剖结构的风险。

(5)伤口感染风险增加。

(6)理想的操作地点是手术室,但转运危重新生儿时,需要考虑风险。

G.中心静脉置管的种类

1.导管材质:见表 34.2。

2.导管种类。

a.经皮(PICC)导管介绍。

PICC 导管一般由有机硅或聚氨酯制成。型号包括:1.2、1.9、2 和 3Fr。大号导管通常不用于新生儿。大部分导管是单腔的,当需要多个通路时,双腔导管可降低保持多条通路同时开放的概率。PICC 导管的规格分为 20~28Guane。

b.外科手术放置的中心静脉导管。

外科手术为新生儿放置的中心静脉置管有多种型号,包括 2.5、2.7、3.0、4.2 和 5Fr。导管通常由有机硅或聚氨酯制成,随着组织增长导管可能附着在皮下组织上,使导管固定。最近,杀菌材料的导管也开始出现。大部分导管是单腔的,也有一些厂家生产双腔导管。

经皮中心静脉置管

A.置管位置(图 16.1,表 34.1)

静脉使用的优先顺序是。

1.肘前静脉:贵要静脉和头静脉。

2.大隐静脉。

3.头皮静脉:颞静脉和耳后静脉。

4.腋静脉。

5.颈外静脉。

由于距中心静脉的路径更短更直,所以右侧贵要静脉是中心静脉置管的首选。在头静脉插入时,由于三角肌肌间沟与锁骨下静脉相连处呈锐角,且静脉较细小,所以该操作与插入中心静脉相比,较为困难。腋静脉和颈外静脉是置管的最末选择,因为他们临近动脉

表 34.2   **导管材质**

导管的种类	优点	缺点
硅橡胶	柔软,有韧性 血管穿孔风险低 报告显示,具有抗血栓性	经皮插入较为困难 血栓形成的报告 脆性材料:压力耐受性较差 抗拉强度:可以撕裂或破裂 射线透过度较差
聚氨酯	经皮插入更容易 插入时较硬,在体内变软 一些导管不能被透射 拉伸度强:更耐压 报告显示,具有抗血栓性	插入血管过程中穿孔风险增加 血栓形成的报道
聚乙烯	容易插入 很高的抗拉强度	在插入过程中,高硬度可能会增加血管穿孔或贯穿导管的风险
聚氯乙烯(PVC)	经皮插入更容易 插入时较硬,在体内变软	增塑剂可能渗出,进入体内 血栓发生率高

和神经。

B.置管的种类

1.可分离针头:将针头插进静脉,接下来,导管通过针头插入,撤出针头,分离,移除。如果撤出在血管内的针头有可能切断导管。

2.脱鞘引导器(图 34.2 和图 34.3):用一个小的引导针,将小套管或导管鞘置入血管内。拔出引导针,导管便可以通过套管进入血管。这种套管/导管鞘可从导管上撤出分离,或"脱鞘"并拔出。

3.完整的套管(图 34.3):由于大部分市售的导管都有插孔和引导针,所以这种技术现在很少使用。常规的静脉套管用来获得静脉通路后,将针移除,硅胶导管经套管到达其最终位置。撤回套管,将导管与钝针相连。缺点:钝针必须连接紧密,否则会发生侧漏。

C.PICC 放置

1.设备(图 34.4)

除帽子、口罩、测量尺外,其他器材均为无菌。市售的工具包内装有许多必要的器材。在进行操作前准备

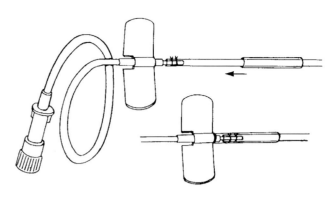

图 34.3 使用钝的头皮静脉针做成硅胶管的集线器。塑料针套用于稳定针头与导管的接口,市售的钝针头可采用同样的方法插入并固定。

好所需物品。

a.不透射线的中心静脉导管。

b.分离引导针或脱鞘引导针。

c.导管修剪装置(根据制造商建议)。

d.止血带(可选)。

e.手术单。

f.无齿虹膜镊子。

g.纱布。

h.皮肤准备:10%的聚维酮碘或 0.5%的氯己定溶液。

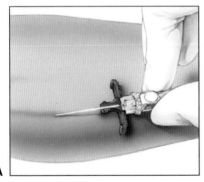
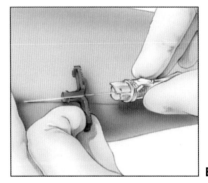
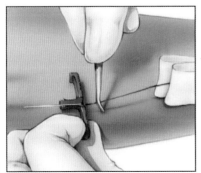
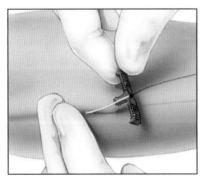
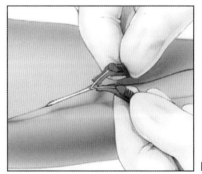

图 34.2 (A)用引导针将套管置入静脉中。(B)退出针头,将套管留在静脉内,在静脉近心端施压以减少失血。(C)将导管插入套管鞘内,置入静脉。(D)导管插入到既定深度后,从静脉中撤出套管。(E)一旦套管完全脱离皮肤,捏住套管两翼,纵向将其撕成两半。(Courtesy and ©Becton, Dickinson and Company.)

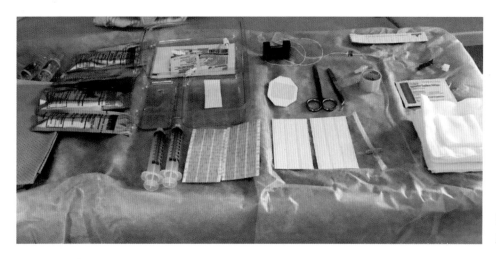

图 34.4 PICC 托盘样品和无菌用品。

i.无菌生理盐水或水(在操作前用于清洁皮肤)。

j.透明敷料。

k.无菌胶带。

l.无菌的肝素化生理盐水(0.5~1U/mL)。

m.5~10mL 注射器和针头。

n.连接套管或三通管。

o.卷尺。

p.无菌手术衣、无菌手套、口罩、帽子。

2.准备

a.获得患儿家属的知情同意,按照相关规定随时可终止操作。

b.虽然不需要麻醉,但应根据需要提供非药物安慰措施和止痛药。小剂量镇静剂或麻醉性镇痛药可能是有用的。

c.集中物品,彻底洗手。

d.确定合适的置管静脉(见 D)。

e.使患儿处于适于置管的位置(表 34.3)。约束患儿:提供安抚措施。

f.测量置管起始点至尖端放置点的近似距离(表 34.3)。

g.戴帽子、口罩。

h.打开无菌器皿盘。

i.把执行手部卫生作为一项主要程序,穿无菌衣,戴无菌手套。

j.将导管修剪至合适尺寸(修剪应基于单位策略和制造商的建议)。导管易碎,应小心处理,不要钳夹或缝合,也不要拉伸或施加压力。

k.无菌 3、5 或 10mL 的注射器,用肝素化的生理盐

表 34.3 PICC 置管术时患者体位和测量方法

置管位置	婴儿的位置	测量方法
肘前静脉	仰卧,上臂与躯干呈90°,将患儿头部转向置管侧,以防止导管经同侧颈静脉向头侧移动	从计划置管处,沿静脉路径至胸骨上切迹,再至第三RICS
隐静脉或腘静脉	大隐静脉仰卧位,小隐静脉或腘静脉俯卧位,伸直大腿	从计划置管处,沿静脉路径至剑突
头皮静脉	仰卧位,将头转向侧位,在操作过程中可能需要将头转回中线处以便导管进入	从耳旁计划置管处,沿大致的路径至颈静脉,右侧SC关节至第三 RICS
颈外静脉	仰卧位,将头转向侧位,在颈后垫卷枕,使颈部呈轻度的伸展位	从计划置管处,至右 SC 关节至第三 RICS
腋静脉	仰卧位,上臂外旋展120°,前臂屈曲,将婴儿的手置于脑后,在肱骨头的内侧与肱骨小结之间的动脉上方就可发现该静脉	从计划置管处,至右侧 SC 关节第三 RICS

PICC,经外周静脉穿刺中心静脉置管;RICS,右肋间隙;SC,胸锁。

水冲洗导管，并保留连接的注射器。小容量的注射器（如 1mL 注射器）可能会产生较大的压力，导致导管破裂[21]。大多数 PICC 制造商都会规定注射器的最小尺寸。

l.准备无菌区域。用消毒液以穿刺点为中心，呈同心圆做大范围消毒，待自然干燥后，重复消毒一次。在消毒区铺无菌巾，仅暴露穿刺区域，以降低污染风险[3]。

3.使用分离针或脱鞘引导针插入导管（图 34.2 和图 34.3）

a.在穿刺点肢体上方使用止血带（可选）。

b.轻轻绷紧皮肤，在计划穿刺静脉下方 0.5~1cm 以小角度插入穿刺针（15°~30°）。

c.见到回血后，将针以小角度推进 5~6mm 以确保整个针尖进入静脉中。如果使用脱鞘引导针，此时去除引导针，将套管鞘轻轻向前推，如果引导针或引导鞘在静脉中，将会有血液流出。

d.除去止血带。

e.用无齿的虹膜镊从导管远端约 1cm 处轻轻夹住导管，慢慢送入导管鞘内，一次几毫米。

注意：使用分离针时，导管插入针头后，不要再进针或拔出导管，这样导管可能会被切断。

f.用每次几毫米的速度，轻轻地将导管通过引导管在静脉中推进 6~7cm，或达到预定距离。

g.当导管深度达到 6~7cm，小心拔出引导管（另一种方案是在导管到达预期距离前撤出引导管）。

h.在置管静脉近端轻轻加压固定导管，抽出引导套管，小心从导管上分离并剥下引导鞘。在剥离引导鞘之前，确保其完全退出血管，否则会撕裂皮肤之前，确保其完全退出血管，否则会撕裂皮肤。

i.继续用细镊每次几毫米，将导管插入到预定长度。

j.导管进入困难。顺着血流方向轻轻按摩静脉，从血管近端向穿刺点，或应用 0.5~1mL 肝素化的生理盐水间断冲洗导管。将前臂和头部恢复到正常位置也许会有帮助。

k.导管内回吸可以见到血液，用 0.5~1mL 肝素化的生理盐水冲洗导管。

l.验证导管插入长度，必要时调整。

m.严格执行无菌操作。

n.用纱布压住穿刺处以止血。

o.用无菌胶带（避免使用含金属丝的胶带）固定皮肤置管处导管，用无菌纱布覆盖直至射线确定导管位置。

D.PICC 敷料（图 34.5G，图 34.6）

1.在敷裹之前，用灭菌水或生理盐水去除皮肤上的含碘消毒液，使其自然干燥。不要在穿刺部位使用局部抗菌软膏或抗菌霜（图 34.5）[2]。

2.为了防止导管移位，用一个小的无菌胶带将导管固定在距离穿刺点几毫米的皮肤上。尽量使用透明胶带，并确保穿刺点可见。

3.如果导管未被修剪，将多余的导管绕在插入点附近，用无菌胶带固定在皮肤上。确保没有扭结或过度拉伸。

4.在穿刺点周围的皮肤上贴上半透明敷料。

5.不要让胶带或透明敷料延长缠绕肢体，随着婴儿增长或静脉充血，敷料会成为一种收缩性止血带。

6.在导管接口下方放置胶带并在接口上方十字交叉。不要挡住置管处（图 34.6）。

7.防止皮肤破损，可在接口下方放置胶状的皮肤屏障物质或柔软纱布。

E.更换敷料

1.置管处轻度渗血可长达 24 小时，如果发生渗血，应在渗血停止后更换敷料。若 24 小时渗血不止，可在穿刺部位上方和敷料下方放一小块溶血酶泡沫。

2.当导管处敷料潮湿、脏污、变松时，应更换敷料。

3.每次换药时仔细检查置管位置（表 34.4）。

4.更换敷料前，如果经射线或超声确认导管离得太远，可撤出导管，但不要撤出导管后再送入血管，因为被污染的风险很高。

5.更换敷料要采取无菌操作（口罩、帽子、无菌手套、无菌手术衣可作为备选）。理想情况下，应有助手协助，约束婴儿，保持肢体不动，根据需要随时提供帮助。

6.准备无菌区域。将无菌巾置于肢体下方。使用含乙醇的手部消毒剂消毒双手，戴无菌手套，揭掉旧敷料，保证敷料下区域无菌。摘下手套，再次消毒双手，换新的无菌手套。以穿刺点为中心，由内向外进行消毒，待干，重复消毒一次。消毒区域外围铺无菌巾，注意暴露穿刺点。

7.按照 D1~7，完成 PICC 敷料更换。

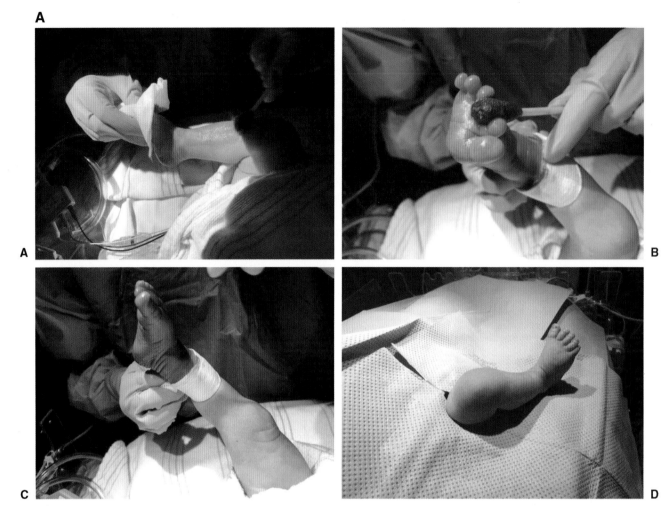

图34.5 (A)消毒穿刺部位。A)消毒时从肢体的远端开始,向近端移动。B)手指和脚趾也要进行消毒。C)更换新的无菌纱布用来控制肢体。D)消毒完毕后,铺单覆盖,保证操作区域无菌,开放气道,做好置管准备,更换新的无菌手套。(待续)

表34.4 检查导管位置

评估	意见
记录导管外部的长度	导管长度应记录清楚,如果导管外部长度发生变化,应用 X 线评估导管的位置
	如果导管被拉出,用封闭纱布覆盖,测量导管长度,确保没有导管残留在血管中
评估扭转,张力,损伤	扭转及张力可损伤导管,建议将受损导管移除,但一些制造商会提供修理包
插入位点/周围皮肤:红斑,引流液,出血,水肿,静脉炎,皮肤破裂	轻度红斑和(或)静脉炎在导管插入后是常见的,如果病情严重和(或)持续,考虑拔管
	轻度渗血不会持续超过 24 小时
	水肿可能是因为肢体缺少运动,导致静脉瘀血,敷料紧缩,血栓,内部结构损伤,局部感染,或液体渗透到软组织
	利用轮毂下方的皮肤屏障,小心揭除敷料,减少胶带的使用,覆盖敷料前保证皮肤干燥可以避免皮肤破裂
引流或渗出	脓液可能是因为出现感染。应考虑取血培养和(或)拔除导管
	清亮的引流液可能提示输液渗漏,这可能是导管阻塞、浸润、或导管损坏造成的

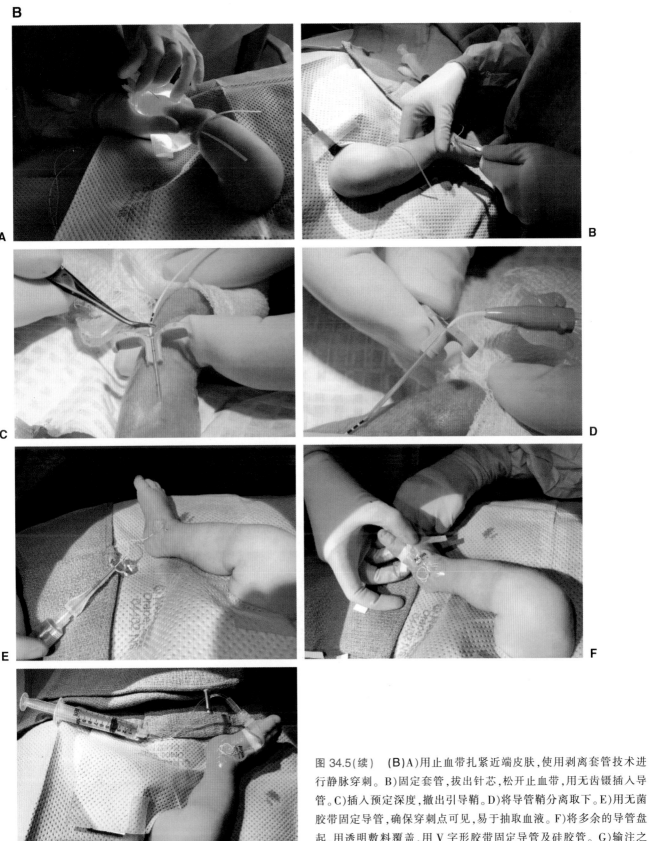

图 34.5(续) (B)A)用止血带扎紧近端皮肤,使用剥离套管技术进行静脉穿刺。B)固定套管,拔出针芯,松开止血带,用无齿镊插入导管。C)插入预定深度,撤出引导鞘。D)将导管鞘分离取下。E)用无菌胶带固定导管,确保穿刺点可见,易于抽取血液。F)将多余的导管盘起,用透明敷料覆盖,用 V 字形胶带固定导管及硅胶管。G)输注之前,需冲洗导管。静置时需夹闭导管,以防止血液回流入 PICC。覆盖敷料前,需确保皮肤干燥。

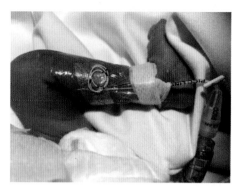

图 34.6　安全无菌的 PICC 敷料。注意要使用防止 PICC 移动的与皮肤同色的胶带,确保穿刺点可见。多余的导管盘成环状,用无菌敷料覆盖,不要遮挡穿刺点。PICC 的硅胶轮毂,也用无菌敷料固定,并用胶带加固。应使用 2 条胶带,一条以 V 字形固定硅胶轮毂,另一条覆盖第一条,同时也可覆盖固定硅胶轮毂和透明敷料边缘。透明敷料要将整个硅胶管覆盖,而不仅仅是 PICC 导管部分。特别对于小婴儿,要注意敷料和胶带不能缠绕肢体。

F.PICC 护理及保养

1.经常评估置管部位及周围组织的情况。

2.根据监护室规定更换静脉导管,利用无菌技术更换导管。

3.避免管路污染,仅在绝对需要时进行 PICC。

a.在管路中避免使用旋塞阀。

b.在连接之前一定要用乙醇棉片擦拭接口。

c.如果此管路必须用于药物输入,应将间断注药管路分开,以便于在最终的输入点之前,药物不会与肠胃营养液混在一起。推荐应用一种专门"封闭"的静脉给药系统[20]。在输入药物前后冲洗管路,确保冲洗液及药物与肠外营养的兼容性。

4.最初的容量通常<0.5mL,需要检查导管通畅性时使用一个 5~10mL 的注射器,如果遇到阻力不要用蛮力。小管的注射器(如 1mL 注射器)可产生较大压力,导致导管劈裂[21]。

5.连续给予静脉输液,输注速度至少 1mL/h,按照制造商推荐的最大速度。

6.加入小剂量肝素[0.5U/(kg·h),或 0.5U/mL 液体]以降低栓塞及妨碍导管通畅性的风险[22]。

7.不要用小号 PICC(小于 2Fr)进行常规取血标本。

8.只有在紧急情况下,才可通过 PICC 进行红细胞输注,尽管没有明显的临床溶血,但是有发生血管内栓塞的风险[23]。

9.持续质控以发现和解决问题。感染率、导管放置次数、患者预后及并发症发生率,都应该被监测[2]。

10.当临床不需要导管时应尽快撤出,从穿刺点缓慢撤出导管。撤出导管前置管处要局部消毒。如果出血,应按压穿刺点,待皮肤干燥后,在穿刺点敷上新纱布,记录导管撤出长度。

通过手术切口置入中心静脉导管

A.方法

如果 PICC 不成功,可以通过手术置入。经皮或通过手术,导管可置入颈内静脉、锁骨下静脉或股静脉。通过手术,导管可置入面静脉、颈外静脉和腋静脉。一般来说,对于极早早产儿,手术置入更安全,这种方法在 NICU 应用广泛。如果中心静脉导管留置时间超过 2 周,可以选用隧道式导管(Broviac 型导管)。这些导管被置入中心静脉内,远端包埋于皮下,从进入部位到出口有一段距离。导管通常为单腔,其近端有一个涤纶护套,护套贴近皮下,可固定导管也称为静脉输液港。

B.导管类型

硅胶导管和聚氨酯导管是首选,因为他们由相对惰性的材料制成,柔韧性强,引起感染和血栓的概率较低[24]。聚乙烯导管容易引发感染及血栓形成和溶栓并发症,不建议用于长期静脉置管。

C.禁忌证

除了早期确定的相对禁忌证,如果先前已在对此颈静脉行置管术,或对侧颈静脉系统有血栓形成,应避免颈内静脉置管。

D.设备

无菌

1.皮肤准备。选择不同的消毒物品效果可能有所差别(如 10% 的聚维酮碘或 0.5% 的氯己定溶液)。氯己定可以降低中心静脉导管的感染率[25]。

2.无菌衣和手套。

3.装有抗菌溶液的杯子。

4.无菌透明孔巾,或4条无菌巾确保无菌手术视野。

5. 4块4英尺×4英尺的纱布。

6.局麻药:0.5%盐酸利多卡因,抽入装有25号针头的3mL注射器。除了局部麻醉作用还应注意到镇静作用。对于气管置管的患儿,除了局部麻醉外,还应给予镇静剂和肌肉松弛剂。如患儿被送入手术室,应首先全麻。

7.选择导管。

8.装有0.25N肝素化生理盐水的3mL注射器(1U/mL)。

9. 4-0聚乳酸羟基乙酸缝线(Vicryl;Ethicon,Somerville,New Jersey)和5-0尼龙缝线(单丝黑色尼龙线)和切割针(附表D)。

10.T形接头与装有肝素化生理盐水的3mL无菌注射器连接。

11. 11号手术切片和刀柄。

12. 2个小号的组织牵开器或自动保持牵开器。

13.组织钳。

14.细血管钳。

15. 2把小弯蚊氏止血钳。

16.解剖剪。

17.小弯针上穿4-0Vicryl缝线,锥形针上穿6-0聚丙烯线,这是用荷包缝合代替血管结扎。

18.持针器。

19.缝线剪刀。

20.为包扎敷料选择合适的材料。

非无菌

1.帽子和口罩。

2. 4英尺×4英尺(10×10cm)纱布。

3.测量卷尺。

4.胶带。

E.操作技术

对于新生儿,颈静脉优于下肢静脉。颈静脉内径相对较粗,易于穿刺。针对儿童患者,使用下肢静脉时,常会选择大隐静脉,因为其血管粗,解剖位置固定。目前尚并不明确颈部及下肢位点操作哪个更少发生并发症[26,27]。

经颈静脉置管

1.将婴儿固定在与经皮穿刺锁骨下静脉导管置入术相似的位置。确保患者处于Trendelenburg(仰卧位)位置,将空气栓塞的风险降至最低。

2.如果右侧置管,将头转向左侧,伸展颈部,必须注意婴儿的头部不能过度伸展,因为这有可能导致静脉阻塞。

3.测量两乳头连线中点至锁骨中点至胸锁乳突肌中下1/3长度以确定插入导管长度(图34.7)。

4.戴帽子及口罩。

5.按主要步骤清洁双手、穿手术衣、戴无菌手套。

6.用碘附溶液消毒颈部、头皮,或右侧胸壁,在消毒区域铺无菌巾。

7.为暴露颈外静脉及高处的面静脉,经皮和颈阔肌,在颈下方做一个小横切口(1~2cm)。

8.用弯蚊氏止血钳钝性分离游离颈外静脉或面静脉,如使用颈内静脉,需要分开胸锁乳突肌,寻找静脉。

9.将弯蚊氏止血钳置于静脉后,用4-0的可吸收丝线对血管的近端和远端,进行松散缠绕(图34.8)注意,在缝合过程中,不要捻转血管。

10.使用一个钝型打洞器从颈部至右乳头胸壁内侧,建立一条皮下通道。确保隧道远离乳腺芽(图34.9和图34.10)。将引导装置放置在离出口一厘米以内的地方,并确保它舒适地位于皮下。

11.将导管的末端从隧道开口穿入,轻轻地将导管

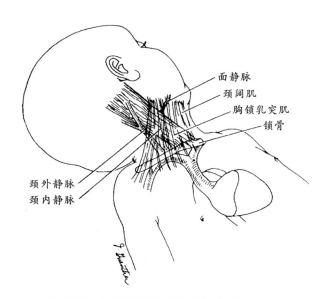

图34.7 颈静脉与主要解剖学标志的关系。

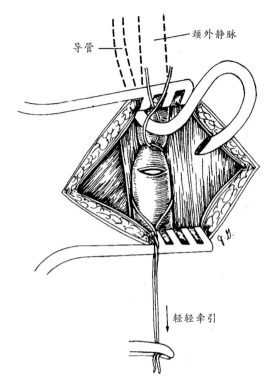

图34.8 颈外静脉置管术,在置管前进行颈静脉切开。

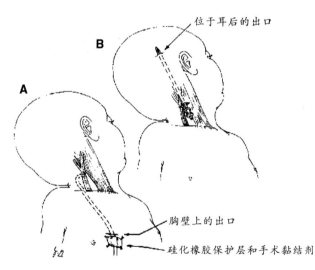

图34.9 用Vim-Silverman针做一条皮下隧道。(A)前胸部隧道。(B)头皮下替代路径。

穿过皮下通道。

12.将肝素化冲洗液滴入导管。

13.将导管修剪至预先量好的长度,即从颈部切口至乳头连线的中点。

14.进行横向静脉切开术(图34.8)。

a.颈外静脉或面静脉。

(1)结扎头静脉,在助手的适当帮助下,将两端的

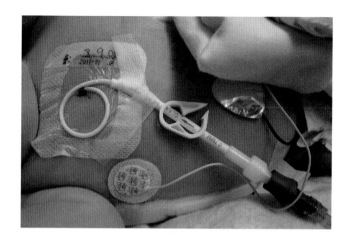

图34.10 盖有透明敷料的硅胶管。

结扎线向对侧牵引。

(2)在静脉前壁做一个短横切口,用细血管钳慢慢地深入切口以扩大切口。

b.颈内静脉。

(1)为了避免血管结扎,使用6-0聚丙烯荷包缝合线,置于导管入口血管壁处。

(2)在血管上做一个切口,方法同颈外静脉。

15.将插入血管的导管末端切成斜角(可选)。

16.用钝的无齿组织钳轻轻夹住导管,将导管插入血管。

17.将导管盘在颈部伤口内,减轻头部运动的影响(图34.11)。

18.用皮下可吸收的5-0缝线缝合伤口,注意不要穿透导管。

19.用至少1根尼龙线将导管牢固地连接到皮肤上,直到有足够的组织可用于固定。

20.选择固定和包扎的方法。

近端大隐静脉切开

1.清洁双手,为主要程序做好准备。

2.准备切开颈静脉,确保患儿仰卧位以降低空气栓塞发生的风险。

a.选择左侧或右侧腹股沟区穿刺。

b.准备腹股沟部及同侧腹部。

3.在距离尾部1cm及耻骨结节外侧1cm处,做一个长1cm的切口(图34.12)。

4.用弯蚊氏止血钳扩大切口至皮下组织。

a.切开表浅筋膜。

b.鉴别位于卵圆孔股静脉与隐静脉交界处,内侧

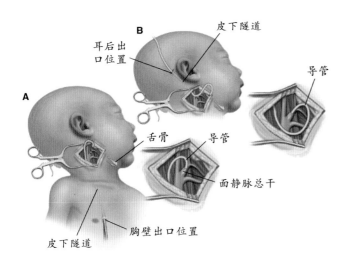

图 34.11 导管插入面静脉总干,切口位于舌骨水平位,下颌角的下方。在前后支的汇合处结扎面静脉。插图:将导管盘在颈部伤口内,用以"缓冲"头部运动的影响。另一种替代方法,是做一条皮下通道,导管的出口在前胸壁上。(Reproduced from Zumbro GL Jr, Mullin MJ, Nelson TG. Catheter placement in infants needing total parenteral nutrition utilizing common facial vein. *Arch Surg*. 1971;102:71, with permission of American Medical Association.)

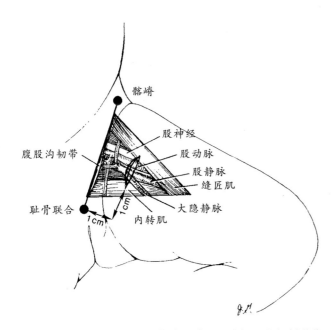

图 34.12 股三角下方进行隐静脉近端造口术切口的解剖学位置。

支下方的隐静脉(图 34.12)。

 c.在向远方移动 0.5~1cm 之前,将弯止血钳从静脉下方穿过,避免损伤股静脉。

 d.将两根 4-0 的缝线围绕静脉轻轻结扎。

 5.创建通道,使用小血管钳或打洞器,在脐上或侧方腹部侧面或大腿外侧皮下组织,建立一个皮下隧道。

 6.用肝素化生理盐水冲洗导管并更换导管盖。

 7.将导管通过通道推至腹股沟切口,使涤纶套口正好在皮肤切口内,估计插入导管长度,使导管尖端正好位于下腔静脉与右心房汇合处。

 8.将短管剪至适当长度,把血管导管尖端修剪成斜面(可选)。

 9.分离隐静脉至与股静脉连接处。必须找到此连接处,以防止将导管插入下肢静脉。

 10.使用缝线牵拉静脉,可让助手用细无齿镊子从侧面用力。

 11.做横向血管切口。

 12.必要时用钝血管扩张器扩张静脉。

 13.用生理盐水浸泡导管,以便顺利通过静脉。

 14.保证尾部的缝合线向回牵引以控制出血。

 15.看到导管进入股总静脉,确保导管朝向头部方向。

 16.用射线确定导管位置在下腔静脉内(必要时可使用 X 线对比剂)。

 17.用尾部缝合线结扎血管,系住头侧缝线,但不要阻断导管。

 18.检查血液回流是否通畅。

 19.用 2.5~3mL 的肝素化生理盐水冲洗导管。将患儿从手术室转入监护病房时,如果导管口有塞子,在钳加导管的同时向前推进塞子或用肝素注射器以保证通道内正压,防止血液回流或凝集。

 20.用皮下可吸收的 5-0 可吸收缝线缝合腹股沟伤口,注意针不要穿透血管。

 21.用至少 1 根尼龙线将导管牢固地连接到皮肤上,直到有足够的组织可用于固定。

 22.用已经选好的纱布覆盖。

F.无菌敷料覆盖中心静脉导管

 中心静脉导管的常规更换取决于敷料的种类,透明敷料应每 7 天更换 1 次,纱布敷料每 2 天更换一次。当敷料出现受潮、松动,或弄脏时,应更换所有敷料[3]。

设备

 所有中心静脉导管的敷料均采用严格的无菌消毒技术。

 1.皮肤消毒溶液。每个机构政策不同(例如,10%

聚维酮碘或 0.5% 氯己定溶液）。

2.无菌手套、口罩、帽子和无菌衣（可选）。

3.剪刀（可选）。

4.棉签。

5. 4 英尺×4 英尺的无菌方纱布。

6.选择敷料。

a.半透性透明敷料。

b.无菌 2 英尺×2 英尺的方纱布或预先剪好的纱布敷料。

7.生理盐水或灭菌用水。

8.胶带（如果没有无菌胶带，应选择一卷新胶带）。

注意事项

1.操作应由经过严格培训的技术人员进行。

2.应确保所有在 3 英寸无菌操作区域内的人员都戴口罩。

3.严格采用无菌操作技术。

4.小心取下敷料，避免导管移位。

5.必要时根据制造商的说明用夹子夹住导管，如果导管没有夹子，使用一个带有橡皮垫的夹子，不要直接夹到导管上。

6.不要把移位的导管再次插入患者血管里。

7.不要将胶带粘到硅胶管上，因为这可能会阻塞或损坏导管。

8.不要在置管位置常规使用抗细菌或抗真菌软膏，因为这样可能会增大真菌感染或细菌耐药性风险[2]。

操作方法

使用皮下通道时，在切口处和导管出口处都应采用敷料包扎，切口处敷料如果没有渗出液，48 小时后可以移除。

1.适当约束患者，使用非药物安抚措施。

2.戴上帽子和口罩。

3.按照主要步骤清洁双手。

4.穿手术衣，戴手套。

5.准备无菌操作区域，使用"非接触"技术。

6.取下旧敷料，丢掉。

7.仔细观察导管位置（表 34.4）。

8.如果有引流液或出现感染，应进行培养。

9.如果导管周围被干涸的血液或引流液污染，用过氧化氢水/无菌水溶液清洗（1:1）。

10.更换于套。

11.用消毒液清洁皮肤，从导管处开始，环形消毒 2~4cm，重复 2 次，并晾干。

12.用灭菌注射用水或生理盐水纱布去除消毒液，然后晾干。

13.应用选好的敷料。

a.清洁、有黏性、低过敏性的透明敷料可以持续观察置管位置，应优先考虑（图 34.10）。

(1)如果需要将敷料修剪至合适尺寸。

(2)将敷料固定在导管皮肤入口处，使皮肤入口位于敷料中心。

(3)当敷料平整的覆盖入口时，去掉多余的胶条衬面。

b.包扎纱布敷料。

(1)将纱布从中间剪开，或使用预先剪开的纱布，围绕在导管周围，如图 34.13 所示。

(2)用无菌纱布覆盖外周导管。

(3)如果没有无菌胶带，将胶带的外层丢弃不用。

(4)用胶带覆盖纱布。

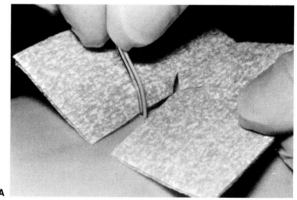
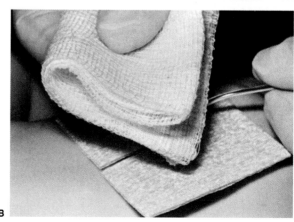

图 34.13　用预先剪开的纱布包扎中心静脉导管。(A)将剪开的纱布覆盖在皮肤导管入口处。(B)用无菌纱布覆盖剪开的纱布和导管，整个敷料被黏性胶带或干净敷料覆盖。

(5)在敷料上标记姓名首字母及日期。

(6)用胶带固定静脉内导管,防止牵拉(应力环可减少导管张力)。

G.对不连续输入导管的护理

适应证

间歇使用导管时,应保证导管通畅,防止导管内凝血。只有大口径导管(2.5Fr 或更大)才可以通过此项技术保持通畅。若持续输液中断,2Fr 或更小的 PICC 管路更容易发生凝血。

设备

1.3mL 肝素化生理盐水(10U 肝素/mL)装在 10mL 的注射器中(注射器尺寸以制造商要求为准)。

2.乙醇棉片。

3.导管夹(必须没有齿或有垫)或使用导管提供的夹子(图 34.10)。

4.干净的手套。

5.静脉内的导管塞(建议无针注射)。

操作技术

1.转为肝素封管状态

a.彻底洗净双手。

b.戴无菌手套。

c.准备无菌区域。

d.使用无菌技术,打开无菌注射帽填充肝素化的生理盐水。

e.用消毒液清洁插孔静脉内管连接处(例如乙醇棉片),从结合处开始,向两侧消毒、晾干。

f.用有垫止血钳夹住导管或关闭导管夹。

g.用乙醇棉堵住插头,使导管插头与静脉内导管脱离。

h.将预冲的注射帽连接到导管的集线器上(在连接过程中,轻轻冲洗,可以防止空气进入导管)。

i.松开夹子,用 1~3mL 肝素化生理盐水冲洗导管(根据导管型号)。

j.在压下肝素注射器活塞时,夹住导管,防止血液回流(正压)。

k.将导管固定在胸部或腹部。

l.每 6~12 小时用肝素化盐水冲洗导管(根据不同的机构规定不同)。

2.冲洗导管

器材与肝素封管时相同。

a.彻底洗净双手。

b.戴无菌手套,准备无菌区域。

c.用消毒液清洁静脉无菌注射帽,晾干。

d.如果静脉注射帽是针头的一部分(推荐),连接冲洗注射器至注射帽。如果注射帽不是针头的一部分,将针头插入静脉导管,要使用 1 英尺(2.5cm)或更小的针头,过长的针头有可能会刺破导管。

e.松开导管夹,缓慢注入 1~2mL 肝素化生理盐水(根据导管型号)。在注入液体时,再夹住导管防止血液回流,正压注入帽可阻止血液回流。

f.更换静脉导管注射帽:大部分制造商建议,在输入血液制品后, 或出现损坏时 (具体见制造商的说明书),注入帽每 3~7 天更换一次。

拔除导管

A.适应证

1.患者的病情不再需要使用导管。

2.血凝块阻塞导管。

3.局部感染/静脉炎。

4.脓毒症和(或)通过导管静脉血培养阳性(导管定植)。将导管留在原处,是临床上较少出现的状况,当存在脓毒症,使用抗细菌、抗真菌药物清除感染时,可能会增加发病率和死亡率[28]。

B.操作技术

外科置入的中心静脉导管必须由医生或专门的培训人员移除。

1.取下敷料。

2.确保患儿仰卧位(或头高位,如果导管在下肢)以降低空气栓塞的风险。

3.用 2~3 分钟的时间缓慢从血管中拉出导管。如果导管受阻,不要强行牵引,因为导管有可能会折断(见禁忌证)。

4.在导管插入部位持续按压 5~10 分钟,直至没有出血。

5.检查导管(无污染的尖端)确保导管完整撤出。

6.套管需要在局部麻醉下取出,如果套管留在体内,可以通过皮肤挤出,很少留下持续性的皮下小肿块。

7.如果需要,可在出口处使用抗生素软膏。

8.采用自黏性小的绷带或纱布垫包扎,每日观察直至伤口愈合。

中心静脉置管并发症[2]

1.置管对其他血管或器官的损伤

a.经皮或外科手术静脉置管均可发生。

b.并发症包括:出血、气胸、纵隔气肿、血胸、动脉穿孔、臂丛神经损伤。

2.静脉炎

a.作为机体对静脉内导管刺激的反应,机械性静脉炎常发生在置管后24小时内。

b.轻型静脉炎(轻型的多形红斑和(或)水肿)的处理。敷上潮湿、温暖的敷料,抬高肢端。

c.如果症状没有改善,如果静脉炎较严重(条纹形成、静脉条索、脓性分泌物),或有与导管相关的感染,应移除导管。

3.导管移动或错位(图34.14)

a.可发生在置管过程中,或导管存在的任何时间(可能是由于导管在皮肤上固定不佳或关节活动)[29],导管可进入静脉分支,或折返形成一个环状。

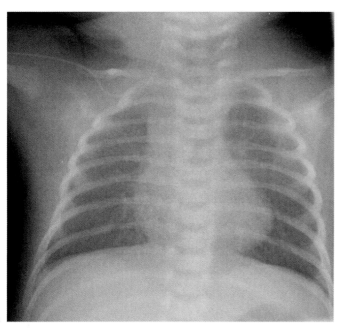
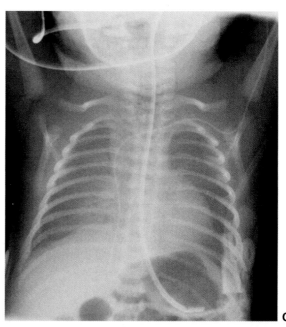
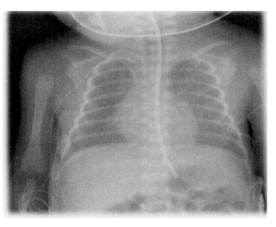
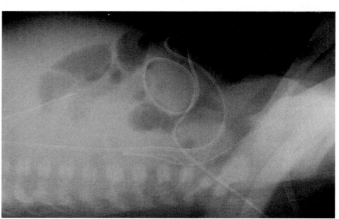

图34.14 PICC的各种静脉错位。(A)颈静脉。(B)尖端在右心房。(C)PICC从左臂,通过上腔静脉和右心房进入下腔静脉。(D)PICC从腿上的大隐静脉通过要升静脉进入椎静脉丛。

b.导管错位的位置,包括心室、颈内静脉、对侧锁骨下静脉、腰部上行静脉(与椎静脉神经丛混在一起)、腹部表浅静脉、肾脏静脉等等。导致的后果,包括心包积液、胸腔积液、心律失常、组织渗液。神经学并发症,包括癫痫、瘫痪、血栓形成或死亡[2,11,13,14,16,19,30,31]。

c.决定移除导管或纠正导管位置应基于导管尖端位置。尽管 PICC 需要置于中心静脉(见 E),有时候导管尖端也可位于非中心静脉的位置(例如,锁骨下静脉)。这些非中心的 PICC 可能被同样使用输入液体,但必须像中心静脉导管一样,认真护理,它们发生并发症的风险更高[11,12]。

d.如果导管进入心脏,应将导管回拉至适当位置,否则将会导致心律失常、穿孔、心包积液发生[13,14]。

e.导管进入腰升静脉或椎神经丛必须移除,如在此位置输入肠胃营养液会导致中枢神经系统损伤,导致癫痫、瘫痪或死亡(图 29.3 和图 34.14D)[2,16,30]。

f.在一些病例中可见到错位的自发纠正[32]。如果导管尖端盘在颈内静脉或对侧壁静脉,导管可以暂时当作外周静脉使用(使用等渗液,适合的外周静脉液体)并且 24 小时进行影像学评估,如果导管还没有进入正确位置,应移除。

4.感染

a.感染是中心静脉置管最常见的并发症。越小、越不成熟的早产儿风险越高。增加感染风险的其他因素,包括尝试多次放置、导管相关操作和中心污染。

b.中心导管相关的血流感染(CLABSI)发生率很高,但是据报道,发生率在逐渐减低,甚至为零[4,5]。

c.必须每天对留置导管进行评估[33],严格制定中心静脉置管护理方案、数据反馈方法及监督机制,降低 CLABSI 的发生率[3,33]。

d.CLABSI 的管理[34]。

(1)如果必要可移除导管。

(2)金黄色葡萄球菌、革兰氏阴性菌、肠球菌和念珠菌败血症推荐迅速去除导管。

(3)对于凝固酶阴性的葡萄球菌败血症可尝试不去除导管,使用适当的抗生素,但如果重复培养阳性仍需移除导管。

5.导管功能障碍

a.导管阻塞的特征是压力升高,或不能输液或回血障碍。

b.功能障碍可能是由于导管错位,纤维蛋白血栓

形成,矿物质沉淀、药物沉淀,或脂质沉积[35]。

c.管理。

(1)通过胸片检查导管位置。

(2)如果排除错位,回顾输入液体或药物的历史,确定导管阻塞原因。

(3)如果临床上不再需要导管,将其移除。

(4)只有在必须维持导管时尝试溶解血凝块。

(5)所需设备:口罩、无菌手套和巾单、消毒液、无菌三通、10mL 注射器、装有 0.2~0.5mL 血凝块溶解剂的 3mL 注射器。

(6)血栓溶解剂[35]。

(a)0.1N 盐酸,用于溶解钙盐沉淀或 pH<7 的药物。

(b)8.4%的碳酸氢钠,1mEq/mL,用于溶解 pH>7 的药物。

(c)浓度 70%的乙醇,用于溶解脂质沉淀。

(d)重组组织纤溶酶原激活剂,0.5~1mg/mL,用于溶解纤维蛋白或血凝块[36,37]。

(e)重组尿激酶,2000~5000IU/mL,用于溶解纤维蛋白或血凝块。

(7)方法[38](图 34.15)。

(a)采用严格的无菌技术。

(b)去除静脉内导管,保持无菌,消毒后将一个三通管连接到导管接头上。

(c)将一个空的 10mL 注射器连接到三通管的一个接头上,并将装有 3mL 血凝块溶解剂的注射器连接到另一个接头。避免使用 1mL 注射器。

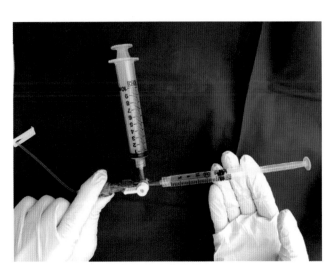

图 34.15　用于溶解血栓的注射器连接示意图。

(d)旋转阀门,关闭预注射一侧,开向空注射器一侧。

(e)空注射器抽吸,在闭塞的导管中产生负压。

(f)保持负压,将空注射器方向阀门关闭,开向预填充注射器,导管中的负压会自动地将注射器中的药物吸入导管内,流向血栓。

(g)让药物在导管内停留 30 分钟至 2 小时。

(h)停留时间结束后,检查回血,停止回吸,用无菌生理盐水冲洗导管,恢复导管使用。

(i)如果以上过程不成功,可再重复一次,或用不同的抗凝剂代替尝试。

(j)在使用碳酸氢钠后,不要马上使用盐酸。

6.血栓形成、血栓栓塞

a.新生儿大约 90%的静脉栓塞与中心静脉置管有关。它们包括,深静脉血栓形成、上腔静脉综合征、心内血栓、肺栓塞和肾静脉血栓形成。

b.静脉血栓形成的并发症,包括静脉通路丧失,损伤、影响器官或肢体,血栓扩展,栓塞到其他区域,并感染。

c.新生儿血栓的处理是存在争议的,尤其是孕龄小于 32 周的早产儿。血栓形成的严重程度、对器官及肢体的潜在影响、早产儿的胎龄及出血风险的高低,决定了需要干预的程度。包括使用溶栓治疗、抗凝治疗或使用外科干预等[37](见第 36 章)。

7.血管外积液

a.心包积液,伴或不伴心包填塞(图 34.16)[13,14,19]。这种严重的并发症,表现为心脏突然崩溃或无法解释的心脏功能不稳定。胸部比值升高,可见奇脉(图 39.1)。立即进行心包穿刺术可挽救生命(见第 42 章)。

b.胸腔积液[39]。

c.纵隔外渗。

d.血胸。

e.乳糜胸[40]。

f.腹水[41]。

8.导管破损

a.在 PICC 置管过程中可被引导针切断,因为导管外部张力过大,或外部压力过大导致导管破裂。其他常

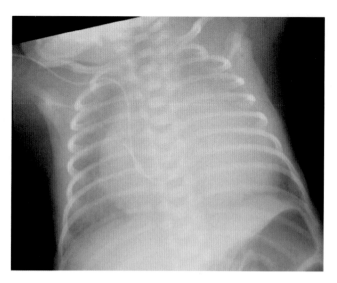

图 34.16　早产儿心包积液,PICC 在右房内盘成环状。

见的原因,包括外部夹紧、导管扭结、缝线紧、导管固定不良。破损导管的血管内部有导致导管栓塞的风险[42]。

b.当导管破裂时,立刻固定血管外导管,防止导管移位。

c.如果在患儿体外看不到导管,在穿刺点上方的静脉上施加压力,防止导管继续前进。限制患儿活动,立即拍片确定导管位置。

d.如果在患儿体外看不到导管,可能需要手术和(或)心胸外科干预[42]。

e.损坏或破裂的导管必须移除并更换,修复的导管和替换的导管,会增加感染或栓塞的风险。如果静脉通路受限,无其他选择,应采用无菌技术修复。修复 PICC 是暂时性的,应尽快更换新的导管。一些制造商会提供修复工具包及维修说明,在紧急情况下可以使用蝶形针或钝针(图 34.17)[43]。

9.固定导管

a.拔管困难可能是由于纤维蛋白鞘的形成。

b.处理。

(1)在皮肤上沿静脉走行热敷。

(2)缓慢、轻柔地牵拉导管。

(3)溶栓治疗[44]。

(4)通过外周切口手术切除。

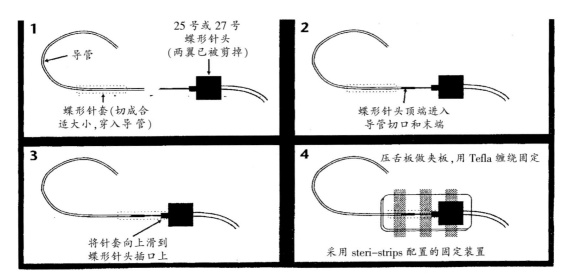

图 34.17　使用蝶形针,在紧急情况下修复导管[43](Reprinted with permission from Evans M, Lentsch D. Percutaneously inserted polyurethane central catheters in the NICU:One unit's experience. *Neonatal Netw.* 1999;18:37–46.)

参考文献

1. Ainsworth S, McGuire W. Percutaneous central venous catheters versus peripheral cannulae for delivery of parenteral nutrition in neonates. *Cochrane Database Syst Rev.* 201510:CD004219.

2. Ramasethu J. Complications of vascular catheters in the neonatal intensive care unit. *Clin Perinatol.* 2008;35(1):199–222.

3. U.S. Department of Health and Human Services, Centers for Disease Control and Prevention. Guideline for prevention of intravascular catheter related infections; 2011:1. https://www.cdc.gov/infectioncontrol/guidelines/pdf/bsi/bsi-guidelines-H.pdf

4. Shepherd EG, Kelly TJ, Vinsel JA, et al. Significant reduction of central-line associated bloodstream infections in a network of diverse neonatal nurseries. *J Pediatr.* 2015;167(1):41–46.

5. Erdei C, McAvoy LL, Gupta M, et al. Is zero central line-associated bloodstream infection rate sustainable? A 5-year perspective. *Pediatrics.* 2015;135(6):e1485–e1493.

6. Panagiotounakou P, Antonogeorgos G, Gounari E, et al. Peripherally inserted central venous catheters: frequency of complications in premature newborn depends on the insertion site. *J Perinatology.* 2014;34(6):461–463.

7. Wrightson DD. Peripherally inserted central catheter complications in neonates with upper versus lower extremity insertion sites. *Adv Neonatal Care.* 2013;13(3):198–204.

8. Srinivasan HB, Tjin-A-Tam A, Galang R, et al. Migration patterns of peripherally inserted central venous catheters at 24 hours postinsertion in neonates. *Am J Perinatol.* 2013;30(10):871–874.

9. Braswell LE. Peripherally inserted central catheter placement in infants and children. *Tech Vasc Interv Radiol.* 2011;14(4):204–211.

10. Sneath N. Are supine chest and abdominal radiographs the best way to confirm PICC placement in neonates? *Neonatal Netw.* 2010;29(1):23–35.

11. Jain A, Deshpande P, Shah P. Peripherally inserted central catheter tip position and risk of associated complications in neonates. *J Perinatol.* 2013;33(4):307–312.

12. Goldwasser B, Baia C, Kim M, et al. Non-central peripherally inserted central catheters in neonatal intensive care: complication rates and longevity of catheters relative to tip position. *Pediatr Radiol.* 2017;47(12):1676–1681.

13. Nowlen TT, Rosenthal GL, Johnson GL, et al. Pericardial effusion and tamponade in infants with central catheters. *Pediatrics.* 2002;110:137–142.

14. Warren M, Thompson KS, Popek EJ, et al. Pericardial effusion and cardiac tamponade in neonates: sudden unexpected death associated with total parenteral nutrition via central venous catheterization. *Ann Clin Lab Sci.* 2013;43(2):163–171.

15. Cartwright DW. Central venous lines in neonates: a study of 2186 catheters. *Arch Dis Child Fetal Neonatal Ed.* 2004;89:F504–F508.

16. Coit AK, Kamitsuka MD; Pediatrix Medical Group. Peripherally inserted central catheter using the saphenous vein: importance of two-view radiographs to determine the tip location. *J Perinatol.* 2005;25:674–676.

17. Odd DE, Page B, Battin MR, et al. Does radio-opaque contrast improve radiographic localisation of percutaneous central venous lines? *Arch Dis Child Fetal Neonatal Ed.* 2004;89:F41–F43.

18. Sharma D, Farahbakhsh N, Tabatabaii SA. Role of ultrasound for central catheter tip localization in neonates: a review of the current evidence. *J Matern Fetal Neonatal Med.* 2019;32(14):2429–2437.

19. Pezzati M, Filippi L, Chiti G, et al. Central venous catheters and cardiac tamponade in preterm infants. *Intensive Care Med.* 2004;30:2253–2256.

20. Aly H, Herson V, Duncan A, et al. Is bloodstream infection preventable among premature infants? A tale of two cities. *Pediatrics.* 2005;115(6):1513–1518.

21. Smirk C, Soosay Raj T, Smith AL, et al. Neonatal percutaneous central venous lines: fit to burst. *Arch Dis Child Fetal Neonatal Ed.* 2009;94(4):F298–F300.

22. Shah PS, Shah VS. Continuous heparin infusion to prevent thrombosis and catheter occlusion in neonates with peripherally placed percutaneous central venous catheters. *Cochrane Database Syst Rev.* 2008;16:CD002772.

23. Repa A, Mayerhofer M, Worel N, et al. Blood transfusions using 27 gauge PICC lines: a retrospective clinical study on safety and feasibility. *Klin Padiatr.* 2014;226(1):3–7.

24. Seckold T, Walker S, Dwyer T. A comparison of silicone and polyurethane PICC lines and postinsertion complication rates: a systematic review. *J Vasc Access.* 2015;16(3):167–177.

25. Huang EY, Chen C, Abdullah F, et al. Strategies for the prevention of central venous catheter infections: an American Pediatric Surgical Association outcomes and clinical trials committee systematic review. *J Pediatr Surg.* 2011;46(10):2000–2011.

26. Vegunta RK, Loethen P, Wallace LJ, et al. Differences in the outcome of surgically placed long-term central venous catheters in neonates: neck vs groin placement. *J Pediatr Surg.* 2005;40:47–51.

27. Murai DT. Are femoral Broviac catheters effective and safe? A prospective comparison of femoral and jugular venous Broviac catheters in newborn infants. *Chest.* 2002;121:1527–1530.

28. Vasudevan C, Oddie SJ, McGuire W. Early removal versus expectant management of central venous catheters in neonates with bloodstream infection. *Cochrane Database Syst Rev.* 2016;4:CD008436.

29. Gupta R, Drendel AL, Hoffmann RG, et al. Migration of central venous catheters in neonates: a radiographic assessment. *Am J Perinatol.* 2016;33(6):600–604.

30. Payne R, Sieg EP, Choudhary A, et al. Pneumorrhachis resulting in transient paresis after PICC line insertion into the ascending lumbar vein. *Cureus.* 2016;8(10):e833.

31. Wolfe DM. A previously undescribed etiology for oliguria in a premature infant with a peripherally inserted central catheter. *Adv Neonatal Care.* 2010;10(2):56–59.

32. Tawil KA, Eldemerdash A, Hathlol KA, et al. Peripherally inserted central venous catheters in newborn infants: malpositioning and spontaneous correction of catheter tips. *Am J Perinatol.* 2006;23(1):37–40.

33. The Joint Commission. Preventing central line–associated bloodstream infections: useful tools, an international perspective. Nov 20, 2013. http://www.jointcommission.org/CLABSIToolkit. Accessed March 2018.

34. Mermel LA, Allon M, Bouza E, et al. Clinical practice guidelines for the diagnosis and management of intravascular catheter-related infection: 2009 update by the Infectious Diseases Society of America. *Clin Infect Dis.* 2009;49:1–45.

35. Doellman D. Prevention, assessment and treatment of central venous catheter occlusions in neonatal and young pediatric patients. *J Infus Nurs.* 2011;34:251–258.

36. Soylu H, Brandao LR, Lee KS. Efficacy of local instillation of recombinant tissue plasminogen activator for restoring occluded central venous catheters in neonates. *J Pediatr.* 2010;156:197–201.

37. Monagle P, Chan AKC, Goldenberg NA, et al. Antithrombotic therapy for neonates and children: American College of Chest Physicians Evidence Based Clinical Practice Guidelines (9th Edition). *Chest.* 2012;141:737–801.

38. Hill J, Broadhurst D, Miller K, et al. Occlusion management guidelines for central venous access devices (CVADs). *Vascular Access.* 2013;7:1–36.

39. Bashir RA, Callejas AM, Osiovich HC, et al. Percutaneously inserted central catheter-related pleural effusion in a level III neonatal intensive care unit: a 5-year review (2008–2012). *JPEN J Parenter Enteral Nutr.* 2017;41(7):1234–1239.

40. Siu SL, Yang JY, Hui JP, et al. Chylothorax secondary to catheter related thrombosis successfully treated with heparin. *J Paediatr Child Health.* 2012;48(3):E105–E107.

41. Gupta A, Bhutada A, Yitayew M, et al. Extravasation of total parenteral nutrition into the liver from an upper extremity peripherally inserted central venous catheter. *J Neonatal Perinatal Med.* 2018;11(1):101–104.

42. Chiang MC, Chou YH, Chiang CC, et al. Successful removal of a ruptured silastic percutaneous central venous catheter in a tiny premature infant. *Chang Gung Med J.* 2006;29:603–606.

43. Evans M, Lentsch D. Percutaneously inserted polyurethane central catheters in the NICU: one unit's experience. *Neonatal Netw.* 1999;18:37–46.

44. Nguyen ST, Lund CH, Durand DJ. Thrombolytic therapy for adhesions of percutaneous central venous catheters to vein intima associated with Malassezia furfur infection. *J Perinatol.* 2001;21:331–333.

第 35 章

体外膜肺氧合置管及拔管

M. Kabir Abubakar, Manuel B. Torres

在进行常规积极治疗无效的情况下,体外膜肺氧合(ECMO)现在已成为可逆转肺功能不全或可逆转心功能不全患者的常规治疗手段。ECMO 的定义是,一种把改良心肺机和氧合器结合,通过为患者提供临时的心肺支持,为康复和器官移植争取时间的治疗手段[1-7]。大多数新生儿的呼吸衰竭是自限性的,ECMO为肺脏在基础的疾病过程中的恢复,及肺动脉高压的逆转提供了时间。而在新生儿期,这些基础性疾病和肺动脉高压往往伴发呼吸衰竭。

静动脉体外膜肺氧合导管术

A.适应证

在静动脉 ECMO 时,可在颈动脉和颈内静脉放置导管。

静动脉 ECMO 应该用于心脏血管功能明显不稳定的患者,因为它可以同时提供呼吸和心脏支持。

B.新生儿期体外膜肺氧合的相对禁忌证[5,7]

1.胎龄<34 周。

2.出生体重<2000g。

3.有严重凝血性疾病或出血性疾病。

4.不伴肺部疾病的先天性心脏病。手术后的心脏病患者,不包括在本章内。

5.不可逆的肺脏病理改变。

6.颅内出血 3 级以上。

7.严重的致死性先天畸形。

8.最大通气参数呼吸支持时间超过 10~14 天。

9.对呼吸机治疗和(或)一氧化氮吸入治疗,发生严重不良反应的患者。

C.预防措施

1.在安置静脉导管前,保证患者处于麻醉状态,防止空气栓塞。

2.要认识以下事项。

a.在 ECMO 之前,放置静脉内引流的颈内静脉线,可能会导致血栓形成,需要在放置静脉 ECMO 导管前切除血栓。

b.对颈内静脉操作过多,会造成血管痉挛,而无法在静脉内放置标准规格的导管。

c.如有血管撕裂则需进行胸骨切开术修复血管。将必要的器材备在床边托盘上或手推车上。血库里应备好袋装血液以便立即输血。

d.插管困难时,可能发生大量失血而造成低血压。应在床边备好应急用血(10~20mL/kg)。

e.迷走神经位于颈部血管旁,在分离静脉时,可能被损伤或刺激,该刺激可引起心动过缓或其他心律失常。

f.铺手术单会妨碍对患儿的临床观察,所以应全程持续监测生命体征及脉搏血氧值。

g.如果用自动充气囊进行人工呼吸的患者病情已经稳定。在铺手术单时就不要在床旁放置加压给氧气囊,否则氧气可能会泄露。使用电刀时可能导致失火。

D.人员、设备与药物[8]

人员

1.手术团队。

a.有经验的外科医生(儿科、心血管或胸科医生)。

b.助理外科医生(研究员、住院医师、助理医师、一级注册助理护士)。

c.外科手术助理护士/技术人员。

d.巡回护士。

2.医疗团队。

a.接受过 ECMO 患儿管理和插管技术培训的医师,负责在手术期间,对患儿进行麻醉和医疗上的处理。

b.一位床边重症监护(新生儿或儿科加护病房)护士,负责监测生命体征并记录各种事件,在 ECMO 医师需要时调整药物。

c.呼吸疾病治疗专家(RT),负责在需要时改变呼吸机设置。

3.循环专家。

a.经过专业培训的心血管灌注师、护士、呼吸机治疗师来负责泵的处理工作。

b.床旁 ECMO 专家(在 ECMO 管理方面受过专业培训的护士、呼吸机治疗师及心血管灌注师),负责在患儿进行 ECMO 后,管理 ECMO 系统。

设备(图35.1)

无菌

1.动脉及静脉导管[9]。

a.动脉。

(1)动脉导管的尺寸决定了 ECMO 循环的阻力,因为它是 ECMO 循环的一部分,内径最小时阻力最大。

(2)导管应尽可能短,壁要薄,内径要大。(其阻力直接与导管长度,间接与导管的直径相关)。例如 8~10French(Fr)Bio-medicus 体外循环套管(Bio-medicus,Minneapolis,Minnesota)。

b.静脉。

静脉导管。

(1)内径应尽可能大,以允许最大血流通过(患者的氧合情况,直接与血流速度相关)。

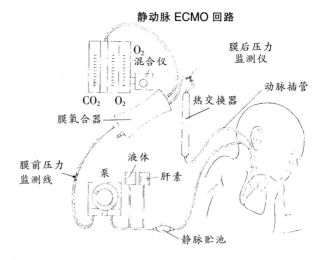

图 35.1　静动脉体外膜肺氧合回路模式图,显示血液从右心房引流进入回路囊内,流经膜肺,热交换器,并经颈动脉导管返回主动脉弓。(Reprinted from Polin RA, Fox WC, eds. *Fetal and Neonatal Physiology*. Vol.1.Philadelphia, PA: WB Saunders: 1992:933、53、Copyright © 1992 Elsevier. With permission.)

(2)直径大,壁薄,例如 8~14Fr 体外循环套管(Medtronic,Minneapolis,Minnesota)。

2.所需的手术器材列在表 35.1 和表 35.2。

3.无菌手术衣和手套。

4.注射用生理盐水。

5.注射器(1~20mL)和针头(19~26 号)。

6.聚维酮碘溶液。

7.聚维酮碘软膏。

8.半透气性透明膜型敷料。

9.吸收性明胶海绵,如 Gelfoam(Upjohn,Kalamazoo,MI,U.S.A.)。

10.外科抑菌润滑油。

非无菌

1.手术帽和口罩。

2.血氧脉搏监护仪。

3.手术灯。

4.电刀。

5.壁式引流器。

6.肩垫,如垫在患儿肩下的小毯子。

7.管钳。

药物

1.长效麻醉药物,如泮库溴胺(0.1mg/kg)。

2.枸橼酸芬太尼(10~20μg/kg)。

表 35.1　ECMO 插管术的手术器材

数量	项目	数量	项目
	放入一只 12 英寸×18 英寸(1 英寸=2.5cm)的 mayo 盘中,盘底铺一条 Huck 巾		将下列器材从左向右摆成一行,挂在 2 个 9 英寸海绵棒上或器械绳上。然后放在卷好的 Huck 巾顶部
2	奶黄色的不透明玻璃杯(放在另一只装有 3 英寸×4 英寸海绵的杯内)	4	9 英寸海绵棒
1	药杯(放入装有 3 英寸×4 英寸海绵的奶黄色不透明玻璃杯中)	1	扁桃体钳(易出血者)
2	直动脉夹	1	6.5 英寸 Crile
1	Sauer 眼睛牵开器	1	5.75 英寸 Crile
1	Alm 牵开器	1	婴儿右角钳
1	Jansen 乳突牵开器	4	直蚊式钳
2	静脉牵开器	6	弯蚊式钳
2	八边形的钳子	3	细弯蚊式钳
2	7 英寸 Gerald 钳	2	有护套的管钳
2	6 英寸 DeBakey 钳	1	Ryder 持针器
1	Adson 扁平钳	1	Webster 持针器
2	Adson 有齿钳	1	直动脉剪
2	3 号刀柄	1	5.75 英寸 Mentzenbaum 剪
1	Castroviejo 持针器	1	弯 steven 剪
2	右角牵开器	1	直虹膜剪
2	Chops 牵开器	4	小巾夹(非穿透性)
1	一套 Garrett 扩张器,共 9 片(规格 1、1.5、2、2.5、3、3.5、4、4.5、5)	1	婴儿 Satinsky 钳
		1	弯动脉钳
		1	直动脉钳
		1	可随意使用的 ECMO 托盘(表 35.2)

关于缝合材料的信息,见附录 D。
ECMO,体外膜肺氧合。

3.肝素(50~150U/kg)。
4.局部用凝血酶或吸收性明胶海绵。
5. 0.25%利多卡因(加肾上腺素)。
6. 1%利多卡因(无肾上腺素)。
7.解冻冷沉淀物或市面上通用的纤维蛋白黏合剂(任选)。

E.操作技术:插管术的准备

1.让患儿躺平,将头部置于加热器的"脚部"。
2.将 X 线片盒快速放在患者下方,避免在操作过程中不必要地移动患者和移开插管。
3.用芬太尼(10~20μg/kg)麻醉患者。

4.用泮库溴铵麻醉患者(0.1mg/kg)。
5.将婴儿颈部用垫肩卷垫起来,使颈部过度伸展将头转向左侧(图 35.2)。这时放置 Bovie 地垫,确保气管导管的位置适当,这样它在手术过程中,就不会在手术单下缠绕,并确保可以接触到输液泵、静脉输液管和动脉插口,密切关注有无低血压。
6.监测生命指征,必要时再给一次芬太尼和(或)泮库溴铵(见第 7 章)。
7.用聚维酮碘溶液,对右侧颈部、胸部、耳朵做大面积消毒。
8.用无菌单盖住婴儿和病床。
9.使用 Steri-Drapes(3M Health Care,St.Paul.MN,U.S.A.),确保无菌巾铺在皮肤上。

表 35.2 可任意使用的体外膜肺氧合盘内的器材

数量	项目
2	1mL 注射器
1	20mL 注射器
1	6mL 注射器
1	3mL 注射器
1	针头连接器
3	单腔盘
2	纱布包
1	聚维酮碘软膏
1	15 号碳手术刀片
2	半透气性透明敷抖
1	8 号带把的 Frazier 吸头
1	利多卡因注入器
1	黄色小血管圈
1	手控烙器
1	4-0 vicryl 缝线
1	2-0 丝线缝线
1	6-0 prolene 缝线
4	海绵镊子
1	25 号针头
1	5mL 安颌氯化钠
1	3 号箔纸包装的 Surgilube
1	11 号碳手术刀片
2	无菌单
2	直管连接器 (0.25 英寸×0.25 英寸) (1 英寸=2.5cm)
1	1%利多卡因
1	长 3/16 英尺、直径 10 英寸的吸管
1	(14 号)袋装无菌巾

10.在切口处,用利多卡因(0.25%,加肾上腺素)做皮肤浸润麻醉(图 35.2)。

11.麻醉后至少等待 3 分钟。

12.从右锁骨上约 1cm 处切开,在胸锁乳突肌上做一个 2~3cm 的颈切口(图 35.3)。

13.继续使用电刀切开颈阔肌和皮下组织,直达胸锁乳突肌。

14.使肉眼可见的所有出血处的血液凝结。

15.用止血钳将胸锁乳突肌的胸骨头和锁骨头钝性分开,并使用自持式牵引器回缩肌肉(图 35.4)。

16.打开颈动脉鞘,辨别并分离颈总动脉、迷走神经和颈内静脉。

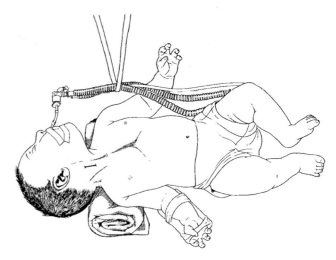

图 35.2 婴儿使用肩垫进行插管的姿态,头向左侧,颈切口位置被标示。

17.避免过多触及颈内静脉,在颈动脉插管术后分离颈内静脉,以免血管痉挛。

18.用硅胶圈包绕动脉,用 2-0 号线拴住动脉的远端和近端,用止血钳夹住丝线,但不要打结。避免在动脉上"见到"打结点。

19.估计导管插入的长度。

a.确定胸骨结节和剑突。

b.动脉导管大约插到胸骨结节和剑突之间距离的 1/3 处,通常在 3~4cm。

c.静脉导管大约插到胸骨结节和剑突之间距离的 1/2 处,通常在 7~7.5cm。

d.用 2-0 号绳结在导管上标出这些距离,如果套管有标记也可记下来。

20.给患儿注入 50~150U/kg 的大剂量肝素,根据估计的出血风险,等待 3 分钟以保证循环,再进行插管。

21.在此期间,可以用 1%的利多卡因或罂粟碱冲洗颈总动脉和颈内静脉,防止血管痉挛。

动脉插管术

1.结扎颈动脉远端的 2 号缝线,在动脉近端放置动脉夹。在置动脉夹之前,让血液通过以扩张血管。

2.在远端结扎线附近用 11 号解剖刀片横向切开动脉,在动脉切口的近端置 2 条 6-0 prolene 全层牵引线(Ethicon,Somerville,NewJersey)(图 35.5)。

在插管过程中,要使用牵引线,防止内膜下剥离发生。

3.如需要,用涂了外科无菌手术润滑油的 Garrett

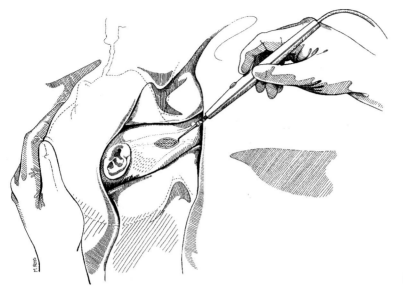

图 35.3 在胸锁乳突肌上做标记,用电刀做切口。

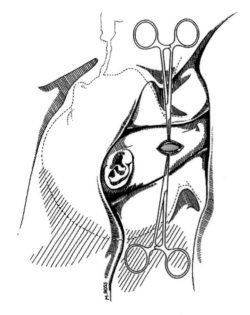

图 35.4 分离胸锁乳突肌,打开颈动脉鞘。

润滑扩张器,将动脉扩张至接近导管的尺寸。

4.在导管上放置无菌夹。润滑导管,除去动脉夹,将导管捅入血管。

5.用 2-0 号丝线将导管近端系在 0.5~1cm 的硅胶血管套钳上("bootie")以免在拔管过程中损伤血管(图 35.6)。一些外科医生会在近端结扎两根缝线以求安全。

6.结扎绕在导管远端的缝线,然后将远端和近端的缝线系在一起。

7.使血液回流到导管内以排出空气。

静脉导管术

1.不要用缝线牵引静脉,以免血管痉挛。

2.在静脉近端放置动脉夹,让血液扩张静脉。然后

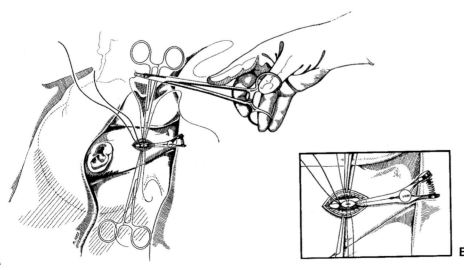

A

B

图 35.5 (A)在原位用血管钳分离颈动脉,显示在动脉切开部位置 6-0 的 prolene 牵引线。(B)(A)的放大视图。

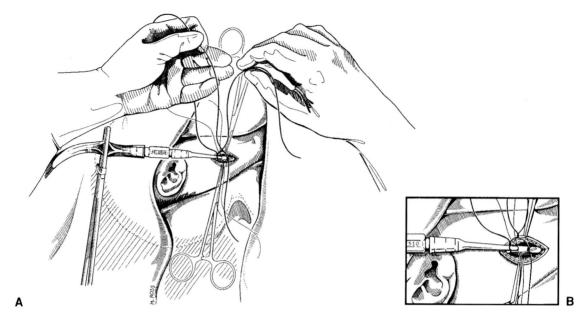

图 35.6　(A)用近端和远端的缝线将导管固定到一个"bootie"上。(B)(A)的放大视图。

用 2-0 号丝线结扎远端。

3.用 11 号手术刀片进行静脉切开术,可以将 2 根 6-0 号 prolene 线作牵引线,与动脉置管相同,但不是必要的。

4.润滑静脉导管,在导管上放置无菌管夹,扩张静脉切口。

5.当助手在近端置牵引线时,插入导管,在肝脏上加压以增加导管的血液回流(以降低空气栓塞的风险)。

在胸腔入口处捅入导管时会遇到轻微的阻力,在阻力下推进会撕裂静脉,操作时应轻轻向下方和后方加压。

6.用固定动脉导管相同的方式,固定静脉导管(图 35.6)。让血液回流到导管中去除空气(可能需要轻轻按压肝脏)。

7.如需要,用局部含凝血酶的吸水性明胶海绵,或市场通用的纤维蛋白黏合剂,压住伤口以助止血。

使用冷沉淀物和局部凝血酶会形成纤维凝块,可以 1:1 浓度分别装在注射器里,滴在伤口上。注意:如果混在一个注射器里,则会在注射器内形成凝块。目前市场上销售的类似产品为 Tisseel-HV Fibrin Sealant (Baxter Hyland Division,Glendale,California.)。

8.待患儿病情稳定后拍胸部 X 线片和(或)做心脏超声心动图确定导管位置(图 35.7)[10,11]。如果病情不稳定,可进行 ECMO。在患者达到了足够的氧合作用但手术伤口未关闭前拍摄 X 线片。

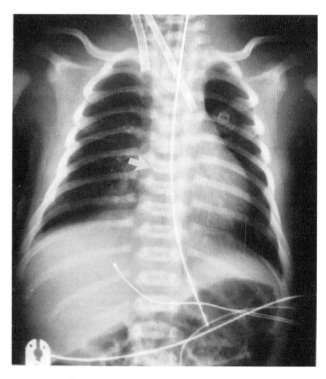

图 35.7　插管的透视照片,显示了正确的动脉导管和静脉导管的位置。注意 X 线片中的不透明点代表了静脉体外氧合插管的末端(箭头)。

静脉体外膜肺氧合导管术

在体外循环生命支持登记系统中,有60%以上接受ECMO的新生儿,采取了经过动静脉搭桥术治疗[12]。在新生儿出现呼吸衰竭时,动静脉ECMO逐渐被仅用一根双腔导管的静-静脉技术(图35.8)所取代。将导管置于右心房引流该处血液,然后再灌注回右心房。因此,仅需要进行右颈静脉插管术,而颈动脉无须置管。最初的静-静脉导管设计会导致严重的再循环,当ECMO流速>350mL/min时应限制它的使用。新型导管的开发,显著降低了再循环的程度[13]。双腔导管应放置在右心房,引导氧合血从返回腔流经三尖瓣,将再循环减至最小。12Fr、15Fr和18Fr导管均可批量使用,在新生儿中执行静-静脉ECMO[14]。

A.双腔静-静脉导管

1.Kendall 14Fr导管(Kendall Health Care Products,Mansfield,Massachusetts)。

2.OriGen 12Fr、15Fr和18Fr导管(OriGen Biomedical,Austin,Texas)。

3.Avalon Elite DLC,13~31Fr导管(Getinge AB,Gothenburg,Sweden)。

注意:Avalon导管需要在超声波或透视引导下插入,请参考www.getinge.com查看公司推荐。

B.静-静脉搭桥的优点

1.提供良好的肺循环支持。

2.避免结扎颈动脉。

3.维持正常的搏动血流量。

4.经过氧合的血流进入肺循环。

5.来自ECMO回路的微粒进入静脉循环,而不进入动脉循环。

C.静-静脉搭桥的缺点

1.缺乏心脏的支持。

2.ECMO支持依赖于患者的心脏功能。

3.导管的位置与旋转非常关键。

4.再循环血量大。

D.插管的操作技术

静-静脉ECMO插管技术除以下几点外,基本上与静-动脉ECMO静脉插管术相同。

1.虽然颈内静脉是采用双腔静-静脉导管插管唯一适合的血管,但除颈内静脉外,还应找到并分离出颈动脉。

如果需要即刻转换为动静脉搭桥,分离这两条血管就很有必要。

2.将携带氧合血液(动脉端)的导管沿管腔向上前方插入,至双腔导管的静脉端(图35.8)。

注意:避免弯曲或折返导管。

正确的导管位置有利于氧合血液直接回流至三尖瓣。因此可将返回ECMO回路的再循环氧合血量减至最小。

3.在颈内静脉的近端,也应插入导管向头部引流,即颈静脉球部导管,该导管经luer连接器接到ECMO回路上。为此,我们采用一种定制的带有Carmeda肝素涂层的Bio-Medicus静脉导管(Medtronic,Minneapolis,MN),用作头部导管。

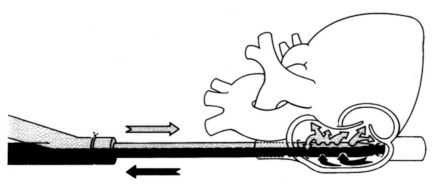

图35.8　位于右心房中部的静-静脉体外膜肺氧合导管的模式图。(Reprinted from Rais-Bahrami K, Van Meurs KP. Venoarterial versus venovenous ECMO for neonatal respiratory failure. *Semin Perinatol.* 2014;38(2):71-77, with permission from Elsevier.)

这样就可使额外的静脉血引流到 ECMO 回路上,防止静脉充血,也可测定头静脉的饱和度。

4.如果使用颈静脉球部导管测定脑血管饱和状态,进入回路时应特别小心,如果开关松动或处于开放状态,空气就会迅速进入回路的静脉侧。

E.将患者与体外膜肺氧合回路连接

提前用血液制品对回路进行预处理,预处理回路应与 ECMO 外科置管同时进行以便两者可以同时完成。回路的预处理不在本节叙述。

1.在导管内注入无菌生理盐水,将 0.6cm×0.6cm 的连接器插进管中,使导管与 ECMO 连接,由助手将无菌生理盐水滴入 ECMO 回路的末端和导管,以保证在连接前排出所有的残余气泡。

a.连接时不要挤压导管,否则放松时空气就会进入导管。

b.如果在管内发现气泡,必须从回路上将导管拔出,去除气泡后再连接,导管的重新连接应按照 E1 中的描述进行。

2.去除导管上的所有无菌夹,让助手握住导管,未消毒的导管夹固定在回路的动脉和静脉侧。

3.去除动脉夹使患者与 ECMO 连接,将夹子夹在连接桥上(图 35.9A),并拿掉静脉夹,这样就从回路中拿掉了所有非无菌夹。

很多急救中心现在使用一种"无血桥",里面装有肝素化生理盐水,并配有旋塞装置。因此,不需要在这种桥上放置夹子。在插管期间,该桥用机械旋塞来达到持续关闭,所以仅有导管上的夹子需要移除。

4.在 20~30 分钟的时间内,使 ECMO 血流增加到 50mL,直至达到足够的氧合作用 [通常速度应为 120mL/(kg·min)]。

如果此阶段出现低血压,可能需要输血。

5.当 ECMO 血流增加时,应逐渐降低呼吸机的设置和氧浓度。

常规动静脉 ECMO 的呼吸机设置为 10~15 次呼吸/min,峰压力限制在 15~20cmH_2O,呼气末正压(PEEP)为 8~10cmH_2O(取决于肺扩张和基础疾病状况),FiO_2 为 0.21~0.30。而对静-静脉 ECMO 建议使呼吸设置维持在 20~30 次呼吸/min。吸气压峰值为 20~25cmH_2O,呼吸末正压为 8~10cmH_2O,FIO_2 为 0.30~

0.35。

F.缝合颈部伤口

1.在缝合颈部伤口之前,应通过经胸 X 线片证实导管位于适当的位置,而且经 ECMO 回路得到充足的血流量。

2.剪断并取出牵引线。

3.用穿单丝缝线的无创针缝合皮肤。

4.用胃肠缝合针穿 2-0 丝线把导管固定在皮肤上。

5.用聚维酮碘软膏和半透气性透明敷料覆盖伤口。

6.将回路管固定在床旁,以减少对导管的牵引。

G.并发症

1.血管撕裂,常见于静脉。

a.使用 6-0 prolene 固定缝线可降低此风险。

b.不要使用过于粗大的导管。

2.与动脉插管术相关的主动脉分离[15]。

3.失血,尤其在静脉插管期间导管侧孔露在静脉外时。

4.血管痉挛,导致无法插入大导管来满足 ECMO 所需的血流量,以充分支持病人。

小号导管可减慢血流速度,需要在股静脉放置第 2 根静脉导管。两根导管必须做 Y 形连接共同进入 ECMO 回路。

5.由于刺激了迷走神经,可能发生心律失常和(或)心动过缓。

6.在患者与 ECMO 回路接通时,由于血管内空间增大,而引起低血压。

7.从静静脉 ECMO 转为动静脉形式。会在出现以下情况时进行转换。

a.尽管 ECMO 血流充足,但患者仍处低氧状态。

b.尽管用升压药支持,但患者仍有低血压。

c.在血流充足和已采用呼吸机处理后,患者的脑血流饱和状态仍低于 60%。

从静静脉 ECMO 转为动静脉形式,需要使用 Bio-MediCus 的动脉导管进行颈动脉置管,而静-静脉的双腔导管必须采用"Yd"形式组合来制作一个双腔静脉引流管(图 35.9)。

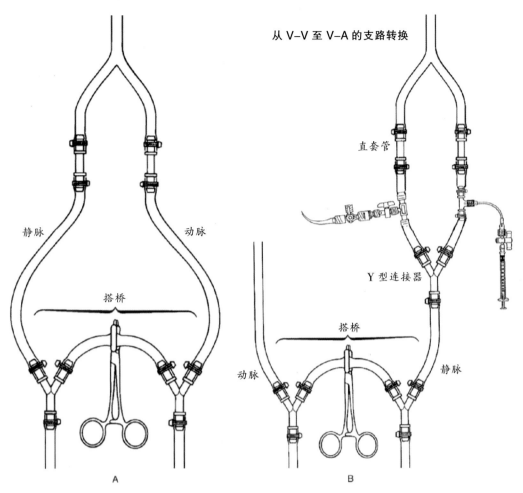

从 V–V 至 V–A 的支路转换

直套管

Y 型连接器

静脉　　动脉　　搭桥

A

动脉　　搭桥　　静脉

B

图 35.9　从 V–V(A)转换为 V–A(B)ECMO 的示意图。双腔 VV 导管与"Yd"结合制成双腔引流导管。

体外膜肺氧合撤管术

A.适应证

1.肺循环恢复后撤除 ECMO。
2.由于出血失控或肺循环无法恢复而撤除 ECMO。

B.禁忌证

患儿家属放弃治疗,并且允许进行尸检时,在尸检过程中拔除 ECMO 管较为合理,而不是先拔除 ECMO 管后进行尸检。

C.预防措施

1.在撤静脉导管时,患者必须处于麻痹状态,避免出现空气栓子。

2.血管脆弱并可能撕裂。应在床边准备好备用血液。

3.如果患者存在再次发生肺动脉高压的高危因素并因此需要进行第二次 ECMO(如严重的先天性膈疝),应延缓拔管 12~24 小时。在静脉导管位于右心房的情况下,该操作会加重血栓风险,在一些患者中,会导致严重的下腔静脉综合征。因而,在患者脱离旁路支持后,导管留在原位的时间应限制在 24 小时以内。导管被留置的时间应该被限定为不超过 24 小时。

D.人员、设备和药物

人员

除加药人员外,其他人员均与置管术相同。

设备

无菌

1.装有无菌单和缝线的手术托盘,与置管术相同。
2.半透气性透明敷料。
3.聚维酮碘软膏。
4.注射器(1~20mL)和针头(18~26 号)。
5.袋装血。
6.吸收性明胶海绵。

非无菌

与置管术相同。

药物

1.芬太尼(10~20μg/kg)。
2.维库溴铵(0.2mg/kg)。

由于操作过程相对较短,短效神经肌肉阻断剂较适宜。这样可以使患儿在撤管后,尽快恢复自主呼吸,有助于快速脱离呼吸机支持。

3. 0.25%利多卡因加肾上腺素。
4.局部用凝血酶。
5.鱼精蛋白(仅用 1mg)。

E.操作技术

撤管后的血管重建不包括在本章范围内。
1.用肩垫使婴儿的颈部处于伸展位。
2.在给维库溴铵之前先给芬太尼,使患者放松。由于在移除静脉导管时有出现空气栓塞的危险,在拔管期间保证患儿无自主呼吸,如果两剂维库溴铵未产生麻痹作用,可再给泮库溴铵。
3.给完麻醉剂后提高呼吸机参数,呼吸频率可调至 40~50 次/分,根据胸廓运动和潮气量将呼吸峰压调至 20~25cmH₂O,吸氧浓度调为 0.3~0.4。
4.消毒颈部,按插管术铺单。
5.用含有肾上腺素的 0.25%利多卡因进行麻醉。
6.剪断并去除连续单丝皮肤缝线。
7.去除填充的吸收性明胶海绵,暴露导管和血管。
如果该位置有颈静脉球囊导管,应将其首先移除以便更好地在可视情况下移除 VV ECMO 导管。
8.患者在关闭旁路后,颈静脉球囊导管在移除前应先夹闭。注意,在移除导管时夹闭不到位会导致空气进入循环中。

如果是 VA ECMO,由于静脉导管更易接近,通常会被首先移除。

9.钝性分离导管和周围组织。
10.用 2-0 丝线绕过静脉,用于牵引和止血。
11.在静脉周围放置 Satinsky 钳以固定导管(图 35.10)。
12.在夹子近端放置一条 2-0 丝线。
13.用 11 号外科手术刀在血管环("bootie")切断静脉内固定导管的丝线。
14.请 ECMO 专家从患者身上撤掉 ECMO 回路。
15.监测生命指征和氧饱和度以作为设置呼吸机的指标。撤掉 ECMO 回路后必须提高患者的通气设置。
16.外科医生移除静脉导管时,应将呼吸机保持在吸入状态,否则可能会形成空气栓塞。
17.纠正严重的失血。
18.切断 2-0 牵引线,在 Satinsky 钳近端结扎缝线,移除 Satinsky 钳。
19.分离动脉导管,游离并移除。

此拔管过程与撤除静脉导管的步骤相同,但不需要呼吸支持。

20.动静脉导管移除后给予鱼精蛋白(1mg IV)。
如果没有明显出血,则不需要给鱼精蛋白。

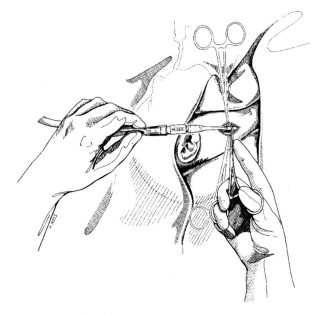

图 35.10　在移除 ECOM 导管前放置 Satinsky 静脉钳。

21.用无菌盐水冲洗伤口,对所有的出血部位进行烧灼止血。

22.如需要,用浸凝血酶的吸收性明胶海绵填充伤口,用可吸收缝合线,缝合表皮下的颈部切口。

23.去除皮肤上支撑套管的缝线。

24.在切口上敷聚维酮碘软膏,覆盖纱布和半透性透明敷料。

F.并发症

1.血管裂伤,可能需要开胸术予以纠正。

2.失血过多。

3.静脉空气栓塞。

致谢

我们感谢 Khodayar Rais-Bahrami、Gary E.Hartman 和 Billie Lou Short 的重要贡献,他们是本书前几版本章的作者。

参考文献

1. O'Rourke PP, Crone RK, Vacanti JP, et al. Extracorporeal membrane oxygenation and conventional medical therapy in neonates with persistent pulmonary hypertension of the newborn: a prospective randomized study. *Pediatrics*. 1989;84:957–963.
2. UK Collaborative ECMO Trail Group. UK collaborative randomised trial of neonatal extracorporeal membrane oxygenation. *Lancet*. 1996;348:75–82.
3. Mugford M, Elbourne D, Field D. Extracorporeal membrane oxygenation for severe respiratory failure in newborn infants. *Cochrane Database Syst Rev*. 2008;(3):CD001340.
4. Fortenberry JD, Lorusso R. The history and development of extracorporeal support. In: Brogan TV, Lequier L, Lorusso R, et al., eds. *Extracorporeal Life Support: The ELSO Red Book*. 5th ed. Ann Arbor, MI: Extracorporeal Life Support Organization; 2017:1.
5. Mahmood B, Newton D, Pallotto EK. Current trends in neonatal ECMO. *Semin Perinatol*. 2018;42(2):80–88.
6. Bartlett RH, Gattinoni L. Current status of extracorporeal life support (ECMO) for cardiopulmonary failure. *Minerva Anestesiol*. 2010;76(7):534–540.
7. Fletcher K, Chapman R, Keene S. An overview of medical ECMO for neonates. *Semin Perinatol*. 2018;42(2):68–79.
8. Sutton RG, Salatich A, Jegier B, et al. A 2007 survey of extracorporeal life support members: personnel and equipment. *J Extra Corpor Technol*. 2009;41:172–179.
9. Wang S, Palanzo D, Kunselman AR, et al. In vitro hemodynamic evaluation of five 6 Fr and 8 Fr arterial cannulae in simulated neonatal cardiopulmonary bypass circuits. *Artif Organs*. 2016;40(1):56–64.
10. Irish MS, O'Toole SJ, Kapur P, et al. Cervical ECMO cannula placement in infants and children: recommendations for assessment of adequate positioning and function. *J Pediatr Surg*. 1998;33:929–931.
11. Thomas TH, Price R, Ramaciotti C, et al. Echocardiography, not chest radiography, for evaluation of cannula placement during pediatric extracorporeal membrane oxygenation. *Pediatr Crit Care Med*. 2009;10:56–59.
12. *Neonatal ECMO Registry of the Extracorporeal Life Support Organization (ELSO)*. Ann Arbor, MI: ELSO; 2018. https://www.elso.org/Registry.aspx
13. Rais-Bahrami K, Rivera O, Mikesell GT, et al. Improved oxygenation with reduced recirculation during venovenous extracorporeal membrane oxygenation: evaluation of a test catheter. *Crit Care Med*. 1995;23:1722–1725.
14. Rais-Bahrami K, Waltom DM, Sell JE, et al. Improved oxygenation with reduced recirculation during venovenous ECMO: comparison of two catheters. *Perfusion*. 2002;17:415–419.
15. Paul JJ, Desai H, Baumgart S, et al. Aortic dissection in a neonate associated with arterial cannulation for extracorporeal life support. *ASAIO J*. 1997;43:92–94.

第 36 章

血管痉挛和血栓形成的处理

Matthew A. Saxonhouse, Ashley Hinson

A.定义

在儿科群体中,新生儿形成血栓的风险最高。环境和遗传因素相互作用,动脉和中心静脉导管的应用,均会增加血栓形成的风险[1,2]。本章重点介绍与导管应用相关的血栓形成。治疗建议基于专家意见和系统病例研究。对存在严重血栓的新生儿,应在具备专科和实验室支持的三级诊疗中心进行治疗。

1.血栓前状态(血液高凝状态)是一种遗传基因突变,表现为缺乏或严重缺乏抗凝因子,抗凝因子水平正常但功能不足,或者促凝蛋白、辅因子产生过量。

2.血管痉挛是一种短暂的、可逆的动脉收缩,经常由血管插管和动脉采血引起。

3.血栓是完全的或部分性堵塞动静脉的血凝块。

4.抗凝作用指应用抗凝剂防止血液凝结。

5.溶栓作用指应用溶栓剂破坏或溶解血液凝块。

B.评价

临床诊断

1.与新生儿血栓形成相关的危险因素见表 36.1。

2.新生儿血栓可发生在不同部位,并可能出现不同的症状和体征(表 36.2)。

3.周围动脉的血管痉挛表现为相关部位瞬间苍白,或由于搏动和血流减少引起严重发绀。血管痉挛对机体的影响从发作开始通常持续不超过 4 小时,但其症状很难与血栓栓塞区分。动脉血管痉挛的诊断,经常依靠短暂性的局部缺血变化,和可完全恢复循环的临床表现进行回顾性的诊断(图 36.1 和图 36.2)[3]。

4.各部位血管血栓的非特异性表现为持续性菌血症、血小板减少和(或)导管相关障碍[4]。

5.在许多血栓病例中,临床体征可能是罕见或不存在,这些症状可能是在超声检查中偶然发现的。

表 36.1　新生儿血栓形成的危险因素[27,34]

产妇危险因素	分娩危险因素	新生儿危险因素
不孕症	紧急剖官产	中央静脉/动脉导管 [a]
羊水过少	胎儿心率异常	先天性心脏病
血栓前病变	器械助产	败血症
子痫前期	胎粪污染	脑膜炎
糖尿病		出生窒息
宫内生长受限		呼吸窘迫综合征
绒毛膜羊膜炎		脱水
胎膜早破		先天性肾病/肾病综合征
自身免疫性疾病		坏死性小肠结肠炎
		红细胞增多症
		肺动脉高压
		手术
		体外膜氧合
		药物(类固醇)

[a] 血栓形成的最大危险因素。

表 36.2　新生儿血栓的位置和最佳影像学诊断方法

血管	血栓类型(可能涉及的血管)	成像方式
动脉	围生期动脉缺血性脑卒中(左侧大脑中动脉、大脑前动脉、大脑后动脉)	弥散加权 MRI/MRA
	医源性(腹主动脉、桡动脉、肾动脉、肠系膜动脉、腘动脉)	多普勒超声
	自发性(髂动脉、左肺动脉、主动脉弓、降主动脉、肾动脉)	
静脉	医源性/自发性血管闭塞(上腔静脉、下腔静脉、肝静脉、锁骨下静脉、腹腔静脉、外周静脉)	
	肾静脉	
	门静脉	
	脑窦静脉(上矢状窦、浅静脉系统横窦、深静脉系统直窦)	磁共振扩散加权成像加静脉造影
	先天性心脏病相关(右/左心房、右/左心室、上腔静脉、下腔静脉)	超声心动

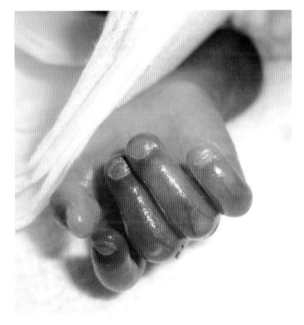

图 36.1　因尝试给极早产儿进行动脉插管,引起的血管痉挛。

影像学诊断

1.新生儿血栓形成的最佳诊断方法(表 36.2)。

2.血管造影术。是诊断血栓的金标准,给出了血栓症的最佳定义,但对危重病婴儿很难操作。需要注入高渗或引起血管体积增加的对比剂[5]。

3.多普勒超声波检查。便捷,非侵入性,可全程监测进展。但与血管造影术相比可出现假阳性和假阴性结果[6]。

其他辅助诊断的检查

1.获得所有血管血栓症病例的详细家族史。

2.血栓前状态(血液高凝)会增加新生儿发生病理性血栓的风险。建议在其他危险因素存在的情况下,对有明显血栓形成的新生儿进行血栓形成前的遗传检测[7]。建议对有明显血栓形成(无症状的中心静脉导管血栓除外)的新生儿进行检测是否存在血液高凝的其他高危因素(表 36.3)[7]。

3.应在有经验的三级诊疗中心进行实验室评估,该中心需具备实验室支持或可靠的转诊条件。这种方法可以大大减少检测所需的血液量[2]。

4.由于许多促凝/抗凝蛋白水平低于成人,新生儿早期诊断血栓疾病很困难。如果在新生儿期出现异常指标,应在 3~6 个月大时复查。

5.脂蛋白在出生后 1 年内应升高,如果在 3~6 个月时的浓度较低,应在 8~12 个月时复查(特别是白种人)。

6.新生儿期的 DNA 的分析(表 36.3)是准确且易得的。

7.由于危险因素、血栓类型、血栓严重程度和治疗方案存在差异,需进行不同的评估(表 36.3)。

8.急性损伤发生后,应检测全血细胞计数(CBC)、凝血酶原时间(PT)、活化部分凝血活酶时间(aPTT)和纤维蛋白原水平。

9.对围生期缺血性脑梗死的患儿,应进行胎盘病理学检查[8]。

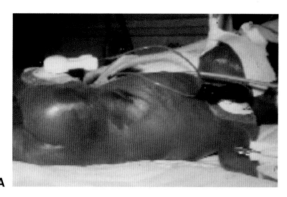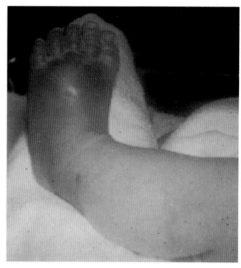

图 36.2   与脐动脉插管有关的皮肤坏死,这种病变会发生在血管痉或栓塞后。(A)当局部出血牵涉这些部位时,可能会出现脊椎损伤。(B) 对于栓塞动脉损害肢体末端是一个普通部位。这个阶段全范围的损伤是不可预知的。(Reprinted with permission from Fletcher MA. *Physical Diagnosis in Neonatology.* 1st ed. Philadelphia, PA: Lippincott–Raven; 1998:127.)

表 36.3   血栓前病变的实验室评估

有高危因素下的实验室检查	无高危因素下的实验室检查
■ 抗磷脂抗体、抗心磷脂抗体和狼疮抗凝剂 (IgG、IgM)[a]	■ 抗磷脂抗体、抗心磷脂抗体和狼疮抗凝剂 (IgG,IgM)[a]
■ 蛋白 C 活性[b]	■ 蛋白 C 活性[b]
■ 蛋白 S 活性[b]	■ 蛋白 S 活性[b]
■ 脂蛋白(a)[b]	■ 抗凝血酶(活性测定)[b]
■ 纤溶酶原水平[b](溶栓前)	■ 凝血因子 V[c]
■ 抗凝血酶Ⅲ活性[b]	■ 凝血酶原 G[c]
■ 凝血因子 V[c]	■ PAI–1 基因 4G/5G 杂合突变[c]
■ 凝血因子Ⅱ G20210A(凝血酶原 G)[c]	■ 同型半胱氨酸水平[b](若升高,筛查亚甲基四氢叶酸还原酶基因突变)
	■ 脂蛋白(a)[b]
	■ 凝血因子Ⅷ活性[b]
	■ 凝血因子Ⅻ活性[b]
	■ 纤溶酶原活性[b]
	■ 肝素辅因子Ⅱ[b]

[a] 可在孕早期从母体血清中进行检测。

[b] 蛋白水平测试受急性血栓栓塞结果影响,在作出最终诊断前需在 3~6 个月龄前重复监测。建议在生后 3~6 个月时进行系统评估(基于 DNA 的分析除外)[21]。抗凝期间实施检测,应在停用抗凝剂 14~30 天后进行。脂蛋白(a)水平建议在 8~12 个月时复查。

[c] 基于 DNA 的分析。

C.动脉血管痉挛/血栓的处理

动脉血管痉挛

血管痉挛的治疗步骤,如图 36.3 所示。

动脉血栓的处理(导管相关或特发性)[12]

1.拔出导管[9]。

2.如无生命危险或危及肢体,应开始抗凝治疗。

3.如有危及生命、肢体或器官的情况,应考虑溶栓治疗。

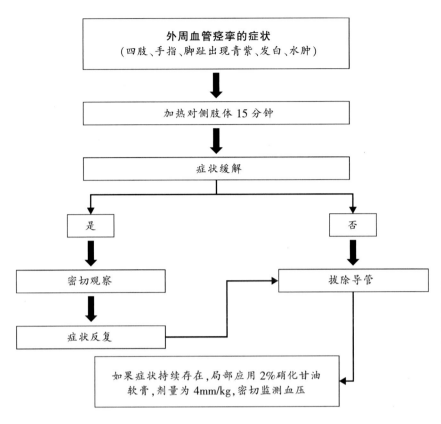

图 36.3 外周血管痉挛的处理流程。示图为新生儿 PALS(儿科高级生命支持)和 UAC(脐动脉置管)导致的外周血管痉挛的评估和处理建议。(Adapted from Saxonhouse MA. Thrombosis in the neonatal intensive care unit. *Clin Perinatol.* 2015;42(3):651–673. Copyright © 2015 Elsevier. With permission.)

d. 如有溶栓禁忌证,可行手术取栓。

D. 静脉血栓的处理

与插管相关的血栓处理

1. 一般原则。

a. 进行血栓溶解,解决中心静脉导管阻塞,恢复导管通畅性的方法已经在第 32 章介绍过。

b. 对静脉血栓的处理,可以包括以下单项或多项措施:持续密切观察的支持疗法、抗凝疗法、溶栓疗法、手术干预[4]。

c. 与新生儿置管相关的血栓治疗仍在摸索中。当前公开发表的治疗手册集合了基于普遍的临床实践,病例研究和从成人治疗手册中推断出的治疗原则[2,4]。

d. 对新生儿的血栓治疗高度个体化,要根据血栓形成的范围和程度,肢体受累或器官灌注减少对功能的影响程度,和抗凝治疗或溶栓治疗引发出血并发症的潜在风险来决定[4,9]。

e. 部分患儿可采用期待治疗或观察疗法——即不采用抗凝疗法或溶栓疗法。

f. 临床应用抗凝治疗可防止血栓扩散或栓塞[10]。

g. 血栓严重危及生命、器官或肢体时,可进行溶栓治疗[9]。

h. 设立在加拿大的国际儿童易栓症网络,可 24 小时向世界各地治疗儿童血栓疾病的医师提供免费咨询服务。北美的免费电话是 1–800–NO–CLOTS,其他地区的电话是 1–905–573–4795(网址为 http://www.1800noclots.ca/),与网络和其客服联系可获得当前的治疗指南。

2. 管理[4]。

a. 方案 1。

抗凝疗法 3~5 天后可拔除导管。抗凝治疗应持续到血栓溶解。根据血栓的大小、位置和症状,抗凝治疗周期可持续 6 周~3 个月。

b. 方案 2。

对拔除导管后给予支持性护理的情况,应进行放射线检查。如果发生血栓进展,则应开始抗凝,根据血栓的大小、位置和症状,治疗周期为 6 周~3 个月。

c. 不推荐用溶栓治疗应对新生儿静脉血栓,除非主要血管堵塞,引起四肢、器官严重受损。

肾静脉血栓形成(RVT)[4,11,12]

1. 单侧 RVT。

a.无肾损害或下腔静脉扩张(IVC)。

对 RVT 行支持性护理与监测。如果发生血栓进展,则应开始抗凝治疗 6 周~3 个月。

b.下腔静脉扩张。

抗凝治疗 6 周~3 个月。

2.双侧 RVT。

a.无肾损害或下腔静脉扩张。

对 RVT 行支持性护理与监测。如果发生血栓进展,则应开始抗凝治疗 6 周~3 个月。

b.下腔静脉扩张。

抗凝治疗 6 周~3 个月。

c.肾衰竭。

用重组组织型纤溶酶原激活剂(rTPA)进行溶栓治疗,随后进行 6 周~3 个月的抗凝治疗。

门静脉血栓形成(PVT)[13]

1.婴儿临床情况稳定,未观察到血栓进展。

在 7~10 天内复查超声,无须其他治疗。

2.血栓延伸至下腔静脉、右心房和(或)右心室,但无终末器官损害。

抗凝 10 天后,重复超声检查。如果血栓消失,可以停止治疗;若血栓仍存在,继续抗凝治疗 6 周~3 个月,具体取决于后续影像学检查。

3.血栓延伸至下腔静脉、右心房和(或)右心室,伴终末器官损害。

进行溶栓治疗并每天行超声监测。发现改善时,可停止溶栓,继续抗凝治疗 6 周~3 个月。

E.抗凝/溶栓治疗

一般原则

1.颅内出血是常见并发症。

2.需考虑可能出现的严重并发症,治疗原则为利大于弊。

3.治疗应考虑咨询儿童血液科。

绝对禁忌证[1,4,14]

1.最近 10 天内接受过中枢神经系统手术,或先前存在脑缺血损伤(包括出生窒息)。

2.活动性或大出血。

3.最近 3 天内有侵入性手术。

4. 48 小时内癫痫发作。

相对禁忌证[1,4,14]

1.血小板计数<50×10⁹/L(新生儿<100×10⁹/L)。

2.纤维蛋白原<100mg/dL。

3.严重缺乏凝血因子。

4.高血压。

治疗期间的注意事项

1.不要进行动脉穿刺。

2.不要进行皮下或肌内注射。

3.不要进行尿路插管。

4.避免用阿司匹林或其他抗血小板药物。

5.对于颅内出血可连续监测头部超声。

UFH(普通肝素)

1.新生儿存在无症状血栓,或有症状但不严重的血栓时,可使用 UFH。

2.新生儿抗凝血酶浓度低,可降低抗凝剂的抗血栓疗效[15]。

3.检查全血细胞计数、血小板计数、测定部分凝血酶活性时间(aPTT)、凝血酶原时间及开始 UFH 治疗前的纤维蛋白原水平。

4.有明显危险或血栓进展证据时,需进行小剂量给药[10]。

5.剂量和监测(表 36.4)。

6.每天检查血小板计数,持续 2~3 天,直到达到治疗水平。此后每周至少 2 次,仅限于普通肝素。

7.在治疗过程中和治疗后严密监测血栓。

8.并发症。

a.出血:停止普通肝素注射,如果抗 FXa 水平>0.8U/mL,并且有活动性出血,考虑使用鱼精蛋白。剂量:如果距上次接受肝素注射的时间<30 分钟应给予 1mg/100U 肝素。保守使用鱼精蛋白,开始时使用的剂量要小于计算量[16]。

b.肝素诱导的血小板减少症(在新生儿中少见)[17]。

LMWH(低分子肝素)[16,17]

1.新生儿存在无症状血栓或有症状但不严重的血栓时,可应用 LMWH。

2.依诺肝素在低分子肝素中是最常用的[18]。

3.剂量和监测见表 36.4。

表 36.4　新生儿 UFH(普通肝素)和 LMWH(低分子肝素)治疗的推荐剂量[4,21,22]

胎龄 a	UFH(普通肝素)	LMWH(低分子肝素)
<32 周	15 U/(kg·h)	1.5mg/kg 皮下注射每 12 小时
>32 周	28 U/(kg·h)	2mg/kg 皮下注射每 12 小时
		预防性用药
		0.75mg/kg 皮下注射每 12 小时
		抗因子 Xa(抗 FXa)水平 0.1~0.3U/mL 为治疗目标
UFH(普通肝素)和 LMWH(低分子肝素)的剂量监控 b		
普通肝素	维持抗因子 Xa 水平在 0.3~0.7U/mL。开始治疗后 4~6 小时检查血药浓度。治疗期间应每天监测抗因子 Xa 水平。给予负荷剂量后 4~6 小时,或每次注入速度变化后 4~6 小时,检查抗因子 Xa 水平	
低分子肝素	维持抗因子 Xa 水平在 0.5~1.0U/mL。3 剂治疗后 4 小时检查抗因子 Xa 水平。治疗有效则在 48 小时内重复检查。如果持续有效,每周检查一次	

a 剂量也适用于孕龄(胎龄+月经周期)。
b UFH 和 LMWH 基于抗因子 Xa 水平的剂量调整[4]。
补充说明:开始抗凝之前需进行全血细胞计数、血小板计数和凝血筛查(包括部分凝血酶活性时间、凝血酶原时间和纤维蛋白原)。有明显危险或血栓进展的证据时,需进行小剂量 UFH 推注给药[10]。推荐剂量:胎龄<32 周 25U/kg iv 10min 以上;胎龄>32 周 50U/kg iv 10min 以上。如果有肾功能障碍,应咨询药师剂量问题。

4.要停止抗凝治疗,只需简单地停止低分子肝素疗法。如果需要进行侵入性手术,如腰椎穿刺,应停止低分子肝素,并在治疗之前测量抗 FXa 水平。

5.如果需要立即实施解毒,可以使用鱼精蛋白。剂量按 1:1 与低分子肝素搭配。剂量可分为 2~3 等份以监测抗 FXa 水平[19]。

溶栓剂

1.在血栓影响范围大,且严重危及器官和肢体功能时,应使用溶栓剂[4,14,20]。

2.溶栓剂应选择 rTPA。

3.rTPA 通过将纤维蛋白结合的血纤维蛋白溶酶原转化成血纤维蛋白溶酶,然后将凝块内的纤维蛋白裂解为纤维蛋白降解产物。rTPA 不产生抗原且半衰期短。从新鲜、冷冻的血浆中,提取血纤维蛋白溶酶原增强了溶解血栓的作用。

4.溶栓治疗不抑制凝块的扩散,因此在溶栓期间应采用低剂量 UFH[10U/(kg·h)]进行抗凝治疗。

5.剂量[20-22]。

a.从 0.03mg/(kg·h)开始。

b.可每 12~24 小时进行一次剂量调整,依次为 0.06mg/(kg·h)、0.1mg/(kg·h)、0.2mg/(kg·h)、0.3mg/(kg·h)(最大剂量)。

6.溶栓治疗期间的剂量调整和影像学检查。

a.动脉血栓应每隔 6~8 小时重新成像一次。

b.静脉血栓应每隔 12~24 小时重新成像一次。

c.如果重复成像显示血栓溶解率<50%,则升高剂量至更高一级,并在 12~24 小时内重复显像。

d.如果重复成像显示血栓溶解率为 51%~94%,继续注射相同剂量,12~24 小时内重复显像。

e.如果重复成像显示血栓溶解率>95%,停止溶栓并开始抗凝。

f.如果在开始输液后 12~24 小时内无凝块溶解或 d-二聚体没有增加,可给予 10mL/kg 的 FFP 来提供纤溶酶原以提高 rTPA 的疗效。

6.治疗期间的监测(表 36.5)。

抗凝疗法/纤溶疗法的并发症

1.颅内出血。足月儿的发生率约 1%,早产儿为 13%,在生后第一周接受过治疗的早产儿高达 25%。早产儿的数据受到"自发性"脑室内出血风险的干扰[23]。

2.其他主要器官出血。胃肠道与肺。

3.穿刺部位和新近插管部位出血。应注意留置导管,注入低分子肝素部位的出血和血肿[24,25]。

4.血尿。

5.血栓。

表 36.5 新生儿溶栓治疗的监测建议

监测项目	监测时间	监测水平
血栓栓塞影像学	在开始治疗之前 治疗期间每 12~24 小时	
纤维蛋白原水平	在开始治疗之前 开始治疗后 4~6 小时 每 12~24 小时	最低 100mg/dL 补充冷沉淀
血小板计数	在开始治疗之前 开始治疗后 4~6 小时 每 12~24 小时	最低 (50~100)×10⁴/μL，视出血风险而定
颅骨影像学	在开始治疗之前 治疗期间每天	
凝血实验	在开始治疗之前 开始治疗后 4~6 小时 每 12~24 小时	
纤溶酶原	在开始治疗之前 开始治疗后 4~6 小时 每 12~24 小时	足以实现溶栓 开始治疗前补充纤溶酶原 (FFP) 以确保充分溶栓
黏膜渗血	在所有临床评估中	局部凝血酶

心脏内血栓脱落，引起心脏瓣膜或主要血管梗阻，形成肺血栓或全身血栓。

F.外科干预[26]

1.使用显微外科技术或者显微外科与溶栓联合治疗方案，既可以迅速恢复血流，又可避免大出血并发症，尤其是对周围动脉闭塞的患者[26]。

2.由于可能需要同时进行手术处理，建议尽早请外科医师会诊，特别是那些威胁生命、威胁肢体的紧急病例。

参考文献

1. Beardsley DS. Venous thromboembolism in the neonatal period. *Semin Perinatol.* 2007;31:250–253.
2. Saxonhouse MA. Thrombosis in the neonatal intensive care unit. *Clin Perinatol.* 2015;42:651–673.
3. Haase R, Merkel N. Postnatal femoral artery spasm in a preterm infant. *J Pediatr.* 2008;153:871.
4. Monagle P, Chan AK, Goldenberg NA, et al. Antithrombotic therapy in neonates and children: Antithrombotic therapy and prevention of thrombosis, 9th ed: American college of chest physicians evidence-based clinical practice guidelines. *Chest.* 2012;141:e737S–e801S.
5. Greenway A, Massicotte MP, Monagle P. Neonatal thrombosis and its treatment. *Blood Rev.* 2004;18:75–84.
6. Albisetti M, Andrew M, Monagle P. Hemostatic abnormalities. In: de Alarcon PA, Werner EJ, eds. *Neonatal Hematology.* Cambridge: Cambridge University Press; 2005:310–348.
7. Manco-Johnson MJ, Grabowski EF, Hellgreen M, et al. Laboratory testing for thrombophilia in pediatric patients. On behalf of the subcommittee for perinatal and pediatric thrombosis of the scientific and standardization committee of the International Society of Thrombosis and Haemostasis (ISTH). *Thromb Haemost.* 2002;88:155–156.
8. Elbers J, Viero S, MacGregor D, et al. Placental pathology in neonatal stroke. *Pediatrics.* 2011;127:e722–e729.
9. Albisetti M. Thrombolytic therapy in children. *Thromb Res.* 2006;118:95–105.
10. Bhatt MD, Paes BA, Chan AK. How to use unfractionated heparin to treat neonatal thrombosis in clinical practice. *Blood Coagul Fibrinolysis.* 2016;27(6):605–614.
11. Lau KK, Stoffman JM, Williams S, et al. Neonatal renal vein thrombosis: review of the English-language literature between 1992 and 2006. *Pediatrics.* 2007;120:e1278–e1284.
12. Messinger Y, Sheaffer JW, Mrozek J, et al. Renal outcome of neonatal renal venous thrombosis: review of 28 patients and effectiveness of fibrinolytics and heparin in 10 patients. *Pediatrics.* 2006;118:e1478–e1484.
13. Williams S, Chan AK. Neonatal portal vein thrombosis: diagnosis and management. *Semin Fetal Neonatal Med.* 2011;16:329–339.
14. Manco-Johnson M. Controversies in neonatal thrombotic

disorders. In: Ohls R, Yoder M, eds. *Hematology, Immunology and Infections Disease: Neonatology Questions and Controversies*. Philadelphia, PA: Saunders Elsevier; 2008:58–74.

15. Ignjatovic V, Straka E, Summerhayes R, et al. Age-specific differences in binding of heparin to plasma proteins. *J Thromb Haemost*. 2010;8:1290–1294.

16. Saxonhouse MA, Manco-Johnson MJ. The evaluation and management of neonatal coagulation disorders. *Semin Perinatol*. 2009;33:52–65.

17. Martchenke J, Boshkov L. Heparin-induced thrombocytopenia in neonates. *Neonatal Netw*. 2005;24:33–37.

18. Thornburg C, Pipe S. Neonatal thromboembolic emergencies. *Semin Fetal Neonatal Med*. 2006;11:198–206.

19. Wiernikowski JT, Chan A, Lo G. Reversal of anti-thrombin activity using protamine sulfate. Experience in a neonate with a 10-fold overdose of enoxaparin. *Thromb Res*. 2007;120: 303–305.

20. Wang M, Hays T, Balasa V, et al. Low-dose tissue plasminogen activator thrombolysis in children. *J Pediatr Hematol Oncol*. 2003;25:379–386.

21. Manco-Johnson MJ. How I treat venous thrombosis in children. *Blood*. 2006;107:21–29.

22. Armstrong-Wells JL, Manco-Johnson MJ. Neonatal thrombosis. In: de Alarcon PA, Werner EJ, Christensen RD, eds. *Neonatal Hematology*. New York: Cambridge University Press; 2013:282.

23. Nowak-Gottl U, Auberger K, Halimeh S, et al. Thrombolysis in newborns and infants. *Thromb Haemost*. 1999;82(Suppl 1): 112–116.

24. van Elteren HA, Veldt HS, Te Pas AB, et al. Management and outcome in 32 neonates with thrombotic events. *Int Jo Pediatr*. 2011;2011:217564.

25. van Elteren HA, Te Pas AB, Kollen WJ, et al. Severe hemorrhage after low-molecular-weight heparin treatment in a preterm neonate. *Neonatology*. 2011;99:247–249.

26. Coombs CJ, Richardson PW, Dowling GJ, et al. Brachial artery thrombosis in infants: an algorithm for limb salvage. *Plast Reconstr Surg*. 2006;117:1481–1488.

27. Alioglu B, Ozyurek E, Tarcan A, et al. Heterozygous methylenetetrahydrofolate reductase 677C-T gene mutation with mild hyperhomocysteinemia associated with intrauterine iliofemoral artery thrombosis. *Blood Coagul Fibrinolysis*. 2006;17:495–498.

28. Boffa MC, Lachassinne E. Infant perinatal thrombosis and antiphospholipid antibodies: a review. *Lupus*. 2007;16:634–641.

29. Kenet G, Nowak-Gottl U. Fetal and neonatal thrombophilia. *Obstet Gynecol Clin North Am*. 2006;33:457–466.

30. Kosch A, Kuwertz-Broking E, Heller C, et al. Renal venous thrombosis in neonates: prothrombotic risk factors and long-term follow-up. *Blood*. 2004;104:1356–1360.

31. Nagel K, Tuckuviene R, Paes B, et al. Neonatal aortic thrombosis: a comprehensive review. *Klin Padiatr*. 2010;222:134–139.

32. Sharathkumar AA, Lamear N, Pipe S, et al. Management of neonatal aortic arch thrombosis with low-molecular weight heparin: a case series. *J Pediatr Hematol Oncol*. 2009;31:516–521.

33. Tridapalli E, Stella M, Capretti MG, et al. Neonatal arterial iliac thrombosis in type-I protein C deficiency: a case report. *Ital J Pediatr*. 2010;36:23.

34. Rosendaal FR. Venous thrombosis: The role of genes, environment, and behavior. *Hematology Am Soc Hematol Educ Program*. 2005:1–12.

呼吸管理

第 37 章

经鼻持续气道正压通气

Hany Aly，M.A. Mohamed

A.定义

持续气道正压通气(CPAP)是一种在患儿有自主呼吸的基础上，通过持续送气来维持气道正压的辅助通气方式。CPAP 最早是在 19 世纪 60 年代，由 George A.开始使用的[1]。最初是将患儿头部装进半封闭装置中产生正压，随后，采用扣住口鼻的面罩[2]。这两种办法的一个突出问题是进食困难，所以产生了现有的经鼻通气的 CPAP 装置[3]。气泡式 CPAP(b-CPAP)是原始 CPAP 的改进版，通过远端呼气管路低于密封容器的水平面以下，产生呼气末正压[4-6](图 37.1)。

b-CPAP 不需要使用呼吸机，主要应用于发生(或有可能发生)呼吸窘迫综合征，频繁呼吸暂停，或心动过缓的低出生体重早产儿[7]。除了以上情况之外，早期

证据表明对于小早产儿，b-CPAP 可能比呼吸机衍生的 CPAP 更有效[8]。

CPAP 具有以下生理作用

- 通过增加功能残气量防治肺泡萎陷。固定气道和横膈。
- 刺激呼吸，减少呼吸暂停。
- 通过减轻炎症反应保护表面活性剂[9]。延长使用时间，刺激肺组织的生长[10]。

B.适应证

1.早产儿患有呼吸窘迫综合征，或有罹患呼吸窘迫的高危因素。

2.早产儿频繁呼吸暂停或心动过缓。

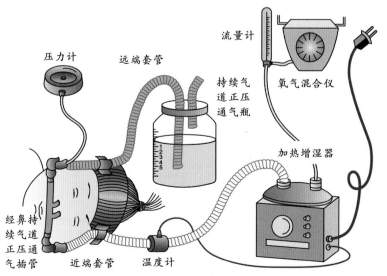

图 37.1 b-CPAP 循环通路。简图展示了 b-CPAP 装置的构成，它可以在床旁组装，也可以进行商业制造。加温加湿的混合气体进入患儿气道。呼气管路末端低于水面以下，产生呼气末正压(通常 5cmH_2O)。

3.新生儿出现暂时性呼吸急促。

4.呼吸机辅助通气撤机后。

5.新生儿出现膈肌麻痹和气管软化。

何时使用 b-CPAP

1.出生体重<1200g 的早产儿在产房内即应开始使用 b-CPAP,为了减少肺泡塌陷。

2.出生体重≥1200g 的婴儿在以下条件下,可以开始使用 b-CPAP。

a.呼吸频率>60 次/分。

b.轻度至中度呻吟。

c.轻度至中度三凹征。

d.导管前氧饱和度小于 93%。

e.频繁呼吸暂停。

C.禁忌证

1.后鼻道闭锁。

2.先天性膈疝。

3.产房内可能引起 b-CPAP 失败的情况。

a.超小胎龄新生儿(≤24 周)。

b.产妇麻醉,导致婴儿无自主呼吸。

4.相对禁忌证。早产儿出现典型呼吸暂停时,可能需要通过可变的气流装置,来进行经鼻间歇正压通气(NIPPV)[11]。

D.设备

b-CPAP 系统由两部分组成

1.一套呼吸装置配有两支螺纹管。

a.吸气管路输送加温加湿的气体。

b.呼气管路末端浸泡在水(或 0.25%醋酸)中,以产生呼气末正压。

2.连接鼻部的呼吸循环装置(图 37.2)。

a.尖头鼻塞。

b.钩环扣件,如 Velcro 黏合贴(用于黏合管路系统与唇上皮肤)。

c.薄水胶体敷料(对鼻中隔形成保护层)。

d.CPAP 头帽。

e.胶布。

E.操作技术

1.启动 b-CPAP

a.非呼吸机衍生的 b-CPAP,涉及制作一个简单的水封装置,可以放在新生儿病房。

(1)上述装置,由一个装有水的容器组成,通过该容器,患儿的呼出气体排入水中,产生气泡,呼气末压力达到 5cmH_2O。

(2)呼气管路末端位于水平面的位置越低,呼气末正压越高(图 37.1)。

(3)重要的一点是将水瓶拴在静脉输液架上,平行或低于患儿胸腔水平,避免意外位移或水溢出。

(4)市场上买得到的,预装配的循环路径需遵循同样的原则。

b.操作前的准备工作。

(1)摆正体位(抬高床头 30°)。

(2)轻柔吸引口腔、鼻腔、咽部。

(a)使用 8 号吸引管,较小的吸引管效果欠佳。

(3)肩下垫毛巾(允许颈部轻微伸展,保持气道开放)。

(4)用水清洗上唇。

(5)在上唇涂一层薄薄的水胶体敷料,同时能覆盖鼻小柱及双侧鼻孔(图 35.2)。

(6)截取部分 Velcro 纤维,将其固定在水胶体敷料上。

(7)截取两条 Velcro 纤维(8mm 宽),将其绑在设备横臂两侧,距鼻塞处约 1cm。

c.将鼻塞置于患儿鼻孔中(图 37.3)。

(1)使用大小合适的鼻塞。大小合适的鼻塞能舒适地贴合于鼻孔,又不挤压鼻中隔。如果鼻塞太小,会增加气道压力抵抗,难以维持合适的气道压力。如果鼻塞太大,又会造成黏膜及鼻中隔损伤。

(2)进入鼻孔的鼻塞大小要裁剪合适。

(3)轻轻按压鼻塞装置,直至柔软的 Velcro 条黏着在唇上部。

(4)需做到以下几点。

(a)鼻塞完全插入鼻孔。

(b)鼻孔皮肤不紧张。

(c)螺纹管不接触患儿皮肤。

(d)鼻中隔不受侧向压力。

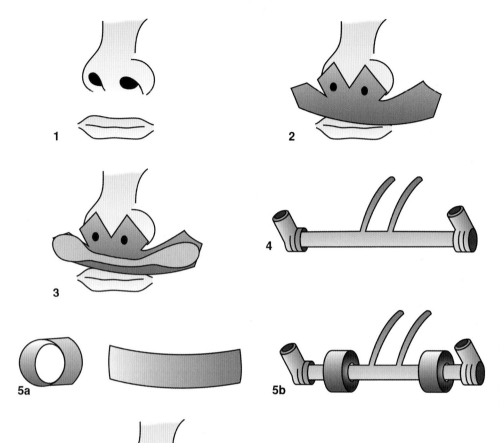

图 37.2 CPAP 设备的组成部分。1.新生儿鼻腔。2.保护性水胶体辅料贴于唇上以及鼻部。3.簿 Velcro 黏合纤维贴于保护性水胶体辅料表面,边缘不接触鼻部。4.鼻塞(裁剪成合适大小)。5.厚 Velcro 纤维,绑在横臂两侧。6.鼻塞插进患儿鼻孔内(允许横臂与鼻部有间隙,以防治鼻黏膜/鼻中隔损害)。(Illustrations courtesy of Aser Kandel, MD.)

(e)鼻中隔/鼻小柱和鼻梁之间,有微小间隙。

(f)鼻塞不能贴附在人中上。

d.正确安装螺纹管。

(1)使用大小合适的帽子,边缘折叠 2~3cm。

(2)将帽子戴在患儿头部,帽子边缘恰好在耳郭上部。

(3)将螺纹管置于头部一侧。

(4)将螺纹管捆在帽子上。

(5)在患儿头部的另一侧,重复以上操作。

e.排空患儿胃内多余的气体。

(1)用胃管吸引胃内容物。

(2)将胃管置于合适的位置。

(3)保持胃管开放使多余的胃内气体排出。

f.保持良好的呼气末正压。

防止口腔漏气(通过下颌粘贴辅料)。

2.b-CPAP 的维护

a.每 3~4 小时,检查 CPAP 设备的完整性[12]。

b.必要时,每 3~4 小时吸引患儿的鼻腔、口腔、咽部及胃。

c.保持 CPAP 鼻塞尖端远离鼻中隔。

d.每隔 4~6 小时改变患儿体位,方便肺部分泌物的体位引流。

建议创建一份核对表,将其放在床边,以便于正确使用 CPAP 而不遗漏任何一点(附录 C)[13]。

3.b-CPAP 的撤机

a.如果患儿体重超过 1200g,并且空气通气下呼吸平稳,可考虑撤机。

(1)保持鼻塞与呼吸机螺纹管分离,保持螺纹管位置适当。

(2)撤机后应评估患儿有无如呼吸频率增快,三凹征明显,低血氧或者呼吸暂停等异常发生,如果观察到其中任意一个迹象,应在撤机后 24 小时内,尽快恢复 CPAP。

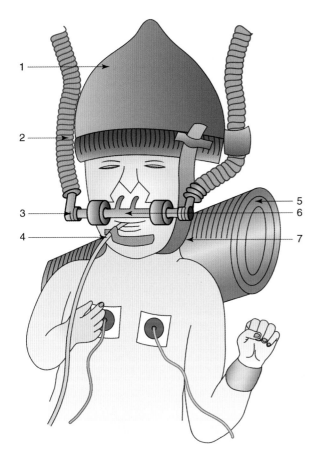

图 37.3　CPAP 装备置于患儿头部。1.帽子。2.呼吸管路绑在帽子两侧,避免接触双眼。3.呼气管路上安装三路测压装置,维持循环通路的正常压力。4.采用薄型保护性水胶体敷料,胃管粘在下唇和下颌。5.肩下毛巾卷允许颈部轻微后仰。6.鼻塞插进患儿鼻孔,允许横臂与鼻部有间隙防治鼻黏膜损害。7.下颌支撑带。
(Illustrations courtesy of Aser Kandel, MD.)

b.在撤机过程中,无须调节呼气末正压,PEEP 调节为 5cm H_2O 或停用 CPAP。

c.在 CPAP 和鼻插管之间,交替进行呼吸支持是不可取的。因此,在撤机时,婴儿会直接从 CPAP 转变为无任何辅助呼吸状态。

d.如果撤机过程可引起呼吸系统损害,应停止撤机,继续辅助通气可尽早避免和预防肺衰竭。

e.如果患儿需要氧气支持,则暂不予撤机[14]。

4.潜在并发症

a.鼻腔堵塞。由鼻咽部分泌物或鼻塞位置不当引起。为了避免堵塞,鼻腔应及时吸引,鼻塞位置放置合适。避免使用鼻咽导管操作 CPAP,因为这会明显增加鼻腔气道阻塞的危险。

b.鼻中隔损伤。由鼻中隔受压所致。保持鼻塞与鼻中隔之间的微小距离（涂一层 2~3mm 的薄水胶体敷料）可以避免鼻中隔损伤。所以需要选择大小合适的鼻导管,并保持在合理位置,避免挤压鼻中隔,以减少鼻中隔的损伤。明显的鼻中隔损伤,可能需要耳鼻喉科会诊以及整形外科手术。

c.腹胀。由吞咽空气所致。这是一种良性改变,并不导致坏死性小肠结肠炎或者是胃肠穿孔[15]。保持留置胃管的通畅很重要,可以防止胃管堵塞引起腹胀。

d.气胸。使用 CPAP 可能会导致气胸,常见于出生后 2 天内。早产儿发生气胸时通常需要气管插管进行治疗,而足月儿通常出现自发性非张力性气胸,只要血流动力学稳定可以适当调整 CPAP 而不需要进行插管治疗。

e.呼气末正压降低。末端导管放置于水中可以提供合适的呼气末正压,末端导管位置必须固定,防止呼气末正压发生改变。

参考文献

1. Gregory GA, Kitterman JA, Phibbs RH, et al. Treatment of the idiopathic respiratory distress syndrome with continuous positive airway pressure. *N Engl J Med.* 1971;384:1333–1340.
2. Gregory GA. Devices for applying continuous positive pressure. In: Thibeault DW, Gregory GA, eds. *Neonatal Pulmonary Care.* Menlo Park, CA: Addison-Wesley; 1979.
3. Katwinkel J, Fleming D, Cha CC, et al. A device for administration of continuous positive pressure by the nasal route. *Pediatrics.* 1973;52:131–134.
4. Wung JT. Continuous positive airway pressure. In: Wung JT, ed. *Respiratory care of the newborn: A practical approach.* New York: Columbia University Medical Center; 2009.
5. Aly HZ. Nasal prongs continuous positive airway pressure: a simple yet powerful tool. *Pediatrics.* 2001;108:759–761.
6. Aly HZ, Massaro AN, Patel K, et al. Is it safer to intubate premature infants in the delivery room? *Pediatrics.* 2005;115:1660–1665.
7. Nowadzky T, Pantoja A, Britton JR. Bubble continuous positive pressure, a potentially better practice, reducing the use of mechanical ventilation among very low birth weight infants with respiratory distress syndrome. *Pediatrics.* 2009;123:1534–1540.
8. Courtney SE, Kahn DJ, Singh R, et al. Bubble and ventilator-derived nasal continuous positive pressure in premature infants: work of breathing and gas exchange. *J Perinatol.* 2011;31:44.
9. Jobe AH, Kramer BW, Moss TJ, et al. Decreased indicators of lung injury with continuous positive expiratory pressure in preterm lambs. *Pediatr Res.* 2002;52:387–392.
10. Zhang S, Garbutt V, McBride JT. Strain-induced growth of the immature lung. *J Appl Physiol (1985).* 1996;81:1471–1476.
11. Lemyre B, Davis PG, dePaoli AG. Nasal intermittent positive pressure ventilation (NIPPV) versus nasal continuous positive airways pressure (NCPAP) for apnea of prematurity. *Cochrane Database Syst Rev.* 2002;1:CD002272.

12. Bonner KM, Mainous RO. The nursing care of the infant receiving bubble CPAP therapy. *Adv Neonatal Care.* 2008;8(2):78–95.

13. Aly H, Mohamed MA, Wung JT. Surfactant and continuous positive airway pressure for the prevention of chronic lung disease: history, reality, and new challenges. *Semin Fetal Neonatal Med.* 2017;22(5):348–353.

14. Abdel-Hady H, Shouman B, Aly H. Early weaning from CPAP to high flow nasal cannula in preterm infants is associated with prolonged oxygen requirement: a randomized controlled trial. *Early Hum Dev.* 2011;87:205–208.

15. Aly H, Massaro AN, Hammad TA, et al. Early nasal continuous positive airway pressure and necrotizing enterocolitis in preterm infants. *Pediatrics.* 2009;124:205–210.

16. Aly H, Massaro A, Acun C, et al. Pneumothorax in the newborn: clinical presentation, risk factors and outcomes. *J Matern Fetal Neonatal Med.* 2014;27:402–406.

第38章

气管插管

Anne Ades，Lindsay C. Johnston

引言

气管插管(ET)是一种抢救生命的手术,需要扎实的专业知识、心理素质、有效的沟通及协调的团队合作,才可以及时有效地完成紧急操作。本章概述了对新生儿进行气管插管的关键步骤和注意事项。

A.适应证

1.对无创通气无效的呼吸衰竭。
a.新生儿肺疾患。
b.严重心脏病伴低氧血症。
c.上呼吸道阻塞。
d.频发的呼吸暂停和心动过缓。
e.神经性肌肉无力。
2.使用肺表面活性物质。
3.在中度/深度镇静下维持气道通畅。
4.辅助其他方法清除气管分泌物。
5.怀疑膈疝时。

B.禁忌证

对于有上述气管插管适应证的新生儿没有绝对的插管禁忌证。相对禁忌证是根据病史和体检发现有插管困难。在这些情况下,如果患者可以暂时接受无创通气,应在咨询麻醉科和耳鼻喉科医生后,决定是否进行气管内插管。在年长患儿中,颈部损伤是喉镜插管的禁忌证,但颈部损伤在新生儿中的发生率很低,与紧急气管切开术相比,气管内插管的危险性较小。

C.预防措施

1.喉镜片尺寸的选择

a.新生儿气管内插管首选 Miller(直)喉镜片,而非 Macintosh(弯曲)喉镜头。1 号 Miller 喉镜片,适用于足月儿;0 号 Miller 喉镜片,适用于早产儿;00 号 Miller 喉镜片,适用于极早产儿[1]。

b.对于小于胎龄儿或大于胎龄儿、张口受限或气道异常的新生儿,可依照实际情况进行相应调整。

c.改良喉镜片的使用,超出了本章范围。

2.气管内导管的选择(ETT)

a.新生儿气管内导管的内外径应一致。锥形或带箍的导管存在损伤风险[2]。一项小型研究表明,特定人群中使用带箍的导管没有增加不良事件发生率[3],仍需进一步研究。

b.气管内导管的内径以毫米为单位。根据婴儿的胎龄及体重来选择选择合适尺寸的导管,避免损伤或漏气(表 38.1)。

3.插入深度

a.插管深度为气管中段隆突和支气管上方,在声带下方 1~2cm。X 线片定位导管末端位于 T1~T2 胸椎之间(图 38.1)[4]。

b.经口插管导管深度的估算方法。

(1)气管内插管的长度取决于胎龄和体重[5]。

(a)25~26 周新生儿,插管深度 6cm。

(b)30~32 周新生儿,插管深度 7cm。

(c)35~37 周新生儿,插管深度 8cm。

表 38.1 不同体重及胎龄患儿所需的气管内导管直径

体重	胎龄	导管大小(ID,mm)
<1000g	<28 周	2.5
1000~2000g	28~34 周	3.0
>2000g	>34 周	3.5

Data from Weiner GM, ed. *Textbook of Neonatal Resuscitation.* 7th ed. Elk Grove Village, IL: American Academy of Pediatrics; 2016.

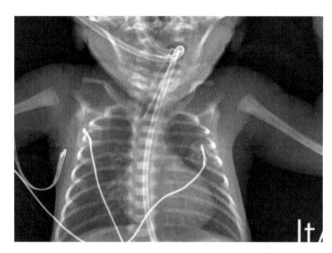

图 38.1 胸部 X 线片显示气管内导管位于 T1~T2 之间。

(d)> 37 周新生儿,插管深度 9cm。

对于超早产儿,大于胎龄或小于胎龄儿,可根据新生儿的一般情况做出相应调整。

(2)通过鼻-耳屏距离(NTL)+1cm 可以用来估计经口插管深度[1]。

(3)声带评估法的指南存在较大差异,可能无法准确估计插入深度,特别是极早产儿[6]。

(4)其他可能影响插管深度的情况。

(a)产前磁共振检查发现隆突移位,产后 X 光片证实患有先天性膈疝的新生儿,插管进入右主支气管的风险增加。建议插入深度为 5.5cm+新生儿体重(单位为 kg)[7]。

(b)存在气管瘘或声门下阻塞这样的解剖缺陷时,需要更深的导管位置,以"越过"缺陷水平。

c.经鼻气插管导管深度的估算公式。

经鼻气管插管深度比经口气管插管深 2cm 左右。最近的研究发现,估算存在较高的不准确性,因此临床和影像学评估仍然很重要[8]。

d.确认适当的插管深度。

上述方法仅为插管深度的估算,操作者应使用多种方法确认插管深度的适当性。

(1)主要方法。

(a)检测呼出的二氧化碳。

i.CO_2 比色法:如果存在 CO_2,指示器将从紫色变为黄色(图 38.2)。

ii.CO_2 测定仪:检测二氧化碳浓度,但在产房中较少使用。

(b)心率改善。

(2)次要方法。

(a)听诊双侧呼吸音均等,胃内无气体进入声音。

(b)正压通气时胸廓对称性升高。

(3)胸部 X 线片。新生儿应呈仰卧位,头部、颈部处于中线位置。颈部伸展或婴儿俯卧位时,气管插管出现头侧移位[9,10]。如果颈部弯曲,则插管出现尾部移位。婴儿头部转向一侧时,气管插管会出现头侧移位[11]。

4.插管前用药

在新生儿非紧急插管时,在插管前使用包括麻醉剂在内的药物可以提高成功率,降低气道损伤、疼痛不适以及脑室出血的风险,有益于神经发育[12-18]。美国儿科学会曾发布声明,支持在新生儿插管之前使用药物[19]。可选择阿托品(避免心动过缓和口腔分泌物),或减轻疼痛不适的麻醉性药物,目前尚没有标准化的用药方案。插管前用药注意事项,参见表 38.2[19-21]。

5.插管时间

插管时间应在 30 秒内,如果出现严重缺氧或心动过缓,应停止插管[1]。再次插管前患者应接受正压通气。

6.空腹

在气管插管前,需排空胃部。若存在食物,实施正压通气或插入喉镜诱导呕吐反射,会增加误吸的风险。

7.会厌

建议在新生儿插管过程中,喉镜片的尖端应超出舌根到达会厌软骨谷(图 38.3[22]和图 38.4)。45 度角轻轻上提手柄有助于声门暴露。然而在某些情况下比如极早产儿会厌可能太小放不下喉镜头,这时可以用喉镜头轻轻抬起会厌(图 38.5)。

8.金属芯的使用

金属芯可以增加导管硬度以便于插管。但是金属芯会增加损伤气道的风险。而最近的一项研究表明,使用金属芯并没有提高插管成功率(图 38.6)[23]。

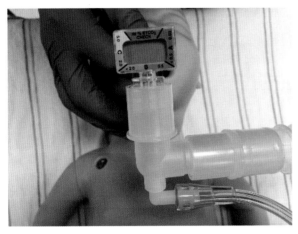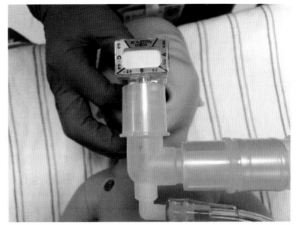

图 38.2 CO₂ 检测器。检测到 CO_2 后,指示器的颜色从紫色变为黄色。

9.可视喉镜设备

可视喉镜是通过喉镜片与光纤透镜合并来进行气道可视化的设备,并可在显示器上展示操作视野。目前存在C-MAC、GlideScope、TruView Evo2 等不同种类的视频喉镜[24]。使用可视喉镜可改善气道视野,但成功率和插管时长未见明显改善[25,26]。另外几个单中心试验研究表明,使用可视喉镜增加了成功率和插管速度[27,28]。可视喉镜具有提高插管安全性的作用,其在新生儿气管插管中的利弊需进一步研究。

10.使用换管器与"推拉式"换管

a.存在导管大小不当或分泌物阻塞的情况时,需要进行换管。操作方式为,移除原管,直接用喉镜、使用换管器或使用"推拉法"换管。

b.采用"推拉法"进行气管内导管更换,患儿的非通气时间非常短。

c.儿童或成人患者经常使用换管器。沿着气管导管置入换管器,取出旧的导管,将新的导管沿着换管器置入,最后拔出换管器。由于缺乏可通过新生儿导管直径的交换器,并存在气管穿孔的风险,限制了换管器在新生儿群体中的应用。

D.设备

在产房、新生儿重症监护病房、急诊室、手术室等可能需要实施新生儿插管的地方,应备有下列物品。

1.手套。

2.10 French 吸引管。

3.导管芯(可选)。

4.内径为 2.5、3.0、3.5mm 的气管内导管。

5.儿科喉镜,备有额外的电池和灯泡。

6.00 号、0 号、1 号的 Miller 喉镜片。

7.剪刀。

8.Magill 镊子(用于鼻-气管插管)。

9.水溶性润滑剂(在鼻-气管插管时润滑导管末端,口-气管插管时便于通过狭窄声门/声门下区域)。

10.加湿的氧气/空气、混合器以及分析仪。

11.复苏囊及面罩或 T 组合器。

12.监测设备。

a.心脏、呼吸监测仪。

b.脉搏血氧监测仪。

13.呼气末二氧化碳检测装置。

a.比色法。

b.定量法。

14.听诊器。

15.固定装置/材料。

a.市售装置。

b.胶带。

E.经口-气管插管步骤[29]

1.操作前准备

a.回顾病史,掌握呼吸困难的原因。

b.器材准备。

(1)确保上述清单中的所有器材均可使用。

(2)气管插管时,应准备备用设备,如口腔气道、鼻气道、声门上的通气装置,或其他麻醉科/耳鼻喉科/外科设备(如纤维镜、气管切开术托盘)。

c.团队准备。

表38.2 用药前的考虑因素和剂量建议[19-21]

药物种类	目的	作用机制	代表药物,推荐剂量,起效时间和作用时间	作用机制
迷走神经抑制剂	避免心动过缓,减少气道分泌物	毒蕈碱受体阻断剂,竞争性抑制神经节后乙酰胆碱受体和抑制迷走神经兴奋	**阿托品[a]** 0.02mg/kg,静脉注射或肌内注射 起效时间:1~2分钟 持续时间:0.5~2小时	副作用包括心动过速和皮肤燥热
镇痛药 +/- 镇静剂	减轻疼痛,降低意识水平,减少喉镜检查对血流动力学的不良反应	止痛剂。作用于中枢和外周神经系统,通过改变疼痛信号的传递来减少痛觉	**芬太尼[a]** 1~4μg/kg 静脉注射或肌内注射(当静脉通路不可用时,使用) 起效时间: 静脉注射:立即 肌内注射:7~15分钟 持续时间: 静脉注射:30~60分钟 肌内注射:1~2小时	芬太尼比吗啡起效更快,副作用包括:呼吸暂停、低血压、中枢神经系统抑制以及胸壁僵硬。胸壁僵硬可以通过降低输注速度,或纳洛酮进行治疗
		镇静剂。刺激中枢神经系统 γ-氨基丁酸(GABA)受体,氯离子内流导致膜超极化,增强 GABA 对中枢神的抑制作用	**咪达唑仑** 0.05~0.1mg/kg 静脉注射或肌内注射 起效时间: 静脉注射:1~5分钟 肌内注射:5~15分钟 持续时间: 静脉注射:20~30分钟 肌内注射:1~6小时	咪达唑仑不推荐早产儿使用,因为半衰期过长,且含有苯甲醇成分,应避免使用不含止痛剂的镇静药物
神经肌肉阻滞剂	提高插管成功率,将不良事件发生率降至最低;降低插管期间,颅内压升高的风险	去极化。与膜上的乙酰胆碱受体结合后,使其去极化,来阻断神经肌肉间信号传递	**琥珀酰胆碱** 1~2mg/kg 静脉注射 2mg/kg 肌内注射 起效时间: 静脉注射:30~60秒 肌内注射:2~3分钟 持续时间: 静脉注射:4~6分钟 肌内注射:10~30分钟	在儿童中使用琥珀酰胆碱的罕见严重不良事件,包括高钾血症、肌红蛋白血症、心律失常和恶性高热。在高钾血症或有恶性高热家族史的情况下禁用
		非去极化。与乙酰胆碱竞争运动终板上的受体,但不导致膜去极化	**维库溴铵[a]** 0.1mg/kg 静脉注射 起效时间:2~3分钟 持续时间:30~40分钟 **罗库溴铵[a]** 0.6~1.2mg/kg 静脉注射 起效时间:1~2分钟 持续时间:20~30分钟	非去极化药物通常是新生儿和婴儿的首选药物。维库溴铵和罗库溴铵均可引起轻度组胺释放、高血压/低血压、心律失常、支气管痉挛。给予阿托品和新斯的明可逆转其作用

[a] 插管前用药选择众多,但并不存在标准化的治疗方案。经典做法是在开始插管前使用阿托品(迷走神经抑制剂)、芬太尼(镇痛药)和非去极化神经肌肉阻滞剂(如维库溴铵)。

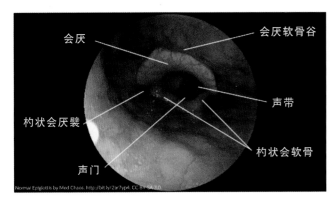

图 38.3　新生儿咽部的正常解剖标志。声门的位置非常靠近舌根，不必伸张颈部即可显现。(From Normal Epiglottis by Med Chaos. http://bit.ly/2ar7yp4. CC–BY–SA–3.0.)

会厌　会厌软骨谷　声带　杓状会软骨　声门　杓状会厌襞

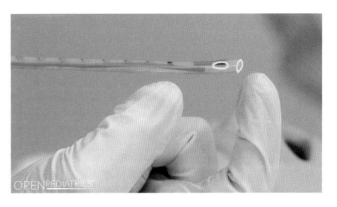

图 38.6　导管芯的适当位置。

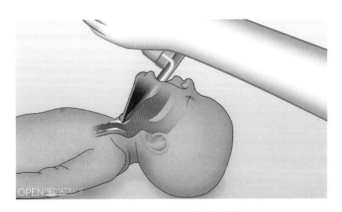

图 38.4　喉镜叶片在会厌中的位置。

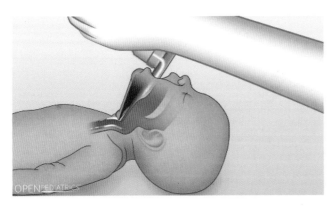

图 38.5　喉镜叶片抬起至会厌的位置。

(1)指挥者，负责监测患者的一般情况和插管时间。

(2)气管插管的主操作者。

(3)呼吸治疗师(不必须)。

(4)护士。

d.根据医疗机构政策选择是否签署知情同意书。

e.每个步骤备选计划。

2.步骤

a.穿戴适当的个人防护装备(根据患者情况决定是否佩戴护目镜)。

b.检查物品。

c.检查喉镜灯。

d.检查储氧袋和面罩。

e.清理口咽。

f.准备好大小适当的气管内导管并准备好备用管。

g.导管芯在导管中定位。

h.将婴儿置于平卧位，头在中线，颈部轻微伸展。

(1)可在肩下垫一毛巾卷来保持头颈部位置稳定(图 38.7)。

(2)调整床位高度，使患儿头部位于适当高度。

(3)防治脊柱 C 形侧弯。

i.根据指南决定是否在插管前用药。

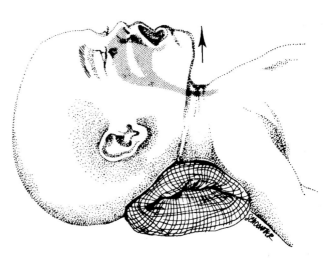

图 38.7　适于插管的 sniff 体位，注意颈部不能过度伸展，颈下的毛巾卷，起到稳定支撑的作用。

j.根据指南及患者情况决定预给氧浓度。

k.经口插入喉镜片。

l.左手持喉镜手柄(无论右手优势,还是左手优势,喉镜都应该左手持镜)。

m.将叶片平稳地插入口中,滑过舌头。

n.插入喉镜直到喉镜片尖端到达会厌软骨谷或抬起会厌部(图38.8)。

o.使用适当的方法以最佳视角暴露声门(图38.9)。

喉镜片应朝手柄指向的方向轻轻牵拉约呈45°角。注意应避免摇动喉镜柄(图38.10),因为摇摆运动会模糊声门的可见性,也会对牙槽嵴施加过大的压力。

p.右手持管,弯曲的凹面向前,在保持声门可见的情况下,沿口腔右侧、叶片外边,将导管插入(图38.11)。

q.将气管内导管经过声门插入到适当深度。

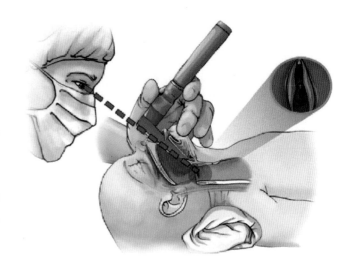

图38.8　当喉镜到达适当深度时,以舌为支点,倾斜叶片,同时牵拉喉镜柄,移开舌头,伸张婴儿颈部。多用牵引力,少用杠杆力。

问题	标志	正确的做法

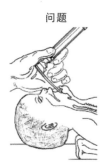

喉镜插入深度不够

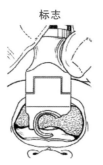

在叶片周围看到舌头

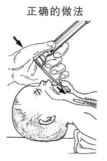

将叶片向前推进

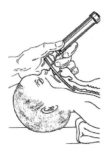

喉镜插入深度过深

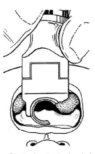

在叶片周围看到食道壁

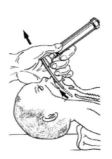

缓慢向外移动叶片直到看见声门和会厌

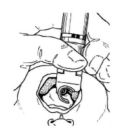

喉镜偏向一侧插入

在叶片一侧看到部分声门

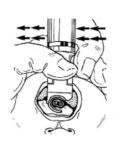

轻轻将叶片移回中线,然后根据标志决定向前或者向后

图38.9　喉镜检查时喉部声门视野差时的矫正措施。

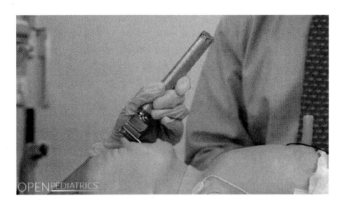

图 38.10　喉镜柄和叶片位置不当。

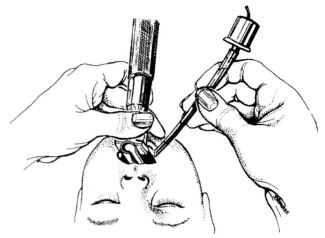

图 38.11　看到声门时，将气管内导管插入咽部，保持导管在叶片弯曲的外边，使其具有更好的移动性。

r.将喉镜移出。

s.启动正压通气。

t.使用上述两种方法确定气管插管的位置。

3.后续护理

a.用胶带将导管固定在婴儿脸上(图 38.12)。

b.连接呼吸机设备。

c.拍摄胸片。

F.经鼻-气管插管步骤

新生儿更适宜口-气管插管,但部分机构仍把鼻气管插管作为主要的插管方法。鼻-气管插管需根据患者的年龄、分泌物情况、安全性、患儿活动情况或经医生评估不能经口插管等因素决定。

插管步骤包括物品、操作前准备与主管插管 j 的步骤相同。鼻-气管插管的不同之处在于不使用导管芯,但插管后护理与经口气管插管相同。

1.如果已经有经口插管,将其置于口腔最左侧,以便在经鼻气管插管期间可以继续通气。

2.用水溶性润滑剂润滑导管末端。

3.沿鼻咽部的自然弯曲将导管插入鼻道。

4.如前文所述,用喉镜直接观察口咽部,尤其注意避免过度伸张颈部。

5.将 Magill 钳插入口腔,小心夹在"新"管子的中端和远端之间,避免夹住咽部组织。

6.推进喉镜头暴露声门开口。

7.如有"旧"的经口气管插管,应当取出。

8.助手可以将"新"管子通过鼻孔推进,同时用插管器将导管头引导到声门并穿过声门。如果没有助手在场,可以使用镊子推进并引导导管通过声门。

9.推进至所需深度。

10.继续进行口腔气管插管和后续护理的"r 到 t"步骤。

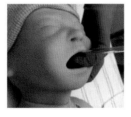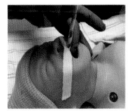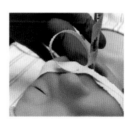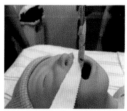

图 38.12　防治导管移位的 Y-Y-Y 胶带固定法。步骤 1.剪下三条"Y"字形的胶带。步骤 2.助手将导管轻轻固定在腭部。步骤 3.将第 1 块胶带中间贴在脸颊上,确保耳朵没有被盖住,并且导管在 Y 形缝隙的交界处。上面的一半胶带穿过人中,粘到对面的脸颊上。下面一半胶带在导管上呈螺旋状上升。步骤 4.将第 2 条胶带贴在与第 1 条胶带相反的面颊上。Y 形缝隙的连接处,位于导管的另一侧。上面的一半胶带穿过人中粘到对面的脸颊上,然后,将下面一半胶带沿导管卷起。此时,助手可将他们固定导管的手移开。步骤 5.将第 3 块胶带按照与第 1 块相同的方式和方向进行放置。

G."推拉式"换管的程序步骤

1.准备物品器材,包括初始程序所需的一切。

2.取下固定导管的胶带或装置,同时继续通过现有导管接受正压通气。

3.将现有的气管内导管移至患者口腔左侧,同时保持正确的插入深度。

4.将喉镜插入喉部观察气道。

5.将新的导管向前推进,直到它恰好位于声门近端。

6.当操作者准备好推进新导管使其通过声带时,助手同时将现有的导管从患者气道中取出。

7.通过新导管启动正压通气。

8.确保新导管位置适当。

H.选择性左主支气管内插管

新生儿患有严重的单侧肺部疾病(如间质性肺气肿、大疱性肺气肿或持续性肺气漏)时,可考虑选择支气管内气管插管[30-33]。由于气道的解剖结构,支气管内插管更易深入右侧主支气管内[34,35]。然而,选择性左主支气管插管在技术上更具挑战性。年长儿可以用气囊来阻塞一条支气管;然而,在大多数情况下,新生儿不能进行此项操作[36]。

新生儿科临床医生可考虑直接在支气管镜或透视引导下,进行选择性左支气管插管[33]。如果这些方法不可行,则需要使用另一种技术执行此操作。

1.对于有气管内插管的患者,应在胸片上明确气管隆嵴深度。(如果患者没有插管,准备如上所述气管插管)。

2.将气管内导管旋转 180°,直到管的凹面和 Murphy 孔指向患者的左侧[35]。

3.将患者的头转向右侧[35,37]。

4.气管内导管推进至比预定气管隆嵴深度低 0.5~1cm 的距离。

5.听诊时注意呼吸音的差异。如果左侧呼吸音减弱,插管应该后撤。

6.用胸片确认位置。

7.ETT 应固定,并注明最终插入深度。

8.以前的操作会将患者身体向右侧倾 45°~60°,但这一步骤已被上述气管内导管的旋转所取代[30,32,38]。

9.这项操作包括以下潜在并发症[39]。

a.在机械通气时发生肺气漏。

b.在非机械通气时发生肺炎。

c.左主干支气管内导管移位。

d.通气功能不全。

e.发生严重的左支气管软化。

I.气管吸引

为保持气管插管的通畅可行气管吸引术,但最佳使用频率尚不明确[40]。一般来说,不推荐常规应用。

1.适应证。

清除气管、支气管中的分泌物。

2.相对禁忌证。

a.该区域近期进行过外科手术。

b.近期有肺出血。

3.注意事项。

a.如果可能,在行气道吸引时最好两人操作,可以缩短操作过程,使患者出现损伤、发生并发症的风险降到最小。这对于使用高频振荡器呼吸机的患者尤其重要,因为在吸引过程中,需要维持呼吸机的平均气道压。

b.限制吸引分泌物次数。

c.开放式抽吸需要与呼吸机断开连接,闭式抽吸可有助于无菌操作和避免机械通气中断。

d.吸引分泌物的过程中,不建议向气道内滴注生理盐水。

e.应注意吸引管不要超过气管插管的远端,避免气管损伤的风险。

f.使用封闭或开放技术不能缓解插管远端阻塞,应使用胎粪吸引器。

g.在紧急情况下,经气管插管注入用来"溶解"分泌物的药物,目前还没有得到很好的评估。

4.气管吸引的设备。

a.无菌生理盐水。

b.手套。

c.如果没有在线抽吸导管,则需要无菌抽吸导管(表 38.3)。

d.胎粪吸引管(可选)。

e.可调真空装置。

5.插管程序。

表 38.3　选择合适大小的吸引管

气管插管尺寸(mm ID)	吸引管尺寸(Fr)
2.5	5 或 6
3.0	6 或 8
3.5	8

Data from Weiner GM, ed. *Textbook of Neonatal Resuscitation.* 7th ed. Elk Grove Village, IL: American Academy of Pediatrics; 2016.

a.确保器材可用。

b.持续监测心率和血氧饱和度。

c.如果采用开放式吸引需确定气管内插管连同接头的长度,同时在吸管上标记上插入深度的限度。对于封闭式吸引,则按照指南确定适当的深度。

d.将吸引器压力设置为 80~100mmHg。

e.要进行手部清洁并佩戴个人防护设备。进行开放式吸引术时,可考虑使用护目镜。

f.根据患者气管内插管所设定的深度界限,将吸引管插入气道内。在插入过程中不要使用负压(即保持吸引控制口的开放)。

g.关闭近端吸引控制口或压力阀,并回撤吸引导管。

h.将插入和退出的时间限制在 10 秒内。

i.用无菌水清洗吸引管。

j.重复操作直到气道清理干净。确保两次吸引间歇有恢复通气的时间,在线吸引完成时要锁定阀门。

J.插管并发症

新生儿插管最常见的并发症,包括低氧血症和插管误入食管[41]。

1.心律失常(包括心动过缓)。

2.低氧血症。

3.插管误入主干支气管。

4.插管误入食管。

5.呕吐或误吸。

6.低血压。

7.高血压(包括颅内压增高)。

8.鼻出血。

9.牙龈、嘴唇或牙齿损伤。

10.喉痉挛。

11.用药差错。

12.气道损伤。

a.气管或咽下穿孔。

b.出血。

c.喉头水肿。

d.声带损伤。

e.杓状软骨脱位。

13.心脏骤停。

14.死亡。

15.长时间经口气管插管可能导致腭部和牙槽嵴畸形。长时间的经鼻气管插管可能会导致鼻庭狭窄和鼻部畸形。长时间插管也会导致声门下狭窄。

K.计划拔管

在实施有计划地拔管前,必须准备面罩通气,如果患者不能忍受该过程,就要迅速更换气管内插管。因此,拔管时需准备好再次插管的器械及人员。拔管后为患者提供适当的呼吸支持,如经鼻持续气道正压通气。地塞米松可避免喉头水肿导致的拔管失败[42,43]。考虑到地塞米松的不良反应,并不推荐常规使用,特别是早产儿。

1.确保床边有专业的人员和设备。

2.拔管前进行吸痰。

3.松开所有固定装置,同时维持插管在原位。如果气管内导管带套囊,应将囊内完全放气。

4.用人工通气,使婴儿长出气,在呼气期间拔管。除非需要清除气管异物,否则在撤管期间避免吸痰。

5.对新生儿进行无创呼吸支持。

6.在清除口咽分泌物之前让患者有恢复的时间。

L.喉罩(声门上通气装置)通气

1.在面罩通气困难及气管插管失败时,喉罩(声门上)可为新生儿提供非侵入性的呼吸支持。

2.适应证。

a.颅面部畸形者无法保证面罩通气的密封性。

b.由于声门可视性不佳,无法插管的患者。

3.多项研究表明,当患儿在产房需要正压通气时,喉罩通气效果优于面罩通气,能够降低通气失败后,进行气管插管的发生率[44]。

4.注意事项。

a.5 kg 以下的新生儿选择 1 号装置,5~10 kg 的婴儿选择 1.5 号装置。小于 1.5kg 的新生儿很少使用喉罩通气[44]。

b.喉罩通气联合心外按压、应用肺表面活性物质或气管内肾上腺素的数据很少[45]。

c.不同喉罩产品有不同的设计,可根据具体情况调整操作步骤。

d.时间允许的话可先给予阿托品,避免应用喉罩时,引起迷走神经介导的心动过缓。

e.经口腔/鼻胃导管的放置。如果喉罩不具备胃管引流道,使用前应先插入胃管。

5.所需设备。

a.喉罩通气器材。

b.注射器。

c.水溶性润滑剂。

d.手套和其他个人防护设备。

e.湿化的氧气/空气、混合器及全自动生化系统。

f.监测设备。

(1)心肺监护仪。

(2)脉搏血氧监护仪。

g.复苏囊和面罩。

h.呼气末二氧化碳检测装置。

(1)比色法。

(2)定量法。

i.听诊器。

j.固定胶带。

6.喉罩通气的步骤。

a.穿戴适当的个人防护装备(根据患者情况决定是否佩戴护目镜)。

b.进行设备检查,通过前行充气和放气实验,检查气囊是否漏气。根据不同装置决定喉罩通气时气囊充气量的大小。

c.外涂润滑胶。

d.紧急情况下使用。

e.喉罩通气前给药。

f.操作者站于床头,患儿头部摆为 sniff 体位。

g.操作者左手牵引下颌以展宽口腔间隙,右手持喉罩谨慎沿硬、软腭向下推进,直至咽下部,可能需用左手拇指压住舌头,避免舌后移位。

h.根据所选喉罩的规格,注入一定量的空气。使罩囊膨胀。

i.接呼吸回路,实施呼气末正压通气。观察胸廓起伏程度,听诊两侧呼吸音是否对称、清晰,来确定喉罩位置正确。

j.用胶布固定喉罩,防止脱出。

M.特殊情况的处理

有明显颅面畸形、巨舌症或颈部肿块的患者,往往无法清楚地看到声门,很难用常规技术插管。应尽量减少插管次数,因为反复插管会加剧气道创伤,并增加严重并发症的风险[46,47]。非紧急情况下,面罩或喉罩无法提供有效的无创通气,插管前应用阿托品可解除呼吸抑制。应充分作好准备,若采用一种技术操作失败后,应迅速实施另一种技术进行气管插管。这些替代技术包括:

1.纤维光导插管。需要光导纤维镜和适当尺寸的设备,通过声门推进纤维镜,将适当尺寸的气管内导管安装在合适的位置。

2.通过声门上装置(SGD)插管。通过声门上装置及光导纤维镜,将气管内导管向前推进,移除光纤镜的同时,使用钳子或其他手段固定导管,确认位置准确后移出声门上装置。也可单独使用声门上装置辅助气管插管,但这些装置的大小不适合新生儿,并且在不使用光纤镜的情况下,插管成功率低[48]。部分声门上装置在声门处,存在阻碍导管前进的网状物或弯曲。将声门上装置与气管内导管进行分离时,要避免气管内导管移位。

3.可视喉镜。有多种可视喉镜设备,叶片与传统喉镜叶片相似。视频喉镜同样不适用于气道困难的患者。可采用 GlideScope 喉镜设备,但需要接受专门的使用培训。

4.手指探触导引经口插管。操作者可位于患者旁边或脚边,不需要暴露声门,将左手示指放在舌中线上触诊识别声门,然后通过示指引导气管内导管通过声门。有报道称,这种操作可提高插管成功率及缩短插管时间,但在气道困难的新生儿中尚需进一步研究[49]。在没有其他通气或插管的选择的紧急情况下,可尝试手指探触导引经口插管。

参考文献

1. Weiner G. *Textbook of Neonatal Resuscitation (NRP)*. 7th ed. Elk Grove Village, IL: American Academy of Pediatrics and American Heart Association; 2016.

2. Wei JL, Bond J. Management and prevention of endotracheal intubation injury in neonates. *Curr Opin Otolaryngol Head Neck Surg*. 2011;19:474–477.

3. Thomas R, Rao S, Minutillo C, et al. Cuffed endotracheal tubes in infants less than 3 kg: A retrospective cohort study. *Pediatr Anaesth*. 2018;28:204–209.

4. Blayney M, Logan D. First thoracic vertebral body as reference for endotracheal tube placement. *Arch Dis Child Fetal Neonatal Ed*. 1994;71:F32–F35.

5. Kempley S, Moreira J, Petrone F. Endotracheal tube length for neonatal intubation. *Resuscitation*. 2008;77:369–373.

6. Gill I, Stafford A, Murphy M, et al. Randomised trial of estimating oral endotracheal tube insertion depth in newborns using weight or vocal cord guide. *Arch Dis Child Fetal Neonatal Ed*. 2018;103:F312–F316.

7. Gien J, Meyers ML, Kinsella JP. Assessment of carina position antenatally and postnatally in infants with congenital diaphragmatic hernia. *J Pediatr*. 2018;192:93–98.

8. Kemper M, Dullenkopf A, Schmidt A, et al. Nasotracheal intubation depth in paediatric patients. *Br J Anaesth*. 2014;113:840–846.

9. Rost J, Frush D, Auten R. Effect of neck position on endotracheal tube location in low birth weight infants. *Pediatr Pulmonol*. 1999;27:199–202.

10. Marcano B, Silver P, Mayer S. Cephalad movement of endotracheal tubes caused by prone positioning in pediatric patients with acute respiratory distress syndrome. *Pediatr Crit Care Med*. 2003;4:186–189.

11. Kim J, Kim H, Ahn W, et al. Head rotation, flexion and extension alter endotracheal tube position in adults and children. *Can J Anesth*. 2009;56:751–756.

12. Roberts K, Leone T, Edwards W, et al. Premedication for nonemergent neonatal intubations: a randomized, controlled trial comparing atropine and fentanyl to atropine, fentanyl and mivacurium. *Pediatrics*. 2006;118:1583–1591.

13. Lemyre B, Cheng R, Gaboury I. Atropine, fentanyl and succinylcholine for non-urgent intubations in newborns. *Arch Dis Child Fetal Neonatal Ed*. 2009;94:F349–F442.

14. Le C, Garey D, Leone T, et al. Impact of premedication on neonatal intubations by pediatric and neonatal trainees. *J Perinatol*. 2014;34(6):458–460.

15. Feltman D, Weiss M, Nicoski P, et al. Rocuronium for nonemergent intubation of term and preterm infants. *J Perinatol*. 2011;31:38–43.

16. Caldwell C, Watterberg K. Effect of premedication regimen on infant pain and stress response to endotracheal intubation. *J Perinatol*. 2015;35(6):415–418.

17. Friesen R, Honda A, Thieme R. Changes in anterior fontanel pressure in preterm neonates during tracheal intubation. *Anesth Analg*. 1987;66:874–878.

18. Wallenstein B, Birnie K, Arain Y, et al. Failed endotracheal intubation and adverse outcomes among extremely low birth weight infants. *J Perinatol*. 2016;36:112–115.

19. Kumar P, Denson SE, Mancuso TJ; Committee on Fetus and Newborn. Premedication for nonemergency endotracheal intubation in the neonate. *Pediatrics*. 2010;125:608–615.

20. McLendon K, Preuss CV. Atropine. [Updated November 23, 2018]. In: *StatPearls [Internet]*. Treasure Island, FL: StatPearls Publishing; 2018. https://www.ncbi.nlm.nih.gov/books/NBK470551/.

21. National Center for Biotechnology Information. PubChem Compound Database; CID = 4192. https://pubchem.ncbi.nlm.nih.gov/compound/4192. Accessed January 8, 2019.

22. Normal Epiglottis by Med Chaos. http://bit.ly/2ar7yp4. CC-BY-SA-3.0.

23. Kamlin C, O'Connell L, Morley C, et al. A randomized trial of stylets for intubation newborn infants. *Pediatrics*. 2013;131:e198–e205.

24. Healy D, Maties O, Hovord D, et al. A systematic review of the role of videolaryngoscopy in successful orotracheal intubation. *BMC Anesthesiology*. 2012;12:32.

25. Fiadjoe J, Gurnaney H, Dalesio N, et al. A prospective randomized equivalence trial of the GlideScope Cobalt video laryngoscope to traditional direct laryngoscopy in neonates and infants. *Anesthesiology*. 2012;116:622–628.

26. Vlatten A, Aucoin S, Litz S, et al. A comparison of the STORZ video laryngoscope and standard direct laryngoscopy for intubation in the Pediatric airway—a randomized clinical trial. *Paediatr Anaesth*. 2009;19:1102–1107.

27. Moussa A, Luangxay Y, Tremblay S, et al. Videolaryngoscope for teaching neonatal endotracheal intubation: a randomized controlled trial. *Pediatrics*. 2016;137:1–8.

28. O'Shea J, Thio M, Kamlin C, et al. Videolaryngoscopy to teach neonatal intubation. *Pediatrics*. 2015;136:912–919.

29. Johnston L, Auerbach M, Nagler J, et al. *Neonatal Tracheal Intubation*. 2016. https://www.openpediatrics.org/assets/video/neonatal-tracheal-intubation.

30. Chalak L, Kaiser J, Arrington R. Resolution of pulmonary interstitial emphysema following selective left main stem intubation in a premature newborn: an old procedure revisited. *Paediatr Anaesth*. 2007;17:183–186.

31. Jakob A, Bender C, Henschen M, et al. Selective unilateral lung ventilation in preterm infants with acquired bullous emphysema: a series of nine cases. *Pediatr Pulmonol*. 2013;48:9–14.

32. Joseph L, Bromiker R, Toker O, et al. Unilateral lung intubation for pulmonary air leak syndrome in neonates: a case series and a review of the literature. *Am J Perinatol*. 2011;28:151–156.

33. Van Dorn C, Sittig S, Koch C, et al. Selective fiberoptic left mainstem intubation to treat bronchial laceration in an extremely low birthweight neonate. *Int J Pediatr Otorhinolaryngol*. 2019;74:707–710.

34. Ryan S, Curran J. Embryology and anatomy of the neonatal chest. In: Donoghue V, ed. *Radiological Imaging of the Neonatal Chest*. Berlin Heidelberg GmbH: Springer-Verlag; 2002:1–9.

35. Kubota H, Kubota Y, Toyada Y, et al. Selective blind endobronchial intubation in children and adults. *Anesthesiology*. 1987;67:587–589.

36. Jishi N, Kyer D, Sharief N, et al. Selective bronchial occlusion for treatment of bullous interstitial emphysema and bronchopleural fistula. *J Pediatr Surg*. 1994;29:1545–1547.

37. Sivasubramanian K. Technique of selective intubation of the left bronchus in newborn infants. *J Pediatr*. 1979;94:479–480.

38. Ho AMH, Flavin MP, Fleming ML, et al. Selective left mainstem bronchial intubation in the neonatal intensive care unit. *Rev Bras Anestesiol*. 2018;68:318–321.

39. Glenski JA, Thibeault DW, Hall FK, et al. Selective bronchial intubation in infants with lobar emphysema: indications,

complications, and long-term outcome. *Am J Perinatol.* 1986;3:199–204.

40. Bruschettini M, Zappettini S, Moja L, et al. Frequency of endotracheal suctioning for the prevention of respiratory morbidity in ventilated newborns. *Cochrane Database Syst Rev.* 2016;3:CD011493.

41. Foglia E, Ades A, Napolitano N, et al. Factors associated with adverse events during tracheal intubation in the NICU. *Neonatology.* 2015;108:23–29.

42. Davis P, Henderson-Smart D. Intravenous dexamethasone for extubation of newborn infants. *Cochrane Data Syst Rev.* 2001;(4):CD000308.

43. Veldhoen E, Smulders C, Kappen T, et al. Post-extubation stridor in respiratory syncytial virus bronchiolitis: Is there a role for prophylactic dexamethasone? *PLoS ONE.* 2017;12:e0172096.

44. Qureshi M, Kumaj M. Laryngeal mask airway versus bag-mask ventilation or endotracheal intubation for neonatal resuscitation. *Cochrane Database Syst Rev.* 2018;3:CD003314.

45. Bansal S, Caoci S, Dempsey E, et al. The laryngeal mask airway and its use in neonatal resuscitation: a critical review of where we are in 2017/2018. *Neonatology.* 2018;113:152–161.

46. Fiadjoe J, Nishisaki A, Jagannathan N, et al. Airway management complications in children with difficult tracheal intubation from the pediatric difficult intubation (PeDI) registry: a prospective cohort analysis. *Lancet Respir Med.* 2016;4:37–48.

47. Foglia E, Ades A, Sawyer T, et al. Neonatal intubation practice and outcomes: an international registry study. *Pediatrics.* 2019;143(1):e20180902.

48. Naik L, Bhardwaj N, Sen IM, et al. Intubation success through I-Gel® and Intubating Laryngeal Mask Airway® using flexible silicone tubes: a randomised noninferiority trial. *Anesthesiol Res Pract.* 2016;2016:7318595.

49. Moura J, Da Silvia G. Neonatal laryngoscope intubation and the digital method: a randomized controlled trial. *J Pediatr.* 2006;148:840–841.

第 **39** 章

细导管法给予肺表面活性物质

Peter A. Dargaville, Harley Mason

A.定义

新生儿呼吸窘迫综合征(Respiratory distress syndrome,RDS),指新生儿出生后 12 小时内,出现进行性呼吸困难、呻吟、发绀、吸气三凹征,严重者发生呼吸衰竭,发病原因主要是早产导致肺泡表面活性物质缺乏。

细导管,外径为 1.3~1.7mm(4~5 FG)的导管,用于注入肺表面活性物质。

B.目的

对 RDS 的早产儿经细导管给予外源性肺表面活性物质,联合无创呼吸支持,最常见的是经鼻持续气道正压通气(CPAP)。

C.背景

应用外源性肺表面活性物质 (PS) 是治疗早产儿 RDS 的主要手段,一般经气管插管给药,必要时可重复给药。目前,许多早产儿都接受了 CPAP,这种无创的呼吸支持治疗,因此普遍缺乏给予肺表面活性物质的通道。许多患有 RDS 的婴儿仅接受 CPAP 治疗,肺功能也可逐渐改善。但一些接受 CPAP 治疗的患儿其呼吸窘迫情况也并无好转,出现了是否继续使用 CPAP,或为给予 PS 而插管的难题。

解决方法可以是传统的气管插管-注入 PS-拔除气管导管(国内经典的用药途径),但目前几个随机对照试验显示,这种操作拔管困难的风险增加[1,2]。目前,无创呼吸支持治疗联合 PS 给药的方式有了进一步的发展[3,4]。经一根细导管在气管内给药的方法正在兴起[5-7]。随机对照试验表明,与传统插管给药法相比细导管法给予 PS[8,9]的效果更好,因为自主呼吸在 PS 的分布中起重要作用。

细导管给予肺表面活性物质的两种方法已经出现,都可直接在喉镜的辅助下进行。

1.科隆方法(LISA 技术),用 Magill 钳轻轻引导柔软胃管的尖端通过声门[10]。

2.霍巴特方式(MIST 技术),半刚性导管(如血管导管)不需 Magill 钳,使半刚性的尖端通过声门[11]。

D.适应证

经细导管给予肺表面活性物质的适应证尚未完全明确。目前,根据非随机对照研究和临床试验的结果[12],以下是提供不同胎龄治疗所需的特定阈值。

1.所有胎龄

与 RDS 有关的呼吸功能不全,采用无创呼吸支持,最常见的是 CPAP。

2.胎龄 23~25 周

a.平均 CPAP 水平≥6cmH$_2$O。

b.血氧饱和度 SpO$_2$ 维持在目标水平。

c.出生后<6 小时,最好出生后<2 小时。

3.胎龄 26~28 周

a.平均 CPAP 水平≥6cmH$_2$O。

b.氧浓度 FiO$_2$≥0.30 将 SpO$_2$ 维持在目标水平。

c.出生后时间<24 小时,6~12 小时内的早期识别和治疗非常重要。

4.胎龄大于 28 周

a.平均 CPAP 水平≥6cmH₂O,或经鼻高流量吸氧≥7L/min。

b.氧浓度 FiO₂≥0.30~0.35,维持 SpO₂ 在目标水平。

c.出生后时间<24 小时。

E.禁忌证

1.绝对禁忌证

a.RDS 患儿出现高需氧量、严重呼吸性酸中毒或存在明显肺不张的症状,在 PS 给药后需持续进行机械通气支持。氧浓度 FiO₂≥0.40~0.50, 胎龄<30 周的患儿;氧浓度 FiO₂>0.6,胎龄>30 周的患儿;均应考虑行气管插管给予肺表面活性物质。

b.呼吸窘迫的其他原因(例如肺炎或先天性肺发育不良)。

c.颌面畸形、气管畸形或肺部畸形。

d.没有经验丰富的人员进行插管。

2.相对禁忌证

a.经验不足的人对胎龄 26 周以下的婴儿进行操作具有很大的难度。

b.合并气胸需要引流。

c.咖啡因治疗后仍有明显的呼吸暂停。

F.预防措施

1.对具有自主呼吸的早产儿进行喉镜气管插管,要求医生必须具备熟练的专业操作技能,优先使用高仿真人体复苏模型进行练习是必不可少的。

2.目前对早产儿经细导管给药的报道中,涉及使用"off-label"导管。与血管导管[13]相比,这种半刚性导管(LISAcath,Chiesi Farmaceutici,Parma,Italy)设计更为优良。

G.设备(图 39.1)

1.科隆方法(LISA 技术)

a.末端为圆形端孔的柔性导管,具有深度标记。可选择 1.6mm(5Fr)的胃管或 1.2~1.6mm(3.5~5Fr)的脐导管。

b.Magill 钳(合适婴儿大小)。

c.Magill 钳夹住距离导管尖端约 2cm 的部位,夹角为 120°,准备插入导管。

2.霍巴特方法(MIST 技术)

半刚性导管,包括血管导管(16G Angiocath)或特制导管(LISAcath,Chiesi FarmPharmtici)。

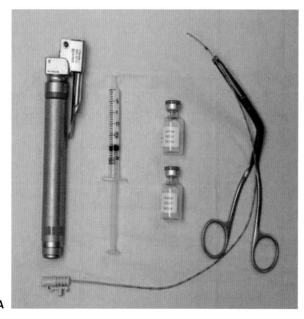
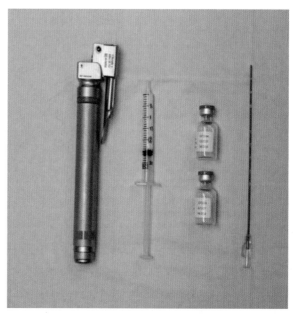

A   B

图 39.1 设备。(A)科隆法的设备。(B)霍巴特法的设备。导管是 LISA 管及 16G(1.5mm)的血管导管。

3.通用设备及药物

a.28~30 周以下的患儿选择 Miller 00 号喉镜头,大于 30 周的患儿选择 Miller 0 或 Macintosh 1 号喉镜头。

b.如有必要,可用蜡笔在导管尖端附近做深度标记(胎龄小于 27 周为 1.5cm,其余为 2cm)。铅笔标记或丝结也可在导管上方,指示唇部的适当深度(与经口插管的深度相同)。

c.肺表面活性物质,剂量 100~200mg/kg,注射器中需留 0.5mL 空气。

H.操作技术

将婴儿包裹好,使颈部处于便于喉镜检查的合适位置。

1.在整个操作期间应持续进行 CPAP 通气。

2.持续监测心率和血氧饱和度。

3.对于小于 1250g 的患儿,建议使用含咖啡因的药物。

4.可使用非药物手段(如 25% 蔗糖)将不适降至最低,并在给予表面活性物质期间和之后进行外周触觉刺激,以促进自主呼吸。

5.在经细导管给予 PS 前,是否需要应用镇静药物仍有争议。芬太尼、异丙酚和氯胺酮等常用镇静剂,存在抑制自主呼吸、神经元发育的副作用。使用镇静药物的患儿,在术中和术后更需要正压通气,再次插管率更高。

操作方式

通用操作方式

1.预给氧,将 FiO_2 从 0.05 增至 0.10,持续 1~2 分钟。

2.在维持 CPAP 支持的情况下,进行喉镜检查。用小指按压咽部及环状软骨,直到看见声带。

3.必要时吸引分泌物。

科隆法的操作方式

使用 Magill 钳,将细导管管尖穿过声带。

霍巴特法的操作方式

使用三指握持(图 39.2),将导管尖端穿过声带。

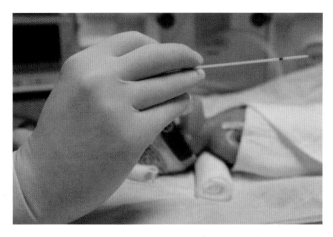

图 39.2　霍巴特法的持管方式。三指握住半刚性导管,第四指引导导管尖端前移。

通用操作

1.如果声带内收,导管无法插入,轻轻外撤导管尖端,等待喉部声门再次打开。

2.直接在喉镜下无法看到声门,或无法插入导管,或患儿持续性心动过缓,应暂停插管,提供 CPAP 支持。

3.导管插入声门深度,小于 27 周的患儿为 1.5cm,其余为 2cm(图 39.3)。

4.在唇部捏住导管,注意保持导管深度(图 39.4)。

5.取下喉镜合上嘴巴,继续 CPAP 支持。当 PS 被注入时,无须喉镜检查。

6.将注射器连接到导管上,30 秒~3 分钟内注入 PS。根据患儿的大小和肺容积,可重复小剂量注射 3~5 次。

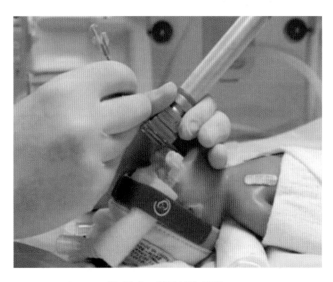

图 39.3　霍巴特法插管。

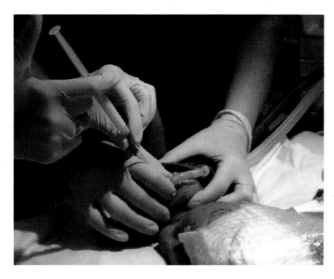

图 39.4　注入表面活性剂时注射器连接导管在唇部的位置。

7.如果出现 PS 反流或呼吸节律不规整,应减慢给药速度。对于明显的反流,立即停止注入,闭上嘴巴,并利用 CPAP 鼓励自主呼吸,将 PS 重新引流回肺部。在有持续的气道阻塞时,才进行气管吸引。

8.注射完所有 PS 后,注射器推进部分空气将导管内剩余的 PS 全部注入,然后取出导管。

9.在 PS 滴注过程中,持续使用 CPAP 和温和刺激来鼓励自主呼吸。

10.如果血氧饱和度持续降低,请增加吸氧浓度。

11.呼吸暂停、低氧时间长、心动过缓时,才使用正压通气。

12.术后根据血氧饱和度情况立即下调吸入氧浓度,因为 PS 给药的效果非常迅速。

I.特殊情况

在产房进行 PS 治疗

早产儿在产房通过气管插管给药,与 NICU 中 CPAP 支持下的细导管给药相比,未见明显优势[14],但仍需进一步研究。目前的证据建议,除了胎龄小于 26 周,超不成熟的婴儿,其余患儿应在 NICU 中进行 CPAP 和心肺监测,待病情稳定后通过细导管给予 PS。

胎龄>32 周的 PS 治疗

胎龄>32 周的患儿进行细导管法 PS 治疗时,需考虑耐受性和镇痛药物的应用。当 FiO_2 超过 0.35 阈值时,芬太尼镇痛后行细导管 PS 治疗似乎优于持续

CPAP 通气[15]。但仍需进一步的研究。

J.并发症

1.重复插管

首次插管成功率在 70% 左右,重复插管失败率<5%。

2.缺氧和(或)心动过缓

缺氧和心动过缓是细导管插管的常见并发症。血氧饱和度低于 80% 的缺氧事件,发生率为 40%~60%;心率低于 100 次/分的心动过缓事件,发生率为 10%~20%。

a.喉镜检查时间过长或用力过度。

b.在插管过程中没有额外给氧,如辅助使用 CPAP。

c.在气管内注射大量表面活性物质之后。

操作熟练的医生在大多数情况下都可以避免使用正压通气,操作中或操作后很少需要插管。

3.肺表面活性剂反流

据报道,在 PS 滴注过程中,约有 1/3 的病例在口中或嘴唇上发现 PS 反流。合上嘴巴和促进自主呼吸可能有助于将表面活性物质回流到肺,很少需要正压通气或吸引。

4.肺表面活性剂分布不均

如果导管插入过深,大部分注入的 PS 将沉积在右肺,从而导致两肺顺应性和通气性有差异。正确的导管尖端位置,对于注入 PS 的分布均匀非常重要。

5.肺表面活性剂注入失败

细导管插管时可能误入食管,从而无法将 PS 输送到肺内,具体表现为,操作后患儿的 FiO_2 无改善。因此,除直接喉镜观察,确保进入气道以外,也可尝试其他新型观察方式。

参考文献

1. Sandri F, Plavka R, Ancora G, et al. Prophylactic or early selective surfactant combined with nCPAP in very preterm infants. *Pediatrics.* 2010;125:e1402–e1409.
2. Dunn MS, Kaempf J, de Klerk A, et al. Randomized trial comparing 3 approaches to the initial respiratory management of preterm neonates. *Pediatrics.* 2011;128:e1069–e1076.
3. Dargaville PA. Innovation in surfactant therapy I: surfactant lavage and surfactant administration by fluid bolus using minimally invasive techniques. *Neonatology.* 2012;101:326–336.
4. Kribs A. Minimally invasive surfactant therapy and noninvasive respiratory support. *Clin Perinatol.* 2016;43:755–771.

5. Dargaville PA, Aiyappan A, De Paoli AG, et al. Minimally-invasive surfactant therapy in preterm infants on continuous positive airway pressure. *Arch Dis Child Fetal Neonatal Ed.* 2013;98:F122–F126.

6. Klebermass-Schrehof K, Wald M, Schwindt J, et al. Less invasive surfactant administration in extremely preterm infants: impact on mortality and morbidity. *Neonatology.* 2013;103:252–258.

7. Göpel W, Kribs A, Hartel C, et al. Less invasive surfactant administration is associated with improved pulmonary outcomes in spontaneously breathing preterm infants. *Acta Paediatr.* 2015;104:241–246.

8. Kanmaz HG, Erdeve O, Canpolat FE, et al. Surfactant administration via thin catheter during spontaneous breathing: randomized controlled trial. *Pediatrics.* 2013;131:e502–e509.

9. Kribs A, Roll C, Gopel W, et al. Nonintubated surfactant application vs conventional therapy in extremely preterm infants: a randomized clinical trial. *JAMA Pediatr.* 2015;169:723–730.

10. Kribs A, Pillekamp F, Hunseler C, et al. Early administration of surfactant in spontaneous breathing with nCPAP: feasibility and outcome in extremely premature infants (postmenstrual age </= 27 weeks). *Paediatr Anaesth.* 2007;17:364–369.

11. Dargaville PA, Aiyappan A, Cornelius A, et al. Preliminary evaluation of a new technique of minimally invasive surfactant therapy. *Arch Dis Child Fetal Neonatal Ed.* 2011;96:F243–F248.

12. Dargaville PA. Newer strategies for surfactant delivery. In: Bancalari E, Keszler M, Davis PG, eds. *The Newborn Lung,* 3rd ed. Philadelphia, PA: Elsevier; 2019:221–238.

13. Fabbri L, Klebermass-Schrehof K, Aguar M, et al. Five-country manikin study found that neonatologists preferred using the LISAcath rather than the Angiocath for less invasive surfactant administration. *Acta Paediatr.* 2018;107:780–783.

14. Rojas-Reyes MX, Morley CJ, Soll R. Prophylactic versus selective use of surfactant in preventing morbidity and mortality in preterm infants. *Cochrane Database Syst Rev.* 2012;3:CD000510.

15. Olivier F, Nadeau S, Belanger S, et al. Efficacy of minimally invasive surfactant therapy in moderate and late preterm infants: a multicentre randomized control trial. *Paediatr Child Health.* 2017;22:120–124.

第 **7** 部分

导管放置和护理

第 **40** 章

气管切开术和护理

Margaret Mary Kuczkowski, Gregory J. Milmoe

有气道阻塞或需长期通气支持的患儿，可行气管切开术来代替气管内插管。目前，治疗时机和后遗症仍存在较大争议[1-5]，需要安全持续的护理[3]。家庭参与早期护理有助于减轻对患儿带来的风险，保障安全。

A.适应证

1.长时间需要辅助通气——存在肺、神经或肌肉疾病。

2.先天性颅面部及气道异常。

3.声门下或气管狭窄。

B.禁忌证

1.不稳定生理状态。

a.败血症。

b.尚未控制的肺炎。

c.肺部情况不稳定,需要高通气压力或高通气频率。

d.心血管系统异常(如分流、心律失常、低血压)。

e.神经系统或肾脏损伤。

2.气管切开不能缓解的远端梗阻(如气管隆嵴处，严重狭窄或纵隔肿块)。

C.预防措施

1.患者应保持在相对稳定的状态。

2.在确保术后支持的情况下进行手术。

3.注意,寻找气管困难时可能存在异常情况。

a.颈部血管瘤引起出血。

b.颈部淋巴管瘤引起颈部严重扭曲。

c.较大的甲状腺肿。

d.严重脊柱后凸畸形,或气管扭曲的胸部综合征。

4.为了防治因手术刺激引起的肺不张和肺部分泌物增多,应当使用呼吸支持。气管切开一方面要有利于气体进出,另一方面要在环状软骨上固定牢固,创造出更封闭的通气系统。

5.围手术期使用覆盖皮肤菌群的抗生素,避免发生感染。

6.如果患儿没有插管,则需要内喉镜设备,应与麻醉医生讨论插管时机。

7.新生儿的喉部解剖,与成人及较大儿童有较大区别(图 40.1)。

a.气管更柔软,可移动性增加。

b.喉部的位置较高。

c.胸腺和无名动脉可越过气管。

D.步骤

1.签署知情同意书,并根据伦理准则执行"终止"程序(见第 3 章)。

2.检查设备、缝线、喉镜和气管切开导管。根据所需口径和长度选择导管。

3.麻醉前,严密监护婴儿,检查静脉通路,维持外源性气管导管的稳定通气。

4.移除鼻胃管,不要放置食道镜(以免出现定位混乱)。

5.肩下垫布卷使颈部舒展,确定手术区域(下颌至

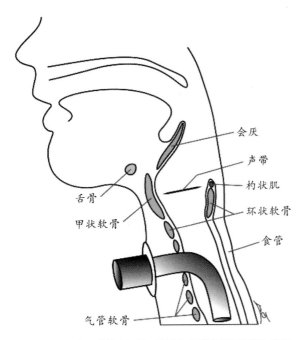

图 40.1 上呼吸道的侧面解剖图和气管切开术管的位置。

会厌
声带
杓状肌
舌骨
甲状软骨
环状软骨
食管
气管软骨

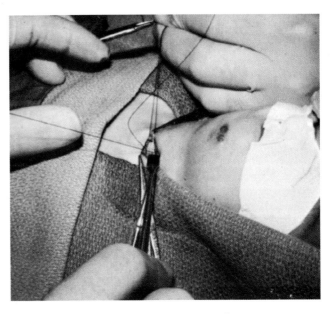

图 40.2 通过气管壁的缝合。

锁骨上)。铺上无菌巾,露出手术视野(方便固定气管外导管)。

6.用 0.5~1mL 麻醉剂(1%利多卡因与 1:100 000肾上腺素混合)注射周围皮肤及皮下组织。

7.明确以下解剖结构:胸骨上切迹、下颌、正中线、气管和环状软骨(较小的新生儿环状软骨很难触诊)。

8.沿垂直中线做水平切口,使伤口容易愈合,更加美观。

9.自中线位置切开分离肌肉至气管壁,明确解剖结构(带状肌、甲状腺、气管、甲状软骨和环状软骨)。

10.在气管两侧放置 Senn 或 Ragnell 牵引器,方便暴露视野。钝性剥离并避开甲状腺(如果操作困难,可分离峡部并缝合结扎)。

11.在气管正中线两侧分别放置缝线防止脱管,通常定位在第 3、4 气环软骨环(图 40.2)。

12.根据气管切开的大小确定垂直切口大小,一般横跨 2 至 3 个软骨环。回撤气管插管恰至切口水平以上(图 40.3)。然后将气管切开,导管插入气管腔。

13.通过测定呼气末的二氧化碳分压及氧饱和度,对称听诊肺部,确认插管位置。

14.用网状纱带或尼龙搭扣保持插管位置固定,当头部在中位时,只允许一根手指伸进,则松紧度合适。许多中心会将气管导管的边缘与颈部缝合,直至第 1 次换管。

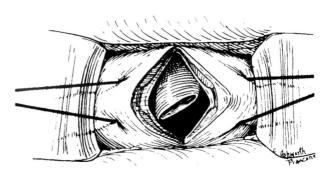

图 40.3 气管切开示意图,可见气管内管末端。两侧缝线维持,保持软骨打开。

15.起到固定支撑作用的缝线要做好标记,防止位置混乱(图 40.4)。

16.转运患儿至 NICU(因为 NICU 拥有备用气管切开导管以及喉镜)。到达后,进行胸片检查,明确插管位置和肺部状况。如果需要,可在 X 线检查前更换 NG 管。

E.术后早期护理(术后当天至第 1 次换管)

注意:第一次气管换管由手术团队进行,时机由外科医生决定(时间为术后 3~7 天,一般为 5~7 天[4])。

1.在 NICU 提供术后护理,医护人员需接受新生儿气管切开术后专业的护理培训,能够熟练进行呼吸评估,掌握常规气管切开的术后管理,对气管切开术后的紧急情况,能够及时发现和处理[6]。

2.床旁准备好备用的气管切开导管(1 根相同尺寸,

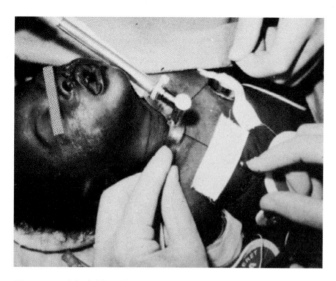

图40.4　固定支撑缝线。一旦气管切开位置确定,立即进行气管导管下通气,导管需固定。等张力地缝合,缝线标有标记,防止位置混乱。

1根小尺寸)[4,6-8]。

3.床边导管信息表需包括,气管切开导管的品牌和管径、吸痰管管径、吸痰深度(图40.5)[7,8]。

4.气道管理。

a.气道湿化。通过辅助通风或温湿交换过滤器(HMEs)来湿化气道。

(1)原理。气管切开后,上呼吸道完全丧失了气体加温、湿化作用,如果在护理工作中对人工气道的湿化不够,将在人工气道或上呼吸道上形成痰痂,增加阻塞风险。

(2)注意事项。水蒸气冷凝在管壁及管内,会成为细菌滋生的来源[7]。

b.通气。呼吸机设置应符合气管切开的术后要求(见第7章)。

(1)床头(HOB)抬高20°~30°[4]。

(2)注意事项。保持正确的气管切开导管位置,持续监测呼吸状态、生命体征和临床表现。如果导管移

位、堵塞或错位,婴儿可能会出现呼吸音减弱、皮肤颜色改变、峰值压力增加、呼吸困难、意识改变及躁动[8]。

c.吸痰。每4小时吸痰一次,并按需吸痰[4]。

(1)适应证。如果患儿出现呼吸困难、呼吸窘迫、血氧饱和度下降、躁动、呻吟、呼吸急促、出现分泌物[7],则需要进行吸痰。

(2)注意事项。及时吸痰可避免并发症产生,如低氧血症、支气管痉挛、低血压、喉痉挛、肺不张、肺顺应性降低、气道损伤和颅内压升高[4,7]。

(3)无菌操作。包括手卫生、无菌手套、一次性无菌导管。

(4)选择6Fr或8Fr(2mm或2.7mm)的吸引管,由于直径小于气管切开导管内径的70%,因此易于插入[6,8]。尺寸大的吸引管可以除更多的分泌物[6]。

(5)气管切开导管不同,吸引深度也不同。正确测量气管切开导管末端以外小于0.5mm的距离,避免对气管壁或隆凸造成损伤[6-8]。

(6)利用多孔抽吸导管靠近远端的孔,能更有效地清除分泌物[6]。

(7)将生理盐水直接滴入气管切开导管,不能稀释、松解或移动分泌物,会增加疼痛、焦虑和感染的风险。如有必要,可使用气道湿化、盐水雾化、振动背心、处方药和咳嗽辅助装置[6,8]。无菌生理盐水团注,用于急性黏液堵塞的情况。

(8)负压压力。新生儿,60~80mmHg;婴幼儿,80~100mmHg[6-8]。

(9)快速完成吸引管插入、吸引和拔除总时间不超过5秒。拇指和手指之间旋转导管将最大限度地与分泌物接触,并将摩擦减至最小[6,7]。拔管时不能进行抽吸。

5.镇静管理。

术前多学科团队合作建立疼痛和镇静目标,每日随时评估和执行。

a.对病情危重的新生儿,术后即刻制订个体化的镇静方案。

b.使用疼痛/镇静评分(即N-PASS)或状态行为量表(SBS),见第7章。

6.皮肤管理。

a.保持正确的头部位置–中线或"Sniffimg"体位(图40.6)。

b.移动患者时,保持鼻子、下巴和胸骨对齐。

c.应确保起到固定支撑作用的缝线在正确的一

导管品牌管径:(brand and size)

_____

吸痰管管径:

_____

吸痰管深度:

_____

图40.5　NICU床旁导管信息表。

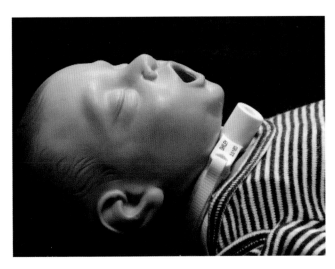

图 40.6　婴儿模型气管切开导管。

侧,要贴上标签并经常评估。这些缝线对术后即刻气道维持十分重要[4]。

d.气管切开口周围的皮肤和婴儿颈部的整个周长要每 4 小时评估一次,皮肤破损或感染情况随时评估[4,6,8]。

e.防止呼吸机管或管口固定套圈[7]拉紧,或拉出气管切开导管。

f.每天清洗两次气管切开导管口,保持皮肤完整,防止感染。

(1)使用棉签或纱布,避免使用带有细小纤维的物品,防止其进入气道或造口[7]。

(2)用生理盐水或稀释 4 倍的 3%过氧化氢溶液湿润棉签[4,7,8]。

(3)从切口向外擦拭,避免干燥颗粒进入气道或造口[7]。

(4)用肥皂水清洗婴儿颈部,然后轻轻擦干[4,7,8]。

如需更换敷料,插管固定带过松或过紧,请联系外科医生[4]。

7.营养管理。良好的营养有利于伤口愈合和肺发育,促进婴儿全面成长。

a.如果患者不能耐受肠内喂养,考虑肠外营养。

b.术前禁食期间采取肠外营养。

c.根据患者肠内喂养的耐受情况,实施个体化营养策略。

d.如果患儿可经口喂养,应尽早评估吞咽功能,开始经口喂养[4]。

(1)理论基础。口腔运动问题在新生儿气管切开术后很常见。因为长时间的气管插管和吸引刺激,会造成口腔运动退化。

(2)干预措施。根据奶瓶孔的大小控制奶量,勤拍背,小剂量喂奶,浓缩并温暖乳品[7,9]。单向瓣膜奶瓶或许能有帮助。气管上方必须有充足的气流,否则有气胸的风险[7]。

F.术后中期护理(从第 1 次换管到家庭护理)

1.继续加强床旁护理和呼吸治疗护理。

2.气道管理。

a.气管切开术后换管。

(1)气管切开术后第 1 次换管应由外科医师进行。

(2)随后的换管会根据患者的需要和医生的要求而改变。

(3)保持插管位置固定的扎带,应松紧合适,当患儿屈曲头部在中位时,只允许一根手指伸进。

(4)每次换管时,应同时更换气管系带。网状纱带或尼龙搭扣是常用的系带。尼龙搭扣尺寸多样方便固定[7]。

(5)物品准备。如照明用具、肩下垫布卷、备用导管(1 根相同尺寸,1 根小尺寸)、吸引器、呼吸球囊、适当大小的口罩、柔性气管镜(如需要)[7,8]。

(6)双人操作。一人拔除旧管,另一人用向下弯曲的动作插入新管[8]。

(7)新管在插入前应准备好封堵器。末端圆形的刚性封堵器,有助于保持气管导管的合适曲线,显著降低其对下气道黏膜损伤(图 40.7)。换管后,立即小心地取

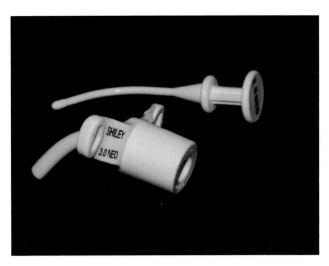

图 40.7　气管切开术导管和封堵器。

出封堵器。

b.湿化气道,同上文,插管术后的早期护理。

温湿交换过滤器(HMEs)——也称为"人造鼻子",HMEs含有亲水性物质,可以让婴儿保留自己呼出的热量和水分,该设备使用简单,价格低廉,婴儿使用更为便携。注意,如果分泌物阻塞设备,可能会导致气道阻塞[7]。

c.通气,同上文,插管术后早期护理通气。

d.吸痰,每4小时一次或按需,见上文,插管术后早期护理中的吸痰。

3.镇静管理。

a.多学科团队重新评估镇静目标。

b.提供足够的镇静剂(见第7章),必要时断奶并过渡到肠内喂养。

4.皮肤管理。

a.每24小时更换一次导管系带,潮湿或污染时随时更换,换管时也需更换。

b.定期检查婴儿颈部气管造口系带下方的皮肤,观察是否有皮肤刺激、皮疹或破损的迹象[4]。

c.每天两次清洁吻合口,保持皮肤完整性和防止感染,参见术后早期护理中的皮肤管理。

5.营养管理,见上文,参见术后早期护理中的营养管理。

G.家庭护理

1.家庭教育。

a.术前开始。

(1)家属必须了解手术的必要性。

(2)家属必须要了解气道解剖和气管切开位置(包括患儿术后的样子)[7],或者咨询其他有经验的家庭。

(3)家属必须掌握呼吸困难的征兆及日常护理。

(4)家属必须学会紧急情况的评估和处理[6,7]。

b.心肺复苏术培训。

(1)家属需了解气管切开导管术后复苏的不同之处。

(2)建立通畅气道,可更换导管。上气道通畅时,可进行口对口、口对鼻人工呼吸,也可行口对气管切开口人工呼吸[7]。

c.社区资源。

(1)支持团体。

(2)互联网资源。

2.家庭参与。

a.医护人员在护理工作以外也要对家庭成员进行教育。家庭成员须尽力克服恐惧和焦虑[7]。

b.多元化教学。

(1)带插图的书籍资料。

(2)视听材料,录像带等资料。

(3)利用模型婴儿进行模拟操作。

3.护理协调工作。

a.家庭物品准备,包括气管切开术导管、气管造口系带、皮肤及吻合口清洁用品。吸引器材包括便携式吸引器或DeLee吸尘器、加湿用品、呼吸球囊(带适当大小的面罩)、氧气用品(如果需要)。

b.急救物品(包括吸引器材)应随时配备,包括带患儿驾车旅行、预约医生、户外散步。

c.家庭护士要接受呼吸评估和气管切开管理(常规和紧急情况)方面的培训,要求有儿科工作经验[6]。

d.协调的医疗护理有益于婴儿平稳过渡到家庭环境[7]。

H.并发症

应尽全力减少新生儿气管切开术后的不良事件发生[10,11]。见表40.1早期并发症和表40.2晚期并发症。

1.早期并发症。

a.出血。

(1)由于抗凝治疗、血小板减少、肝功能衰竭、既往颈部手术(如ECMO)和解剖学异常(如甲状腺肿大、静脉扩张、高位无名动脉),增加了出血的风险。

表40.1 早期并发症

1.出血——甲状腺、静脉、动脉
2.意外脱管或移位
3.导管阻塞(图40.8)——需密切观察
4.气漏
a.气胸——可能需要胸部插管引流
b.纵隔气肿——需连续摄片
c.颈部皮下气肿(通常为局限性)——避免密闭敷料
5.局部感染——需要用心护理
6.感染肺炎——需减少分泌物和肺不张

表 40.2 晚期并发症

1.导管阻塞或脱管
2.肉芽组织
a.吻合口
b.近端气管
c.远端气管
3.狭窄
4.气管皮肤瘘

（2）术中出血可采取结扎或烧灼血管进行治疗,弥漫性出血采用局部治疗(如手术、喷洒凝血酶)。

（3）迟发性出血可能是气管内吸引、急性气管炎、肺出血或气管无名动脉瘘(罕见)引起的气管内出血,后面两种出血情况非常凶险。

（4）吻合口出血一般与肉芽组织的形成有关,治疗时应局部护理伤口。

b.插管移位。

（1）插管移位需紧急处理。

（2）可造成完全性气道阻塞、气胸或进行性颈部肿胀,尤其是插管移位的情况下,持续通气。

（3）在第 1 次换管前,放置在气管开口两侧的缝线,可防止气管移位。

c.气管导管的堵塞(图 40.8)。

（1）在术后即刻仔细检查。

（2）在感染或其他导致分泌物增多的情况下,也要仔细检查。

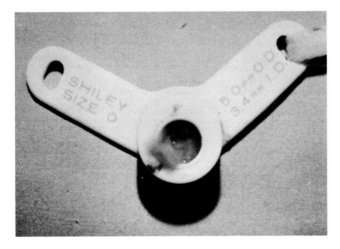

图 40.8 气管切开术后的导管阻塞。不完全吸引的黏液栓。

2.晚期并发症。

a.肉芽组织。

（1）肉芽是黏膜损伤、软骨膜炎症和感染的产物。

（2）气管内肉芽组织可位于气管近端或远端。

（3）近端肉芽,位于声带和导管之间,不影响通气,但影响发声。

（4）远端肉芽,影响通气,在吸引时伴有出血。

（5）远端肉芽肿,需要及时手术治疗。近端肉芽肿,可择期手术。

b.狭窄。

（1）狭窄与黏膜损伤、软骨膜炎症和感染有关。

（2）狭窄由持续的软骨膜炎引起,可导致起管腔内瘢痕或因失去气管环支持而塌陷。

（3）可能需要重建气道。

c.气管皮肤瘘。

（1）在取出气管造口管后,并不少见。

（2）气管能够充足通气后,关闭气管皮肤瘘。皮肤瘘延迟关闭期间,要注意瘘口大小并及时清除分泌物。

参考文献

1. Isaiah A, Moyer K, Periera KD. Current trends in neonatal tracheostomy. *JAMA Otolaryngology Head Neck Surg.* 2016;142:738–742.
2. Mahida JB, Asti L, Boss E, Shah RK, et al. Tracheostomy placement in children younger than two years. *JAMA Otolaryngology Head Neck Surg.* 2016;142:241–246.
3. Lee JH, Smith PB, Quek M, et al. Risk factors and in-hospital outcomes following tracheostomy in infants. *J Pediatr.* 2016;173:39–44.
4. Strychowsky J, Albert D, Chan K, et al. International Pediatric Otolaryngology Group (IPOG) consensus recommendations: routine peri-operative pediatric tracheostomy care. *Int J Pediatr Otorhinolaryngol.* 2016;86:250–255.
5. DeMauro S, D'Agostino J, Bann C, et al. Developmental outcomes of very preterm infants with tracheostomies. *J Pediatr.* 2014;164:1303–1310.
6. Boroughs DS, Dougherty JM. Pediatric tracheostomy care: what home care nurses need to know. *Am Nurse Today.* 2015;10(3):8–10.
7. Fiske E. Effective strategies to prepare infants and families for home tracheostomy care. *Adv Neonatal Care.* 2004;4(1):42–53.
8. Perry AG, Potter PA. *Clinical Nursing Skills and Techniques.* 9th ed. St. Louis, MO: Mosby/Elsevier; 2017.
9. Joseph RA, Evitts P, Bayley EW, et al. Oral feeding outcomes in infants with tracheostomy. *J Pediatr Nurs.* 2017;33:70–75.
10. Dong Y, Dunn WF. Accidental decannulation: systems thinking, patient protection, and affordable care. *Respir Care.* 2012;57:2133–2135.
11. White AC, Purcell E, Urquhart MB, et al. Accidental decannulation following placement of a tracheostomy tube. *Resp Care.* 2012;57:2019–2025.

第 **41** 章

胸腔穿刺术

Ashish O. Gupta, Daniel R. Dirnberger

新生儿气胸是一个严重且有潜在生命危险的并发症。虽然气管插管技术的发展已经减少了婴儿气胸的发生率,但仍需注意。气胸处理属于紧急情况,往往需要进行胸腔穿刺和胸导管引流。适当的训练可以提高操作者技能和患儿舒适度,减少并发症的发生率[1,2]。本章回顾了目前胸导管置管的指征、常见的置管流程和器械。同时也对胸导管继续放置和拔出的指南进行了讨论。

注:在本章中,为了清楚显示操作步骤,内容不包括消毒相关物品列表。

A.气胸的诊断

1.临床诊断

患儿突然出现呼吸困难,伴有氧饱和度下降、患侧呼吸音减低或无呼吸音、需氧量增加的应怀疑气肠。大量气胸或张力性气胸可能导致低血压或心动过缓。

2.透光试验

a.降低室内光线,用一个带透射光源的探头来照射患侧胸壁的前侧及后侧。

b.气胸以半透明区域的形式出现在胸腔。胸腔透亮度增加的形状不仅是透射光源的探头光晕的大小。在大量气胸中,整个半侧胸部透亮度都会增加(图41.1)。

c.当有皮下气肿、严重肺部感染间质性肺炎的时候,透照可能出现假阳性。当室内光线过亮、皮肤颜色过深或探头光线太弱的时候则会出现假阴性[3,4]。

3.影像学检查

a.胸部 X 线。胸膜间隙的前后位和侧位可显示少量的空气。在张力性气胸中,胸部 X 线显示纵隔向对侧移动,受到压迫的肺出现不张,可见胸膜(肺缘)与胸壁之间有空气聚集,无肺血管显影(图41.2)。

b.超声。气胸的超声阳性征象包括" a 线"、肺点征

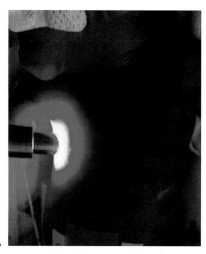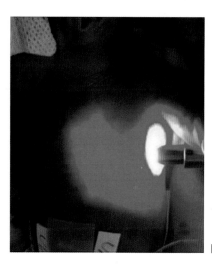

图 41.1　(A)透射试验(−),显示只有在光源的周围才有光晕。(B)透射试验(+)显示整个左侧胸腔的光晕。

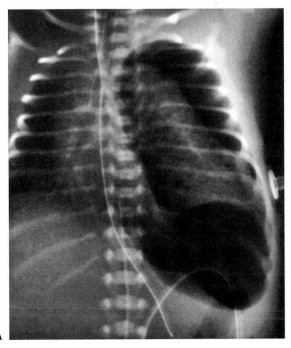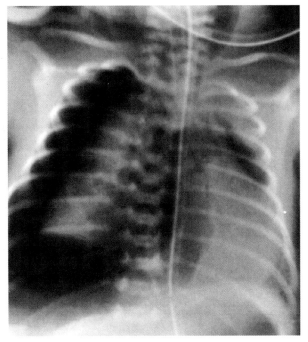

图 41.2　(A)前后胸部 X 线检查显示左侧张力性气胸。(B)前后胸部 X 线检查显示右侧张力性气胸。

和 M 模式下的"竹节样征"。更具体地说,气胸可通过没有"肺滑动""b 线"或彗星尾状伪影的正常超声特征,以及 M 模式[5.6]下的"沙滩征"来鉴别。

穿刺抽气(胸腔穿刺)

对于危及生命的气胸(张力性气胸),建议行紧急胸腔穿刺排气。这给患者提供了暂时的救治,同时准备置入引流管。在某些情况下,胸腔穿刺可能是治疗非张力性气胸的最好办法,特别是对于没有接受正压通气的婴儿[7]。之后使用改进的设备比直接穿刺创伤要小。我们建议在前侧进行紧急排气,因为这种体位不会影响胸腔侧位置管的准备。只有在患者情况危急时才使用紧急胸腔穿刺排气。如果进行紧急排气后放置引流管,则仅排气到生命体征平稳为止,而不是完全排空气胸。这将保留胸膜间的气囊,以便更安全地插入引流管。

A.设备

1.无菌手套。

2.消毒液[8]。

0.1% 葡萄糖酸氯己定或 0.5% 氯己定含量为70%

的异丙醇。用 60 秒的时间晾干。<32 周的早产儿不推荐使用氯己定,因为化学品有烧伤和被过薄皮肤吸收的风险。早产儿用 10% 聚维酮碘溶液消毒,但应在消毒后用无菌盐水或水清除皮肤上的残留溶液。

3. 20 或 22 号导管(经皮导管置针装置)[9]。

4.静脉注射延长管(T 形接头)。

5.三通旋塞阀。

6. 10mL 和 20mL 注射器。

B.操作技术

1.一个注射器连接到一个三通管,连接到静脉注射延长管。确保三通管阀对患者和注射器开放(图 41.3)。

2.用消毒液消毒患侧胸部皮肤。

3.识别标志。锁骨中线的第 2 肋间隙或腋前线的第 4 肋间隙。避开乳头。

4.通过横向牵引在插入部位的皮肤上创建"Z 形轨迹"。将导管垂直于皮肤插入肋骨上方,以免损伤神经血管束(图 41.4A)。

5.慢慢推进导管。一旦进入胸膜腔(阻力消失、导管中的湿度或空气的涌出),将导管固定并取出针头。

6.将静脉注射延长管-三通管阀装置连接到导管上,然后用注射器排出空气(图 41.4B)。使用注射器而

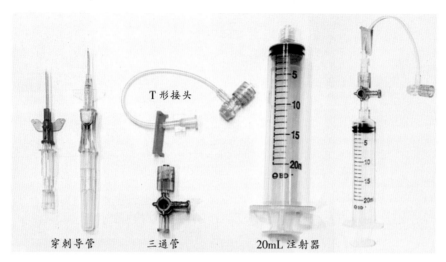

穿刺导管　　　三通管　　　20mL注射器

图41.3　紧急穿刺装置。

T形接头

不是让导管暴露在空气中(a)可以确保有控制地排出气胸和(b)避免在有自发呼吸的婴儿中夹带空气。在患者情况允许时继续排气,同时确认的导管放置的位置。

7.使一些空气留在胸膜腔内,作为肺和胸壁之间的保护性缓冲[10]。

8.术后用油纱布和小块闭塞敷料覆盖插入部位。

9.术后用无菌生理盐水去除残留的聚维酮碘或氯己定。在等待胸管置入的同时,可以将穿刺导管固定并放置一小段时间。

C.并发症

1.肺损伤。

2.穿刺时对血管或内脏创伤。

3.气漏。

4.感染。

胸腔穿刺置管术

A.适应证

1.气胸排空术。

a.张力性气胸。

b.持续性气胸并有张力性气胸危险。

c.支气管胸膜瘘。

2.大量胸腔积液的排出。

a.明显胸腔积液。

b.术后血胸。

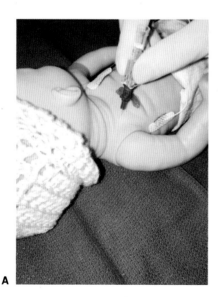
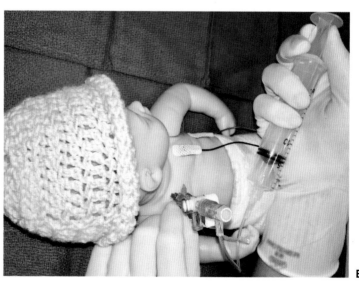

A　　　　　　　　　　　　　　　　　　　　　　　　B

图41.4　(A)垂直于皮肤的血管插入第2肋间隙,锁骨中线。(B)使用三通管–注射器装置排出空气。

c.脓胸。

d.乳糜胸。

e.中心静脉导管渗出液。

3.气管或食管手术后胸膜外引流(如食管闭锁、气管食管瘘修补)。

B.相对禁忌证

1.无明显血流动力学症状的少量空气或积液。

2.自发性气胸,在没有肺部疾病的情况下,可通过保守治疗方法来解决[11,12]。

C.设备

无菌

1.手套。

2.标记笔。

3.消毒液。

4. 1% 利多卡因、注射器及穿刺针(25 或 26 号针)。

5.静脉麻醉性止痛药用于镇痛(如果没有插管,可使用镇痛药)。

6.手术铺巾。

7.透视装置探头。

8.排气装置:胸管引流装置。

9.插头式转接器(双向转接器)。

10.半透明敷料。

11.油纱布。

12.胸腔引流管。有几种胸腔引流装置可供选择。我们将讨论最常规流程中使用的各种各样的引流管。

a.可固定的猪尾导管。

(1)产品举例。

(a)NAVARRE 通用引流导管与 Nitinol(Bard Access System, Satt Lake city, UT, USA):6~12Fr。

(b)猪尾导管用于胸腔积液的引流(Arg on medical, Athens, TX, USA):6 和 8Fr。

(2)优点:技术更简单,不需有 Seldinger 技术的经验。

(a)操作便捷,所需设备少。

(b)更加安全,减轻由于缝合猪尾而造成的意外损坏;可能有利于连通。

(c)需要小切口或无皮肤切口、小伤口、无缝合。

(3)缺点:对尖端已进入胸腔内没有即刻反馈。

与 Seldinger 技术或带有彩色指示器的胸管相比,增加了肺外伤的风险。

b.带线圈、无固定猪尾导管。

(改良的 Seldinger 技术)

(1)如 Fuhrman 胸水/气胸引流装置(Cook medical, Bloomington,IN,USA)6 和 8.5Fr。

(2)优点。

(a)通过在注射器中收集空气,在进入气胸胸腔时提供即时反馈:有利于较小体积气胸或较小的患者。

(b)刺穿肺部的风险很小。

(c)需要小切口或无皮肤切口、小伤口、无缝合。

(d)较小外伤。

(e)有效线圈位置使侧肺充气,减少继发性肺损伤的风险。

(3)缺点。

(a)脱落的风险增加。

(b)需要熟练掌握 Seldinger 技巧。

c.带有安全变色指示器的导管。

(1)如 Argyle Turkel 公司的安全胸腔穿刺系统[Covidien,Mansfield,MA,USA]:8Fr。

(2)优点:通过颜色指示器进入气胸胸腔提供反馈。

(a)降低胸腔损伤肺组织的风险。

(b)操作简单、快捷,不要求熟练掌握 Seldinger 技术。

(3)缺点。

(a)与猪尾导管相比,移位的风险增加。

(b)直管需要前后置管,以免继发性肺损伤。

d.垂直胸导管。

(1)如 Argyle 套管针导管(Covidien,Mansfield,USA)8~12Fr 或 Thal-Quick 胸导管组 (Cook medical, Bloomington,IN,USA)。

(2)优点:如果发生胸腔积液或胸腔积血,可选用较大的胸管。

(3)缺点:增加并发症的风险,包括肺损伤和放置过程中的出现错误。

(a)与猪尾导管技术比,创伤更大。

(b)肺部、肋骨和其他组织受伤的风险更大。

(c)移位的风险增加。

(d)需要确定前后位置,以免继发性肺损伤。

(e)需要皮肤切开,缝合关闭,造成较大的瘢痕。

非无菌

1.0.5 英寸外科胶带。

2.透光设备。

3.手术单。

前胸壁置管治疗气胸

A.一般步骤

1.确定排气位置。

a.听诊:患侧呼吸前减低,呼吸音最强位置向另一侧移动。

b.透光试验(图 41.1)。

c.胸部 X 线检查(图 41.2)。

d.超声检查。

2.根据需要提供呼吸机支持。

3.监测心肺状态和生命体征。将所有电极从手术部位移动到其他部位。

4.用毛巾卷将患侧抬高 45°~60°。将手臂固定在头部上方,同时肩部内旋并绑住(图 41.5A)。

5.定位重要的标记(图 41.5B)。

a.乳头及第 4 或第 5 肋间隙。

b.腋前和腋中线。

c.皮肤插入部位位于腋中线稍前方,在第 4 或第 5 肋间隙。乳头的水平线是识别第 4 肋间隙的一个很好标记。

6.在整个胸部外侧到锁骨中线处用消毒液消毒皮肤,并自然干燥。

7.用无菌标记笔标记胸管插入部位。

8.手术区域从第 3 到第 8 肋骨,从背阔肌到锁骨中线。使用一个透明敷料可看到所做的标记。

9.用 0.5~1mL 的 1% 利多卡因麻醉表皮。

注:局部麻醉药最大推荐计量,利多卡因用量为 3mg/kg(0.3mL/kg 1%利多卡因溶液),考虑静脉注射芬太尼 1μg/kg,可进一步缓解疼痛。如果患者没有使用呼吸机,请小心使用。

方法 1:猪尾导管,可缝合固定的经皮引流系统(BARD)

A.设备(图 41.6)

1.可缝合固定的猪尾导管。尺寸 6 或 8Fr(<28周)、8Fr(>28 周)。

2.金属矫直器(中空)。

3.套管针套管/探针。

4.双向适配器。

5.连接管。

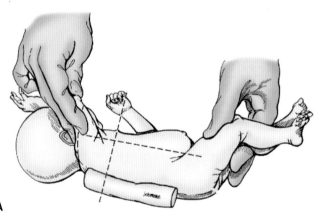
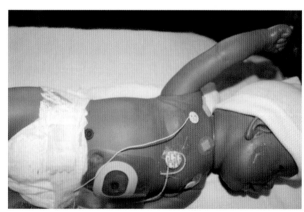

图 41.5　(A)用毛巾卷将患侧抬高 45°~60°。将手臂固定在头部上方,肩部内旋外展。注意腋中线和穿过乳头的第 4 肋间隙。(B)胸管放置的标记:腋中线、乳头、第 4 肋间隙。

B.步骤

1.一般步骤遵循 1~9。

2.解开结扎的导管,松开锁定开关。通过导管插入金属矫直器使猪尾导管伸直,锁定轮毂。

3.将套管针/针插入中空矫直器,在轮毂处锁定。导管针尖将略微突出导管外(图 41.6)。

4.在腋前线和腋中线之间的第 4 肋间隙,在第 5 肋上缘上方插入带探针的猪尾导管(图 41.7A)。

5.推进猪尾导管,直到感到无阻力或落空感,通常情况下,导管的侧孔看到少量的液体或气泡。

6.将金属矫直器和管芯针从导管处取下(图 41.7B)。

7.保持远端管芯针和矫直器的稳定性,将导管推进胸膜间隙(在第 2 肋间隙和锁骨中线向前向上)。向前推进,直到所有导管的侧孔和锁定缝合出口孔都在胸壁内。小圈锁定缝合线可能暂时保留在胸外,直到猪尾导管被锁定(图 41.7C)。

8.拉紧并锁定缝合线的远端,收紧胸腔内的猪尾导管。通过塑料盖或缝合线将其锁在轮毂上 (图 41.7D)来固定它。

9.将连接管(luer-to-tubes adapter)连接到导管的外部末端,并用双向适配器将其连接到抽吸装置 (图 41.7F)。

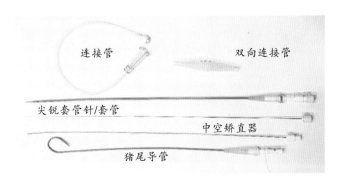

图 41.6　带缝合锁的猪尾导管。

10.用半渗透透明敷料和外科胶带固定胸管(图 41.8)。

11.可将导管缝合就位,但通常不是必要的,因为没有皮肤切口可以缝合,皮肤和组织通道将紧贴导管,且确保导管不会随意脱出。

方法 2:无锁定装置的经皮引流系统(COOK):改良 Seldinger 技术

A.设备(图 41.9)

1.猪尾导管(天然线圈)。尺寸 6 或 8Fr(<28 周),8Fr(>28 周)。

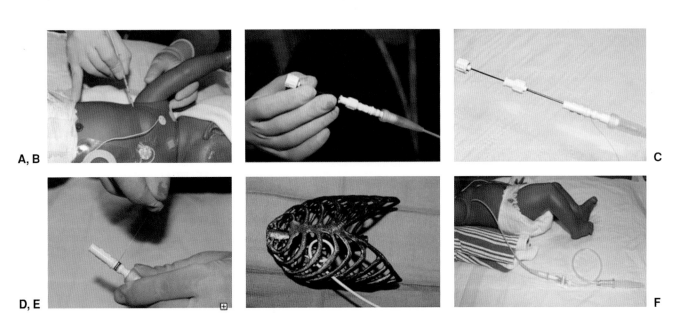

图 41.7　带缝线锁定的经皮猪尾导管放置。(A)在第 4 肋间隙插入带有针头的导管,向前推进直到有落空感。(B)解开金属矫直器和针头。(C)在将导管推进至胸膜腔的同时,将金属矫直器和管芯针一起从导管上取下。向前推进,直到所有的侧孔和缝线出口都在胸腔内。(D)将缝合线拉紧,并将其缠绕在导管的远端,然后将塑料套套在上面。(E)缝合线锁定后,导管会在胸膜腔内的猪尾瓣中盘绕。(F)通过连接管和双向接头将导管连接到吸引引流装置上。

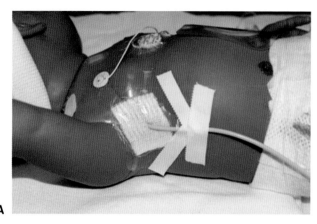
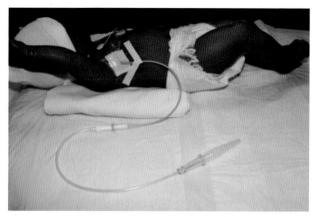

图 41.8 放置好胸导管。(A)准备一个预切 2cm×2cm 在胸管位置放置的无菌纱布,用半透明敷料覆盖。(B)用外科胶带固定管子,防止管子移位。

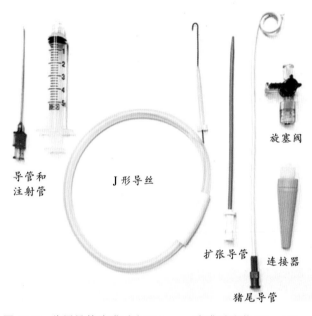

图 41.9 猪尾导管胸膜引流(Fuhrman 胸膜引流装置)。(illus-traiton Cook Critical Care,Bloomington,IN)

2.导引器和 J 形导丝(插入套筒中)。

3.带注射器的针(20 号)。

4.扩张器。

5.导管外端连接吸引装置的适配器。

B.步骤

1.遵循一般步骤 1~9。

2.把针头装到注射器上。将针尖插入第 5 根肋骨上缘上方腋前线和腋中线之间的第 4 肋间隙(图41.10A)。

3.慢慢推进针头,同时对注射器施加负压。针头应该向前垂直于胸壁。

4.推进针头,直到感到缺乏阻力或落空感,空气进入注射器,不要超过 1~2mL。

5.在用一只手稳定针头的同时,取下注射器并将导丝插入取针器。推进导丝,直到 10mL 处的深度标记到达针的中心(图 41.10B)。

6.保持导线的稳定性,取下探针。

7.将扩张器放在导线上,然后以缓慢的扭转动作插入以扩张导管。推进扩张器至足以扩张皮肤通道和壁层胸膜的位置。通常早产儿约 1mL 和足月儿 2mL(图 41.10C)。

8.保持导线的稳定性,拆卸扩张器。

9.在导丝上插入猪尾导管,将其推入胸壁,向肺尖推进(从前向前推进,向第 2 肋间隙和锁骨中线推进),直到导管的所有侧孔都在胸壁内。这需要解开并用一只手把猪尾导管拉直,同时把它推到导丝上(图 41.10D)。

10.保持导管的稳定性,取出导丝。导管会自发地卷入胸膜腔内的猪尾环(图 41.10E)。

11.将 Luer 适配器安装在导管仪的外部末端,并将其连接到吸入装置油管上(图 41.10F)。

12.用半渗透透明敷料和外科胶带固定胸管(图41.8)。

13.可将导管缝合就位,但通常不是必要的,因为没有皮肤切口可以缝合,皮肤和组织通道将紧贴导管,且确保导管不会随意移动。此外,如果固定得太紧,很容易无意中用缝线压紧导管。

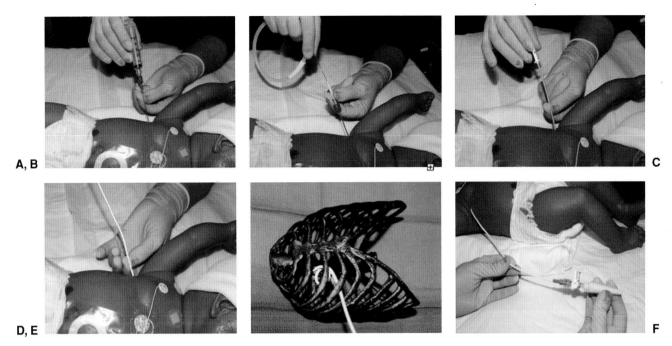

图 41.10 无锁定装置的经皮猪尾导管放置（改良 Seldinger 技术）。(A)将取心针的尖端插入注射器上的第 4 肋间隙，朝向对侧肩膀。推进针头，直到感到落空感，回抽出空气。(B)取下注射器，用导入器插入导丝。推进导丝直到针毂上 10cm 标记。(C)取出导入器和取针，同时保持导丝稳定，并在导丝上插入扩张器。缓慢旋转插入部位。(D)取出扩张器，在导丝上插入胸管导管，直到所有的侧孔都在胸部。(E)固定导管并拆除导丝。导管将在胸膜腔内盘绕成猪尾环。(F)通过接头将导管连接到吸引引流装置上。

方法 3：带有安全颜色指示器 (TURKEL)的胸腔导管

Turkel 胸管是一种聚氨酯导管，带有颜色编码的安全指示器。像针一样钝性插管穿过胸部，针头插入钝性插管。当针尖遇到低阻力（如胸腔内的气胸）时，插管自动超出斜面，从而保护潜在组织（如肺）免遭意外穿透。

A.设备

1.胸管组件。聚氨酯导管、装有安全套管的斜面空心针、带有颜色编码的安全指示器。

2.连接管。

3.注射器。

B.步骤

1.遵循一般步骤 1~9。

2.确认空针否正常工作。通过在针头组件的远端轻轻地施加向下的压力来确认闭孔器的锁定状态。颜色变化指示器应该显示安全(绿色)。

3.轻轻地将空针装置装入导管。确认钝性闭孔器和针套管超出导管的尖端。通过轻轻地向下施加压力使针头装置处于解锁状态。颜色变化指示器应该从安全(绿色)改为警告(红色)。

4.将导管牢牢地固定在插入部位附近，以避免无意中导管移动或脱落。

5.在腋前线和腋中线之间的第 4 肋间隙插入胸管组件，同时在插入部位附近牢牢地握住导管。

6.当钝性闭孔器接触到解剖结构（如皮肤和皮下组织）时，指示器从绿色变为红色提示：弹簧式闭孔器会退入针内，暴露出尖锐的针尖。当装置的远端无阻力并进入胸膜腔时，弹簧负载的钝性闭孔器将自动向前推进以防止穿透肺。这可以通过颜色指示器从红色变成绿色来表示。

7.用注射器吸入不超过 1~2mL 的空气以确认正确的放置位置。

8.确认后无须进一步推进针头，将导管从针头组合上滑到胸膜腔内所需的深度。

9.保持导管的稳定性，拆除导管和针头组件。

10.将连接管连接到导管的外部末端,并将其连接到抽吸装置。

11.用半渗透性透明敷料和外科胶带固定胸管。

12.可将导管缝合就位,但通常不是必要的,因为没有皮肤切口可以缝合,皮肤和组织通道将紧贴导管。

方法4:带或不带套管针的聚氯乙烯直胸管(PVC)

A.设备

1.套管针直胸管。
2.手术刀(建议使用15号或11号刀片)。
3.弯形止血钳。
4.小切针上的不可吸收缝合线,4.0丝。
5.双向连接器。
6.油纱布。

B.步骤

1.遵循一般步骤1~9。

2.从套管中取出套管针。

注意:由于肺穿孔的风险,在插管过程中使用套管针是不合适的。钝性胸膜剥离为首选,用闭合钳尖端穿刺胸膜。

3.使用手术刀,在肋骨上方做一个0.5~1cm的皮肤切口(图41.11B)。用弯钳钝性分离至第4肋间隙。

4.用示指在闭合钳的尖端施加压力,直接刺穿第5肋骨上方的胸膜(图41.11C)。

a.将示指放在如图41.11C所示的位置,不要向前超过血液分析仪的曲率,以防止示指尖陷入胸膜腔太深。

b.当镊子尖端插入胸膜时,可以感觉到一个明确的落空感,还可以听到一股气流和可见的液体渗漏。

c.穿刺胸膜后,打开止血钳,使其足够宽以进入胸管。

5.将止血钳留在原位,将管子穿过开口尖端至预定深度(早产儿2~3cm,足月儿3~4cm)(图41.11D)。

a.引导胸管头部和前部,朝向胸部(锁骨中部)的顶点,并向前推进到锁骨中线,确保所有侧孔都在胸膜腔内。

b.观察在胸管内是否有湿度或气泡,以确认胸膜间的位置。

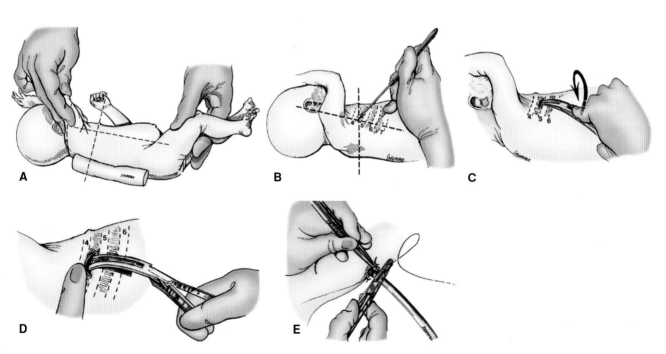

图41.11 直胸管操作。(A)婴儿患侧抬高。(B)位于腋前线和腋中线之间第4肋间隙的切口。(C)转动止血钳穿刺第4肋间隙的胸膜。(D)打开止血钳,让胸管穿过胸膜腔。(E)用缝线缝合皮肤切口的末端,用胸管密封。使用缝线的自由端固定管子,注意不要碰到管子。

6.将管子连接到真空装置,观察气泡的情况。当连接到排水装置时,避免管子上的张力。

7.用缝线将胸管固定在皮肤上(图 41.11E)。

a.用一条缝线缝合皮肤切口的末端,用胸管密封。用缝线的自由端固定管子,注意不要压缩和撞击管子。

b.不要使用荷包缝合线,这可能会导致皱褶、瘢痕。

8.在皮肤切口周围敷上油纱布,用半透明敷料覆盖。

其他技术和步骤

A.后胸壁置管治疗胸腔积液

技术与前置导管相似,但有以下区别。

1.婴儿仰卧位,患侧抬高 15°~30°。把手臂固定在头上。

2.将腋前到腋后线的胸外侧皮肤进行备皮。

3.穿透胸膜后面,同时遵循前述其他步骤,将胸管插入下列标记内(图 41.12)。

a.高位后管顶端位于第 4 间隙或第 5 间隙。

b.后方管尖位于第 6 间隙低位。

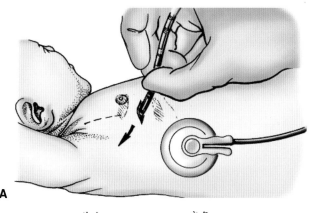

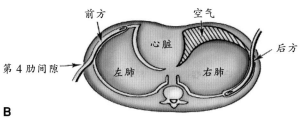

图 41.12　后路胸导管。(A)插入后路胸导管。切口位于或略低于腋前线,管道进入胸膜更靠后的位置。(B)胸管前后位置分别引流空气和液体。

4.向后推进导管,深度不要超过胸膜腔内所有的侧孔。

5.收集引流材料用于培养、化学分析和治疗性排气。

6.连接到包括标本收集器的水下密封排水系统。

7.根据需要定期松动胸管,同时将胸管牢牢地固定在皮肤插入部位。

B.胸腔引流术后胸壁置管步骤

1.用半透明敷料和外科胶带固定胸管(图 41.8)。

2.确认胸管的正确位置。

a.前后位和侧位 X 线片(图 41.13)。两种体位共同确立导管的前后方向。见表 41.1 和表 41.2 查找导管错误放置的表现。错误置管导致并发症风险增加和(或)无效排气。胸部 X 线检查应该可以确定侧孔在胸腔内。

b.气体引流情况。

c.超声检查。

3.如果液面停止波动或随着抽气减少,开始固定导管。要特别小心,用一只手牢牢地握住管子并贴近胸壁,以免移出管子。

4.通过降低峰值、平均气道压力和时间来改变正压通气器的设置,降低进一步气漏的风险[13]。

排气[16]

A.准备

1.胸腔穿刺开始时准备胸腔引流装置。引流装置包含 3 个水箱(图 41.14)。

a.吸入控制室。将水注入该腔室,使其达到所需的负压或吸力量,负压或吸力由腔室内的水位控制。大多数插管婴儿用 10~15cmH$_2$O。吸入压力过大可能将组织吸入胸管的侧孔,如果出现较小的胸膜渗漏,可能会改变肺内气流,从而造成潜在的危害。

b.水封室。用漏斗装置将水注入"2cm"标记处。在这个水封室里监测是否有漏气,这样也可以防止空气回到患者体内。

c.收集室。收集胸腔内的气体。

2.在将吸入控制室和水封室填充到所需水平后,

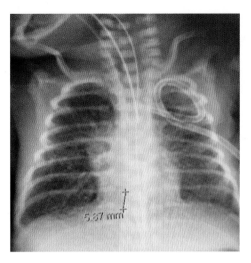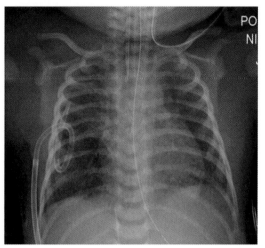

5.37 mm

图 41.13　胸膜间隙正确放置胸部 X 线检查管的前后位置。

表 41.1　提示胸腔导管穿孔临床线索[14]

1.气管插管出血
2.水下密封中的连续气泡冒出
3.血胸
4.胸管回血
5.X 线片显示穿刺管周围密度增加
6.从前向后观察,穿刺管位置正确,但仍有连续气泡冒出
7.从后向前观察,穿刺管既没有位于肺组织前面,也没有位于肺组织后面
8.穿刺管位于肺裂隙中

图 41.14　一个水下胸腔引流系统的模型,演示了 3 个必要的腔室。

胸导管　吸入室　水封室　吸入　收集室

表 41.2　提示胸腔穿刺管置入肺裂隙的线索[15]

1.大叶间裂
(a)额面:上半内侧胸
(b)侧位片:斜位向后和向上
2.小裂缝(右)
(a)肺内侧水平走向

B.影响气体排空效率的因素

将患者连接器连接到胸导管。将吸入源连接到排水装置上的吸入接头。

3.注意:在转运时,如果没有吸入装置,胸导管应该连接到单向阀(例如 Heimlich 阀),以防止夹带空气。

1.胸导管入口的位置。

a.在仰卧位婴儿中,空气积聚在内侧、前侧或下侧胸腔,理想的排空位置是胸导管尖端置于低位。

b.如果床头抬高,空气积聚在前面,上面的胸腔中,理想的排空位置为将胸导管尖端置于高位。

2.空气积聚速率与以下因素成比例。

a.气道流量和压力。

b.瘘管或裂口的大小。

c.婴儿体位。适当的体位可能阻止气体积聚[17]。

C.胸腔引流管拔除术

1.确定不再需要胸导管。

a.将胸导管连接到水封上,不要抽吸,不要夹住管子,持续 8~12 小时。

(1)透光检查是否有再次气漏发生。

(2)X 线片或超声确认。

b.没有明显气体或液体排出的记录。

2.材料。

a.消毒液。

b.无菌手套。

c.剪刀和镊子(如果缝合的话)。

d.直径为 2cm 大小的油纱布。

e.2 英寸×2 英寸手术单。

f.1 英寸胶带。

3.用消毒液清洁胸管周围的皮肤。

4.在固定管子的同时取下胶带和(或)缝线。

5.为了防止空气进入胸腔,当管子被拔出,必要时使用油纱布在穿刺部位进行按压。拔管后,在插入部位放置油纱布。在胸膜伤口处加压,直到敷料放置完毕。

6.用无菌干纱布覆盖油纱布。尽可能小的范围粘贴,以便之后进行透光实验。

7.愈合后拆除缝合线。

D.并发症

1.位置不当而误诊[18]。

2.透光试验光源故障[19]。

3.创伤。

a.肺撕裂或穿孔(图 41.15)[20,21]。

b.大血管(腋动脉、肺动脉、肋间动脉、内乳动脉)穿孔并出血。

c.胸腔造瘘管刺及内脏[22]。

d.瘢痕。

e.乳腺组织的永久性损伤。

f.乳糜胸[23]。

4.神经损伤。

a.第 1 胸椎间隙右后靠近第 2 胸神经节损伤引起的 Horner 综合征[24]。

b.膈神经损伤致膈肌麻痹或外翻[25]。

5.错位。

a.皮下组织胸膜腔外置管(图 41.16)。

b.胸膜腔外侧孔。

c.横穿前纵隔。

6.设备故障。

a.蛋白质或出血性物质或血栓堵塞导管。

b.连接部位排气装置泄露。

c.吸力不当[26]。

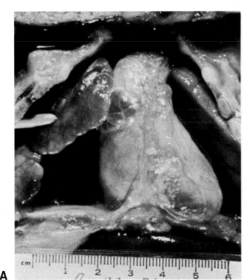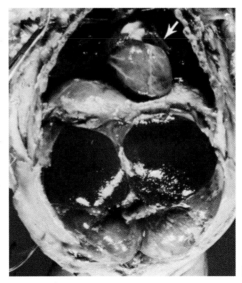

图 41.15　因无法控制的气漏而死亡的婴儿的尸检。(A)穿刺管插入的右上叶且穿孔。(B)左肺上叶被穿刺管穿孔(箭头)。

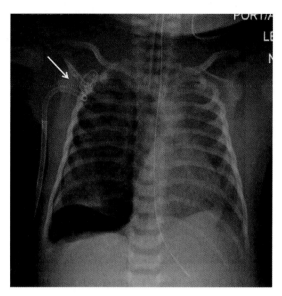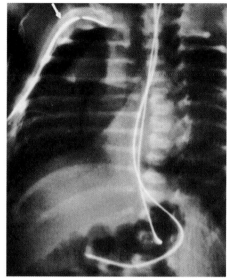

图 41.16 胸腔引流管完全位于胸膜腔的外侧，位置偏离。

（1）压力过大。

（a）支气管胸膜瘘渗漏加重。

（b）气体交换障碍。

（c）穿刺管引起肺组织损伤。

（2）压力不足，气体再次积聚。

7.感染。

a.蜂窝织炎。

b.胸膜皮肤和胸膜腔上微生物定植，包括念珠菌[27]。

8.张力性气胸胸膜开口渗漏引起的皮下气肿。

9.主动脉栓塞[28]。

参考文献

1. Ball CG, Lord J, Laupland KB, et al. Chest tube, complications: how well are we training our residents? *Can J Surg.* 2007;50(6):450–458.

2. Gupta AO, Ramasethu J. An innovative simulation trainer for chest tube insertion in infants. *Pediatrics.* 2014;134(3):e798–e805.

3. Kuhns LR, Bednarek FJ, Wyman ML, et al. Diagnosis of pneumothorax or pneumomediastinum in the neonate by transillumination. *Pediatrics.* 1975;56:355–360.

4. Wyman ML, Kuhns LR. Accuracy of transillumination in the recognition of pneumothorax and pneumomediastinum in the neonate. *Clin Pediatr (Phila).* 1977;16:323–324.

5. Cattarossi L, Copetti R, Brusa G, et al. Lung ultrasound diagnostic accuracy in neonatal pneumothorax. *Can Respir J.* 2016;2016:6515069.

6. Raimondi F, Rodriguez Fanjul J, Aversa S, et al. Lung ultrasound for diagnosing pneumothorax in the critically ill neonate. *J Pediatr.* 2016;175:74–78.

7. Smith J, Schumacher RE, Donn SM, et al. Clinical course of symptomatic spontaneous pneumothorax in term and late preterm newborns: report from a large cohort. *Am J Perinatol.* 2011;28(2):163–168.

8. Sathiyamurthy S, Banerjee J, Godambe SV. Antiseptic use in the neonatal intensive care unit—a dilemma in clinical practice: an evidence based review. *World J Clin Pediatr.* 2016;5(2):159–171.

9. Arda IS, Gurakan B, Aliefendioglu D, et al. Treatment of pneumothorax in newborns: use of venous catheter versus chest tube. *Pediatr Int.* 2002;44:78–82.

10. MacDonald MG. Thoracostomy in the neonate: a blunt discussion. *NeoReviews.* 2004;5:e301–e306.

11. Smith J, Schumacher RE, Donn SM, et al. Clinical course of symptomatic spontaneous pneumothorax in term and late preterm newborns: report from a large cohort. *Am J Perinatol.* 2011;28(2):163–168.

12. Kitsommart R, Martins B, Bottino MN, et al. Expectant management of pneumothorax in preterm infants receiving assisted ventilation: report of 4 cases and review of the literature. *Respir Care.* 2012;57(5):789–793.

13. Stevens TP, Harrington EW, Blennow M, et al. Early surfactant administration with brief ventilation vs. selective surfactant and continued mechanical ventilation for preterm infants with or at risk for respiratory distress syndrome. *Cochrane Database Syst Rev.* 2007;4:CD003063.

14. Bowen A, Zarabi M. Radiographic clues to chest tube perforation of neonatal lung. *Am J Perinatol.* 1985;2:43–45.

15. Mauer JR, Friedman PJ, Wing VW. Thoracostomy tube in an interlobar fissure: radiologic recognition of a potential problem. *Am J Roentgenol.* 1981;139:1155–1161.

16. Zisis C, Tsirgogianni K, Lazaridis G, et al. Chest drainage systems in use. *Ann Transl Med.* 2015;3(3):43.

17. Zidulka A. Position may reduce or stop pneumothorax formation in dogs receiving mechanical ventilation. *Clin Invest Med.* 1987;10:290–294.

18. Kesieme EB, Dongo A, Ezemba N, et al. Tube thoracostomy: complications and its management. *Pulm Med.* 2012;2012:256878.

19. Perman MJ, Kauls LS. Transilluminator burns in the neonatal intensive care unit: a mimicker of more serious disease. *Pediatr Dermatol.* 2007;24:168–171.

20. Reed RC, Waters BL, Siebert JR. Complications of percutaneous thoracostomy in neonates and infants. *J Perinatol.* 2016;36(4):296–299.

21. Brooker RW, Booth GR, DeMello DE, et al. Unsuspected transection of lung by pigtail catheter in a premature infant. *J Perinatol.* 2007;27(3):190–192.

22. Murray MJ, Brain JL, Ahluwalia JS. Neonatal pleural effusion and insertion of intercostal drain into the liver. *J R Soc Med.* 2005;98(7):319–320.

23. Kumar SP, Belik J. Chylothorax—a complication of chest tube placement in a neonate. *Crit Care Med.* 1984;12:411–412.

24. Rosegger H, Fritsch G. Horner's syndrome after treatment of tension pneumothorax with tube thoracostomy in a newborn infant. *Eur J Pediatr.* 1980;133:67–68.

25. Nahum E, Ben-Ari J, Schonfeld T, et al. Acute diaphragmatic paralysis caused by chest-tube trauma to phrenic nerve. *Pediatr Radiol.* 2001;31:444–446.

26. Grosfeld JL, Lemons JL, Ballantine TV, et al. Emergency thoracostomy for acquired bronchopleural fistula in the premature infant with respiratory distress. *J Pediatr Surg.* 1980;15:416–421.

27. Faix RG, Naglie RA, Barr M Jr. Intrapleural inoculation of candida in an infant with congenital cutaneous candidiasis. *Am J Perinatol.* 1986;3:119–122.

28. Gooding CA, Kerlan R Jr, Brasch R. Partial aortic obstruction produced by a thoracostomy tube. *J Pediatr.* 1981;98:471–473.

第 **42** 章

心包穿刺术

Alan Benheim，John North

A.定义

1.心包。

a.包裹于心脏外面的双层膜性结构,由脏层心包膜和壁层心包膜组成。

b.位于脏层和壁层之间的心包间隙中由少量心包浆液组成(新生儿通常<5mL),浆液的作用是减少摩擦力。

2.心包积气。

气体集聚在心包间隙中。

3.心包积液。

心包腔内过多的液体集聚。

4.心包穿刺术。

用于排出心脏周围的气体或过多液体的操作方法,一般通过1根穿刺针、细套管或引流导管完成。

5.心包引流。

a.将一套管或引流装置置于心包腔内,从而允许气体或液体间断或持续排出。

b.在心脏周围积气或液体集聚的情况下行心包穿

刺置管。

6.心包填塞。

a.心脏舒张受限导致的心输出量受限,阻止了心脏的再充盈,导致心脏每搏输出量减少及心排血量受损。

b.可能导致的原因。

(1)心包积气或心包积液。

(2)心包缘缩窄(限制性的或收缩性的)。

(3)气道阻塞性肺疾患或张力性气胸导致的胸腔内压力的增大。

7.奇脉(图42.1)。

a.血压随呼吸而波动,吸气相时收缩压降低(在持续正压通气时则相反,吸气相时收缩压升高)。

b.心包填塞也存在奇脉。

B.背景

1.心脏位于心包膜组成的密闭空间内。心包腔为两层心包膜之间的间隙。如果心包腔充满过多的液体或气体,则心脏占据的空间减少,心脏受到的压力将会

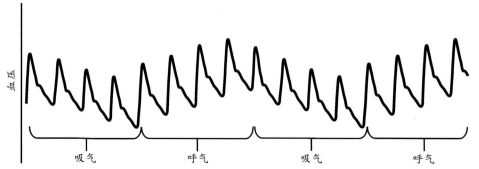

图 42.1 奇脉。

吸气　　　　呼气　　　　吸气　　　　呼气

血压

310

增加,将限制静脉回流并影响心脏的再充盈。这一临床现象就是心包填塞[1-6]。

2.新生儿在下述情况下发生心包填塞的风险增加。

a.呼吸系统的气体集聚于心包(图 42.2)[4,5,7,8]对于母亲没有接受产前激素治疗的早产儿来说，这种风险可能更高[9]。

b.脐血管置管或中心静脉置管引起的心包内液体的增加(图 42.3)[1,10-14]。

c.高渗输液,如高营养[6,15]。

d.导管尖端在右心房内,特别是盘绕时[16,17]。

e.体外膜肺氧合套管术[6,18,19]。

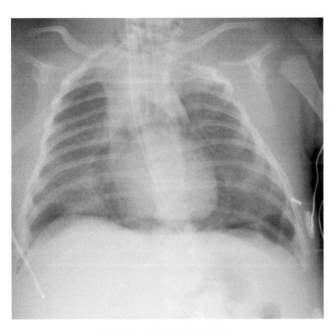

图 42.2 心包积气 X 线片。

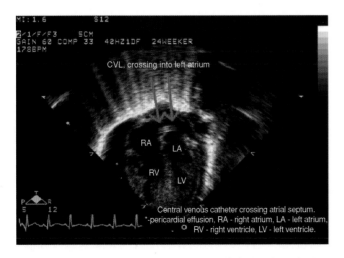

图 42.3 早产儿心包积液及左心室中央静脉的超声心动图。

f.诊断性或治疗性心脏置管[20]。

g.心脏外科手术后心包出血[2,21]。

h.心包切开术后综合征,通常发生在心脏术后 1~3 周[2,21,22]。

i.全身水肿/积水导致的心包积液[3,21]。

j.感染或免疫性疾病导致的心包积液(新生儿较年长儿少见)。

3.临床症状。

a.心包填塞的临床表现可分为慢性的或急性的[1,3,23]。

b.症状可能包括呼吸窘迫、低血压、心动过速和(或)节律改变[6,15]。

4.心包填塞的主要治疗技术为心包穿刺引流。扩容和升压药物可能获得短期的益处，但不能获得持续性的临床改善[1,6,10,14,15,21,24]。

5.在新生儿对于存在严重血流动力学变化的心包填塞需紧急行心包穿刺术[1,15,21,22]。

C.适应证[1,14,20-22]

1.心包积气导致的心包填塞。

2.心包积液导致的心包填塞。

3.获取心包内液体用于诊断。

D.禁忌证

1.存在心包填塞时,心脏穿刺无绝对的禁忌证。

2.诊断性心包填塞的相对禁忌证。

a.凝血异常。

b.活动性感染(然而,在某些情况下感染可能是诊断性心包穿刺的指征)。

E.预防措施

心包积液引流量较大时，穿刺可导致心脏前负荷的显著改变，在某些心包穿刺的新生儿可能需要快速补充血容量。

F.局限性

1.不能快速移除血栓。

2.不能移除大的病灶。

G.设备

无菌用品

1.消毒液。

2.外科手术洞巾。

3.无菌棉签或纱布垫。

4.外科手套。

5.局麻药(1%的利多卡因)。

6. 16~20 号的静脉套管,1~2 英寸穿刺针,对体重小于 2500g 的婴儿来说,考虑使用 22 号的静脉套管、1 英寸穿刺针,对极低出生体重儿(<1000g)来说,使用 24 号的静脉套管、0.75 英寸穿刺针。

7.内置套管针和 0.018 英寸的软头导丝(合适大小)。

8.三通管。

9.静脉延长管(合适的)。

10. 10~20mL 注射器。

11.预先装备好的密闭引流系统,用于紧急抽吸气体,如 41 章描述的气漏、胸腔穿刺置管。

12.内置管所需的连接管及水封装置(合适的)。

13.诊断性心包穿刺时,用于实验室检查的标本收集容器。

非无菌用品(同见 H)

1.透光试验装置(用于心包积气)。

2.超声心动/超声成像设备(紧急情况下)。

H.操作技术

1.如果有超声/超声成像设备,且时间允许的情况下,超声引导可用于选择最佳的穿刺部位及穿刺角度。此外,到达心包间隙的穿刺深度也是可评估的[20,25]。即使无菌区域确定,超声亦可从胸部其他非无菌部位监测操作过程中的引流情况[25]。如果在无菌区域进行了超声检查也是可以的,超声探头在无菌部位使用应予无菌材料(或无菌手套)罩住。应该注意的是,避免探头在非无菌部位操作后再回到无菌部位操作。

2.如果时间允许,心包积气时可以用透光试验进行评估,使用原则与超声设备相似。

3.对剑突上、心前区、上腹部区域皮肤进行消毒,然后干燥。

4.铺手术巾,暴露剑突上区域。

5.如果患者有意识,可进行局麻。例如,在胸骨剑突 1~2cm 范围内用 1% 利多卡因 0.25~1mL 皮下注射。如果婴儿使用呼吸机,静脉注射芬太尼(1μg/kg)可提供镇静镇痛(见第 7 章)。

6.在预先准备的密闭系统上连接注射器、三通管及延长管,打开三通管使注射器与延长管相通,但另一侧孔关闭。

7.应用静脉穿刺针/套管,由胸骨剑突下正中线或稍偏左(0.5cm)进针 0.5~1cm。针抬起,与皮肤呈 30°~40°角,针尖要指向左肩方向(图 42.4A,B)。在超声引导提示大部分液体在右边或心尖部时,可以采用不同的进针路径[25]。

8.进针至可以抽到气体或液体。

当针进入心包腔后,可以感觉到与心脏跳动相关的有节律的牵拉。

9.如果有超声引导,可通过超声影像确定心包腔内针尖的位置,或根据抽液后心包积液容积有无减少来确定(图 42.5)。也有人曾报道,在超声影像下可观察到少量吸出的液体再回流[20,26,27]。固定针的位置,将套管进一步抽入进入心包腔内。拔出针芯,连接套管与密闭的抽吸系统。

10.尽可能多地吸出液体/气体。如果抽吸注射器满,利用三通管的另一侧孔排空注射器,或者连接一个新的注射器,继续抽吸,如果需要可重复操作。如果要用于诊断,则将抽吸的液体置于合适的标本收集容器中。

a.如果抽出的为血性液体,则可能为血液或出血渗出,或者穿刺针穿刺进入心脏(通常为右心室)。通常很难提示穿刺针是否进入心脏(见 I)。

b.需注意,单腔置管可能易被阻塞。

c.需决定是否将保留穿刺置管时间或心脏穿刺引流完成后即拔出。可根据情况而定,考虑再次置管的可能性,以及感染或导管进入气体的风险。

d.在某些情况下,操作者选择通过穿刺针直接抽吸心包腔内液体及气体,而不使用套管。

I.特殊情况

1.如果有超声引导,有益于确定穿刺位置及角度、进针的深度[2,20,22,25-27]。

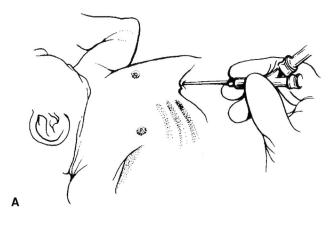

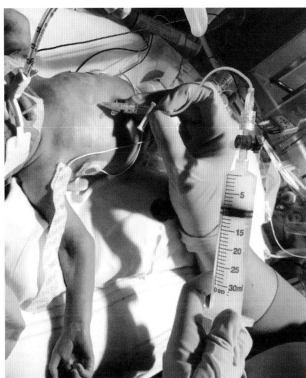

图 42.4 (A)将穿刺针/套管插入剑骨下间隙的三通旋塞阀,指向左肩。(B)危重婴儿急诊心包穿刺,显示从心包腔抽出的液体。

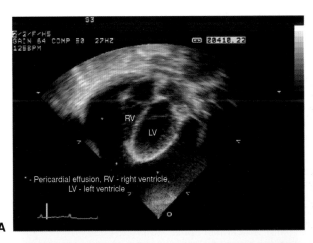

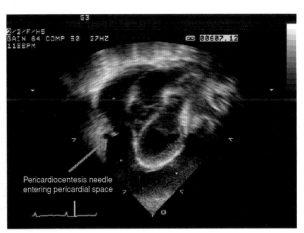

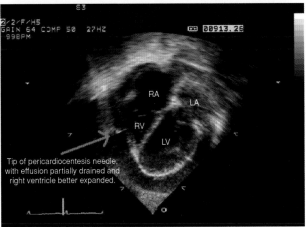

图 42.5 心包穿刺超声心动图图像。(A)心包积液的超声心动图。(B)心包间隙的针尖。(C)心包积液部分引流。

2.如果穿刺操作前,透光试验阳性提示存在心包积气,则可评估空气抽吸是否足够及是否需要再次抽吸。由于气胸及纵隔积气是心包穿刺的可能并发症,透光试验也可用于评估心包穿刺是否存在这些并发症。然而,透光试验在评估区分是心包积气或纵隔积气时并不可靠[5,7]。

3.开始心包穿刺抽吸后,气体、血清、浆液性液体或大量血液或通过中心置管注入的液体(包括肠道外营养液)[10,13]。如果抽到血液需警惕穿刺针可能已穿刺进入心脏。下述可能有助于区分血性液体是否来自心包腔或心脏。

a.对于心包填塞婴儿,从心脏抽吸 10mL 血液就可能轻度影响血流动力学,而从心包腔抽吸 5~15mL 液体就会导致 30 秒内显著性血流动力学改变。

b.如果有超声引导且穿刺正确,超声下心包积液将减少。在某些情况下,可以可靠地定位穿刺针在心包腔内位置(图 42.5)[20]。

c.滴几滴穿刺液于纱布上可用于区分穿刺液来源,这是因为浆液性液体扩散后其中心有一暗红区域,周围为浆液性区域,但这需要几分钟的时间。

d.可选择的另一方法为,如果有离心机的话可快速离心,明确穿刺液的压积,但这也需要几分钟的时间。

4.从心包腔内大量吸取可显著改变心脏的前负荷,因此心包穿刺术后快速补充血容量可能对有些婴儿有益。

5.心包穿刺术通常是紧急情况或急诊操作。前面描述的操作步骤是在时间允许下的操作步骤方法。在某些血流动力学严重改变的婴儿,操作者可能被迫省略某些步骤。这需要判断患儿的临床状况及每一步操作步骤导致的时间延迟,如等待超声机器、进行无菌消毒或连接三通装置系统。在极端情况下,挽救生命的操作可能包括省略麻醉,在剑突下聚维酮碘快速消毒,然后使用任何可以获得的针和注射器进行"盲"吸,而不能等其他设备都准备好(图 42.4B)[20]。

6.要放置更大的留置导管并保持在原位,请将软头 0.018 英寸的导丝通过插管送入心包间隙。保持导丝就位,收回导丝上的插管,然后将较大的导管推进到导丝上,定位较大的导管,使所有的引流孔都在心包空间内。连接到封闭的管道和引流系统。确保位置安全。

J.并发症[20-22,26,27]

1.心包积气。

2.纵隔积气。

3.气胸。

4.误穿心脏。

5.心律失常。

6.低血压(如果大量吸出穿刺液可引起低血压)。

参考文献

1. Nowlen TT, Rosenthal GL, Johnson GL, et al. Pericardial effusion and tamponade in infants with central catheters. *Pediatrics*. 2002;110:137–142.
2. Tsang TS, Barnes ME, Hayes SN, et al. Clinical and echocardiographic characteristics of significant pericardial effusions following surgery and outcomes of echo-guided pericardiocentesis for management: Mayo Clinic experience. 1979–1998. *Chest*. 1999;116:322–331.
3. Tamburro RF, Ring JC, Womback K. Detection of pulsus paradoxus associated with large pericardial effusions in pediatric patients by analysis of the pulse-oximetry waveform. *Pediatrics*. 2002;109:673–677.
4. Heckmann M, Lindner W, Pohlandt F. Tension pneumopericardium in a preterm infant without mechanical ventilation: a rare cause of cardiac arrest. *Acta Paediatr*. 1998;87:346–348.
5. Hook B, Hack M, Morrison S, et al. Pneumopericardium in very low birthweight infants. *J Perinatol*. 1995;15(1):27–31.
6. Warren M, Thompson KS, Popek EJ, et al. Pericardial effusion and cardiac tamponade in neonates: sudden unexpected death associated with total parenteral nutrition via central venous catheterization. *Ann Clin Lab Sci*. 2013;43(2):163–171.
7. Cabatu EE, Brown EG. Thoracic transillumination: aid in the diagnosis and treatment of pneumopericardium. *Pediatrics*. 1979;64:958–960.
8. Bjorklund L, Lindroth M, Malmgren N, et al. Spontaneous pneumopericardium in an otherwise healthy full-term newborn. *Acta Pediatr Scand*. 1990;79:234–236.
9. Hummler HD, Parys E, Mayer B, et al. Risk indicators for air leaks in preterm infants exposed to restrictive use of endotracheal intubation. *Neonatology*. 2015;108:1–7.
10. Ramasethu J. Complications of vascular catheters in the neonatal intensive care unit. *Clin Perinatol*. 2008;35:199–222.
11. van Engelenburg KC, Festen C. Cardiac tamponade: a rare but life-threatening complication of central venous catheters in children. *J Pediatr Surg*. 1998;33:1822–1824.
12. Fioravanti J, Buzzard CJ, Harris JP. Pericardial effusion and tamponade as a result of percutaneous silastic catheter use. *Neonatal Netw*. 1998;17:39–42.
13. van Ditzhuyzen O, Ronayette D. Tamponnade cardiaque après catheterisme veineux central chez un nouveaune. *Arch Pediatr*. 1996;3:463–465.
14. Pezzati M, Filippi L, Chiti G, et al. Central venous catheters and cardiac tamponade in preterm infants. *Intensive Care Med*. 2004;30:2253–2256.

15. Weil BR, Ladd AP, Yoder K. Pericardial effusion and cardiac tamponade associated with central venous catheters in children: an uncommon but serious and treatable condition. *J Pediatr Surg.* 2010;45:1687–1692.

16. Cartwright DW. Central venous lines in neonates: a study of 2186 catheters. *Arch Dis Child Fetal Neonatal Ed.* 2004;89:F504–F508.

17. dos Santos Modelli ME, Cavalcanti FB. Fatal cardiac tamponade associated with central venous catheter a report of 2 cases diagnosed in autopsy. *Am J Forensic Med Pathol.* 2014;35(1):26–28.

18. Kurian MS, Reynolds ER, Humes RA, et al. Cardiac tamponade caused by serous pericardial effusion in patients on extracorporeal membrane oxygenation. *J Pediatr Surg.* 1999;34:1311–1314.

19. Becker JA, Short BL, Martin GR. Cardiovascular complications adversely affect survival during extracorporeal membrane oxygenation. *Crit Care Med.* 1998;26:1582–1586.

20. Tsang TS, Freeman WK, Barnes ME, et al. Rescue echocardiographically guided pericardiocentesis for cardiac perforation complicating catheter-based procedures: the Mayo Clinic experience. *J Am Coll Cardiol.* 1998;32:1345–1350.

21. Tsang TS, Oh JK, Seward JB. Diagnosis and management of cardiac tamponade in the era of echocardiography. *Clin Cardiol.* 1999;22:446–452.

22. Tsang TS, El-Najdawi EK, Seward JB, et al. Percutaneous echocardiographically guided pericardiocentesis in pediatric patients: evaluation of safety and efficacy. *J Am Soc Echocardiogr.* 1998;11:1072–1077.

23. Berg RA. Pulsus paradoxus in the diagnosis and management of pneumopericardium in an infant. *Crit Care Med.* 1990;18:340–341.

24. Traen M, Schepens E, Laroche S, et al. Cardiac tamponade and pericardial effusion due to venous umbilical catheterization. *Acta Paediatr.* 2005;94:626–628.

25. Molkara D, Tejman-Yarden S, El-Said H, et al. Pericardiocentesis of noncircumferential effusions using nonstandard catheter entry sites guided by echocardiography and fluoroscopy. *Congenit Heart Dis.* 2011;6:461–465.

26. Muhler EG, Engelhardt W, von Bernuth G. Pericardial effusions in infants and children: injection of echo contrast medium enhances the safety of echocardiographically-guided pericardiocentesis. *Cardiol Young.* 1998;8:506–508.

27. Watzinger N, Brussee H, Fruhwald FM, et al. Pericardiocentesis guided by contrast echocardiography. *Echocardiography.* 1998;15:635–640.

第 43 章

置入胃管和经幽门置管

Allison M. Greenleaf

A.定义[1]

1.肠内营养是指为患儿提供口腔至肠道末端的营养物质。

2.胃管是经鼻腔或经口腔到达胃的置管。

3.经幽门置管是将经鼻或经口腔再经过胃和幽门进入小肠的置管。

口腔或鼻胃管置入

A.适应证[2]

1.在生理不成熟、不稳定或呼吸系统损害的情况下,提供喂养和药物治疗的途径[3]。

2.胃或肠内容物取样检查。

3.胃肠减压。

B.插管类型

1.单腔胃管。胃管由硅胶管、橡胶管、聚氨酯管或聚氯乙烯管组成,放射检查[2,3,4]是不透光的。插管上标有厘米刻度,通常在末端有 2~4 个侧孔(图 43.1)。

a.适用于新生儿的胃管大小为 3.5~8Fr 直径较小的引流速度较慢。管的长度取决于放置的深度,以及是胃管还是经幽门管[2,5]。

b.单腔胃管可用于临时或间歇性胃减压[2]。

2.连续性胃减压或连续性引流最好使用双腔管,

可以清除食管闭锁患儿食管的分泌物[6-8]。

a.胃减压或食管分泌物清理时需要使用管径较宽的导管,管腔较窄的导管用于排气,避免导管贴附在食管黏膜上(图 43.2)。

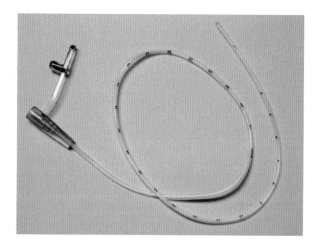

图 43.1 硅胶胃管。

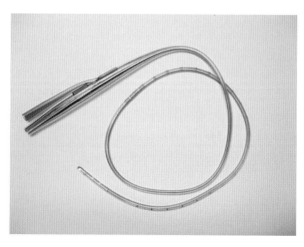

图 43.2 双腔排气管。

b.这些导管在放射检查时也是不透光的,有刻度标记,并在远端有多个侧孔。

c.有6、8和10Fr不同的大小导管。应遵循制造商的建议频率换管。

C.禁忌证

近期食管损伤或穿孔。

D.预防措施

1.在决定口腔或鼻腔的置管时,必须进行个体评估,以及确定潜在风险。

2.在决定放置位置时,要考虑鼻孔的大小,以及呼吸支持的类型。

3.当有阻力时不要再用力插管。轻微用力或有阻力感时都可能发生穿孔。

4.没有明确插管位置以前,不要经插管予任何东西进行喂养。

胃管和经幽门管的错误放置很常见,发生率从21%到59%不等,可能导致严重的发病率和死亡率[9-13]。

5.如果发生以下任何一种情况,评估是否发生食管穿孔[14]。

a.抽出血性物体。

b.口腔分泌物增加。

c.呼吸窘迫。

d.气胸。

6.存在任何呼吸异常,应立即停止操作。

7.硅胶管、橡胶管和聚氨酯管更加柔软,可以保持长达30天,或者按照制造商的建议,具体应该遵循临床实践。在<750g早产儿[2,15]中更推荐使用硅胶管。

8.聚氯乙烯管(PVC)更硬,更容易插入。

a.不推荐长期使用,因为它们暴露在胃酸中会变硬,可能导致增塑剂的渗出和食管穿孔[2,4,5,16]。

b.制造商关于换管频率的建议可能会有所不同,因此应遵循操作实践说明。

9.由于穿孔的危险,在新生儿群体中不建议使用加重、含有针头的导管。

E.设备

1.吸引设备。

2.心肺监护仪。

3. 0.5英寸大小的抗过敏胶带。

4.无菌水。

5. 3mL或5mL注射器。

6.听诊器。

7.手套。

8.适合大小的导管。

F.操作技术

1.洗手、戴无菌手套,全程遵循无菌原则。

2.必要时清理婴儿的鼻和口咽部。

3.监测婴儿的心率和血氧饱和度,观察是否有心律失常或呼吸窘迫。

4.必要时,提供一个安抚奶嘴和根据剂量给予口服蔗糖,以减轻疼痛、鼓励吮吸和吞咽[17,18]。

5.置婴儿于仰卧位,床头抬高。

6.通过测量从鼻尖到耳垂再到剑突与脐之间的距离来测量插入的长度(图43.3)[2,5,9,10,12,13,19]。

7.用胶带在置管上标出长度(表43.1)。

8.用无菌水或生理盐水湿润管子的末端。

9.经口插管。

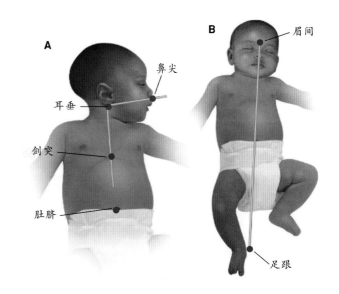

图43.3　(A)测量鼻胃管从鼻尖到耳垂到剑突与脐的中间距离。(B)经幽门管测量从眉间到足跟的距离。

表 43.1 极低体重出生儿经口胃管插入长度推荐

重量(g)	插入长度(cm)
<750	13
750~999	15
1000~1249	16
1250~1500	17

Data from Gallaher KJ, Cashwell S, Hall V, et al. Orogastric tube insertion length in very low birth weight infants. *J Perinatol*. 1993; 13:128–131.

a.示指轻压舌头,其余手指固定头部。

b.顺着示指将导管插入口咽部。

10.经鼻插入(对于极低出生体重儿,避免使用此通路,因为可能增加呼吸深度和减少通气量)[2,3]。

固定头部,抬高鼻尖使鼻孔扩张。

11.导管尖端进入口腔后,朝枕骨而不是顶骨方向进管(图 43.4)。

12.轻推导管至口咽部。

13.监测有无心动过缓。

14.头稍微向前倾。

15.推进导管到预定深度。

16.有任何阻力时不要再进管。

17.如果出现任何呼吸窘迫、咳嗽、挣扎、呼吸暂停、心动过缓或发绀,应立即停止操作。

18.确定导管尖端的位置至少要综合两种测量方法。pH 值、抽吸物性质(体积和颜色)、外部标记刻度或是否有呼吸窘迫。用腹部平片来确定置管位置是金标准,但价格昂贵,增加新生儿辐射量。注入空气来验证导管位置并不可靠,因为气道中的空气也可以进入胃肠道[2,4,11-13,19,20]。测量抽吸物的 pH 值作为确定导管位置的唯一方法不可靠,因为婴儿的胃酸强度较低,而且抽吸物的酸度可能受到进食时间、导管在胃内具体位置的影响(近端、远端)[2,4,5,20],也受给药时间影响。

a.吸出胃内容物,描述并测量。

(1)胃内容物可能为清亮、奶样、棕色、浅绿色、浅黄色或者血性。

(2)测定吸出物的 pH 值,如果 pH≤5,可以比较确定导管进入胃内,如果 pH>5,则需进一步采用其他方法确定插管位置,如放射检查或对分泌物进行分析[4,12,19-22]。

(3)评估呼吸系统损害或呼吸不稳定情况。

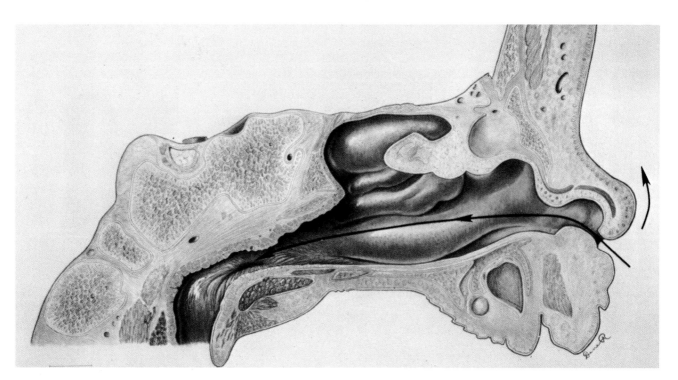

图 43.4 新生儿鼻咽部的解剖图。在导管插入的方向是对鼻甲,可能会感到有阻力。将鼻孔向上推,可以将鼻管引向枕骨,从而减少创伤。

b.如果抽吸无内容物,可换用较大的注射器,重新摆正婴儿体位,或注入少量气体调整插管位置,避免插管紧贴胃壁。如遇任何阻力则应停止。如果仍不能抽出任何内容物,则考虑通过 X 线检查插管位置[20]。

c.进一步行放射线检查明确插管位置。

19.用 0.5 英寸的胶带将导管固定在面部。

20.如为喂养,连接注射器。

21.如为引流,连接标本收集器,位置要低于胃的水平。

22.如为减压,最好是连接到吸力较低的双腔管。由于临床实践和个体差异,不能给出具体的压力准则,但压力不应超过 80mmHg。

23.在拔管时,要夹闭胃管,以防止胃内容物进入咽部。

24.记录患者的反应,观察有无生理异常并确认导管位置。注意鼻孔处导管的刻度,予以记录。每次使用前均应再次确认刻度位置。

G.特殊情况

1.使用脐导管进行喂养存在争议,虽然没有足够的数据来指导实践,一些 NICU 常用脐静脉和(或)脐动脉导管给婴儿喂养[23,24]。

2.在持续正压通气时,在喂养间歇导管应该开放。

H.并发症

1.呼吸暂停、心动过缓或氧饱和度减低。

2.鼻腔阻塞[4]。

3.鼻黏膜刺激与坏死[4]。

4.插入位置错误(图 43.5)。

a.在口咽部盘绕。

b.插入气管[5,11,13]。

c.食管。

d.十二指肠。

5.因插入长度或固定不当,导致插管移位。

a.回抽进入食管或在食管处盘绕[25]。

b.向前脱垂进入十二指肠[11]。

6.插管盘绕或打结。

7.穿孔(图 43.6)。

a.后咽部,特别是在环状软骨水平。

b.食管。

(1)通过食管黏膜进入纵隔。

(2)完全进入胸腔。

(3)症状同食管闭锁或食管气管瘘[14]。

(4)乳糜胸或气胸[13]。

c.胃。

d.十二指肠。

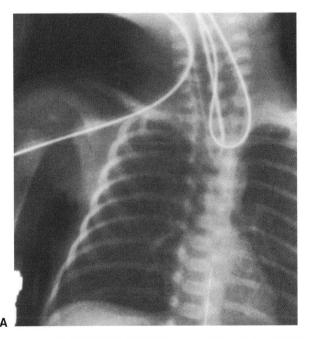
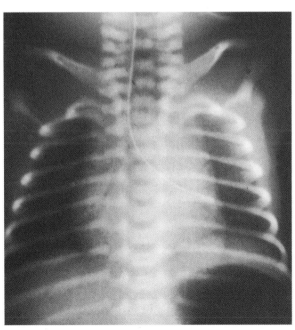

图 43.5　错误的胃管的影像图示。(A)导管盘绕在口咽部和食管上部,类似食管闭锁。(B)导管插入左主支气管。(待续)

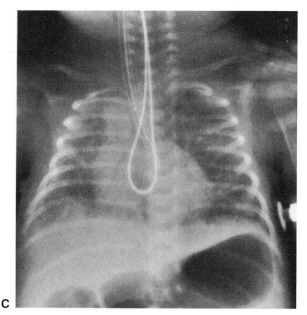

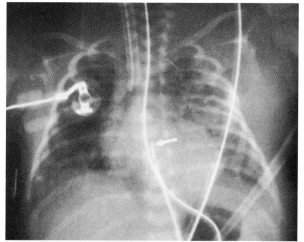

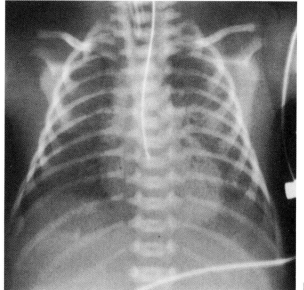

图 43.5(续) (C)盘绕在食管下部。(D)胃管在胃内成倍弯曲,其末端在食管。(E)回抽进入食管。当空气通过这个位置的导管进入胃时,胃部听诊也能听气过水声,因此该方法确定导管位置并不十分可靠。

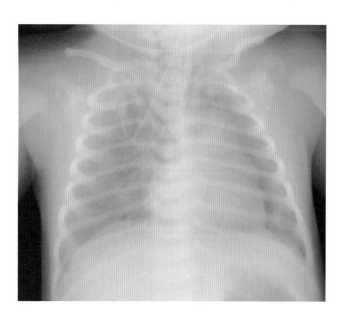

图 43.6 经口胃管食管穿孔的胸片。

8.长时间使用留置管可影响腭部正常发育[13]。

9.增加胃食管反流的发生。

10.感染[13]。

11.进入胃内的导管末端被腐蚀损坏[26]。

经幽门插管

A.适应证[1,4]

1.严重胃食管反流病,有误吸风险。

2.持续气道正压通气导致的胃扩张。

3.胃排空延迟。

4.胃动力障碍。

5.十二指肠空肠内容物取样。

6.经胃喂养不耐受。

B.禁忌证

十二指肠空肠受损的临床状况。坏死性小肠结肠炎、暴发性败血症、休克、近期的小肠手术。

C.预防措施(同口腔或鼻胃管,D 部分)

1.通常情况下,如果插管 30 分钟仍未通过幽门,则在之后的几小时内通过的可能性不大,这时最好重新插管。

2.按照产品说明更换导管。如果拔管后发现导管变硬,则下次拔管时间应提前。

3.如果导管部分脱出,应更换,而不是将其再插入。

4.当喂养食物易在管中形成凝聚物时,有必要定期用空气或水冲管。

5.使用可靠的输液泵,能够控制输注速率并且检测阻塞。

6.限制输入高渗溶液,不要将高渗物一次性注入。

7.喂食需连续,而不是大剂量喂食,因为有胃倾倒综合征的风险,小肠扩张的能力也会降低[1,4]。

8.考虑持续喂养对药物吸收的影响。

9.由于对短期增长的担忧,长期使用仍然存在争议,应该与药物一起使用[27,28]。

10.没有数据支持早产儿常规使用[27]。

D.设备(同口腔或鼻胃管,E 部分)

1.适当尺寸的硅胶管。因其长时间使用且移位风险小,不推荐长期使用 PVC 管[2,4]。

2.持续输注泵和连接管。

E.操作技术

1.前面的步骤同口腔或鼻胃管(F 部分)。

2.测量从眉间到足跟的距离[29]。用胶带在经幽门管上做标记(图 43.3)。

3.将患儿置于右侧位,头部抬高 30°~45°。

4.将幽门插管插入至预定深度。

5.婴儿保持在右侧大约 10 分钟后,自经幽门插管轻轻回抽。如果有下列情况,导管可能位于十二指肠内。

a.没有空气。

b.胆汁样物(金色或黄色)。

c.pH 值>6,然而单纯检查 pH 方法并不可靠(同口腔或鼻胃管,F 部分)。

6.放射检查确定插管位置。导管末端应恰好超过十二指肠的第二部分(图 43.7)[29]。

7.插管开始后,避免用力推进导管。如果导管插入距离不够,可松开标记胶布,让蠕动波带动末端到达新位置。

8.确认插管位置正确后,关闭经幽门饲管,开始持续泵入液体。

9.记录患儿的反应,观察有无异常情况,标记正确插管位置。

10.注意导管在鼻孔处的位置,记录下来。每次使用前请检查此位置。

F.特殊情况

见口腔或鼻胃管,G 部分。

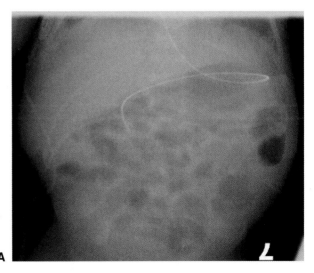

图 43.7　(A)显示经幽门管适当位置的腹部 X 线片。(待续)

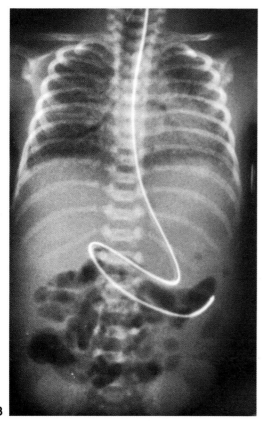

图 43.7(续) (B)经 Treitz 韧带的放射检查显示导管远低于适当水平,增加了穿孔或营养倾倒综合征的风险。

G.并发症(同口腔或鼻胃管,H 部分)

1.经幽门喂养误吸的发生情况似乎与胃管误吸发生的风险无明显差异[27]。

2.食管、胃、十二指肠穿孔[30]。

3.影响药物的吸收。

4.吸收不良和消化道紊乱[5,30]。

a.脂肪吸收不良。

b.高渗药物或食物注入过快,可能会有胃倾倒综合征[10]。

c.胃肠道功能障碍。肠扩张、胃出血、胆汁性呕吐。

5.幽门狭窄[31]。

6.肠套叠[32]。

参考文献

1. Wessel JJ. Feeding methodologies. In: Groh-Wargo S, Thompson M, Cox JH, eds. *Nutritional Care for High-Risk Newborns*. 3rd ed. Chicago, IL: Precept Press; 2000:321–325.

2. Wallace T, Steward D. Gastric tube use and care in the NICU. *Newborn Inf Nurs Rev*. 2014;14:103–108.

3. Birnbaum R, Limperopoulos C. Nonoral feeding practices for infants in the neonatal intensive care unit. *Adv Neonatal Care*. 2009;9(4):180–184.

4. Vermilyea S, Goh VL. Enteral feedings in children: sorting out tubes, buttons and formulas. *Nutr Clin Pract*. 2016;31(1):59–67.

5. Irving SY, Lyman B, Northington L, et al. Nasogastric tube placement and verification in children: review of the current literature. *Crit Care Nurse*. 2014;34(3):67–78.

6. Replogle RL. Esophageal atresia: plastic sump catheter for drainage of the proximal pouch. *Surgery*. 1963;54:296–297.

7. Petrosyan M, Estrada J, Hunter C, et al. Esophageal atresia/tracheoesophageal fistula in very low birth weight neonates: improved outcomes with staged repair. *J Pediatr Surg*. 2009;44:2278–2281.

8. Berman L, Moss RL. Necrotizing enterocolitis: an update. *Semin Neonatal Med*. 2011;16:145–150.

9. deBoer JC, Smit BJ. Nasogastric tube position and intragastric air collection in a neonatal intensive care population. *Adv Neonatal Care*. 2009;9(6):293–298.

10. Cirgin Ellett ML, Cohen MD, Perkins SM, et al. Predicting the insertion length for gastric tube placement in neonates. *J Obstet Gynecol Neonatal Nurs*. 2011;40:412–421.

11. Quandt D, Schraner T, Bucher H, et al. Malposition of feeding tubes in neonates: Is it an issue? *J Pediatr Gastroenterol Nutr*. 2009;48:608–611.

12. Clifford P, Heimall L, Brittingham L, et al. Following the evidence: enteral tube placement and verification in neonates and young children. *J Perinat Neonatal Nurs*. 2015;29(2):149–161.

13. National Association of Children's Hospitals, ECRI Institute. *Blind Pediatric NG Tube Placements—Continue to Cause Harm*. Overland Park, KS: Child Health Patient Safety Organization Inc.; 2012.

14. Schuman TA, Jacobs B, Walsh W, et al. Iatrogenic perinatal pharyngoesophageal injury: a disease of prematurity. *Int J Pediatr Otorhinolaryngol*. 2010;74:393–397.

15. Filippi L, Pezzati M, Poggi C. Use of polyvinyl feeding tubes and iatrogenic pharyngo-oesophageal perforation in very-low-birthweight infants. *Acta Paediatr*. 2005;94(12):1825–1828.

16. Yong S, Ma JS, Chen FS, et al. Nasogastric tube placement and esophageal perforation in extremely low birth weight infants. *Pediatr Neonatol*. 2016;57:427–430.

17. Kristoffersen L, Skogvoll E, Haftsrom M. Pain reduction on insertion of a feeding tube in preterm infants: a randomized controlled trial. *Pediatrics*. 2011;127(6):e1449–e1454.

18. Chen S, Zhang Q, Xie RH. What is the best pain management during gastric tube insertion for infants aged 0–12 months: a systematic review. *J Pediatr Nurs*. 2017;34:78–83.

19. Cincinnati Children's Hospital Medical Center. Confirmation of nasogastric/orogastric tube (NGT/OGT) placement. *Best Evidence Statement (BESt)*. 2011;024:1–9.

20. Farrington M, Lang S, Cullen L, et al. Nasogastric tube placement verification in pediatric and neonatal patients. *Pediatr Nurs*. 2009;35:17–24.

21. Gilbertson HR, Rogers EJ, Ukoumunne OC. Determination of a practical pH cutoff level for reliable confirmation of nasogastric tube placement. *JPEN J Parenter Enteral Nutr*. 2011;35(4):540–544.

22. Meert KL, Caverly M, Kelm LM, et al. The pH of feeding tube aspirates from critically ill infants. *Am J Crit Care*. 2015;24(5):e72–e77.

23. Tiffany KF, Burke BL, Collins-Odoms C, et al. Current practice regarding the enteral feeding of high-risk newborns with

umbilical catheters in situ. *Pediatrics*. 2003;112:20–23.

24. Hans DM, Pylipow M, Long JD, et al. Nutritional practices in the neonatal intensive care unit: analysis of a 2006 neonatal nutrition survey. *Pediatrics*. 2009;123(1):51–57.
25. Crisp CL. Esophageal nasogastric tube misplacement in an infant following laser supraglottoplasty. *J Ped Nurs*. 2006;21(6):454–455.
26. Halbertsma FJ, Andriessen P. A persistent gastric feeding tube. *Acta Paediatr*. 2010;99:162.
27. Watson J, McGuire W. Transpyloric versus gastric tube feeding for preterm infants. *Cochrane Database Syst Rev*. 2013;(2):CD003487.
28. Rosen R, Hart K, Warlaumont M. Incidence of gastroesophageal reflux during transpyloric feeds. *J Pediatr Gastroenterol Nutr*. 2011;52(5):532–535.
29. Ellett ML. Important facts about intestinal feeding tube placement. *Gastroenterol Nurs*. 2006;29:112–124.
30. Flores JC, Lopez-Herce J, Sola I, et al. Duodenal perforation caused by a transpyloric tube in a critically ill infant. *Nutrition*. 2006;22:209–212.
31. Latchaw LA, Jacir NN, Harris BH. The development of pyloric stenosis during transpyloric feedings. *J Pediatr Surg*. 1989;24:823–824.
32. Hughes U, Connolly B. Small-bowel intussusceptions occurring around nasojejunal enteral tubes—three cases occurring in children. *Pediatr Radiol*. 2001;31:456–457.

第44章

胃造瘘术

Bavana Ketha, Megan E. Beck, Kathryn M. Maselli, Thomas Sato, A. Alfred Chahine

A.定义

胃造瘘术是根据不同的适应证经腹壁在胃中置管。

虽然该操作通常在手术室进行，但重症监护室的工作人员必须了解手术流程和置管的最佳护理方式，因为它已成为新生儿最常用的手术操作之一[1,2]。外科技术的进步，包括内镜和腹腔镜检查，扩大了胃造瘘术的应用范围，并使之更加快速和安全[3-5]。

B.适应证

1.不能吞咽/吞咽困难。

a.神经源性吞咽动作不协调。

b.复杂的先天性畸形，例如食管闭锁、Pierre Robin综合征和染色体异常。

2.成长欠佳/需要补充喂养。

a.肠道解剖异常，即短肠综合征。

b.功能性肠动力障碍，即胃肠吸收不良。

c.恶性肿瘤。

d.慢性肺部疾病，即持续性肺动脉高压。

e.先天性心脏病。

f.糖原累积病(持续给予糖原)。

g.慢性肾病。

3.频繁吸入。

a.胃食管反流病导致肺部疾病(与 Nissen 胃底折叠术相关)。

b.原发性咽下吸入。

C.相对禁忌证

存在增加手术风险的一些因素，如感染或凝血障碍，应在手术前积极治疗。

单纯食管闭锁常导致胃容积小(小胃)，使胃造瘘术的放置更加困难。

短期需要的肠内营养可通过放置鼻胃管代替。

D.术前准备工作

在胃造瘘术前，应确认解剖及生理上满足手术适应证要求。一项上消化道(UGI)研究提示任何解剖学畸形，如肠旋转不良都会对手术造成风险，但这一观点在最近受到质疑[6-8]。患儿需要全面的监护和检查，如反流手术通常需要更全面的术前检查，24 小时 pH 监测定量反流程度和胃排空速度，以了解胃动力[6,7,9]。然而，一般来说，临床方案通常需要确定，婴儿是否只进行胃造瘘术或他(她)是否需要同时进行胃底折叠术。如果一个婴儿能够承受任何无误吸或呼吸中断迹象的胃喂养，那么只需要一个胃造瘘术就可以了。如果婴儿由于呼吸问题而需要造瘘，那么胃底折叠可能会引发争议。在神经功能受损的新生儿胃造瘘术时，常规增加胃底折叠术仍有争议[10,11]。

E.胃造瘘术的类型

1.Stamm 方法(开放式)

Martin Stamm 医生在 1894 年描述了开放式胃造

瘘术,这种术式经常用于早产儿和新生儿。然而,现在使用 Stamm 技术的频率比侵入性方法要低。目前的适应证包括胃解剖结构改变、多次腹部手术、并发腹部其他手术,以及生命体征不稳定的患者。手术通过上腹部横切口或脐上正中切口进行。导管从脐部和左侧肋弓下缘处拿出(图 44.1)。用于 Stamm 胃造瘘术的导管包括气囊、密闭室和(或)低位按钮开关。

2.经皮内镜胃造瘘术(PEG)

由 Gauderer 医生和 Ponsky 医生于 1980 年改进,PEG 已成为儿童和成年人胃造瘘术的主要方法,但由一些原因,在新生儿期很少使用。由于缺乏直接观察,新生儿使用 PEG 肠道损伤的风险较高。同时胃底折叠术不能与 PEG 放置同时进行,患者可能需要额外治疗。由于无法同时进行 PEG 置管胃固定术,导致胃管

移位的风险也更大。此外,由于内镜的尺寸[1,4,12,13],内镜在小于 3kg 的新生儿中使用是不可行的。

3.腹腔镜下胃造瘘术

腹腔镜下胃造瘘管置入已成为新生儿胃造瘘管置入的常用方法[14,15]。有些人认为,腹腔镜胃造瘘术在新生儿和儿童的并发症发生率低于 PEG[14-17]。这是一种快速和安全的技术,需要短暂的麻醉,通常有很好的耐受性。大多数情况下,放置的管子是容易固定的初级按钮管。它们的外形很简单,用一个充了几毫升水的气囊固定即可(图 44.2A,B)。导管的宽度(12F、14F 等)和阀杆的长度(0.8cm、1.0cm、1.2cm 等)不同(图 44.2A)。新生儿重症监护室最常用的尺寸是 12F、0.8cm 的按钮开关。备用气管应始终放在床边,并交给父母留在家中。

4.紧急经皮胃内减压术

在新生儿中,对有严重呼吸疾病或有极度胃膨胀、胃穿孔的高度危险时,紧急胃内减压可能是挽救生命的方法。

a.适应证。

主要适应证是胃过度通气引起的腹胀,而不是新生儿食管闭锁合并食管瘘导致的肺部问题。

b.操作步骤。

(1)在左上腹使用聚维酮碘或氯己定消毒。

(2)如果可能的话,用透照法区别扩张的胃与肝脏。

(3)用 1% 利多卡因进行局部麻醉。

(4)用带有套管针的 20 或 22 号导管刺入左前肋部与腹直肌汇合处的腹壁(图 44.3)。

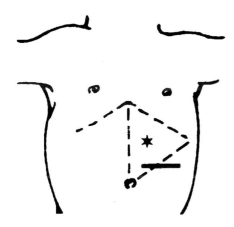

图 44.1 新生儿胃造瘘管置入的解剖标志。在剑突、脐和左肋缘构成的三角形中心的一个部位,导管经其穿过腹部。

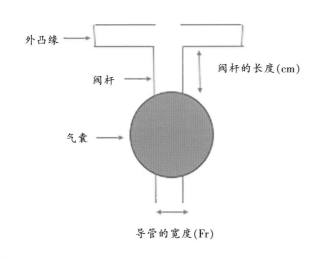

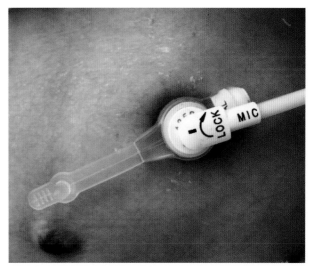

图 44.2 (A)胃造瘘按钮开关的组成部分。(B)胃造瘘按钮在左上象限与喂养装置固定。(Photo courtesy of Dr. Mariana Vigiola-Cruz.)

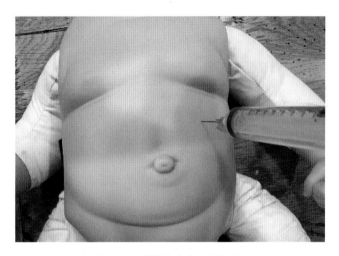

图 44.3 模拟紧急经皮胃减压。

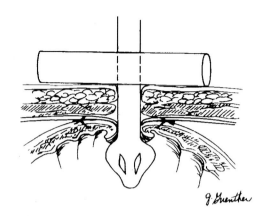

图 44.4 适合于管道导管类型。气体造瘘出口处的橡胶支座稳定垂直于皮肤的管道,使孔道变窄以防止泄漏。旋转管其周围改变与皮肤的接触点。注意蘑菇状导管的带孔端是如何被拉动以保持胃贴近胃壁的。

(5)通过腹壁进针进入胃内。

(6)退出管芯针,将导管推进胃内。

(7)连接一个静脉延伸管、三通开关和注射器。

(a)只有抽出足够的胃内气体,才能减轻填塞症状,改善通气。

(b)避免将胃完全抽空。

(8)在原位置固定导管,直到能进行外科手术。

(9)必要时用胶带或缝线固定。

F.胃造瘘术后的护理

胃造瘘术后应立即开始精心的伤口护理,防止感染及皮肤刺激。不管哪种手术方式,均应在术后 12~24 小时内开始通过新的置管喂养,除非并发肠梗阻,因为这种情况下需要让肠道进一步休息。

胃造瘘喂养应该缓慢开始,在几天内逐渐达到喂养目标。

1.保证胃造瘘管在胃和腹壁间固定不动。

a.预防胃扩张。

b.保证胃造瘘管的气囊紧贴胃壁(根据导管类型,需要观察并记录造瘘管在皮肤上标记刻度)(图 44.4 和图 44.5)。

c.避免腹壁的压力性坏死,外面的软垫套管应轻轻贴合腹壁(图 44.6)。

d.避免因疏忽而使胃造瘘管脱出(可以采取的如固定患儿,在皮肤上进行二次固定以减轻胃造瘘管的张力)。

e.应告知护理人员和家长胃造瘘管的类型,气囊内已注入多少液体,以及首次置换胃造瘘管的时间。

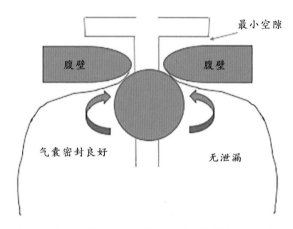

图 44.5 正确合适的按钮开关示意图。外部与皮肤之间的间隙只能容纳一块纱布。注意阀杆的长度足以使气囊与胃相连以避免泄漏。

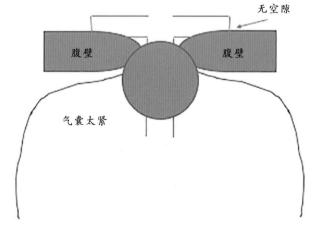

图 44.6 胃造瘘按钮开关太紧。阀杆太短,导致外凸缘和气囊陷入腹壁。这会导致腹壁坏死和造瘘口肿胀。

2.固定造瘘管在插入部位不能移动,并减少肉芽组织的形成。

仔细固定保持置管的垂直位置,当置管悬浮时,可适当使其松弛。

这可以防止大量的软组织拉伸,张力过大或气孔变大,使气孔漏气风险降低。

3.防止瘘管移位。

a.适当的固定。如果外部不用软垫套圈或胶带固定,造瘘导管有可能穿过幽门或上行进入食管。一个在导管周围的一侧有一个切口的改良头部,可贴在皮肤和导管上,用来固定导管(图44.7)。

b.比较外部置管的长度和造瘘术后管子的长度(再次查看在瘘口皮肤处的刻度)。

c.观察是否有阻塞现象。

(1)胃扩张。

(2)喂养不耐受,恶心/呕吐。

(3)由口-胃或胃造瘘管的引流物增多。

(4)胆汁性引流物。

(5)新发胃食管反流或胃食管反流加重。

4.减少胃造瘘口的渗漏。

a.维持造瘘部位的渗漏。

(1)如果婴儿的腹壁按钮的阀杆太长,气囊和胃壁之间就不会有良好的密封,导致胃液渗漏,这样可能使皮肤受损(图44.8)。

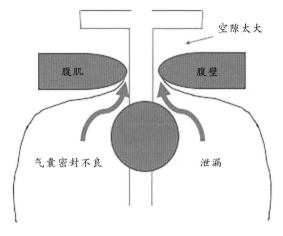

图44.8　胃液渗漏。如果按钮的阀杆太长,气囊和胃壁之间就不会有良好的密封,导致胃液渗漏,使皮肤受损。

(2)如果造瘘部位直径增大,长期胃造瘘管可能需要加粗。

b.避免局部感染——继续精心的伤口护理。

(1)置管后48小时开始每天用肥皂水清洗。

5.胃造瘘术后密切随访,筛查置管相关并发症,并减少其发生(见下文)。

G.更换胃造瘘管

胃造瘘部位的愈合至少需要4~6周的时间才能发生纤维化,并形成胃和腹壁前壁之间的上皮化通道。这一过程在腹腔镜下胃造瘘术和 PEG 置管可能需要几个月,通常不需要缝合。在术后初期(胃造瘘术后2~4周),胃管脱落是非常危险的,因为胃可能与腹壁分离,故应格外注意。若不及时再置管,导管的脱落可能增加自发闭合的风险。

1.重新置入胃造瘘管的步骤如下。

a.在脱管后4~6小时内更换,避免瘘管关闭。

b.置管后,上皮化管道形成之前,用带气囊导管进行置管(纽扣型或 Foley 导管)。为了更好形成上皮化管道,可应用蘑菇状导管或气囊式胃造瘘管进行置管。

c.用水溶性润滑剂润滑导管,轻柔插入。

(1)如果感觉到阻力和(或)导管不容易通过,应停止插管并重新评估。尝试通过用弹性导丝通过置管通路。沿导丝插入导管或连续扩大瘘口。

(2)用2~4mL的水将气囊充盈,然后轻柔牵拉接触胃壁。

(3)用固定/外部支撑装置固定。

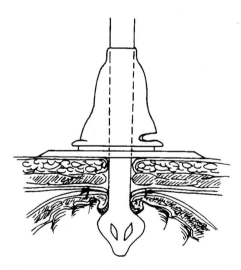

图44.7　使用改良的喂养开口可以外部无支撑的胃造瘘固定。基部的椭圆形孔可以使空气循环,方便定期清洁皮肤。(Reprinted from Kappell DA, Leape L. A method of gastrostomy fixation. *J Pediatr Surg.* 1975;10 (4):523–524. Copyright © 1975 Elsevier. With permission.)

(4)标记外部导管的长度,以帮助检测气囊向内或向外移动。

2.喂养前确认在胃内位置。

a.对于胃造瘘术术后初期置换造瘘管是困难的。

在 X 线引导下,通过向造瘘口灌注 15~30mL 水溶性对比剂,以确认导管的精准位置。

b.对于上皮化管道。

(1)吸取胃内容物,观察管内胃液体随呼吸的波动。在重力作用下,液体应流向胃内。

(2)如果有任何不确定,喂养开始前应对比剂检查。

H.停止使用胃造瘘导管[18]

1.一般处理

拔出导管,用纱布覆盖。

a.通常 4~7 天内自然闭合。

b.可以用胶带在皮肤边缘固定。

2.持续性胃–皮肤瘘管

a.胃–皮肤通道肉芽化和上皮化。

(1)移除胃造瘘管。

(2)用硝酸银烧灼肉芽组织和(或)上皮细胞。

(3)用 Stomahesive 封闭瘘口。

(4)用外科胶带闭合伤口边缘。

b.持续性胃–皮肤瘘管(超过 4~6 周)。

(1)需要手术缝合。

(2)如果皮肤浸软则需要更换导管,并在手术缝合前使用皮肤软膏保护皮肤。

I.并发症[1,18-27]

虽然是常见的手术,但胃造瘘术可能有严重的并发症。早期识别这些并发症以及时干预,可防止严重后果的发生。新生儿胃造瘘置管的并发症可分为术中、早期和远期并发症。

1.术中并发症

a.气腹。

有些气腹可能在腹腔镜术后,但最常见的是 PEG 放置。

b.肝脏或脾脏损伤。

c.导管进入结肠。

d.空腔内脏损伤。

e.在最初置入或再置入(胃造瘘置管置换术)时的损伤。

f.出血。

2.早期并发症(术后 4 周内)

a.大多数早期并发症为操作所致或机械性。

b.表现可能是轻微的,因此识别需要仔细识别。

c.症状包括早期喂养不耐受、逐渐加重的腹痛/腹膜炎和败血症。

d.常见的早期并发症。

(1)伤口感染,裂开。

(2)持续的肠梗阻,胃张力弛缓、喂养不耐受。

(3)胃与腹膜前壁分离。

(4)腹腔内溢液/胃漏导致腹膜炎。

(5)早期导管脱落。

(6)早期导管闭塞。

(7)胃瘘口梗阻。

3.晚期并发症

a.预防。

(1)家长的教育对长期护理和预防晚期并发症是必不可少的[22,23]。

(2)严格的卫生管理,造瘘导管保持垂直位置,避免皮肤和皮下组织损伤至关重要。

b.常见的晚期并发症。

(1)移位。

(a)脱管。

(b)向内或向外移位[24]。

(2)导管损坏。

(a)导管腐蚀/断裂。

(b)气囊破裂。

(3)导管堵塞。

(4)肉芽组织形成。

(5)持续渗漏。

4.以下情况导致伤口破裂

a.肉芽组织和皮肤刺激。

b.感染。

c.胃瘘口增大造成渗漏。

d.皮肤溃疡。

5.电解质失衡。

6.营养不良。

a.新发或恶化的胃食管反流病[25]。

b.胃–皮肤瘘持续存在(切除术后)[26]。

c.胃黏膜脱垂[27]。

(1)出血。

(2)过度渗漏。

d.导管周围胃扭转。

7.常见并发症的处理

a.导管渗漏早期处理。

(1)拔管时间超过 24 小时,允许造瘘口自发关闭。

(2)更换带气囊的导管。

b.向外轻拉气囊(用 2~5mL 水充气)使其紧贴腹壁来固定导管。

在导管周围保持密封。

c.减少皮肤脱落。

d.促进内皮化形成。

e.每 3~4 天更换一次导管以保持密封性。

(1)保持瘘管导管垂直。

(2)不要夹闭造瘘导管。

(3)保持皮肤和瘘口卫生。

每天用肥皂水清洗。

(4)对于纤维渗出物考虑使用 1.5% 的过氧化氢清洗。

经常更换敷料以保持瘘口部位干燥。

(5)胃瘘口位置的肉芽组织。

(a)硝酸银。

i.每日 1 次,处理 3~5 天。

ii.避免将硝酸银溅在正常皮肤上引起化学灼伤。

(b)0.5% 曲安西龙软膏。

每天使用 3 次,持续 5~7 天。

(c)灼伤。

可能需要局部或全身麻醉。

参考文献

1. Gauderer MW, Stellato TA. Gastrostomies: evolution, techniques, indications, and complications. *Curr Probl Surg.* 1986;23(9):657–719.

2. Fox D, Campagna EJ, Friedlander J, et al. National trends and outcomes of pediatric gastrostomy tube placement. *J Pediatr Gastroenterol Nutr.* 2014;59:582–588.

3. Jones VS, La Heir ER, Shun A. Laparoscopic gastrostomy: the preferred method of gastrostomy in children. *Pediatr Surg Int.* 2007;23(11):1085–1089.

4. Thatch KA, Yoo EY, Arthur LG 3rd, et al. A comparison of laparoscopic and open Nissen fundoplication and gastrostomy placement in the neonatal intensive care unit population. *J Pediatr Surg.* 2010;45(2):346–349.

5. Charlesworth P, Hallows M, Van der Avoirt A. Single-center experience of laparoscopically assisted percutaneous endoscopic gastrostomy placement. *J Laparoendosc Adv Surg Tech A.* 2010;20(1):73–75.

6. Valusek PA, St Peter SD, Keckler SJ, et al. Does an upper gastrointestinal study change operative management for gastroesophageal reflux. *J Pediatr Surg.* 2010;45:1169–1172.

7. Cuenca AG, Reddy SV, Dickie B, et al. The usefulness of the upper gastrointestinal series in the pediatric patient before anti-reflux procedure or gastrostomy tube placement. *J Surg Res.* 2011;170(2):247–252.

8. Abbas PI, Naik-Mathuria BJ, Akinkuotu AC, et al. Routine gastrostomy tube placement in children: Does preoperative screening upper gastrointestinal contrast study alter the operative plan? *J Pediatr Surg.* 2015;50(5):715–717.

9. Wheatley MJ, Wesley JR, Tkach DM, et al. Long-term follow-up of brain-damaged children requiring feeding gastrostomy: Should an anti-reflux procedure always be performed? *J Pediatr Surg.* 1991;26(3):301–305.

10. Barnhart DC, Hall M, Mahant S, et al. Effectiveness of fundoplication at the time of gastrostomy in infants with neurological impairment. *JAMA Pediatr.* 2013;167(10): 911–918.

11. Puntis JW, Thwaites R, Abel G, et al. Children with neurological disorders do not always need fundoplication concomitant with percutaneous endoscopic gastrostomy. *Dev Med Child Neurol.* 2000;42:97–99.

12. Merli L, De Marco EA, Fedele C, et al. Gastrostomy placement in children: percutaneous endoscopy gastrostomy or laparoscopic gastrostomy? *Surg Laparosc Endosc Percutan Tech.* 2016;26(5):381–384.

13. Miyata S, Dong F, Lebedevskiy O, et al. Comparison of operative outcomes between surgical gastrostomy and percutaneous endoscopic gastrostomy in infants. *J Pediatr Surg.* 2017;52:1416–1420.

14. Soares RV, Forsythe A, Hogarth K, et al. Interstitial lung disease and gastroesophageal reflux disease: key role of esophageal function tests in the diagnosis and treatment. *Arq Gastroenterol.* 2001;48(2):91–97.

15. Suksamanapum N, Mauritz FA, Franken J, et al. Laparoscopic versus percutaneous endoscopic gastrostomy placement in children: results of a systematic review and meta-analysis. *J Minimal Access Surg.* 2017;13(2):81–88.

16. Liu R, Jiwane A, Varjavandi A, et al. Comparison of percutaneous endoscopic, laparoscopic and open gastrostomy insertion in children. *Pediatr Surg Int.* 2013;29(6):613–621.

17. Petrosyan M, Khalafalla AM, Franklin AL, et al. Laparoscopic gastrostomy is superior to percutaneous endoscopic gastrostomy tube placement in children less than 5 years of age. *J Laparoendosc Adv Surg Tech A.* 2016;26(7):570–573.

18. Ducharme JC, Youseff S, Tilkin R. Gastrostomy closure: a quick, easy and safe method. *J Pediatr Surg.* 1977;12:729–730.

19. Akay B, Capizzani TR, Lee AM, et al. Gastrostomy tube placement in infants and children: Is there a preferred technique? *J Pediatr Surg.* 2010;45(6):1147–1152.

20. Lantz M, Hultin Larsson H, Arnbjornsson E. Literature review comparing laparoscopic and percutaneous endoscopic gastrostomies in a pediatric population. *Int J Pediatr.* 2010;2010:507616.

21. Nah SA, Narayanaswamy B, Eaton S, et al. Gastrostomy insertion in children: percutaneous endoscopic vs. percutaneous image-guided? *J Pediatr Surg.* 2010;45(6):1153–1158.

22. Landisch RM, Colwell RC, Densmore JC. Infant gastrostomy

outcomes: the cost of complications. *J Pediatr Surg.* 2016;51 (12):1976–1982.

23. Correa JA, Fallon SC, Murphy KM, et al. Resource utilization after gastrostomy tube placement: defining areas of improvement for future quality improvement projects. *J Pediatr Surg.* 2014;49(11):1598–1601.

24. Fortunato JE, Cuffari C. Outcomes of percutaneous endoscopic gastrostomy in children. *Curr Gastroenterol Rep.* 2011;13:293–299.

25. Jolley SG, Tunnel WB, Hoelzer DJ, et al. Lower esophageal pressure changes with tube gastrostomy: a causative factor of gastroesophageal reflux in children? *J Pediatr Surg.* 1986; 21:624–627.

26. Gordon JM, Langer JC. Gastrocutaneous fistula in children after removal of gastrostomy tube: incidence and predictive factors. *J Pediatr Surg.* 1999;34(9):1345–1346.

27. Janik TA, Hendrickson RJ, Janik JS, et al. Gastric prolapse through a gastrostomy tract. *J Pediatr Surg.* 2004;39(7): 1094–1097.

第**45**章

新生儿造瘘术及造瘘口的护理

Linda C. D'Angelo, Dorothy Goodman, Kara Johnson, Laura Welch, June Amling

引言

造瘘术是经腹壁为肠道(肠造瘘术)或泌尿道(尿路造瘘术)建一永久性或暂时性的开口,以便粪便或尿液排出、减压或引流[1]。胃造瘘术(G管)是直接进入胃的瘘口,用于喂养、饲药和减压(上一章已详述)。本章将讨论单纯性及复杂性的肠造瘘术(回肠造瘘术、结肠造瘘术)、尿路造瘘术、膀胱造瘘术、造瘘术的护理(胃造瘘术另见44章)。

A.定义

1.肠造瘘术

是一种对肠道经腹壁开口进行分流的外科手术。用改造的肠段命名造瘘术:结肠造瘘术(结肠)和回肠造瘘术(回肠)。

2.胃造瘘术

为营养支持或胃肠减压而在胃内建立一个人工的外部开口。可以通过外科手术、通过经皮放射介入或经皮内镜胃造瘘术(PEG)来实施。

3.回肠膀胱术

回肠膀胱术为一种尿路改道手术,将尿液引流至回肠并形成一个小的储尿池,再通过腹壁的开口排出尿液。

4.瘘口

手术放置的开口。

5.尿流改道术

为绕过泌尿道功能障碍部分而进行的尿路改道手术。

6.膀胱造瘘术

膀胱经腹壁的开口,尿液从膀胱的造瘘口流出。

肠造瘘术及尿路造瘘术

A.适应证

造瘘术可适用于多种新生儿先天性或获得性疾病(表45.1)。通常造瘘口是暂时性的,在婴儿期或儿童早期行肠道或尿路吻合术及瘘口关闭[2,3]。

B.造瘘术的类型

1.肠造瘘术

a.肠(肠造瘘)造口有几种类型。

表 45.1　新生儿需要造瘘的类型

疾病/先天异常	最常见的造瘘位置
肠闭锁	十二指肠、回肠或空肠
胎粪性肠梗阻	回肠
坏死性小肠结肠炎	回肠或空肠
先天性巨结肠	乙状结肠
肛门闭锁/肛门直肠畸形	结肠
扭转/旋转不良	回肠或空肠
肠套叠	回肠或空肠
膀胱外翻	膀胱
泄殖腔外翻	膀胱或结肠
尿道上裂	膀胱

b.患者的状况、受累及的肠道、患者腹部大小都影响到瘘口的类型及其瘘口在体表的位置。图45.1列出了最常见的消化道、尿路疾病等新生儿瘘口的类型[1]。

2.尿流改道术

a.膀胱造瘘术是新生儿常见的尿路改道术。

b.回肠导管和尿道造瘘术较为复杂,通常在婴幼儿后期或儿童早期实施。

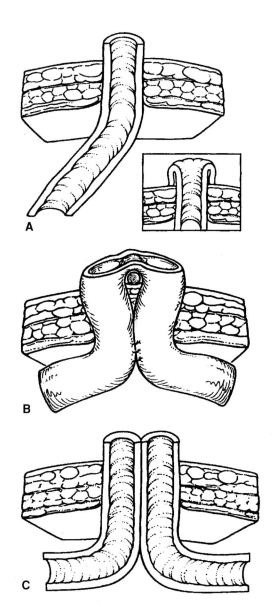

图45.1 (A)造口。肠的末端在皮肤表面是外翻的。(B)环状造口。整个肠环被带到皮肤表面并打开,以形成近端或功能端,远端或无功能端。远端被称为黏液瘘,因为它产生正常的黏液分泌。(C)双管式造口。与环状造口相似,不同之处在于肠分为两个气孔,一个是近端口,另一个是远端口。远端口起黏液绒毛的作用。(Reprinted from Gauderer MWL. Stomas of the small and large intestine.In:O'Neil JA,Rowe MI,Grosfeld JL,et al.,eds. *Pediatric Surgery*. 5th ed.St. Louis,MO:Mosby;1998:1349. Copyright ⓒ1998 Elsevier. With permission)

C.造瘘术的评估

需严密观察有造瘘口的新生儿,评估各种潜在的并发症[4]。造瘘术后早期监测瘘口的功能至关重要。可能的手术并发症为麻痹性肠梗阻、肠梗阻、造瘘口渗漏、造瘘口组织坏死。造瘘口的评估需要观察的内容如下。

1.瘘口特征

a.造瘘口类型。构成造瘘口的肠段。

b.解剖位置。

c.造瘘口结构。造瘘口可以是末端造瘘口、环状造瘘口或双管式造瘘口(图45.1至图45.3)。

d.尺寸。记录造瘘口形状(圆形、椭圆形、蘑菇状或不规则状)和直径(长度和宽度),单位为英寸或毫米。术后早期造瘘口可能水肿,在最初的48~72小时后,水肿应该会消退,并导致造瘘口的大小缩小;但是它应该保持从皮肤表面外翻。术后6~8周,造瘘口通常继续缩小。当更换囊袋时,造瘘口水肿并不少见;这种水肿通常在更换囊袋后很快就会消退。

e.突出的程度。造瘘口高出皮肤的水平,理想情况下,外科医生会在造瘘口与皮肤缝合前将其外翻,这样可使造瘘口的密封性更好,引流物更好地进入瘘袋而不刺激皮肤[2]。造瘘口的外翻,涉及造瘘口的成熟性。在新生儿,由于血供较差,外翻不是总能成功,肠道明显水肿时也不易使肠道外翻[1,5]。

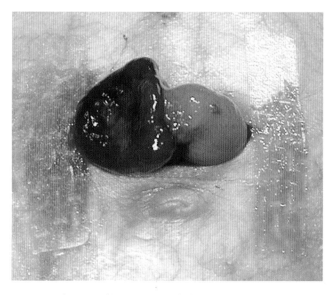

图45.2 术后立即行回肠环形造瘘术。左侧肠段为坏死性小肠结肠炎的外部性穿孔。

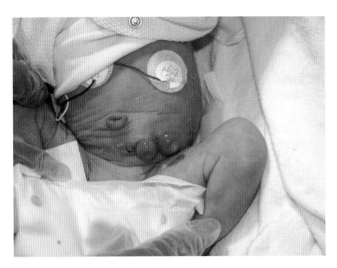

图45.3 早产儿双管式结肠造瘘术。

2.活力

一个良好的造瘘口应呈明亮的粉红色至肉红,并且湿润,这表明造瘘口的灌注及湿化充分(图45.2)。造瘘口由肠道形成,其血管丰富,因此当触碰或刺激后可能有少量出血,但通常出血能很快消退。由于没有躯体传入神经末梢,造瘘口对触摸不敏感[4]。

a.造瘘口组织不饱满且发紫或暗黑,黏膜干燥提示组织缺血、坏死可能。

b.造瘘口的远端可能坏死,之后脱落;底部最能表明造瘘口是否正常,以及是否有任何漏出。

c.瘘口组织苍白提示贫血。

3.造瘘口并发症

a.出血

(1)术后立即出现的出血常由术中止血不充分导致的[4]。

(2)瘘袋固定不当导致的造瘘口创伤。太靠近造瘘口组织较薄时可出现损伤。造瘘口周围浅表薄层组织的摩擦可导致造瘘口撕裂伤,尤其是婴儿活动增加时[4]。

b.坏死。可由缺血导致,可为浅表或深层组织的坏死。浅表组织以下的坏死可导致穿孔和腹膜炎,需要进一步的外科干预[4]。

c.皮肤黏膜分离。造瘘口黏膜与其周围皮肤缝合线断裂所导致的,使造瘘口周围存在创面。

d.脱垂。肠管由造瘘口脱出。在婴儿中,这常由于筋膜发育不完善或哭闹导致腹腔压力增大导致的。

e.造瘘口回缩/后退。造瘘口回缩至低于皮肤表面水平。这可能是由于对肠系膜移动幅度不充分或筋膜层缝合线的牵拉力过大、额外的瘢痕生成或过早移除支持装置导致的[4]。

f.造瘘口狭窄。造瘘口皮肤表层水平或筋膜水平的狭窄。引流物的突然减少提示造瘘口狭窄。

4.造瘘口周围的皮肤

造瘘口周围的皮肤应当完整,没有红斑和皮疹。然而,造瘘口经常不能与外科切口分开(图45.4)。婴儿的腹壁较小,腹部没有足够的空间让外科医生另做一切口。此外,造瘘口常紧靠脐部、肋骨、腹股沟和(或)黏液瘘,这会影响瘘袋的选择和黏着[6]。

5.造瘘口周围组织并发症

a.皮炎

(1)过敏。对造瘘口制品敏感。

(2)接触。造瘘口制品清洗和使用过程中的局部刺激性。

(3)刺激物性皮炎。最常见的造瘘口周围皮肤并发症,通常是因为排泄物渗漏到皮肤上。

b.感染

(1)细菌性感染。

(2)念珠菌感染。

(3)真菌感染。

(4)病毒感染。

c.机械创伤。由于不合适的装置导致的表皮剥离、擦伤或摩擦是造瘘口周围皮肤损伤的常见原因。

d.疝。造瘘口周围疝表现为造瘘口周围的凸起,这是因为肠管襻进入造瘘口周围的筋膜进一步到达皮下组织引起的[4]。

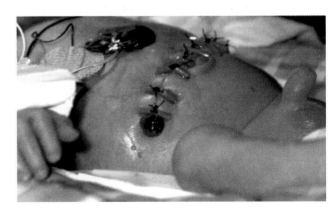

图45.4 末端回肠造瘘口和伤口闭合与保留缝合线是放置瘘袋的挑战。

D.肠造瘘口的护理

1.术后即刻护理

a.评估造瘘口是否通畅。

b.在引流物流出之前没有必要使用瘘袋。

用凡士林纱布保护造瘘口并保持造瘘口湿润,但对于肠造瘘口应最好使用瘘袋。瘘袋可保留造瘘口、造瘘口周围皮肤、缝合线及造瘘袋口覆盖中心的中央线。瘘袋可对引流物进行定量。在使用瘘袋前,确保轻柔地去除凡士林纱布的残留物质,因为其可导致瘘袋与皮肤黏附。

c.在黏膜瘘上应覆盖保湿敷料防止黏膜干燥。在新生儿中,应使用低黏附性辅料。新生儿皮肤撕裂的风险增加,尤其是在皮肤屏障发育不成熟的早产儿中。避免在瘘袋表面覆盖凡士林纱布,这样可降低瘘袋的黏附性。

2.后继护理

a.定期检查造瘘口。

b.保护造瘘口周围皮肤免受引流物的损伤(图45.5)。小肠内引流物含有蛋白水解酶可很快侵蚀皮肤。理想的瘘袋应能在原位保留至少24小时。在某些低出生体重儿,瘘袋可能仅能保留12小时。平均的保留时间为1~3天。

c.如果皮肤下有任何流出物渗漏的现象,则必须要更换瘘袋,但这可能会导致皮肤剥脱[2,4,7]。在有频繁渗

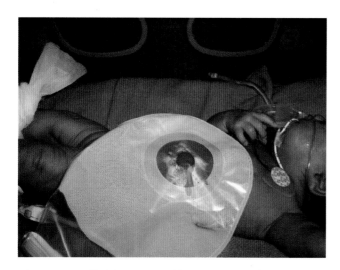

图45.5　用于较小新生儿的一体式瘘袋与以前使用的早产儿袋相比,它可以保留更长的时间和容纳更大的瘘出物。

漏或更换瘘袋的情况下,可寻求专家(经认证的可控伤口造瘘口的护士)的帮助以保护皮肤,并评估瘘袋保留时间。

d.在大多数情况下,粉末(例如造瘘口、制霉菌素、银)可以用来愈合造瘘口周围皮肤并提供保护性作用,然后成功形成造瘘口袋。

e.在极少数情况下,当造瘘袋无法维持时,可能有必要将造瘘袋去除,并使用保护性屏障软膏来保护口周皮肤,这种软膏将黏附在裸露的皮肤上,使皮肤得以愈合。屏障软膏可以覆盖上浸渍了凡士林的纱布,然后可以将纱布放在上面以吸收流出物,并根据需要进行更换。

f.在皮肤严重损伤的情况下,一些新生儿中心会停止肠内喂养以限制粪便的产生,并继续进行肠外营养,以提供足够的营养,让皮肤痊愈[2]。最好是等皮肤愈合,黏附好,然后再继续喂养。

g.保护造瘘口免受损伤。措施包括准确地确定瘘袋口的大小,以便在大小改变时清除造瘘口。如果婴儿的活动导致屏障的内缘与造瘘口摩擦,则可以使用造瘘口和薄片之间的可塑屏障来保护造瘘口。

E.设备

有各种造瘘袋和造瘘口护理用品可供选择(表45.2)。一体式袋子带反漏封口和一体连接式袋子。两件式有一个反漏封口和一个分开的袋子,并有一个将袋子固定到薄膜上的结构。新生儿使用的袋子类型通常是允许厚的或成形的流出物流入是开放式袋子或是带有排出尿液或液体流出物的喷嘴的尿造口袋。袋子的类型和对附属产品的需求取决于解剖位置、婴儿的大小、口周皮肤的状况、腹部大小和轮廓(图45.6)。一般来说,并尽可能少使用产品。需要特别考虑的是皮肤不成熟和脆弱的早产儿[2]。有几家公司为新生儿和早产儿生产袋子(图45.7)。新生儿病房应该有几个品种可供选择,以满足每个患者的个性化需求。

其他物品

1.清洁手套。

2.温的无菌水或生理盐水。

3.干净、柔软的衣物。

4.2英寸×2英寸纱布。

5.带封闭装置的套袋。

表 45.2 造瘘口辅助制品

制品	适应证	注意事项
阻隔性粉末	本产品适用于干燥、潮湿和(或)湿润的皮肤。它可以给皮肤增加额外的黏附力。它必须用湿润的手指轻拍并密封,然后晾干。对于严重湿润的皮肤,可能需要涂抹粉剂并密闭2~3次,才能使造瘘口周皮肤表面干燥。它在皮肤上增加了一道额外的屏障,以防止渗液。限量涂抹	保护婴儿不吸入喷雾剂,使用微量并轻轻擦拭,切勿吹散喷雾剂
敷料	由于添加乙醇而呈半液态的阻隔产品。最好是涂在阻碍封口,放在空气中1~2分钟,让乙醇蒸发(图45.6)	敷料含有乙醇,因此禁止用于出生后不足2周的早产儿或足月新生儿
皮肤密封剂	密封剂使用增塑剂在皮肤上形成屏障,可以保护皮肤免受污水的影响,还可以改善某些胶黏剂的黏附性	大多数皮肤密封剂含有乙醇,因此禁止用于出生后不足2周的早产儿或足月新生儿。一种不含乙醇的皮肤密封剂是 Cavilon No Sting Barrier Film(3M,St. Paul,Minnesota),用于新生儿是安全的
可塑模屏障	具有黏性并可形成屏障以填充凹凸不平的空间;通常对腐蚀性流出物具有很好的抵抗力。常见的类型有 Eakin Seal(ConvaTec,Princeton,New Jersey)、Barrier No. 54 (Nu-Hope Laboratories,Pacoima,California)、Adapt Rings (Hollister,Libertyville,Illinois) 和 Brava(Coloplast,Marietta,Georgia)	
填缝条	类似于可模塑的屏障,但有窄条;它们可以用来在造瘘口边缘和屏障之间提供额外的屏障。可能与造瘘口接触;足够柔软,不会伤害黏膜。例如,造瘘口贴条(Coloplast,Marietta,Georgia)、皮肤屏障填塞条(Nu-Hope Laboratories,Pacoima,California)和适配条(Hollister,Libertyville,Illinois)	
绷带	弹性绷带,带凸耳,适合一些两件式造瘘袋。安全带可以帮助将器械固定在适当的位置,方法是将其紧贴腹部。通常作为最后手段使用	可以涂上外层覆盖物,以减少对皮肤的摩擦,并有助于舒适性

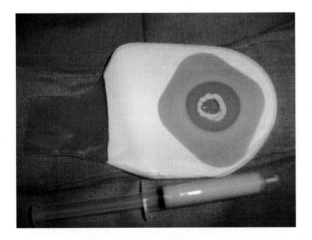

图 45.6 阻隔剂黏附到薄膜上。

6.保护皮肤的袋子。

7.其他适当的造口附件(表45.2和图45.8)。

8.剪刀或开缝器。

9.造口测量工具。

F.使用造瘘袋:常规/简单造瘘口[2,6,8]

1.轻轻抬起边缘,用水浸润以移除旧袋子,同时轻轻向下按压靠近边缘的皮肤,以减少对表皮的牵引力。黏合清除剂不应用于出生后不足2周的新生儿。只有当屏障与皮肤的黏合力很强,以至于在去除过程中皮肤可能会受伤时,才建议使用一定的黏合清除剂,然后彻底清洁该区域,以去除任何化学残留物[2]。

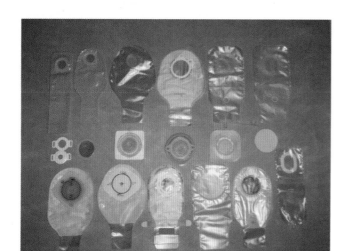

图 45.7　新生儿造瘘袋示例。

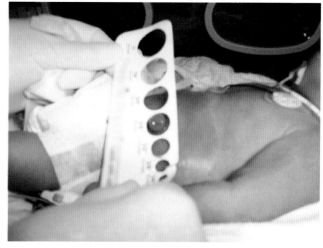

图 45.9　测量造瘘口。

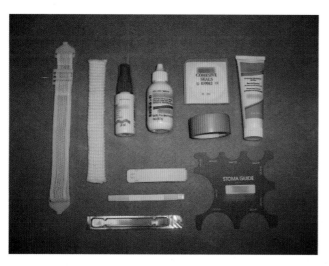

图 45.8　造口附件示例。

2.用湿软纱布或纸巾轻轻清洁造瘘口,清除粘连的粪便或黏液。清洗造瘘口时有少量出血是很常见的。

3.用水清洗口周皮肤,轻轻拍干。不推荐使用肥皂,因为它可能会留下可能导致皮炎的化学残留物。此外,许多肥皂含有的保湿剂会对皮肤的屏障黏附产生不利的影响。使用商用婴儿湿巾也是不可取的,因为大多数都以羊毛脂为基础,含有乙醇[2]。

4.用造瘘口测量工具测量造瘘口(图 45.9)。开口一般比瘘口大 2~3mm,以限制皮肤暴露在流出物中。在低出生体重儿中,黏液瘘管可能紧挨着功能性造瘘口,一个造瘘袋的大小可以同时覆盖造瘘口和黏液瘘口。在一些男性肛门闭锁的患者中,有一些禁忌证。关于黏膜瘘造瘘袋的进一步讨论见下文(F8)。

5.在薄膜上监测孔的大小。用小剪刀或开缝器剪

一个洞(图 45.10)。裁剪后,在移除纸张衬垫之前,检查造瘘口周围的适合性,如果需要,可以裁剪更多。用手指沿着开口的内侧移动,确保没有锋利的边缘;这些边缘可以通过手指摩擦来修剪或平滑。可能有必要修剪薄膜,以避开脐部、腹股沟和其他解剖结构。沿着薄膜的边缘裁剪小的缝隙可以帮助屏障符合胃的轮廓。

6.用手捂热薄膜,提升柔韧性,增强与皮肤的黏合力。避免使用辐射加热器加热薄膜,因为吸收的热量无法控制,可能会灼伤未成熟的皮肤[2]。

7.将薄膜贴紧皮肤,按压 1~2 分钟。将薄膜的边缘固定到皮肤,以缩短时间。避免使用高黏度黏合剂。粉色胶带是一种含氧化锌的防水胶带,非常柔和,一般都可以安全使用。其他低黏性替代品是硅胶带、透明敷料或皮肤屏障带。

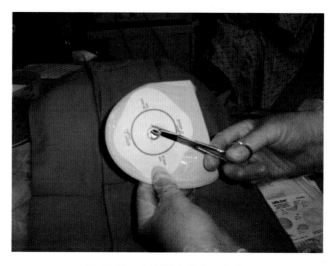

图 45.10　在薄膜上剪出一个洞。

8.使用折叠的 2 英寸×2 英寸纱布和低黏度黏合剂将敷料更换为黏液瘘管，或使用尿布或管状弹性敷料固定敷料。如果黏液瘘管有大量的引流，并且影响造瘘袋的粘连，或者引流可能会潜在地污染伤口或中心线部位，那么黏液瘘管可以是囊状的。对于肛门高位闭锁缺损合并瘘管的患者，最好将黏液瘘口与开放的造瘘口分开，以防止粪便污染肠造瘘口或引流到阴道或膀胱。在把两个造瘘口放在一个袋子里之前，最好与外科医生商量一下。

9.当切口非常接近造瘘口表面时，应使用保护性敷料(用防水覆盖物固定的非粘连敷料)来保护切口。

G.造瘘袋移除

1.其他物品

a.清洁手套。

b.抽出粪便/流出物的尿布或注射器。

c.30~60mL 的注射器，用于冲洗/清洗袋子。

d.自来水。

e.棉球或 2 英寸×2 英寸纱布。

2.当袋子装满 1/3~1/2 的时候，它应该被清空。气体也必须释放或排出，以防止将黏性薄膜脱离皮肤。新生儿通常会产生大量气体，这与吸吮和哭泣增加了进气量有关[2]。污物可以直接倒掉，也可以用注射器从袋子里取出。使用两个或 3 个棉球或 2 英寸×2 英寸纱布垫放在袋子下，可以减少磨损，还可以促进袋子排出污物。一般不需要清洗袋子，但可能需要添加液体来帮助疏松厚实或糊状的大便。对于住院新生儿，通常需要计算排出量。

3.用自封装置的袋子。注意：如果患者要接受磁共振成像(MRI)，自封袋必须获得批准，并且不能含有任何金属/电线。

H.复杂的造瘘口和瘘口周皮肤问题[5,9-11]

表 45.3 列出治疗复杂造瘘口和常见造瘘口问题的并发症和干预措施。请注意：许多产品一般不推荐用于早产儿或出生后不足 2 周的新生儿，但在口周皮肤恶化的情况下，有时会谨慎使用，以防止进一步恶化并保持有效的密封。

I.膀胱造瘘口的护理

膀胱造瘘术不需要尿袋，尿液直接排入尿布。护理类似于正常新生儿的一般护理[4]。偶尔也会发生皮肤破裂；可以用防潮产品、粉剂、暴露于空气和频繁更换尿布来治疗。

胃造瘘－空肠造瘘(G-J)管

A.适应证

有关适应证和置入技术，请参见第 44 章。

B.管子类型

见表 45.4。

C.胃造瘘－空肠造瘘管[8,12]

1.评估

a.医护人员必须知道患者是否接受过 Nissen 胃底折叠术或其他反流手术及胃造瘘术。

b.对喂养的耐受性。

c.导管的类型和大小。

d.插入部位。

e.瘘口周皮肤的状况。

2.Nissen 或其他抗反流手术患者的特殊考虑

a.患者不能呕吐或打嗝。

b.哭闹后及第一次出现呕吐、不适或焦虑时排气管。

3.G-J 管位置与常规皮肤护理[6,8,12]

a.术后每日清洁 G-J 管 2~3 次，愈合后每天清洁 1 次。术后早期使用生理盐水和无菌棉签。伤口愈合后使用温和的肥皂和水。不推荐使用稀释过氧化氢(50% 过氧化氢和 50%水)，除非现有干燥结痂的血液[9]。

b.确保防移位装置贴紧在皮肤上，并且 G-J 管没有移位。

c.将管子放置在 90°角。

d.放置在管子上的奶嘴，垂直于腹壁，也可以用来

表 45.3　并发症和复杂造瘘口

并发症	干预措施
多个造瘘口	定制袋可以绕袋或容纳袋中的造瘘口,黏膜瘘可在袋内或袋外
开放切口或伤口	不带启动孔的简化定制两件式小袋
	尽可能保持伤口清洁
	使用水胶体创面敷料（例如 DuoDERM,ConvaTec,Skillman,New Jersey;Replicare,Smith and Nephew,London,UK;Memphis,TN)或带防水敷料或防护的海藻酸钙,以保护伤口不受粪便的损伤
	糊剂和粉末也可以用来保护口周皮肤
	在某些情况下,可能无法使用造瘘口;但是必须使用诸如 Sensi-Care Protective Barrier(ConvaTec,Skillman,New Jersey)或 Calmoseptine Ointment(Calmoseptine Inc.,Huntington Beach,California)等屏障来保护皮肤免受腐蚀性液体的损伤
平口/缩口	在薄膜孔周围贴上糊状或可模塑的隔离物
	使用凸面插入物/凸面袋和腰带将皮肤向后推,使造瘘口凸出。如果商品太大,可以定制
脱垂的吻合口	如果有证据显示造瘘口灌注受损,请通知外科医生
	保护造瘘口不受伤害。使用带有塑料夹的两件式袋子时要小心,关闭时,瘘口可能会被夹在将袋子固定到薄膜上的夹角中
	相应地调整孔的大小,用可成形的屏障或糊状物覆盖裸露的皮肤。可能需要一个更大的袋子来容纳脱垂的肠子
口周疝	使用可伸缩薄膜和袋装系统来调整皮肤轮廓
蘑菇状造瘘口	修饰开口以适应"冠"的大小;用可注塑的屏障或糨糊保护底部周围的皮肤
医源性皮肤损伤(MASD)	确保孔被正确地切割成适当尺寸
	使用粘贴/注塑屏障防止渗漏
	将粉剂涂抹在湿润的皮肤上
	评估产品的敏感性
	如果需要,可以使用局部激素来减轻炎症、疼痛和瘙痒
口周白色念珠菌	表现为红色、有光泽、黄斑性、丘疹性皮疹,并伴有瘙痒
	将局部抗真菌粉剂(如制霉菌素)涂抹在皮肤上。粉末应与少量水混合,用棉签均匀涂抹在皮肤上,待晾干后再放置。每次更换造瘘袋时继续使用,直到皮疹消失
	换袋时保持皮肤完全干燥
	调整袋子大小,不露出皮肤
脱水,代谢性酸中毒,电解质失衡	仔细监测摄入量和输出量,特别是回肠造瘘和(或)高输出量的婴儿
	定期评估实验室数值。婴儿会迅速发展成电解质失衡

Data from Borkowski S. Pediatric stomas,tubes,and appliances. *Pediatr Clin North Am.* 1998;45 (6):1419-1435;Craven DP,Fowler JS, Foster ME. Management of a neonate with necrotizing enterocolitis and eight prolapsed stomas in a dehisced wound. *J Wound Ostomy Continence Nurs.* 1999;26 (4):214-220;Garvin G. Caring for children with ostomies and wounds. In:Wise B,McKenna C,Garvin G,et al.,eds. *Nursing Care of the General Pediatric Surgical Patient.* Gaithersburg,MD:Aspen;2000:261;Metcalfe P,Schwarz R. Bladder exstrophy:Neonatal care and surgical approaches. *J Wound Ostomy Continence Nurs.* 2004;31 (5):284-292;and Wound,Ostomy and Continence Nurses Society. Pediatric Ostomy Care:*Best Practice for Clinicians.* Mount Laurel,NJ:Wound,Ostomy and Continence Nurses Society;2011.

固定瘘管呈 90°角,并用胶带固定(图 44.7)。

　　e.稳定胃造瘘管,防止胃造瘘管过度移动。稳定可以降低造瘘口侵蚀、感染、出血和肉芽组织形成的风险。

f.使用固定装置。

g.每隔 4~8 小时旋转一次固定装置,以防止对皮肤的压力。术后早期可在造瘘口和装置之间使用硅胶敷料,以防止剪切和吸收引流。还可以使用带有扣环或管

表 45.4　**胃造瘘术–空肠造瘘管的类型**

类型	描述	举例
临时/传统	最常用作 Stamm 手术后的初始导管；长的、自持的乳胶或硅橡胶导管，带自持装置(即气囊)	Malecot (Bard,Covington,Georgia) (collapsible wings)，dePezzer(mushroom)
胃造瘘管的喂养管	带防移位装置和端盖的硅胶导管	MIC (Kimberly-Clark/Ballard Medical,Draper,Utah)，CORFLO(CORPAK MedSystems,Wheeling,Illinois)
皮肤表面装置	适用于已建立的胃造瘘；有自动保持装置、防移位装置和防反流阀；两种类型，气囊和"Malecot 型"	Bard Button (Bard,Covington,Georgia)，MIC-KEY(Kimberly Clark/Ballard Medical,Draper,Utah)

Data from Borkowski S. Pediatric stomas,tubes,and appliances. *Pediatr Clin North Am.* 1998；45(6)：1419–1435.

状弹性敷料的连体式衣物来覆盖管子。

　　h.评估部位和瘘口周皮肤是否有渗漏、刺激、发红、皮疹或破裂。预计术后第一周会有红斑和少量干净渗液。

D.胃造瘘–空肠造瘘管并发症

表 45.5 列出了处理 G–J 管相关并发症的干预措施。

表 45.5　**胃造瘘管并发症的干预措施**

并发症	干预措施
置入位置渗漏	如果是气囊导管,请检查水量。确认是水,而不是盐水或空气
	确保导管以 90°角牢固固定,以防止黏膜和皮肤受到侵蚀(GripLok,Hollister)
	使用合适的喂养方式
	确保管路经过适当的冲洗和清洁
	用皮肤屏障保护皮肤[例如,造瘘口黏性薄膜或粉末(ConvaTec,Skillman,New Jersey)、Cavilon No Sting(3M,St. Paul,Minnesota)或水胶体敷料]
	使用泡沫敷料[例如,Hydrasorb(ConvaTec,Skillman,New Jersey)、Allevyn(Smith and Nephew,London,UK;Memphis,TN)、Mepilex(Mölnlycke,Gothenburg,Sweden)]或导水性敷料[例如 Drawtex(SteadMed,Irving,Texas)]而不是纱布来"吸走"皮肤上的水分
	如果没有禁忌证,可以考虑使用 H2 阻滞剂和促动剂
	放置较大尺寸的置管可能会暂时控制渗漏,但不会改善问题,因此是禁忌的
移出	各机构的做法各不相同;在大多数情况下,如果移出后不到 2 周,则不要重新插入,应立即联系外科医生。如果移出后超过 2 周,请尽快更换(见第 44 章)
胆汁残留物	评估管道的移位情况(特别是在使用 Foley 的情况下)
管移位	移位是由于不够稳定造成的。向上移位会导致呕吐和潜在的误吸。向下移位会导致胃出口阻塞。移行到小肠会导致"倾倒综合征"。当使用球囊导管且无法识别移位时,气囊的充气可导致食管、十二指肠或小肠穿孔
疼痛	评估置管移位并确保安全
	排气管
	如果问题没有解决,请咨询外科医生
肉芽组织	正常现象;由肉芽上皮组织增生引起,对异物刺激和炎症反应
	通过稳定置管来预防
	用硝酸银烧灼治疗
	另一种治疗方法是涂抹 0.5%的曲安奈德乳膏,每天 2~3 次,直到消退

(待续)

表 45.5　胃造瘘管并发症的干预措施(续)

并发症	干预措施
出血	对出血部位轻压
	稳定置管
	如有肉芽组织,应适当处理
刺激性皮炎	用皮肤阻隔而保护皮肤[例如 Stomahesive wafer,paste,or powder(ConvaTec,Skillman,New Jersey)、Allevyn (Smith and Nephew,London,UK;Memphis,TN)、iLEX paste (Medcon Biolab Technologies,Inc.,Grafton, Massachusetts)或 hydrocolloid dressing]
	使用泡沫敷料 [例如 Hydrasorb (ConvaTec,Skillman,New Jersey)、Allevyn (Smith and Nephew,London,UK; Memphis,TN)]或 hydroconductive[例如 Drawtex(SteadMed,Irving,Texas)]而不是纱布来"吸走"皮肤上的水分
	评估对制品/乳胶的敏感性
口周(白色念 珠菌)	将局部抗真菌药涂抹在皮肤上
	控制渗漏
	清洁后皮肤完全干燥
	患者还应该接受口腔鹅口疮的评估
管堵塞	用药后用 5mL 温水冲洗干净
	少量(3~5mL)的碳酸苏打或蔓越莓汁也可以倒入管中。静置 10 分钟,然后用水冲洗
感染	G 管部位感染并不常见;蜂窝织炎是用全身抗生素治疗的指征

Data from Association of Women's Health,Obstetric and Neonatal Nurses,National Association of Neonatal Nurses (AWHONN). *Neonatal Skin Care:Evidence-Based Clinical Practice Guideline*.3rd ed.Washington,DC:AWHONN;2013;Borkowski S. Gastrostomy surgery and tubes. *Sutureline*.2000;8:1;Borkowski S. Gastrostomy tube stabilization and security. *Sutureline*.2005;13:8;Borkowski S. Pediatric stomas, tubes,and appliances. *Pediatr Clin North Am*. 1998;45(6):1419–1435;Crawley-Coha T. A practical guide for the management of pediatric gastrostomy tubes based on 14 years of experience.*J Wound Ostomy Continence Nurs*. 2004;31 (4):193–200;Craven DP,Fowler JS,Foster ME. Management of a neonate with necrotizing enterocolitis and eight prolapsed stomas in a dehisced wound.*J Wound Ostomy Continence Nurs*. 1999;26(4):214–220;Garvin G. Caring for children with ostomies and wounds. In:Wise B,McKenna C,Garvin G,et al.,eds. *Nursing Care of the General Pediatric Surgical Patient*. Gaithersburg,MD:Aspen;2000:261;Metcalfe P,Schwarz R. Bladder exstrophy:Neonatal care and surgical approaches. *J Wound Ostomy Continence Nurs*. 2004;31 (5):284–292;Rogers VE. Managing preemie stomas:More than just the pouch. *J Wound Ostomy Continence Nurs*. 2003;30 (2):100–110;and Wound,Ostomy and Continence Nurses Society. *Pediatric Ostomy Care:Best Practice for Clinicians*. Mount Laurel,NJ:Wound,Ostomy and Continence Nurses Society;2011.

参考文献

1. Gauderer MWL. Stomas of the small and large intestine. In: O'Neil JA, Rowe MI, Grosfeld JL, et al., eds. *Pediatric Surgery*. 5th ed. St. Louis, MO: Mosby; 1998:1349.

2. Rogers VE. Managing preemie stomas: more than just the pouch. *J Wound Ostomy Continence Nurs*. 2003;30(2):100–110.

3. Metcalfe PD, Schwarz RD. Bladder exstrophy: neonatal care and surgical approaches. *J Wound Ostomy Continence Nurs*. 2004;31(5):284–292.

4. Wound, Ostomy and Continence Nurses Society. *Pediatric Ostomy Care: Best Practice for Clinicians*. Mount Laurel, NJ: Wound, Ostomy and Continence Nurses Society; 2011.

5. Craven DP, Fowler JS, Foster ME. Management of a neonate with necrotizing enterocolitis and eight prolapsed stomas in a dehisced wound. *J Wound Ostomy Continence Nurs*. 1999;26(4):214–220.

6. Borkowski S. Pediatric stomas, tubes, and appliances. *Pediatr Clin North Am*. 1998;45(6):1419–1435.

7. Garvin G. Caring for children with ostomies and wounds. In: Wise B, McKenna C, Garvin G, et al., eds. *Nursing Care of the General Pediatric Surgical Patient*. Gaithersburg, MD: Aspen; 2000:261.

8. Borkowski S. Gastrostomy tube stabilization and security. *Sutureline*. 2005;13:8. Available at https://www.aaspa.com/about/sutureline-journal.

9. Association of Women's Health, Obstetric and Neonatal Nurses, National Association of Neonatal Nurses (AWHONN). *Neonatal Skin Care: Evidence-Based Clinical Practice Guideline*. 3rd ed. Washington, DC: AWHONN; 2013.

10. Lockhat A, Kernaleguen G, Dicken BJ, et al. Factors associated with neonatal ostomy complications. *J Pediatr Surg*. 2016;51:1135–1137.

11. Brunette G. Novel pouching techniques for the neonate with fecal ostomies. *J Wound Ostomy Continence Nurs*. 2017;44(6):589–594.

12. Crawley-Coha T. A practical guide for the management of pediatric gastrostomy tubes based on 14 years of experience. *J Wound Ostomy Continence Nurs*. 2004;31(4):193–200.

第 **46** 章

脑室腹膜分流术、经皮脑室穿刺和脑室外引流

Joshua Casaos, Rajiv R. Iyer, Edward S. Ahn

脑积水是新生儿常见并发症，但不是所有患有脑积水的婴儿都需要手术干预，手术干预是根据颅内压(ICP)升高的体征和症状来决定的。ICP 增高可表现为头围迅速增加或异常增大、囟门膨出、颅骨缝分开、呼吸暂停和心动过缓、发育迟缓或其他神经功能障碍的症状[1]。如果以颅内压升高为主，脑积水患者通常通过手术植入脑室腹膜(VP)分流装置来治疗，该分流装置使脑脊液从脑室转移到腹膜腔[2,3]。VP 分流通常由 3 个主要部分组成：近端脑室导管、流量调节阀(可调节或不可调节)和远端腹膜导管(图 46.1)[4]。

外科常用的 VP 分流有多种。足月儿脑积水可进行 VP 分流，但早产儿往往太小不能耐受，所以需要一个暂时性装置。在早产的这些病例中，放置一个脑室帽状腱膜下分流术(VSGS)，将脑脊液从脑室分流到帽状腱膜下间隙[2,5]。或者可植入定期抽取液体的脑室通路装置(见第 57 章)。当婴儿达到足够的体重，通常是2000~2500g，如果仍需要脑脊液引流，可用一个功能齐全的 VP 分流装置替换暂时装置。

某些情况下不适用，如腹部感染(新生儿坏死性小肠结肠炎)或多次腹部手术史，腹腔液重吸收不良。在这些情况下，可以考虑其他远端导管的替代部位，如右心室、胸膜腔等。

分流装置

装置的任何组成部分(近端导管、瓣膜、远端导管)异常都可引起 VP 分流功能障碍。分流功能障碍的患者表现出 ICP 升高的症状和体征，以及诊断性影像学检查，通常有脑室扩大。如果考虑存在阻塞或感染可能是检查分流装置是否具备分流功能的指征。这一过程可在床旁相对快速诊断和治疗。

A.适应证

1.脑脊液分流可能存在功能障碍时。

2.远端闭塞分流术(瓣膜或远端导管故障)时抽吸脑脊液用于暂时降低 ICP。

3.根据临床表现可能出现的其他症状。

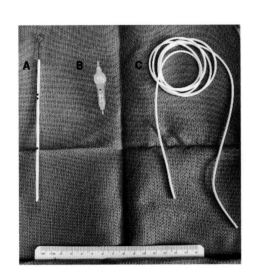

图 46.1　VP 分流装置包括一个近端导管和一根针(A)、一个流量调节阀(B)和一个远端腹膜导管(C)。

341

a.脑脊液的获取。

(1)分流造成感染的评估。细胞计数、革兰染色、培养、葡萄糖、蛋白质。

(2)细胞学。评估脑脊液中的恶性细胞。

(3)注意:VP 分流通常不用作脑脊液引流装置,因为分流管有感染和分流功能障碍的危险。因此,当正在进行 VP 分流术婴儿怀疑有不明原因的发热和脑膜炎时,腰椎穿刺通常是获得脑脊液的首选途径。

b.放射性核素分流图可体现分流通畅/注射药物功能研究。

c.注射药物。

抗生素、化疗药物(这通常是通过一个永久性的 Ommaya 储备囊,而不是 VP 分流术来实现的)。

B.相对禁忌证

1.放置部位感染。

2.影像诊断不完善,例如 CT 扫描或 MRI,不能确保分流装置顶端的安全(例如分流装置尖端在脑脊液抽出分流装置技术)。

C.设备(图 46.2)

1.无菌手术衣、手套、手术单、口罩。

2.备皮刀(必要时)。

3.消毒剂(倍他定、氯己定等)。

4. 25 号蝶形针。

5.根据脑室大小、ICP 脑脊液采集管选取 3mL、5mL、10mL 或 20mL 注射器。

6.脑脊液采集管。

7.压力计。一个物理压力计,通常用于腰椎穿刺,可连接装置直接测量 ICP 值。这也通过分流管长度估计压力。

D.准备工作

1.签署知情同意书(出血、感染、分流装置故障的风险)。

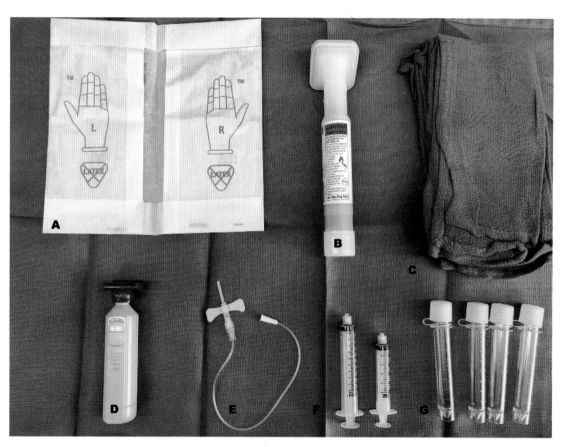

图 46.2 分流装置的必要设备包括口罩和帽子(未见图)、无菌手套(A)、消毒液(B)、无菌单(C)、备皮刀(D)、针头(E)、5mL 或 10mL 注射器(F)、脑脊液收集管(G)。

2.检查凝血功能(如凝血因子、血小板等)是否存在异常。

3.确定分流装置放置部位(图46.3)。

助手及家长帮助固定婴儿。

4.检查手术部位有无感染。

E.操作技术

1.必要时头部备皮。

2.准备消毒区并建立一个方便的有设备放置和操作的无菌空间。

3.在分流装置上方确定一个小的无菌区。

4.找到分流储液器并用针进入储液器(图46.4)。注意不要穿透储存器,可能会堵塞针头而使操作失误。

5.观察自发性脑脊液流入针槽的情况。如果流出通畅,近端可能没有完全阻塞。

a.可用脑室压力测量(平卧患者正常脑室压力<15cmH$_2$O)。

或者可以将蝶形管垂直放置并拉直,充当脑室压力计来估测脑室压力。脑脊液从管子末端流出提示脑室压力异常升高,提示部分近端、瓣膜或远端导管功能障碍[1]。抽吸脑脊液,直到压力恢复到正常范围。

b.将针管置于分流阀水平以下并观察滴注间隔,

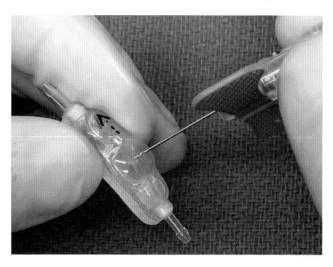

图46.4 分流装置的针以直角方式进入分流水箱的照片。头皮未显示。

这一操作对评估近端分流功能性有效的。

6.如果没有液体自动流出,连接一个3或5mL的注射器到导管上,试着轻轻抽吸脑脊液。没有血流可能表明近端闭塞,应该做好准备将患者带到手术室进行分流术。抽吸时液体容易流出则说明ICP不高。

7.收集脑脊液,并进行革兰染色、细胞计数、培养、葡萄糖和蛋白质等检查。

F.并发症

虽然并发症发生风险较低,但是也必须告知家属[6]。

1.感染

任何异物都有感染的危险。

2.分流装置故障

任何吸出物都可导致分流装置故障。

3.出血

虽然不常见,与分流装置相关的头皮出血可能导致血液进入分流系统,并可能影响分流功能。

囟门穿刺术／经皮脑室穿刺术

如果婴儿需要紧急脑室减压,可以选择前囟,在没有VP分流情况下,也可行囟门穿刺或经皮脑室穿刺。神经外科医生可进行床旁操作。穿刺装置近端类似于分流装置近端,该装置经患儿开放的囟门,用针直接刺穿侧脑室。

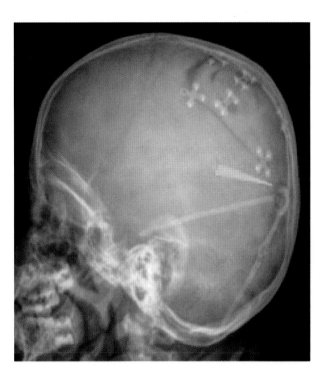

图46.3 显示近端导管和分流贮液器位置的X线片(黄箭头)。

A.适应证

婴儿脑积水急需脑室减压[7-9]。

B.准备工作

仔细分析影像学检查,如超声或MRI,以确定进入侧脑室的深度。

C.操作技术

1.准备无菌手术。戴帽子和口罩,洗手,穿无菌衣服和手套。

2.用消毒液清洗婴儿头皮,并盖好无菌单,暴露婴儿前囟。

3.在前囟的前外侧插入25号针(远离中线,避开上矢状窦)。用手撑开皮肤刺入,穿过皮肤和囟门,避免从皮肤表面直接进入脑室,减少术后脑脊液漏的风险。

4.进入脑室,测量压力;抽出脑脊液送检。抽出脑脊液量通常每次不超过10mL/kg,直到囟门变软[10]。

脑室外引流

脑室外引流装置(EVD)是一种临时从脑室内连接到外部的引流系统和压力传感器,提供ICP测量(图46.5和图46.6)[11-13]。

A.适应证

1.急性脑积水。
2.监测ICP。
3.分流感染。
4.脑脊液术后转流。

B.相对禁忌证

1.进入导管部位有肿块病变。
2.凝血障碍/血小板减少症[14]。
3.脑室裂隙(在这种情况如需要EVD,手术还要预备放置有神经导航功能的EVD)。

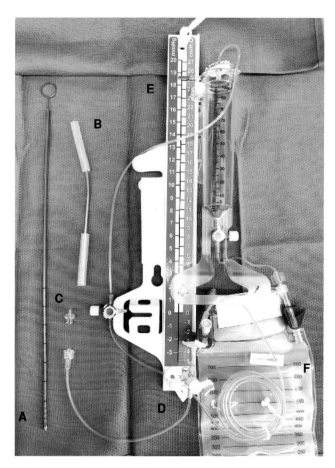

图46.5　脑室外引流系统/ICP监测器。设备包括:脑室导管及导管(A)、套管针(B)、连接器(C)、引流系统管及三通旋塞阀(D)、脑脊液引流系统(E)、脑脊液收集袋(F)。

C.设备

1.消毒手术衣、手套、手术单、口罩。
2.消毒液。
3.1%利多卡因。
4.工具包(包括钳子、纱布、无菌生理盐水、手术刀、颅骨钻、针钻、镊子、剪刀、缝合工具)。
5.脑室导管。
6.外部引流收集装置。

D.准备工作

1.签署知情同意书。
2.如果可能的话,再次查看影像学检查,记录脑室的大小和从头骨或皮肤表面距离,以及头骨厚度。
3.复查实验室结果,评估凝血功能或血小板减少

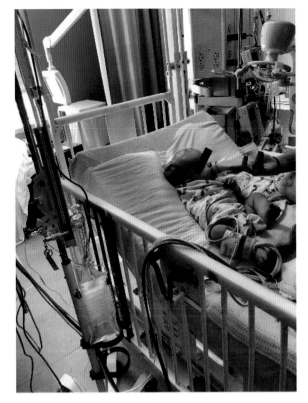

图 46.6 患者床边的 EVD 设备,CSF 引流系统/ICP 监测器 CSF 收集袋,以及相应的管道和连接。

症。

4.一般首选把 EVD 放在右侧(非优势半球),也有例外。首选的入口位置是 Kocher 点,成年人的入口位置是距头骨中线 2~3cm、距鼻孔 10~11cm 的点。或者可使用冠状缝的前面[15]。由于婴儿的头部尺寸较小且变化较大,直接测量可能不是最佳选择,相反这些外部标志在确定插入部位时更为可取。其他插入位点也有描述,但很少在床边使用。

E.操作技术

1.患者取仰卧位,头部充分暴露,便于操作。

2.根据上述要点,标记、准备并消毒计划的切口。

3.局麻后,在皮肤上切开一个长约 2cm 的切口(通常是垂直的,也可以是水平的),然后放置一个自固定的牵拉器。

4.使用一个具有适当长度的电钻在头骨上开窗,到达头骨的内侧面时则停止钻孔。

5.用穿刺针过硬脑膜,将导管垂直于头表面,与同侧眼内眦和外耳道(EAM)/耳屏[16,17]前一点对准导管,

置于侧脑室内。这一通道使导管尖端停止于侧脑室靠近 Monro 孔的额角处,深入颅骨大约 6cm。放置后,确保脑脊液不随重力外流。

6.将导管的远端引出皮下,并将导管固定在出口处。

7.关闭切口,将 EVD 导管与外部引流装置连接。引流管应与 EAM 平齐。

引流袋根据 EAM 的高度调节流量。根据 EVD 的适应证,不同的引流方法是都可用的。例如,可以在 EVD 引流系统上安装一个"pop-off"按钮,一旦达到某个 ICP 阈值就会引流,这通常用于有创环境,通过脑脊液引流帮助控制 ICP。每小时的引流量,例如 5~10mL/h 的目标,在脑室内出血、感染或术后清除等情况下可能有用,在这些情况下,清除血液是引流目标。

8.放置无菌封闭敷料,放置半透明的敷料有助于显示导管系统的整体情况。

9.成像对确定插管仪效果尚未确定。一个明确的 ICP 波形也是有助于确定 EVD 功能和放置的位置。

F.管理

EVD 故障可能包括梗阻和感染[18]。如果 EVD 出现问题,可以观察到 ICP 波形的改变或丢失(图 46.7),或脑脊引流量减少。

1.可能的原因

a.连接错误。

b.当有液体回流时,这可影响流量和压力读数。

c.异物(血液、细胞、蛋白质、脉络丛)堵塞近端导管。

测试和评估(见后)。

d.脑室近端导管的移位。

测试和评估(见后)。

e.系统中的空气(气闸)。

这可通过允许特定体积的 CSF 排出,从而将空气排出系统来解决。

2.为了检测近端梗阻,可降低引流袋/收集系统,并评估脑脊液引流量是否增加。如果流量正常,提示没有近端导管阻塞。

3.如果是异物使导管堵塞,可在无菌条件下进行远端或近端导管冲洗。

用三通管轻轻注入少量生理盐水(如果是近端约

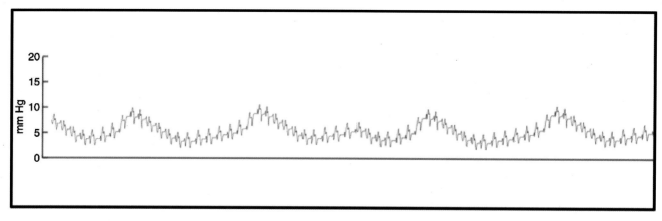

图 46.7 描绘伴有心肺变异的正常 ICP 波形。

1mL 无防腐剂的生理盐水）。通常先测试远端系统。冲洗后通过打开三通管后降低收集系统来检查 CSF 流量。如果没有流量，根据临床经验，EVD 可能需要更换。

G.监测

1.应每小时检查 EVD 的功能和 ICP。ICP 缓慢或突然的变化，神经系统检查或脑脊引流都需要再进行检查，包括适当的诊断影像学检查。

2.通过 ICP 波形判断是否存在异常（图 46.7）。

H.并发症

1.出血（硬膜下血肿、硬膜外血肿、引流部位出血）。

2.感染（静脉注射或鞘内注射抗生素，更换导管）。

3.错位（重新定位/更换）。

参考文献

1. Kahle KT, Kulkarni AV, Limbrick DD Jr, et al. Hydrocephalus in children. *Lancet.* 2016;387(10020):788–799.
2. Kumar N, Al-Faiadh W, Tailor J, et al. Neonatal post-haemorrhagic hydrocephalus in the UK: a survey of current practice. *Br J Neurosurg.* 2017;31(3):307–311.
3. Kulkarni AV, Drake JM, Kestle JR, et al. Predicting who will benefit from endoscopic third ventriculostomy compared with shunt insertion in childhood hydrocephalus using the ETV success score. *J Neurosurg Pediatr.* 2010;6(4):310–315.
4. Chari A, Czosnyka M, Richards HK, et al. Hydrocephalus shunt technology: 20 years of experience from the Cambridge Shunt Evaluation Laboratory. *J Neurosurg.* 2014;120(3):697–707.
5. Koksal V, Oktem S. Ventriculosubgaleal shunt procedure and its long-term outcomes in premature infants with post-hemorrhagic hydrocephalus. *Childs Nerv Syst.* 2010;26(11):1505–1515.
6. Miller JP, Fulop SC, Dashti SR, et al. Rethinking the indications for the ventriculoperitoneal shunt tap. *J Neurosurg Pediatr.* 2008;1(6):435–438.
7. Kreusser KL, Tarby TJ, Kovnar E, et al. Serial lumbar punctures for at least temporary amelioration of neonatal posthemorrhagic hydrocephalus. *Pediatrics.* 1985;75(4):719–724.
8. Levene MI. Ventricular tap under direct ultrasound control. *Arch Dis Child.* 1982;57(11):873–875.
9. Whitelaw A, Lee-Kelland R. Repeated lumbar or ventricular punctures in newborns with intraventricular haemorrhage. *Cochrane Database Syst Rev.* 2017;4:CD000216.
10. Garton HJ, Piatt JH Jr. Hydrocephalus. *Pediatr Clin North Am.* 2004;51(2):305–325.
11. Ngo QN, Ranger A, Singh RN, et al. External ventricular drains in pediatric patients. *Pediatr Crit Care Med.* 2009;10(3):346–351.
12. Walker CT, Stone JJ, Jacobson M, et al. Indications for pediatric external ventricular drain placement and risk factors for conversion to a ventriculoperitoneal shunt. *Pediatr Neurosurg.* 2012;48(6):342–347.
13. Bratton S, Chestnut R, Ghajar J, et al. Guidelines for the management of severe traumatic brain injury. VII. Intracranial pressure monitoring technology. *J Neurotrauma.* 2007;24:S45–S54.
14. Davis JW, Davis IC, Bennink LD, et al. Placement of intracranial pressure monitors: Are "normal" coagulation parameters necessary? *J Trauma.* 2004;57(6):1173–1177.
15. Tillmanns H. Something about puncture of the brain. *Br Med J.* 1908;2:983–984.
16. O'Neill BR, Velez DA, Braxton EE, et al. A survey of ventriculostomy and intracranial pressure monitor placement practices. *Surg Neurol.* 2008;70(3):268–273.
17. Becker DP, Nulsen FE. Control of hydrocephalus by valve-regulated venous shunt: avoidance of complications in prolonged shunt maintenance. *J Neurosurg.* 1968;28(3):215–226.
18. Muralidharan R. External ventricular drains: Management and complications. *Surg Neurol Int.* 2015;6(Suppl 6):S271–S274.

第 **8** 部分

血液和血液制品输注

扫码领取
新生儿诊疗思路参考

第 47 章

延迟脐带结扎和脐带挤压

Anup C. Katheria, Debra A. Erickson-Owens, Judith S. Mercer

A.定义

1.胎盘输血

胎盘输血是指在新生儿娩出的最初几分钟内将残留的胎盘血液转移给新生儿。胎盘输血将为新生儿提供全血、红细胞和干细胞。足月儿和早产儿中都有此现象。

2.延迟脐带结扎(DCC)

DCC 是指在特定时间内延迟夹闭脐带。

3.脐带挤压(UCM)

a.完整的脐带挤压(I-UCM)。I-UCM 的做法是将在夹闭脐带前将脐带紧握在拇指和示指之间,并用力挤压将血液从胎盘末端向新生儿挤压几次。

b.切断后脐带挤压(C-UCM)。C-UCM 的做法是将脐带(通常 30~40cm)夹闭,并切断后向新生儿方向挤压脐带。

4.即刻夹闭脐带(ICC)

即出生后立即夹闭脐带。ICC 不支持胎盘输血,并将大量血液留在胎盘中。

B.背景

1.夹闭和剪断脐带的时间不同可能会对新生儿具有短期、长期的影响。在分娩后的最初几分钟内,延迟夹闭脐带或挤压脐带可能会导致从胎盘到新生儿的大量血液输入。这种血液是新生儿自身的血液,可作为能量、血液氧合、富含铁的红细胞和数百万干细胞的主要来源[1]。

2.通过 DCC 或 UCM 进行胎盘输血可为新生儿提供许多短期和长期的益处。

a.早期血液学优势[2-5]。

b.可将新生儿铁储存增加到 4~6 个月[6,7],可预防缺铁性贫血,并且已证明可增加新生儿大脑白质生长[8]。

c.UCM 和 DCC 对足月儿和早产儿也有血流动力学益处,包括改善血压和减少正性肌力药物的使用[5]。

d.通过心脏超声和脑血氧饱和度测定可改善全身和脑血流量[9,10]。

e.使足月儿在 4 岁以下及早产儿在 18、24 和 42 个月时的神经发育得到改善[11-13]。

f.最近一项分析显示,DCC 可将早产儿的各种死亡率降低 30%[14]。

C.影响胎盘输血的因素

1.脐带结扎的时机。接受 ICC 的新生儿最多可将其血量的 30%(足月新生儿)或 50%(<30 周的早产儿)留在胎盘中[1]。

2.重力。虽然最近的研究表明,将新生儿出生后置于母亲腹部不会影响胎盘输血的量,但将新生儿出生后放置于胎盘水平以上会减慢胎盘输血,将新生儿放置于低于胎盘水平会加速胎盘输血[15]。

3.产妇子宫收缩和宫缩药物的使用[1]。频繁的子宫收缩(自发性或药物刺激)可加速为新生儿输血[16]。

4.国际和国家卫生保健组织发表了支持 DCC 的意见书。

a.世界各地的各机构[美国妇产科学院(ACOG)、皇家妇产科学院(RCOG)、国际复苏联络委员会(ILCOR)、美国儿科学会(AAP)、欧洲围生期医学协会(EAPM)、世界卫生组织(WHO)、美国护士助产士学院(ACNM)]制定并实施了DCC指南[6,17-23]。

　　b.UCM仅由欧洲复苏工作组推荐[21]。

D.适应证

1.延迟脐带结扎(DCC)

　　a.适用于所有胎龄儿。

　　b.在娩出的最初几分钟内可将全血、红细胞和干细胞从胎盘转移到新生儿。

　　(1)可用于所有分娩方式。DCC在剖宫产可能效果较差。子宫切开可能无法有效地使胎盘收缩以保持胎盘压力高。由于担心子宫出血,一些产科医生可能无法等待几分钟。

　　(2)在临床上也有等待30~60秒而出现不能耐受的情况。在此情况下,UCM可能是首选。

2.脐带挤压(UCM)

　　a.为临床情况不允许延迟脐带结扎时加速胎盘输血。

　　b.优选用于"切断后处理"临床情境,例如剖宫产。

E.关注与共识

1.过度输血

　　a.Yao等证明不会发生过度输血[16]。

　　b.残留的血液是新生儿自身的血液量,在整个怀孕期间持续循环。

　　c.这部分血容量是有限的。

2.红细胞增多症

　　a.DCC与无症状(良性)红细胞增多症相关,无须治疗[24]。

　　b.在翻阅过去30年记录时,DCC(和挤压)与红细胞增多症之间没有关联[2,14]。

3.黄疸

　　a.新生儿会接受过多的红细胞,导致黄疸和高胆红素血症需要治疗。

　　b.最近Cochrane对足月儿的评估报告表明,尽管需要光疗的新生儿增加了2%,但病理性黄疸并未增加[1-3]。

　　c.在最近发表的15项随机对照试验中,与ICC相比,DCC或挤压组中需要治疗的高胆红素血症没有增加[1,3,14]。

4.体温过低

　　a.任何研究均未报道因DCC而低温。

　　b.Mercer等表明,出生后15分钟足月新生儿或新生儿重症监护病房早产儿的体温无显著差异[3,25]。

5.新生儿复苏时间延迟

　　a.临床医生须了解气体交换是发生在胎盘水平,因此新生儿刚出生时在没有开始呼吸的那个时刻缺氧并不会加重。

　　b.40%的早产儿的开始呼吸发生在产后20秒时、70%在40秒时和90%在60秒时[20]。

　　c.如果需要紧急复苏(肌张力低下、苍白和呼吸暂停的新生儿),可以及时挤压脐带(I-UCM或C-UCM)且不会干扰复苏[26]。

　　d.在DCC 60秒的早产儿中,在DCC期间用辅助通气未显示出比单独DCC有任何临床优势[27]。

6.病毒感染(乙型肝炎、丙型肝炎和艾滋病毒)

　　尽管尚无新生儿研究,但许多试验已将这些组的母亲纳入研究,没有报告有传播增加的情况。通过DCC或UCM获得的血液与在子宫内胎儿中循环的血液相同。WHO关于脐带结扎的建议并未将母亲的HIV感染或未知的HIV状况视为DCC的禁忌证[22]。

F.禁忌证

1.单绒毛膜胎盘双胎

　　a.如果存在双胎输血,则延迟和挤压后可能发生急性输血。因此,几乎所有试验都排除了这一人群。

　　b.然而,尚未发表的试验表明,与双绒毛膜胎盘相比,单绒毛膜双胞胎的脑室内出血风险更高,而胎盘输血可能对此有好处。

2.完全胎盘早剥

　　a.随着胎盘剥离,可能发生新生儿失血。

　　b.然而,有一些病例报告表明,脐带完好无损时,将胎盘保持在新生儿上方,胎盘中剩余的血液都会转移到新生儿身上[28]。

3.脐带脱垂和胎盘植入出血

　　a.在这两种临床情况下,由于脐静脉受压,新生儿都有血容量不足和缺氧的风险。

　　b.虽然这些新生儿血容量增加可能会恢复而好转,但这些新生儿通常太过危重而不能接受DCC。

　　c.在这种情况下,脐带挤压可能是有用的,但到目前为止还没有相关研究。

G.设备

1.不需要特殊设备。

2. 一些医院已开始在手术室使用特殊的复苏手推车。该手推车放置在分娩床或手术台旁,可进行复苏工作,同时在生命的最初几分钟内保持完整的脐带[29]。可在出生后数分钟内保持脐带完好无损并进行复苏[29]。

H.特殊情况

在特殊临床情况下保证脐带的完整以促进胎盘输血。以下特殊情况是日常临床实践的一部分,并为临床医生提供参考策略。

1.肩难产

a.肩难产是一种产科急症,通常新生儿在分娩后出现血容量不足。

b.出生后立即将新生儿保持在会阴处或以下。擦干然后按照新生儿复苏程序(NRP)刺激新生儿。

c.如果"需要复苏",可在结扎前将挤压脐带数次以提供胎盘输血。

2.脐带绕颈

a.大多数脐带绕颈都不危险。然而,当脐带紧绕在胎儿的颈部、身体或四肢周围时,可能会有血容量不足[1]。

b.当无法松解颈部脐带时,使用翻跟斗动作(图47.1)可保证脐带的完整性,并通过胎盘输血恢复血容量[1]。

c.强烈建议娩出肩膀之前不要剪断脐带。

d.如果新生儿的哭声差或非常苍白,应将新生儿放在床上或医生用非优势手环抱新生儿。

e.当新生儿在接受胎盘输血后哭声恢复、正常呼吸后可擦干刺激。

f.大多数复苏可在会阴处进行。

g.一旦新生儿肤色及哭声恢复正常,新生儿就可以放在母体腹部,不剪断脐带[30]。

3.脐带血采集

a.ACOG 建议脐带血采集不影响脐带结扎的时间[31]。

b.考虑到支持 DCC 和 UCM 的新证据,父母应获得有关脐带血库优缺点的"平衡且客观准确"的信息。

4.脐带血气采集

建议在血气采集之前挤压脐带。然后夹闭夹紧和剪断脐带,并且可用常规的脐带血气[动脉和(或)静脉]收集技术。

I.操作技术

DCC 是一种支持胎盘输血的技术。延迟脐带结扎可使胎盘残留的血返回新生儿。出生后延迟/推迟脐带夹闭持续时间的建议各不相同。世界卫生组织建议"至少 1~3 分钟"[14];ACOG 和 AAP 建议至少 30~60 秒[6,18],如果新生儿与母亲皮肤贴近,ACNM 建议 5 分钟。如果新生儿保持在会阴部以下时,则为 2 分钟[23]。在英国,新生儿重症监护病房指南建议"至少 5 分钟"[17]。一些助产小组主张"等待脐带变白",或等到脐带动脉停止搏动或脐带变白。

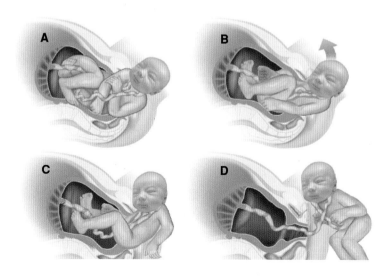

图47.1　翻跟斗动作保证了脐带的完整性。(A)头部分娩应注意脐带绕颈。它不容易从头上绕开,太紧而不能向下推过肩膀。(B)当新生儿出生时,头部尽可能靠近会阴(或大腿)。(C)在新生儿出生时将其"折叠"起来使其伸向关节。(D)将脐带从颈部慢慢解开,新生儿复苏时可能用到完整的脐带。

1.阴道分娩

a.将新生儿保持在低于胎盘或与母亲腹部皮肤贴近。

b.将新生儿与母亲皮肤贴近并用毯子遮盖。

c.根据 NRP 建议评估新生儿。如果不需要复苏措施,请考虑以下因素。

(1)早产儿(<37 周)。

在结扎之前,保持脐带完整 45~120 秒。

(2)足月新生儿。

(a)如果新生儿在会阴部,保持脐带完整至少 2~3 分钟。

(b)如果新生儿皮肤紧贴母亲,保持脐带完整至少 5 分钟。

(c)如果脐带过短而无法延迟,则需考虑挤压脐带。

2.剖宫产

a.擦干,然后用毯子包裹新生儿。

b.早产儿(<37 周)。

(1)将新生儿保持在胎盘水平以下。

(2)在结扎之前保持脐带完整 45~120 秒。

(3)将新生儿转到儿科保温箱中行常规护理。

c.足月新生儿。

(1)将新生儿放在母亲大腿之间的手术单上。

(2)为了减少产妇失血,将 Greene-Armytage 子宫钳放在子宫切口角和子宫肌层出血血管上(A.Weeks,2018 年 1 月 31 日);如果担心出血,UCM 则是首选。

(3)将脐带保持完整至少 2~3 分钟。

(4)将新生儿转到儿科保温箱中行常规护理。

d.脐带挤压。

为防止耽误时间和病情进展,挤压脐带是一种加速胎盘输血的方法。

3.两种挤压脐带方法:I-UCM 和 C-UCM(可用于阴道分娩或剖宫产)。

a.I-UCM。

(1)将新生儿保持在或低于胎盘水平。

(2)优势手的拇指和示指紧抓住脐带。

(3)朝新生儿方向挤压脐带 3~5 次。

(4)完成挤压后结扎脐带。

b.C-UCM[32]。

(1)在距新生儿脐部 30~40cm 处并在 30 秒内完成脐带结扎。

(2)将新生儿和脐带部分放入保温箱。

(3)儿科医生捋直脐带。

(4)儿科医生沿整个残留脐向新生儿方向挤压脐带。

4.阴道分娩(使用 I-UCM 技术)。

a.早产儿(<37 周)。

(1)用预热的毯子包裹新生儿。

(2)将新生儿放在母亲双腿之间的或使用非优势手环抱。

(3)从会阴处到新生儿脐部挤压脐带 3~4 次(间隔大于 2 秒,使脐带重充血)。

(4)交给儿科医生进一步评估。

b.足月儿。

(1)将新生儿放在母亲双腿之间的或使用非优势手环抱。

(2)从会阴处到新生儿脐部挤压脐带 3~4 次(间隔大于 2 秒,使脐带重充血)。

(3)将情况稳定的新生儿皮肤紧贴母亲。若情况不稳定,交给儿科工作人员进一步评估。

5.剖宫产(使用 I-UCM 方法)。

a.早产儿(<37 周)。

(1)用预热的毯子包裹新生儿。

(2)将新生儿放在干净巾单上或使用非优势手环抱。

(3)从靠近胎盘的脐带到新生儿的脐部挤压脐带 3~4 次(间隔大于 2 秒,使脐带重充血)。

(4)交给儿科工作人员进行进一步评估。

b.足月儿。

(1)将新生儿放在母亲双腿之间的无菌巾单上。

(2)从靠近胎盘的一侧开始向新生儿的脐部挤压脐带 5 次(间隔大于 2 秒,使脐带重新充血)。通常在 10~15 秒内完成。

(3)继续新生儿常规护理。

J.并发症

1.对于足月新生儿,DCC 或 UCM 均未报告任何不良反应。DCC 与早产儿住院死亡率降低有关[14]。

2.虽然两种方法均报告胆红素水平增高,光疗治疗略有增加,但换血或长期发病率的并未增加。

3.在 UCM 或 DCC 期间,如果脐带断裂,则立即结扎脐带断裂的两端。

参考文献

1. Mercer JS, Erickson-Owens DA. Rethinking placental transfusion and cord clamping issues. *J Perinat Neonatal Nurs.* 2012;26(3):202–217.
2. McDonald SJ, Middleton P, Dowswell T, et al. Effect of timing of umbilical cord clamping of term infants on maternal and neonatal outcomes. *Cochrane Database Syst Rev.* 2013;7:CD004074.
3. Mercer JS, Erickson-Owens DA, Collins J, et al. Effects of delayed cord clamping on residual blood volume, hemoglobin, bilirubin levels in term infants: a randomized controlled trial. *J Perinatol.* 2017;37(3):260–264.
4. Erickson-Owens DA, Mercer JS, Oh W. Umbilical cord milking in term infants delivered by cesarean section: a randomized controlled trial. *J Perinatol.* 2012;32(8):580–584.
5. Rabe H, Diaz-Rossello JL, Duley L, et al. Effect of timing of umbilical cord clamping and other strategies to influence placental transfusion at preterm birth on maternal and infant outcomes. *Cochrane Database Syst Rev.* 2012;(8):CD003248. doi:10.1002/14651858.CD003248.pub3.
6. American College of Obstetricians and Gynecologists (ACOG). Committee opinion no.684: delayed umbilical cord clamping after birth. *Obstet Gynecol.* 2017;129(1):e5–e10.
7. Andersson O, Hellstrom-Westas L, Andersson D, et al. Effect of delayed versus early umbilical cord clamping on neonatal outcomes and iron status at 4 months: a randomized controlled trial. *BMJ.* 2011;343:d7157.
8. Erickson-Owens D, Mercer J, Deoni S, et al. The effects of delayed cord clamping on 12-month brain myelin content: a randomized controlled trial. *2nd Congress of joint European Neonatal Societies (jENS) Conference.* 2017; Abstract 534.
9. Sommer R, Stonestreet B, William Oh, et al. Hemodynamics effecting delayed cord clamping in premature infants. *Pediatrics.* 2012;129(3):e667.
10. Katheria AC, Leone TA, Woelkers D, et al. The effects of umbilical cord milking on hemodynamics and neonatal outcomes in premature neonates. *J Pediatr.* 2014;164(5):1045–1050.
11. Andersson O, Lindquist B, Lindgren M, et al. Effect of delayed cord clamping on neurodevelopment at 4 years of age: a randomized controlled trial. *JAMA Pediatr.* 2015;169(7):631–638.
12. Mercer JS, Erickson-Owens DA, Vohr BR, et al. Effects of placental transfusion on neonatal and 18-month outcomes in preterm infants: a randomized controlled trial. *J Pediatr.* 2016;168:50–55.
13. Rabe H, Sawyer A, Amess P, et al. Neurodevelopmental outcomes at 2 and 3.5 years for very preterm babies enrolled in a randomized trial of milking the umbilical cord versus delayed cord clamping. *Neonatology.* 2016;109(2):113–119.
14. Fogarty M, Osborn DA, Askie L, et al. Delayed versus early umbilical cord clamping for preterm infants: a systematic review and meta-analysis. *Am J Obstet Gynecol.* 2018;218(1):1–18.
15. Yao AC, Lind J. Effect of gravity on placental transfusion. *Lancet.* 1969;2(7619):505–508.
16. Yao AC, Moinian M, Lind J. Distribution of blood between infant and placenta after birth. *Lancet.* 1969;2(7626):871–873.
17. Royal College of Obstetricians and Gynaecologists (RCOG). Guidelines. Clamping of the umbilical cord and placental transfusion (Scientific Impact Paper #14). 2015. *www.rcog.org. uk.*
18. American Academy of Pediatrics (AAP). Delayed umbilical cord clamping after birth. *Pediatrics.* 2017;139(6). doi:10.1542/peds.2017-0957.
19. Wyllie J, Perlman JM, Kattwinkel J, et al. Part 7: Neonatal resuscitation: 2015 International consensus on cardiopulmonary resuscitation and emergency cardiovascular care science with treatment recommendations. *Resuscitation.* 2015;95:e169–e201.
20. Perlman JM, Wyllie J, Kattwinkel J, et al. Part 7: Neonatal resuscitation: 2015 International consensus on cardiopulmonary resuscitation and emergency cardiovascular care science with treatment recommendations. *Circulation.* 2015;132(16 suppl 1):S204–S241.
21. Sweet DG, Carnielli V, Greisen G, et al. European consensus guidelines on the management of respiratory distress syndrome—2016 Update. *Neonatology.* 2017;111(2): 107–125.
22. World Health Organization (WHO). *Guideline: Delayed Umbilical Cord Clamping for Improved Maternal and Infant Health and Nutrition Outcomes.* Geneva: World Health Organization; 2014. http://www.who.int/nutrition/publications/guidelines/cord_clamping/en/.
23. American College of Nurse-Midwives (ACNM). Position statement: delayed umbilical cord clamping. 2014. *www. midwife.org.*
24. Hutton EK, Hassan ES. Late vs. early clamping of the umbilical cord in full-term neonates: systematic review and meta analysis of controlled trials. *JAMA.* 2007;297(11):1241–1252.
25. Mercer JS, Vohr BR, McGrath MM, et al. Delayed cord clamping in very preterm infants reduces the incidence of intraventricular hemorrhage and late-onset sepsis: a randomized controlled trial. *Pediatrics.* 2006;117(4):1235–1242.
26. Katheria AC, Truong G, Cousins L, et al. Umbilical cord milking versus delayed cord clamping in preterm infants. *Pediatrics.* 2015;136:61–69.
27. Katheria AC, Brown MK, Rich W, et al. Placental transfusion in newborns who need resuscitation. *Front Pediatr.* 2017;5(1):1.
28. Cook LMS. Placental transfusion for neonatal resuscitation after a complete abruption. *A WHONN Connections.* 2015. https://awhonnconnections.org/2015/06/09/placental-transfusion-for-neonatal-resuscitation-after-a-complete-abruption/.
29. Thomas MR, Yoxall CW, Weeks AD, et al. Providing newborn resuscitation at the mother's bedside: assessing the safety, usability and acceptability of a mobile trolley. *BMC Pediatr.* 2014;14:135.
30. Mercer JS, Skovgaard RL, Peareara-Eaves J, et al. Nuchal cord management and nurse-midwifery practice. *J Midwifery Women Health.* 2005;50(5):373–379.
31. American College of Obstetricians and Gynecologists (ACOG). Committee opinion no 648: umbilical cord blood banking. *Obstet Gynecol.* 2015;126(6):e127–e129.
32. Hosono S, Mugishima H, Takahashi S, et al. One-time umbilical cord milking after cord cutting has same effectiveness as multiple-time umbilical cord milking in infants born at 29 weeks of gestation: a retrospective study. *J Perinatol.* 2015;35(8):590–594.

第 **48** 章

血液制品及血液输注

Jennifer L. Webb, Yunchuan Delores Mo, Cyril Jacquot, Naomi L. C. Luban

概述

用于新生儿的血液制品

1.红细胞(RBC)。

2.新鲜全血或合成全血(WB)。

3.浓缩血小板或单采血小板。

4.新鲜冰冻血浆(FFP)、24 小时内冰冻血浆(FP24)或解冻血浆。

5.冷沉淀。

6.提取的浓缩白细胞。

血液制品的来源

1.血库捐献的血液和血液制品。

2.定向供者(直系亲属)捐献。

3.胎儿自体回输(延迟脐带结扎)。

根据适应证和要求,所采取步骤、成分、输血技术各不相同,本章只讨论输血,换血在第 49 章讨论。血液制品的常见并发症列于本章后。

A.预防措施[1]

1.输血前向输血者说明输血的风险、益处和输血的选择,尽可能获取输血者的知情同意。

2.严格限制输血的适应证。

3.根据婴儿的病情选择适当的血液制品。

4.床旁核对血液制品和患者的身份,确保无误,保存全部与收集、准备、输血和临床结果相关的记录。

5.除非急性失血或休克需快速输血,否则应避免过多、过快地输注血液制品。

6.合理储存血液及血液制品,如果红细胞储存在无温控的冰箱中可能发生冻结和溶血。

a.在输血前,使用血库冰箱,持续监测储存的红细胞、白细胞、解冻血浆和解冻后的冷沉淀。

b.冰箱温度设定在 1~6℃,应有恒温监控和报警系统。

c.每天对冰箱进行质控。

d.冰箱只储存血液制品。

e.血小板储存要求 20~24℃,并持续水平振摇,直至输血。

f.冰冻血浆存放在 ≤-18℃的环境内。

7.红细胞和全血从冰箱取出后应该在 4 小时内输完,以减少细菌污染和红细胞溶血。

8.红细胞和全血使用合理的加温器加温,输液器为避免污染不得水浴加热。

9.如果怀疑出现输血反应,应停止输血。症状可能包括如下几种。

a.心动过速、心动过缓或心律失常。

b.呼吸急促。

c.收缩压升高>15mmHg,除非血压升高是预期效果。

d.体温超过 38℃和(或)升高≥1℃。

e.高血糖或低血糖。

f.发绀。

g.皮疹、荨麻疹或皮肤潮红。

h.血尿或血红蛋白尿。

i.高钾血症。

353

10.早期心力衰竭和存在心力衰竭的新生儿输血时应谨慎[2]。

a.监测心率、血压和末梢循环。

b.如果患者不能忍受单纯输血导致的血容量增加，可以考虑部分换血。

（1）血红蛋白水平<5~7g/dL。

（2）脐血血红蛋白<10g/dL。

11.避免红细胞输注过程中或输注后的血糖波动[3]。

a.体重<1200g或其他状态不稳定的新生儿应预防低血糖。

（1）不要停止肠道外糖的供给。

（2）建立单独的静脉输血通路。

b.由于输入的血液可能葡萄糖浓度较高，因此，高胰岛素血症新生儿或从交换输血中获得大量葡萄糖负荷后，可能出现反跳性低血糖。

B.输血前的检查和步骤[1]

1.血型和Rh血型

a.母亲的ABO血型和Rh血型。孕妇血清非特异性抗体筛查。

b.新生儿的ABO血型和Rh血型。如果不能获得母亲的血，应筛查新生儿血清的非特异性抗体。

c.脐血可用于初筛。

d.新生儿的血型仅由红细胞决定，因为新生儿血清中对应的抗A、抗B同族凝集素很少或不存在。

2.交叉配血

a.相容的血可以是低效价抗A、抗B的O型Rh阴性血或与婴儿ABO血型和Rh血型相同的血（同族免疫性溶血病新生儿除外）。

b.如果婴儿<4个月且没有检测出非特异性抗体，不需做常规的交叉配血试验。

c.重复少量输血时，可不必做相容性试验，因为同型免疫性抗体在婴儿前4个月形成极少。

d.如果母亲或新生儿的抗体筛选[间接抗球蛋白试验(ITA)]呈阳性。

（1）必须进行血清学检查明确抗体。

（2）需要做全面的相容性试验。

（3）如果新生儿血样检测到抗A、抗B抗体，应接受无A、B抗原的红细胞，直到抗体检测转阴。

e.如果新生儿接受大量血浆或血小板，可能被动获得抗体，需要进行红细胞交叉配血试验。

f.如果父母直接供血，需要交叉配血。

3.特殊处理的制品[4]

a.CMV安全产品。

（1）母亲巨细胞病毒(CMV)阴性或不详的出生体重≤1200g的新生儿推荐使用CMV阴性或去除白细胞(LD)的血液[5]（见"并发症"章节）。

（2）在特殊情况下使用通用的去除白细胞(LD)和（或）CMV阴性的血液制品[6]。

b.血液辐照预防输血相关的移植物抗宿主疾病(TA-GVHD)[7]。

（1）全血、压缩红细胞(PRBC)、预先冷冻的PRBC、粒细胞和浓缩血小板、新鲜血浆已证实与移植物抗宿主疾病有关；LD(血液制品)也与移植物抗宿主疾病有关。

（2）血液辐照临床指南见表48.1。

（3）所有未确诊的免疫缺陷病患者使用辐照血液制品以避免移植物抗宿主疾病。

C.设备

1.血液制品(见附录E)。

2.心电呼吸监测仪。

3.血液和血液管理装置。所有血液和血液成分必须在输血前进行过滤，以去除对接受者有潜在危害的血液凝块和微粒。

a.输血包括输注红细胞，偶尔还可以输注血小板和冷沉淀，所有血液制品送到新生儿重症监护病房

表48.1　血液辐照临床指南[2,46]

1.宫内输血或接受过宫内输血的新生儿产后输血
2.早产儿依据体重和矫正胎龄
3.疑似或确诊的先天性免疫缺陷者
4.新生儿换血接受者
5.血液/实体器官恶性肿瘤
6.与化疗、放射或造血干细胞移植相关的显著免疫抑制
7.接受家族献血者
8.接受HLA配血或交叉配血的血小板或粒细胞者

From Wong EC, Punzalan RC. Neonatal and pediatric transfusion practice.In：Fung MK, ed.*Technical Manual of the American Association of Blood Banks*. 19th ed.Bethesda, MD：AABB Press；2017：613；From Overview of Special Products. In：Wong EC, Rosef SD, King K, et al., eds. *Pediatric Transfusion*：A Physician's Handbook. 4th ed.Bethesda, MD：AABB Press；2015：185.

(NICU)前预先过滤。

b.如果没有经过预过滤,所有产品可以考虑使用孔径为120~260μm含有过滤器的给药装置(标准尺寸为170~260μm)。

c.在NICU中,很少使用孔径为20~40μm的微颗粒过滤器。

(1)如果使用LD和(或)添加剂溶液RBC,其有用性值得怀疑,也是不必要的。

(2)必须按照厂家的说明操作。

(3)有些仅在滴注血液制品时发挥功能。

(4)不建议注射,可能会引起溶血。

d.LD[2,4,6]。

(1)去除99.9%的白细胞(WBC)。

(2)如果在床旁操作必须按照厂家说明。

(3)预存LD(由收集设备完成)优于后储存(床旁)的LD。

(4)减毒/去除存在于白细胞中的CMV和其他病毒如EB病毒和人类嗜T淋巴细胞病毒(HTLV)Ⅰ/Ⅱ。

4.无菌注射器(如果尚未将血液等分至注射器)。

5.小容量输血不需要加温血液。

6.配以适宜管路和针头的自动输液泵[8-14]。

a.蠕动泵的溶血作用最小,但注射泵可用于精确、小剂量的给药。

b.血管通路。红细胞可以通过24号、25号或27号针头和短管输注,使用24号或27号中心静脉管道间断输血的安全性已有越来越多的证据支持;然而,这些型号并不是传统首选的输血通路。

c.输入红细胞所引起的溶血量与输入红细胞的新鲜度和输血的速度有关,与针径的大小成反比。

d.如果输入了溶血的血液会导致高钾血症、血红蛋白尿、肾功能障碍。

7.使用生理盐水(至少1mL)冲管。

红细胞输注

A.适应证

1.有关红细胞输注的指南存在争议,因为关于新生儿输血的适宜条件缺乏研究,所以对于输注红细胞的适应证因医院而异。

2.目前关于输红细胞的指南见表48.2[15,16],通常而言:

a.新生儿有严重心肺疾患,则需输更多红细胞进行支持治疗;

b.新生儿只需少量心肺支持,体重增长满意,很少呼吸暂停和心动过缓,则需要输少量红细胞。

3.开放性与阻断性红细胞输注比较。

a.关于对比开放还是阻断红细胞输注的研究表明,在预防呼吸暂停发作和神经系统后遗症方面,开放性输注的临床效益参差不齐[17,18]。

b.对远期神经系统发育的益处尚不确定,无论是输血经验还是证据都是矛盾的[19-21]。

c.有观察性研究报道了红细胞输注与早产儿坏死性小肠结肠炎(NEC)发生之间具有一定的时间关系;然而,前瞻性研究和荟萃分析却显示输血对NEC具有保护作用[22-28]。

d.早产儿红细胞输注与NEC的关系有待进一步评估。

B.禁忌证

1.没有绝对禁忌证。

2.以下情况需谨慎。

a.心脏容积超负荷。

b.充血性心力衰竭。

c.T活化(见输血并发症章节)[3,29]。

表48.2　4月龄以下婴儿输注红细胞指南[15,29]

临床情况	目标血容积(%)
严重心肺疾患(需要机械通气,FiO$_2$>0.35)	>40~45
中度心肺疾患	>30~40
大手术	>30~35
贫血患儿出现原因不明的呼吸暂停/心动过缓、心动过速或体重增长不良	>20~25

Definitions for level of severity of cardiopulmonary disease may be defined individually by institution. Modified from Fasano RM, Paul W, Luban NL. Blood component therapy for the neonate. In: Martin R, Fanaroff A, eds. *Fanaroff & Martin's Neonatal –Perinatal Medicine*. 10th ed. St. Louis, MO: Elsevier; 2014: 1344 –1361; Strauss RG. How I transfuse red blood cells and platelets to infants with the anemia and thrombocytopenia of prematurity. *Transfusion*. 2008; 48: 209–217.

C.操作技术

1.确定输血总量。

a.计算输血量。大多数新生儿输红细胞 10~15mL/kg，可提高血红蛋白 2~3g/dL。

b.所需红细胞的量=[血容量×(预期 HCT－实际 HCT)]/输注红细胞中的血细胞比容。

(1)HCT 是血细胞比容。

(2)血容量(EBV)是估计的患儿血容量，足月儿为 80~85mL/kg，早产儿为 100~120mL/kg。

(3)红细胞收集于柠檬酸磷酸葡萄糖腺嘌呤(CD-PA-1)中的 HCT 约为 70%，红细胞在阿德索尔保存液(AS)中 HCT≤60%。

2.血量需包括输液管、滤过器、输液泵的无效腔(视装置而异，约 30mL)。

3.血液制品(见附录 E)。

a. 若干研究已经证实使用储存于 AS 的浓缩红细胞对于少量间歇输血足够安全[30-32]。

b. 输注≤15mL/kg 储存于 CPDA-1 或 AS 的极限效期(35 或 42 天)红细胞可产生约 0.3mEq/kg 的 K+，当缓慢输注超过 2~4 小时，这对大多数新生儿不会构成重大风险[2,3]。

c.一项随机对照试验显示，在早产儿间歇输血中，使用≤7 日内血液与标准输血护理做法相比没有更多优势[33]。

d.成分输血可有效避免供血者的暴露，依效期小剂量输注对于新生儿是安全的[2,34,35]。需要无菌连接装置，使用转移袋或者注射器装置以便移除(图 48.1 和图 48.2)。

e.避免使用旧红细胞进行大容量输血[包括大量交换输血，以及体外膜氧合(ECMO)回路预充]，除非添加剂已通过反向储存或离心除去，避免发生高渗透压、高血糖、高钠血症、高钾血症、高磷血症风险[3,31,36]。

f.尽管顾虑贮存液问题，使用 ECMO 的婴儿也能耐受由延长贮存液保存的红细胞[37]。

4.核对是否需要交叉配血或不需交叉配血的血样是否合规。

5.比较血液产品和单位标签(血液单位的组成部分)信息、患者身份和医嘱以核对所选血液是否对应此患儿。建议使用条形码读取设备。

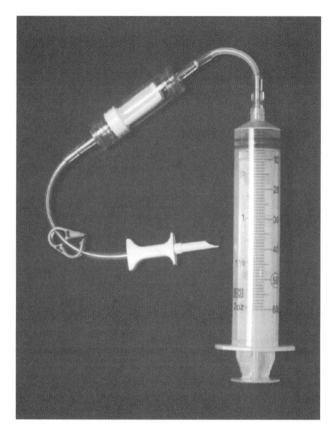

图 48.1　带过滤器的新生儿注射器装置 (Courtesy of Charter Medical Ltd.,Winston-Salem,North Carolina.)这套装置配以无菌连接操作，可提供一个封闭输送系统，以维持单位血液的有效期。血液成分(PRBC、血浆)应在 24 小时内输完，血小板应在 4 小时内输完。

a.(如果可能)确认已获得知情同意——注：即使有两名医生签署开始输注(紧急情况)，也应获得知情同意。请参阅制度政策。

b.使用两个标识符对受血者进行确认。

c.核对血液单位标签和血袋/注射器上的信息。

d.供血者和受血者的血型。

e.产品效期的日期和时间。

f.产品符合医嘱或机构指南的要求。

6.在血液产品和输血标签上可能会有特定说明。

a.巨细胞病毒:检测/未检测。

b.辐照:是/否。

c.直系(亲属)捐献:是/否。

d.红细胞抗原阴性:是/否。

e.镰状红细胞:是/否。

f.其他特定限制:是/否。

7.加温红细胞。

a.小量的红细胞不需加温，尤其是输血时长超过

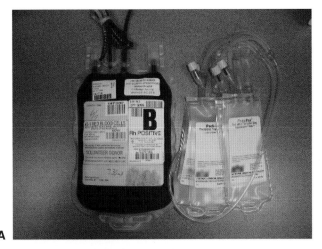
A

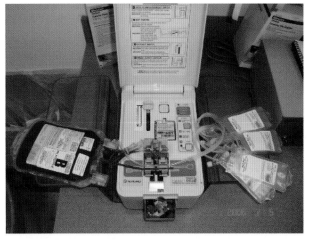
B

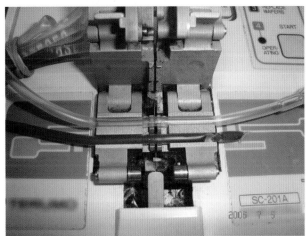
C

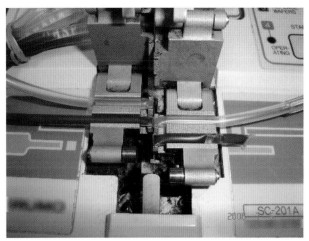
D

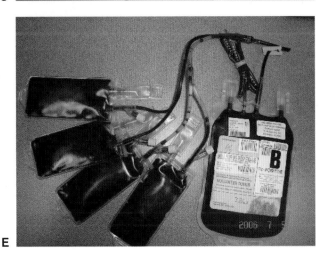
E

图 48.2　使用无菌连接装置。(A)成人 RBC 血袋和一套儿科用转输袋系统,转输袋刺入成人血袋与之连接,保质期为 24 小时;或用输液袋连接无菌设备。(B,C)单独的管路装在导管槽中,盖上盖子。(D)A 焊接干胶片在 500°F 下融化并通过导管,导管槽重新排列,焊接干胶片收缩,将导管末端融在一起。(E)本机可以按需进行分类,因为系统保持功能性封闭状态,血液的保质期不变。

2~3 小时。

　　b.输血前将注射器放在新生儿保温箱中 30 分钟也可起到加温红细胞的效果。

　　c.血液暴露于热射灯或光疗灯下会使其温度升高加温可致溶血。应避免将红细胞血包和管路放置于紫外线灯(用于光疗)下[38,39]。

　　8.全过程采用无菌操作。

　　9.若血库提供的预过滤红细胞分装于注射器,可直接连接管路。

　　10.若红细胞是袋装的,用大孔径针(18 号或更大)抽到注射器中。血袋和注射器之间应装有过滤器(表48.1)。

　　11.用血液预处理输液管,排出注射器和管路中的气泡,安装在输液装置上。

12.确认患儿血管通畅。

13.生理盐水冲管。

14.记录并监测生命体征。

15.测血糖,如需要每小时重复。

16.开始输血,速度控制在 3~5mL/(kg·h)。

17.如果红细胞装在袋中,每隔 15~30 分钟轻轻倒置血袋，以最大限度地减少沉淀。注射器不需要此步骤,因其分装的红细胞已经预过滤。

18.一旦有不良反应发生,停止输血。

19.输血完毕,用生理盐水冲管。

20.如有必要,在输血后至少 2 小时检查受者血红蛋白和血细胞比容。

21.如果输血后血细胞比容/血红蛋白没有达到预期水平,应考虑以下因素。

a.红细胞的 HCT 偏低(延长储存的贮存液 vs. CPDA-1)。

b.所需输血量计算有误。

c.持续失血或输血后溶血(例如新生儿溶血病、G6PD 缺乏症、遗传性膜病等)。

d.输血反应。

e.T 活化引起的溶血。

f.由外部损伤(机械损伤)导致的红细胞溶血。

g.ABO 或其他红细胞配型失败导致的溶血，测试有以下结果。

(1)婴儿血循环中存在抗 A、抗 B 及抗 AB 抗体,与输入红细胞中的 A 或 B 抗原相结合。

(2)直接抗球蛋白试验(DAT)最初为阴性,而现在转为阳性。

(3)胆红素或乳酸脱氢酶意外升高。

(4)在重复型和筛查中(IAT),婴儿有 ABO 以外的红细胞抗体。

新鲜或重组血液输注

1 单位全血包含 450~500mL 血和 63~70mL 抗凝保护溶液。新鲜全血是指自采集开始不超过 48 小时的冰冻全血。全血储存时间超过 48 小时会使凝血因子 V 和Ⅷ减少,血小板和粒细胞失去功能,K^+浓度升高。重组全血由 1 单位红细胞加入相容的新鲜冷冻血浆,输注时最好选用储存的全血而不是刚配制的[29,40]。

A.适应证

1.急性失血需大量输血,失血超过总血容量的 25%,需要同时恢复血容量和携氧能力。

2.换血。

3.心肺分流(CPB)。

4.体外膜肺氧合(ECMO)。

5.持续血液滤过。

6.目前美国对于新生儿先心病手术开始心肺分流或术后输血支持应用新鲜全血、重组全血或重组新鲜全血尚无一致意见。

a.随机对照试验质疑全血[41]的使用,已证实先心病新生儿在心肺分流术中接受重组新鲜全血在临床效果有优势[42]。然而,观察数据表明,2 岁以下接受复杂心脏手术患者的新鲜全血可能会限制随后的供体暴露[43]。

b.还需更多前瞻性研究以确定为新生儿施行心肺分流术时使用全血的最佳年龄和全血类型。

c.对于体外循环/体外循环回路的大容量预充,一般可接受小于 7~14 天的单位或成分,最好是较新鲜的成分[2]。

d.新鲜全血通常不易得到。

B.预防措施[3,4,31]

1.不适合贫血的简单输血。

2.不适合纠正凝血因子缺乏。

3.快速大量输血可致高钾血症。

4.大量输血时需考虑抗凝剂(枸橼酸盐)的影响,并考虑钙的作用[44]。

5.重组全血缺乏血小板,大容量换血后需密切监测血小板计数。

6.将全血恢复到理想的血细胞比容可能需要时间,所以尽早通知血库是至关重要的。

7.由于输液量大,血制品或需加温,但不应延误输血。

C.设备和操作技术

1.同红细胞。

2.快速失血时输血速度可加快到 10~20mL/(kg·h)。

3.过滤器通常用于复杂的操作(CPB、ECMO)。

血小板输注

A.适应证

1.输注血小板时的血小板预计输注量需要进行个体化考量，因为血小板止血能力不仅与血小板计数有关，还与血小板功能、血管完整性及凝血因子的水平有关(表48.3)。

2.根据最近一项对照试验报告，随机接受较高血小板输注阈值(50 000/μL)的婴儿比随机接受较低阈值(25 000/μL)血小板输注的婴儿发生新的大出血事

表48.3　新生儿输血小板指南[2,5,45]

有血小板减少症

1.无出血的血小板生成障碍新生儿其血小板计数<25×10⁹/L

2.血小板计数<50×10⁹/L的稳定状态早产儿伴有：

　　活动性出血

　　血小板生成障碍者进行侵入性操作

　　超低出生体重儿(<1000g)出生第一周

3.血小板计数<50×10⁹/L的新生儿确诊或可疑同种免疫性血小板减少症(NAIT)ᵃ

4.血小板计数<100×10⁹/L的患病早产儿：

　　有活动性出血

　　有弥散性血管内凝血(DIC)的侵入性操作

没有血小板减少症

1.活动性出血伴血小板功能缺陷

2.心肺分流术的患者无法解释的大量出血

3.ECMO的患者：

　　血小板计数<100×10⁹/L

　　血小板计数高但伴出血

ᵃNAIT,新生儿同种免疫性血小板减少症。

Adapted from Wong EC,Punzalan RC. Neonatal and pediatric transfusion practice.In:Fung MK,ed.*Technical Manual of the American Association of Blood Banks*. 19th ed.Bethesda,MD: AABB Press;2017:613;Wong EC,Paul WM. Intrauterine,neonatal,and pediatric transfusion therapy. In:Mintz PD,eds. *Transfusion Therapy:Clinical Principles and Practice*.Bethesda,MD:AABB Press;2011:209;New EV,Berryman J,Bolton-Maggs PH,et al. Guidelines on transfusion for fetuses,neonates,and older children. *Br J Haematol.* 2016;175:784–828.

件或死亡的概率更高[46]。

B.禁忌证[47]

1.自身免疫性血小板减少性紫癜(新生儿ITP)。

2.肝素诱发的血小板减少症(HIT)。

3.凝血障碍性出血(如维生素K缺乏)。

4.解剖缺陷所致出血或压迫/局部处理即可控制的出血(如手术出血)。

C.预防措施

1.可能存在致敏因素时(如Rh阴性女性)选用特定血型血小板(如Rh阴性)。虽然血小板没有Rh抗原，但制品可能受到少量红细胞的污染(与可能导致Rh致敏的全血衍生的单位相比，成分输血污染概率明显更少)[48]。

2.使用ABO相容的捐献者血清中的血小板,ABO不相容的血清中有同族血细胞凝集素，输入后可致溶血。直接抗球蛋白试验(DAT)阳性时,体内很少有血小板能存活。

3.某些疾病[如新生儿同种免疫性血小板减少症(NAIT)]需要抗原阴性的血小板制品来实现最佳的血小板计数增量。然而,在此期间可以使用随机供者血小板来维持血小板计数,并最大限度地减少出血并发症,如脑室内出血。

4.准备好后尽快输入血小板,血小板不可冰箱保存或加温。

5.不能使用动脉输血小板。

D.设备和操作技术

1.血小板

a.全血提取血小板(含5.5×10¹⁰/40~70mL血浆)。

(1)从采血8小时内的全血中离心分离,悬浮于血浆中。

(2)保存期限为5天。

b.浓缩血小板。

(1)标准浓度的血小板通过离心浓缩为15~20mL。

(2)可有血小板丢失或血小板功能可能下降。

(3)保存期降至4小时。

(4)仅在新生儿尿量过少、严重容量超负荷,或当

设备含有 ABO 血型不合的血浆时使用。

c.单采血小板($3×10^{11}$ 血小板/250mL 血浆)。

(1)自动采集仪只去除血小板,红细胞和血浆回输给捐赠者。

(2)通常储存前 LD。

(3)特定条件下允许同一捐献者间隔 48 小时重复捐献。

(4)血小板产量高。

(5)制品更昂贵。

(6)可用于多次输注特异性血小板抗原的血小板,例如 NAIT 或接受 ECMO 治疗的患儿。

(7)在 NAIT 者可分型为 HLA 型或 HPA 型抗原。

(8)来自另一捐献者的母体或抗原阴性血小板可用于 NAIT。所有母体血小板移植制品在输血前都应在 ABO 血型相容的血浆或生理盐水中洗涤、照射并重新悬浮。

2.根据血小板种类计算输血量

a.10~15mL/kg 全血提取血小板提供 $10×10^9$ 血小板/kg,在没有继续消耗的情况下,应该提高血小板计数约 $50×10^9$/L。类似的计算也可用于采集血小板,但研究尚未证实输注后的血小板增长情况。

b.建议机采血小板(EU)使用统一计量单位计算而不是 mL/kg。

c. 1EU 是最少包含 $5.5×10^{10}$ 血小板的量(约 1 个全血提取血小板浓度)。

d.基于该方法标准量为 1EU/5~10kg,最小量为1EU,超低出生体重儿酌减。

e.其他制品(交叉配型、HLA 配型血小板)可能用于血小板无效症。当使用亲属和(或)HLA 配型单位时,需进行放射处理。

3.所需设备

a.输血时要用 120~160μm 过滤器,除非血小板抽入注射器前进行了过滤。为输血浆/血小板设置的装置有内置过滤器,以减少表面积,使血小板能更有效地输入。

b.无菌注射器自动输液泵输入。使用注射器将增加血小板的破坏,如果临床可行的话使用滴注。

c.自动注射泵。

d.连接静脉管路。

e.尽量选 23 号或更大的输液针或通过脐静脉置管输入(由于存在导管相关血栓的风险,部分医疗机构可能禁止通过脐静脉导管输注血小板)[49]。

f.生理盐水冲管。

E.自动注射器输注血小板技术

1.通过称量单袋血小板的重量来估计血小板的容量,以确定婴儿的液体负荷。

2.确认选择合适的血小板制品。

a.核对患者和输血单位的信息。

b.核对患者和捐献者的 ABO 血型和 Rh 血型。

c.核对其他要求:辐照、容量。

3.以无菌操作按顺序连接下列组件。

a.浓缩血小板或袋分装品。

b.输血小板装置(包括过滤器)。

c.三通。

d.输血器。

4.注射器抽取足够量的血小板充盈管路无效腔排出空气。

5.从三通取下注射器并接入已连通的管路。

6.建立静脉通路,如果新生儿中断输糖存在低血糖风险,则建立新的静脉通路,或者在输血过程中严密监测血糖。

7.至少用 1mL 生理盐水冲洗静脉管路中的葡萄糖液。

8.将管路、注射器与静脉通路连接。

9.监测患者的生命体征。

10.血小板输注要超过 1~2 小时,如果婴儿能耐受,则输注时间可缩短。

11.输毕用 1mL 生理盐水冲管后再输糖溶液。

12.如果顾虑血小板的有效性,输血小板后 15~60 分钟和 (或)24 小时复查血小板计数以确定输入血小板的存活时间。

F.并发症

1.碘凝集试验(IAT)检测不出致敏患者存在抗体而发生的溶血反应。

2.使 Rh 阴性的受血者发生 Rh 致敏[50]。

3.心脏容积超负荷。

4.过敏反应(包括低血压)。

5.输血相关的急性肺损害(TRALI)[51]。

6.可能增加 NEC 的发病率[52]。并发症的讨论在血液制品并发症部分详述。

粒细胞输注

A.适应证

1.由于抗菌药物改良,以及越来越多使用重组粒细胞和粒细胞/巨噬细胞刺激因子,并辅以支持性护理,导致粒细胞输注很少使用。

2.粒细胞可能在以下情况下输注,但是随机对照试验在降低发病率和死亡率方面并无定论[53]。

a.出生不足 14 天的新生儿发生细菌性败血症并且中性粒细胞计数(ANC)<1700/μL;出生大于 14 天的新生儿发生细菌性败血症并且中性粒细胞计数<500/μL。

b.真菌感染导致的中性粒细胞减少症的新生儿对标准的抗真菌治疗无反应时。

B.设备和操作技术

1.新生儿用的浓缩粒细胞为全自动粒细胞提取法提取,10~15mL/kg 计量应含粒细胞(1~2)×10⁹/kg,最好是经过类固醇和 G-CSF 动员的献血者。

2.建议每天输注,直到临床改善或粒细胞计数恢复。

3.由于混入较多红细胞,成分必须经过 ABO 血型/Rh 血型交叉配血试验并且与接受者相容。

4.制品应该接受辐照,如果接受者血清是 CMV 阴性的,制品最好也是 CMV 阴性。

5.制品不能冷冻或高于室温加热

6.采集后应尽快输注。对于输血量小的患者,只要保质期内时间足够,产品可以分成两剂或更多剂量,可根据多次输液的总量而定(见下面的预防措施)。

7.输入时使用 120~260μm 的过滤器,避免使用小颗粒和 LD 过滤器,以防不慎去除白细胞。

C.预防措施

1.制品储存超过 8 小时会导致白细胞功能迅速下降,从而导致制品疗效下降。制品自采集之日起 24 小时过期。

2.已报道的并发症有发热、同种异体免疫反应、TRALI、CMV 感染[53]。

血浆制品和冷沉淀

A.适应证[2,54]

1.血浆(包括 FFP、FP24 和冰融血浆)。
临床症状性出血或侵入性操作时止血障碍包括以下几种。

a.对维生素 K 替代无反应的凝血因子缺乏。

b.孤立的先天因子缺乏、不能获得病毒灭活、去除血浆的或重组的浓缩因子。

c.同理,对于获得性单因子或联合因子缺乏症,当病毒灭活的血浆提取物或重组因子浓缩物不可用时,可使用 FFP 或 FP24。

d.在弥散性血管内凝血中的支持治疗。

2.冷沉淀。

a.先天性的或获得性的纤维蛋白原功能不良或低纤维蛋白原血症 ¹。

b.先天性的Ⅷ因子缺乏症患儿缺乏无浓缩Ⅷ因子时 ¹。

c.血管性血友病相关的出血,血友病 A 不能得到病毒灭活的血浆或重组因子。

B.禁忌证

1.没有绝对的禁忌证。

2.当可能出现心脏容积超负荷时要谨慎。

3.NEC 和(或)T 活化时输注可能加重溶血[55],要谨慎使用。

4.未出血的低血容量休克、营养支持、免疫缺陷的治疗、血管内出血的预防等均不是应用的适应证。

C.设备和操作技术

参见血小板输注。

1.因制品常为血型特异性或通用兼容的 AB 阴性,因此不需要交叉配血。

2.血浆剂量为 10~20mL/kg,可多次输注,直到病情

¹ 出现活动性出血或有计划的侵入性手术时。

缓解。

3.为补充不稳定因子,FFP 或 FP24 一旦融化应在 6 小时内输注。

4.在需要反复输注血浆的病例,来自同一个供血者的血液单位可分成多个小份,于 1~6℃储存,在 24 小时内输注。

5.在进行性消耗的纤维蛋白原缺乏的患者冷沉淀 1U/kg 可提高总纤维蛋白原约 100mg/dL。

6. 1U 冷沉淀约为 12~20mL。

直接供血者输血

A.缺点

直接供血是否增加安全性还不甚清楚,可能对新生儿造成特定的免疫学和血清学的风险[29,47]。

1.可能增加感染性疾病的风险,因为直接供血常来自新的或很少献血的供血者,没有他们的安全性跟踪记录。而确定的志愿供血者均是经多次筛查实验阴性者。

2.在受血的婴儿及亲属供血者之间有可能存在血清不相容性。

a.母亲的血浆可能含有针对婴儿从父母的红细胞、白细胞、血小板和 HLA 抗原遗传来的同种抗体,可致严重溶血、血小板减少或肺损伤[56]。

b.父亲的血细胞可表达抗原,通过母亲抗体的胎盘转运,新生儿已获得对此抗原的被动免疫。

c.常规的输血前化验可能无法检出这些血清不相容性(个人抗原决定簇)。

3.虽然生物学上的父母愿意为他们的婴儿供血,但由于医学上或血清上的原因,很多父母不适合供血[57]。

B.预防措施

1.直接供血者应按照志愿供血者相同标准进行严格筛查(如血红蛋白标准、旅行史、药物等)。

2.如果输注母亲的红细胞或血小板,应对血液制品进行辐照并做血浆去除或洗涤。

3.父亲或父系血缘亲属最好不要供给含有细胞成分血液(红细胞、血小板或粒细胞),如果必须使用,应

进行完全抗球蛋白交叉配血检测相容性。

4.从一、二级亲属获得的所有血液成分在输注给新生儿前均应进行辐照来预防 TA-GVHD。

胎儿自体输血

根据胎龄的不同,新生儿出生时胎盘含有 75~125mL 血,新生儿输血可通过收集、储存、回输自体脐带血或延迟结扎脐带——自体输血的成功变化。这两种方式实质上都为胎儿提供了血容量,去除了贫血、输血传播疾病及 TA-GVHD 的风险[58]。美国妇产科医师学会目前建议,对于有活力的足月儿和早产儿,出生后至少延迟 30~60 秒结扎脐带[59](见第 47 章)。

自体储存的脐带血已用于开放心脏手术和心肺循环灌注[60]。但是其他报道显示,只有少数向婴儿进行了同种异体红细胞输注是有效的,并且收集/存储的成本无法证明这样做的合理性。需要在成为常规操作之前,进行大型、随机、对照临床试验来验证该过程的安全性和有效性[61]。

A.适应证

1.在产房对休克和严重贫血的婴儿进行复苏,而不易得到 O 型 Rh 阴性的红细胞,延迟脐带结扎可迅速增加红细胞数量和循环血量,而降低红细胞输注的需要,可能降低早产儿脑室内出血的发生率[58,62,63]。

2.冷冻脐带血可用于造血功能重建。

B.禁忌证

如果母亲可能存在菌血症,则不应采集和储存脐带血,因为这会增加制品污染的风险[64]。包括以下几种情况。

1.母亲感染。

2.绒毛膜羊膜炎。

3.败血症。

4.肝炎、HIV。

5.胎膜早破>24 小时。

C.并发症

1.采血时污染所致细菌性败血症[65]。

2.体重不足 1000g 的低体重儿所能采集的血容量不足。

3.采血时抗凝剂用量过多或少[在储存的血液单位中可能发生凝血和(或)溶血]。

4.若脐带延迟结扎要顾及会给新生儿造成心脏容积超负荷;然而,在对照试验中没有证据表明这一点。

输血的并发症

现在输血较以往更加安全,但也不是没有风险。

1.传染病的传播

在美国输血传播传染病的风险因对供体严格筛选和实验室检查而明显下降。目前异体输血需要检测的传播疾病的检测包括:乙肝表面抗原(HBsAg)和核心抗体(抗 HBc);抗丙型肝炎(抗 HCV)、HIV-1/HIV-2 抗体(抗 HIV-1/2)、HTLV-Ⅰ/HTLV-Ⅱ抗体、梅毒(FTA-Abs)和克氏锥虫抗体;以及 HIV-1/2、乙肝病毒、HCV、西尼罗河病毒(WNV)和最近的寨卡病毒的核酸检测[66]。

a.病毒。风险随地理位置而不同[66,67]。

(1)HIV。在美国由血清学阴性的供血者感染的潜在风险是 1/210 万[67]。

(2)人类亲淋巴病毒Ⅰ/Ⅱ(HTLV-Ⅰ/HTLV-Ⅱ)。估计风险为 1/299 万[68]。

(3)乙型肝炎病毒。每 75 万~100 万个单位输血中有 1 例风险[67]。

(4)丙型肝炎病毒。每 190 万单位输血中有 1 例风险[67]。

(5)甲型肝炎病毒。风险<1/100 万(可能被低估),在新生儿可无症状,但对接触染病新生儿的成人可引起症状性感染[69]。

(6)寨卡病毒。在急性感染的孕妇中发生胎盘传播时与小头畸形和其他胎儿异常有关[70]。从 2016 年秋季开始,美国的献血者接受了未经许可的核酸检测筛查[71]。在对 466 834 例捐献的初步分析中,有 5 名捐赠者检测呈阳性。FDA 于 2017 年 10 月批准了首个基于献血者血浆中病毒 RNA 的寨卡病毒检测测试。

(7)CMV。通过细胞血液制品传播(但 FFP、FP24、冷沉淀不会传播),新生儿输血获得性 CMV 传播(TA-CMV)的危险因素包括:出生体重<1200g,暴露于≥50mL 血制品且母亲 CMV 血清阴性。CMV 血清阴性或有效去除白细胞的制品传播 TA-CMV 的风险("CMV"安全)<1%~4%[72,73]。

(8)西尼罗河病毒。风险非常低[在西尼罗河病毒活动期(每年 4~12 月)筛查的 3500 万个单位中有 1 例][74]。

(9)G 型肝炎、微小病毒 B19、EB 病毒。

b.细菌。

(1)浓缩血小板和红细胞最容易发生。

(2)发生频率。

约 1/38 500 U 输血,红细胞脓毒性反应的发生率低(1/250 000)[75]。

当采用输血前细菌筛查(如 BacT/ALERT)时,对于输血小板输注来讲,约 1/116 000 中的 1/5000U 发生脓毒性反应。其他安全性改进措施包括在静脉穿刺之前更彻底地消毒供体皮肤,并为前 50mL 血液实施分流袋(更可能含有皮肤堵塞物和细菌性菌群)[76]。机采血小板比从全血分离出的血小板发生细菌污染及脓毒性反应的概率低[77]。

(3)一些血站机构使用检测细菌细胞壁成分的化验对血小板进行检测[78,79]。

(4)病原。

通常红细胞的污染源包括小肠结肠炎耶尔森菌、沙雷菌属、假单胞菌属、肠杆菌属、弯曲杆菌属、大肠杆菌,所有这些均可导致受血者内毒素介导的休克。

通常血小板的污染源包括金黄色葡萄球菌、表皮葡萄球菌、芽孢杆菌属、类白喉杆菌和链球菌。大部分输注细菌污染血小板的致死性病例包括革兰阴性微生物。

(5)通常是由静脉穿刺时皮肤菌群污染所致。然而,一些病例可能是由于供血者的无症状一过性菌血症(例如近期做过牙科手术)。

(6)梅毒螺旋体。已经有 50 年以上没有这一病原体因输血感染病例报道[66]。

c.原虫。

(1)疟疾。在美国少见,但在非流行地区也有报道[66]。

(2)巴贝西虫病(在高患病率地区采血需要进行巴贝西虫微生物检测)[80]。

(3)Chagas 病(克氏锥虫病)。

d.阮病毒。克雅病。

(1)目前尚没有明确的输血性传播新型克雅病的报道。以前在英国有报道[81]。

(2)大多数采血中心都在试图减少这些感染的危险,如通过询问家族史、旅游/居住史及特殊疾病史排除有感染可能性的供血者。

　　e.减少病原体。

　　(1)有若干种操作技术通过针对细胞膜或核酸复制来广泛灭活或消灭病原体(例如光化学激活、溶剂/洗涤剂治疗)[82]。

　　(2)积极采取措施确保血液供应安全,以对抗新出现的传染病。

　　(3)进展各异的技术:现阶段使用溶剂/洗涤剂处理血浆制品提取物,而INTERCEPT(光化学激活)最近获得FDA批准用于处理血小板/血浆。

　　(4)关于儿科/新生儿患者使用情况的数据有限。人们担心光化学激活对血浆中的凝血因子和血小板功能有潜在的不利影响[83]。其他不可预测的不良反应可能还没有表现出来。

　　2.溶血反应

　　a.急性免疫性溶血反应:因为新生儿不存在自然产生的抗A或抗B抗体,引起者少见。多次输血后发生输血后红细胞同型免疫也不常见[84]。

　　b.T活化。是免疫介导的溶血反应的一种形式,可发生在新生儿输注含有抗T抗体的成人血液后,存在于新生儿红细胞表面的、正常情况下潜伏的抗原被激活。T活化存在的证据包括输注血液制品后发生血管内溶血,或在输血后血红蛋白没有如预期上升[3,29]。

　　(1)在早产儿常见NEC和(或)败血症[55]。

　　(2)疑有T活化的新生儿在输注血液制品后有发生血管内溶血、血红蛋白尿及血红蛋白血症的危险,或在输血后不能实现预期的血红蛋白升高。

　　(3)应用单克隆抗血清的常规交叉配血不能检测T激活。

　　(4)诊断。新生儿T活化的红细胞与捐献者抗T的血清通过交叉配血,血型不合,需要用花生植物凝集素特异凝集试验进行确认。

　　(5)用洗涤的红细胞、血小板及低滴度抗T血浆来预防进一步的溶血。

　　3.非免疫性溶血

　　a.机械性溶血。通过小针或20~40μm的过滤器高压输注。

　　b.血液过度加温或经过冷冻。

　　c.同期使用的药物及液体不适宜(高渗或低渗作用)。

　　d.输注变异的血细胞(葡萄糖-6-磷酸酶缺乏、遗传性球形红细胞增多症)。

　　4.其他免疫性/非免疫性反应

　　a.TA-GVHD(见本章B中危险因素及预防的辐照处理方法)。

　　(1)输注细胞成分后3~30天可发生的症状包括发热或已进展到脱屑的全身红斑皮疹、腹泻、肝炎(轻型或暴发型肝衰竭均可发生)、呼吸窘迫、严重全血细胞减少。

　　(2)死亡率高(80%~100%)。

　　b.输血相关性急性肺损伤(TRALI)。

　　(1)继发于输注含有抗HLA或针对受血者中性粒细胞抗体的血,引起完全激活微血管肺损伤和毛细血管渗漏。

　　(2)输血4小时内出现呼吸窘迫、非心源性肺水肿、低血压、发热、严重低氧血症。

　　(3)很难将TRALI与其他引起呼吸恶化的原因区分开来,这在新生儿中只有很少报道;然而,在母亲和婴儿之间的指定输血时,此情况是有记录的[85]。

　　(4)缓解策略。血浆和血小板目前仅采集于男性捐献者、从未怀孕的女性或HLA抗体筛查试验阴性的女性[86]。

　　c.输血相关的血循环超负荷(TACO)。

　　(1)由于心脏容积超负荷导致肺的顺应性和血压发生非免疫性改变。

　　(2)出现呼吸窘迫、心源性肺水肿和高血压。

　　(3)利尿剂治疗或有效。

　　5.代谢方面的副作用

　　a.高钾血症。

　　(1)经放射处理后冷藏的血液,其上清液血浆中的K^+水平可能达到30~50mEq/L或更高。

　　(2)小容量输注储存红细胞所导致的血清K^+水平升高不具有临床意义。

　　(3)在患儿及快速输注大量储存红细胞的婴儿,可发生危及生命的高钾血症[3]。

　　(4)对高钾血症或肾衰竭的婴儿,以及需要快速输注大量红细胞的婴儿,推荐使用洗涤或新鲜(<14天)红细胞。

　　(5)对于使用ECMO的患儿,回路启动期间的预旁路过滤有助于使电解质正常化[87]。

　　(6)降低高钾血症风险的其他措施。在发生重大血流动力学损害之前预测并减少失血,同时使用更大口径(>23号)的外周静脉导管,不要选择中心静脉通路[88]。

　　b.低糖血症或高糖血症。

c.低钙血症。

d.大量输注可引起酸碱平衡的改变。

参考文献

1. AABB. *Standards for Blood Banks and Transfusion Services.* 31st ed. Bethesda, MD: AABB Press; 2018.

2. Wong EC, Punzalan RC. Neonatal and pediatric transfusion practice. In: Fung MK, ed. *Technical Manual of the American Association of Blood Banks.* 19th ed. Bethesda, MD: AABB Press; 2017:613–640.

3. Fasano RM, Paul WM, Pisciotto PT. Complications of neonatal transfusion. In: Popovsky MA, ed. *Transfusion Reactions.* 4th ed. Bethesda, MD: AABB Press; 2012:471–518.

4. Girelli G, Antoncecchi S, Casadei AM, et al. Recommendations for transfusion therapy in neonatology. *Blood Transfus.* 2015;13(3):484–497.

5. Wong EC, Paul WM. Intrauterine, neonatal, and pediatric transfusion therapy. In: Mintz PD, ed. *Transfusion Therapy: Clinical Principles and Practice.* Bethesda, MD: AABB Press; 2011:209.

6. Fergusson D, Hébert PC, Lee SK, et al. Clinical outcomes following institution of universal leukoreduction of blood transfusions for premature infants. *JAMA.* 2003;289(15): 1950–1956.

7. Kopolovic I, Ostro J, Tsubota H, et al. A systematic review of transfusion-associated graft-versus-host disease. *Blood.* 2015;126(3):406–414.

8. Wong EC, Schreiber S, Criss VR, et al. Feasibility of red blood cell transfusion through small bore central venous catheters used in neonates. *Pediatr Crit Care Med.* 2004;5(1):69–74.

9. Nakamura KT, Sato Y, Erenberg A. Evaluation of a percutaneously placed 27-gauge central venous catheter in neonates weighing less than 1200 grams. *JPEN J Parenter Enteral Nutr.* 1990;14(3):295–299.

10. Oloya RO, Feick HJ, Bozynski ME. Impact of venous catheters on packed red blood cells. *Am J Perinatol.* 1991;8(4):280–283.

11. Frey B, Eber S, Weiss M. Changes in red blood cell integrity related to infusion pumps: a comparison of three different pump mechanisms. *Pediatr Crit Care Med.* 2003;4(4):465–470.

12. Frelich R, Ellis MH. The effect of external pressure, catheter gauge, and storage time on hemolysis in RBC transfusion. *Transfusion.* 2001;41(6):799–802.

13. Repa A, Mayerhofer M, Cardona F, et al. Safety of blood transfusions using 27 gauge neonatal PICC lines: an in vitro study on hemolysis. *Klin Padiatr.* 2013;225(7):379–382.

14. Repa A, Mayerhofer M, Worel N, et al. Blood transfusions using 27 gauge PICC lines: a retrospective clinical study on safety and feasibility. *Klin Padiatr.* 2014;226(1):3–7.

15. Strauss RG. How I transfuse red blood cells and platelets to infants with the anemia and thrombocytopenia of prematurity. *Transfusion.* 2008;48(2):209–217.

16. Widness JA. Treatment and prevention of neonatal anemia. *Neoreviews.* 2008;9(11):526–533.

17. Kirpalani H, Whyte RK, Andersen C, et al. The premature infants in need of transfusion (PINT) study: a randomized, controlled trial of a restrictive (low) versus liberal (high) transfusion threshold for extremely low birth weight infants. *J Pediatr.* 2006;149(3):301–307.

18. Bell EF, Strauss RG, Widness JA, et al. Randomized trial of liberal versus restrictive guidelines for red blood cell transfusion in preterm infants. *Pediatrics.* 2005;115(6):1685–1691.

19. Whyte RK, Kirpalani H, Asztalos EV, et al. Neurodevelopmental outcome of extremely low birth weight infants randomly assigned to restrictive or liberal hemoglobin thresholds for blood transfusion. *Pediatrics.* 2009;123(1):207–213.

20. McCoy TE, Conrad AL, Richman LC, et al. Neurocognitive profiles of preterm infants randomly assigned to lower or higher hematocrit thresholds for transfusion. *Child Neuropsychol.* 2011;17(4):347–367.

21. Keir A, Pal S, Trivella M, et al. Adverse effects of red blood cell transfusions in neonates: a systematic review and meta-analysis. *Transfusion.* 2016;56(11):2773–2780.

22. El-Dib M, Narang S, Lee E, et al. Red blood cell transfusion, feeding and necrotizing enterocolitis in preterm infants. *J Perinatol.* 2011;31(3):183–187.

23. Paul DA, Mackley A, Novitsky A, et al. Increased odds of necrotizing enterocolitis after transfusion of red blood cells in premature infants. *Pediatrics.* 2011;127(4):635–641.

24. Singh R, Visintainer PF, Frantz ID 3rd, et al. Association of necrotizing enterocolitis with anemia and packed red blood cell transfusions in preterm infants. *J Perinatol.* 2011;31(3):176–182.

25. Hay S, Zupancic JA, Flannery DD, et al. Should we believe in transfusion-associated enterocolitis? Applying a GRADE to the literature. *Semin Perinatol.* 2017;41(1):80–91.

26. Rai SE, Sidhu AK, Krishnan RJ. Transfusion-associated necrotizing enterocolitis re-evaluated: a systematic review and meta-analysis. *J Perinat Med.* 2018;46(6):665–676.

27. Wallenstein MB, Arain YH, Birnie KL, et al. Red blood cell transfusion is not associated with necrotizing enterocolitis: a review of consecutive transfusions in a tertiary neonatal intensive care unit. *J Pediatr.* 2014;165(4):678–682.

28. Patel RM, Knezevic A, Shenvi N, et al. Association of red blood cell transfusion, anemia, and necrotizing enterocolitis in very low-birth-weight Infants. *JAMA.* 2016;315(9): 889–897.

29. Fasano RM, Said M, Luban NL. Blood component therapy for the neonate. In: Martin R, Fanaroff A, eds. *Neonatal-Perinatal Medicine.* 10th ed. St. Louis, MO: Elsevier; 2014:1344–1361.

30. Jain R, Jarosz C. Safety and efficacy of AS-1 red blood cell use in neonates. *Transfus Apher Sci.* 2001;24(2):111–115.

31. Luban NL, Strauss RG, Hume HA. Commentary on the safety of red cells preserved in extended-storage media for neonatal transfusions. *Transfusion.* 1991;31(3):229–235.

32. Strauss RG, Burmeister LF, Johnson K, et al. Feasibility and safety of AS-3 red blood cells for neonatal transfusions. *J Pediatr.* 2000;136(2):215–219.

33. Fergusson DA, Hébert P, Hogan DL, et al. Effect of fresh red blood cell transfusions on clinical outcomes in premature, very low-birth-weight infants: The ARIPI randomized trial. *JAMA.* 2012;308(14):1443–1451.

34. Luban NL. Neonatal red blood cell transfusions. *Vox Sang.* 2004;87(Suppl 2):184–188.

35. Mangel J, Goldman M, Garcia C, et al. Reduction of donor exposures in premature infants by the use of designated adenine-saline preserved split red blood cell packs. *J Perinatol.* 2001;21(6):363–367.

36. Luban NL. Massive transfusion in the neonate. *Transfus Med Rev.* 1995;9(3):200–214.

37. Yuan S, Tsukahara E, De La Cruz K, et al. How we provide transfusion support for neonatal and pediatric patients on extracorporeal membrane oxygenation. *Transfusion.* 2013;53(6):1157–1165.

38. Luban NL, Mikesell G, Sacher RA. Techniques for warming

red blood cells packaged in different containers for neonatal use. *Clin Pediatr (Phila)*. 1985;24(11):642–644.

39. Strauss RG, Bell EF, Snyder EL, et al. Effects of environmental warming on blood components dispensed in syringes for neonatal transfusions. *J Pediatr*. 1986;109(1):109–113.

40. Bandarenko N, King KE, et al. Blood components. In: *Blood Transfusion Therapy: A Physician's Handbook*. 12th ed. Bethesda, MD: AABB Press; 2017.

41. Mou SS, Giroir BP, Molitor-Kirsch EA, et al. Fresh whole blood versus reconstituted blood for pump priming in heart surgery in infants. *N Engl J Med*. 2004;351(16):1635–1644.

42. Gruenwald CE, McCrindle BW, Crawford-Lean L, et al. Reconstituted fresh whole blood improves clinical outcomes compared with stored component blood therapy for neonates undergoing cardiopulmonary bypass for cardiac surgery: A randomized controlled trial. *J Thorac Cardiovasc Surg*. 2008;136(6):1442–1449.

43. Jobes DR, Sesok-Pizzini D, Friedman D. Reduced transfusion requirement with use of fresh whole blood in pediatric cardiac surgical procedures. *Ann Thorac Surg*. 2015;99(5):1706–1711.

44. Ogunlesi TA, Lesi FE, Oduwole O. Prophylactic intravenous calcium therapy for exchange blood transfusion in the newborn. *Cochrane Database Syst Rev*. 2017;10:CD011048.

45. New HV, Berryman J, Bolton-Maggs PH, et al. Guidelines on transfusion for fetuses, neonates and older children. *Br J Haematol*. 2016;175(5):784–828.

46. Curley A, Stanworth SJ, Willoughby K, et al. Randomized Trial of Platelet-Transfusion Thresholds in Neonates. *N Engl J Med*. 2019;380(3):242–251.

47. Wong EC, Roseff SD, King KE. Blood components. In: *Pediatric Transfusion: A Physician's Handbook*. 4th ed. Bethesda, MD: AABB Press; 2014:1.

48. Cid J, Lozano M, Ziman A, et al. Low frequency of anti-D alloimmunization following D+ platelet transfusion: The anti-D alloimmunization after D-incompatible platelet transfusions (ADAPT) study. *Br J Haematol*. 2015;168(4):598–603.

49. Narang S, Roy J, Stevens TP, et al. Risk factors for umbilical venous catheter-associated thrombosis in very low birth weight infants. *Pediatr Blood Cancer*. 2009;52(1):75–79.

50. Cid J, Lozano M. Risk of Rh(D) alloimmunization after transfusion of platelets from D+ donors to D- recipients. *Transfusion*. 2005;45(3):453.

51. Sanchez R, Toy P. Transfusion related acute lung injury: a pediatric perspective. *Pediatr Blood Cancer*. 2005;45(3):248–255.

52. Kenton AB, Hegemier S, Smith EOB, et al. Platelet transfusions in infants with necrotizing enterocolitis do not lower mortality but may increase morbidity. *J Perinatol*. 2005;25(3):173–177.

53. Pammi M, Brocklehurst P. Granulocyte transfusions for neonates with confirmed or suspected sepsis and neutropenia. *Cochrane Database Syst Rev*. 2011(10):CD003956.

54. Poterjoy BS, Josephson CD. Platelets, frozen plasma, and cryoprecipitate: What is the clinical evidence for their use in the neonatal intensive care unit? *Semin Perinatol*. 2009;33(1):66–74.

55. Moh-Klaren J, Bodivit G, Jugie M, et al. Severe hemolysis after plasma transfusion in a neonate with necrotizing enterocolitis, Clostridium perfringens infection, and red blood cell T-polyagglutination. *Transfusion*. 2017;57(11):2571–2577.

56. Elbert C, Strauss RG, Barrett F, et al. Biological mothers may be dangerous blood donors for their neonates. *Acta Haematol*. 1991;85(4):189–191.

57. Jacquot C, Seo A, Miller PM, et al. Parental versus non-parental-directed donation: an 11-year experience of infectious disease testing at a pediatric tertiary care blood donor center. *Transfusion*. 2017;57(11):2799–2803.

58. Kc A, Rana N, Målqvist M, et al. Effects of delayed umbilical cord clamping vs early clamping on anemia in infants at 8 and 12 months: a randomized clinical trial. *JAMA Pediatr*. 2017;171(3):264–270.

59. ACOG, Committee on Obstetric Practice. Committee opinion No. 684: Delayed umbilical cord clamping after birth. *Obstet Gynecol*. 2017;129(1):e5–e10.

60. Choi ES, Cho S, Jang WS, et al. Cardiopulmonary bypass priming using autologous cord blood in neonatal congenital cardiac surgery. *Korean Circ J*. 2016;46(5):714–718.

61. Cure P, Bembea M, Chou S, et al. 2016 proceedings of the National Heart, Lung, and Blood Institute's scientific priorities in pediatric transfusion medicine. *Transfusion*. 2017;57(6):1568–1581.

62. Rabe H, Reynolds G, Diaz-Rossello J. A systematic review and meta-analysis of a brief delay in clamping the umbilical cord of preterm infants. *Neonatology*. 2008;93(2):138–144.

63. Christensen RD, Carroll PD, Josephson CD. Evidence-based advances in transfusion practice in neonatal intensive care units. *Neonatology*. 2014;106(3):245–253.

64. Clark P, Trickett A, Stark D, et al. Factors affecting microbial contamination rate of cord blood collected for transplantation. *Transfusion*. 2012;52(8):1770–1777.

65. Eichler H, Schaible T, Richter E, et al. Cord blood as a source of autologous RBCs for transfusion to preterm infants. *Transfusion*. 2000;40(9):1111–1117.

66. Stramer SL, Galel SA. Infectious disease screening. In: Fung MK, ed. *Technical Manual of the American Association of Blood Banks*. 18th ed. Bethesda, MD: AABB Press; 2017:161–205.

67. Zou S, Stramer SL, Dodd RY. Donor testing and risk: current prevalence, incidence, and residual risk of transfusion-transmissible agents in US allogeneic donations. *Transfus Med Rev*. 2012;26(2):119–128.

68. Bihl F, Castelli D, Marincola F, et al. Transfusion-transmitted infections. *J Transl Med*. 2007;5:25.

69. Hughes JA, Fontaine MJ, Gonzalez CL, et al. Case report of a transfusion-associated hepatitis A infection. *Transfusion*. 2014;54(9):2202–2206.

70. Shirley DT, Nataro JP. Zika virus infection. *Pediatr Clin North Am*. 2017;64(4):937–951.

71. Williamson PC, Linnen JM, Kessler DA, et al. First cases of Zika virus-infected US blood donors outside states with areas of active transmission. *Transfusion*. 2017;57(3pt2):770–778.

72. Nichols WG, Price TH, Gooley T, et al. Transfusion-transmitted cytomegalovirus infection after receipt of leukoreduced blood products. *Blood*. 2003;101(10):4195–4200.

73. Strauss RG. Optimal prevention of transfusion-transmitted cytomegalovirus (TTCMV) infection by modern leukocyte reduction alone: CMV sero/antibody-negative donors needed only for leukocyte products. *Transfusion*. 2016;56(8):1921–1924.

74. Groves JA, Shafi H, Nomura JH, et al. A probable case of West Nile virus transfusion transmission. *Transfusion*. 2017;57(3pt2):850–856.

75. Hong H, Xiao W, Lazarus HM, et al. Detection of septic transfusion reactions to platelet transfusions by active and passive surveillance. *Blood*. 2016;127(4):496–502.

76. Eder AF, Kennedy JM, Dy BA, et al. Bacterial screening of apheresis platelets and the residual risk of septic transfusion reactions: The American Red Cross experience (2004–2006). *Transfusion*. 2007;47(7):1134–1142.

77. Fang CT, Chambers LA, Kennedy J, et al. Detection of bacterial contamination in apheresis platelet products: American Red Cross experience, 2004. *Transfusion.* 2005;45(12): 1845–1852.

78. Jacobs MR, Smith D, Heaton WA, et al. Detection of bacterial contamination in prestorage culture-negative apheresis platelets on day of issue with the Pan Genera Detection test. *Transfusion.* 2011;51(12):2573–2582.

79. Heaton WA, Good CE, Galloway-Haskins R, et al. Evaluation of a rapid colorimetric assay for detection of bacterial contamination in apheresis and pooled random-donor platelet units. *Transfusion.* 2014;54(6):1634–1641.

80. Moritz ED, Winton CS, Tonnetti L, et al. Screening for Babesia microti in the U.S. Blood Supply. *N Engl J Med.* 2016;375(23):2236–2245.

81. Ludlam CA, Turner ML. Managing the risk of transmission of variant Creutzfeldt Jakob disease by blood products. *Br J Haematol.* 2006;132(1):13–24.

82. Prowse CV. Component pathogen inactivation: a critical review. *Vox Sang.* 2013;104(3):183–199.

83. Hess JR, Pagano MB, Barbeau JD, et al. Will pathogen reduction of blood components harm more people than it helps in developed countries? *Transfusion.* 2016;56(5):1236–1241.

84. Turkmen T, Qiu D, Cooper N, et al. Red blood cell alloimmunization in neonates and children up to 3 years of age. *Transfusion.* 2017;57(11):2720–2726.

85. Yang X, Ahmed S, Chandrasekaran V. Transfusion-related acute lung injury resulting from designated blood transfusion between mother and child: a report of two cases. *Am J Clin Pathol.* 2004;121(4):590–592.

86. Otrock ZK, Liu C, Grossman BJ. Transfusion-related acute lung injury risk mitigation: an update. *Vox Sang.* 2017;112(8):694–703.

87. Delaney M, Axdorff-Dickey RL, Crockett GI, et al. Risk of extracorporeal life support circuit-related hyperkalemia is reduced by prebypass ultrafiltration. *Pediatr Crit Care Med.* 2013;14(6):e263–e267.

88. Lee AC, Reduque LL, Luban NL, et al. Transfusion-associated hyperkalemic cardiac arrest in pediatric patients receiving massive transfusion. *Transfusion.* 2014;54(1):244–254.

第 49 章

换血

Jayashree Ramasethu

随着产前产后监护水平的提高，在美国和其他发达国家新生儿换血(ET)的应用率明显下降[1-4]。而在发展中国家换血仍然是一种重要的治疗方法，其主要用于预防胆红素脑病引起的神经系统受损，也可用于其他一些适应证。在发展中国家严重新生儿黄疸的负担很重，换血率仍然居高不下[5]。

A.定义

换血。短时间内用捐献的血取代新生儿的血。

B.适应证

1.任何原因导致的明显的高未结合胆红素血症[6]、强化光疗失败、有急性胆红素脑病危险时。

a.即使有急性胆红素脑病中晚期症状，立即换血也可避免脑损伤[7]。

b.图 49.1 说明胎龄≥35 周的新生儿推荐换血的血清总胆红素值。

c.在资源有限的情况下，继续实验室指标监测可能比较困难，建议结合胆红素水平和临床标准来确定

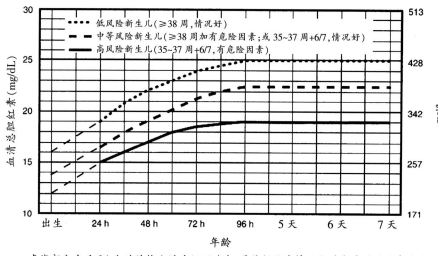

· 虚线部分生后 24 小时的换血适应证不确定，需依据临床情况和对光疗的反应来确定。
· 出现急性胆红素脑病的症状时推荐立即换血(肌张力增高、角弓反张、发热、尖叫)或超过曲线上 5mg/dL(85μmol/L)。
· 危险因素:同种免疫溶血病、G-6-PD 缺乏症、窒息、明显的嗜睡、体温不稳定、败血症、酸中毒。
· 检测人血白蛋白，计算 B/A 比值(见图例)。
· 用总胆红素，不要减去直接胆红素或结合胆红素。
· 如果新生儿情况好，胎龄 35~37 周+6 或 7(中等风险)，可根据实际胎龄个体化的胆红素水平换血。

图 49.1 胎龄 35 周及以上新生儿换血指南。(Reprinted with permission from American Academy of Pediatrics Subcommittee on Hyperbilirubinemia. Management of hyperbilirubinemia in the newborn infant 35 or more weeks of gestation. Pediatrics. 2004;114(1):297–316. Erratum: *Pediatrics*. 2004; 114(4): 1138. Copyright © 2004 by the AAP.)

换血的阈值[8]。

d.虽然一些国家试图制订统一的指南[9-11]，但早产儿换血的适应证还是要因人而异(表49.1)。

2.同种免疫性新生儿溶血症[12]。

a.用于纠正严重贫血和高胆红素血症。

b.同种免疫性溶血症的新生儿，换血可用于体内抗原阴性的红细胞取代被抗体包被的新生儿红细胞，去除血浆中游离的母体抗体。

3.伴随充血性心力衰竭和高血容量的严重贫血[13]。

4.红细胞增多症[14,15]。

虽然部分换血降低红细胞增多症患儿的血细胞比容和血黏稠度，但没有证据表明有远期的益处。

表49.1 <35周的早产儿光疗和换血建议

	启动光疗	换血(疗法)
孕龄(周)	血清总胆红素 (mg/dL)	血清总胆红素 (mg/dL)
<28周+0/7	5~6	11~14
28周+0/7~29周+6/7	6~8	12~14
30周+0/7~31周+6/7	8~10	13~16
32周+0/7~33周+6/7	10~12	15~18
34周+0/7~34周+6/7	12~14	17~19

使用末次月经校正胎龄进行光疗；例如，当29周+0/7的婴儿7日龄时，使用TSB治疗30周+0/7建议。

使用总胆红素——不要从总胆红素中减去直接胆红素或结合胆红素。

对于胆红素中等风险较高的婴儿(胎龄较低，人血白蛋白水平<2.5g/dL，TSB水平迅速上升，提示患有溶血性疾病或临床不稳定的婴儿)，请使用列出的较低范围的TSB水平。

可能有以下一种或多种情况被认为是临床不稳定的婴儿。血液pH<7.15，在过去24小时内血培养阳性脓毒症，在过去24小时内需要球囊或插管的呼吸暂停和心动过缓，在过去24小时内需要升压支持的低血压，或在采血时进行机械通气，换血列中更广的范围和值的重叠程度反映出做出这些建议的不确定性程度。

换血建议适用于正在接受最大表面积的强化光疗，但TSB水平继续增加到所示水平的婴儿。

对于所有婴儿，如果婴儿表现出急性胆红素脑病的迹象(即高张力、弓形、颈后倾、角弓反张、高音哭声)，则推荐换血，尽管人们认识到这些迹象很少发生在极低出生体重儿中。

5.不常见的适应证。

a.先天性白血病/高白细胞血症[16,17]。

b.极度血小板增多症[18]。

c.新生儿血色素沉着症/妊娠期同种免疫性肝病[19]。

d.严重高三酰甘油血症或高脂血症[20]。

e.高氨血症(血液透析更有效)[21]。

f.铅中毒[22]。

g.药物过量或中毒[23]。

h.去除抗体或异常蛋白[24]。

i.新生儿败血症[25,26]。

j.疟疾和巴贝斯虫病[27]。

C.禁忌证

1.当其他方法，如简单输血或光疗同样有效时。

2.当患者不稳定或操作的危险大于可能的益处时。

部分换血，在充血性心力衰竭和高血容量的严重贫血，可先部分换血来稳定患者的病情，再进行完全或双倍换血。

3.当置管的禁忌证大于换血的适应证时，如果必须换血，应寻找其他途径。

D.设备

1.婴儿监护设备(见第4章，维持稳态)。

a.自动和手工控制的热源。

b.温度监测器。

c.心肺监护仪。

d.监测氧饱和度的脉搏氧饱和度仪。

2.复苏的设备及药物(可立即获得)。

3.婴儿束带。

4.口－胃管。

5.吸引装置。

6.插管装置。

7.血液温暖器和合适的线圈。

8.无菌换血装置。

a.有特殊四通开关的一次性装置。

b.组装以下设备。

(1)两个带有锁定连接装置的三通开关。

(2)5、10或20mL注射器。

(3)废物容器(空输液瓶或袋)。

(4)静脉连接导管将旋塞连接到血液加热器和废

弃容器上。

9.合适的血液制品(见F部分)。

10.用于换血前后血液检验的注射器和试管。

11.肝素化生理盐水 1U 肝素/mL,用于冲洗交换用的注射器。

E.预防措施

1.开始换血前需要稳定婴儿病情。

2.当负责监护及其他紧急情况的支持人员均到位后才开始换血。

3.换血过程中及换血后应严密监护婴儿。

4.换血过程不要匆忙,如果患儿变得不稳定,可停止或减慢速度。

5.适用于临床适应证的血液制品,要用最新鲜的血液,最好在 5~7 天内。

6.如果患者有高钾血症或肾功能损伤,应检测供血的血钾水平。

7.只能用有恒温控制的、温度和报警均通过质量检控的血液暖化装置。对特殊的血液加热装置一定要复习其操作及安全程序。不要使血液过热(不要超过 38℃)。

8.如果自导管中抽血困难,不要过力抽吸。应重新放置导管,或更换注射器、开关及任何与导管相连的接头装置。

9.如果暂时中断操作,留在导管内的血液应是抗凝的,或用肝素化盐水清洗导管。

10.如需输钙,应用肝素化盐水清洗导管。

F.完全或部分换血的准备

血液制品和容量

血液制品

1.与血库或输血专家联系,决定最适当的血液制品。

a.通常用血浆全血或血浆与浓缩红细胞的重组全血[28]。

b.血液可为柠檬酸磷酸葡萄糖(CPD 或 CPDA1)或肝素抗凝(肝素化血液在美国不允许使用),避免添加抗凝剂溶液。如果没有其他选择,可用储存在添加剂溶

液中的浓缩红细胞或硬包装红细胞重组前进行洗涤后换血(见第 48 章)。

c.根据预期的最终结果将血细胞比容(HCT)调整为 45%~60%。当换血的适应证为高胆红素血症时,HCT 在 40%~45% 为首选。纠正贫血时可能要求更高的血细胞比容水平。

d.血液应尽可能新鲜(<7 天)。

e.建议所有要换的血液均要接受辐照,以防移植物抗宿主病,辐照后的血液钾浓度明显升高,所以应尽可能在换血前进行辐照(<24 小时)。

f.对血液的标准筛查非常重要,其主要包括镰状细胞、HIV、HBV 和 CMV 的筛查。

g.在流行地区应筛查供血的葡萄糖-6-磷酸脱氢酶缺乏及血红蛋白 S[29]。

2.当存在有同种免疫时(如 Rh、ABO),特别注意相容性[12,28]。

a.如果预期可能娩出有严重新生儿溶血症(HDN)的婴儿,应在婴儿出生前即备好 O 型、Rh 阴性与母亲交叉配血的血源。

b.婴儿出生后,准备的供血应为针对溶血性疾病抗原阴性及与婴儿交叉配血。

c.在 ABO HDN,血液必须是 O 型、Rh 阴性或与母亲及婴儿相容;血液应为洗涤、无血浆或低滴度的抗 A 或抗 B 抗体。O 型红细胞可与 AB 型血浆一起应用,这样每次换血需两份供血。

d.在 Rh 阴性的 HDN 中,血液应为 Rh 阴性、O 型或与婴儿 ABO 血型相同。

e.在罕见血型不合的情况下,当特异性抗原阴性血液不可用时,可使用最少血型不合的血液进行换血[30]。

f.对于患有中晚期胆红素脑病的急诊换血婴儿,建议使用未交叉配型的压缩红细胞来迅速降低胆红素水平,但这可能并不是很有效。换血从血浆和血管外间隙清除胆红素的效果与交换的白蛋白质量直接相关,而红细胞中较低的白蛋白含量可能无法阻止持续的胆红素神经毒性[31]。

3.红细胞增多症的新生儿,最好的稀释液是等渗盐水而不是血浆或白蛋白[32]。

所需的供血量

1.每次换血量不超过一整单位血,可减少供血者的献血次数。

2.整个过程所需的换血量=实际换血量+导管中无效腔血量及暖化器中的血量(通常为 25~30mL)。

3.去除胆红素及抗体等需双倍换血,2×婴儿血量=2×(80~120)mL/kg(婴儿的血容量在早产儿为100~120mL/kg,足月儿为 80~85mL/kg)。这个换血量约换出 85%的婴儿血容量(图 49.2)。

4.单份换血量约换出 60% 的婴儿血容量(图 49.2)。

5.对纠正严重贫血的部分换血

$$换血量=\frac{患儿的血容量×(预期的 Hb-患儿的 Hb)}{PRBC 的 Hb-患儿的 Hb}$$

6.对纠正红细胞增多症所需的单份或部分换血

$$换血量=\frac{患儿的血容量×预期的 HCT 变化}{患儿的 HCT}$$

新生儿的准备

1.将患儿置于温暖、舒适、可控制的环境中。提供一个无菌的区域及易于进入管道,小早产儿的换血可在暖箱中进行。

2.适当的束缚患儿。通常不需要镇静和镇痛。对清醒的患儿在换血过程中可让其吸吮奶嘴。

3.连接生理监测器,设定基础值(温度、呼吸、心率、氧饱和度)。

4.抽空患儿的胃。

a.如果可能,操作前 4 小时不要给患儿喂奶。

b.放置口-胃管,抽出胃内容物,保持开放引流。

5.开放静脉通道,输注糖及药物。

a.有必要建立另外的静脉通路,以备紧急给药。

b.换血过程可能会中断先前通过脐静脉导管(UVC)的必要输液速度;通过外周静脉输液管道输注肠外营养液。

c.长时间的经口或肠胃外供糖缺乏会导致低血糖。

6.在开始换血前稳定患儿(如当有严重低血容量和贫血时输注浓缩红细胞),需要时调节呼吸机或供氧。

7.换血前输白蛋白促进胆红素的结合仍有争议[33]。

建立换血通路

1.推-抽操作方法。中心血管——通常通过脐静脉导管(UVC)。注意:最好使用单腔 UVC;当使用双腔 UVC 时要注意阻力增加。

2.动静脉同步换血。即通过静脉输注供血,同时通过动脉抽出婴儿血。该操作方法适用于患病或不稳定的新生儿,使其更易耐受,因为它很少引起血压或脑血流动力的波动[34]。这个操作方法也适用于当只有外周血管通路时或其他原因。当 UVC 无法进入时,股静脉和颈外静脉被用作可供选择的入路部位[35,36]。

a.供血的输注可通过脐静脉导管或外周静脉导管。

b.抽出婴儿血可通过脐动脉或脐静脉导管或外周动脉导管,通常通过桡动脉。

换血前对婴儿的血进行实验室检查

根据临床决定检验的项目。

1.对婴儿血清学的诊断性检查,如病毒抗体滴度、评估不明原因溶血的检验、新生儿代谢病筛查或遗传检验应该在换血前进行。

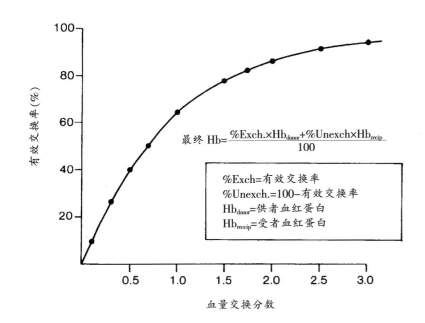

图 49.2 描述换血的效果和换血量的关系,用公式计算最终的血红蛋白。

2.血红蛋白、血细胞比容、血小板。

3.电解质、钙、血气。

4.葡萄糖。

5.总胆红素和直接胆红素。

6.凝血常规。

血源准备

1.核对血液制品(见第 48 章)。

a.核对血型及交叉配血的数据。

b.核对使用期限。

c.供血与受血者的核对。

2.将输血装置与血液暖化导管及血袋相连。

3.将导管放入血液加热器中。

4.使血液通过血液暖化器。

G.操作技术

推–抽换血方法

1.仔细阅读厂家提供的说明书。

2.如同手术操作一样洗手,戴口罩、头罩,穿无菌衣,戴手套。

3.用无菌操作打开预先装备托盘。

4.顺时针旋转牢固特殊开关位置(图 49.3 和图 49.4)。把手所指的方向为开向注射器的开口。顺时针旋转特殊开关依次有以下作用:①从患者处抽血;②将血打入废物袋;③抽新血;④注入患者体中。应按适当的顺序,总是顺时针旋转,保持接头紧密。

a.阳性接头与脐或外周血管相连。

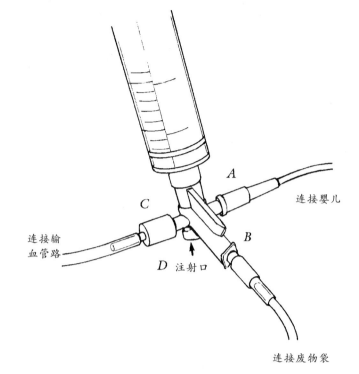

图 49.3 特殊的四通活塞:(A)连接婴儿管路;(B)连接废物袋;(C)连接输血管路;(D)"关"的方向(与废物袋连接成 180°),允许注射器通过橡皮胶塞注射。用活塞时顺时针方向旋转。

b.阴性接头与废物袋的延伸导管相连。

c.连接与血液暖化线圈相连的导管。

d.中间"关"位置时,可允许从橡皮塞加入药物(距废物袋接收开口为 180°)。

5.按照厂家所示的步骤,将所有连接安装在血液及废物袋上。

6.将开关开向血源,将所有气体排到注射器中。顺

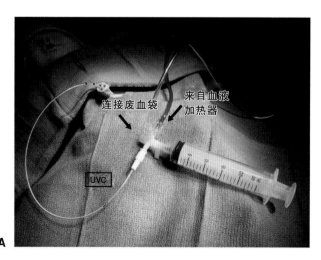

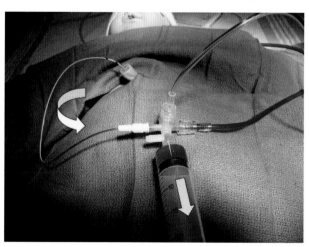

图 49.4 (A,B)用四通活塞换血。

时针旋转 270°,排入到废物袋中。

7.将开关旋到"关",进入无菌区域。

8.用既存的脐静脉血管或插入脐静脉导管,如第 32 章脐静脉插管所述。

a.尽可能植入单腔 UVC,双腔的内置 UVC 内径小,换血操作时比较困难。

b.对于不稳定的婴儿,可检测中心静脉压。

c.在下腔静脉放置导管,通过 X 线确认位置。

d.如果导管不能置于下腔静脉,在紧急情况下,如果回血充足可慎重应用置于脐静脉的导管。

9.助手在换血记录单中记录所有生命指征、出入量及其他数据。

10.抽血进行诊断性检查及换血前实验室研究。

11.每 60 分钟检测外周血糖水平。监测心肺状态、持续脉搏血氧监测,根据临床情况及稳定性随时检查血气。

12.抽出及输注时通常换血速度为 5mL/kg,2~4 分钟一个循环。

13.如果患儿存在低血容量或中心静脉压低,换血可自输注血开始。如果患儿存在高血容量或中心静脉压增高,开始可先抽出预算的血液。

14.如有适应证,可重新测量中心静脉压,如果开始时中心静脉压低,那么随着血浆静水压的升高,中心静脉压也会升高。

15.给患儿抽血及输血过程一定要缓慢,每次至少需 1 分钟,以避免引起血压波动,在抽-推操作方法中,血压的快速波动可引起颅内压的变化。从脐静脉的快速抽血可产生负压,该负压传导到肠系膜静脉,易发生缺血性肠并发症。

16.每 10~15 分钟轻轻摇动血袋,以防红细胞沉淀,否则可致换血后贫血而输血。

17.换血期间补钙很常见,但可能不是必要的和有益的[37]。在以下情况下可考虑予给补充钙剂。

a.有低钙血症时。

b.有低钙血症的症状或体征时。

(1)QT 间期改变。

(2)躁动不安及心动过速。这些症状不一定与离子钙水平有关。静脉注射钙的效果可能只持续几分钟。静脉注射钙也可能导致心动过缓或心脏骤停。钙可对供血中的抗凝剂产生相互作用,在导管中形成凝块,所以

最好通过外周静脉给钙。如果通过 UVC 给钙,给前用 0.9% NaCl 冲洗供血管道,给 10% 葡萄糖酸钙 1mL/kg,给钙过程要慢,严密监测心率及心律,给钙后再用 0.9% NaCl 冲洗管道。

18.每次抽-推操作方法要依照计算好的数量,直到达到预期的总量。

19.如果血管内正性平衡理想,要保证在最后一次抽血后仍有足够的供血输注。

20.冲洗连接库血的脐静脉,抽出一定的婴儿血用于实验室检查,包括再次交叉配血。

21.如果还要进行进一步的换血,要通过脐静脉输注含有肝素的液体(0.5~1U 肝素/mL 液体)。

22.双倍换血所需时间为 90~120 分钟。

23.在患者的病历中记录操作过程。

用单根脐血管和两个串联连接的三通开关进行的换血

用特殊开关或两个串联连接的三通开关进行换血的原则和操作方法是一样的。重要的是要保证所有连接紧密,形成一个密闭、无菌系统。在开始换血前弄清开关的工作位置也是非常有必要的。

1.如同手术操作一样进行洗手、穿无菌衣、戴无菌手套。

2.连接开关和管路(图 49.5)。

a.近端开关。

(1)脐插管。

(2)静脉延长管连接无菌废物袋。

b.远端开关。

(1)来自血液暖化器的管路。

(2)10 或 20mL 的注射器。

3.清除管中的气泡。

4.开始换血记录。

5.按照抽-推操作方法的步骤操作,直至换血完毕。

动静脉同步换血(中心或外周血管)

1.如同手术操作一样进行洗手。

2.选择两个穿刺点进行穿刺。

a.静脉输注。

(1)脐静脉导管。

(2)至少 23 号口径的外周静脉内管。

b.动脉抽血。

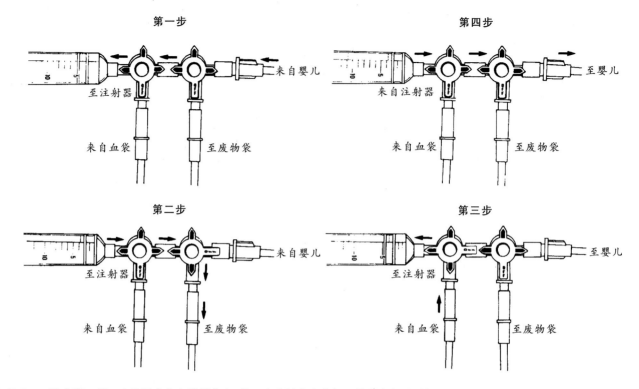

图49.5　三通串联。第一步为活塞方向抽婴儿血;第二步为活塞方向把血排向废物袋;第三步为活塞方向血液从血袋注满注射器;第四步为活塞方向把血注入婴儿管路。

(1)脐动脉导管。

(2)外周动脉,如果婴儿足够大,通常选择桡动脉。

3.将动脉导管连接在三通开关上。

a.用短管连接静脉内管与外周延伸管。

b.将另一个连接管与开关相接,并置入无菌废物袋中。

c.将3~10mL的空注射器连接开关用于抽血。在这个通口上还可以再放一个开关,连接上一个有肝素盐水(5U/mL)的注射器备用。要注意输注的总液量。

4.将静脉管与单个的三通开关相连,后者再与5~10mL空注射器及血液暖化器盒相连。

5.开始换血记录。

6.以每分钟2~3mL/kg的速度从动脉侧抽血并弃掉,再以同样的速度从静脉侧输注血液,来自加热装置的血液可通过输液泵输送,输液泵将测量每小时的输血量和累计输血量。尽量保持速度稳定,输入与抽出的量相等。

7.间断地用肝素化盐水冲洗动脉管。

留在管中的肝素化液体会被下一次的抽血所清除,因此患者接受的实际总肝素量大大减少。

8.按照推-抽操作方法的步骤操作,直至换血完毕。

9.对足月儿和晚期早产儿进行了全自动同步脐动静脉换血[38]。

10.等容积换血所需时间为45~60分钟。对于患病不稳定的婴儿可再长一些。

H.换血后的操作

1.持续严密监测生命体征至少6~12小时。

2.重开医嘱。按照需要调整药物剂量,以补偿换血所除去的药量。

3.婴儿至少禁食4小时。如果临床情况稳定,可恢复进食,如果换血用的是脐血管,则在换血后24小时内每3~4小时监测腹围及肠鸣音。观察喂养不耐受的表现。

4.每隔2~4小时监测一次血糖水平,要持续24小时。

5.根据临床随时查血气。

6.对患病婴儿,换血后立即复查血清离子钙及血小板计数,以后根据临床情况复查。

7.换血后约4小时复查血红蛋白、血细胞比容、胆红素,以后根据临床情况复查。双份容量换血换出85%婴儿的血,但只清除50%的血管内胆红素。血管内外胆红素的平衡及持续存在的母亲抗体会使致敏的及新形成的红细胞继续破坏，导致换血后胆红素水平的反弹，在严重新生儿溶血症时需要第二次换血。

I.并发症

1.最近的一项研究表明，换血引起的死亡或永久性严重后遗症的发生率在健康婴儿中估计不到 1%，而在患病婴儿中可达 12%。已经严重患病的婴儿，换血还可能引起一些尚未知的副作用[2-4,39]。

2.很多不良事件包括血液或生化实验室指标异常临床症状，在换血的过程中或换血后不久，最常见的副作用通常发生在早产儿和(或)患病婴儿。

　　a.呼吸暂停和(或)心动过缓。

　　b.低钙血症。

　　c.血小板减少症(<50 000 在健康婴儿占 10%，而胎龄<32 周的早产儿可升至 67%)。

　　d.代谢性酸中毒。

　　e.血管痉挛。

3.据报道，换血并发症与输注血液及血管通路并发症有关(参见第 31 至第 33 章、第 36 章、第 48 章)。

4.潜在的并发症。

　　a.代谢性。低钙血症、低或高血糖、高血钾。

　　b.心肺。呼吸暂停、心动过缓、低血压、高血压。

　　c.血液。血小板减少症、稀释性凝血病、中性粒细胞减少症、弥散性血管内凝血。

　　d.与血管导管有关。血管痉挛、血栓形成、栓塞。

　　e.胃肠道。喂养不耐受、缺血性损伤、坏死性小肠结肠炎。

　　f.感染。脐炎、败血症。

参考文献

1. Bhutani VK, Meng NF, Knauer Y, et al. Extreme hyperbilirubinemia and rescue exchange transfusion in California from 2007 to 2012. *J Perinatol*. 2016;36:853–857.

2. Steiner LA, Bizzarro MJ, Ehrenkrantz RA, et al. A decline in the frequency of neonatal exchange transfusions and its effect on exchange transfusion related morbidity and mortality. *Pediatrics*. 2007;120:27–32.

3. Chessman JC, Bowen JR, Ford JB. Neonatal exchange transfusions in tertiary and non-tertiary hospital settings, New South Wales, 2001–2012. *J Paediatr Child Health*. 2017;53:447–450.

4. Chitty HE, Ziegler N, Savoia H, et al. Neonatal exchange transfusions in the 21st century: a single hospital study. *J Paediatr Child Health*. 2013;49:825–832.

5. Slusher TM, Zamora TG, Appiah D, et al. Burden of severe neonatal jaundice: a systematic review and meta-analysis. *BMJ Paediatr Open*. 2017;25;1(1):e000105.

6. American Academy of Pediatrics. Subcommittee on hyperbilirubinemia. Clinical practice guideline. Management of hyperbilirubinemia in the newborn infant 35 or more weeks gestation. *Pediatrics*. 2004;114:297–316.

7. Hansen TW, Nietsch L, Norman E, et al. Reversibility of acute intermediate phase bilirubin encephalopathy. *Acta Paediatr*. 2009;98:1689–1694.

8. Olusanya BO, Iskander IF, Slusher TM, et al. A decision-making tool for exchange transfusions in infants with severe hyperbilirubinemia in resource-limited settings. *J Perinatol*. 2016;36:338–341.

9. Maisels MJ, Watchko JF, Bhutani VK, et al. An approach to the management of hyperbilirubinemia in the preterm infant less than 35 weeks of gestation. *J Perinatol*. 2012;32:660–664.

10. Van Imhoff DE, Dijk PH, Hulzebos CV; BARTrial study group, Netherlands Neonatal research Network. Uniform treatment thresholds for hyperbilirubinemia in preterm infants: background and synopsis of a national guideline. *Early Hum Dev*. 2011;87:521–525.

11. Morioka I. Hyperbilirubinemia in preterm infants in Japan: new treatment criteria. *Pediatr Int*. 2018;60:684–690.

12. Ree IMC, Smits-Wintjens VEHJ, van der Bom JG, et al. Neonatal management and outcome in alloimmune hemolytic disease. *Expert Rev Hematol*. 2017;10:607–616.

13. Naulaers G, Barten S, Vanhole C, et al. Management of severe neonatal anemia due to fetomaternal transfusion. *Am J Perinatol*. 1999;16:193–196.

14. Ozek E, Soll R, Schimmel MS. Partial exchange transfusion to prevent neurodevelopmental disability in infants with polycythemia. *Cochrane Database Syst Rev*. 2010;20:CD 005089.

15. Hopewell B, Steiner LA, Ehrenkranz RA, et al. Partial exchange transfusion for polycythemia hyperviscosity syndrome. *Am J Perinatol*. 2011;28:557–564.

16. Hayasaka I, Cho K, Morioka K, et al. Exchange transfusion in patients with down syndrome and severe transient leukemia. *Pediatr Int*. 2015;57:620–625.

17. Kuperman A, Hoffmann Y, Glikman D, et al. Severe pertussis and hyperleukocytosis: Is it time to change for exchange? *Transfusion*. 2014;54:1630–1633.

18. Park ES, Kim SY, Yeom JS, et al. Extreme thrombocytosis associated with transient myeloproliferative disorder with Down Syndrome with t(11;17)(q13;q21). *Pediatr Blood Cancer*. 2008;50:643–644.

19. Okada N, Sanada Y, Urahashi T, et al. Rescue case of low birth weight infant with acute hepatic failure. *World J Gastroenterol*. 2017;23:7337–7342.

20. Rodríguez-Castaño MJ, Iglesias B, Arruza L. Successful exchange transfusion in extremely preterm infant after symptomatic lipid overdose. *J Neonatal Perinatal Med*. 2018;11:199–202.

21. Chen CY, Chen YC, Fang JT, et al. Continuous arteriovenous hemodiafiltration in the acute treatment of hyperammonaemia due to ornithine transcarbamylase deficiency. *Ren Fail*. 2000;22:823–836.

22. Chinnakaruppan NR, Marcus SM. Asymptomatic congenital lead poisoning- case report. *Clin Toxicol (Phila)*. 2010;48:563–565.

23. Sancak R, Kucukoduk S, Tasdemir HA, et al. Exchange transfusion treatment in a newborn with phenobarbital intoxication. *Pediatr Emerg Care*. 1999;15:268–270.

24. Dolfin T, Pomerance A, Korzets Z, et al. Acute renal failure in

a neonate caused by the transplacental transfer of a nephrotoxic paraprotein: successful resolution by exchange transfusion. *Am J Kidney Dis.* 1999;34:1129–1131.

25. Pugni L, Ronchi A, Bizzarri B, et al. Exchange transfusion in the treatment of neonatal septic shock: a ten-year experience in a neonatal intensive care unit. *Int J Mol Sci.* 2016;17(5):pii: E695.

26. Aradhya AS, Sundaram V, Kumar P, et al. Double volume exchange transfusion in severe neonatal sepsis. *Indian J Pediatr.* 2016;83:107–113.

27. Virdi VS, Goraya JS, Khadwal A, et al. Neonatal transfusion malaria requiring exchange transfusion. *Ann Trop Pediatr.* 2003;23:205–207.

28. American Association of Blood Banks. *Standards for Blood Banks and Transfusion Services.* 31st ed. Bethesda, MD: AABB; 2018.

29. Samanta S, Kumar P, Kishore SS, et al. Donor blood glucose 6-phosphate dehydrogenase deficiency reduces the efficacy of exchange transfusion in neonatal hyperbilirubinemia. *Pediatrics.* 2009;123:e96–e100.

30. Li BJ, Jiang YJ, Yuan F, et al. Exchange transfusion of least incompatible blood for severe hemolytic disease of the newborn due to anti-Rh17. *Transfus Med.* 2010;20:66–69.

31. Watchko JF. Emergency release uncross-matched packed red blood cells for immediate double volume exchange transfusion in neonates with intermediate to advanced acute bilirubin encephalopathy: Timely but insufficient? *J Perinatol.* 2018;38:947–953.

32. De Waal KA, Baerts W, Offringa M. Systematic review of the optimal fluid for dilutional exchange transfusion in neonatal polycythemia. *Arch Dis Child Fetal Neonatal Ed.* 2006;91: F7–F10.

33. Ahlfors CE. Pre exchange transfusion administration of albumin: an overlooked adjunct in the treatment of severe neonatal jaundice? *Indian Pediatr.* 2010;47:231–232.

34. van de Bor M, Benders MJ, Dorrepaal CA, et al. Cerebral blood volume changes during exchange transfusions in infants born at or near term. *J Pediatr.* 1994;125:617–621.

35. Weng YH, Chiu YW. Comparison of efficacy and safety of exchange transfusion through different catheterizations: femoral vein versus umbilical vein versus umbilical artery/vein. *Pediatr Crit Care Med.* 2011;12:61–64.

36. Chen HN, Lee ML, Tsao LY. Exchange transfusion using peripheral vessels is safe and effective in newborn infants. *Pediatrics.* 2008;122:e905–e910.

37. Ogunlesi TA, Lesi FE, Oduwole O. Prophylactic intravenous calcium therapy for exchange blood transfusion in the newborn. *Cochrane Database Syst Rev.* 2017;10:CD011048.

38. Altunhan H, Annagür A, Tarakçi N, et al. Fully automated simultaneous umbilical arteriovenous exchange transfusion in term and late preterm infants with neonatal hyperbilirubinemia. *J Matern Fetal Neonatal Med.* 2016;29:1274–1278.

39. Patra K, Storfer-Isser A, Siner B, et al. Adverse events associated with neonatal exchange transfusion in the 1990s. *J Pediatr.* 2004;144:626–631.

第 9 部分

其他临床操作

扫码领取
新生儿诊疗思路参考

第50章

全身亚低温疗法

Ela Chakkarapani，Marianne Thoresen

出生后 6 小时内采用亚低温疗法(HT;直肠或食管温度为 33.5℃)，并持续 72 小时,可减少中或重度缺氧缺血性脑病 (HIE) 新生儿死亡或残疾的发生率(NNT=7,95%CI 5~10)；还可降低存活患儿神经发育障碍的发生率(NNT=8,95%CI 5~14)[1-5]。采用亚低温疗法治疗的患儿,其幼儿期智商>85[6,7]的比例升高,且中重度脑瘫比例降低[8]。

亚低温疗法(HT)通常用垫子或毯子将新生儿包裹起来,做全身低温治疗(WBC)[3,4]；或用"冰帽"包裹住新生儿的头部,让水在"冰帽"内循环,实施选择性头部亚低温治疗(SHC)[2]。在足月新生儿发生中重度围生期窒息后，用"冰帽"进行选择性头部亚低温治疗(SHC) 可保护其神经系统。选择性头部亚低温治疗(SHC)是一项优秀的技术,冰帽是第一个显示出具有保护中重度围生期窒息的足月儿神经系统功能的治疗物品。亚低温保护治疗的趋势已迅速向全身亚低温治疗发展,并且有伺服控制单元,但不包括"冰帽"这种非伺服控制设备。"冰帽"设备目前还未商业化。

A.适应证[2,4](图 50.1)

1.可降低以下婴儿的死亡或残疾发生率。
a.胎龄≥35,出生时间<6 小时[5]。
b.有窒息的证据(以下 4 项至少满足 1 项)。
(1)Apgar 评分 10 分钟≤5 分。
(2)动脉、毛细血管或静脉血生后 60 分钟内 pH≤7.0。
(3)动脉、毛细血管或静脉血生后 60 分钟内 BE≥16mmol/L。
(4)出生后 10 分钟仍需要正压通气或复苏和 c、或 d 和 e。
c.中重度脑病。
(1)意识异常——嗜睡、昏迷。
(2)肌张力减退或反射异常(包括眼球运动或瞳孔异常)或自主活动减少或缺乏,或姿势异常(肢端屈曲/完全伸展/去大脑强直),吸吮反射减弱或消失,拥抱反射缺乏或不完全。
d.临床有抽搐。
e.在生后 6 小时内,振幅整合脑电图(aEEG)出现30 分钟异常背景活动或癫痫。
2.如果 pH 值在 7.01~7.15,或碱缺失在 10~15.9mmol/L之间,或血气不可用和(或)aEEG 不可用或不用作纳入标准,则可以使用以下标准[3]。
a.胎龄≥35 周,出生时间<6 小时,并且
b.以下任意一项
(1)急性围生期事件,如脐带脱垂、子宫破裂、晚期或可变减速。
(2)Apgar 评分 10 分钟≤5 分。
(3)长时间复苏。胸部按压和(或)插管和(或)面罩通气 10 分钟和
c.以下任意一项
(1)临床癫痫发作。
(2)脑病定义为 1 个或多个体征,至少占以下 6 类中的 3 类。意识水平、自发活动、姿势、音调、原始反射、自主系统(图 50.1)。

亚低温治疗的临床路径

入选标准:妊娠期≥35 周,出生体重≥1800g
排除:严重的染色体/先天性异常

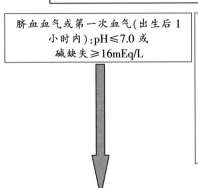

脐血血气或第一次血气(出生后 1 小时内):pH≤7.0 或碱缺失≥16mEq/L

血气无法获得或脐血或第一次血气(出生后 1 小时内):pH 7.01~7.15 或碱缺失 10~15.9mEq/L

和

急性围生期事件(如胎盘早剥、脐带脱垂或严重 FHR 异常)

和

Apgar 评分在 10 分钟之内≤5 或持续正压通气需要从出生时开始持续至少 10 分钟

中度/重度脑病的神经学证据
癫痫发作或出现一种或多种症状的 6 种中的 3 种

类别	轻中度的脑病	严重的脑病
意识水平	无精打采	昏睡/昏迷
自发活动	减少活动	不活动
姿势	完全伸展	不自主
肌张力	张力减退	弛缓性
神经反射		
吮吸	弱	缺失
Moro	不完整	缺失
自主神经系统		
瞳孔	收缩	扩大/对光反应不良
心率	心动过缓	不稳定
呼吸节律	周期性呼吸	呼吸暂停

注意:治疗性低温应在出生后 6 小时内尽快开始。出生后 6~24 小时开始的低温治疗可能有好处,但其有效性存在不确定性。

FHR,胎儿心率。

图 50.1　亚低温治疗的临床路径。(Derived from Shankaran S, Laptook AR, Ehrenkranz RA, et al. Whole-body hypothermia for neonates with hypoxic-ischemic encephalopathy. *N Engl J Med.* 2005;353:1574–1584; Jacobs SE, Morley CJ, Inder TE, et al. Whole-body hypothermia for term and near-term newborns with hypoxic-ischemic encephalopathy: a randomised controlled trial. *Arch Pediatr Adolesc Med.* 2011;165 (8):692–700; Laptook AR, Shankaran S, Tyson JE, et al. Effect of therapeutic hypothermia initiated after 6 hours of age on death or disability among newborns with hypoxic-ischemic encephalopathy: a randomized clinical trial. *JAMA.* 2017;318 (16):1550–1560.; and MedStar Georgetown University Hospital Neonatal Intensive Care Unit.)

B.特殊情况

1.开始亚低温治疗超过出生后 6 小时。在近期研究中[9],21 个中心对 168 名 6 小时时间窗不符合的足月新生儿进行了长达 8 年的随机研究,对比亚低温治疗(*n*=83)和常温治疗(*n*=85)的结果。在干预开始时,参与者的出生后年龄中位数(范围)为 16 小时(6~24 小时)。低温组(24.4%)和常温组(27.9%)的死亡或残疾情况相似(N-1 Chi squared =0.25)。结果表明,低氧损伤后的治疗效果在 9 小时内呈线性下降,超过 9 小时可忽略不计[10,11]。这些结果说明应在出生后 6 小时内进行低温治疗。

2.亚低温治疗轻度 HIE。目前还没有公开的证据支持亚低温治疗用于轻度缺氧缺血性脑病[12]。

3.冷却时间更长(5 天)或更深(32℃)。一项 4 组随机研究表明,无论是冷却 5 天还是冷却到 32℃,都没有现方案(33.5℃,冷却 3 天)的效果好,故提前终止[13]。最近公布的 50%接受治疗患者的结果证实了上述情况[14]。

C.禁忌证

1.胎龄不足 35 周的早产儿缺乏关于 TH 安全性和有效性数据。在妊娠 34~35 周的 HIE 早产儿中,体温过低可能导致凝血障碍、低血糖或高血糖[15]。

2.严重的先天畸形。但各地的指南也许不同。一些中心亚低温治疗用于有外科、心脏、染色体疾病或不可预料的突发性产后衰竭的足月儿,他们有围生期窒息性脑病需要维持重症监护(如患儿有外科疾病,呼吸机辅助呼吸的窒息新生儿存在气管食管瘘需要立即手术)[16,17]、心脏疾病(如动脉导管关闭的大动脉转位的新生儿 HIE)、染色体疾病(如 21-三体综合征的婴儿围生窒息)、产后衰竭的新生儿(如不可预料的突发性心肺抑制导致 HIE)[17],除非亚低温可能对其他所需的治疗有不利影响[18]。

3.脑发育不全综合征。

4.处于濒死状态的新生儿。

5.出生体重低于第 2 百分位。

D.出生后亚低温治疗

如果新生儿在出生后 10 分钟内满足标准 A 中的(b),应实施亚低温治疗和核心体温监测。

1.关闭开放式加热器或转运培养箱中的加热器。

2.不要戴帽子或裹头部[19]。

3.尽早放置直肠或食管温度监测探头。

E.固定直肠或食管温度传感器

直肠温度传感器

1.测量并标记直肠温度传感器(使用胶带进行标记)(图 50.2A)。

2.插入前润滑温度传感器的前 5cm(图 50.2B)。

3.插入婴儿直肠 6cm,清洁肛周区域,然后在大腿下表面涂上无刺激屏障膜(山梨醇/卡维隆)(图 50.2C)。

4.在两大腿下表面贴上一层 7cm×3cm 的水胶体贴(duoDERM)(图 50.2D)。

5.用另一块(5cm×5cm)的水胶体贴将温度传感器固定在大腿下表面的水胶体贴上(图 50.2E)。

6.插入第二个直肠探头至 6cm(图 50.2E)并连接

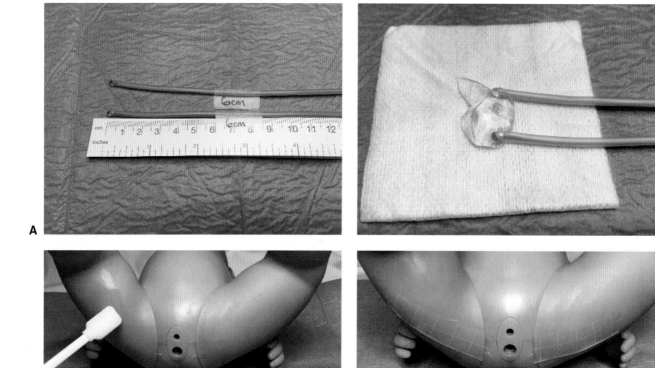

图 50.2 插入和固定直肠温度传感器。(A)测量肛温传感器探头 6cm 处用胶带标记。(B)对温度传感器的尖端进行润滑。(C)清洁肛周后,用无刺屏障膜涂抹大腿内侧皮肤。(D)在大腿表面贴上水胶体敷料。(待续)

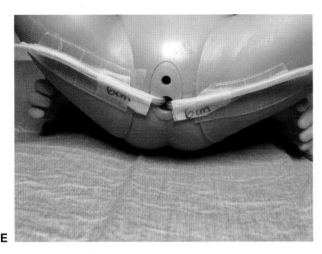

E

图 50.2(续) (E)在大腿内侧固定两个直肠温度传感器。

到监护仪,第一个探头连接到亚低温治疗仪,共同监测温度读数。

食管温度传感器

1.最好通过鼻孔插入食管探头,若不可行,则通过口插入。测量从鼻尖-耳垂-剑突的长度,再减去 2cm 来计算插入的长度。此长度将使传感器尖端位于横膈上方 2cm 处。

2.通过 X 线确定食管探头尖端的位置。将食管探头连接到亚低温治疗仪的延长件上。

F.亚低温治疗的重症监护

1.呼吸支持和监护。呼吸机适当的呼吸支持或持续正压通气,监测脉搏、血氧饱和度、肺功能、呼气末 CO_2、动脉血气。

2.进行亚低温治疗后维持 $PCO_2>35mmHg$(33.5℃ PCO_2 约为 37℃ PCO_2 的 0.83 倍)[20]。当温度在 33.5℃ 时,保持 CO_2 在 35~50mmHg 范围内。如果温度为 37℃,则保持在 42~60mmHg 范围内。避免暴露在高氧浓度下[21]。

3.提供心脏监护和支持。动脉血压、心排血量和功能监测(如果有的话)。必要时用正性肌力药物和容量支持心功能和灌注。心率在亚低温治疗期间会降低约 10 次/1℃,但正性肌力药物会心率增加[22]。低温至 33.5℃的婴儿预期心率为 80~100 次/min[22]。

4.aEEG 和 EEG 监测。用单通道或双通道 aEEG 记录并评估背景活动、模式和监测恢复到正常背景活动的时间[23-25]。最好使用 EEG/aEEG/诊断亚临床癫痫发作[26],同时监测抗惊厥药物的效果。有些使用多通道 EEG。

5.积极监测和治疗临床和放电性癫痫发作,因为癫痫发作会加重神经发育异常,与缺氧缺血性脑损伤的严重程度无关[27]。因为患有新生儿脑病的婴儿存在肝损伤,而且 HT 可能导致代谢降低,所以要密切监测抗惊厥药物的血清水平[28]。

6.从婴儿出生时监测血糖并治疗低血糖。低血糖在严重窒息的婴儿中很常见,特别是在生后的 24 小时内[29],并且与长期神经发育不良有关[30]。

7.监测血清电解质并保持血清镁≥1mmol/L,因为这可能有神经保护作用[31]。

8.治疗凝血功能障碍。

9.给予婴儿适当的镇静剂,以避免冷应激。实验证明,在亚低温治疗过程中缺乏镇静,可能会抵消神经保护作用[32]。

10.监测尿量。镇静的亚低温治疗患儿可能需要尿管导尿以维持适当的体液平衡。

11.维持亚低温治疗期间,每 15 分钟手动监测核心、体表和头皮温度(头部温度监测针对 SHC)。在伺服模式下,维持亚低温治疗期间,每 30 分钟监测核心、体表和头皮温度。

12.监测皮肤的变化,每隔 6 小时改变婴儿的位置(右侧卧、左侧卧、仰卧和上半身轻微倾斜),以避免组织灌注不良造成压疮或脂肪坏死[3],同时可改善肺不同区域的灌注/通气。

G.选择性头部亚低温疗法(SHC)

轻度全身低温 SHC (直肠温度 34~35℃) 是 FDA 最先认可的用于临床的亚低温治疗方法[34],旨在选择性降低头部温度,尽量减少 HT 潜在的全身性不良反应[35,36]。目前准确测量头部不同部位的温度是不可行的,在不降低核心温度时,婴儿头的大小也妨碍脑深部温度的降低[37]。目前尚无证据表明哪种低温治疗(SHC 或 WBC)的效果更好。但是伺服控制的 WBC 使用起来要比 SHC 更简便,并且是最常用的。

在轻度全身亚低温 SHC 中,当头部用冰帽冷却时,身体的其他部分用上方的辐射加热器保温。SHC 的优点在于当大脑皮层实现较低温度的同时,保持了身体温暖,使婴儿更舒适;缺点是在保持核心温度时缺乏伺服控制,这使得该技术的劳动强度大。常温 SHC 对 HIE 早产儿的研究有一定的参考价值。

H.全身亚低温疗法(WBC)

WBC 可通过以下几种方法实现。

1.被动亚低温。

2.简单的辅助物品冷却,如瓶装水、装满水的手套、凝胶、风扇。这些方法是有效的,但它们较难用且劳动强度大,很难长时间维持稳定的温度。

3.手动控制冷却机和床垫。

4.伺服控制冷却包被或床垫。手动和伺服控制的全身低温和选择性头部低温冷却过程中温度、血压和心率的变化如图 50.3 所示。

被动亚低温

围生期窒息后,新生儿新陈代谢自然较低,如果不予积极保暖,核心温度将下降[38],当婴儿出生即有围生期窒息时,建立通气后即应启动被动亚低温[39]。这种冷却方法可持续数天,这取决于环境温度和冷却源的频繁控制。被动亚低温通常只在没有主动冷却设备时使用[40]。被动亚低温用于没有伺服控制冷却机的中心,对符合降温标准的婴儿或神经系统检查不确定或轻度脑病的窒息婴儿立即开始低温治疗,直到婴儿可获得全面治疗性低温方案或复温为止。

操作技术

1.没有热辐射床应启动其他保温方式。

2.保持婴儿裸体,可有尿布。

3.直肠或食管探头监控核心温度。如果婴儿发生过度冷却,可慢慢地用热源加热复温(如温暖的水瓶、顶部加热并用隔热板隔开头部),见图 50.17。

4.保持环境温度低于 26℃。

缺陷

1.核心温度监控需要避免过度冷却[40,41]。

2.在被动亚低温治疗时核心温度波动大[40]。

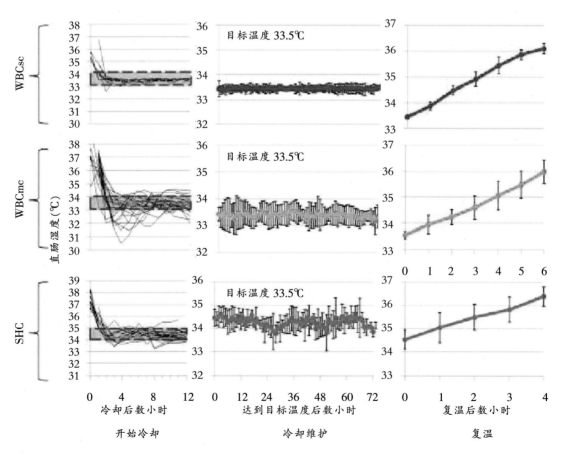

图 50.3　亚低温治疗过程中,直肠温度在开始、维持及复温相的变化。SHC,选择性头部低温手动控制(CoolCap n=21);WBCmc,全身低温手动控制(Tecotherm n=25);WBCsc,全身低温伺服控制(CritiCool nv=28)。

I.转运期间的低温治疗

1.尽快将婴儿送至有低温治疗条件的中心。

2.提供所需的心肺支持,并在救护车[45]或飞机转运(图 50.4)[46]期间使用被动或其他(见 G、I)低温治疗方法提前达到目标温度[44],并使用伺服控制维持目标温度。

用辅助物品低温治疗

1.**装满自来水的手套或瓶子**(图 50.5)

a.操作技术。

(1)将婴儿完全暴露,放在开放式的婴儿床上。

(2)去除所有热源。

(3)保持环境温度 25~26℃。

(4)使用 3 个橡胶手套,装满冷自来水,形成一个床垫和(或)

(5)将装满 10℃水的橡胶手套放在婴儿的腹股沟、腋下和脖子周围[35]。

(6)低温治疗期间监控核心温度(直肠或食管)72 小时。

(7)用毯子并时常改变手套和(或)水瓶的位置,以维持核心温度在(33.5±0.5)℃。

(8)通过中断低温治疗实现复温,并监控核心温度升高。

(9)使用外部热源逐渐复温,可适当使用头罩保护头部(图 50.17)。

b.缺陷。

(1)环境温度变化较小。

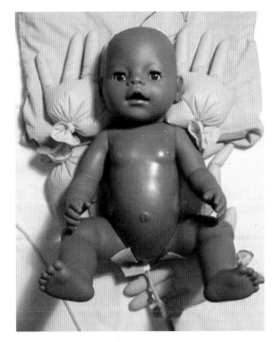

图 50.5　辅助降温,手套装满冷水放置在头部、躯干和腿使婴儿降温,监测直肠温度。

(2)被动冷却时核心温度的变化虽有,但相对较小。

(3)需要频繁监测以确定更换手套/水瓶的时机。

2.**凝胶**[5](图 50.6)

a.操作技术。

(1)将婴儿置于开放式的婴儿床中,关闭头顶加热器,使其暴露在环境温度下。

(2)用 2 个冷冻凝胶袋(12cm×12cm,7~10℃)放在胸部和(或)头部与肩部。

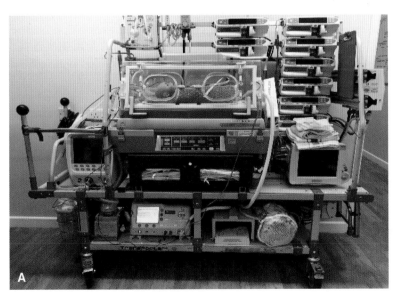

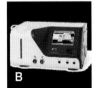

图 50.4　转运过程中的冷却使用 Tecotherm(**A**)或 CriticCool mini (**B**)。CriticCool 用电池可连续使用 1 小时。

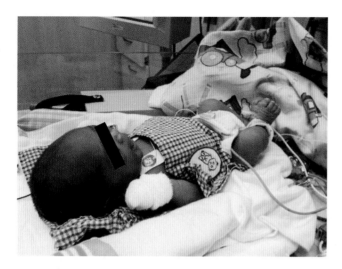

图 50.6　放置冷冻凝胶袋冷却头部、胸部和躯干。

(3)当核心温度低于 35℃时,去除一个凝胶袋。

(4)当核心温度低于 34.5℃时,去除另一个凝胶袋。

(5)如果核心温度降至 33.5℃以下,请打开辐射加热器,每隔 15~30 分钟手动调整加热器输出,并使用适当的护罩来保护婴儿头部(图 50.17)。

(6)当核心温度高于 34℃时,重新使用凝胶包。

(7)72 小时后,增加辐射热床的热量输出,使温度每小时升高 0.5℃。

b.相变材料[42]。

(1)以芒硝为基础的相变材料通过储存或释放热能提供自然反馈,可保持稳定的温度。

(2)使用相变材料可诱导并维持低温,达到 32℃的设定温度。

(3)当环境温度低于 28℃且需要护理介入时,相变材料可能有效[43]。

c.缺陷。

(1)核心温度变化大。

(2)维持所需的核心温度需要密切监测和支持。

伺服控制冷却系统

伺服控制冷却系统通过将核心温度和体表温度反馈给系统,自动改变冷却液的温度,实现冷却和维持核心温度。婴儿可放在恒温箱内或者最好放在开放式的床上。

1.CritiCool(MTRE Advanced Technologies Ltd, Yavne, Israel)温度管理单元(图 50.7)

a.其他设备。

(1)电源线。

(2)连接管。

(3)治疗包(MTRE Advanced Technologies Ltd, Yavne, Israel)。

(4)无菌水或经 0.22μm 滤膜过滤水。

(5)2 个直肠温度探头(可重复使用)或带有一次性直肠探头或食管温度探头的适配器(E)。

(6)皮肤温度探头(可重复使用)或带有一次性探头的适配器。

(7)分层泡沫包装的枕头。

b.可用模式。

(1)降温。

(2)控制复温(用于慢速复温)。

(3)常温(用于快速复温)。

(4)清空(清空系统)。

c.模式选择。

(1)按 MENU(菜单)键。

(2)选择 MODE SELECT(模式选择)项显示 MODE SELECT(模式选择)面板。

(3)使用上/下箭头选择所需模式。

(4)点击 OK 键激活所选模式。

d.使用降温模式。

(1)固定 CritiCool 单元的位置并锁定前轮。

(2)在温度管理单元的水箱中注入无菌水或 0.22μm 滤膜过滤水,使其位于两条红线之间(图 50.7A 和 B)。

(3)选择合适的"冷却服"(<3.5kg 和>3.5kg)(图 50.7C)。

(4)将连接管连接到管理单元和冷却服上(图 50.7A)。

(5)拉好冷却服拉链。

(6)连接管与温度管理装置前面的金属插座连接。

(7)接电源后打开温度管理单元开关,将出现一个音频提示确认模式。

(8)冷却服充满水,婴儿被包裹前,确保冷却服装满水。

(9)确认新生儿冷却模式(图 50.8A)。

(a)温度管理单元默认的核心温度为 33.5℃。

(b)没有一个有效的核心温度读数,水不会流动。

(10)连接灰色温度传感器到核心温度的插座,绿色温度传感器插入体表温度插座(图 50.7A)。

(11)当"流动图标"(显示器右上角)旋转时,确认

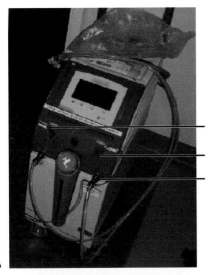

绿色表面温度传感器
灰芯(直肠)温度传感器
连接管至温度管理单元

A

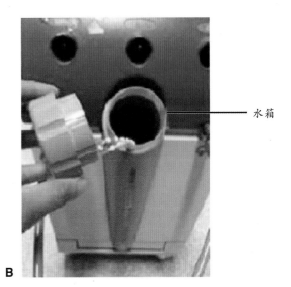

水箱

B

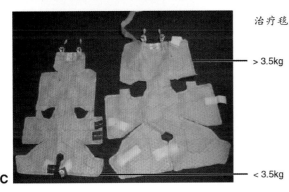

治疗毯

> 3.5kg

< 3.5kg

C

图 50.7 (A)CritiCool 机。(B)水箱注水至两条红线之间。(C)治疗毯分为婴儿<3.5kg 和>3.5kg。

循环启动(图 50.8B)。

(12)婴幼儿穿大小合适的冷却服仰卧位在开放式的床上。

(13)脱掉婴幼儿衣服,仅裹尿布。

(14)插入随设备提供的直肠或食管温度探头(灰色传感器)(见 E 和图 50.2A)。

(15)沿先前的探头,插入第二个校准探头至直肠内 6cm。第二探头连接到独立的患者监测器,以密切监测直肠温度。

(16)固定直肠温度传感器(见 E)。

(17)冷却服覆盖婴幼儿的腿和躯干,用绑带固定(图 50.9C)。

(18)露出肚脐,允许插入脐插管并监测出血(图 50.9C)。

(19)将 6 层气泡纸卷起来垫在婴儿的头颈部(图 50.9A-C)。

(a)可以将头部冷却服循环系统隔离开[19]。

(b)在开放式的床上裸露头部,保持头表面温度更低一些[19]。

(c)实验表明,床垫温度每隔 12 分钟的波动导致大脑浅表面温度类似的波动。

(20)体表温度探头用胶带固定在前额(图50.9C)。

(21)在诱导亚低温治疗和复温过程中,每 15 分钟监测核心和表面温度, 在维持低温治疗阶段每 30~60

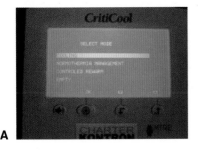

A

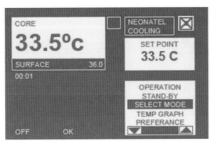

B

图 50.8 设置 CritiCool 的新生儿自动降温和复温模式。(A,B)CritiCool 的 LCD 显示。

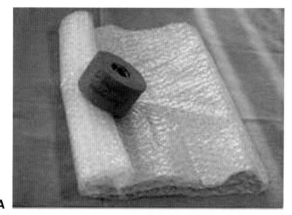

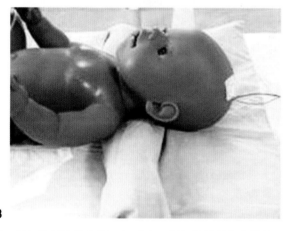

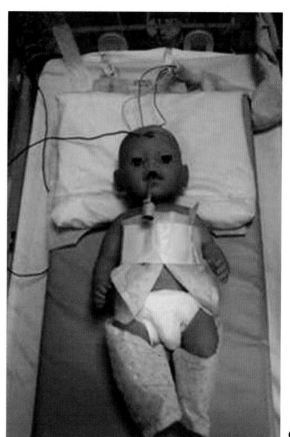

图50.9 用气泡纸绝缘头部。(A)准备6层气泡纸制作成枕头。(B)气泡纸从一头卷起垫在颈部。(C)用气泡纸把娃娃包裹起来;气泡纸枕头上盖上床单;颈部垫在颈部滚轴上;将aEEG电极固定在P3位置。

分钟监测一次。

(22)72小时亚低温治疗后,可人工或自动复温。

e.使用人工模式。

在人工复温模式下,机器温度每30分钟升高0.2~0.3℃,核心温度每小时升高0.4~0.5℃,复温程度和长短依患者的临床情况而定。

(1)选择控制复温模式,按MENU(菜单)键,选择MODE(模式),按▲键向上或向下移动,选中复温控制选项,按OK键(图50.10A)。

(a)屏幕上显示信息"CORE readout too low check core and operate"(图50.10B)。

(b)温度控制单元显示核心、皮肤和目标温度(图50.10B)。冷却服里的水不再循环。

(c)默认目标温度是36.5℃,而机器的目标温度可在36~38℃间变化,用目标温度下方的▲或▼箭头选择(图50.10B)。

(2)用控制模式开始复温,按菜单键并用▲或▼箭头选择Operation(操作)键(图50.10C)。

(3)当Operation(操作)键变亮时,按Enter(回车)键确认(图50.10C)。

(4)当达到常温时,将婴儿继续包裹12小时。

(5)如果婴儿所在床垫的温度可以升高,在12小时周期结束时,将床垫温度提高到比婴儿核心温度高1℃,并取下包裹。

(6)保持婴儿头部裸露,放在气泡纸枕头上,使头部与加热的床垫隔离。

(7)婴儿可以穿单层衣服。

(8)达到常温(直肠温度约36.5℃)后,继续监测直肠温度24小时,以避免低温或高温。

f.注意事项。

(1)冷却服必须采用宽松包裹(允许皮肤和衣服之间有一指空间),以免妨碍通风和监测导线受压(图50.11)。

(2)至少每8小时进行一次皮肤护理。

(3)若直肠或体表探头移位,则会报警。

(4)若温度管理单元水量不足,也会报警。

g.优点。

(1)亚低温治疗快速启动。

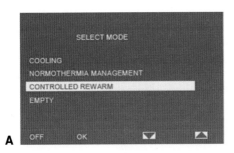
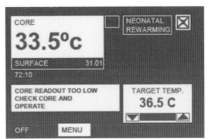
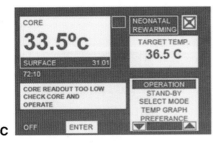

图 50.10　液晶显示器上关键的复温模式(A–C)。

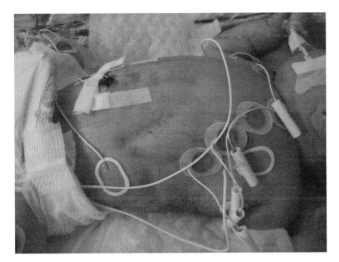

图 50.11　由于气泡纸裹得太紧,会导致心电图导联对皮肤产生压痕。

(2)核心温度在诱导过程中不会过低。

(3)核心温度在维持低温和复温期间可变性最小[7]。

(4)在血压和心率方面比手动冷却有更稳定的血流动力学(图 50.3)。

(5)所有温度数据易下载。

2.Tecotherm Neo(图 50.12)(TECCOM GmbH, Halle/Salle,Germany)

a.设备。

(1)电源线。

(2)Tecotherm Neo 冷却装置。

(3)冷却垫。

(4)床垫连接软管。

(5)2 个直肠温度探头。

(6)润滑液。

(7)1 个皮肤温度探头。

(8)冷却液。

(9)冷却液填充装置。

(10)6 层气泡纸裹成的枕头。

b.可用模式。

(1)伺服控制全程治疗模式。治疗持续时间、冷却/升温速率及目标温度可由用户设定。完成整个治疗周期并达到最终温度。

(2)伺服控制模式(恒定直肠温度)。可设置目标温度、达到目标温度的时间及目标温度的保持时间。可设置冷却/升温速率。

(3)床垫恒温模式。床垫温度可保持在设定温度。没有伺服控制。

3.技术

a.连接电源并打开开关。

b.将加注装置连接到冷却单元(图 50.12B)。

c.将加注装置保持在冷却单元上方,以便冷却液注入冷却单元。

d.用软管连接床垫与冷却单元(图 50.12A 和 C)。

e.将直肠温度探头和皮肤温度探头连接至冷却装置(图 50.12C)。

f.将 Tecotherm Neo 设置为可编程的伺服控制模式(这就完成了诱导,设定目标温度为 33.5℃,保持 72 小时,然后通过伺服控制重新升温到 37℃,持续 7 小时)。

g.脱掉婴儿的衣服,仅裹尿布。

h.将2个直肠温度探头插入直肠内6cm深处并固定(图50.2),并用胶带固定在大腿一侧,如E中所述。

i.将皮肤温度探头固定在额头上。

j.将婴儿仰卧放在床垫上,放在封闭的不加热的保温箱或开放的婴儿床/床中,用床垫包裹婴儿(图50.12和图50.13)。

k.用垫子上的带子在前面固定婴儿(图50.12C和图50.13)。

l.将枕头放在头和床垫之间[19](图50.13)。若遇到未接通电源、液体少、无液体流动、直肠温度超出范围±0.5℃或系统失败的情况下,设备将报警。

d.注意事项。

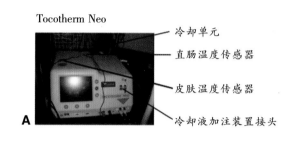

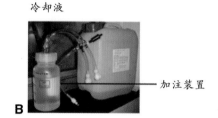

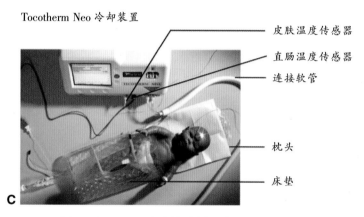

图50.12　Tecotherm Neo 伺服控制。(A)冷却单元;(B)冷冻液;(C)Tecotherm Neo 冷却装置。

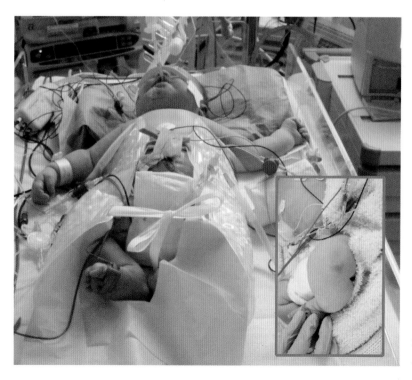

图50.13　Tecotherm Neo 伺服控制冷却。用可重复使用的垫子包裹身体下部, 膝盖红色受压部分显示垫子包裹得过紧。

避免垫子包裹得过紧，可能导致皮肤过度受压迫（图50.13）。

e.优点。

(1)亚低温治疗启动快速。

(2)核心温度在诱导过程中不会过低[47]。

(3)核心温度在维持低温和复温期间可变性最小。

(4)所有的温度数据容易用U盘下载。

3.Blanketrol Ⅲ(Cincinnati Sub-Zero Products,Inc., Cincinnati, Ohio)(图50.14)。

a.设备。

(1)Blanketrol Ⅲ单元。

(2)高/低温毯。

(3)干的床单、浴巾或一次性被单。

(4)连接软管。

(5)400系列探头。

(6)润滑液。

(7)一次性探头和连接。

(8)蒸馏水(不要使用自来水或去离子水)。

b.可用的冷却模式。

(1)手动模式(图50.15B)。操作基于循环水的温度，与设定的毯子/水的温度相关。

(2)自动控制(图50.15F)。监测患者温度并提供最大的加热或冷却治疗，使患者的体温达到设定温度。

(3)10℃梯度(图50.15G)。用高于或低于患者温度10℃的水加热或冷却患者，直到患者体温达到设定温度。

(4)智能10℃梯度(图50.15G、I)。用高于或低于患者温度10℃的水加热或冷却，并以5℃为梯度增加，

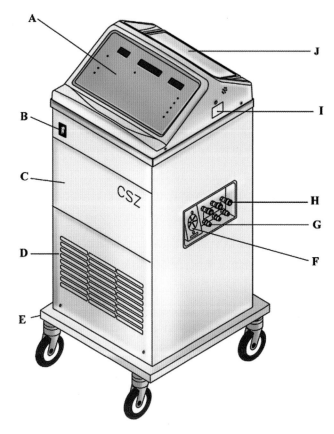

图50.14 Blanketrol Ⅲ。A.控制面板；B.电源开关(I为开,O为关)；C.储存箱；D.散热器护栏；E.保险杠；F.水流指示器；G.出口公接头；H.回转母接头；I.患者探针插座；J.水箱。

直到达到设定温度。当患者体温达到目标温度后,如偏离设定值,则梯度返回10℃。

(5)梯度变量(图50.15H)。与10℃梯度模式相同,但梯度可以由用户决定。智能模式可以被添加到梯度模式。

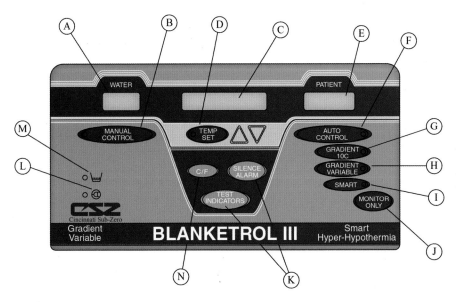

图50.15 Blanketrol Ⅲ控制面板 (115-volt unit)。A.水温；B.人工控制循环水温度；C.液晶显示器数据显示；D.温度设置按钮；E.患者温度；F.自动控制模式；G.10C梯度模式；H.梯度变量；I.智能模式；J.监测；K.监测指示(所有的指示均正常工作)和安静报警；L.电力不足、电源中断时音频报警、LED屏闪烁；M.水位低线；N.摄氏或华氏温度。

(6)变量。未达指定温度时,梯度增加5℃,直至达到设定温度为止。当患儿达到目标温度后,如偏离设定温度,梯度恢复到规定梯度。

(7)监测模式(图50.15J)。仅显示患者温度,不加热或冷却循环水。

(8)冷却系统通过按下 Temp Set(温度设置)键和设定目标温度启动,随后按模式选择。要更改为监测模式,请按相应的按钮(图50.15J)。

c.具有可变梯度模式的 WBC 技术。

(1)将 BlanketrolⅢ设备置于患者区域,连接电源。

(2)检查容器中蒸馏水的量,提起注水盖并检查水是否明显接触到过滤网(图50.14J)。

(3)检查电源开关是否在 off(关)位置(图50.14B)。

(4)将插头插入接地插座中。

(5)铺平高/低温毯(图50.16),使软管朝装置方向,无扭结。

(6)若患者单独使用毯子,如 MAXI-THERM(Cincinati Sub-Zero Products, Inc., Cincinnati, Ohio), 则在毯子上铺一层干的床单或一次性单子(图50.16)。

(7)将毯子连接到 BlanketrolⅢ装置上。将连接软管的螺母接头连接到冷却装置(图50.14G)的公接头上,同时将软管公接头与冷却装置上的回转母接头连接上(图50.14H),方法是在连接时将连接部位向后一拔然后松开接头。

(8)轻轻拉出连接软管,以确保连接良好,没有曲折,并且毯子是平的。

(9)启动预冷。如果婴儿的温度已经被动降低,可不需要该步骤(例如转运过程中已被动低温)。

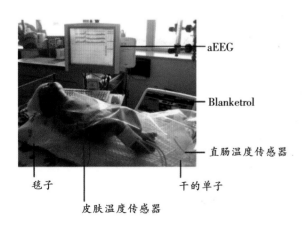

图50.16　Blanketrol Ⅲ冷却装置。

(a)连接冷却机(图50.14B)。

(b)设定温度(图50.15D)。

(c)使用向上(△)或向下(▽)箭头(图50.15),并设置温度为33.5℃。

(d)按手动控制(图50.15B)。

(e)听到压缩机启动。

(f)检查水流指示器(图50.14F),确认水循环。

(g)将婴儿放在毯子上(图50.16)。

(h)将体温监测探头固定在患儿身上。

d.直肠温度传感器。

(1)在距顶端6cm处用胶带/记号笔标记(图50.2)。

(2)探头插入直肠6cm,使用 DuoDERM/Tegaderm 和胶带安全固定于腿部,如 E 中所述(图50.2)。

e 食管温度。

(1)用 400 系列探头测量从鼻子/嘴中线到耳然后到两乳头之间的距离。

(2)用胶带/记号笔在探头上标记此位置。

(3)通过口或鼻插入探头至标记处。

(4)固定探头于上唇。

(a)将直肠或食管探头与黑色的网线插口连接。

(b)将黑色电缆与 Blanketrol 的接口连接(图50.14I)。

(c)启动预冷低温治疗(可变梯度模式)。

(5)1 分钟后,按下 Temp Set(温度设置)键(图50.14D)。

(6)按△/▽键(图50.14)设置温度为33.5℃。状态显示屏(图50.15C)显示读数为33.5℃。

(7)按 Gradient Variable(梯度变量)键(图50.15H)。

(8)按△/▽键(图45.20)至20℃。

(9)再按 Gradient Variable(梯度变量)键(图50.22H)。

(10)听到泵的启动。

(11)检查水流指示器是否旋转(图50.14F)。

(12)用干的单子或一次性单子盖住婴儿,以减少对流损失和毯子的水温波动(图50.16)。

(13)温度监控显示。患者显示屏(图50.15E)将显示婴儿的实际温度。

(a)水的显示屏将显示循环水的实际温度(图50.15A)。

(b)状态显示屏(图50.15C)将显示操作和设置温度的模式。

(c)每 15 分钟监测核心温度,以确定达到目标温度的时间。

f.维持低温治疗(可变梯度模式)。

(1)按 Temp Set(温度设置)键(图 50.15D)。

(2)按 △/▽(图 50.15)键维持核心温度 33.5℃。

(3)按 Gradient Variable(梯度变量)键(图 50.15H)。

(4)按 △/▽(图 50.15)键至 5℃,以尽量减少患者与冷却毯之间的温度波动。

(5)再次按 Gradient Variable(梯度变量)键(图 50.15H)。

(6)听到泵启动。

(7)检查水流指示器是否旋转(图 50.14F)。

g.低温治疗 72 小时后手动复温。

(1)按 Temp Set(温度设置)键(图 50.15D)。

(2)按 △键至 0.5℃。

(3)每小时增加 0.5℃直到核心温度达到 36.5℃。

(4)按 Gradient Variable(梯度变量)键(图 50.15H)。

(5)按 △键至 5℃,尽量减少患者和冷却毯里的水之间的温度波动。

(6)按 Gradient Variable(梯度变量)键(图 50.15H)。

(7)听到泵启动。

(8)检查水流指示器是否旋转(图 50.14F)。

h.启动复温后的监护。

当直肠温度达 36.5℃,60 分钟,毯子可以设定为监测模式,婴儿用头顶的辐射热源维持常温(36.5℃±0.2℃),头顶有保护头罩(图 50.17)。

(1)按 Monitor Only(监测)键(图 50.15J)。

(2)亚低温结束后核心温度探头放置原处 24 小时。

(3)辐射热源用伺服控制。皮肤探头放在肝区右上方肋缘下。设定伺服温度,使腋下温度达到 36.5℃±0.2℃。

(4)面部和头部用防护罩防止头部表面温度升高(图 50.16)。

或者婴儿可以放在暖箱中(Dräger MedicalInc.,Telford,Pennsylvania)或热的"床"上,床垫可加热,床温设定和毯子的水温度设定一致,以便维持婴儿正常体温。

(5)把 6 层气泡纸卷成枕头放在婴儿的头部和热床之间,以防止头部表面温度升高(图 50.9B 和 C)。

(6)每小时间断监测核心温度直到 24 小时后,恢复常规每 4 小时监测一次体温。

i.注意事项。

(1)禁用去离子水。大部分去离子水不能维持中性 pH 值为 7。酸性去离子水会腐蚀电池和铜的冷冻管线,最终导致冷冻系统泄漏。

(2)不能使用乙醇,因为乙醇可能破坏毯子。

(3)毯子不能过度充盈。

(4)检查毯子和管路是否泄漏,水泄漏有感染的危险。

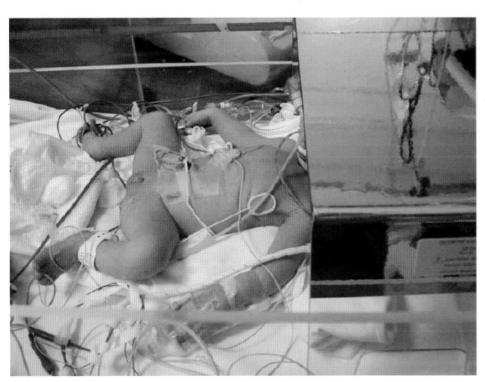

图 50.17　婴儿应戴隔热罩,以保护头部不受头顶上方加热的影响。

(5)如果探头警报启动,确认一下核心温度探头是否脱落。如果核心温度探头放置完好,那么应考虑变换温度线路而不是温度探头。

(a)将新的温度线路与毯子(图50.14I)和温度探头连接。

(b)关闭机器后重新启动。

(c)按Temp Set(温度设置)键(图50.15D)。

(d)按△/▽键直到到达设定参数。

(e)按Anto Control(自动控制)键(图50.15F)。

4.ArcticSun 5000 温度管理系统

ArcticSun 能够通过每秒钟监测患者的核心温度实现精确控温,并且每2分钟自动调节水温,无须干预。

冷却是通过新生儿垫实现的,该垫重量轻,带有可选和可调的腹部泡沫带,对患儿有一定好处。

J.复温

1.亚低温72小时后开始复温。

2.在冷却单元逐渐复温,速度为0.5℃/h。

3.冷却设备没有复温选项时(盖上毯子或戴温暖的手套等)应持续监测核心温度,以确保复温速度不超过0.5℃/h。

4.如果复温过程中出现惊厥[48],临时停止复温,直到应用抗惊厥药使患者停止惊厥;如果抗惊厥药难以控制惊厥,需要再次降温0.5~1℃(这样可减少氧气的输送和消耗的不匹配[49],预防再次惊厥)。无惊厥后继续复温,速度为0.2℃/h[39]。

K.复温后的监护

1.监测核心温度24小时,避免温度过高或过低。

2.气泡纸卷成枕头,将患儿头部与热源隔开(用加热的床或床垫),或用头罩保护头部(使用辐射热源)(见图50.9B和图50.17)。

3.避免将婴儿放于暖箱中,因为可能会使头部表面温度升高。

L.亚低温并发症

1.关键在于个体肝脏的药物代谢清除率下降[39,50,51]。

2.婴儿在寒冷状态下如果没有镇静会不舒服,低温时会有疼痛。因此,低温的婴儿应保持镇静。应激可能会降低低温的疗效[32]。

3.血小板减少[1]。

4.皮下脂肪坏死[52]。这种并发症很少(0.9%~2.8%),应该可以避免[33]。这个现象多发于巨大儿、血流动力学不稳定[52]、血小板减少症及血钙水平的改变。皮下脂肪坏死通常是自限性的。

5.大多数应用在围生期窒息但并未接受亚低温治疗患儿中的预后相关预测指标对于接受亚低温治疗患儿的预测意义是有限的,因此,在应用这些预测指标时,其范围和阈值是不同的[53]。

致谢

加利福尼亚大学旧金山分校的 Sonia Bonifacio 教授,分享了 Blanktrol 冷却设备的经验,并提供图50.14至图50.16。密苏里州圣路易斯华盛顿大学的 Terrie Inder 教授,提供了图50.6。

参考文献

1. Jacobs SE, Berg M, Hunt R, et al. Cooling for newborns with hypoxic ischaemic encephalopathy. *Cochrane Database Syst Rev (Online)*. 2013;1:CD003311.
2. Gluckman PD, Wyatt JS, Azzopardi D, et al. Selective head cooling with mild systemic hypothermia after neonatal encephalopathy: multicentre randomised trial. *Lancet*. 2005;365(9460):663–670.
3. Shankaran S, Laptook AR, Ehrenkranz RA, et al. Whole-body hypothermia for neonates with hypoxic-ischemic encephalopathy. *N Engl J Med*. 2005;353(15):1574–1584.
4. Azzopardi DV, Strohm B, Edwards AD, et al. Moderate hypothermia to treat perinatal asphyxial encephalopathy. *N Engl J Med*. 2009;361(14):1349–1358.
5. Jacobs SE, Morley CJ, Inder TE, et al. Whole-body hypothermia for term and near-term newborns with hypoxic-ischemic encephalopathy: a randomized controlled trial. *Arch Pediatr Adolesc Med*. 2011;165(8):692–700.
6. Shankaran S, Pappas A, McDonald SA, et al. Childhood outcomes after hypothermia for neonatal encephalopathy. *N Engl J Med*. 2012;366(22):2085–2092.
7. Azzopardi D, Strohm B, Marlow N, et al. Effects of hypothermia for perinatal asphyxia on childhood outcomes. *N Engl J Med*. 2014;371(2):140–149.
8. Jary S, Smit E, Liu X, et al. Less severe cerebral palsy outcomes in infants treated with therapeutic hypothermia. *Acta Paediatr*. 2015;104(12):1241–1247.
9. Laptook AR, Shankaran S, Tyson JE, et al. Effect of therapeutic hypothermia initiated after 6 hours of age on death or disability among newborns with hypoxic-ischemic encephalopathy: a randomized clinical trial. *JAMA*. 2017;318(16):1550–1560.
10. Sabir H, Scull-Brown E, Liu X, et al. Immediate hypothermia is not neuroprotective after severe hypoxia-ischemia and is

deleterious when delayed by 12 hours in neonatal rats. *Stroke*. 2012;43(12):3364–3370.

11. Gunn AJ, Bennet L, Gunning MI, et al. Cerebral hypothermia is not neuroprotective when started after postischemic seizures in fetal sheep. *Pediatr Res*. 1999;46(3):274–280.

12. El-Dib M, Inder TE, Chalak LF, et al. Should therapeutic hypothermia be offered to babies with mild neonatal encephalopathy in the first 6 h after birth? *Pediatr Res*. 2019;85(4):442–448.

13. Shankaran S, Laptook AR, Pappas A, et al. Effect of depth and duration of cooling on deaths in the NICU among neonates with hypoxic ischemic encephalopathy: a randomized clinical trial. *JAMA*. 2014;312(24):2629–2639.

14. Shankaran S, Laptook AR, Pappas A, et al. Effect of depth and duration of cooling on death or disability at age 18 months among neonates with hypoxic-ischemic encephalopathy: a randomized clinical trial. *JAMA*. 2017;318(1):57–67.

15. Rao R, Trivedi S, Vesoulis Z, et al. Safety and short-term outcomes of therapeutic hypothermia in preterm neonates 34–35 weeks gestational age with hypoxic-ischemic encephalopathy. *J Pediatr*. 2017;183:37–42.

16. Chakkarapani E, Harding D, Stoddart P, et al. Therapeutic hypothermia: surgical infant with neonatal encephalopathy. *Acta Paediatr*. 2009;98(11):1844–1846.

17. Smit E, Liu X, Jary S, et al. Cooling neonates who do not fulfil the standard cooling criteria—short- and long-term outcomes. *Acta Paediatr*. 2015;104(2):138–145.

18. Thoresen M. Hypothermia after perinatal asphyxia: selection for treatment and cooling protocol. *J Pediatr*. 2011;158 (2 Suppl):e45–e49.

19. Liu X, Chakkarapani E, Hoque N, et al. Environmental cooling of the newborn pig brain during whole-body cooling. *Acta Paediatr*. 2011;100(1):29–35.

20. Pappas A, Shankaran S, Laptook AR, et al. Hypocarbia and adverse outcome in neonatal hypoxic-ischemic encephalopathy. *J Pediatr*. 2011;158(5):752–758.

21. Sabir H, Jary S, Tooley J, et al. Increased inspired oxygen in the first hours of life is associated with adverse outcome in newborns treated for perinatal asphyxia with therapeutic hypothermia. *J Pediatr*. 2012;161(3):409–416.

22. Chakkarapani E, Thoresen M, Liu X, et al. Xenon offers stable haemodynamics independent of induced hypothermia after hypoxia-ischaemia in newborn pigs. *Intensive Care Med*. 2012;38(2):316–323.

23. Thoresen M, Hellstrom-Westas L, Liu X, et al. Effect of hypothermia on amplitude-integrated electroencephalogram in infants with asphyxia. *Pediatrics*. 2010;126(1):e131–e139.

24. Skranes JH, Lohaugen G, Schumacher EM, et al. Amplitude-integrated electroencephalography improves the identification of infants with encephalopathy for therapeutic hypothermia and predicts neurodevelopmental outcomes at 2 years of age. *J Pediatr*. 2017;187:34–42.

25. Liu X, Jary S, Cowan F, et al. Reduced infancy and childhood epilepsy following hypothermia-treated neonatal encephalopathy. *Epilepsia*. 2017;58(11):1902–1911.

26. Boylan GB, Kharoshankaya L, Wusthoff CJ. Seizures and hypothermia: importance of electroencephalographic monitoring and considerations for treatment. *Semin Fetal Neonatal Med*. 2015;20(2):103–108.

27. Glass HC, Glidden D, Jeremy RJ, et al. Clinical neonatal seizures are independently associated with outcome in infants at risk for hypoxic-ischemic brain injury. *J Pediatr*. 2009;155(3):318–323.

28. Wood T, Thoresen M. Physiological responses to hypothermia. *Semin Fetal Neonatal Med*. 2015;20(2):87–96.

29. Nadeem M, Murray DM, Boylan GB, et al. Early blood glucose profile and neurodevelopmental outcome at two years in neonatal hypoxic-ischaemic encephalopathy. *BMC Pediatr*. 2011;11:10.

30. Basu SK, Kaiser JR, Guffey D, et al. Hypoglycaemia and hyperglycaemia are associated with unfavourable outcome in infants with hypoxic ischaemic encephalopathy: a post hoc analysis of the CoolCap Study. *Arch Dis Child Fetal Neonatal Ed*. 2016;101(2):F149–F155.

31. Bhat MA, Charoo BA, Bhat JI, et al. Magnesium sulfate in severe perinatal asphyxia: a randomized, placebo-controlled trial. *Pediatrics*. 2009;123(5):e764–e769.

32. Thoresen M, Satas S, Loberg EM, et al. Twenty-four hours of mild hypothermia in unsedated newborn pigs starting after a severe global hypoxic-ischemic insult is not neuroprotective. *Pediatr Res*. 2001;50(3):405–411.

33. Chakkarapani E. Cooled infants with encephalopathy: Are heavier infants with weaker heart at a cutaneous disadvantage? *Acta Paediatr* 2016;105(9):996–998.

34. Gunn AJ, Gluckman P, Wyatt JS, et al. Selective head cooling after neonatal encephalopathy—author's reply. *The Lancet*. 2005;365(9471):1619–1620.

35. Thoresen M, Whitelaw A. Cardiovascular changes during mild therapeutic hypothermia and rewarming in infants with hypoxic-ischemic encephalopathy. *Pediatrics*. 2000;106(1 Pt 1):92–99.

36. Thoresen M, Simmonds M, Satas S, et al. Effective selective head cooling during posthypoxic hypothermia in newborn piglets. *Pediatr Res*. 2001;49(4):594–599.

37. Van Leeuwen GM, Hand JW, Lagendijk JJ, et al. Numerical modeling of temperature distributions within the neonatal head. *Pediatr Res*. 2000;48(3):351–356.

38. Burnard ED, Cross KW. Rectal temperature in the newborn after birth asphyxia. *Br Med J*. 1958;2(5106):1197–1199.

39. Thoresen M. Supportive care during neuroprotective hypothermia in the term newborn: adverse effects and their prevention. *Clin Perinatol*. 2008;35(4):749–763.

40. Hallberg B, Olson L, Bartocci M, et al. Passive induction of hypothermia during transport of asphyxiated infants: a risk of excessive cooling. *Acta Paediatr*. 2009;98(6):942–946.

41. Kendall GS, Kapetanakis A, Ratnavel N, et al. Passive cooling for initiation of therapeutic hypothermia in neonatal encephalopathy. *Arch Dis Child Fetal Neonatal Ed*. 2010;95(6):F408–F412.

42. Thomas N, Chakrapani Y, Rebekah G, et al. Phase changing material: an alternative method for cooling babies with hypoxic ischaemic encephalopathy. *Neonatology*. 2015;107(4):266–270.

43. Montaldo P, Pauliah SS, Lally PJ, et al. Cooling in a low-resource environment: lost in translation. *Semin Fetal Neonatal Med*. 2015;20(2):72–79.

44. Thoresen M, Tooley J, Liu X, et al. Time is brain: starting therapeutic hypothermia within three hours after birth improves motor outcome in asphyxiated newborns. *Neonatology*. 2013;104(3):228–233.

45. O'Reilly KM, Tooley J, Winterbottom S. Therapeutic hypothermia during neonatal transport. *Acta Paediatr*. 2011;100(8):1084–1086; discussion e1049.

46. Weiss MD, Tang A, Young L, et al. Transporting neonates with hypoxic-ischemic encephalopathy utilizing active hypothermia. *J Neonatal Perinatal Med*. 2014;7(3):173–178.

47. Hoque N, Chakkarapani E, Liu X, et al. A comparison of cooling methods used in therapeutic hypothermia for perinatal asphyxia. *Pediatrics*. 2010;126(1):e124–e130.

48. Battin M, Bennet L, Gunn AJ. Rebound seizures during rewarming. *Pediatrics*. 2004;114(5):1369.

49. van der Linden J, Ekroth R, Lincoln C, et al. Is cerebral blood flow/metabolic mismatch during rewarming a risk factor after profound hypothermic procedures in small children? *Eur J Cardiothorac Surg*. 1989;3(3):209–215.

50. Sunjic KM, Webb AC, Sunjic I, et al. Pharmacokinetic and other considerations for drug therapy during targeted temperature management. *Crit Care Med*. 2015;43(10):2228–2238.

51. Roka A, Melinda KT, Vasarhelyi B, et al. Elevated morphine concentrations in neonates treated with morphine and prolonged hypothermia for hypoxic ischemic encephalopathy. *Pediatrics*. 2008;121(4):e844–e849.

52. Courteau C, Samman K, Ali N, et al. Macrosomia and hemodynamic instability may represent risk factors for subcutaneous fat necrosis in asphyxiated newborns treated with hypothermia. *Acta Paediatr*. 2016;105(9):e396–e405.

53. Sabir H, Cowan FM. Prediction of outcome methods assessing short- and long-term outcome after therapeutic hypothermia. *Semin Fetal Neonatal Med*. 2015;20(2):115–121.

第 **51** 章

多指和皮赘的切除

Jessica S. Wang，Stephen B. Baker

A.定义

1.多指。即一只手有 5 个以上的手指，通常是由于 HOX 基因的突变或上肢发育异常而导致的[1]。

a.外侧(尺侧)。小指尺侧多指(图 51.1A)。这种情况非洲人更常见(1:143)，可能表现为发育良好(A 型)或发育不全/有蒂(B 型)手指[2,3]。

b.内侧(桡侧)。拇指桡侧多指(图 51.1B)。这种情况在亚洲人中更常见(2.2:1000)，通常表现为单侧[2,4]。大多数病例为散发性[2,4]。

2.耳前皮赘/副耳。一种罕见的(1.7:1000)先天性缺陷，以耳前软骨突出畸形为特征[5]。临床表现包括位于耳前区的 3~10mm 丘疹。病变可以是单侧的或双侧的，表现为有蒂或无蒂[5]。

B.适应证

1.多指。

a.所有的手指畸形都需要通过手术干预以改善美观和恢复功能[2,4]。

b.手术切除是首选的治疗方式。

(1)对于发育不完全的附指/软组织多指，手术切除是很好的选择，可不使用全身麻醉，最早在新生儿出

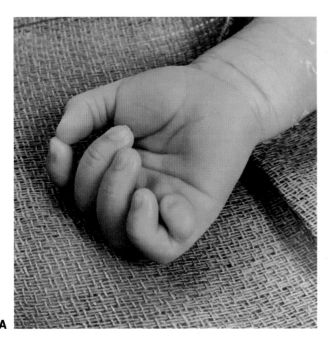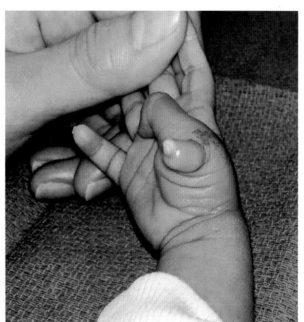

图 51.1　(A)轴后多指(B 型)，带蒂。(B)轴前多指，指甲未发育。

生后 2 周大的时候接受治疗[6]。

(2)虽然缝合结扎法可用于治疗带蒂的细茎指,但该方法存在截肢神经瘤发生率高、残留指残留率高、继发细菌感染、需重复手术等缺点[7,8]。

2.耳前皮赘。

手术切除是达到美容效果最常用的治疗方法[5]。

C.预防措施

1.对于发育良好的多指,需要转诊给手外科医生,确定解剖位置,并确保正确的肌腱重建[4]。

2.在外侧多指畸形中,桡侧拇指被切除,尺侧拇指保持以保留尺侧副韧带,这在捏合过程中起着重要的作用[4]。

3.耳前皮赘可能与先天性综合征(如 Goldenhar 综合征、Treacher Collins 综合征、心血管综合征等)和永久性听力损失有关[5,9]。因此,对患儿应知晓其完整的家族史及新生儿听力筛查情况,并降低基因检测的门槛。

D.设备(图 51.2)

1.聚维酮碘溶液。

2.无菌毛巾/洞巾、纱布和手套。

3.无菌器械。

a.Adson 钳。

b.双尖皮肤钩。

c.尺子。

d.15 号刀片的手术刀。

e.弯曲虹膜剪。

f.缝合剪刀。

g.穿针器。

h.5-0 外科丝线。

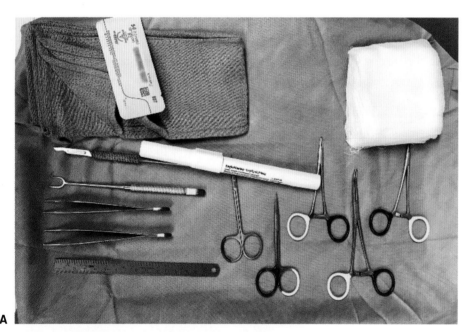

A

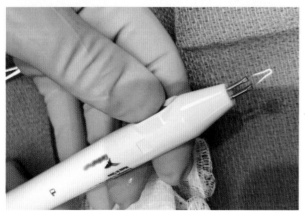

B

图 51.2 手术切除设备。套装(A)包括无菌洞巾、Adson 钳、双尖皮肤钩、尺子、15 号刀片的手术刀、虹膜剪、缝合剪刀、穿针器、5-0 外科丝线和(B)环状尖端烧灼刀。

i.环状/高温外科烧灼刀。

4.局部麻醉。

1%利多卡因和肾上腺素(不超过 10mL)。

5.3M 免缝胶带。

E.操作技术

多指畸形

1.用乙醇棉擦拭手术区域,在多指基底部注射0.5mL 的 1%利多卡因和 1:100 000 肾上腺素(图 51.3)。等待 10 分钟,让局部麻醉剂生效。

2.用聚维酮碘溶液消毒手部皮肤,然后用无菌洞巾覆盖手术区。

3.在 2.5~3.5 倍放大镜下的操作效果最佳,将多指轻轻伸直,用弯曲的虹膜剪刀或15 号手术刀切除多指基底部。

4.如果在多指基底部遇到血管并出血,使用电灼刀止血。

5.如果在茎中遇到指神经,则将神经大幅向后修剪,并将其埋在更深的组织中。

6.用 5-0 外科丝线缝合皮肤,并包扎(图 51.4)。

耳赘

1.用乙醇棉擦拭手术区域,用 1mL 的 1%利多卡

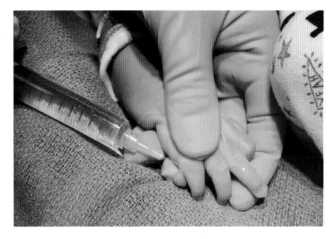

图 51.3　双指根部注射利多卡因和肾上腺素。

因和 1:100 000 肾上腺素在耳朵周围做环形麻醉。等待 10 分钟,让局部麻醉剂生效。

2.用聚维酮碘溶液擦拭整个耳郭,然后用无菌洞巾覆盖手术区。

3.在 2.5~3.5 倍放大镜下的操作效果最佳。用镊子夹住皮赘,用 15 号手术刀在病灶周围做一个椭圆形切口。

4.用虹膜剪向下切开至皮下组织,并切除病变。

5.用虹膜剪或手术刀切除皮下组织深处突出的软骨。

6.用电灼刀止血。

7.用 5-0 外科丝线缝合伤口。

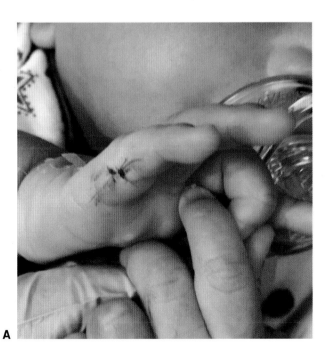

A

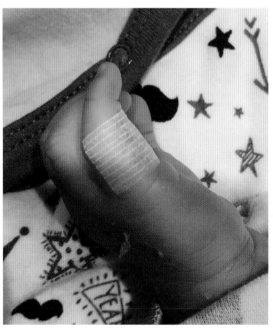

B

图 51.4　(A)多指切除后的状态。5-0 外科丝线缝合切口。(B)多指切除后的状态。切口用免缝胶带贴合。

F.并发症

1.伤口裂开。

2.伤口感染。

3.残留的审美畸形。

4.术后神经瘤。

参考文献

1. Janis J. *Essentials of Plastic Surgery*. 2nd ed. Thieme Medical Publishers; 2014:1367. Rerrieved from https://www.thieme.com/books-main/plastic-surgery/product/3714-essentials-of-plastic-surgery-second-edition.

2. Brown DL, Borschel GH, Levi B. *Michigan Manual of Plastic Surgery*. Lippincott Williams & Wilkins; 2014:624. Retrieved from https://shop.lww.com/Michigan-Manual-of-Plastic-Surgery/p/9781451183672.

3. Kozin SH, Zlotolow DA. Common pediatric congenital conditions of the hand. *Plast Reconstr Surg*. 2015;136(2):241e–257e.

4. Oda T, Pushman AG, Chung KC. Treatment of common congenital hand conditions. *Plast Reconstr Surg*. 2010;126(3):121e–133e.

5. Bahrani B, Khachemoune A. Review of accessory tragus with highlights of its associated syndromes. *Int J Dermatol*. 2014;53(12):1442–1446.

6. Carpenter CL, Cuellar TA, Friel MT. Office-based post–axial polydactyly excision in neonates, infants, and children. *Plast Reconstr Surg*. 2016;137(2):564–568.

7. Leber GE, Gosain AK. Surgical excision of pedunculated supernumerary digits prevents traumatic amputation neuromas. *Pediatr Dermatol*. 2003;20(2):108–112.

8. Mullick S, Borschel GH. A selective approach to treatment of ulnar polydactyly: preventing painful neuroma and incomplete excision. *Pediatr Dermatol*. 2010;27(1):39–42.

9. Roth DA, Hildesheimer M, Bardenstein S, et al. Preauricular skin tags and ear pits are associated with permanent hearing impairment in newborns. *Pediatrics*. 2008;122(4):e884–e890.

第52章

新生儿包皮环切术

Sarah A. Holzman, Aaron Krill，Louis Marmon

A.适应证

新生儿包皮环切术是一项存在争议的最古老外科手术之一[1-4]。许多内科医生和非专业人士认为新生儿包皮环切术应作为常规手术,虽然其并发症并不多,但可能会非常严重。因此,尽管手术操作简单,但临床实际操作中解剖标记的仔细确认、伤口护理和随访仍非常有必要。

B.禁忌证[4,5]

1.年龄小于 1 天(在生理上还没有完全适应宫外生活)。

2.患有任何疾病。

3.体温不稳定。

4.早产(胎龄小于 37 周)。

5.出血倾向或有出血性疾病的家族史。

6.尿道或阴茎异常,因为包皮对部分疾病可能是有用的(如尿道下裂、阴茎痛性勃起、阴茎短小)。注意:外观完好的包皮回缩后发现尿道管孔或尿道下裂并不是新生儿包皮环切术的禁忌证[6]。

7.局部感染。

8.缺乏真正"知情"的父母同意(见第3章)。

9.在婴儿接受维生素 K 治疗之前。

免责声明:以下关于设备、镇痛和手术的讨论只是该手术指导方针,并不能取代各种包皮环切术相关指南。新生儿包皮环切术只能由有经验的人员进行。

C.设备[7-9]

1.所有术式均需要的设备材料。

a.无菌设备。

(1)手套。

(2)消毒液及消毒液盛放物品。

(3)4 英寸×4 英寸(1 英寸=2.5cm)纱布垫。

(4)易弯、钝性的针头。

(5)2 个弯蚊式止血钳。

(6)大、直的止血钳。

(7)组织剪。

(8)手术刀。

b.非无菌设备。

(1)通常需要固定婴儿下肢。可使用市面上可买到的设备 (Circumstraint Newborn Immobilizer, Olympic Medical)(见第 5 章)。

(2)可接受的替代方案是使用包被或巾单,将生殖器完全暴露。

2.麻醉。

目前的建议是新生儿包皮环切术应在局部麻醉下进行[4]。过去新生儿包皮环切术是在没有麻醉的情况下进行的,但现在不再推荐这样的做法。Kirya 和 Werthmann 在 1978 年首次报道了阴茎背侧阻滞的有效性和安全性[10]。一组随机对照试验表明,环状阻滞、背神经阻滞或 EMLA 乳膏的麻醉效果优于安慰剂。环状阻滞在包皮分离和切开中比单独的背神经阻滞或 EMLA 乳膏更有效[11]。

a.注射镇痛剂。

(1)局部麻醉。1mL不含肾上腺素的1%利多卡因，用1.2cm×2.7cm针头放入结核菌素注射器中。

(2)乙醇或碘附消毒剂。

(3)无菌纱布。

b.表面麻醉。

(1)表面麻醉选择包括利多卡因-普里洛卡因局部麻醉剂(EMLA)和4%利多卡因(LMX4)乳膏的混合物。表面麻醉已被证明可减少包皮环切术期间的新生儿应激反应，并减少哭闹时间[12,13]。LMX4乳膏应在包皮环切术前20分钟涂抹[14]，EMLA乳膏应在包皮环切前60分钟涂抹[15]。LMX4可能比EMLA乳膏有一些优势，起效更快，并且没有高铁血红蛋白血症的风险[14]。

(2)口服蔗糖和口服止痛药(对乙酰氨基酚)可能类似于安慰剂，单独用于程序性疼痛控制是不够的，使用蔗糖和安抚奶嘴应该作为止痛的辅助手段[4]。

3.可选择的设备。

a.无菌标记笔。

b.无菌凡士林纱布。

4.与Gomco夹一起应用的其他无菌设备。

a.Gomco包皮环切夹(Gomco Surgical Manufacing Corp.,Buffalo,New York)[5]，1~2cm大小，适用于一般新生儿的龟头(一般1~3.5cm大小)。确保能够保护龟头的夹子[16]。

b.11号手术刀片及刀柄。

c.一个小的安全别针(可选)。

5.与包皮自动切除环一起应用的其他无菌设备。

a.包皮自动切除环(Hollister,Libertyville,Illinois)。无菌套装。根据龟头大小选择型号：1.1、1.3和1.5cm。无菌套装中包含亚麻缝线(图52.1)。选择大小时，要确

保不要太大，以免包皮自动切除环的近端移动，造成阴茎皮肤过度切除，也不能太小，以免影响阴茎循环。

b.能够剪断塑料的剪刀。

D.预防措施

1.获得完全知情同意(见第3章)。这包括讨论预期的术后外观、所需的术后护理、潜在的并发症，以及适应证。

2.强制"暂停"，以确认患者具有适应证和进行正确的手术步骤。

3.新生儿出生时不实行包皮环切术。包皮环切术的时间取决于患儿的总胎龄、体重和大小。

4.应在医院住足够长的时间，以便观察伤口。

5.不要使用含有肾上腺素的局部麻醉药。

6.要特别标出冠状沟和尿道口。

7.确保包皮内面与阴茎头完全分离，从而拉开包皮可显示冠状沟的整个周径。

8.不应使用电灼刀[17]。

9.不要使用环形包扎。

10.在患儿出院前及环切术后的1~2周后，再次检查伤口。皮肤残端应该完全脱落，整个冠状沟应该完全显现，以避免包皮环切术后的粘连。

11.当使用包皮自动切除环时，应该告诉父母，如果在10天内环没有脱落要及时去医院。

12.婴儿不必在包皮环切术前长时间接受非手术治疗，该手术不应在喂奶后立即进行。

E.操作技术

正式包皮切除术的完整描述在这版已被排除，因为正式手术需要缝合，相较于压扎方法，该方法出血的风险性增加。

包皮环切术通常使用Mogen夹、Gomco夹或某种保护龟头的"盾牌"。Mogen技术通常不需要背部切口或缝合线[18]。

1.在无菌环境下固定患者和准备无菌区域(见第5章和第6章)。

2.阴茎背侧神经阻滞。

a.要求熟悉阴茎背侧神经的解剖(图52.2)[9]。使用利多卡因进行麻醉，虽然只针对阴茎背侧的两条神经，但通过皮下组织的浸润也阻断了阴茎腹侧神经。建议

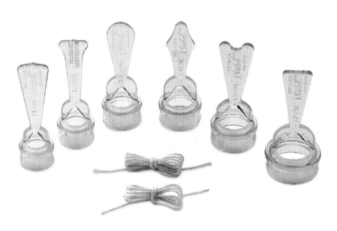

图52.1　带亚麻线缝合的包皮自动切除环。

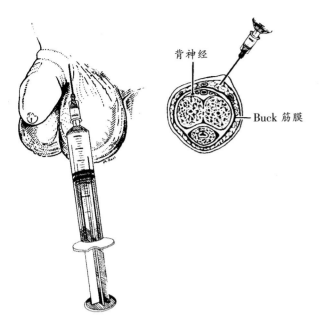

图 52.2　阴茎稳定在与中线成 20°~25° 角度的位置上。图示利多卡因环的形成 (见正文)。

同时麻醉腹侧阴茎神经,阻断会阴神经 (阴部神经的一个分支)。

　　b.在 10 点钟和 2 点钟方向,确定阴茎背侧神经根的位置。

　　c.通过触诊确定耻骨联合和海绵体在阴茎基底。

　　d.估计阴茎底部至耻骨的深度,以决定需要注射的深度 (不应超过 0.5cm)。尽管浸润的理想区域与 2 点

钟和 10 点钟位置,即阴茎基底远侧 1cm,但如果阴茎根部埋藏在耻骨处的脂肪中,则必须在耻骨和盆腔皮肤的交界处注射。

　　e.轻轻拉起阴茎,固定在与中线成 20°~25° 角度的位置上。

　　f.在阴茎根部的一条背侧神经根上刺穿皮肤,向后中线 (0.25~0.5cm) 小心推进 (见图 52.2) 进入皮下组织,避免进入海绵体。进入皮肤后,进针不应感受到阻力,针尖仍可以自由活动。如果针尖不能自由活动,很可能进入背侧神经下面的阴茎海绵主体中,这时要轻轻地退针。

　　g.回抽,以排除针尖进入血管。

　　h.慢慢推入 0.2~0.4mL 利多卡因浸润组织 (在进针或抽针时不应推注)。

　　i.在其他背外侧位置重复操作。浸润后,形成一个利多卡因小环 (见图 52.2)。把肿胀最小化,不影响包皮环切术的操作。

　　j.等待 3~5 分钟以达到最佳麻醉。通常麻醉在 3 分钟起效,持续 20~30 分钟。然而,个体也会有差异,建议在术前用止血钳子钳夹包皮来测试麻醉是否起效。

　　3.定位冠状沟 (图 52.3A)。手术前在阴茎外包皮上用记号笔标记出冠状沟的位置。

　　4.用蚊式钳扩张包皮环 (图 52.3B)。

　　5.用钝针或止血夹尖端分离包皮内皮 (图52.3C)。未

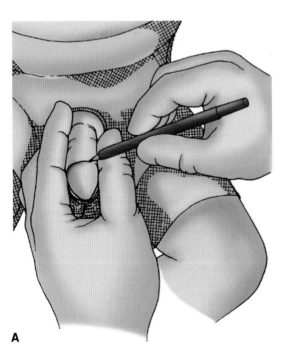

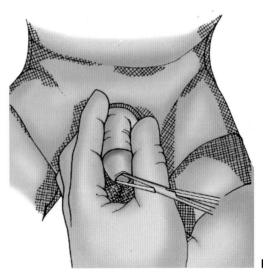

图 52.3　包皮环切术。(A)标明冠状沟的位置。(B)扩张包皮环。(待续)

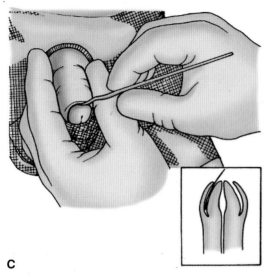

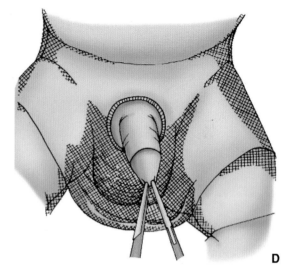

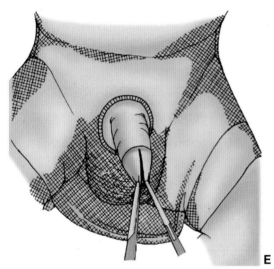

图52.3(续)　(C)将包皮与阴茎龟头分开。(D)用蚊式止血钳夹住包皮,为背部切开手术做准备。(E)切开包皮。

能完全分离可能会导致阴茎不能暴露。

6.如果需要,进行包皮背切术。

只要包皮与龟头分离足够则不需要进行此步骤。

a.蚊式钳在2点钟和10点钟的位置夹住包皮的边缘,间隔2~4mm(图52.3D)。

b.显现尿道口。

c.将大、直的止血钳的下叶置于包皮和龟头之间,并进入3~4mm(不是近端),确保避开尿道。

d.夹住背侧中线上的包皮合上止血钳5~10秒。

e.用组织剪沿夹线切开包皮(图52.3E)。

f.检查包皮是否完全脱离整个龟头面,冠状沟是否完全可见。

7.使用包皮环切夹或包皮自动切除环完成包皮环切术。

使用包皮环切夹

1.检查夹具,确保各部分齐全、大小适中、工作状态良好。

2.装配夹具,确保夹臂与基盘正确连接。

3.向后轻拉包皮,露出整个阴茎头。

4.分离所有残留粘连,观察尿道口位置,如有异常,停止操作。

5.用纱布擦干阴茎头。

6.使用适当大小的包皮自动切除环(见C),放在龟头上(图52.4A)。

7.将包皮拉起覆盖在包皮自动切除环上。

8.如果进行背部切开,则应接近背侧切口边缘(可使用无菌安全别针)。

9.观察留在基盘下确切的皮肤量。

将包皮放置在包皮自动切除环上是至关重要的。拉得太紧可能会导致切除过多的阴茎皮肤，太松可能导致包皮环切不全。

10.将夹子的基盘放在包皮自动切除环上(别针应与阴茎垂直)，使包皮夹在二者之间(图52.4B)。

11.向包皮自动切除环上牵拉包皮，直到整个包皮通过基盘，包皮自动切除环与基盘固定。

12.检查包皮自动切除环与基盘之间的位置后，将夹子的侧支架下的支架扣在包皮自动切除环的柄上，并将夹臂牢牢固定在基盘上(图52.4C)。

13.除去安全别针。

14.等待10分钟。

15.基盘与包皮自动切除环边缘产生的压力可以达到止血钳的效果。如果在10分钟内除去夹子，伤口止血可能不充分。如果在手术过程中发生明显出血，移除装置并寻找出血血管，避免盲目缝合。

16.用手术刀平行于基盘的上面，水平切除包皮。切勿使用电灼器;然而，使用超声刀切除已被认为是安全的替代方法[8]。

17.松开夹子上的扣带并移除。

包皮自动切除环包皮环切术

1.选择合适的型号。

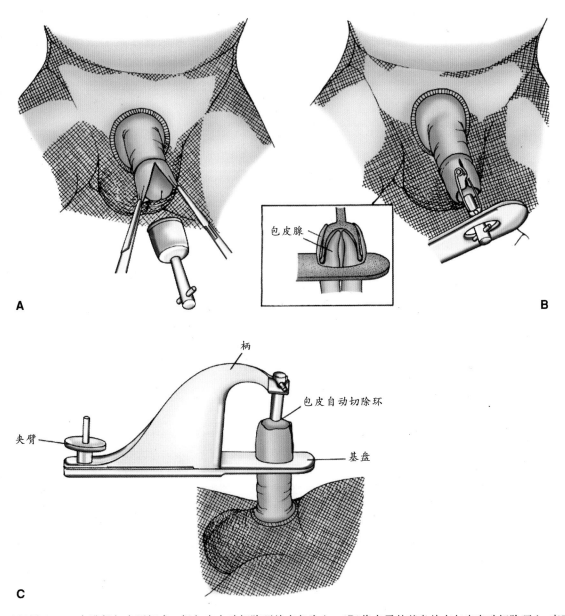

图52.4 (A)用Gomco夹进行包皮环切术。把包皮自动切除环放在龟头上。(B)将夹子的基盘放在包皮自动切除环上，直到包皮自动切除环与基盘啮合(插图)。(C)Gomco夹就位进行包皮环切术。

2.椎体大小要适宜,不能对龟头造成压力。

3.钟的有漕沟的边缘应刚好远离背侧切口的顶端。

4.如有必要,可切除锥体外一小段,以清除小系带。

5.将包皮原位牢固覆盖在包皮自动切除环上(图 52.5A)。

6.围绕包皮自动切除环边缘用缝线扎紧,以使包皮牢牢地被压入卡槽中。

7.以包皮自动切除环的外缘为界,用组织剪在结扎的远端修整包皮。

8.折断包皮自动切除环手柄。结扎线下的组织将在 5~8 天(最多 10~12 天)萎缩并与包皮自动切除环分离(图 52.5B)。

用 Mogen(压碎)夹进行包皮环切术 (图 52.6)

1.确保设备处于良好的工作状态。螺钉必须拧紧,杠杆臂必须安装并牢固地锁在另一侧的凹槽内,以便固定在中线上。

2.扩大包皮的开口,使包皮回缩,龟头完全暴露。

3.用钝探针或止血夹尖端将包皮与龟头和冠状沟完全分开。

4.将包皮恢复到原来的位置。

5.将一个小、直的止血夹顶端固定在远离包皮系带的 6 点钟位置。

6.沿着背中线(12 点钟位置)滑动第二个开放的小、直的止血夹。止血夹的下部位于龟头上方,内锯齿

状表面接触上面的包皮,确保止血夹没有进入尿道和尿道口。

7.这个背侧止血夹的尖端位于冠状突起的远端(而不是近端)3~4mm 处,然后闭合止血夹。

8.Mogen 夹是打开的,并沿着患者的中线定位。沟槽的下表面朝向阴茎,光滑的上表面上部可见。

9.将夹住包皮的止血夹放在由 Mogen 夹张开的双臂形成的 "V" 形内。止血夹的尖端应几乎接触到 Mogen 夹的上部平滑部分。

10.将止血夹和包皮尽可能滑向"V"形的顶端,保持止血夹在一条直线上。由于两个止血夹尖端的位置不同,夹子的方向会略有不同。

11.将包皮拉得太紧可能会导致切除过多的阴茎皮肤,拉得过松可能导致包皮环切不全。

12.重要的是要确认龟头和尿道的尖端与 Mogen 夹的下表面是分开的。

13.关闭并锁定 Mogen 夹;再次确保龟头和尿道口不在夹子内。

14.用手术刀片沿着 Mogen 夹的上光滑面切割包皮。切勿低于 Mogen 夹。

15.将 Mogen 夹关闭至少 30 秒,以便充分止血。

16.解锁并拆下 Mogen 夹子。然后轻轻分离并收回切除的皮肤和黏膜,使龟头和龟头沟完全暴露。

17.将药膏涂抹在伤口上,并使用紧身尿布。

18.在 10 分钟内重新检查包皮环切部位,以确保

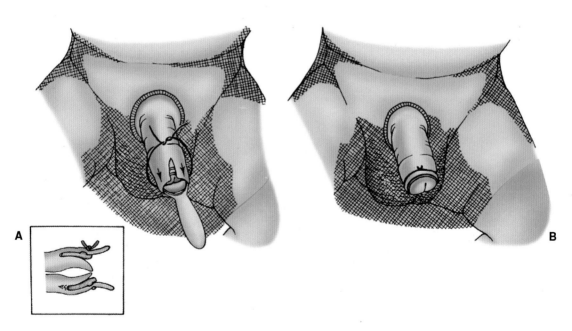

图 52.5　包皮自动切除环包皮环切术。(A)向前拉包皮到包皮自动切除环上。插图:包皮用环状缝合线压入沟槽内。(B)完整的包皮环切术的外观。

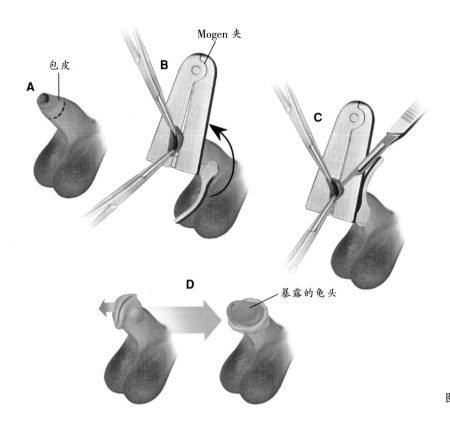

图 52.6　使用 Mogen 夹进行包皮环切术。

充分止血和定位。

F.包皮环切术后护理

1.典型的术后表现。

a.阴茎底部有瘀斑(特别是在注射局部麻醉药的情况下),在数周内消退。

b.黏膜的不对称周围性水肿,可能需要几个月的时间才能消退。

c.黏膜与阴茎皮肤交界处出血。

d.包皮环切处、黏膜、龟头有黄/白色结痂或黏液样分泌物。这不是感染(水肿、红斑,以及延伸到耻骨上区域的阴茎和阴茎底部硬化),它会在几周内消失,除了常规的包皮环切术后护理外,不需要其他治疗。

2.常规护理。

a.可选:穿着宽松的用凡士林浸渍的无菌纱布。Gough 和 Lawton[9]已证明,敷料中加入安息香酊对伤口愈合不利,而且添加局部抗生素并不会产生比使用普通石蜡纱布更好的效果。

b.术后:使用紧身尿布 1 小时。每隔 30 分钟检查一次出血情况,持续 2 小时。

c.在包皮环切术后的 24 小时内,检查(或指示父母检查)是否有出血、过度肿胀和排尿困难。

d.尿布可以根据父母的日常安排更换。

e.每次换尿布时,在伤口处涂上润滑剂,如凡士林,直到水肿和分泌物消退。

f.包皮环切后用布给婴儿清洗,3 天后如果没有其他问题,允许浸入水中。

g.对乙酰氨基酚可用于轻度疼痛。一些儿科医生不建议在这个年龄段使用这种药物。

h.耻骨上脂肪垫突出的婴儿在包皮环切术后可能会出现"埋藏的阴茎"。这就容易在龟头和黏膜之间的黏液干燥后产生继发性粘连。这些粘连是通过脂肪垫的回缩来防止的,这样可以暴露龟头,每次换尿布时在这块地方涂上润滑剂,直到脂肪垫消失。

G.并发症

包皮环切术相关并发症发生率为 0.2%~7%。新生儿包皮环切术的并发症发生率低于年龄较大的儿童[18-41]。

术后出血多为局部止血不当所致。其他不太常见的原因包括潜在的凝血疾病(例如未被识别的新生儿肝炎[20]或遗传性凝血障碍)。

1.持续渗出。

a.用手按压5~10分钟。检查包皮自动切除环上的缝线是否在适当的位置并足够紧。

b.如果继续渗出则如下操作。

(1)使用局部凝血酶(Thrombostat)涂抹在吸收性明胶海绵(Gelfoam)或氧化纤维素(Oxycel,Surgicel)上。不要使用紧身的环状敷料。

(2)硝酸银和肾上腺素也用于局部止血。为避免局部缺血或全身影响,肾上腺素浓度不要超过1:100 000。

2.活动性出血或不受控制的渗出

a.出血血管的外科处理和结扎(如有出血血管)。

b.考虑潜在的凝血障碍。

H.其他并发症(图52.7)

1.需要泌尿外科会诊的外伤性并发症。

a.背部切开手术中的尿道撕裂(在手术过程中始终保持尿道可见以避免)。

b.损伤尿道和龟头。

c.阴茎截断。需要立即进行泌尿外科护理。截断的组织放在湿的无菌盐水浸泡的纱布里,和患者一起运到急诊室。

d.阴茎损失(最常见的原因是环切术中烧灼或者龟头的离断导致的[19,21,22])。

e.由于包皮自动切除环过紧、缝线错位或过紧的环形绷带引起的龟头发绀/坏死[8,23]。

f.使用Gomco夹或包皮自动切除环相关的尿道皮肤瘘(最常见的原因是应用包皮自动切除环或夹子多大小不当,或未能识别先天性巨型输尿管)[24]。

g.继发于麻醉[1]、感染和出血[20]的死亡报道非常罕见。

2.早期并发症。

a.感染[25-27]。应用包皮自动切除环出现感染更为常见。大多数为轻微感染,给予湿-干敷或者坐浴治疗效果更好,但也有死亡报道。

b.淋巴水肿和静脉血流停滞。

c.尿潴留[28]。

d.过紧的包扎(闭塞)或经过包皮自动切除环的龟头下垂[29]。

e.粘连。常伴有明显的耻骨上脂肪垫(见F)。

3.需要泌尿外科会诊的晚期并发症。

a.不完全包皮环切术(最常见的并发症)。

b.复发性包茎。

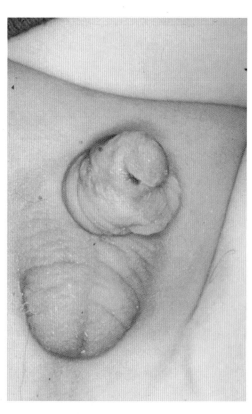
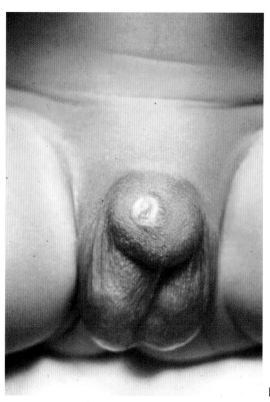

图52.7　包皮环切术的并发症。(A)包皮环切术后6个月龟头损伤。(B)包皮环切术后伤口回缩导致的阴茎陷窝。(待续)

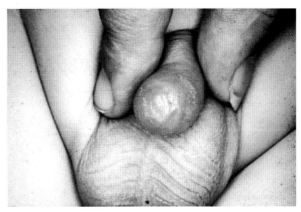

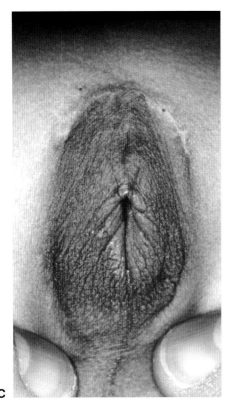

C

图52.7(续) (C)包皮环切术中烧灼伤后阴茎切除。(D)包皮环切术后的瘢痕。

c.阴茎干与龟头之间形成皮肤桥。

d.隐匿阴茎。通常伴随着包皮环切处突出的耻骨上脂肪垫和瘢痕[30]。

e.尿道口炎症(如尿道狭窄[31])。

f.患者选择不当。尿道下裂或小阴茎的包皮环切术。

g.阴茎的痛性勃起,常因炎症所致的阴茎腹侧致密瘢痕的形成。也有可能由于阴茎去除的皮肤过多,或继发于皮肤桥。

h.包皮包裹性囊肿。

i.淋巴水肿[32]。

j.静脉血液停滞[33]。

k.伤口开裂(图52.6)[34]。

接受局部护理,包括使用消毒液(碘附或抗生素软膏),不应植皮或者将阴茎埋于阴囊中,皮肤会长回来。

I.机械设备故障

1.Gomco夹[35]的机械问题包括部件丢失、基盘多次使用后变形、紧固过程中夹臂折断,以及包皮自动切除环和基盘连接部位形成沟痕和凹槽。

2.阴茎干或龟头周围包皮自动切除环下陷移位[10]。

3.由于螺丝松动或夹臂磨损,Mogen夹关闭和锁定不充分。

J.麻醉并发症

1.有报道应用丙胺卡因、普鲁卡因、苯佐卡因和利多卡因后引起高铁血红蛋白血症的报道[36]。

2.麻醉注射所致的血肿。据报道称发生于新生儿的血肿可自行吸收。

3.癫痫[37]。

参考文献

1. Gairdner D. The fate of the foreskin—a study of circumcision. *Br Med J.* 1949;2:1433–1437.

2. Foddy B. Medical, religious and social reasons for and against an ancient rite. *J Med Ethics.* 2013;39(7):415.

3. Sorokan ST, Finlay JC, Jefferies AL. Newborn male circumcision. *Paediatr Child Health.* 2015;20(6):311–320.

4. American Academy of Pediatrics Task Force on Circumcision. Circumcision policy statement. *Pediatrics.* 2012;130:585–586.

5. Concodora CW, Maizels M, Dean GE, et al. Checklist assessment tool to evaluate suitability and success of neonatal clamp circumcision: a prospective study. *J Pediatr Urol.* 2016;12(4):235.e1–e5.

6. Chalmers D, Wiedel CA, Siparsky GL, et al. Discovery of hypospadias during newborn circumcision should not preclude completion of the procedure. *J Pediatr.* 2014;164(5):

1171–1174.

7. Sinkey RG, Eschenbacher MA, Walsh PM, et al. The GoMo study: a randomized clinical trial assessing neonatal pain with Gomco vs Mogen clamp circumcision. *Am J Obstet Gynecol.* 2015;212(5):664.e1–e8.

8. Fette A, Schleef J, Haberlik A, et al. Circumcision in pediatric surgery using an ultrasound dissection scalpel. *Technol Health Care.* 2000;8:75–80.

9. Gough DCS, Lawton N. Circumcision—which dressing? *Br J Urol.* 1990;65:418–419.

10. Kirya C, Werthmann MW Jr. Neonatal circumcision and penile dorsal nerve block—a painless procedure. *J Pediatr.* 1978;92:998–1000.

11. Lander J, Brady-Fryer B, Metcalfe JB, et al. Comparison of ring block, dorsal nerve block, and topical anesthesia for neonatal circumcision: a randomized controlled trial. *JAMA.* 1997;278:2157–2162.

12. Woodman PJ. Topical lidocaine-prilocaine versus lidocaine for neonatal circumcision: a randomized controlled trial. *Obstet Gynecol.* 1999;93(5 pt 1):775–779.

13. Taddio A, Ohlsson K, Ohlsson A. Lidocaine-prilocaine cream for analgesia during circumcision in newborn boys. *Cochrane Database Syst Rev.* 1999;(2):CD000496.

14. Lehr VT, Cepeda E, Frattarelli DA, et al. Lidocaine 4% cream compared with lidocaine 2.5% and prilocaine 2.5% or dorsal penile block for circumcision. *Am J Perinatol.* 2005;22(5): 231–237.

15. Sharara-Cami R, Lakissian Z, Charafeddine L, et al. Combination analgesia for neonatal circumcision: a randomized controlled trial. *Pediatrics.* 2017;140(6):pii: e20171935. doi: 10.1542/peds.2017-1935.

16. Seleim HM, Elbarbary MM. Major penile injuries as a result of cautery during newborn circumcision. *J Pediatr Surg.* 2016;51(9):1532–1537.

17. Reynolds RD. Use of the Mogen clamp for neonatal circumcision. *Am Fam Physician.* 1996;54(1):177–182.

18. El Bcheraoui C, Zhang X, Cooper CS, et al. Rates of adverse events associated with male circumcision in U.S. medical settings, 2001 to 2010. *JAMA Pediatr.* 2014;168(7):625–634.

19. Essid A, Hamazaoui M, Sahli S, et al. Glans reimplantation after circumcision accident. *Prog Urol.* 2005;15:745–747.

20. Hiss J, Horowitz A, Kahana T. Fatal haemorrhage following male ritual circumcision. *J Clin Forensic Med.* 2000;7:32–34.

21. Cook A, Khoury AE, Bagli DJ, et al. Use of buccal mucosa to simulate the coronal sulcus after traumatic penile amputation. *Urology.* 2005;66:1109.

22. Barnes S, Ben Chaim J, Kessler A. Postcircumcision necrosis of the glans penis: Gray scale and color Doppler sonographic findings. *J Clin Ultrasound.* 2007;35(2):105–107.

23. Bode CO, Ikhisemojie S, Ademuyiwa AO. Penile injuries from

24. Limaye RD, Hancock RA. Penile urethral fistula as a complication of circumcision. *J Pediatr.* 1968;72:105–106.

25. Gesundheit B, Grisaru-Soen G, Greenberg D, et al. Neonatal genital herpes simplex type 1 infection after Jewish ritual circumcision: modern medicine and religious tradition. *Pediatrics.* 2004;114:e259–e263.

26. Kirkpatrick BV, Eitzman DV. Neonatal septicemia after circumcision. *Clin Pediatr (Phila).* 1974;13:767–768.

27. Woodside JR. Necrotizing fasciitis after neonatal circumcision. *Am J Dis Child.* 1980;134:301–302.

28. Pearce I. Retention of urine: an unusual complication of the Plastibell device. *Br J Urol Int.* 2000;85:560–561.

29. Horowitz J, Sussheim A, Scalettar HE. Abdominal distention following ritual circumcision. *Pediatrics.* 1976;57:579.

30. Trier WC, Drach GW. Concealed penis—another complication of circumcision. *Am J Dis Child.* 1973;125:276–277.

31. Mackenzie AR. Meatal ulceration following neonatal circumcision. *Obstet Gynecol.* 1966;28:221–223.

32. Yildirim S, Taylan G, Akoz T. Circumcision as an unusual cause of penile lymphedema. *Ann Plast Surg.* 2003;50: 665–666.

33. Ly L, Sankaran K. Acute venous stasis and swelling of the lower abdomen and extremities in an infant after circumcision. *Can Med Assoc J.* 2003;169:216–217.

34. Van Duyn J, Warr WS. Excessive penile skin loss from circumcision. *J Med Assoc Ga.* 1962;51:394–396.

35. Feinberg AN, Blazek MA. Mechanical complications of circumcision with a Gomco clamp. *Am J Dis Child.* 1988;142: 813–814.

36. Peker E, Cagan E, Dogan M, et al. Methemoglobinemia due to local anesthesia with prilocaine for circumcision. *J Pediatr Child Health.* 2010;46(6):362–363.

37. Moran LR, Hossain T, Insoft RM. Neonatal seizures following lidocaine administration for elective circumcision. *J Perinatol.* 2004;24:395–396.

38. Mano R, Nevo A, Sivan B, et al. Post-ritual circumcision bleeding—characteristics and treatment outcome. *Urology.* 2017;105:157–162.

39. Srinivasan M, Hamvas C, Coplen D. Rates of complications after newborn circumcision in a well-baby nursery, special care nursery, and neonatal intensive care unit. *Clin Pediatr (Phila).* 2015;54(12):1185–1191.

40. Pippi Salle JL, Jesus LE, Lorenzo AJ, et al. Glans amputation during routine neonatal circumcision: mechanism of injury and strategy for prevention. *J Pediatr Urol.* 2013;9(6 Pt A): 763–768.

41. Brook I. Infectious complications of circumcision and their prevention. *Eur Urol Focus.* 2016;2(4):453–459.

第 53 章

浅表脓肿的引流

Maame Efua S. Sampah, Manuel B. Torres

A.适应证

1.治疗。

软组织脓肿的明确治疗方法是手术切开引流,这使得脓腔内脓液自由流出[1]。单纯利用针吸法解决脓肿的可能性并不是很高[2]。

2.诊断。

对于新生儿,引流液还需进行革兰氏染色和标本培养,从而鉴定微生物和进行药敏试验,以指导抗生素治疗。

B.禁忌证

1.有炎症性皮肤改变和肿胀或硬结的患者不应该进行切开和引流(图 53.1)[3]。在查体时,高达 50%的患者可能不会出现这种症状[4]。超声和针吸检查是判断脓囊是否存在的有效辅助手段[5]。

2.脓肿与血管瘤、血管和淋巴管畸形(如血管瘤和囊性水囊瘤)的鉴别很重要,因为切开这类病变可能会导致严重的并发症。在这种情况下,超声和仔细查体有助于做出正确诊断[6]。

3.面部脓肿、乳房脓肿、生殖器脓肿和直肠周围脓肿、复杂性手部脓肿以及靠近大血管和大神经的脓肿引流应请外科医生处理。

4.有出血性疾病的新生儿在引流前必须纠正凝血功能障碍。

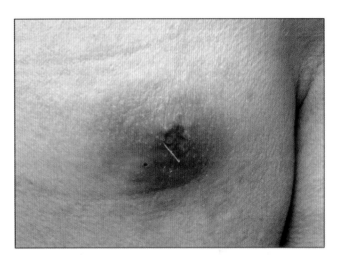

图 53.1 左侧臀部浅表脓肿。

C.预防措施

1.虽然用于病原培养标本一般可以通过拭子擦拭脓性物质来获得,但在切开和引流之前,皮肤消毒后通过针吸的方法可以更好地分离厌氧菌。

2.为了获得更好的外观效果,在设计切口时要利用自然的皮肤皱褶。脓肿可能比表面看起来要大得多,可能需要比预期更长的切口。

3.脓肿应该保持敞开状态以待愈合。避免一次关闭。

4.虽然引流是治疗新生儿浅层脓肿的主要方法,但抗生素的使用与临床改善、预防复发、继发引流和继发播散相关[7,8]。

5.在开始使用抗生素之前应先进行血培养。

D.设备

无菌

1.手套。

2.洞巾。

3.方块纱布。

4.11号刀片的手术刀。

5.弧形止血钳。

6.镊子。

7.生理盐水。

8.消毒液或消毒垫(聚维酮碘或氯己定)。

9.3~10mL注射器,25或27号针头。

10.培养拭子/带封闭帽的标本管。

11.装有19号静脉(iv)导管的30~60mL无针注射器或具有防溅功能的无针冲洗装置。

12.包装材料(如碘仿或普通纱布包装带)。

13.局部麻醉剂(例如1%利多卡因)治疗大型脓肿。

14.选择敷料。

非无菌

眼罩/面罩。

E.操作技术

1.获得知情同意。

2.确保适当的手部卫生。戴上防护眼镜和非无菌手套。

3.选择消毒剂清洁皮肤,并让其干燥(见第6章)。

4.戴上无菌手套,铺上无菌洞巾。

5.如有需要,可以使用27号的针头在该部位局部注射麻醉剂。

6.取25号(或23号)无菌针头,接上注射器,通过皮肤将针尖刺入水肿或波动最大的区域,同时回抽注射器,抽出的脓性物质应送去培养。在此步骤中可使用超声引导。

7.在进针点做一个刺入切口,将切口延伸至脓肿腔的整个长度,符合皮肤的自然皱褶。

8.轻轻按压,将脓腔内的所有物质排出。

9.在脓腔内用弧形止血钳钝性解剖,以破坏小脓腔,识别异物,并确保适当的引流(图53.2A)。请勿用戴手套的手指探查,因为手指可能会被锋利的异物刺伤。用手术刀等锋利的工具进行解剖,可能会导致组织损伤或造成假通道或瘘管。剥离伤口痛苦较大,可能需要额外止痛。

10.使用带有19号静脉导管的30~60mL无针注射器,用大量生理盐水冲洗脓腔,直到所有可见的脓液被清除。

11.对于大于或等于5cm的脓腔,填入填充物以防止伤口边缘闭合(图53.2B)。应避免严密包裹,否则会导致组织坏死。一般来说,小伤口的填充并不妨碍进一步的引流[9]。

12.使用无菌敷料。

F.并发症

1.出血:皮下组织出血通常是自限性的。伤口填充可以起到一定的填塞作用。

2.复发:在初次引流后复发的情况下,寻找局部诱因,如异物。拍X线片。复发的治疗方法应与首发相同。

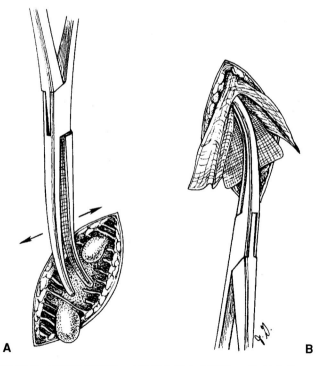

图53.2 表浅脓肿引流。(A)用夹钳夹破隔膜。(B)填充伤口。

参考文献

1. Liu C, Bayer A, Cosgrove SE, et al. Clinical practice guidelines by the Infectious Diseases Society of America for the treatment of methicillin-resistant *Staphylococcus aureus* infections in adults and children. *Clin Infect Dis.* 2011;52:e18–e55.
2. Ramakrishnan K, Salinas R, Higuita N. (2015, September 15). Superficial abscess over left gluteal region [Digital image]. https://www.aafp.org/afp/2015/0915/p474.html. Accessed January 16, 2019.
3. Gaspari RJ, Resop D, Mendoza M, et al. A randomized controlled trial of incision and drainage versus ultrasonographically guided needle aspiration for skin abscesses and the effect of methicillin-resistant Staphylococcus aureus. *Ann Emerg Med.* 2011;57(5):483.e1–491.e1.
4. Iverson K, Haritos D, Thomas R, et al. The effect of bedside ultrasound on diagnosis and management of soft tissue infections in a pediatric ED. *Am J Emerg Med.* 2012;30(8):1347–1351.
5. Stevens DL, Bisno AL, Chambers HF, et al; Infectious Diseases Society of America. Practice guidelines for the diagnosis and management of skin and soft tissue infections: 2014 update by the Infectious Diseases Society of America. *Clin Infect Dis.* 2014;59(2):e10–e52.
6. Blaivas M, Adhikari S. Unexpected findings on point-of-care superficial ultrasound imaging before incision and drainage. *J Ultrasound Med.* 2011;30:1425–1430.
7. Daum RS, Miller LG, Immergluck L, et al. A placebo-controlled trial of antibiotics for smaller skin abscesses. *N Engl J Med.* 2017;376:2545–2555.
8. Hogan PG, Rodriguez M, Spenner AM, et al. Impact of systemic antibiotics on staphylococcus aureus colonization and recurrent skin infection. *Clin Infect Dis.* 2018;66: 191–197.
9. Leinwand M, Downing M, Slater D, et al. Incision and drainage of subcutaneous abscesses without the use of packing. *J Pediatr Surg.* 2013;48:1962–1965.

第 54 章

新生儿伤口护理

Kara Johnson, Laura Welch, June Amling

由于医疗/外科手术、医疗器械的应用以及先天性缺陷,使得重症监护病房的新生儿易发生皮肤损害[1-3]。皮肤是抵御细菌、毒素入侵、吸收外用产品中化学物质的第一道防线,在水电解质的排泄、隔离外界、体温调节、和触觉方面起着至关重要的作用。新生儿的皮肤脆弱易损,尤其是早产儿[4]。

A.定义

1.伤口。由于切割、打击或其他撞击对活组织造成的损伤,通常指皮肤被割伤或破损、皮下组织损伤的部位。

2.伤周。环绕伤口边缘的组织。

3.浅层皮肤损伤。浅表皮肤,可能伴有部分真皮损伤。

4.全层皮肤损伤。表皮和真皮全层损伤。可累及皮下组织,亦可累及肌肉、筋膜、骨骼和软骨。

5.压迫性损伤。对靠近骨性突起或与医疗器械相关的软组织和对应皮肤的局部损伤。损伤由强烈、长期的压力或伴有剪切力的压力所引起。

6.剪切伤。平行于组织的力。一层组织相对于另一层组织发生移动,使得脂肪和肌肉组织变形,扰乱血液流动。

7.擦伤。在平行方向运动时产生的阻力,导致皮肤表层的机械损伤。

8.撕裂。表皮与真皮层分离,或表皮和真皮层与皮下组织分离。

9.无菌技术。无致病性微生物,防止微生物污染。使用无菌手套和无菌器械。

10.清洁技术。减少整体微生物的数量,有目的的防止材料/用品的直接污染。使用无菌手套和消毒器械。

B.皮肤评估量表

仔细评估皮肤情况是新生儿体检的一项重要内容。在全面的评估中,皮肤状态、功能、和疾病过程同样重要。临床医师必须熟悉新生儿皮肤的正常变化。

1.新生儿皮肤风险评估量表(NSRAS)。是一种评估新生儿皮肤破损风险的工具。该量表以 Braden(成人)量表为基础,用来评估压力损伤[5]

a.分量表。

六个计分量表。一般身体情况、心理状态、移动性、活动性、营养、和湿度。

b.得分。

(1)计分量表的计分为 1~4 分。

(2)总分为 6~24 分。

(3)评分越高说明皮肤状态越好,也就表明皮肤损伤风险越低。

2.新生儿皮肤状态评分(NSCS)。评估新生儿(从早产到足月)的整体皮肤状态,并作为皮肤护理指南[6]。

a.计分量表。

三个计分量表。干燥情况、红斑、皮损/脱皮。

b.得分。

(1)计分量表计分为 1~3 分。

(2)总分为 3~9 分。

(3)得分越高,表明皮肤功能受损越严重。

C.伤口类型

住院新生儿常见的伤口病因(表54.1)。

D.伤口评估

系统性伤口评估对于提供伤情、评估愈合和治疗

效果是至关重要的。伤口评估至少包括下列内容[7-11]。

1.伤口类型(表54.1)。

2.解剖位置。

3.伤口测量。

a.一般测量方法。

(1)常采用时钟法,患儿头部参照为12点方向,脚部参照为6点方向。

(2)患儿位置。

(a)每次测量时,将患儿置于相同的解剖位置。

(b)测量时不要牵拉伤口边缘。

(3)测量结果表达形式。长度×宽度×深度(单位cm)(图54.1)。

(a)长度。从头(12点)方向至脚(6点)方向测量伤口最长距离。

(b)宽度。自左(9点)方向至右(3点)方向测量伤口最大宽度。

(c)深度。测量伤口创面最深部(图54.2)。

4.窦道和皮下剥离。

a.窦道。通过伤口向软组织、肌肉、骨骼等方向延伸的管道型组织缺损。窦道可导致死亡、延迟伤口愈合(图54.3)。

表54.1　新生儿伤口类型

类别	伤口的类型
创伤	■ 表皮剥脱 ■ 接触性或摩擦性的撕裂伤 ■ 钳伤 ■ 剪切伤 ■ 擦伤
外科伤	■ 手术切口 ■ 伤口裂开
接触性	■ 尿布皮炎(DD)
表皮剥脱	■ 造口术或瘘管流出部脱皮 ■ 医用黏合剂相关性皮损(MARSI) ■ 潮湿环境相关性皮损(MASD) ■ 接触性刺激性皮炎
外渗性皮损	■ 请参阅第30章
烧伤/热损伤	■ 化学烧伤 ■ 热力烧伤 ■ 电力烧伤
压伤	■ 骨性突起部的压伤 ■ 医疗器械相关的压伤
缺血性损伤	■ 宫内脐带缠绕 ■ 动脉输血导管压迫 ■ 体外膜肺氧合 ■ 凝血性疾病
先天性原因	■ 先天性皮肤发育不全 ■ 大疱性表皮松解 ■ 腹裂畸形/脐疝 ■ 脊柱裂 ■ 水泡性大疱性皮损

Adapted with permission from Thames Valley Neonatal ODN Quality Care Group. Guideline framework for neonatal wound care. Thames Valley & Wessex Neonatal Operational Delivery Network. 2012. https://www.networks.nhs.uk/nhs-networks/thames-valley-wessex-neonatalnetwork/documents/guidelines/Wound%20Guideline.

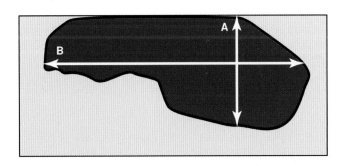

图54.1　测量长度和宽度。以垂直人体方向测量长度(A)、从左到右测量宽度 (B)。(Reprinted with permission from Primaris Business Solutions)

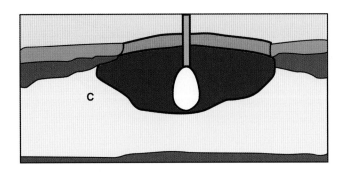

图54.2　测量深度 (C)。(Reprinted with permission from Primaris Business Solutions)

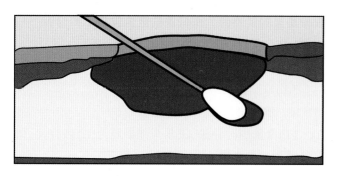

图 54.3 测量窦道。(Reprinted with permission from Primaris Business Solutions.)

b.皮下剥离。伤口周围皮肤完整而皮下组织受损缺失。创面边缘不附着在创面基底部,而游离于组织边缘(图 54.4)。

5.如何测量窦道深度。

a.用品准备。

(1)无菌手套。

(2)无菌水或生理盐水。

(3)无菌棉签。

(4)卷尺(以厘米为单位)。

b.步骤。

(1)清洁技术。

(2)洗手,不用戴手套。

(3)棉签浸润消毒。

(4)用无菌棉签探测窦道或破损的深度。

(5)拇指和示指捏住棉签与皮肤平面接触位置。

(6)用卷尺测量长度。

(7)重复上述步骤,测量每一个窦道。

c.记录。

(1)使用时钟法(12 点/头部)。

(2)说明窦道的时钟方向。

(3)记录窦道长度,以厘米为单位。

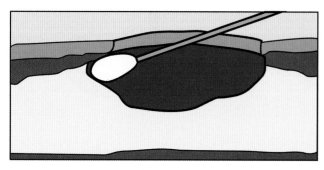

图 54.4 测量皮下缺损。(Reprinted with permission from Primaris Business Solutions.)

(4)记录破损面积和破损距离伤口边缘皮肤距离。

6.伤口床(创面)的描述。

清洗伤口后,描述创面外观。确认创面组织类型和每种组织类型的占比(如肉芽组织 60%,坏死 25%,焦痂 15%)。

a.淡粉色/发暗(组织灌注不良)。检查血流灌注情况和是否低血红蛋白。

b.粉色/淡粉色(上皮组织)。长出新皮肤。

c.红色(肉芽组织)。血管结缔组织。

(1)肉芽组织增多。肉芽组织增生或再生,表明炎症反应延长、水分过多或擦伤合并湿度过高。

(2)易损组织。轻微刺激就可致出血。

d.绿色或绿色/黄色(感染)。潜在感染。

e.黄色(坏死组织)。坏死组织堆积。

(1)附着或轻微附着创面。软的、大的,或者丝状组织,附着在伤口处。

(2)未附着创面。大的黏稠物质、碎片组织,容易从创面分离。

f.黑色(坏死)。无血管,无活性组织。

(1)软附着。湿软的组织,牢固附着于创面。

(2)硬附着。牢固、紧密附着创面或创缘。

(3)稳定的焦痂。皮革样,干硬,紧密附着皮下组织,无渗出、波动或周围蜂窝织炎。

(4)不稳定的焦痂。软的,海绵状,黏滑,不附着在伤口下缘,水性、渗出和(或)周围蜂窝织炎。

g.渗出。

(1)渗出量。

(a)无。无渗出物,创面干燥。

(b)少量。创面潮湿,无渗出物。

(c)中度。创面周围组织及创面湿润。

(d)重度。创面周围组织和创面充满水性渗出。

(2)类型。

(a)浆液性。不伴有脓、血、或组织碎片,有稀薄、色浅、透明清晰的渗出液。

(b)血清色。稀薄,呈淡红色或粉色。

(c)血色。稀薄,像血一样,呈鲜红色。

(d)脓性。稀薄或黏稠,颜色呈透明、棕色、黄色,脓样外观可能有臭味。

(3)气味。

(a)无气味。

(b)移除遮盖物后,气味明显。

(c)任何时候气味都明显存在。

h.伤口周围。伤口周围组织可影响伤口的愈合,增加疼痛感。

(1)皮肤情况。

(a)完整或受损。

(b)硬化。不正常的变硬。

(c)捻发音。气体或液体积聚。

(d)皮疹。湿疹、感染、念珠菌。

(e)过度角化。伤周积聚硬结样组织。

(f)脱皮。伤周组织增厚或者卷起。

(2)水化。

(a)浸渍。屏障功能减弱,水化过度。

(b)干燥/剥落/破裂。

(3)颜色。

(a)红斑。

(b)色斑。

i.色素脱失。

ii.色素沉着。

(c)暗沉。

(4)水肿。

(a)凹陷性。

(b)非凹陷性。

疼痛。

(1)无。

(2)间歇性。

(3)连续性。

(4)仅换药时发作。

(5)换药时更痛。

E.伤口细菌培养

依据伤口局部和全身的感染症状体征,诊断伤口感染类型。应仔细鉴别感染的不同症状,以免与炎症反应的各阶段相混淆。污染或有少量定植菌的伤口不需要抗感染治疗,若定植菌大量繁殖或出现细菌感染,则需要抗感染治疗。伤口培养的金标准是定量活检,但在临床实践中,拭子培养更常用,因其鉴别感染微生物和根据药敏选择药物时是非侵入性且经济性的。

1.伤口细菌感染分类

a.污染。开放性伤口无细菌增殖,不影响伤口愈合。

b.定植。伤口创面有定植菌,少量复制,不干扰愈合,不会对宿主造成伤害。

c.过度定植。伤口创面有定植菌繁殖,影响愈合,对宿主有害。

NERDS 表明浅层创面感染,需要局部抗生素治疗[12]。

(1)N,伤口不愈合。

(2)E,伤口有渗出。

(3)R,伤口渗血。

(4)D,创面有坏死组织碎片。

(5)S,气味。

d.感染。创面产生大量细菌,侵袭组织,引起宿主反应。

STONES 表明深部伤周组织和系统性感染,需要全身应用抗生素[12]。

(1)S,伤口面积变大。

(2)T,温度升高。

(3)O,怀疑骨髓炎(探针检查或骨外露)。

(4)N,有新发感染病灶。

(5)E,红斑/渗出。

(6)S,气味。

2.伤口拭子培养

a.适应证。

(1)局部感染体征/症状。脓液、恶臭、渗出多、发红、淤血、疼痛。

(2)全身感染体征/症状。发热、白细胞升高、血糖急剧升高。

(3)使用最佳治疗方案两周,清洁伤口仍不愈合。

b.禁忌证。

不需要培养。组织无血管、坏死、或有硬痂。

c.方法。伤口拭子培养,Levine 法[13,14]。

(1)用品。

(a)无菌手套。

(b)伤口拭子培养基。细菌、真菌、病毒、革兰染色。

(c)生理盐水。

(d)吸收纱布。用于吸干过量的生理盐水、渗出物等。

(e)无菌纱布。

(2)操作。

(a)清洁技术。

(b)洗手,戴手套。

(c)清除旧敷料。

(d)脱下污染手套,重新洗手,戴手套。

(e)用生理盐水清洗伤口。

i.湿润无菌纱布。

ii.擦拭创面,清除坏死碎片。

(f)用无菌纱布轻轻拍干创面。

(g)脱下脏手套,洗手,戴手套。

(h)使用培养管,用足以产生渗出液的力,引起创面微量出血,然后用拭子轻轻擦拭 1cm² 的创面约 5秒。

对于干燥的创面,擦拭前先用培养基、生理盐水或无菌水润湿拭子。

F.伤口修复

身体软组织的修复有两种方式,再生组织修复或结缔组织修复(瘢痕修复)。伤口的深度和损伤的组织层决定了伤口是通过再生(部分皮肤层损伤)或者瘢痕修复(全层皮肤损伤)进行愈合。

1.伤口修复的期望有以下几种不同情况。

a.愈合良好。采用手术方法,用手术缝合针、缝合线或黏合剂将皮肤全层闭合。因为伤口完全闭合,所以感染或延迟闭合的风险很小(完整的细菌屏障)。

b.愈合一般。通过肉芽组织增生、收缩和纤维化,使得伤口开放性愈合,伤口的收缩对于减少伤口的缺损至关重要,但也会使得瘢痕增大。这类伤口感染和延迟愈合的风险更大。

c. 愈合延迟。伤口愈合延迟 (通常由于感染或水肿)。这类伤口一般通过二级方式开始修复愈合,随后经过手术闭合,以减少肉芽组织形成。

2.修复伤口时尽量保持伤口周围湿润,对于其愈合必不可少。

a.优势。

(1)愈合速度更快。

(2)减少疼痛。

(3)减少瘢痕。

(4)成本效益。

b.禁忌证。

(1)干性坏疽。

(2)当伤口不能愈合,采用姑息治疗。

(3)坏死组织保护深部结构。

G.伤口清洁

新生儿可以使用的伤口清洁用品,关于其安全性和有效性的研究资料有限[7,15-17]。在挑选产品时,要认真考虑它对局部皮肤的刺激和吸收相关的全身影响。伤口要清洗而非揉搓,因为揉搓伤口会损害脆弱的上皮和肉芽组织。

1.清洗液

使用清洗液前,应加热至体温或室温。

a.无菌生理盐水。首选无菌生理盐水,可用于所有伤口。

b.伤口清洁剂。抗菌的清洁剂兼具无细胞毒性、无刺激性、无香味、免冲洗的特点。这些酸碱平衡的清洁剂不仅可以清洁伤口、清除组织碎片,而且有利于伤口的愈合。

(1)婴儿≤32 周,生后一周内仅用生理盐水[9]。

(2)婴儿>32 周,无刺激性、酸碱均衡或极弱酸性的配方(如生理盐水,抗菌清洁剂)[9]。

c.避免使用细胞毒性清洁剂(如过氧化氢、乙酸、次氯酸钠)清洗新生儿伤口,可造成组织损伤和全身吸收。

2.伤口清洗

a.用品。

(1)无菌手套。

(2)清洁液。

(3)吸水性衬垫,用于吸干过量的清洗液和组织碎片。

(4)无菌纱布。

(5)50~60mL 注射器。

b.操作,清洁伤口。

(1)清洁技术。

(2)洗手,戴手套。

(3)清除伤口覆盖物。

(4)脱掉脏手套,洗手,戴手套。

(5)用生理盐水或无菌水清洗伤口。

(a)湿润无菌纱布衬垫。

(b)轻轻擦拭伤口表面,去除碎片组织。

(6)用无菌纱布轻轻拍干伤口和伤周。

(7)按照规定计划,进行伤口治疗。

c.操作,冲洗伤口。

(1)清洁技术。

(2)操作步骤,同清洁伤口的步骤 1~3。

(3)注射器吸满无菌液。

(4)将无菌液滴入浸润创面。

慢慢推动注射器冲洗,不要用力。

(5)用无菌纱布轻擦干创面。

(6)按照规定计划,进行伤口治疗。

H.伤口敷料的选择

挑选敷料要考虑以下几个因素,但最重要的是挑选合适的敷料,以达到最佳愈合结果。

1.一般敷料原则(图 54.5)

a.如果敷料太湿,吸掉适量的水。

b.如果太干,补充适量的水。

c.用敷料填补伤口窦道。

d.去除坏死组织。

e.保护创面中健康的组织。

2.挑选敷料的注意事项(表 54.2)

伤口敷料应在有渗出时保持伤口湿润,要清除不利于伤口愈合的物质(如无活性组织)、消除无效性,作为抗菌保护膜。伤口愈合过程中,应重新评估敷料,以选择最适合伤口愈合各阶段的敷料。此外,临床医生必须了解其他伤口护理用品和敷料的兼容性,来优化愈合结果。

3.伤口周围的防护

a.水分相关性皮肤损伤(MASD)。长期暴露于尿液、粪便、汗水、黏液、渗出液等而造成的皮肤损害。

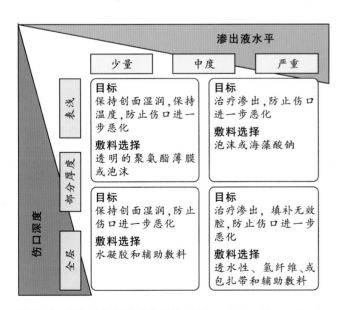

图 54.5 用伤口敷料治疗的目标 (Adapted from Emory Nursing WOCNEC Faculty. *Skin and Wound Core Content Manual*. Atlanta,GA:Emory University;2017. Copyright ⓒ 2018 Children's National Medical Center.)

防护:使用液体皮肤阻隔剂或水溶胶型敷料[18]。

b.医用黏附相关性皮损(MARSI)。皮肤与黏合剂的黏附力大于皮肤之间的黏附力时,会造成皮损。

防护:挑选敷料的黏附特性,使用液体皮肤阻隔剂或水溶胶型敷料,也可以使用脱胶剂。参考表 54.3,常用皮肤阻隔剂、黏合剂、脱胶剂。

4.基本敷料,直接接触伤口。

5.辅助敷料,必要时用于固定基本敷料。

I.负压伤口治疗

负压伤口治疗(NPWT)系统可以建立一个合适的环境,通过二级或三级愈合来促进伤口愈合,为闭合创面做准备,促进肉芽组织的形成和增殖,清除渗出和感染性物质。目前,美国食品和药品管理局(FDA)[19]还没有批准在新生儿、婴儿、儿童中使用该系统。目前,还没有关于在这些年龄组使用 NPWT 的安全性和有效性的指南,但越来越多的专家意见、病例报告、专家组会意见支持在新生儿中使用 NPWT[20-22]。

1.在新生儿中使用 NPWT

a.伤口病因。手术切口裂开、压伤(PI)、肢体伤口[20-22]。

b.泡沫材料的选择。见表 54.4。

c.压力设置。新生儿和儿童人群的压力设置指南基于文献和专家小组意见。

(1)压力设置范围在 25~125mmHg 之间。

(2)以 25mmHg 为界上下调节压力。

2.禁忌证

a.暴露血管、器官、肌腱和神经的伤口。

b.未经治疗的骨髓炎。

c.肠外或未明瘘管。

d.有焦痂的坏死组织。

e.对银(Ag+)敏感,不要使用含银敷料。

f.伤口内有恶性肿瘤。

J.尿布皮炎

尿布皮炎(DD)是新生儿常见且严重的问题,会导致疼痛,增加感染风险并产生额外的住院费用。过度潮湿导致 DD,致使酸性屏障破坏,形成碱性环境。另外,尿和粪便中的细菌含量和酶活性增加,以及尿布摩擦水分过多的皮肤,都是导致尿布皮炎的因素[23,24]。

表 54.2 **伤口敷料**

敷料分类	示例	适应证	特点	注意事项
海藻酸盐	Algisite M Medihoney	伤口类型:PI(压伤),手术裂开,窦道/潜行 厚度:部分、全部 渗出物:中度、重度	促进自溶清创 高度吸收 无创性取出 适合剪裁,顺应伤口轮廓 止血(作用小)特性,对感染伤口安全,需要辅助敷料	不适用于干燥、坏死的伤口 含钙的褐藻酸盐变谨慎使用,全身吸收后可出现继发伤害
接触皮贴	Mepitel	伤口类型:PI,手术裂开,皮肤撕裂 厚度:浅,部分、全部 渗出液:无、少量、中度	保护上皮组织 渗出液转移 连接伤口敷料 使创面舒适 可与局部治疗一起使用 对感染伤口安全,需要辅助敷料	不适用于清洁、干燥、覆盖焦痂或有黏性渗出物的伤口,清创时不要使用,不可每天更换
泡沫材料(聚氨酯泡沫和复合材料)	Mepilex Allevyn Thin	伤口类型:PI,外科切口 厚度:部分、全部 渗出物:中度、重度	无创性取出 压力再分配 隔热 对感染伤口安全 除复合材料外,需要辅助敷料	不适用于干燥、被焦痂覆盖(除非用于保护)、有窦道的伤口
水胶体类(明胶、果胶和/或羧甲基纤维素)	Duoderm Medihoney	伤口类型:PI,皮肤撕裂 厚度:表面,局部 渗出物:轻微、中度	促进自溶清创 防水 防渗 可塑 与渗出液接触 合适修剪,顺应性好 保护伤口周围 压力再分配(作用小)	不适用于有感染、窦道/潜行、大量渗出物的伤口 使用皮肤屏障膜之前,可能导致皮肤浸渍和表皮剥离 感染伤口慎用
透水敷料	Drawtex	伤口类型:PI,手术裂开,窦道/潜行 厚度:部分、全部 渗出物:中度、重度	高吸水性 剪裁合适 对感染伤口安全 需要辅助敷料	不适用于干燥、有少量渗出、焦痂的伤口
氢纤维/胶凝纤维(羧甲基纤维素钠)	Aquacel	伤口类型:PI,手术裂开,皮下损伤 厚度:部分、全部 渗出物:中度、重度	促进自溶清创 顺应性好 与渗出液接触 帮助肉芽组织形成 对感染伤口安全 需要辅助敷料	不适用于干燥、有少量渗出、焦痂的伤口 颗粒层过度肥厚
水凝胶	Solosite Medihoney	伤口类型:PI,手术裂开,窦道/潜行 厚度:部分、全部 渗出液:无、最少	促进自溶清创 非创伤性 不溶于水 提供水分 促进肉芽组织增生和上皮化 填充无效腔 需要辅助敷料	不适用于病毒性损伤、大量渗出的伤口 可能过度水化/浸渍伤口或伤口周围(先涂皮肤保护膜)

(待续)

表54.2 伤口敷料(续)

敷料分类	示例	适应证	特点	注意事项
无黏性敷料	Telfa Primapore	伤口类型:PI,手术裂开,皮肤撕裂,皮肤脆弱 厚度:部分、全部 渗出液:无、最少	非创伤性切除 剪裁合适 为局部治疗提供掩护 对感染伤口安全 需要辅助敷料	不适用于严重渗出的伤口
透明聚氨酯薄膜	Tegaderm Opsite	伤口类型:皮肤撕裂 厚度:浅,部分、全部 渗出液:无、微量	促进自溶清创 顺应伤口形状好 防水 阻隔细菌/污染物,水汽/氧气传输	不适用于已感染、中度至重度渗出的伤口,有表皮剥离风险(先涂皮肤保护膜)

这张表格不为任何产品做广告。它旨在提供一目了然的参考(产品清单并非包含全部产品)。有关特定产品的警告和注意事项,请参考制造商信息。特定产品可能有不同的适应证、禁忌证、或警告。含银(Ag)产品禁止用于对银或碘敏感的患者。在进行磁共振成像(MRI)扫描前,应去除含银制品。某些银敷料不能与胶原酶软膏一起使用,因为它们会使胶原酶失活。(*Source:* Copyright © Children's National Medical Center.)

表54.3 皮肤阻隔薄膜、皮肤阻隔剂、黏合剂和黏合剂去除剂

类别	示例	作用	注意事项
皮肤阻隔薄膜(非醇基聚合物)	No Sting Skin Prep	在表皮和黏合剂之间提供保护层 降低MASD(水分引起的皮肤损伤)、表皮剥离、黏合剂的刺激性风险	新生儿<30天慎用
皮肤阻隔剂(凡士林、硅胶、锌基)	Vaseline Aquaphor Desitin	防止MASD、表皮剥离、刺激/摩擦	在重新使用之前,不应去除残留的软膏
黏合剂(硅基)	Adapt Medical Adhesive Spray	增加黏合剂的黏性,也称为增粘剂 不用于保护特殊导管(如气管内导管)胶带下的皮肤	不建议常规使用,在小于等于30天的新生儿中可引起接触性刺激性皮炎
黏合剂去除剂(硅胶基)	Adapt Medical Adhesive Remover	当黏合剂从皮肤上移除时,防止不适和皮肤破裂	避免使用乙醇类去除剂,有病例报告中毒和皮肤损伤

* 水分引起的皮肤损伤。

这张表格不为任何产品做广告。它旨在为产品提供参考(产品清单并非包括全部产品)。有关特定产品的警告和注意事项,请参考制造商信息。特定产品可能有不同的适应证、禁忌证或警告。(*Source*: Copyright © Children's National Medical Center.)

1.预防策略。
2.一般治疗原则(图54.6)。
3.治疗流程。
a.备品。
(1)干净手套。
(2)清洗液。
(3)干净的软布。
(4)皮肤干燥粉。
(5)擦拭布。
(6)隔离霜。
(7)非黏附性敷料。
b.操作。
(1)清洁技术。
(2)洗手,戴手套。
(3)用清洗液清洗皮损区。
(4)用干净的软布轻拍患处,直至完全干燥。
(5)在皮损区撒上一层薄薄的皮肤干燥粉。
(6)使用吸水纸或轻拍,用擦布涂均匀干燥粉。

表 54.4 V.A.C 泡沫材料选择

伤口类型	黑色(聚氨酯)疏水	白色(聚乙烯醇)亲水	银(聚氨酯)纳米银
胸骨	×	×	×
脐膨出/腹裂	×	×	
肠皮瘘	×	×	
腹腔室综合征	×		
脊柱切口	×	×	×
压伤	×		×
肢体创伤	×		×
筋膜切开伤	×		×

Keswani SG.治疗新生儿和儿童的伤口和感染。(Retrieved from WOCN Annual Conference:Montreal,Canada,June 4–8,2016.)

粉末可能出现溶解。

(7)重复步骤 4、5,2~4 次,直到形成"保护壳"。会出现白色保护外壳。

(8)干燥皮损区几秒钟。

用手指轻拂该部位,检测是否干燥,其敏感应该是粗糙且干燥的。

(9)在保护壳上涂一层厚厚的阻隔剂。

(10)在隔离霜上涂抹非黏附性敷料。

(11)换上新尿布。

K.压力性损伤

美国国家压创咨询委员会(NPUAP)将压伤(PI)定义为位于骨性隆突、医疗或其他器械下的皮肤和软组织的局部损伤[25]。损伤是由强烈和(或)长时间的压力,或压力联合剪切力造成的。

1.分 期

根据"NPUAP 压力损伤分期"的定义对 PI 进行分期(图 54.7)。

a.稳定阶段[1-3,26]。可以观察或触及最深层的皮肤损伤。

b.不稳定(UTS)。最深损伤层的解剖结构无法识别时使用。

c.深部组织压力损伤(DTPI)。骨-肌肉层受到强烈和(或)长时间的压力,或压力联合剪切力造成的损伤。

d.黏膜压力损伤(MMPI)。损伤部位的黏膜有医疗器械使用史。由于黏膜组织的解剖结构,MMPI 不能分期。

2.有压力损伤危险的新生儿(PI)

a.压力相关的 PI。

(1)常见部位,枕骨、耳朵、脚跟。

(2)一般预防。

(a)经常检查骨突、脚跟和枕骨部位的皮肤。

对有水肿迹象或易发生液体转移的新生儿,应更频繁地进行检查。

(b)经常变换位置。

可使用换位辅助工具。

(c)压力再分配。

预防性敷料,高风险部位使用泡沫或水胶体敷料。

b.医疗器械相关的 PI(MDRPI)。

描述病因仍需要适当的分期。

(1)超过 90%的早产儿有 MDRPI[27]。

(2)高危的医疗设备,供氧设备、体外膜肺氧合装置(ECMO)、脉冲血氧仪、近红外光谱(NIRS)导联、喂养管和血管通路装置。

c.一般预防。

(1)医疗条件允许时,尽快移除设备。

(a)经常检查医疗器械周围和下面的皮肤。

(b)确保导管或监护导线不在新生儿的枕下、耳下或背部。

(2)重新定位或转换设备。

(3)预防性敷料。

(a)水胶体敷料。

用布带将设备管道/管线固定到水胶体敷料。

(b)薄泡沫敷料。

当医疗器械不能换位置或不用时,可使用较厚的

图例	描述	治疗目标	使用的产品	治疗计划(每次治疗 48 小时,重新评估治疗计划)
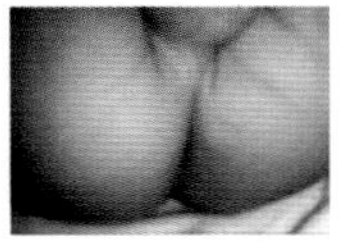	没有尿布皮炎 -皮肤完好,无红斑	防止皮肤破损 -为"高危"患者提供皮肤屏障保护 -教育护理人员	-干净的软布 -清洗液 -护肤霜	-每次换尿布时清洁皮肤 -对于"高危"患者,每次换尿布时,都要涂上屏障霜。敏感皮肤、免疫抑制,或诊断症状、频繁排便,感染性或腐蚀性类便(抗生素治疗、化疗和胃肠系统手术中断) -皮肤破损的"高危"患者。
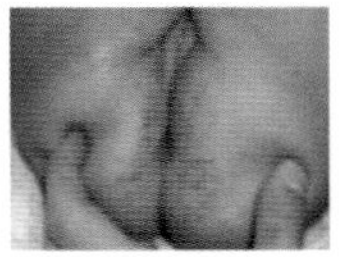	念珠菌尿布皮炎 -有或无红斑 -存在真酵母(红色,凸起,分散的斑点,椭圆形病灶)	-防止皮肤破损 -治疗念珠菌 -提供皮肤屏障保护 -教育护理人员	-干净的软布 -清洗液 -抗真菌护肤霜或软膏	-用清洁液清洁皮损区域,并用软布轻拍至干燥(非商用尿布) -涂上一层厚厚的抗真菌护肤/软膏,并用非黏附性敷料覆盖 -如果 48 小时后没有改善,更换抗真菌软膏或使用抗真菌护肤屏障保护技术。可以用护肤液和液体皮肤屏障霜的结壳技术和非黏附性敷料
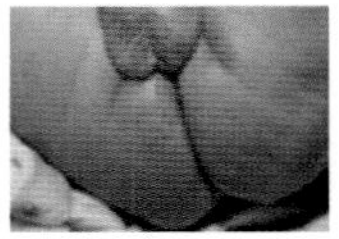	轻度尿布皮炎 -红斑 -皮肤完好 -无酵母菌	-防止皮肤破损 -提供皮肤屏障保护 -减少现有红斑 -教育护理人员	-干净的软布 -清洗液 -含有氧化锌的护肤霜	-用清洁液清洁影响区域,并用软布轻拍至干燥(非商用尿布) -涂上一层厚厚的护肤霜,并用非黏附性敷料覆盖 -如果 48 小时后没有改善,开始按照中度尿布皮炎治疗
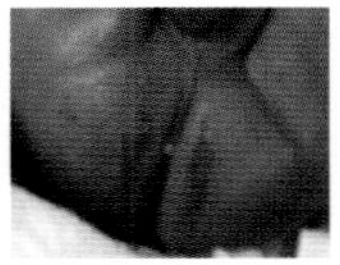	中度尿布皮炎 -无完好皮肤 -表皮层脱落 -涉及小或中等面积	-防止皮肤进一步损 -提供皮肤屏障保护 -促进上皮形成 -教育护理人员	-干净的软布 -清洗液 -含有氧化锌的护肤霜 -结痂用品。皮肤隔离水,透气粉或含银敷料,隔离粉	-用清洁液清洁影响区域,并用软布轻拍至干燥(非用尿布) -使用透气粉和皮肤屏障水对受影响区域实施结壳技术。在结痂上涂一层厚厚的护肤霜,并用非黏附性敷料覆盖 -如果 48 小时后没有改善,开始按照重度尿布皮炎治疗
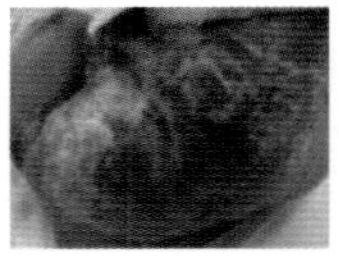	重度尿布皮炎 -无完好皮肤 -裸露区域,湿漉漉的皮肤,可有溃疡场 -面积大 -其他治疗方法无法持续性治疗的 DD	-防止皮肤进一步损 -提供皮肤屏障保护 -促进上皮形成 -教育护理人员	-干净的软布 -清洗液 -考末烯胺粉 -含有氧化锌的护肤霜 -抗真菌粉 -凡士林 -保护壳用品:液体皮肤屏障,透气布,含银爽身粉 治疗方案: -氟基丙烯酸酯基皮肤屏障保护水(如马拉松)和 -油性皮肤屏障(如 Ilex)和凡士林	-用清洁液清洁影响区域,并用软布轻拍至干燥(非商用尿布) -根据 DD 的严重程度选择治疗策略(在某些情况下可以结合治疗) -初始处理方案:将等量的芳烯胺,氧化锌和抗真菌粉末混合在受影响区域涂上一层厚厚的混合物,并用非黏附性敷料覆盖 如果 48 小时后改善,治疗方案: •在患处涂上一层薄薄的液体皮肤屏障,让其完全干燥。在液体皮肤保护剂上涂一层厚厚的隔离霜,并用非黏附性敷料覆盖。根据情况需要重新涂抹液体皮肤屏障 -使用油性护肤霜(如 Ilex)并薄薄一层薄薄的凡士林。用非黏附性敷料覆盖 -含银敷料和液体皮肤屏障霜的外壳。在结壳上涂一层厚厚的皮肤屏障霜,并用非黏附性敷料覆盖

图 54.6 尿布皮炎。(Copyright © 2018 Children's National Medical Center.)

压力损伤级别	说明
1级轻度色素沉着的压力损伤 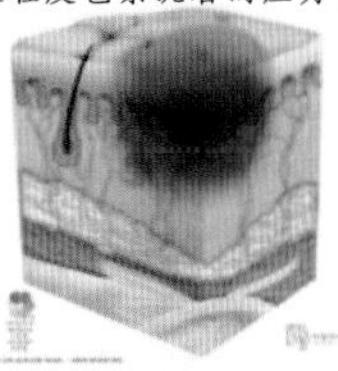	持续减压30分钟后,皮肤完整,局部不发红。与邻近组织相比,该区域可能会疼痛、变硬、柔软、发热或发冷
2级压力损伤 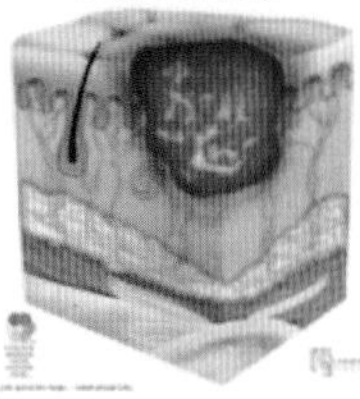	部分真皮层缺失,表现为浅表开放性损伤,创面呈红粉色,无腐肉。也可表现为完整或开放/破溃的血清性水泡
3级压力损伤 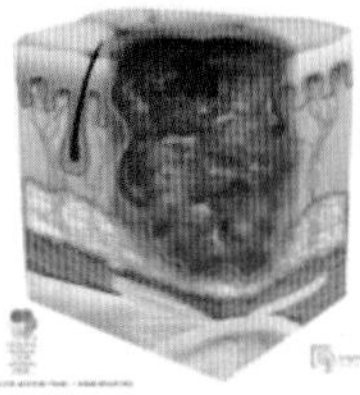	全层皮肤组织缺损,皮下脂肪可见,不伴有骨骼、肌腱或肌肉外露。可能存在腐肉,但不掩盖组织损失的深度,可能有潜行或窦道
4级压力损伤 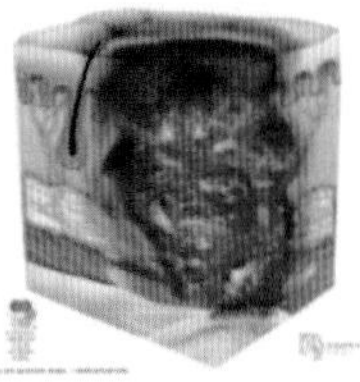	全层皮肤组织丢失,暴露骨骼、肌腱、软骨或肌肉。创面的某些部位可能有腐肉或焦痂,可能有潜行或窦道。软骨常被认为是骨骼
深层组织压伤 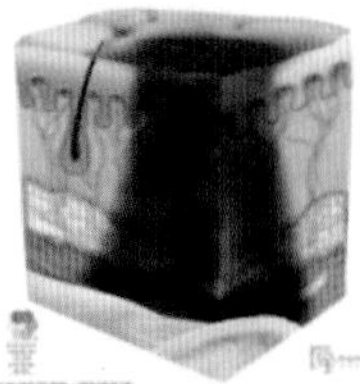	由于压力和(或)剪切造成的下层软组织损伤,导致皮肤变色或充血,局部皮损区域呈紫色或褐红色
不可修复的压力损伤-腐肉和焦痂 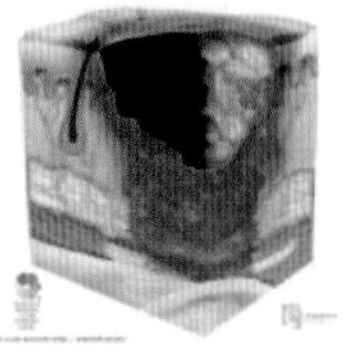	全层组织丧失,损伤的实际深度被伤口床上的腐肉(黄色、棕色、灰色或棕色)和(或)焦痂(棕色、棕色或黑色)完全遮盖。除非移除腐肉或焦痂,露出伤口底部,否则无法确定真正的深度
黏膜压力损伤 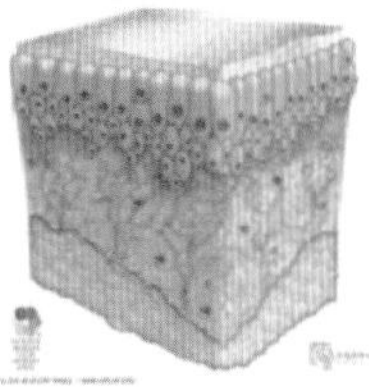	在黏膜损伤部位有使用过的医疗器械的病史。由于组织的解剖结构,这些损伤无法分期

图54.7　压力损伤分级。[Adapted with permission of the National Pressure Ulcer Advisory Panel(NPUAP), 2016.]

泡沫敷料。

d.输氧装置的 PI 防护。

(1)持续气道正压通气(CPAP)。早产儿无创通气的金标准[11,3,28]。

(a)设备。双鼻插管、鼻面罩。

(b)预防措施。在皮肤和设备接触处使用硅基皮肤黏合剂,然后使用水胶体或薄泡沫敷料。

(2)高流量鼻插管(HFNC)/RAM/NC。

(a)设备。鼻插管。

(b)预防。先用硅基皮肤黏合剂,然后用水胶体。顶部用泡沫或剪切成"T"形的导水性敷料。

i.将"T"形敷料倒置以保护鼻中隔,并隔离鼻底部皮肤和设备接触的位置。

ii.固定导管。先用硅基皮肤黏合剂,然后用水胶体性敷料,在皮肤和设备接触部位用固定带固定。

L.清创术

坏死组织会阻碍伤口愈合,清除坏死组织有利于创面的愈合和提高预后。清创是新生儿伤口治疗的必要环节。坏死组织会延迟伤口愈合,滋生细菌。清创方法可以是选择性的(仅针对无活性组织区域)或非选择性的(失活组织和健康组织一起切除)[11,29,30]。

1.适应证

a.提供健康创面促进治愈。

b.创面含有抑制上皮细胞接触的坏死组织、碎片或肥大的组织。

2.禁忌证

a.进行维持或舒适/缓解治疗。

b.脚跟部有稳定的焦痂。

c.稳定的肢体干坏疽/干性缺血。

d.出血风险高。

e.恶性伤口。

3.清创类型[11,29,30]

a.非器械清创。

(1)自溶。选择性。

(a)作用机制。利用伤口渗出液中的自身酶(白细胞)。

(b)适用于腐肉,最好是未感染性伤口。

(c)敷料。封闭、保湿。

(2)酶。选择性。

(a)作用机制。局部应用溶解变性的胶原酶。

(b)适用于腐肉和焦痂(需要去除焦痂),(非)感染

伤口。

(c)敷料。非黏附性敷料加辅助敷料。

(3)机械。非选择性。

(a)作用机制。机械力。

(b)适用于非黏附性腐肉,无肉芽组织的感染伤口。

(c)敷料。湿或干,伤口冲洗,或手工剪制纱布。

b.器械性清创。

(1)非手术性清创。用无菌手术刀、镊子和(或)剪刀选择性地切除松散、粘连的腐肉、坏死组织。

(a)常与非仪器性清创结合使用。

(b)仅由受过训练的人员执行。

(c)保守性锐器清创术。

i.备品。

(i)干净的手套。

(ii)无菌手套。

(iii)无菌液。

(iv)无菌生理盐水。

(v)无菌纱布。

(vi)无菌手术刀、镊子和(或)剪刀。

(vii)适当的局部治疗。

(viii)合适的无菌敷料。

ii 步骤。

(i)无菌技术。

(ii)洗手,戴上手套。

(iii)去掉旧敷料。

(iv)摘下手套,洗手,戴上无菌手套。

(v)用消毒液清洗伤口。

(vi)干燥。

(vii)使用无菌器材。

● 钳夹无活性组织。

● 抬高无活性组织。

● 剪除无活性组织,避开血管。

(viii)用无菌盐水清洁创面。

(ix)用无菌纱布轻拍创面和创周。

(x)治疗伤口。

(2)手术清创。非选择性清创,用手术刀清除腐肉和坏死组织。

M.外科切口

手术伤口通过表层再上皮化、皮下组织的手术修复实现愈合。尽管愈合时间不同,但大多数急性伤口在 4~

6周内愈合。早产儿的皮肤结构不成熟,其完整性受到挑战[31]。

1. 常规手术切口护理

术后第一次敷料保持48小时。可以止血并防止细菌感染。

a.第一个48小时。如果敷料已经饱和,基于无菌原则更换新的无菌敷料。

无菌手术切口换药,第一个48小时。

(1)备品。

(a)干净的手套。

(b)无菌手套。

(c)无菌纱布。

(d)清洁液。

(e)合适的无菌敷料。

(2)操作。

(a)无菌技术。

(b)洗手,戴上干净的手套。

(c)去掉旧敷料。

(d)摘下手套。

(e)洗手,戴上无菌手套。

(f)用清洗液清洗切口。

(g)用无菌纱布轻拍切口直至完全干燥。

(h)使用无菌敷料。

b.48小时后。

可以取出敷料,将切口暴露在空气中。使用无菌技术,每天清洁,直到切口愈合。

2. 胸骨切开术

保留原术后敷料48小时。这样可以止血并防止细菌入侵。

a.胸骨闭合切开术的常规护理。

(1)前48小时。

如果敷料凝固,使用无菌技术更换新的无菌敷料。

(2)48小时或拔管后(图54.8)。

可以脱掉衣服,暴露切口。使用无菌技术每天清洁,直到切口愈合。

切口保护。

(a)保持颈部清洁、干燥。

(b)当污染风险增加时(如吸痰、喂食、口腔护理),应覆盖切口

(3)48小时或插管/气管切开术后。保持原来的敷料。每天用无菌技术清洗,直到切口愈合或患者拔管。

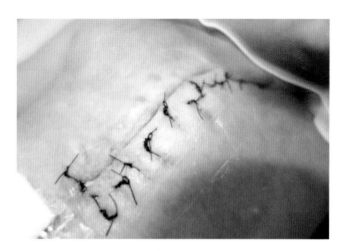

图54.8 胸骨切口愈合。(Copyright © 2018 Children's National Medical Center.)

b.胸骨延迟闭合术(DSC)。

(1)DSC类似心脏手术,也被称为开放性胸骨切开术(OS),有时延迟闭合在临床上是必要的。这些切口被无菌的纵隔敷料(硅胶/弹力膜)覆盖,敷料附着在外部皮肤边缘,并覆盖有闭塞敷料[32]。

(a)通常仅由外科医生移除或更换纱布,遵守操作。

(b)经常评估敷料。

i.堵塞。

ii.填充度。凹、凸、鼓、平。

iii.排水。

(2)相关并发症[32]。

(a)感染。胸骨、纵隔炎、败血症。

(b)出血。

(c)填塞。肿胀的敷料可能是即将发生填塞的迹象。

(d)胸骨不稳。

3. 手术切口并发症

a.血肿和皮下积液。

(1)定义。

(a)血肿。组织层之间积聚、凝结的血液。

(b)皮下积液。组织层之间积聚的血清。

(2)治疗。

液体应重新吸收,如果不能及时吸收,则需要针吸或引流。

b.切口失败。切口沿伤口边缘裂开。

(1)定义。

(a)局部开裂。切口处浅表皮肤分离。皮肤边缘分离,深层组织保持完整。

(b)完全开裂。裂开至筋膜水平。

(c)内脏脱出。裂开超过筋膜水平,导致腹部器官突出。

治疗。外科急诊,通知相应的外科团队。

(2)治疗。

(a)遵循湿润伤口的愈合原则。

(b)参见伤口敷料选择部分。

i.常用敷料包括褐藻酸盐、水凝胶、亲水胶体和泡沫等。

ii.一些患者可以考虑 NPWT,参考 NPWT 章节。

c.手术部位感染(SSI)。范围从涉及浅表皮肤层的局部感染到严重涉及皮下组织、器官的感染[33]。

(1)识别。参考 NERDS/STONES 部分。

参考伤口培养章节。

(2)治疗。局部、全身或外科治疗。有关伤口部位管理,请参阅"伤口清洗、治疗及敷料选择"一节。

N.先天性异常伴皮肤完整性改变

1.神经管缺陷

脊髓脊膜膨出(脊柱裂)是最常见的先天性神经管缺陷。矫正手术通常在出生后 24~78 小时内进行,以避免脑膜炎和其他相关并发症[34,35]。

a.术前护理。

(1)目的。防止脊膜破裂和感染。

(a)预防。

i.广谱抗菌药物预防。

ii.姿势。俯卧或水平侧卧。

iii.皮肤保护。在骨隆突处,涂抹保护性的水胶体敷料,并使用凝胶垫/流体姿势垫。

(b)保护暴露的脊髓膜囊。

(i)使用无菌盐水浸泡的纱布是理想的敷料选择。纱布敷料上的塑料薄膜有助于保持潮湿的环境。

(ii)防止粪便污染至关重要。适当的包裹可减少粪便污染,进一步减少感染风险。

(c)其他注意事项。

i.维持无乳胶环境,因为新生儿极易发生乳胶过敏。

ii.应避免所有含碘产品;它们会对暴露的组织造成进一步伤害。

b.术后护理。

目标。保护切口免受损伤和感染。

(1)保持俯卧/侧卧姿势,直到神经外科手术完成。

(2)确保敷料清洁、干燥和完整。使用排便器直到切口愈合。

(3)脑积水监护仪。

(4)乳胶防护措施。

2.巨大脐膨出

腹壁缺损,直径超过 5~6cm,以腹部内脏突出为特征,包括通过脐带底部膨出的肝脏和腹膜。当一期手术不可行时,可选的治疗方案包括分期修复和延迟手术闭合的保守治疗[26,36]。

a.延迟手术闭合。

(1)目的。通过促进焦痂形成和囊上皮化降低感染风险。

(2)治疗方法。直接在疝囊上使用外用的焦痂剂,以无菌技术使用结痂剂。

(a)外用结痂剂。

i.某些毒性与几种结痂剂有关,目前还没有标准的治疗方法[27]。

(i)聚维酮碘(PVP-i)。甲状腺功能不全。

(ii)磺胺嘧啶银和硝酸银。癫痫发作、周围神经病变、眼部病变、肾病综合征、肝脏升高酶,白细胞减少症,银中毒。

(iii)乙醇。乙醇中毒。

ii.最近的专家意见认为,含银的氢纤维敷料具有抗菌性能和低银毒性。

(b)应完成换药。

i.在最初的几周,每 3 天换 1 次,若出现明显引流应更频繁。

ii.每 5~7 天 1 次。

(c)脐疝囊改变。

i.经历了不同的增硬和增厚阶段。

ii.可能呈现黄色、绿色、灰色,水基纤维敷料将溶解蜕皮,露出新的上皮组织[37]。

(3)促进脐疝上皮化。

(a)用品。

i.干净的手套。

ii.清洗液。

iii.无菌水。

iv.剪刀。

v.结痂剂。含银水基纤维敷料。

vi.非附着敷料。

vii.小心使用纱布。

(b)程序。

i.清洁技术。

ii.洗手并戴上干净手套。

iii.清除污渍。

iv.洗手、戴干净手套。

v.将含银水基纤维敷料剪切成小块。

vi.轻轻湿润水基纤维条,并将其涂在脐膨出的开放区域(上皮化的区域不需要进一步处理)。

vii 用非黏附性敷料覆盖。

viii.用纱布将敷料固定到位。

3.先天性皮肤发育不全

先天性皮肤发育不全(ACC)是一种罕见的先天性疾病,其特征是局部缺少表皮、真皮,偶尔也缺少皮下组织或骨,通常累及头皮顶部。ACC 损伤可以发生在任何体表部位,但头皮病变最为常见,占70%以上。完全性再生障碍,包括骨缺损,占 20%左右(图 54.9)[38]。

治疗。ACC 的治疗方法存在争议。它基于头皮静脉和缺损的大小、深度和位置[39-42]。

a.保守治疗。

(1)缺损类型。头皮(直径<1cm,硬脑膜完整,无矢状窦受累,无大血管畸形),头皮大,无骨受累,无大面积骨缺损。

(2)治疗需要保持湿润的伤口环境,防止干燥,促进上皮化,并将感染风险降至最低(图 54.5)。

(a)凡士林纱布、非黏合敷料和润肤剂。

(b)只有在有感染迹象时才使用局部抗菌剂或抗菌敷料。

b.外科治疗。

(1)缺损类型。累及头皮和颅骨的大缺损,矢状窦

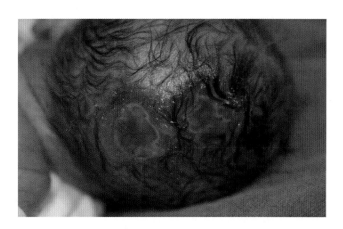

图 54.9 先天性皮肤发育不全伴硬脑膜外露。

或脑组织暴露,血管暴露[40]。

矢状窦或较大的血管暴露应立即手术治疗。

(2)治疗。选择包括一期闭合、皮瓣、皮肤或骨移植。

最重要的是始终保持伤口湿润和覆盖,以避免干燥风险,导致硬脑膜破裂和致命出血[40]。

4.大疱性表皮松解

大疱性表皮松解症(EB)是指一组遗传性皮肤脆弱性疾病(图 54.10 和 54.11)[43,44]。患有 EB 的新生儿出生时皮肤脆弱,或在新生儿期出现皮肤起泡。急性和慢性伤口的发展可导致疼痛、关节挛缩、手指/脚趾融合、与继发感染相关的早产儿死亡,并且慢性伤口也可能发展成鳞状细胞癌。在严重的情况下,在胃肠道和其他

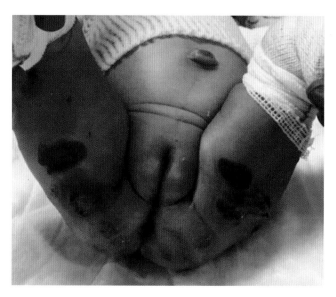

图 54.10 大疱性表皮松解。(Copyright ⓒ 2018 Children's National Medical Center.)

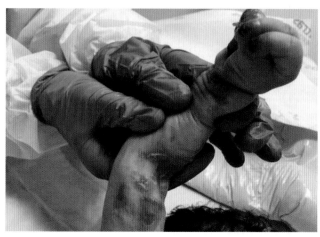

图 54.11 大疱性表皮松解。(Copyright ⓒ 2018 Children's National Medical Center.)

黏膜处也可能出现水疱。皮肤可能会因轻微摩擦或创伤而起泡、脱落,皮肤层和黏膜受累的程度取决于EB分型与疾病严重程度[44,45]。

a.治疗。

(1)术前用药。建议在换药前进行。

(2)清洁。无菌生理盐水或抗菌清洁剂。

(3)水泡治疗。摩擦和轻微创伤后产生水泡。

完整的水疱需要用针头刺破,因为它们不是自限性的,会迅速扩张,导致表皮分离。

(a)平行刺破,形成入口和出口孔[44]。

(b)穿刺可以进一步排水,同时保持水泡的顶部完好无损,起到保护作用。

(4)敷料。

(a)去除敷料。无菌生理盐水浸泡有利于去除变得干燥的敷料。

(b)应采用湿润伤口愈合原则。

(c)包裹前用非黏合敷料覆盖所有开放区域。

(d)包裹下的完整皮肤应涂上润肤剂,以增加保护,避免摩擦[44]。

(e)小规模研究和专家意见支持使用专门的非黏附性敷料,以尽量减少EB新生儿的皮肤创伤和促进伤口愈合[16]。敷料选择包括但不限于。

i.接触层。软硅胶网。

EBS-DM的水泡和EB接触部位高颗粒风险增加。

ii.浸渍纱布。油剂或水凝胶。

(i)用非黏附性敷料覆盖。

(ii)用辅助敷料固定。

iii.吸收。水基纤维、软质硅胶泡沫。

iv.防护。软质硅胶泡沫。

v.临界定植/感染。聚合膜。

vi.辅助敷料。纱布包、管状网、管状绷带、软硅胶带。

b.表皮注意事项。

(1)感染预防。

抓挠。用手套或非黏附性敷料覆盖双手以防止抓挠。局部润肤剂也可以通过增加皮肤水分来缓解瘙痒。

(2)医疗设备。

(a)医疗器械。尽可能避免使用医疗器械和胶带。如必须使用,在医疗器械下使用接触层(硅胶网)或保护性(软硅胶泡沫)敷料。

(b)恒温箱。除非必须使用,否则不要使用。高温和潮湿会加剧起泡。

(3)衣服。宽松的衣服,由柔软的材料,如棉花制成。

(4)尿布。去除造成摩擦的弹性部件。用非黏附性敷料涂抹尿布边缘。

每次换尿布时都要在会阴涂上隔离霜,避免摩擦会阴部位。

O.缺血性损伤

血栓和炎症反应可造成不可逆性损伤,最早可在缺血后3小时出现。损伤的程度取决于缺血的持续时间和对侧支血管的损伤程度。损伤程度可表现为局部斑片状或特异性,常发生在受累肢体的远端。一旦血流动力学稳定,就可观察到再灌注损伤的程度。组织损伤程度通常在缺血事件后几天出现,最初表现为皮肤变色,可进展为失活组织(图54.12)。

治疗目标包括。保护活组织,防止感染,清除失活组织。

1.活组织保护

a.湿性伤口愈合原理(见湿性伤口愈合章节)。

b.预防感染。

2.失活组织清创方法

a.黏附性。自溶、酶促、外科。

b.非黏附性。自溶,酶促,器械,保守外科,手术。

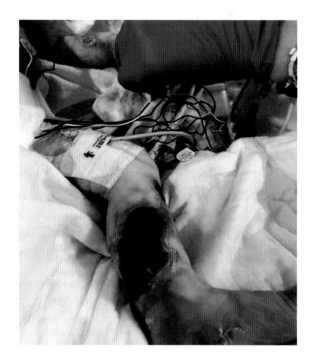

图54.12 缺血性损伤。(Copyright © 2018 Children's National Medical Center.)

3.促进再灌注

a.患者体位。中立位，单独放置或抬高四肢。

b.方法。足跟保暖器，硝酸甘油。

c.适应证。改善远端肢体灌注、缓解局部病因。

d.禁忌证。血流动力学不稳定，坏疽。

参考文献

1. Meszes A, Talosi G, Mader K, et al. Lesions requiring wound management in a central tertiary neonatal intensive care unit. *W J Pediatr.* 2017;13(2):165–172.
2. Sardesai SR, Kornacka MK, Walas W, et al. Iatrogenic skin injury in the neonatal intensive care unit. *J Matern Fetal Neonatal Med.* 2011;24(2):197–203.
3. Scheans P. Neonatal pressure ulcer prevention. *Neonatal Netw.* 2015;34(2):126–132.
4. Hoath SB, Mauro T. Fetal skin development. In: Eichenfield LF, Frieden IJ, Mathes EF, Zaenglein AL eds. *Neonatal and Infant Dermatology.* 3rd ed. London, New York, Oxford, Philadelphia, St Louis, Sydney, Toronto: Elsevier Saunders; 2015:1–13.
5. Dolack M, Huffines B, Stikes R, et al. Updated neonatal skin risk assessment scale (NSRAS). *Ky Nurse.* 2013;61(4):6.
6. Lund CH, Osborne JW. Validity and reliability of the neonatal skin condition score. *J Obstet Gynecol Neonatal Nurs.* 33(3):320–327.
7. Rogers VR. Wound management in neonates, infants, children, and adolescents. In: Browne NT, McComiskey CA, Flanigan LM, Pieper P eds. *Nursing Care of the Pediatric Surgical Patient.* 2nd ed. Sudbury, MA: Jones and Barlett Publishers; 2007:167–181.
8. Thames Valley Neonatal ODN Quality Care Group. Guideline framework for neonatal wound care. Thames Valley & Wessex Neonatal Operational Delivery Network. 2012. https://www.networks.nhs.uk/nhs-networks/thames-valley-wessex-neonatal-network/documents/guidelines/Wound%20Guideline.pdf
9. Bingham D, Pettit J, Thape JM, et al. *Neonatal Skin Care, Third Edition. Evidenced Based Clinical Practice Guideline.* Washington, DC: Association of Women's Health, Obstetric and Neonatal Nurses; 2013.
10. Lund C, Singh C. Skin and wound care for neonatal and pediatric populations. In: Doughty DB, McNichol LL eds. *Wound, Ostomy, and Continence Nurses Society Core Curriculum Wound Management.* Philadelphia, PA, Baltimore, New York, London, Buenos Aires, Hong Kong, Sydney, Tokyo: Wolters Kluwer; 2016:198–218.
11. Doughty DB, McNichol LL. *Core Curriculum Wound Management.* Philadelphia, PA: Wolters Kluwer; 2016.
12. Sibbald G, Woo K, Ayello E. Increased bacterial burden and infection: NERDS and STONES. *Wounds UK.* 2007;3(2):25–46.
13. Spear M. Best techniques for obtaining wound cultures. *Plast Surg Nurs.* 2012;32(1):34–36.
14. Levine NS, Lindberg RB, Mason AD Jr, et al. The quantitative swab culture and smear: a quick, simple method for determining the number of viable aerobic bacteria on open wounds. *J Trauma.* 1976;16(2):89–94.
15. Kuller JM. Infant skin care products what are the issues? *Adv Neonatal Care.* 2016;16(Suppl 5S):S3–S12.
16. King A, Stellar JJ, Blevins A, et al. Dressings and products in pediatric wound care. *Adv Wound Care (New Rochelle).* 2014;3(4):324–334.
17. Upadhyayula S, Kambalapali M, Harrison CJ. Safety of anti-infective agents for skin preparation in premature infants. *Arch Dis Child.* 2007;92(7):646–647.
18. Boswell N, Waker CL. Comparing 2 adhesives methods on skin integrity in the high-risk neonate. *Adv Neonatal Care.* 2016;16(6):449–454
19. U.S. Food & Drug Administration. Guidance for industry and FDA staff – class II special controls guidance document: non-powered suction apparatus device intended for negative pressure wound therapy (NPWT). 2010. https://www.fda.gov/medicaldevices/deviceregulationandguidance/guidancedocuments/ucm233275.htm
20. Baharestani MM. Use of negative pressure wound therapy in the treatment of neonatal and pediatric wounds: a retrospective examination of clinical outcomes. *Ostomy Wound Manage.* 2007;53(6):75–85.
21. Aldridge B, Ladd AP, Kepple J, et al. Negative pressure wound therapy for initial management of giant omphalocele. *Am J Surg.* 2016;211(3):605–609.
22. Baharestani M, Amjad I, Bookout K, et al. V.A.C. therapy in the management of paediatric wounds: clinical review and experience. *Int Wound J.* 2009;6(Suppl 1):1–26.
23. Blume-Peytavi U, Hauser M, Lunnemann L, et al. Prevention of diaper dermatitis in infants—literature review. *Pediatr Dermatol.* 2014;31(4):413–429.
24. Esser M. Diaper dermatitis what do we do next? *Adv Neonatal Care.* 2016;16(5S):S21–S25.
25. National Pressure Ulcer Advisory Panel. NPUAP pressure injury stages. 2017. http://www.npuap.org/resources/educational-and-clinical-resources/npuap-pressure-injury-stages/
26. Lee SL, Beyer TD, Kim SS, et al. Initial nonoperative management and delayed closure for treatment of giant omphaloceles. *J Pediatr Surg.* 2006;41(11):1846–1849.
27. Pittman J. Medical device related pressure injuries. 2018. https://www.npuap.org/wp-content/uploads/2018/09/Medical-Device-Related-Pressure-Injury-Webinar.-Sept-2018-Handouts.pdf
28. Imbulana DI, Manley BJ, Dawson JA, et al. Nasal injury in preterm infants receiving non-invasive respiratory support: a systematic review. *Arch Dis Child Fetal Neonatal Ed.* 2018;103:F29–F35.
29. Sound West Regional Wound Care Program. Wound debridement guide. 2015. http://www.swrwoundcareprogram.ca/Uploads/ContentDocuments/DebridementGuideline.pdf
30. Acelity. *V.A.C. Therapy Clinical Guidelines a Reference Source for Clinicians.* San Antonio, TX: Acelity; 2015.
31. Knoerleim K, McKenney WM, Mullaney DM, et al. The surgical neonate. In: Browne NT, McComiskey CA, Flanigan LM, & Pieper P eds. *Nursing care of the pediatric surgical patient* 2nd ed. Sandbury, MA: Jones and Barlett Publishers; 2007:167–181.
32. Pye S, McDonnell M. Nursing considerations for children undergoing delayed sternal closure after surgery for congenital heart disease. *Crit Care Nurse.* 2010;30(3):50–61.
33. Center for Disease Control. Surgical site infections (SSI). 2017. https://www.cdc.gov/hai/ssi/ssi.html
34. Dias M. Neurosurgical management of myelomeningocele (spina bifida). *Pediatr Rev.* 2005;26(2):50–60.
35. McLone D, Bowman R. Overview of the management of myelomeningocele (spina bifida). *UpToDate.* 2018. https://www.uptodate.com/contents/overview-of-the-management-of-myelomeningocele-spina-bifida
36. Bauman B, Stephens D, Gershone H, et al. Management of

giant omphaloceles: a systematic review of methods of staged surgical closure vs. nonoperative delayed closure. *J Pediatr Surg.* 2016;51(10):1725–1730.

37. Oquendo M, Agrawal V, Reyna R, et al. Silver-impregnated hydrofiber dressing followed by delayed surgical closure for management of infants born with giant omphaloceles. *J Pediatr Surg.* 2015;50(10):1668–1672.
38. Alexandros B, Dimitrios G, Elias A, et al. Aplasia cutis congenita: two case reports and discussion of the literature. *Surg Neurol Int.* 2017;8:273.
39. Gupta D. Aplasia cutis congenita. *UpToDate.* 2018. http://www.uptodate.com/contents/aplasia-cutis-congenita/print
40. Alexandros B, Dimitrios G, Elias A, et al. Aplasia cutis congenita: two case reports and discussion of the literature. *Surg Neurol Int.* 2017;8:273.
41. Wollina U, Chokoeva A, Verma SH, et al. Aplasia cutis congenita type I—a case series. *Georgian Med News.* 2017;3(264):7–11.
42. Cherubino M, Maggiulli F, Dibartolo R, et al. Treatment of multiple wounds of aplasia cutis congenita on the lower limb: a case report. *J Wound Care.* 2016;25(12):760–762.
43. Kirkorian AY, Weitz NA, Tlougan B, et al. Evaluation of wound care options in patients with recessive dystrophic epidermolys bullosa: a costly necessity. *Pediatr Dermatol.* 2013;31(1):33–37.
44. Denyer J, Pillay E. *Best Practice Guidelines for Skin and Wound Care in Epidermolysis Bullosa.* International Consensus. DEBRA; 2012.
45. Fine J, Bruckner-Tuderman L, Eady RA, et al. Inherited epidermolysis bullosa: updated recommendations on diagnosis and classification. *J Am Acad Dermatol.* 2014;70(6):1103–1126.

第55章

光疗

Suhasini Kaushal, Jayashree Ramasethu

光疗是治疗新生儿高未结合胆红素血症最常见的治疗方法。光疗的目的是降低血清中胆红素的水平,以降低急性胆红素脑病和胆红素毒性慢性后遗症的风险[1]。

光疗导致胆红素分子(胆红素 IX-α,Z,Z 构型)异构化为极性的水溶性光产物(构象光异构体 Z,E 和 E,Z 胆红素,结构性的光异构体 E,Z 和 E,E 光胆红素)。这些光异构体可以通过胆汁和尿液排出,而不需要结合或进一步的代谢[2,3],光氧化在胆红素代谢中的作用较小。

A.适应证

1.临床上明显的高胆红素血症。对于患有高未结合胆红素血症的婴儿,开始光疗的适应证主要取决于胎龄、出生体重、出生小时龄、有无溶血以及其他危险因素,如酸中毒和败血症[1,4]。

2.当决定开始治疗时,必须参考血清总胆红素(TSB)的水平,因为直接胆红素的实验室测值有明显的可变性[1]。

3.美国儿科学会发表对于 35 周或以上孕周的新生儿光疗的临床操作指南(图 55.1)[1]。

4.妊娠小于 35 周早产儿的光疗指南已经发布,但其更为多变,且高度个体化(表 49.1[5-7])。

5.在极低出生体重儿(ELBW)中,早期积极的光疗降低了峰值胆红素水平和神经发育障碍的概率,但与较高的死亡率相关[8]。

B.禁忌证

1.先天性卟啉病,或者有卟啉病家族史是光疗的绝对禁忌证。有报道,对患有先天性红细胞生成性卟啉病的新生儿进行光疗治疗,发生了严重的紫癜性大疱疹[9]。

2.使用光敏药物治疗,也是光疗的绝对禁忌[10]。

3.在进行金属卟啉血红素氧合酶抑制剂治疗时,进行光疗,有报道发生轻度一过性红斑[11]。

4.尽管有胆汁淤积性黄疸的患儿进行光疗可能进展成"青铜症"(见 H),但高结合胆红素血症并不认为是一个禁忌证[1]。然而,因为光疗的产物是通过胆道排出的,胆汁淤积的存在可能降低光疗效果。

C.设备

专业术语

要了解可用于光疗的设备的功能,熟悉特定的专业术语很重要[2,12]。

1.光谱性质(波长范围和峰吸收波长)。胆红素吸收可见光的波长范围在 400~500nm,吸收峰的波长在 460~490nm,在这个波段认为最有效[2,3,13]。注:光疗不是紫外线(UV)光(波长 10~400nm)。

2.辐照度(光的强度),用瓦特每平方厘米(W/cm²)表示,表示暴露在光下的皮肤,每平方厘米受到多少光子。

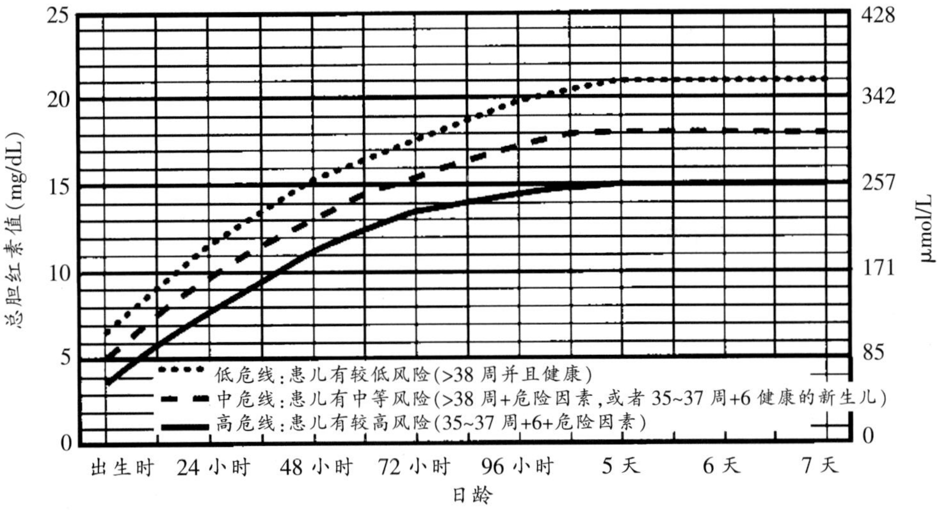

·用总胆红素，不要减去直接胆红素或者结合胆红素。
·危险因子。同族免疫溶血疾病、G6PD 缺乏、窒息、明显的嗜睡，体温不稳定、败血症、酸中毒，或者白蛋白小于 3.0g/dL(如果可测量)。
·对于健康的 35 周~37 周+6 天的新生儿，可以使用中等风险线来决定是否介入治疗。对于靠近 35 周的较低 TSB 水平及靠近 37 周+6 的高 TSB 水平的新生儿可以根据情况选择参考中危线或者高危线。
·当 TSB 水平在 2~3mg/dL(35~50mmol/L)可以选择医院的传统光疗或者家庭治疗。但是家庭光疗不应用于那些存在高危因素的新生儿。

图 55.1 对于 35 周及以上孕周的住院新生儿的光疗指南。(Reprinted with permission from American Academy of Pediatrics Subcommittee on Hyperbilirubinemia. Management of hyperbilirubinemia in the newborn infant 35 or more weeks of gestation. *Pediatrics*. 2004;114(1):297–316. Erratum: *Pediatrics*. 2004;114(4):1138. Copyright © 2004 by the AAP.)

3.光谱辐照度，测量有效波长范围光的辐照度来衡量功效，用 μW/(cm²·nm)表示。可以用市面上可买的辐射计测量。每个光疗治疗系统推荐使用特定的辐射计测量，因为辐照度的测量结果可能因辐射计和光源有很大的区别[1,2,12]。

设备

光疗设备可能是独立支架，安装在壁挂式辐射加热器上，安装在墙上或悬挂于天花板上，或者光纤系统。这些光源又可以包括不同的光源。因此，临床医生面对众多的仪器选择。必须知道各种设备的优势及劣势。

1.氮化镓发光二极管(LED)。

a.这个系统是半导光疗设备，可以输出高光谱辐照度，其水平大于 200μW/(cm²·nm)，产生的热量也非常少，且发射的蓝光光谱范围非常窄(460~485nm)，红外线发射少，无紫外线发射[2,12,13]。

b.LED 使用寿命很长(大于 20 000 小时)，在光疗治疗中具有较好的成本效益。

2.荧光管。

a."特殊蓝"管，例如 F20T12/BB，提供较其他管更大的蓝光光谱辐照度，并且是最有效的荧光光源[2]。"特殊蓝 F20T12/BB"提供了相较于普通管 F20T12/B 更大的辐照度。已有报道，蓝光管的闪烁光束造成护理人员眼花、恶心和暂时性的视力模糊[12]。解决方法是使用白色冷光结合特殊蓝光使用，但是这种结合方法会使效果减低 50%，这取决于白色冷光的使用比例[14]。

b.日光灯，像白色冷光灯，有范围更广的波长光谱，相对于蓝光效果较弱[15]。

c.青绿光(峰值辐照度 490nm)和蓝绿光也被用于光疗[16,17]。

3.光纤系统。

a.来自钨-卤素灯管紫外滤过光，光线进入塑料垫内的光纤导管中，并被发射至导管边界和纤维导管的末端。

b.光疗垫发射的热度非常微弱，因此他可以直接接触患儿，输送高达 35μW/(cm²·nm)的光谱辐照度，主要在蓝绿光波段[18]。

c.光纤的原理决定了其发射光的均一性，相对于市面上的各种设备具有独特性。

d.这个系统的主要优点是当患儿接受光疗的时候可以被抱着，和(或)同时接受护理，从而最大限度减少患儿与父母分离的时间。此外，不必遮盖患儿的眼睛，能够减少父母的担忧。

e.光纤垫的缺点是其覆盖的体表面积相对较小,因此与头顶光源相比,效果欠佳。这个系统不能单独用于有严重高胆红素血症患儿的治疗[1,12,14,18]。

f.这些设备常用于常规头顶的光疗设备的辅助治疗,提供"双重"光疗(圆周光疗),由于患儿暴露在光下的体表面积更大,因此这种光疗方式有更好的效果。

4.卤素灯。

a.卤素聚光灯系统利用单一或者多重金属卤素灯作为光源,可以通过一个小的表面区域提供高光谱辐照度[大于 20μW/(cm²·nm)]。

b.这个设备可以提供非常大的热量,有造成烧伤的风险;因此,光源不能离患儿太近。

c.考虑到光源同患儿的距离的不同摆放位置和辐照度的不均一性,可导致不可靠的光照剂量和不能预测的临床反应。因此,相对于荧光灯,其费用更为昂贵[2]。

5.过滤后的阳光。

a.对严重高胆红素血症负担最大的是资源贫乏的国家。

b.用于过滤阳光和提供光疗的创新薄膜罩已经开发出来并正在研究中[19,20]。薄膜罩、Air Blue 80 和 Gila 钛合金,在允许 400~520 范围内蓝色治疗光通过的同时,还可以阻挡紫外线,并保留 8~10μW/(cm²·nm) 的辐照度。在广泛采用这些方法之前,还需要做进一步的工作。

D.操作技术(传统光疗)

传统光疗

标准光疗的定义是在婴儿身体表面 430~490nm 的波段发射 10μW/(cm²·nm) 的光谱辐照度。

加强光疗的定义是使用 430~490nm 波段的蓝绿光,输送 30μW/(cm²·nm) 或更高的辐照度,覆盖婴儿尽可能最大的体表面积[1,3,12,13]。

1.将光疗设备放置在患儿上方以获得理想的辐照度[(10~40μW/(cm²·nm)]。

2.检查辐照度[21]。

a.使用特定的辐射计,在婴儿皮肤水平上测量灯光中心以下的辐照度。

b.理想情况下,应在光疗单元照射区域下的多个位置测量辐照度,并将测量值取平均值。

c.保持辐射测量计不停矫正和周期性检查光疗设备,以确保提供足够的辐照度。

d.使用普通的光度或色度计或依赖亮度的视觉评估是不合适的。

3.光源和患儿的距离,对光疗的强度有显著影响。光源应该尽可能地靠近患儿以获得最大强度。为了避免引起过热,荧光管可能放置在距足月儿大约 10cm 的位置,由于有烧伤的风险,卤素聚光灯光疗灯不能放置在位于说明书推荐的距离以内的地方。

4.如果需要增加辐照度,可以增加光疗设备[22]在患儿下方放置纤维光纤光疗垫。用铝箔或者白布做摇篮内壁的衬料可能会增加暴露于光疗的体表面积。

5.考虑到 ELBW 早产儿死亡率的增加,早产儿应从较低的辐照度开始,并根据 TSB 的下降率增加辐照度或暴露体表面积[23]。

6.确保丙烯酸/安全玻璃罩完整覆盖光疗的光源管,以防止紫外线辐射并保护婴儿免受灯泡意外破裂的伤害。

7.给光疗器材提供通风设备,防止灯泡过热。

8.维持清洁和电安全。

光纤光疗

光纤光疗可被用作独立疗法也可以作为传统治疗的辅助疗法。

1.将纤维光学板插入一次性包装中,这样它可以变平,并且直接对向患儿。

2.将包装好的纤维光学板放于患儿的背部或者前胸,并固定。光疗毯/垫必须直接接触患儿皮肤才有效果。如果光疗板包裹患儿,应避免在患儿的手臂下产生挤压和刺激皮肤。

3.每次治疗后或者弄脏时应该扔掉一次性包装。

4.如果直接暴露于光源或者是结合传统光疗的双面光疗法,应该使用眼罩和最小且合身的尿布。

5.通过放置于一个安全的表面,确保集光镜的稳定性和足够的通风。

6.将纤维光源板与集光镜相连。

7.保持纤维光源板和集光镜的整洁和干燥。

8.在移动集光镜之前,应使灯冷却 10~20 分钟。不要将尖锐物品或者重物放于纤维光疗板或者导线上。

接受光疗患儿的护理

1.监测体温,尤其在暖箱中的新生儿,可能出现高体温。

2.监测入量、出量和体重。补充液体可能对于继发增加的不显性失水和大便次数增多有重要作用。应当鼓励母乳喂养,如果母乳供应不足,健康足月母乳喂养的患儿可以补充配方奶[1]。母乳喂养可抑制胆红素的肠肝循环[1]。

很少需要静脉(iv)补液。没有证据表明静脉补液比口服补液单独改善病情[24]。

3.患儿接受头顶光疗时,应使用眼罩保护眼睛。

4.通过使用尽可能小的尿布和避免光毯卷遮挡光线,使皮肤最大限度地暴露在光疗源下。

5.避免完全闭塞性的敷料、绷带、皮肤软膏及塑料直接接触患儿皮肤,避免烫伤。

6.拆下塑料热屏和塑料包裹,这会降低对于皮肤的辐照度[25]。

7.如果使用氧饱和度监测仪,遮蔽氧饱和度监测仪的探头,以避免暴露于光疗的光照。

8.鼓励父母持续的喂养、照顾和探视他们的孩子。

E.家庭光疗

家庭光疗能够降低住院费用并且可以减少母婴分离,对于特定的患儿是安全且有效的[26]。家庭光疗仅用于胆红素水平处于"可选择光疗"的范围(图55.1)。

1.每12~24小时,测量一次患儿的血清胆红素,频率依据先前的胆红素数值和升高率。患儿应每天由护士检查或者至医疗机构检查。

2.在治疗期间,主管医生应与家庭每日联系。

3.如有患儿出现疾病表现,且胆红素水平上升速度很快,或者血清总胆红素数值超过18mg/dL应再次入院。

F.光疗效果

胆红素转化为水溶性光异构体的速度非常快,20%到30%的总胆红素在几秒钟内转化为4Z,15E胆红素,但这是一个可逆反应[2]。开始光疗后的4~6小时应评估光疗的有效性,这期间内血清胆红素浓度降低超过2mg/dL($34\mu mol/L$)[13]。临床效果取决于胆红素的产生率、组织沉积和排除、胆红素的光化学反应。光疗的治疗效果取决于以下几个因素[2,3]。

1.暴露的皮肤表面积。胆红素水平的下降速度与暴露的皮肤表面积成正比。

2.患儿与光源的距离。如果光源放在离患儿更近的地方,光疗效果会更好。

3.皮肤厚度、色素沉着和血红蛋白水平。

4.光疗开始时的 TSB。

5.光疗时间。

G.光疗的终止和随访

1.终止光疗没有单一的胆红素水平标准。决定停止光疗的总胆红素水平取决于婴儿的胎龄、开始光疗的出生后年龄和总胆红素水平、胆红素水平的下降率,以及高未结合胆红素血症的病因[1,27]。

2.如果 TSB 在强化光疗后没有稳步下降,或者正在接近换血水平,或者 TSB/白蛋白比值超过建议水平,可以考虑换血[1]。

3.在大于等于 35 周出生的患儿中,当 TSB 水平小于 13~14mg/dL($239\mu mol/L$)时,可以停止光疗[1]。

4.依据高未结合胆红素血症的病因,可以在 12~24 小时后测量 TSB 反弹。

5.对于再次入院的患儿(通常 TSB 水平为 18mg/dL 或更高),当血清胆红素水平降至 13~14mg/dL 以下时,可能会停止光疗。

6.对于因高胆红素血症再次入院的婴儿来说,出院后明显的反弹并不常见,但仍有可能发生。早产儿、直接抗球蛋白(Coombs)试验阳性的新生儿和出生后 72 小时内需要光疗的患儿反弹的可能性要高得多,在光疗后的随访安排时应考虑这些危险因素[27]。一般情况下,建议在出院后 24 小时内进行胆红素随访检测[1]。

H.光疗的并发症

尽管光疗已经"在数百万婴儿身上应用了 30 多年,并且关于严重毒副作用的报道非常罕见"[1],但是罕见的严重并发症和越来越多的数据表明,光疗并不全是有益的。

1.母婴分离,影响感情建立。这可以通过允许婴儿在接受光疗后,胆红素水平开始下降的几小时与父母接触和母乳喂养来改善[1]。

2.腹泻或者稀便。

3.继发于不显性失水的脱水,特别是纯母乳喂养的婴儿。卤素和钨灯起作用,使用 LED 灯可最大限度地减少不显性失水。

4.虽然光暴露有潜在的视网膜损伤风险,但因为眼罩的常规使用,尚未有患儿出现不良反应的报道[28]。

5.“青铜症”发生在一些胆汁淤积性黄疸的患儿身上,是光疗过程中血清卟啉在皮肤中积聚的结果。大多数婴儿的青铜色会在 2 个月内褪去[29]。

6.一些少见的报道,因先天性卟啉病伴有严重的胆汁淤积的患儿接受光疗,出现紫癜性疱疹[30]。

7.皮肤改变,包括轻微的红斑、色素沉积、皮肤烧伤(卤素/钨灯)、到卟啉症和溶血性疾病的患儿出现少见且更严重的疱疹和光敏。关于黑色素痣数量增加的担忧尚未得到证实[31]。

8.对接受光疗的婴儿动脉导管未闭(PDA)和 PDA 重新开放发生率增加的担忧仍在继续。目前,正在进行光疗期间遮蔽胸部在预防 PDA 中的作用的试验[32]。

9.在接受强化光疗中,极低出生体重儿的死亡率增加。与连续光疗相反的周期性和间歇性光疗现在正被作为一种更安全的替代方法进行研究[23]。

10.儿童癌症和光疗的关系。在加利福尼亚州一项光疗远期影响研究(CLIPS)中,接受光疗与增加髓系白血病、肾肿瘤和“其他癌症”的风险之间存在关联[33]。高胆红素血症或光疗(LIGHT)的晚期影响研究[34]表明,尽管髓系白血病、肝肿瘤和肾肿瘤的大致发病率增加,但当根据倾向评分进行调整时,这些相关性不再显著。实际病例数量很少,通过分析大数据发现的关联是否表示因果关系尚不清楚[35]。尽管如此,由于蓝光与 DNA 损伤有关,应在每个病例中权衡风险利弊,并仅在适当的适应证上使用光疗。

参考文献

1. American Academy of Pediatrics Subcommittee on Hyperbilirubinemia. Management of hyperbilirubinemia in the newborn infant 35 or more weeks of gestation. *Pediatrics*. 2004;114:297.

2. Lamola AA. A pharmacologic view of phototherapy. *Clin Perinatol*. 2016;43:259–276.

3. Ebbessen F, Hansen TWR, Maisels MJ. Update on phototherapy in jaundiced neonates. *Curr Pediatr Review*. 2017;13:176–180.

4. Watchko JF, Jeffrey Maisels M. Enduring controversies in the management of hyperbilirubinemia in preterm neonates. *Semin Fetal Neonatal Med*. 2010;15:136–140.

5. van Imhoff DE, Dijk PH, Hulzebos CV, et al. Uniform treatment thresholds for hyperbilirubinemia in preterm infants:

background and synopsis of a national guideline. *Early Hum Dev*. 2011;87:521–525.

6. Maisels MJ, Watchko JF, Bhutani VK, et al. An approach to the management of hyperbilirubinemia in the preterm infant less than 35 weeks of gestation. *J Perinatol*. 2012;32:660–664.

7. Morioka I. Hyperbilirubinemia in preterm infants in Japan: new treatment criteria. *Pediatr Int*. 2018;60:684–690.

8. Tyson JE, Pedroza C, Langer J, et al. Does aggressive phototherapy increase mortality while decreasing profound impairment among the smallest and sickest newborns? *J Perinatol*. 2012;32:677–684.

9. Baran M, Eliaçık K, Kurt I, et al. Bullous skin lesions in a jaundiced infant after phototherapy: a case of congenital erythropoietic porphyria. *Turk J Pediatr*. 2013;55:218–221.

10. Kearns GL, Williams BJ, Timmons OD. Fluorescein phototoxicity in a premature infant. *J Pediatr*. 1985;107:796–798.

11. Bhutani VK, Poland R, Meloy LD, et al. Clinical trial of tin mesoporphyrin to prevent neonatal hyperbilirubinemia. *J Perinatol*. 2016;36:533–539.

12. Bhutani VK; The Committee on Fetus and Newborn. Phototherapy to prevent severe neonatal hyperbilirubinemia in the newborn infant 35 or more weeks of gestation. *Pediatrics*. 2011;128:e1046–e1052.

13. Hansen TW. Biology of bilirubin photoisomers. *Clin Perinatol*. 2016;43(2):277–290.

14. Sarici SU, Alpay F, Unay B, et al. Comparison of the efficacy of conventional special blue light phototherapy and fiberoptic phototherapy in the management of neonatal hyperbilirubinemia. *Acta Paediatr*. 1999;88:1249–1253.

15. De Carvalho M, De Carvalho D, Trzmielina S, et al. Intensified phototherapy using daylight fluorescent lamps. *Acta Pediatr*. 1999;88:768–771.

16. Ebbesen F, Madsen P, Støvring S, et al. Therapeutic effect of turquoise versus blue light with equal irradiance in preterm infants with jaundice. *Acta Paediatr*. 2007;96:837–841.

17. Seidman DS, Moise J, Ergaz Z. A prospective randomised controlled study of phototherapy using blue and blue-green light emitting devices and conventional halogen quartz phototherapy. *J Perinatol*. 2003;23:123.

18. Tan KL. Comparison of the efficacy of fiberoptic and conventional phototherapy for neonatal hyperbilirubinemia. *J Pediatr*. 1994;125:607–612.

19. Slusher TM, Olusanya BO, Vreman HJ, et al. A randomized trial of phototherapy with filtered sunlight in African neonates. *N Engl J Med*. 2015;373:1115–1124.

20. Slusher TM, Vreman HJ, Brearley AM, et al. Filtered sunlight versus intensive electric powered phototherapy in moderate-to-severe neonatal hyperbilirubinaemia: a randomized controlled non-inferiority trial. *Lancet Glob Health*. 2018;6:e1122–e1131.

21. Borden AR, Satrom KM, Wratkowski P, et al. Variation in the phototherapy practices and irradiance of devices in a major metropolitan area. *Neonatology*. 2018;113:269–274.

22. Donneborg ML, Vandborg PK, Hansen BM, et al. Double versus single intensive phototherapy with LEDs in treatment of neonatal hyperbilirubinemia. *J Perinatol*. 2018;38:154–158.

23. Stevenson DK, Wong RJ, Arnold CC, et al. Phototherapy and the risk of photo-oxidative injury in extremely low birth weight infants. *Clin Perinatol*. 2016;43:291–295.

24. Lai NM, Ahmad Kamar A, Choo YM, et al. Fluid supplementation for neonatal unconjugated hyperbilirubinaemia.

Cochrane Database Syst Rev. 2017;8:CD011891.

25. Karsdon J, Schothorst AA, Ruys JH, et al. Plastic blankets and heat shields decrease transmission of phototherapy light. *Acta Paediatr Scand.* 1986;75:555–557.

26. Walls M, Wright A, Fowlie P, et al. Home phototherapy in the United Kingdom. *Arch Dis Child Fetal Neonatal Ed.* 2004;89:F282.

27. Chang PW, Kuzniewicz MW, McCulloch CE, et al. A clinical prediction rule for rebound hyperbilirubinemia following inpatient phototherapy. *Pediatrics.* 2017;139:e20162896.

28. Hunter JJ, Morgan JL, Merigan WH, et al. The susceptibility of the retina to photochemical damage from visible light. *Prog Retin Eye Res.* 2012;31:28–42.

29. Rubaltelli FF, Da Riol R, D'Amore ESG, et al. The bronze baby syndrome: evidence of increased tissue concentration of copper porphyrins. *Acta Pediatr.* 1996;85:381–384.

30. Karg E, Kovács L, Ignácz F, et al. Phototherapy-induced blistering reaction and eruptive melanocytic nevi in a child with transient neonatal porphyrinemia. *Pediatr Dermatol.* 2018;35:e272–e275.

31. Lai YC, Yew YW. Neonatal blue light phototherapy and melanocytic nevus count in children: a systematic review and meta-analysis of observational studies. *Pediatr Dermatol.* 2016;33(1):62–68.

32. Bhola K, Foster JP, Osborn DA. Chest shielding for prevention of a haemodynamically significant patent ductus arteriosus in preterm infants receiving phototherapy. *Cochrane Database Syst Rev.* 2015;(11):CD009816.

33. Wickremasinghe AC, Kuzniewicz MW, Grimes BA, et al. Neonatal phototherapy and infantile cancer. *Pediatrics.* 2016;137:e20151353.

34. Newman TB, Wickremasinghe AC, Walsh EM, et al. Retrospective cohort study of phototherapy and childhood cancer in northern California. *Pediatrics.* 2016;137: e20151354.

35. Frazier AL, Krailo M, Poynter J. Can big data shed light on the origins of pediatric cancer? *Pediatrics.* 2016;137: e20160983.

第56章

骨内输液

Mary E. Revenis，Lamia Soghier

A.适应证

当无其他静脉通路可用，但又在医院内或院前转运过程中需要紧急输液时[1]，为了恢复循环容量，获得外周血管通路，可使用骨内输液。在产房复苏模拟环境中，建立骨内通路比脐静脉插管更快[2,3]。表56.1列出了可经骨内途径输注的液体及药物[4-9]。

B.禁忌证[6,8,9]

1.骨皮质不完整(骨折,存在穿通伤),可使输液外渗。
2.胸骨部位,可能损伤心脏和肺脏[20]。
3.穿刺部位软组织感染或损伤。
4.成骨发育不全。
5.骨髓闭塞性疾病,例如骨硬化病。

C.设备(图56.1)

无菌物品

1.外科手套。
2.消毒棉签。
3.纱布块。
4.孔巾。
5.用配有25号针头的1mL注射器抽取1%的利多卡因。
6.按下列顺序准备穿刺针[4-6,21]。
a.骨髓或者骨内穿刺针(18号)(有针芯并且有调节深度的标志)。
b.带有针芯的短脊髓针(18或者20号)。

表56.1 骨内注射液的类型

1.液体
  a.生理盐水
  b.晶体类
  c.葡萄糖[12]
  d.林格液[10]
2.全血和血制品
3.药物
  a.麻醉药[13,14]
  b.抗生素
  c.阿托品[10]
  d.葡萄糖酸钙
  e.地塞米松[10]
  f.地西泮[10]
  g.二氮嗪[10]、苯妥英[15]
  h.多巴酚丁胺[11]
  i.多巴胺[11,12,16]
  j.麻黄素[17]
  k.肾上腺素[17]
  l.肝素[10]
  m.胰岛素
  n.异丙肾上腺素[16]
  o.利多卡因
  p.吗啡
  q.碳酸氢钠(尽可能稀释)
  r.腺苷[18]
4.对比剂[19]

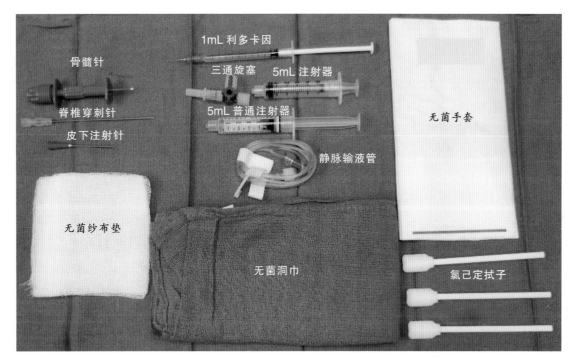

图 56.1　对于骨内输液必要的无菌器材。

c.短皮下针(18 或者 20 号)[13]。

d.蝶形针(16 或者 19 号)[22]。

7.配有三通的 5mL 注射器和带有夹子的静脉输注延长装置。

8.静脉输液装置和静脉液体。

9.装有冲洗盐水的 5mL 注射器。

可选择的装置

骨内穿刺针置针器(用于最接近胫骨的位置。适用于新生儿的装置是电池驱动设备 EZ-10 PD（儿科）(Vidacare,San Antonio,Texas,USA)（适用于 3kg 或者以上），和弹簧驱动的 B.1.G. 骨注射枪(WaisMed,Houston,Texas)。目前,已经有公司提供了产房和重症监护室使用这些器材的报告，但是在较小早产儿中使用这些设备的公开报道很少。相对于手动的骨内穿刺针,使用这些设备是否具有优势或者出现并发症的相关文献报道较少[23]。

非无菌物品

1.小沙袋或者毛巾卷,用于固定肢体。

2.胶带。

3.臂板。

4.一次性塑料杯。

D.预防措施

1.仅用于急症需血管通路,而外周或者中央静脉通路不能建立时。

2.避免经过感染的皮肤或者皮下组织进针。

3.使用沙袋或者毛巾卷垫于穿刺部位的肢体下方,避免骨折。

4.如果用手固定肢体,不要把手直接放置在穿刺部位下方,避免穿刺针穿过肢体时不慎伤手。无论使用沙袋或者毛巾都是正确的,应限制使用针头的型号大小以减少骨折的风险。

5.以静脉用药的常规剂量给药,但尽可能在输注前稀释高渗液或者强碱性液,以减少骨髓损伤的风险[5]。

6.当其他静脉通道建立时,最好在 1 小时内终止骨内输液,减少骨髓炎的风险或穿刺针移位,超过 24 小时可能会增加并发症发生率。

E.操作技术

胫骨近端是新生儿最常使用的部位,因为它容易接近,便于进针,能快速确定标志,并能固定针头。如果胫骨近端部位存在禁忌证,可以使用替代部位。

近端胫骨[4-6,24](图 56.2)

1.患者仰卧位。

2.将沙袋或者毛巾卷放在膝盖后方,为穿刺部位提供一个反向的支撑力。

3.用消毒液清洗胫骨近端。

4.戴无菌手套。

5.铺孔巾。

6.准备完毕后,注射利多卡因浸润皮肤、软组织和骨膜[25,26]。

7.决定进针的深度。新生儿很少超过 1cm,早产儿不超过 0.5cm。

　a.对带有深度调节器的穿刺针,将针鞘调节到允许的合适深度。

　b.对于没有深度调节器的穿刺针,用优势手持针,手掌抵住钝端,示指距离针尖斜面约 1cm,避免进针时超过这个标志。

8.示指触诊胫骨粗隆(图 56.3)。

9.用非优势手的手掌按住穿刺点的上边和侧面的大腿和膝部。拇指和其他四指环绕膝部,但不经过穿刺点下方,固定近端胫骨。

10.在胫骨粗隆下 1~2cm,距中间 1cm 处,胫骨内侧面的平面处进针。如果胫骨粗隆没有触到,估计的穿刺部位距膝盖骨下方 15~20mm,胫骨平面的中线处。

11.垂直进针[24]。

12.进针。

　a.对于手动穿刺,匀速用力旋转进针,直到感到阻力突然有所减低,提示已刺入骨皮质。避免摇动,最大限度地减少骨头碎裂或造成太大开口的风险。

　b.如果使用自动弹簧驱动的骨内穿刺针注射装置,调节设备参数至"0"线,插入 0.5cm。握住圆筒,抵住穿刺部位,并与其呈 90°角。另一只手松开圆筒上的安全门。抵住圆筒而不推进,像使用注射器一样。

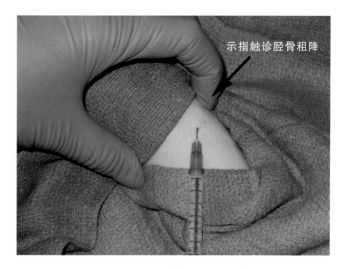

示指触诊胫骨粗隆

图 56.3　用示指触诊胫骨粗隆。

　c.如果使用电池驱动置针的装置,用优势手握住装置。将针抵住穿刺部位,并与其呈 90°角。按动开关激活装置,不要推进装置,而应使用稳定、稳固的压力,允许装置进针。当突然感到阻力下降时停止。

13.不要将穿刺针推入对侧皮质。

14.拔出针心。

15.确认针头在骨髓腔中。

　a.在较大的患者中,无支持时穿刺针可以直立,但不应无支持地放置(图 56.4)。

　b.接上 5mL 注射器并固定,试图抽吸血液或者骨髓。使用 18~20 号针头时,抽吸不一定能成功。

　如果抽出骨髓,应做血液生化检查,动脉二氧化碳分压、pH 值、血红蛋白水平[27-29],血型及交叉配血或者血培养[28]的检查。

　c.连接装有盐水冲洗液的注射器,缓慢注射 2~3mL,同时触诊临近穿刺的部位,有液体渗出。

16.如果没有抽出骨髓,并且推入液体时遇到明显阻力应考虑如下情况。

　a.针眼可能被小骨渣阻塞。

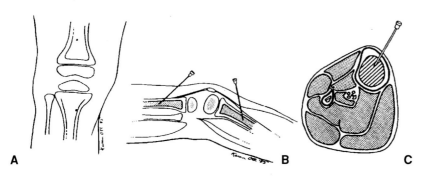

A　　　　　B　　　　　C

图 56.2　(A)前面观。(B)矢状面观。(C)通过胫骨的横断面。(Reproduced with permission from Hodge D. Intraosseous infusions:a review. *Pediatr Emerg Care*.1985 1:215.)

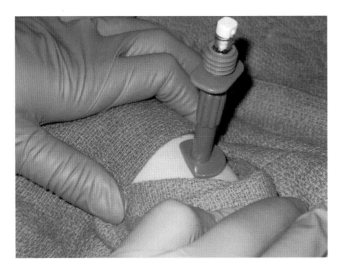

图 56.4　无支持时,骨穿针也可直立。

（1）重新插入针芯。

（2）通过原针插入更小口径的针。

（3）连接装有盐水冲洗液的注射器,用液体冲 2~3mL。

b.针的斜面可能尚未穿过皮质。

（1）重新估计进针的深度。

（2）进针。

（3）用盐水冲洗。

c.针的斜面可能抵在对侧皮质上。

（1）轻轻退针。

（2）用盐水冲洗。

17.出现渗漏的液体,表明。

a.进针太浅。

b.骨被完全穿透。

c.如果渗液存在,退针,另选部位穿刺。

18.当针的位置确认合适时。

a.连接注射器,将药物或者液体通过针头或者带夹的静脉输液延长装置直接输入,用盐水冲管。

b.对于持续的输入,连接标准带输液泵的静脉输液装置于穿刺针上,输液速度同静脉输液[5]。

19.骨内穿刺针需要留置时,确保其固定,维持输液部位清洁。

a.用胶带将针的边缘固定在皮肤上,防止脱针。如果针有安全门,系上然后用胶带固定。

b.如果需要,用一次性杯盖住穿刺针裸露的一端,用胶带固定。切除杯子的杯底,将有助于监测。

20.用胶带将静脉输液管固定在腿上。

21.将腿固定在臂板上。

22.行 X 线确定针的位置,排除骨折。

23.频繁检查液体有无漏液。

24.当可获得其他静脉通道时,即停止骨内输液。

患儿如果存在低血压/血容量过低,通过骨内输液可以使外周灌注恢复到一定程度,使得 30 分钟内建立其他静脉通路变成可能。

a.轻轻拔针,如果需要轻柔旋转拔针。

b.无菌纱布覆盖穿刺点。

c.按压敷料 5 分钟。

d.监测穿刺部位 48 小时内是否有蜂窝组织炎或引流。

远端胫骨[5,21,24]（图 56.5）

1.患者仰卧位。

2.准备胫骨近端的穿刺部位和穿刺针。

3.在胫骨远端内侧表面进针,恰好在内踝近端。

4.使穿刺针头远离关节间隙。

5.胫骨近端继续操作。

股骨远端[4]（图 56.2）

1.患者仰卧位。

2.膝下垫沙袋或者毛巾卷。

3.与近端胫骨骨内输液一样,准备器材和消毒皮肤。

4.在前中线外踝上部 1~3cm 处进针。

5.针尖呈 10°~15°角进针。

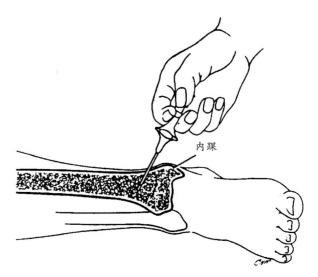

图 56.5　远端胫骨的骨内输液。(From Spivey WH. Intraosseous infusions. *J Pediatr.* 1987;111 (5):639–643.Copyright © 1987 Elsevier. With permission.)

6.进针同上述近端胫骨。

F.并发症[4,7,30,31]

1.骨折[32]。

2.完全性骨穿通[10]。

3.骨髓炎[30,31]。

4.骨膜炎。

5.皮下脓肿。

6.蜂窝织炎。

7.败血症。

8.穿刺部位的液体外渗。

9.骨膜下或者皮下渗液或者血肿。

10.筋膜室综合征[33]。

11.皮下组织液化。

12.死亡（仅见于胸骨部位穿刺的报道）。

13.肢体截肢[34]。

14.理论上（尚未见报道）[35,36]。

a.骨碎片或者脂肪栓塞。

b.骨髓的损伤。

c.生长板损伤。

参考文献

1. Sommer A, Weis M, Deanovic D, et al. Intraosseous infusion in the pediatric emergency medical service. Analysis of emergency medical missions 1990–2009. *Der Anaesthesia.* 2011;60:125–131.

2. Rajani AK, Chitkara R, Oehlert J, et al. Comparison of umbilical venous and intraosseous access during simulated neonatal resuscitation. *Pediatrics.* 2011;128:e954–e958.

3. Schwindt EM, Hoffmann F, Deindl P, et al. Duration to establish an emergency vascular access and how to accelerate it: a simulation based study performed in real-life neonatal resuscitation rooms. *Pediatr Crit Care Med.* 2018;19(5): 468–476.

4. Fiser DH. Intraosseous infusion. *N Engl J Med.* 1990;322: 1579–1581.

5. Spivey WH. Intraosseous infusions. *J Pediatr.* 1987;111:639–643.

6. De Boers S, Russell T, Seaver M, et al. Infant intraosseous infusion. *Neonatal Netw.* 2008;27:25–32

7. Ellemunter H, Simma B, Trawoger R, et al. Intraosseous lines in preterm and full term neonates. *Arch Dis Child Fetal Neonatal Ed.* 1999;80:F74–F75.

8. Engle WA. Intraosseous access for administration of medications in neonates. *Clin Perinatol.* 2006;33:161–168

9. deCaen A. Venous access in the critically ill child; When the peripheral intravenous fails! *Pediatr Emerg Care.* 2007;23:422–424.

10. Valdes MM. Intraosseous administration in emergencies. *Lancet.* 1977;1:1235–1236.

11. Berg RA. Emergency infusion of catecholamines into bone marrow. *Am J Dis Child.* 1984;138:810–811.

12. Neish SR, Macon MG, Moore JW, et al. Intraosseous infusion of hypertonic glucose and dopamine. *Am J Dis Child.* 1988;142:878–880.

13. Hamed RK, Hartmans S, Gausche-Hill M. Anesthesia through an intraosseous line using an 18-gauge intravenous needle for emergency pediatric surgery. *J Clin Anesth.* 2013;25:447–451.

14. Neuhaus D, Weiss M, Engelhardt T, et al. Semi-elective intraosseous infusion after failed intravenous access in pediatric anesthesia. *Paediatr Anaesth.* 2010;20:168–171.

15. Walsh-Kelly CM, Berens RJ, Glaeser PW, et al. Intraosseous infusion of phenytoin. *Am J Emerg Med.* 1986;4: 523–524.

16. Bilello JF, O'Hair KC, Kirby WC, et al. Intraosseous infusion of dobutamine and isoproterenol. *Am J Dis Child.* 1991;145:165–167.

17. Shoor PM, Berrynill RE, Benumof JL. Intraosseous infusion: pressure-flow relationship and pharmacokinetics. *J Trauma.* 1979;19:772–774.

18. Helleman K, Kirpalani A, Lim R. A novel method of intraosseous infusion of adenosine for the treatment of supraventricular tachycardia in an infant. *Pediatr Emer Care.* 2017;33:47–48.

19. Cambray EJ, Donaldson JS, Shore RM. Intraosseous contrast infusion: efficacy and associated findings. *Pediatr Radiol.* 1997;27:892–893.

20. Turkel H. Deaths following sternal puncture. *JAMA.* 1954;156: 992.

21. Iserson K, Criss E. Intraosseous infusions: a usable technique. *Am J Emerg Med.* 1986;4:540–542.

22. Lake W, Emmerson AJ. Use of a butterfly as an intraosseous needle in an oedematous preterm infant. *Arch Dis Child Fetal, Neonata Ed.* 2003;88:F409.

23. Geritse BM, Scheffer GJ, Draaisma JM. Prehospital intraosseous access with the bone injection gun by a helicopter transported emergency medical team. *J Trauma.* 2009;66:1739–1741.

24. Boon JM, Gorry DL, Meiring JH. Finding an ideal site for intraosseous infusion of the tibia: an anatomical study. *Clin Anat.* 2003;16:15–18.

25. Mofenson HC, Tascone A, Caraccio TR. Guidelines for intraosseous infusions. *J Emerg Med.* 1988;6:143–146.

26. Neuhaus D. Intraosseous infusion in elective and emergency pediatric anesthesia: when should we use it? *Curr Opin Anaesthesiol.* 2014;27:282–287.

27. Johnson L, Kissoon N, Fiallos M, et al. Use of intraosseous blood to assess blood chemistries and hemoglobin during cardiopulmonary resuscitation with drug infusions. *Crit Care Med.* 1999;27:1147–1152.

28. Orlowski JP, Porembka DT, Gallagher JM, et al. The bone marrow as a source of laboratory studies. *Ann Emerg Med.* 1989;18:1348–1351.

29. Miller LJ, Philbeck TE, Montez D, et al. A new study of intraosseous blood for laboratory analysis. *Arch Pathol Lab Med.* 2010;134:1253–1260.

30. Rosetti V, Thompson B, Miller J, et al. Intraosseous infusion: an alternative route of pediatric intravascular access. *Ann Emerg Med.* 1985;14:885–888.

31. Hallas P, Brabrand M, Folkestad L. Complication with intraosseous access: Scandinavian users' experience. *West J Emerg Med.* 2013;14:440–443.

32. La Fleche FR, Slepin MJ, Vargas J, et al. Iatrogenic bilateral tibial fractures after intraosseous infusion attempts in a 3-month-old infant. *Ann Emerg Med.* 1989;18:1099–1101.

33. Vidal R, Kissoon N, Gayle M. Compartment syndrome following intraosseous infusion. *Pediatrics.* 1993;91:1201–1202.

34. Suominen PK, Nurmi E, Lauerma K. Intraosseous access in neonates and infants: risk of severe complications—a case report. *Acta Anaesthesiol Scand.* 2015;59:1389–1393.

35. Pediatric Forum. Emergency bone marrow infusions. *Am J Dis Child.* 1985;139:438–439.

36. Fiser RT, Walker WM, Seibert JJ, et al. Tibial length following intraosseous infusion: a prospective, radiographic analysis. *Pediatr Emerg Care.* 1997;13:186–188.

第 57 章

脑室贮液池穿刺

Lara M. Leijser，Linda S. de Vries

A.引言

皮下脑室通路装置或脑室储液囊装置(图 57.1)用于将脑脊液从脑室系统中引流，用于出血后脑室扩张(PHVD)的早产儿，偶尔也用于颅内出血或导水管狭窄后出现梗阻性脑积水[1-7]的足月儿。对于一些过小或者病情不稳定的新生儿，不能接受脑室腹膜分流(VP)或者一些可能不需要 VP 治疗的新生儿，我们应使用脑室贮液装置。它可以引流并清除血性或者高蛋白的脑脊液，后续使用 VP 的时候可以降低其堵塞的风险[2,3,6-8]。由于有再次出血的风险，脑室储液囊最好不要在出生后的第一周内放置。

建议在超声引导下置入脑室储液囊。储液囊通常在置入后立即由神经外科医生评估，以确保正确的放置。随后，最初在新生儿重症监护病房(NICU)每天进行抽吸，目的是清除足量的脑脊液，防止脑室进一步扩大，最好是减少脑室大小，维持正常的头部生长，并降低脑室周围白质的压力[2,6,7,9]。

B.贮液池穿刺适应证

根据超声测量

基于连续头颅超声针对脑室的进行性测量，如脑室指数和前角宽度[10-12]，提供进行性脑室扩张的超声(或放射学)证据。

根据临床症状

1.头围的快速增长，超过 1.5~2cm/周[9]。

2.出现颅内压增高(ICP)的临床症状，例如前囟饱满或张力增高、骨缝分离、呼吸暂停和心动过缓、进食差或者呕吐。

C.禁忌证

1.低循环血容量。
2.储液囊部位存在蜂窝织炎或者表面破损。
3.前囟凹陷或者骨缝重叠。
4.严重的凝血功能障碍或血小板计数低。
5.活动性脓毒症或脑膜炎。

D.设备

除了口罩帽子，所有器材均为无菌。

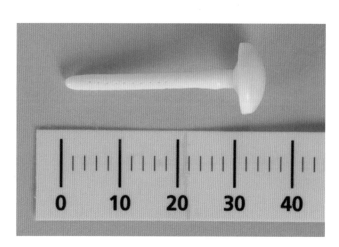

图 57.1 脑室储液囊,侧照。

1.无菌手套和手术衣、口罩。

2.无菌敷料。

3.有孔的无菌洞巾。如果孔太大而不能保持无菌或无孔,可以用无菌剪刀在巾上剪出一个小洞。

4.用含70%乙醇溶液的氯己定纱布拭子(在美国,2个月以下的婴儿不推荐用氯己定擦拭,但在特定情况下仍可使用,10%的聚维酮碘是一种替代方法)。

5.a型口或蝶形针24号×25mm。

6.两端有鲁尔接头的10cm软管连接器。

7.10或20mL注射器。

8.用于脑脊液收集和采样的三通管。

9.胶布绷带。

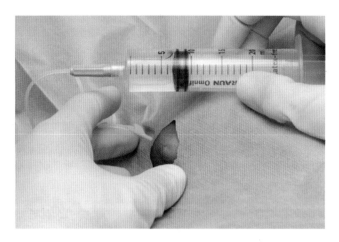

图57.2 脑室储液囊埋植。

E.预防措施

1.使用严格的无菌操作。

2.手术全程保持持续的心肺监测。

3.将a型口或蝶形针连接到10cm的接头和注射器上。

4.不要使用局部麻醉。

5.不要在同侧头皮进行静脉输液。

6.每次穿刺时都要尽量使用新的穿刺部位,以避免从一个中心穿刺部位渗漏。

7.进针的距离应恰好能够插入储液囊引流脑脊液,进针过深可能会损伤贮液池底部。

F.操作技术

1.患儿最好保持入睡状态,要轻柔地约束睡姿并保持舒适,头部转向没有贮液池的一侧为最佳。

2.触诊储液囊并定位穿刺部位。使用70%乙醇或聚维酮碘溶液中的氯己定清洁储液囊周围半径至少5厘米的皮肤30~60秒。接触既轻又实。

3.在空气中待干1~2分钟。

4.为主要操作做好准备。戴上口罩,彻底洗手,穿上手术衣,戴上消毒手套。

5.用抗菌剂清洗贮液池两次,让抗菌剂待干。

6.铺无菌巾以保持无菌区域,同时保持患者可见。

7.如图57.2所示,将针以30°~45°的角度刺入皮肤,以90°的角度刺入储液囊。

8.缓慢抽取适量的脑脊液,最大速率为1mL/min或最长操作时间为15~20分钟(图57.2)。每个储液囊的抽取量不超过10~15mL/kg。一些研究者主张让脑脊液自发引流,而不是抽吸,以减少脑室的新鲜出血[13],然而这可能会增加感染的风险。

9.取出针头,用力按压2分钟,直到脑脊液不再渗漏,在穿刺部位贴上胶布。

10.移除制动物。

11.每周至少两次采集脑脊液样本进行细菌培养、细胞计数、葡萄糖和蛋白质检测(不同机构检测脑脊液的频率每天至每周不等)。

12.每周两次检查尿钠和钾水平。如果需要,可补充钠以维持尿钠大于20mmol/L。

13.通过增加每天每千克总液入量来补充收集的脑脊液(最初为每天10~20mL/kg)。

G.成功的埋植

1.如果脑室埋植的适应证是基于脑室大小的超声测量,那么在手术结束时,脑室测量应该已经缩小。在这种情况下,囟门不会饱满,颅缝不会变宽。

2.如果根据临床症状的出现来确定贮液池埋植的适应证,应注意以下几点。

a.手术结束时,前囟应该柔软、平坦(不凹陷),颅骨在颅缝处衔接良好,颅内压升高的迹象减轻。

b.如果抽出足够量的脑脊液,囟门也许在24小时后再次饱满。

3.如果囟门保持平坦,并且没有再次出现颅内压升高的迹象,或者超声测得的脑室测量值减少,则埋植的间隔可以延长到每隔一天或更短,和(或)每次埋植时抽取脑脊液的量减少。

表 57.1　脑室储液囊引流的并发症

问题（发生率）	解决方法
低钠血症（20%~60%）	每两天监测血清电解质和补充钠的摄入量
低蛋白血症（15%）	确保摄入足够的蛋白，每周监测人血白蛋白量
感染（0~8%）	静脉内和储液囊内联合应用抗生素几乎无效，通常需要并建议移除储液囊
帽状腱膜下的 CSF 积聚（0~9%）	在穿刺储液囊的同时用不同的针经皮抽吸液体，加大自储液囊抽出 CSF 的量，或者增加穿刺频率，以减压
CSF 自切口处渗漏（0~9%）	增加储液囊穿刺的频率
脑脊液存取装置阻塞（0~10%）	更换储液囊
进入对侧脑室（6%）	如果 PHVD 没有稳定或减少，考虑置入第二个储液囊
新鲜出血进入脑室或蛛网膜下腔（0~40%）	用 24 号针慢慢抽吸，或使脑脊液自动流出而不是抽吸，可防止出血。在一次操作中，不要抽吸超过 10~15mL/kg 的物质
心率减慢、苍白、低血压（罕见）	停止抽吸或减慢抽吸速度，快速注入 10~15mL/kg 的生理盐水，下次穿刺时抽吸的速度应放慢，抽出的液体应减少
储液囊上的皮肤损伤（罕见）	放置储液囊时应避免擦伤皮肤，备皮时避免擦破皮肤

H.后续治疗

　　1.通过最初的每日头颅超声检查、穿刺后临床反应和每日头围来评估脑室测量。

　　2.穿刺间隔可以从每天两次到每 2~3 天一次不等。

　　3.在持续性或进展性 PHVD 的情况下，应继续进行埋植直到婴儿体重 2~2.5kg，适合进行 VP 分流装置，脑脊液中蛋白质水平小于 1.5g/L，红细胞计数小于 100 个/mm³。

I.并发症

　　见表 57.1[4,9,13,14]。

参考文献

1. McComb JG, Ramos AD, Platzker AC, et al. Management of hydrocephalus secondary to intraventricular hemorrhage in the preterm infant with a subcutaneous ventricular catheter reservoir. *Neurosurgery*. 1983;13:295–300.
2. Limbrick DD Jr, Mathur A, Johnston JM. Neurosurgical treatment of progressive posthemorrhagic ventricular dilation in preterm infants: a 10 year single institution study. *J Neurosurg Pediatr*. 2010;6:224–230.
3. Willis B, Javalkar V, Vannemreddy P, et al. Ventricular reservoir and ventriculoperitoneal shunts for premature infants with posthemorrhagic hydrocephalus: an institutional experience. *J Neurosurg Pediatr*. 2009;3:94–100.
4. Peretta P, Ragazzi P, Carlino CF, et al. The role of the Ommaya reservoir and endoscopic third ventriculostomy in the management of post-hemorrhagic hydrocephalus of prematurity. *Childs Nerv Syst*. 2007;23:765–771.
5. Brouwer AJ, Groenendaal F, Koopman C, et al. Intracranial hemorrhage in full term newborns: a hospital based cohort study. *Neuroradiology*. 2010;52:567–576.
6. Leijser LM, Miller SP, van Wezel-Meijler G, et al. Posthemorrhagic ventricular dilatation in preterm infants: When best to intervene? *Neurology*. 2018;90(8):e698–e706.
7. de Vries LS, Groenendaal F, Liem KD, et al. Treatment thresholds for intervention in posthaemorrhagic ventricular dilation: a randomised controlled trial. *Arch Dis Child Fetal Neonatal Ed*. 2019;104(1):F70–F75.
8. Wellons JC, Shannon CN, Kulkarni AV, et al. A multicenter retrospective comparison of conversion from temporary to permanent cerebrospinal fluid diversion in very low birth weight infants with posthemorrhagic hydrocephalus. *J Neurosurg Pediatr*. 2009;4:50–55.
9. Whitelaw A, Evans D, Carter M, et al. Randomized clinical trial of prevention of hydrocephalus after intraventricular hemorrhage in preterm infants: brain-washing versus tapping fluid. *Pediatrics*. 2007;119:e1071–e1078.
10. Levene MI, Starte DR. A longitudinal study of post-haemorrhagic ventricular dilatation in the newborn. *Arch Dis Child*. 1981;56:905–910.
11. Davies MW, Swaminathan M, Chuang SL, et al. Reference ranges for the linear dimensions of the intracranial ventricles in preterm neonates. *Arch Dis Child Fetal Neonatal Ed*. 2001;82:F219–F223.
12. Brouwer MJ, de Vries LS, Groenendaal F, et al. New reference values for the neonatal cerebral ventricles. *Radiology*. 2012;262:224–233.
13. Moghal NE, Quinn MW, Levene MI, et al. Intraventricular hemorrhage after aspiration of ventricular reservoirs. *Arch Dis Child*. 1992;67:448–449.
14. Kormanik K, Praca J, Gorton HJL, et al. Repeated tapping of ventricular reservoir in preterm infants with post-hemorrhagic ventricular dilatation does not increase the risk of reservoir infection. *J Perinatol*. 2010;30:218–221.

第58章

早产儿视网膜病变的筛查与治疗

William F. Deegan III

A.引言

早产儿视网膜病变 (Retinopathy of prematurity, ROP)是指早产儿视网膜血管的发育异常,可能导致视力下降或失明,筛查和及时治疗可改善预后。

B.ROP 筛查

早产儿ROP筛查建议和指南会定期发布和更新[1-3]。在美国进行筛查的建议如下[1]。

筛查对象。

1.新生儿出生体重<1500g,或胎龄≤30 周(由主治医生定义)。

2.出生体重在 1500~2000g 之间或胎龄>30 周伴有不稳定病程的新生儿,包括那些需要心肺支持并被其主治医生或新生儿医生认为是高风险的婴儿。

筛查时间。首次检查的时间因胎龄而异。

1.出生胎龄在 22~27 周之间的婴儿,首检时间为矫正胎龄 31 周(出生时的胎龄加上实际年龄)。

2.27 周后出生的婴儿应在出生后 4 周进行初步筛查。

3.根据国际分类法[4]对 ROP 筛查结果进行分类。表 58.1 和 58.2 改编自美国儿科和眼科学会以及美国儿童眼科和斜视协会的联合政策声明[1]。

4.临床情况严重的婴儿应密切关注(即每周一次),因为有病情恶化和复发的可能。

如何检查。

1.必须由眼科医生对婴儿进行筛查,这些眼科医

生可熟练掌握带有巩膜减压的双目间接眼底镜检查,适应对于早产儿的检查,并对 ROP 的各种表现和诊断有丰富经验。如果住院医生或研究员参与筛查,主治医生必须始终在场并核实检查结果。该检查是由婴儿护士协助,在床旁进行的。

2.在某些医疗中心,应用视网膜数码显像及远程分析进行筛查,具有极好的敏感性和特异性[5]。

C.ROP 分类[4]

1.位置。以视盘为中心,基于同心圆的三个区域(图 58.1)。

a.Ⅰ区。以视盘为中心,其半径为视盘到黄斑(中心凹)距离的 2 倍。

b.Ⅱ区。Ⅰ区以外,以视盘至鼻侧锯齿缘距离为半径的环形区域。

c.Ⅲ区。Ⅱ区外侧的月牙形区域。

2.病变范围。视网膜被分为 12 个相等的部分或时钟小时区域,按时钟钟点记录病变范围。

3.疾病分期(表 58.1,图 58.2 和图 58.3)[4,10]。

4.预示活动性 ROP 严重程度的其他征象。

a.附加病变。眼球至少两个象限的视网膜血管扩张和迂曲。视网膜后极部最明显。在 ROP 分级后添加一个"+"符号以表示存在。

b.附加前病变。出现较正常血管明显的扩张迂曲,但未达到附加病变的诊断标准,可进展为附加疾病。

c.急进型后极部 ROP(表 58.3)。这是一种罕见的、严重的 ROP,其特点是发生在后极部,附加病变显著,与周围进展不成比例,通常累及四个象限,进展迅速。

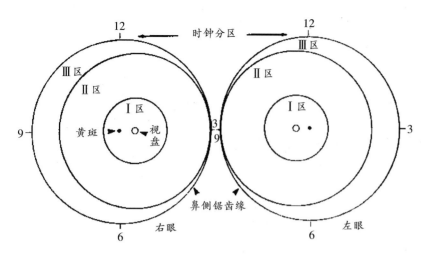

图 58.1　右眼视网膜(RE)和左眼视网膜(LE)方案,显示早产儿视网膜病变的区域边界和时钟时间,用来描述病变的位置和范围。(Reprinted with permission from An International classification of retinopathy of prematurity. The Committee for the Classification of Retinopathy of Prematurity. *Arch Ophthalmol.* 1984;102 (8):1130 –1134. Copyright © 1984 American Medical Association. All rights reserved.)

表 58.1　早产儿视网膜病变分期

1 期	分界线	视网膜平面上一条平坦的白线,将前部无血管的视网膜与后部有血管的视网膜分开
2 期	嵴	从视网膜平面向外延伸的原始纤维血管组织,并将带血管的和无血管的视网膜分开
3 期	新生血管形成并长入嵴	新生血管从嵴部延伸至玻璃体。这种组织可能引起嵴状突起增生显得参差不齐或模糊(图 52.2)
4 期	视网膜部分剥离	视网膜与底层脉络膜分离。玻璃体通过新生血管组织的存在,牵引视网膜,将视网膜从其下方的附着物中分离出来。此间隙(视网膜下间隙)充满了蛋白质液体
		4A 期:周边视网膜脱离未累及黄斑
		4B 期:累及黄斑
5 期	视网膜全部剥离	视网膜组织与反应性玻璃体不可避免的结合,并将玻璃体拉入晶体后间隙(因此得名晶状体后纤维增生症)

From An International Committee for the Classification of Retinopathy of Prematurity. The international classification of retinopathy of prematurity revisited. *Arch Ophthalmol.* 2005;123:991–999.

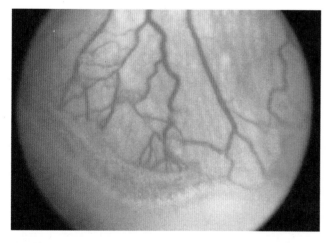

图 58.2　扩张、迂曲的血管在纤维血管组织增厚的嵴处形成血管分流。视网膜无血管区在嵴前方。

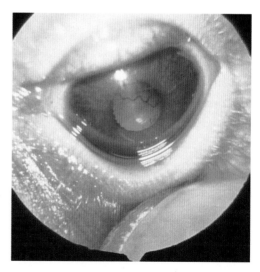

图 58.3　重度阈值型早产儿视网膜病变可见虹膜血管扩张和扭曲。

5.其他特征。

a.虹膜血管充血(图 58.3),瞳孔僵直(以散瞳后扩张不良为表现)是活动性、进展性 ROP 的先兆[6]。

b.角膜和晶状体混浊可表现于任何早产儿,无论是否存在 ROP[7]。

D.ROP 激光治疗[8,9]

目前,大多数 I 区 ROP(3 期,附加病变,或两者均有)的眼睛都采用玻璃体腔内抗血管内皮生长因子(anti VEGF)药物治疗(下文讨论)。对于伴有透明介质和 1 型/阈值 ROP 的 II 区和 III 区病变。激光治疗仍然是主要治疗方式。视网膜无血管部分的消融,减少了血管生成生长因子的产生,降低了视网膜脱离的风险。激光光凝疗法取代了冷冻疗法,通过扩大瞳孔,经间接检眼镜,可以精确的破坏目标组织,改善结构和功能。激光治疗需要镇静,可导致心肺并发症,需要紧急或选择性插管。

1.激光光疗适应证(表 58.3)

早产儿视网膜病变的早期治疗研究指南[10,11]。

a.对于 1 型 ROP,应考虑采取周边消融术。

b.对于 2 型 ROP 考虑密切监测(每周检查),而不是视网膜消融治疗。在这些患者中,约有 50% 的患者不经治疗即可发生 ROP 的消退[10],如果病情恶化到 1

表 58.2　随访检查时间表

发现	随访
I 区 1 期和 2 期 ROP II 区 3 期 ROP	≤1 周
I 区未成熟视网膜(非 ROP) II 区 2 期 ROP	1~2 周
I 区明确退行性 ROP II 区 1 期 ROP II 区明确退行性 ROP	2 周
II 区未成熟视网膜(非 ROP) III 区 1 期或 2 期 ROP	2~3 周

Derived from Section on Ophthalmology American Academy of Pediatrics, American Academy of Ophthalmology, American Association for Pediatric Ophthalmology and Strabismus. Screening examination of premature infants for retinopathy of prematurity. *Pediatrics*. 2006;117:572–576.

Erratum: *Pediatrics*. 2006;118:1324.

表 58.3　ROP 治疗适应证

1 型 ROP	I 区:伴附加疾病 ROP 的任何阶段
	I 区:3 期 ROP 伴或不伴附加疾病
	II 区:2 期或 3 期 ROP 伴附加疾病
2 型 ROP	I 区:1 期或 2 期 ROP 不伴附加疾病
	II 区:3 期 ROP 不伴附加疾病

From Early Treatment for Retinopathy of Prematurity Cooperative Group. Revised indications for the treatment of retinopathy of prematurity: Results of the early treatment for retinopathy of prematurity randomized trial. *Arch Ophthalmol*. 2003;121:1684–1694.

型状态,则应考虑治疗。

c.建议尽可能在发生 ROP 阶段后 72 小时内进行消融治疗,以降低发生视网膜脱离的风险。

2.禁忌证

a. 4~5 期的 ROP,在此情况下,激光可(术中)与切口手术(玻璃体切割术)同时进行[12]。

b.玻璃体积血遮蔽视网膜。此类病灶通常用玻璃体腔内注射抗血管内皮生长因子治疗。

c.镇静和激光医疗条件不足。

d.致死性疾病。

3.人员

a.眼科医生。

(1)确定治疗的必要性并与父母讨论病情、治疗和风险(如知情同意)。

(2)眼部给予表面麻醉剂。

(3)确保所有在场人员都戴上激光安全护目镜。

(4)执行激光治疗。

(5)观察和治疗手术过程中和手术后可能出现的眼部并发症。

(6)术后随访至 ROP 痊愈。

b.新生儿科同事、主治医生或儿科麻醉师。

(1)使用全身镇静剂(咪达唑仑、吗啡、芬太尼、氯胺酮或联合用药)。

(2)监测治疗过程中或治疗后出现的任何全身并发症。

(3)向眼科医生提供有关患者整体状况。

c.眼科医生助理。

(1)协助使用激光和仪器。

(2)记录治疗过程中使用的治疗参数。

d.新生儿护士。

（1）在治疗前一小时内多次滴注散瞳剂。

（2）在治疗过程中稳定患者。

4.仪器

a.心肺、血压和脉搏血氧仪。

b.适当的呼吸支持（呼吸机、喉镜和气管内导管、面罩、自行充气复苏袋、吸入器和氧源）。

c.紧急药物（阿托品、肾上腺素、钙）。

注：预先计算适合体重的剂量。

d.局部眼麻醉剂（如丁卡因、丙卡因）。

e.环磷酰胺/散瞳滴眼液。环孢素（Alcon Laboratories, Fort Worth, Texas）（0.2%盐酸环戊酯和1%盐酸去氧肾上腺素）或0.5%环戊酯和1%或2.5%去氧肾上腺素。

f.用于巩膜凹陷的海藻酸钙鼻咽喷头或Flynn抑制剂（图58.4）。

g.平衡盐溶液在手术过程中用于角膜湿润。

h.新生儿眼睑窥视器（图58.4）。

i.28-和20-屈光度透镜。

j.有间接（头灯）传输系统的便携式氩或二极管激光器[9]。

k.合适的激光安全护目镜。

5.预防措施和并发症（表58.4）

a.确保激光工作正常。

b.如果婴儿发生不良事件的风险较高，治疗过程中存在可能会提前终止治疗的风险，先治疗病情更严重的眼睛（假设两者都有阈值ROP）。

c.手术前4小时停止进食，或用胃管排空胃。

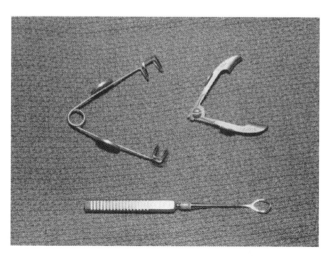

图58.4 眼睑反射和Flynn压制器。

d.建立静脉输注药物和静脉输液的途径。

e.仔细观察血氧饱和度监测，适当调整给氧。

f.稳定婴儿。纠正电解质失衡，血小板缺乏等。

g.如果有高血压病史，仅使用1%的去氧肾上腺素。

h.擦去溢出皮肤的多余水滴，以避免皮肤吸收（去氧肾上腺素会使皮肤血管变白）。

6.步骤

a.一般准备。

（1）在治疗前1小时内将散瞳眼药水多次（按眼科医生的要求）滴入双眼。最大限度散瞳是获得最佳激光的关键，瞳孔会随着激光的使用而收缩，因此，可能需要几次（三次或四次）滴注，特别是在有虹膜新生血管或血管充盈的眼睛。为了正确的检查瞳孔扩张，一束强光直接照射进眼睛，瞳孔有任何移动都表明扩张不充分。

（2）将患者送到婴儿手术室或设计好的手术室。

（3）确保监护的连接和运行。

b.固定婴儿。用干净的毛巾或毯子裹住手臂和腿。

c.确保静脉输液管触手可及。

d.静脉注射镇静剂。

在给镇静药期间和给药后短时间内再次注入局部/表面麻醉（如丁卡因、丙卡因）。

e.分发激光安全护目镜和调暗头顶灯。

f.收回盖子。

g.激光治疗。用连续的灰白色激光治疗无血管覆盖视网膜（图58.5）。

7.术后护理

a.将抗生素类固醇制剂（如妥布霉素-地塞米松）应用于眼部治疗，每天3~4次，连续3天。

b.用心肺监护仪对患者进行24~72小时的监测。

c.在治疗后1~2周进行一次视网膜检查。

d.如果激光治疗时存在不透明介质，或瞳孔未充分扩张，则不可能对无血管视网膜进行完全治疗，治疗后数周内可见"跳过区"。如果临近的附加病变和（或）新生血管没有明显的消退，则应考虑对这些区域进行补充激光治疗。在所有象限的无血管性视网膜完全激光消融后，在附加疾病持续存在或新生血管活跃的情况下，抗VEGF治疗是有必要的。

e.每隔1~2周随访，直到ROP完全消失。如果出院时仍有ROP，请确保出院后负责照顾患儿的父母和医务人员意识到定期门诊随访的极端重要性。

f.一旦ROP完全缓解，儿童眼科医生应在1~2个

表 58.4　视网膜激光治疗并发症

并发症	治疗
全身性。术中或术后即刻	
心动过缓	中断治疗
	评估气道、氧气输送
	阿托品 0.1mg iv
缺氧/发绀	评估气道
	给氧
呼吸暂停	评估气道
	温和刺激
	补充氧气
	给予正压通气(自动充气式复苏囊或 T 组合面罩)
心动过速	评估疼痛控制
	给予额外的镇痛作用
	监测血压和灌注
高血压	评估疼痛控制
	使用额外的止痛药
	如果血压适中,请观察
	如果病情严重,可考虑静脉滴注氢达拉嗪 0.1mg/kg
心律不齐	适当处理心律失常
癫痫发作(机制不明:可能为抗胆碱能作用)	支持性护理
	抗癫痫药物
眼:术中	
中央动脉闭合术	减轻眼球压力(停止巩膜凹陷)
角膜混浊/磨损	用平衡盐溶液/盐水冲洗
	中断治疗
视网膜/玻璃体/脉络膜出血	对眼球施加温和的压力(直到可见动脉搏动)
	避免激光出血
	如果广泛,可能需要终止治疗或改用玻璃体腔内注射贝伐单抗
眼:术后	
结膜出血	观察
结膜裂伤	抗生素软膏 tid 持续 3~4 天
角膜磨损	抗生素软膏 tid 持续 3~4 天
	用荧光素进行裂隙灯检查
眼前房出血	局部睫状肌麻痹和类固醇
	密切关注眼压
	眼压过高,考虑冲洗,若 7~10 天内无解决方案
视网膜/玻璃体/脉络膜出血	密切随访
眼:随访	
弱视、斜视、近视	治疗后 3~4 个月进行儿科眼科评估
	出院前对家长进行定期眼科随访的教育

t.i.d,每天 3 次。

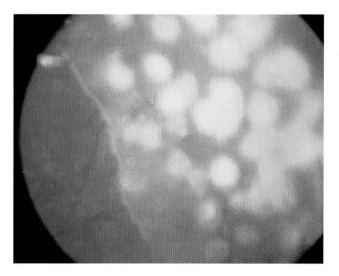

图 58.5　激光照射无血管视网膜。

月内对婴儿进行检查,以评估视力、眼球对齐和运动能力、屈光状态等。

g.有必要进行长达数年的长期随访。见下文的预后和出院后随访。

E.玻璃体注射治疗 ROP

1.背景

由于抗血管内皮生长因子(VEGF)药物贝伐单抗(Avastin;Genentech)治疗 ROP 的疗效已有报道[13,14],近些年这种治疗方案得以蓬勃发展。最初报告显示,对于Ⅰ区病变来说,效果很好。考虑到与激光相比,它的使用相对容易,尽管在早产儿[15,16]中抗 VEGF 药物(also ranibizumab/Lucentis;Genentech)缺乏共识,但它在Ⅱ区疾病中的使用已经变得广泛。对于任何 ROP 发展成不透明介质,特别是玻璃体积血(活跃的新生血管/疾病进展的强烈迹象)的眼睛,它确实提供了一种极好的一线药物。与激光相比,它的优点是需要最低限度的镇静,甚至不需要镇静,从而消除了随之而来的风险。

像激光一样,抗 VEGF 药物通过将活跃的新生血管组织退化来阻止疾病的进展。玻璃体腔内注射抗VEGF 药物已用于治疗湿性(新生血管性)老年性黄斑变性(AMD)、增殖性糖尿病视网膜病变、新生血管性青光眼及其他视网膜血管疾病。

2.预防措施

a.贝伐单抗在早产儿 ROP 中主要关注的是全身吸收及其对婴儿发育的影响。玻璃体腔注射贝伐单抗可被全身吸收,尚未确定对发育中的新生儿有系统影响

的风险[17]。

b.目前尚未确定用于 ROP 的贝伐单抗的最佳和安全剂量,初始(也是最常用的)剂量(0.625mg)是从患有眼部新生血管疾病的成人剂量(1.25mg)中推断出来的,可能比成人的释药/体重增加数倍。一些低剂量和"超低"剂量(0.16毫克)的研究已经证明是有效的[18]。

c.目前还没有制订出对新生儿使用贝伐单抗进行短期和长期监测的方案。

d.使用玻璃体内贝伐单抗治疗 ROP 的知情同意过程必须反映治疗的不确定状态、药物的非标签使用以及缺乏长期结果的情况,包括可能出现未知的全身副作用。

e.与激光不同的是,玻璃体腔注射是一种侵入性手术,伴随着感染(眼内炎)、白内障、视网膜撕裂和脱离,以及视网膜中央动脉阻塞(由于眼压突然升高)的风险(表 58.5)。

f.抗 VEGF 药物治疗 ROP 的疗效不好评估,因为已经有多个报告显示 ROP 重新激活,并在几个月甚至几年后出现不良结果(视网膜脱离)[19-21]。必须密切长期随访(通常比接受激光治疗的婴儿要频繁得多)。

3.适应证

a.在后极部Ⅰ区疾病的阈值 ROP。早期报告显示对后极部(Ⅰ区)病比激光治疗效果好[13]。

表 58.5　玻璃体腔内注射治疗眼部并发症

并发症	治疗
立即	
视网膜中央动脉闭合	穿刺术(用针从前房取出液体)
结膜出血	观察
玻璃体积血	观察 3~5 天再评价(如出血使视网膜视野模糊,可使用超声检查)
在数天/星期内	
感染/眼内炎	及时使用玻璃体内抗生素(万古霉素和头孢他啶)治疗
玻璃体积血	同上
视网膜脱离	切口手术(玻璃体切割术)
视网膜撕裂	立即激光/冷冻治疗视网膜固定术
在数星期/月/年内	
新生血管的重现/ROP 的活化	治疗低阈值病变需密切随访,特别是激光治疗

b.对于可能需要激光治疗的不稳定婴儿。玻璃体腔注射不需要全身的镇静/麻醉。在这方面,对不稳定婴儿来说,这种方法可能比激光治疗好。

c.已知或怀疑ROP发展为介质混浊(间接检眼镜不能显示视网膜)的眼睛,尤其是玻璃体积血或广泛的视网膜前出血。

d.对激光治疗反应较差的ROP[14,17]。

4.禁忌证

a.眼部或眼周感染。

b.致命的疾病。

c.父母、治疗医生和医院工作人员未能就ROP中玻璃体腔贝伐单抗的不安全性质和玻璃体腔注射的风险达成共识(无法取得知情同意)。

5.人员

a.眼科医生。

(1)确定治疗的必要性。

(2)参与知情同意过程。与激光不同的是,这应该是负责治疗的眼科医生和新生儿医生的责任,前者讨论眼睛问题,后者处理药物可能的全身影响。

(3)使用表面麻醉剂。

(4)在眼睑、睫毛和结膜上涂抹5%的无菌倍他啶。

(5)放置无菌盖窥镜并进行注射。

(6)在注射后进行间接检眼镜检查。如果视网膜中央动脉受损,立即进行穿刺术,降低眼压。

(7)向治疗眼滴入抗生素(如0.3%环丙沙星)滴剂和(或)软膏。

(8)随访婴儿的眼部并发症及ROP的处理。

b.新生儿医生。

(1)向治疗眼科医生提供有关婴儿状况的信息。

(2)参与知情同意程序。

(3)监测婴儿在治疗期间和治疗后的全身并发症。

c.床旁护士/助手。

(1)帮助婴儿准备注射(即包裹婴儿)。

(2)协助准备床旁器械。

6.仪器

a.表面麻醉剂。

b.无菌眼罩(每眼一只)。

c.卡尺(每眼一只)。

d.无菌棉签(CTA)。

e.无菌手套。

f.外用5%倍他啶。

g.外用抗生素滴剂(0.3%环丙沙星)和(或)软膏。

h.贝伐单抗无菌注射器(0.025mL中含0.65mg),30号针头(每眼一个)。

7.并发症(表58.2)

a.最令人担忧的危险是注射后感染(眼内炎)。患有活动性或近期OCU表面或眼睑感染(如结膜炎)的婴儿不应进行玻璃体腔注射。

b.注射后立即通过间接眼底镜检查排除其他严重的眼部并发症(见上文第2e和5a6节)。

c.由于全身镇静/麻醉的缺乏和手术的快速特性,不良全身副作用(心动过缓、血氧饱和度降低)的风险被减轻了。但是,遵循F4中列出的激光治疗注意事项是合理的。

8.步骤

a.根据标准方案散瞳。

b.无菌毛巾放在婴儿的头上。

c.注入局部麻醉剂。

d.眼睑、睫毛和结膜都涂有5%的倍他啶。

e.放置窥镜。

f.用卡尺在巩膜下象限的角膜缘后方1.5~2mm处标记。

g.浸透了倍他啶的CTA轻压在标记上,过量地倍他啶聚集在下穹窿。

h.注射完毕。

i.局部滴注抗生素(0.3%环丙沙星)。

j.眼科医生进行双目间接检眼镜检查。

k.地塞米松/多黏菌素B/地塞米松注射液。

9.注射后护理

a.局部滴注抗生素,每日3~4次,连用3天。

b.注射后48~72小时内进行便携式裂隙灯检查。

c.任何感染的迹象[眼睑水肿和红斑、结膜注射、角膜和(或)前房的混浊]应立即向治疗眼科医生报告。

d.1周内眼科医生检查。

F.出院后护理

ROP治疗的另一个重要组成部分是出院后护理。

1.任何患有ROP的婴儿,或经治疗后已恢复ROP的婴儿,都不应在没有定期随访的情况下离开新生儿重症监护病房(NICU)[1,22]。

2.任何阶段的ROP婴儿,特别是阈值前3期或接受治疗的婴儿,在出院后 1~2 周内进行复查,或按照参与婴儿护理所涉及的眼科医生的指导进行复查。

　　3.每个新生儿重症监护病房都应该建立一个仔细的、可重复的跟踪系统来安排随访。每个新生儿重症监护室应有一名工作人员负责维护和定期审计这一系统[22,23]。

　　4.应向家长发出口头和书面的跟进指示。父母应得到一份出院表格,在出院指示中注明其婴儿的预定随访情况。应在表格中突出说明预定后续行动的重要性。

　　5.在接受玻璃体内抗 VEGF 药物治疗的患儿,再次激活或"清除"ROP 的可能性应该充分记录,并与父母、承担婴儿门诊治疗的眼科医生和儿科医生充分讨论(见上文 2f)。

G.预后

　　1.早期治疗 I 型高危阈值前 ROP 可以改善 6 岁时患者的视网膜结构和视力预后[11]。

　　2.术后视力≥20/40 者占 35%。

　　3.然而,65%接受早期治疗的眼睛视力低于 20/40。

　　4.治疗后的不良预后:视力 20/200 占 15%,失明或视力低下占 9%。

　　5.对于 I 区疾病的预后虽然不佳,但通过激光和玻璃体内抗 VEGF 手术已经得到了改善。

　　6.接受治疗的眼睛有视网膜异位、近视随后的斜视和弱视的风险[11,24]。为了缩小屈光不正和斜视的影响,儿童眼科医生必须进行仔细地随访。

　　7.在接受抗 VEGF 药物治疗[20]的眼睛中,静止 ROP 的重新激活是一个新现象,可能需要在婴儿从 NICU 出院后很长一段时间内重复治疗。

　　8.早产儿有颅内病变的风险,这可能会限制视觉功能。儿科眼科医生、神经科医生和其他参与照顾早产儿的人员应经常关注这类问题,以解决这些儿童经常出现的复杂和不断变化的视觉缺陷。

参考文献

1. Fierson WM; American Academy of Pediatrics Section on Ophthalmology, American Academy of Ophthalmology, American Association for Pediatric Ophthalmology and Strabismus, American Association of Certified Orthoptists. Screening examinations of premature infants for retinopathy of prematurity. *Pediatrics*. 2013;131:189–195.
2. Wilkinson AR, Haines L, Head K, et al. UK retinopathy of prematurity guidelines. *Early Hum Dev*. 2008;84:71–74.
3. Jefferies AL; Canadian Paediatric Society, Fetus and Newborn Committee. Retinopathy of prematurity: an update on screening and management. *Paediatr Child Health*. 2016;21(2):101–108.
4. An International Committee for the Classification of Retinopathy of Prematurity. The international classification of retinopathy of prematurity revisited. *Arch Ophthalmol*. 2005;123:991–999.
5. Silva RA, Murakami Y, Lad EM, et al. Stanford University network for diagnosis of retinopathy of prematurity (SUN-DROP): 36 month experience with telemedicine screening. *Ophthalmic Surg Lasers Imaging*. 2011;42:12–19.
6. Kivlin JD, Biglan AW, Gordon RA, et al. Early retinal vessel development and iris vessel dilatation as factors in retinopathy of prematurity. Cryotherapy for retinopathy of prematurity (CRYO-ROP) cooperative group. *Arch Ophthalmol*. 1996;114:150–154.
7. Marcus I, Salchow DJ, Stoessel KM, et al. An ROP screening dilemma: hereditary cataracts developing in a premature infant after birth. *J Pediatr Ophthalmol Strabismus*. 2012;14:49;e1–e4.
8. Simpson JL, Melia M, Yang MB. Current role of cryotherapy in retinopathy of prematurity. A report by the American Academy of Ophthalmology. *Ophthalmology*. 2012;119:873–877.
9. Houston SK, Wykoff CC, Berrocal AM, et al. Laser treatment for retinopathy of prematurity. *Lasers Med Sci*. 2013;28(2):683–692.
10. Early Treatment for Retinopathy of Prematurity Cooperative Group. Revised indications for the treatment of retinopathy of prematurity: results of the early treatment for retinopathy of prematurity randomized trial. *Arch Ophthalmol*. 2003;121:1684–1694.
11. Early Treatment for Retinopathy of Prematurity Cooperative Group. Final visual acuity results in the early treatment for retinopathy of prematurity study. *Arch Ophthalmol*. 2010;128:663–671.
12. Klufas MA, Patel SN, Chan RV. Surgical management of retinopathy of prematurity. *Dev Ophthalmol*. 2014;54:223–233.
13. Mintz-Hittner HA, Kennedy KA, Chuang AZ, et al. Efficacy of intravitreal bevacizumab for stage 3+ retinopathy of prematurity. *N Engl J Med*. 2011;364:603–615.
14. Hwang CK, Hubbard GB, Hutchinson AK, et al. Outcomes after intravitreal bevacizumab versus laser photocoagulation: a 5-year retrospective analysis. *Ophthalmology*. 2015;122:1008–1015.
15. Sankar MJ, Sankar J, Chandra P. Anti-vascular endothelial growth factor (VEGF) drugs for treatment of retinopathy of prematurity. *Cochrane Database Syst Rev*. 2018;1:CD009734.
16. Tolentino M. Systemic and ocular safety of intravitreal anti-VEGF therapies for ocular neovascular disease. *Surv Ophthalmol*. 2011;56:95–113.
17. Morin J, Luu TM, Superstein R, et al. Neurodevelopmental outcomes following bevacizumab injections for retinopathy of prematurity. *Pediatrics*. 2016;137(4):pii: e20153218.
18. Hillier RJ, Connor AJ, Shafiq AE. Ultra-low-dose intravitreal bevacizumab for the treatment of retinopathy of prematurity: a case series. *Br J Ophthalmol*. 2018;102:260–264.
19. Snyder LL, Garcia-Gonzalez JM, Shapiro MJ, et al. Very late reactivation of retinopathy of prematurity after monotherapy with intravitreal bevacizumab. *Ophthal Surg Lasers and Imaging Retina*. 2016;47:280–283.
20. Lim LS, Mitchell P, Wong TY. Bevacizumab for retinopathy

of prematurity. *N Engl J Med.* 2011;364:2360.

21. Yonekawa Y, Wu WC, Nitulescu CE, et al. Progressive retinal detachment in infants with retinopathy of prematurity treated with intravitreal bevacizumab or ranibizumab. *Retina.* 2018;38(6):1079–1083.

22. Day S, Menke AM, Abbott RL. Retinopathy of prematurity malpractice claims: the ophthalmic mutual insurance company experience. *Arch Ophthalmol.* 2009;127:794–798.

23. Moshfeghi DM. Top five legal pitfalls in retinopathy of prematurity. *Curr Opin Ophthalmol.* 2018;29(3):206–209.

24. Davitt BV, Quinn GE, Wallace DK, et al. Astigmatism progression in the early treatment for retinopathy study to 6 years of age. *Ophthalmology.* 2011;118:2326–2329.

第59章

新生儿肾脏替代疗法

Kara Short, Daryl Ingram, Vincent Mortellaro, Traci Henderson, David Askenazi

急性肾脏替代疗法

在新生儿人群中,当电解质和体液平衡紊乱,最常见的两种急性肾脏替代疗法是腹膜透析(PD)和连续肾脏替代疗法(CRRT)。选择以上哪种方法时需要考虑的变量包括。

1.能否建立有效的血管通路(CRRT 的血管和 PD的腹膜导管)。

2.体液/电解质紊乱的程度。

3.治疗目标。

4.药物中毒,且只能通过持续肾脏替代疗法(CRRT)或血液透析(HD)才能充分去除。

5.尿毒症的程度。

6.腹腔状况。

7.临床资源/治疗经验[1]。

适应证

1.一般说来,与任何手术一样,当潜在的益处大于不进行手术的潜在风险时,才进行肾脏替代疗法(RRT)。当肾脏的一个或多个重要功能衰竭并可能影响器官功能时,应当进行 RRT,临床医生不应该等到完全肾功能衰竭才开始 RRT。这类似于为呼吸支持插管,人们不会等到完全呼吸衰竭才插管,而会在呼吸衰竭即将发生时给患者插管。

2.具体地说,当保守治疗未能控制以下任何一种情况[2,3]时应进行 RRT。

a.血容量过多。

b.高钾血症。

c.低钠血症。

d.难治性代谢性酸中毒。

e.高磷血症。

f.给药、输血和(或)输注营养物质会造成进行性液体超载。

g.先天性代谢紊乱[4,5]。

禁忌证

虽然不是腹膜透析(PD)真正的禁忌证,但腹膜透析(PD)治疗严重的高氨血症并不能提供足够的氨清除。因此,大剂量连续肾脏替代疗法(CRRT)或血液透析(HD)后联合 CRRT 是可选择的方式[6,7]。如果没有 HD 或 CRRT 可用,在安排运送到具有 HD 和(或)CRRT功能的医疗中心的同时,启动 PD 可以挽救生命[8]。PD的禁忌证,包括任何腹壁缺损(脐膨出、腹裂)、腹肌或腹壁破裂、坏死性小肠结肠炎或其他原因造成的肠穿孔、急腹症和(或)最近的破坏腹膜完整性的手术[9,10]。对于即将或正在发生颅内出血的婴儿,PD 可能是首选,因为这一过程不需要抗凝[6]。

急性腹膜透析

对于治疗急性肾损伤(AKI)病例中腹膜透析的应用,国际腹膜透析学会提供了具体、全面的指南,这超出了本章的讨论范围[9]。在这一章中,我们将讨论与新生儿相关的问题。在新生儿中,急性 PD 通常比间歇性 HD 和CRRT 更受欢迎,因为它在技术上更容易执行。新生儿和儿童每公斤体重的腹膜表面积相对大于成人,此外,PD 通常能充分清除体内多余的水分,并且不需要抗凝和维持足够的血管通路,这是其他方法不能代替的[11]。

A.设备

见图 59.1 和图 59.2。

无菌

1.口罩、洞巾、隔离衣和手套。

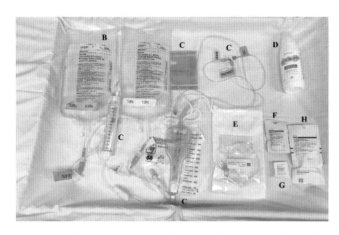

图 59.1 A.静脉输液架(图 59.2)。B.腹膜透析液。C.新生儿腹膜透析装置,其中包括一个 150mL 的内联滴定管装置,一个三通阀,盘绕管和排水袋。D.皮肤出口部位伤口清洁剂。E.污水样品袋。F.装有聚维酮碘溶液的 MiniCap。G.Beta-Cap 夹。H.含聚维酮碘溶液的 FlexiCap 断开帽。

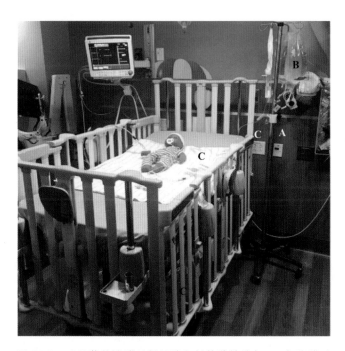

图 59.2 已组装的腹膜透析回路包括静脉输液架(A)与腹膜透析液(B)连接在新生儿腹膜透析装置(C)上。腹膜透析装置与从患儿腹腔引出的 Tenckhoff 导管相连,装置的引流管末端有一个袋子(置于婴儿床底部)。

2.氯己定、聚维酮碘或其他消毒剂。

3.1%利多卡因,不含肾上腺素。

4.3mL 注射器和 25 号针头。

5.IV 号托盘和 11 号外科刀片。

6.3-0 Prolene 缝线 (可作为裁切托盘的一部分或单独使用)。

7.22 口径血管造影仪或带导丝的股动脉导管。

8.临时导管,如 14 号导管或一种商用的临时透析导管。

9.透析液(1.5%、2.5%或 4.25%)。

其他浓度可通过人工混合标准溶液制成。

10.肝素。

11.内联滴管。

12.为体重<10kg 或灌注量<150mL 的患者制造的持续不流动腹膜透析(APD)一次性 Y-set 或 Dialy-set 装置。

13.延长 PD 转换装置寿命的 MiniCap 和 FlexiCap。

14.聚维酮碘溶液。

15.含聚维酮碘溶液的 FlexiCap 断开帽。

非无菌

1.防水胶带。

2.低分辨率的婴儿称重秤(如 Medela,分辨率为 2g,从 0~6000g)或悬挂秤。

3.全自动 PD 循环系统(最小灌装量 150mL)或任何其他可靠的流体加温器,如 Gay-Mar Blanketrol 和加热毯。另一种方法是使用儿童循环装置,但必须有使用这台设备的经验。我们推荐市面上可以买到的循环器,其最小灌装量为 50mL,增量为 10mL。

B.操作前护理

1.取得知情同意。

2.检查体重和腹围。

3.检查插入部位是否有感染。

4.胃肠减压。

5.尿管置入。

6.将预称重的尿布放在患者下面。

组装系统前,洗手并戴上口罩。所有连接都应注意无菌。应遵守普遍的无菌预防措施(见第 6 章)。将所有管路都夹紧。有关连接,请参见图 59.2。

7.准备透析液。

8.液入量 10~15mL/kg。

a.临时导管。每 1L 透析液加入 500U 肝素,先用 1.5%的透析液。

b.隧道式 Tenckhoff 导管 Quinton Pediatric Tenckhoff 新生儿 31cm 导管 (Kendall Healthcare,Mansfield, Massachusetts)。每 1 升 0.9%氯化钠溶液中加入 250U 肝素。在 0.9%氯化钠溶液中加入 200mg/L 头孢唑啉和 8mg/L 庆大霉素。如果患者对这两种抗生素中的任何一种过敏,则使用万古霉素 20mg/L。

9.加热 1L 透析液,如果没有预热好的 1L 透析液, 请将其放在 Homecho ice Automated PD 系统上预热, 或使用可靠的液体保温器加热 1L 透析液,并可以按原样悬挂袋子。温度可以设置在 35~37℃之间。对于新生儿,将温度保持在 37℃(对于年长的儿科患者,温度通常设置为 36℃,如果环境温度较高,有时也设置为 35℃)。

10.将内置式滴管插入透析液。

11.以无菌方式给回路装上填料,夹紧,并在转移装置的末端加盖。

12.将透析液组的短臂端连接到使用 Twist 夹具 (Baxter,Deerfield,Illinois) 延长 PD 转移装置寿命的 MiniCap。在放置 PD 导管后,无菌引流袋通常连接到导管上。当 PD 开始时,连接腹膜透析装置,由训练有素的透析护士丢弃引流袋。

C.放置 PD 导管

首选是手术置入永久性腹膜透析导管,可由经验丰富的外科医生在新生儿重症监护病房[12]执行。放置导管的退出方向朝向尾侧,可以降低腹膜炎发生的风险。导管从腹膜隧道内穿出到达皮肤上出口,通常效果良好,而且很少泄漏。

1.监测生命体征。

2.以仰卧位镇静/麻醉患儿。

3.用无菌手术程序擦洗。

4.准备腹部皮肤(见第六章)。

5.暴露整个腹部。

6.用两个 Addison 钳抬起脐部,用 11 号刀片切开脐部,进入腹膜腔。

7.将 5mm Step trocar 套管针插入腹膜,根据儿童的大小进行充气,获得气腹,插入 5mm 或 4mm 30°腹腔镜。

8.在腹部左侧的腹直肌外侧缘处,用 11 号刀片切开一个 2cm 的腹壁切口,在腹部右侧做一个 1 厘米的镜像切口。

9.使用止血钳扩张左侧切口,然后在右侧切口使用腹腔镜夹持器。通过扩大左侧切口将 Tenckhoff 导管送入腹部,确保远端袖带位于腹壁筋膜下,但仍位于腹膜外。

10.使用右侧夹持器将导管放入膀胱/子宫后面的骨盆和道格拉斯袋内。

11.大多数导管都有一条彩色的导尿带用于定位。注意导尿带是在腹腔内导管的前面还是后面,保持这个方向的穿通部分可以防止导管从骨盆翻转出来。

12.取下右侧的夹持器,从左侧,使用止血钳创建一个弯曲的皮下隧道,该隧道将接受近端袖带。该管道将从切口向内延伸,呈拱形覆盖在脐上。

13.在右侧切口,用 3-0 号外科缝线缝合腹壁筋膜。然后通过弯曲的肌腱钳穿过脐顶上方内侧拱形的皮下组织,穿过先前创建的左侧隧道,然后离开左侧切口。

14.将导尿管定位在合适的位置,然后用肌腱钳将导尿管拉到右侧切口。使用止血钳帮助近端袖带进入皮下隧道并放入合适的位置。

15.正确放置的导尿管从腹部一侧到另一侧的脐部上方会有一条柔和的曲线,没有扭结。近端袖带位于腹部左侧的皮下组织中,而远端袖带将位于腹膜衬里外的筋膜下平面。导管上的彩色条在整个过程中处于相同的方向,以防止任何可能导致导尿管阻塞或翻转的导管扭转。导管路径与脐部之间应至少有 1cm 的皮下距离。如果有胃造瘘管,导管将需要类似的软组织缓冲液。

16.用 4-0 号单晶缝线缝合左侧切口。从脐部取下套管针,根据孩子的大小用 2-0 或 0 号外科缝线缝合腹壁筋膜,用 4-0 号单晶缝线缝合脐带皮肤切口。

17.将导管金属接头放在导管上并紧固。连通连接管并用生理盐水测试导管。生理盐水应该流畅而快速地通过导管,流入腹部,并且应该及时引流。

18.如有任何流动问题,导管应重新评估是否有任何扭结,如有需要,应将套管针放回腹部,以评估腹部内是否有扭结、错位或堵塞。

19.如果大网膜容易包围、阻塞或怀疑将来会引起问题,则建议行大网膜切除术。这可以在放置导管之前通过腹腔镜进行,使用右侧切口的抓握器和左侧切口的能量装置。

20.一旦确认导尿管功能良好,在左侧切口和脐部涂上皮肤胶。在导管上涂抹百多万霜、干燥的 2×2 纱布和替加得龙。在导管上放置抗生素锁和 BETADINE 帽。

如果外科手术无法插入永久性导管,另一种方法是使用血管导管或临时 PD 导管,时间不超过几天,将感染风险降至最低。请注意,通过手术插入的导管与较少的急性并发症相关[13]。

a.监测生命体征。

b.将婴儿固定为仰卧位。

c.擦洗作为主要的外科手术程序。

d.准备腹部皮肤(见第 5 章)。

e.悬垂以暴露插入部位。插入位置的选择受医生选择(或)术后伤口、腹壁感染或器官肿大的影响。

常首选脐部到耻骨联合的中上三分之一, 或者直肌鞘外侧的任一下象限。

f.在插入点周围注入大约 0.5mL 的利多卡因。

g.选择 14 号血管造影仪或临时 PD 导管。

h.如果选择使用 14 号口径的血管造影仪。

(1)在插入位置插入血管导管。

(2)拔掉管芯。

(3)注入约 20mL 生理盐水,以确认自由流动,夹紧。

(4)继续执行步骤 10。

i.如果使用软而灵活的临时导管,例如 cook 导管(Cook Critical Care,Bloomington,Indiana),请按照制造商的说明操作。

然后继续执行步骤 10。

j.通畅性测试。

(1)松开夹子。可以观察到几滴生理盐水的流动情况,将传输装置的自由端连接到导管上。

(2)允许约 30mL 透析液通过重力进入腹腔。

(3)夹住 Y 轴的短臂(流入)。

(4)松开 Y 轴的长臂(流出)。

(5)重复步骤 a~d 几次。

(6)如果临时导尿管容易流入和流出,用皮囊缝带固定。

D.管理

1.建立一个循环周期时间,通常约为 60 分钟,包括重力填充、45 分钟的停留时间和重力排水。为便于执行和绘制手动 PD 图, 建议灌装时间为 10 分钟,停留时间为 40 分钟,重力排出时间为 10 分钟。

2.设定每次透析量。起始量通常为 10mL/kg,对于持续性 PD,容积维持在 10mL/kg。对于较短的透析长度,容量会随着患者的耐受而缓慢增加。重要的是要注意,对于临时导管,灌注量不超过 10mL/kg。对于较大的容量和(或)较少的循环,推荐使用隧道式导管。

3.夹紧 Y-Set 的长臂(流出线)。

4.松开流入管线。

5.让透析液在重力作用下尽快流入。

6.生命体征可以按单位标准或每小时监测,以频率较高者为准。

7.夹紧流入管路。

8.允许液体停留。

9.当停留时间完成时,松开流出。

10.留出 10 分钟用于排水。

11.如果引流或灌注时间有问题,可以延长时间。但是,如果导管堵塞,可能需要干预(图 59.2)。

12.夹紧流出管路。

13.重复这个循环。

14.如果目标是进行间歇性 PD,通常的目标是每天容量 40mL/kg×(10~12)小时。可以每隔几天缓慢增加 10~20mL 的驻留容量,直到达到所需的容量。

15.如果不进行 24 小时的连续循环,建议的最终驻留容积为 20mL/kg(或循环驻留容积的 1/2),下一个间歇循环应以 10 分钟的排液时间开始。

16.加入 500 U 肝素/L 的透析液,直至透析液回流清澈,无混浊迹象。

17.如果血清钾水平 ≤4mEq/L,则加入 3mEq/L 的钾(K)。

E.监测

1.完善每小时的 PD 流程图。

a.入量。

b.透析过程中的出量。

c.Net/hr(+/-)。

d.Net 在透析过程中(+/-)。

e.摄入(肠内、肠外)。

f.排出(尿、胃、失水等)。

2.建立所需的流体平衡。如果需要负平衡,请缓慢增加葡萄糖浓度,经常重新评估水合状态。

3.前 24 小时或稳定前 24 小时内,每隔 4 小时监测一次血糖和血钾,然后一天检测两次。其他血清电解质水平每日监测两次。每天监测一次血尿素氮、血肌酐、血清钙、血清磷和血清镁。

4.每班都应该对液体进行评估,如果液体看起来混浊,就要进行腹膜炎(细胞计数和培养)的评估。

5.认识到一些药物剂量可能需要调整(表 59.1)[14]。

F.并发症

表 59.2。

连续肾脏替代疗法(CRRT)

CRRT 在新生儿中已成为一种流行的透析方式。随着小型仪器的开发,当新生儿需要 CRRT 时,对他们进行 CRRT 已经成为可能,一些管路已被调整或专门根据新生儿而设计。这方面的研究和临床应用令人兴奋,我们预计,随着这些更安全设备[12,14,15]的使用,婴儿 CRRT 的水平将大大增强。CRRT 的使用应仅限于区域中心,并由具有所需专业知识的人员执行。CRRT 使用双腔导管或两个单腔导管进行,表 59.3 提供了导管尺寸的类型。这些导管的放置,取决于进入的位置、血管的大小和估计的治疗时间(如果 CRRT 的估计持续时间至少为 2 周,则首选带袖带的导管)。患者的血液从导管的一侧被取出,并通过一个位于圆柱形容器内的血液过滤器,该过滤器内的细小毛细血管由大量高度透水的膜组成。血液被泵入机器,再回到血管导管另一端的患者体内。

CRRT 可以利用透析、对流或两者兼而有之的原理来清除废物和平衡电解质。当透析时,小分子跨越浓度梯度穿过过滤器上的微孔,这一过程被称为连续性静脉-静脉血液透析(CVVHD)。当只使用对流清除时,无论是在过滤器之前还是之后,小分子和中型分子被"拖"过过滤,而不含此类毒素的流体则被"替换"。这一过程被称为连续性静脉-静脉血液滤过(CVVH)。当同时使用扩散和对流时,该过程称为连续性静脉-静脉血液透析滤过(CVVHDF)。对流清除的优点是可以去除"中等分子",这对横纹肌溶解、脓毒症和药物中毒等"中等分子"有一定的理论意义。然而,大多数中心都会根据可用性进行选择。超滤的液体(营养、血液制品、药物、抗凝剂和替代液对流清除)允许从患者体内去除多余的液体,见图 59.3。

处方

处方成分,包括主要使用的液体类型(血液、生理盐水或白蛋白)、血液流速、清除液体的类型/方式/速率(液体量决定清除剂量)、净超滤率和抗凝。

启动机器时所用液体类型对新生儿很重要。

1.生理盐水。当回路容量小于患者总血容量的 10%,且患者病情稳定时选择。目前,大多数回路不是为新生儿设计的,因为回路容量大于新生儿血容量的 10%。

2.白蛋白。当回路容量占患者总血容量的 10%~15% 时选择。

3.血液。当回路容量为血容量的 15% 时,或患者对生理盐水或白蛋白质数不够稳定,选择此项。值得注意的是,红细胞(pRBCs)呈酸性、高钾、含铁血凝素,并且钙离子含量很低。大多数计划都有适当的干预措施来抵消酸中毒、高钾血症,并稀释 PRBC,创造出更具生理性的产品[16]。

CRRT 有两种广泛使用的抗凝方法。一份来自美国 14 个中心的注册表显示,选择任何一种抗凝药物的循环存活率都是相等的,这比没有任何抗凝的循环要高。使用肝素的患者出血更多[14]。

a.全身肝素。肝素通过 CRRT 机或通过另一种血管通路注入患者体内,并进行滴定,以最低的剂量达到预期效果。每 2~6 小时进行一次抗凝试验(PTT、抗 Xa 或 ACT),并根据需要调整肝素滴注。值得注意的是,抗 Xa 实验室在新生儿中并不常用,因为抗 Xa 水平可能会受到溶血和高胆红素血症的影响,这会影响血液的颜色和机器读取结果的方式。

b.局部枸橼酸盐。枸橼酸和钙可用于抗凝。在患者的接入线上注射枸橼酸盐,这将导致循环中的离子钙变得非常低(期望范围=0.25~0.4),从而防止凝血。

给患者输注氯化钙或葡萄糖酸钙(在回流管道上或通过单独的中心线),以达到患者正常的离子钙水平(1.1~1.3mmol/L)。每 2~6 小时测量一次患者、循环、离子钙,以监测治疗剂量。枸橼酸盐抗凝的最大风险是枸橼酸蓄积。肝功能不全、肝脏发育不成熟、血流量高或清除率高的患者,有发生全身性低钙血症的风险。

表 59.1　肾功能不全患者的抗生素剂量建议

抗生素	CrCl <10mL/min 血液透析/腹膜透析≤40kg	CRRT≤40kg	腹膜透析
阿昔洛韦(iv)	透析后 5mg/kg,qd	5~10mg/kg,q12h	5mg/kg,qd;不需要补充剂量
两性霉素 B 脂质体 iv	透析后 3~5mg/kg,qd	3~5mg/kg,qd	透析效果不佳,不建议调整
阿米卡星 iv	10mg/kg ×1 剂,下一次 HD 治疗前的随机水平	10mg/kg×1 剂 随机水平 24 小时	5mg/kg×1 剂 然后根据水平给药
两性霉素 B iv	透析后 0.75~1mg/kg,qd	0.75~1mg/kg,qd	
氨苄西林 iv	50mg/kg,q12h	200mg/(kg·d),分为 q8h	50mg/kg,q12h
复方新诺明 (TMP/SMZ)iv	不推荐。如果需要, 5mg/(kg·24h)	5mg/kg,q12h	不推荐使用
头孢吡肟 iv	50mg/kg,qd	50mg/kg,q8h(最高 2g/dose)	50mg/kg,qd
氟康唑 iv/po	透析后 6mg/kg,qod	6mg/kg,q24h(最大 400mg)	服用推荐量的 50%,q48h
更昔洛韦 (诱导剂量)iv	透析后 1.25mg/kg	2.5mg/kg,qd	静脉注射 1.25mg/kg,3×wk
更昔洛韦 (维持剂量)iv	透析后 0.625mg/kg	1.25mg/kg,qd	静脉注射 0.625mg/kg,3×wk
庆大霉素 iv	透析后一次性给药,次日随机给药	一次性给药,12h 水平	2.5mg/kg×1 剂,然后根据水平给药
美罗培南 iv	透析后 20mg/kg,qd	40mg/kg,q8h(最大 2g)	20mg/kg,qd
甲硝唑 iv/po	4mg/kg,q6h(广泛去除)	不需要调整	4mg/kg,q6h
米卡芬金 iv	不需要调整	不需要调整	不需要调整
萘夫西林 iv	不需要调整	不需要调整	不需要调整
哌拉西林/他唑巴坦	50mg/kg,q12h	75mg/kg,q8h	哌拉西林 75mg/kg,q12h
妥布霉素/托普霉素 iv	透析后一次性给药,次日随机给药	一次性给药,12h 水平	2.5mg/kg×1 剂,然后根据水平给药
万古霉素 iv	15mg/kg×1 剂,随机水平次日或在下一次 HD 治疗之前	一次性给药,12h 水平	15mg/kg×1 剂,然后根据水平给药
伏立康唑(iv)			不推荐
伏立康唑(po)			透析性差,不需要调整剂量。由于静脉注射载体(环糊精)的积累,制造商建议在这些患者中使用口服伏立康唑,除非在风险评估中,有益处证明使用伏立康唑静脉注射是合理的

Lexicomp (2019). Lexicomp Online; Aronoff GR, Bennett WM, Berns JS, et al. *Drug Prescribing in Renal Failure: Dosing Guidelines for Adults and Children.* 5th ed. Philadelphia, PA: American College of Physicians; 2007.

设备

1.HD 通路。双腔或两个单腔大口径中心放置导管。

a.重要的是要注意,根据所需的 HD 长度,可能有隧道线路或非隧道线路。通常,在急诊情况下,首先放置非隧道式导管。

b.导管一览表见表 59.3。

表 59.2 腹膜透析的并发症

问题(风险)	解决方法
膀胱、肠或主要血管穿孔(3%~7%)	外科手术
穿刺部位出血(3%~15%)	轻压,荷包缝合
数次后出现血性透析	经常检查红细胞比容,继续使用肝素,排除大血管出血
出口泄漏(2%~20%)	减小驻留体积,直到泄漏停止;停止透析
透析液外渗至前腹壁	更换新导管
在连续几个周期中,每次都有保留超过10%的溶液,改变患儿体位(流出障碍)(15%~30%)	旋转复位导管,轻微后退,不要前进。如未好转拔出导管,更换新导管
双向梗阻(3%~20%)	用少量透析液或生理盐水无菌冲洗导管。切勿使用注射器从 PD 导管中抽吸,这样做会将大网膜拉入导管间隙。
	重新定位
	如未好转,拔出导管
导管脱落(3%)	更换新导管
胸腔积液(0~10%)	将婴儿、头部和胸部置于腹部以上。减少驻留体积
高血糖(10%~60%)	避免高浓度透析液,除非流出量不足
	必要时给予小剂量胰岛素
乳酸中毒	使用碳酸氢盐透析液
低钠血症	减少液体摄入量
高钠血症	如果二次过滤过多,则增加液体摄入量
出口感染(4%~30%)	全身性抗生素
腹膜炎(0.5%~30%)	快速冲洗
	血培养。全身性万古霉素联合头孢他啶或氨基糖苷
	对于真菌性腹膜炎,需要全身性治疗,并拔除导管
疝气(腹股沟或脐疝)(2%~13%)	未来可能需要修补
导管出口部位小肠疝和坏疽(附 1 例报告)	外科手术
去除治疗药物	见表 59.1

1.5% bicarbonate dialysis solution:140 mEq/L Na,110 mEq/L Cl,30 mEq/L HCO₃,15g of glucose;add sterile water to 1000mL.
Data from Kohli HS,Barkataky A,Kumar RS,et al. Peritoneal dialysis for acute renal failure in infants:A comparison of three types of peritoneal access. *Ren Fail.* 1997;19:165-170;Kohli HS,Bhalla D,Sud K,et al. Acute peritoneal dialysis in neonates:Comparison of two types of peritoneal access. *Pediatr Nephrol.* 1999;13:241-244;Matthews DE,West KW,Rescorla FJ,et al. Peritoneal dialysis in the first 60 days of life.*J Pediatr Surg.* 1990;25:110-115;Wong KK,Lan LC,Lin SC,et al. Small bowel herniation and gangrene from peritoneal dialysis catheter exit site.*Pediatr Nephrol.* 2003;18:301-302.

2.机器。使用中心提供的机器。

3.加热器后电路,用于在血液返回到患者之前,对其进行加热。

4.电路。多种类型,不同容量选择。

5.口罩、手套、卡盘、纱布。

6.适用于导管或类似物品的次氯酸钠消毒剂。

7.注射器。3mL 和 10mL。

8.4 袋 1L 的生理盐水,用于启动电路。

9.1 个 Y 形接头。

10.供应 c 型卡箍袋(如有需要)、Y 形接头、血钉、100mL NS 袋(如有需要)供机器循环使用。

11.透析液。

12.如果患者符合参数,使用血液作为预冲液(见处方)。

术前护理

1.取得知情同意。

2.获得静脉通路。建议放置最大的导管以获得最

表 59.3　**儿童患者常用的血管导管**

体重	带袖口(有隧道线路)	无袖口(非隧道线路)
<4kg	■ Bard 6Fr×50cm(电源线)	■ Bard 6Fr × 50cm(PowerHohn) ■ Gambro 6Fr × 15cm ■ Medcomp 7Fr × 7cm ■ Medcomp 7Fr × 10cm
4~10kg	■ Medcomp 8Fr×18cm ■ 或以低于 4kg 计算	■ Medcomp 8Fr × 12cm ■ Mahurkar 8.5Fr × 11cm ■ 或以低于 4kg 计算

选择透析导管的一般指南。

1.当预期使用时间>2 周时,应放置带袖口的导管;当预期使用时间<2 周,应不带袖口

2.放置直径最大、长度最短且不太可能对患者造成伤害的导管

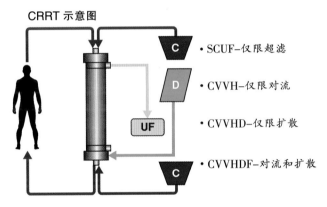

CRRT 示意图

- SCUF-仅限超滤
- CVVH-仅限对流
- CVVHD-仅限扩散
- CVVHDF-对流和扩散

图 59.3　连续性肾脏替代治疗(CRRT)模式的术语和清除类型。SCUF,慢速连续超滤(无对流或扩散);CVVH,连续性静脉-静脉血液滤过(仅限对流);CVVHD,连续性静脉-静脉血液透析(仅限扩散);CVVHDF,连续性静脉-静脉血液透析滤过(包括对流和扩散)。

佳血流(表 59.3)。

3.检查体重、生命体征、静脉血气、CRRT 之前的抗凝实验、肾功能检查。

4.监测静脉通路的感染情况。

操作技术

1.根据医院规定设置机器。

2.评估导管的通畅性。

3.设置 CRRT 抗凝。

4.将患者连接到机器上。

5.从低血流量开始,以确认患者的耐受性。使血液缓慢流动,直至达到目标。

6.通过生命体征确认患者病情的稳定性。

7.在图表中记录液体清除目标。

管理

排出液体。

1.一般来说,在不引起低血压的情况下,应尽快排除液体,以使呼吸机(如液体过多)不再使用。如果有较高的血管内容量,每天去除 5% 的体重是一个相当大的去除率。去除率应根据患者的情况和患者的耐受性进行调整。

2.应与医疗团队进行明确是否需要计算液体药物,这些药物是稳定心功能、血液制品所需。

监控

1.摄入/输出。

2.每日体重。

3.每天监测电解质和 PRN。

4.每天监测 CBC 和 PRN。

5.生命体征每小时或每单位一次,以频率较高者为准。

并发症

见表 59.4。

表 59.4 连续性肾脏替代治疗的并发症

问题（风险）	解决方法
出血	检查血常规,考虑减少或停止抗凝
Vascath-site 部位出血	手术治疗
线路感染	全身性抗生素,考虑更换线路
电解质紊乱	修改透析液 更频繁地监测电解质,直到稳定为止
如果血栓形成,就会失血	获取 CBC。根据需要给予红细胞。
低血压	减少液体清除。静脉补液,我们建议不要超过 10mL/kg
高血压	考虑提高液体清除率
体温过低	检查用于加热回流管的加热器。考虑添加一个 Bair Hugger
导管脱出	更换新导管
治疗药物残留	见表 59.1

参考文献

1. Kaddourah A, Goldstein SL. Renal replacement therapy in neonates. *Clin Perinatol.* 2014;41(3):517–527.
2. Selewski DT, Charlton JR, Jetton JG, et al. Neonatal acute kidney injury. *Pediatrics.* 2015;136(2):e463–e473.
3. Moghal NE, Embleton ND. Management of acute renal failure in the newborn. *Semin Fetal Neonatal Med.* 2006;11(3):207–213.
4. Batshaw ML, Brusilow SW. Treatment of hyperammonemic coma caused by inborn errors of urea synthesis. *J Pediatr.* 1980;97(6):893–900.
5. Gortner L, Leupold D, Pohlandt F, et al. Peritoneal dialysis in the treatment of metabolic crises caused by inherited disorders of organic and amino acid metabolism. *Acta Paediatr Scand.* 1989;78(5):706–711.
6. Daschner M, Schaefer F. Emergency dialysis in neonatal metabolic crises. *Adv Ren Replace Ther.* 2002;9(1):63–69.
7. Arbeiter AK, Kranz B, Wingen AM, et al. Continuous venovenous haemodialysis (CVVHD) and continuous peritoneal dialysis (CPD) in the acute management of 21 children with inborn errors of metabolism. *Nephrol Dial Transplant.* 2010;25(4):1257–1265.
8. Picca S, Dionisi-Vici C, Bartuli A, et al. Short-term survival of hyperammonemic neonates treated with dialysis. *Pediatr Nephrol.* 2015;30(5):839–847.
9. Cullis B, Abdelraheem M, Abrahams G, et al. Peritoneal dialysis for acute kidney injury. *Perit Dial Int.* 2014;34(5):494–517.
10. Mattoo TK, Ahmad GS. Peritoneal dialysis in neonates after major abdominal surgery. *Am J Nephrol.* 1994;14(1):6–8.
11. Chan KL, Ip P, Chiu CS, et al. Peritoneal dialysis after surgery for congenital heart disease in infants and young children. *Ann Thorac Surg.* 2003;76(5):1443–1449.
12. Askenazi D, Ingram D, White S, et al. Smaller circuits for smaller patients: improving renal support therapy with Aquadex. *Pediatr Nephrol.* 2016;31(5):853–860.
13. Bridges BC, Askenazi DJ, Smith J, et al. Pediatric renal replacement therapy in the intensive care unit. *Blood Purif.* 2012;34(2):138–148.
14. Rodieux F, Wilbaux M, van den Anker JN, et al. Effect of kidney function on drug kinetics and dosing in neonates, infants, and children. *Clin Pharmacokinet.* 2015;54(12):1183–1204.
15. Ronnholm KA, Holmberg C. Peritoneal dialysis in infants. *Pediatr Nephrol.* 2006;21(6):751–756.
16. Fleming GM, Askenazi DJ, Bridges BC, et al. A multicenter international survey of renal supportive therapy during ECMO: The kidney intervention during extracorporeal membrane oxygenation (KIDMO) group. *ASAIO J.* 2012;58(4):407–414.

第 **60** 章

新生儿听力筛查

Catherine Demirel

A.目的

1.识别新生儿期的听力异常，以便提供早期干预，将语言和表达能力发育落后的可能性降至最低。

2.为评估先天性听力异常发病率提供准确依据。

B.背景

1.新生儿先天性听力异常的发病率为 1.4‰(范围 0~4.6‰)，美国有 97%的新生儿接受了听力筛查[1]。

2.当婴儿暴露于某些围生期危险因素(如巨细胞病毒)或需要在新生儿重症监护室进行某些干预(如体外膜肺)时，听力受损的风险会大大增加(表 60.1)。

3.听力受损的诊断延迟可能会导致言语和语言习得方面的重大问题[2]。

C.适应证

1.每一个新生儿在出院前都应该接受一次听力检查[3,4]。

a.目前，美国 47 个州和哥伦比亚特区已通过立法，强制对每个新生儿进行全面的听力筛查，不论其背景和危险因素[5]。

b.美国的各个州和地区都建立了早期听力检测和干预(EHDI)程序，以帮助确保婴儿接受听力筛查和干预服务[6]。

c.美国疾病控制与预防中心(The Centers for Disease Control and Prevention, CDC)的早期听力检测和干预项目建议，未通过听力筛查的婴儿应尽早接受全面的听力评估，且应该限定在出生后 3 个月之内[7]。

2.符合听力受损高危标准的婴儿应立即进行听力筛查，并进行持续监测。表 60.1 列出了与儿童永久性、先天性、迟发性、或进行性听力丧失有关的因素。即使他们已经通过了最初的听力筛查，有这些危险因素的婴儿，出院后也必须接受听力评估，以便在语言学习和发展的早期阶段继续接受监测，这一点至关重要[5]。

D.听力受损的类型

1.传导性。由通过耳道、鼓膜和中耳的声音传导受损而引起的。

2.感音神经性。由耳蜗及耳蜗后功能障碍引起。

3.混合性。兼具传导性和感音神经性成分。

4.听觉神经系统疾病谱系障碍(ANSD)。一个相对较新的术语，用来描述耳蜗外毛细胞功能正常，但沿听觉通路向耳蜗深部其他部位神经传导紊乱或不同步患者的听觉特征[8]。

E.听力筛查的种类

1.耳声发射(OAE)。一种非侵入性的筛查工具，用来测量功能正常耳蜗发出的回应。一种装有微型麦克风的探头将声音刺激(咔咔声或声调)送入声道，并记录从耳蜗传回耳道的耳蜗反应。该组件与计算机相连，用于分析耳道中的声音并处理。结果可以自动分析和解释为"通过"或"需复查"。图 60.1 显示正在接受 OAE 筛查的婴儿。此筛选工具可以评估耳蜗功能相关的周

表 60.1　与儿童听力受损相关的高危因素

- 在 NICU 住院 5 天或更长时间
- 无论 NICU 住院时间长短如何,接受以下任何治疗
  - 体外膜氧合
  - 呼吸机机械通气
  - 耳毒性药物
  - 循环利尿剂
  - 需要换血的高胆红素血症
- 皮肤红斑或与已知包括感音神经性或永久性传导性听力损失综合征相关的其他发现
- 儿童期永久性感音神经性听力丧失家族史
- 颅面异常,包括耳郭和耳道形态学异常和颞骨异常
- 子宫内感染,如巨细胞病毒、疱疹、弓形虫病或风疹
- 父母或照顾者对听力、言语、语言和发育延迟的关注
- 产后感染与感音神经性听力受损,包括细菌性脑膜炎
- 进行性听力受损相关的综合征,如神经纤维瘤病、骨硬化病和 Usher 综合征。
- 神经退行性疾病,如 Hunter 综合征,或感觉运动神经疾病,如 Friedreich 共济失调和 Charcott-Marie-Tooth 综合征
- 头部创伤
- 化疗

Derived from American Academy of Pediatrics, Joint Committee on Infant Hearing. Year 2007 position statement: principles and guidelines for early hearing detection and intervention programs. *Pediatrics*. 2007; 120: 898.

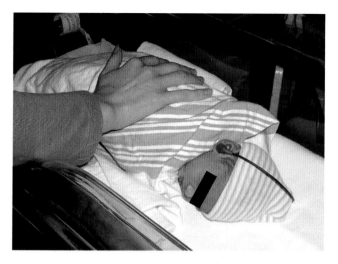

图 60.1　正在接受 OAE 筛查的婴儿。

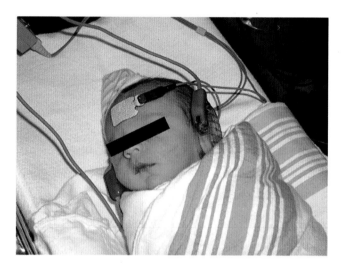

图 60.2　正在接受 AABR 筛查的婴儿。

围性听觉系统。

　　2.自动听觉脑干反应(AABR)。是一种非侵入性筛查工具,记录听觉脑干反应(ABR),并将其与新生儿典型结果的模板进行比较。具体方法为使用密闭的耳机扣紧耳朵,并向耳道发出声音刺激,同时将电极置于在头部和后颈部上,以检测听觉神经和脑干对声音刺激的反应。使用计算机记录一段固定时间内的电活动情况,然后将平均反应与正常的新生儿模板进行比较,以确定每只耳朵的结果是"通过"还是"需复查"。图 60.2 显示了正在接受 AABR 筛查的婴儿,除评估中耳和耳蜗活动外,本试验还评估听神经和听觉脑干的功能。

　　3.听觉脑干反应(ABR),又称脑干听觉诱发反应(BAER)。BAER 通常不是常规的听力筛查工具,而是一种诊断测试,用于预测听力受损的类型和严重程度。

通常是在听力筛查失败后进行的。听觉脑干反应用于确定每只耳朵对咔嗒声和音调刺激的反应,这些声音是由空气(耳机)和骨传导发出的。听力受损的严重程度以分贝表示,描述为传导性、感音神经性或混合性。

F.操作流程

　　1.OAE 和 AABR 筛选系统都可以自动匹配。个人只需经过适当的培训,即可设置和应用设备。计算机处理传入的信息并给出结果读数,通常为"通过"或"需复查"。

　　2.应注意尝试在相对安静的环境中进行筛查,并确保婴儿处于舒适休息状态,耳道没有明显的杂物,以

避免出现错误的"需复查"结果。

G.适用范围

1.新生儿重症监护室(NICU)住院时间超过 5 天的婴儿。婴儿听力联合委员会建议 AABR 技术作为 NICU[5]中唯一合适的筛查技术,对于具有 ANSD 高危因素的人群,应使用 AABR 检测而不是 OAE[10,11],如果婴儿在 NICU 期间中没有通过 AABR 检测,应立即直接转诊到听力专科医生。

2.对于健康托幼机构婴儿。虽然 OAE 比 AABR 更常用,但这两种方法在许多医院都得到了广泛应用,因为对健康婴儿还没有标准化的听力筛查方案。一些医院项目首先用 OAE 筛查新生儿听力, 如果婴儿未通过 OAE,则使用 AABR 进行重新筛查。

OAE 作为新生儿的第一个听力筛查有其优点和缺点。(H 部分)。对于未通过 AABR 筛查的婴儿,不应使用 OAE 进行重新筛查并"通过",因为该婴儿可能患有 ANSD 的风险[5]。

3. 对于再次入院的婴儿。如果疾病与听力受损的风险增加有关(例如,脑膜炎或重度高胆红素血症),建议对再次入院,小于 1 个月的婴儿进行重复听力筛查。

4.以下是 2020 年健康人群的目标[5,9,11]。

a.1 个月内。所有新生儿进行听力检查。

b.3 个月内。未通过初步筛查的婴儿需要由听力学专家进行全面评估。

c.6 个月内。确认听力受损的婴儿应该接受适当的干预。

H.局限性

1.婴儿听力筛查可能会受到环境噪声(如繁忙的重症监护病房) 或婴儿运动的影响。OAE 筛查比 AABR 更容易受到胎儿皮脂阻塞耳道或中耳病变 (如积液)的影响[12]。

2.OAE 筛选虽然建立和进行所花费的时间较少,但具有比 AABR 更高的"参考值"从而增加了失败率。文献中引用 OAE 筛查的参考率在 5.8%~6.5%之间,使用 AABR 筛查的参考率约为 3.2%[13,14]。在一些新生儿听力复查项目中,假阴性率为 2.5%~8%[15],特别是小于 48 小时的婴儿,如果进行 OAE 筛查,更有可能"需复查"结果,因为耳道中的皮脂和异物可能是一个重要因素[16]。

3.一些通过新生儿筛查的婴儿以后仍会出现永久性听力受损。虽然这种受损可能是由于迟发性听力受损,但 ABR 和 OAE 筛查技术都会漏掉一些听力受损(轻度或孤立频率受损)[5]。

I.禁忌证

1.患者有明显的闭锁或完全缺乏外耳道。直接咨询儿科听力专家。

2.虽然对可能因背景噪声过大、耳道发声等原因而未通过筛查的婴儿进行重新筛查是允许的,但不该进行多次重新筛查以期最终获得"通过",因为这可能会延误先天性听力受损的鉴别。初次筛查失败的新生儿可以在出院前或在门诊重新筛查一次,但不能同时进行两次筛查。如果新生儿一只耳朵或两只耳朵的第二次筛查也失败,新生儿就会被转诊到听力专家那里,进行门诊诊断测试[17]。

J.特殊情况

1.婴儿未通过听力检查的父母。父母通常十分关心他们的婴儿没有通过听力检查。这一结果可能会使父母倍感压力,他们的孩子可能已经在 NICU 待了很长时间,会在出院后面临额外的医疗问题。极其重要的是要记住,听力筛查失败并不是听力损伤的最终诊断。这是一个重要的指标,婴儿需要立即转到听力学专家那里进行进一步的详细评估,这可能会对听力损伤的正式诊断有潜在影响。

2.婴儿未通过听力筛查的失聪父母。失聪父母,尤其是那些使用美国手语并强烈认同自己是失聪群体成员的文化失聪者,当他们发现自己的婴儿可能有听力损伤时,往往会非常激动,这是一种文化认同。令这些父母感到高兴的是,他们的婴儿和他们一样,并将在他们的社会世界中拥有重要的文化地位。这往往与传统医学观点对听力损伤的看法直接对立。坦率地说,父母的反应可能会让相关的医疗保健专业人员感到惊讶[16,18,19]。重要的是要认识到,这些文化失聪父母的婴儿并没有面临前面提到的语言发展滞后的直接危机。美国手语是一种经过充分研究的、完整的语言[16,17],对于父母为失聪者的婴儿来说,手语是可以立即接触到的。尽管对这些失聪父母未能通过听力筛查的婴儿进行听力随访尤为重要,但对这些家庭来说,尊重潜在的文化影响同样事关重大。与那些庆祝孩子通过听力筛查的父母相似,这些家长可能会用同样的方式,庆祝自己的孩子没有通过听力筛查。

K.并发症

OAE 和 AABR 被认为是一种非侵入性的、安全的检测方法。与任何应用电极的检测方法一样,AABR 测试后,可能会出现轻微的浅表皮肤擦伤。

参考文献

1. Gaffney M, Eichwald J, Gaffney C, et al. Early hearing detection and intervention among infants—Hearing screening and follow-up survey, United States, 2005–2006 and 2009–2010. Centers for Disease Control and Prevention (CDC). Available at https://www.cdc.gov/
2. Ching TYC, Dillon H, Button L, et al. Age at intervention for permanent hearing loss and 5-year language outcomes. *Pediatrics*. 2017;140(3):pii e20164274.
3. U.S. Department of Health & Human Services. Detecting Hearing loss in infants and young children. *NIH*, 2000. Available at https://www.nidcd.nih.gov/
4. American Academy of Pediatrics, Joint Committee on Infant Hearing. Year 2007 position statement: Principles and guidelines for early hearing detection and intervention programs. *Pediatrics*. 2007;120:898–921.
5. American Speech-Language-Hearing Association. State trends in hearing screening. Available at https://www.asha.org/
6. National Center for Hearing Assessment and Management Utah State University. State EHDI information. Available at http://www.infanthearing.org/
7. Centers for Disease Control and Prevention (CDC). Hearing loss in children: Recommendations and guidelines. Available at http://www.cdc.gov/
8. Xoinis K, Weirather Y, Mavoori H, et al. Extremely low birth weight infants are at high risk for auditory neuropathy. *J Perinatol*. 2007;27:718–723.
9. Norrix LW, Velenovsky DS. Auditory neuropathy spectrum disorder: a review. *J Speech Lang Hear Res*. 2014;57(4): 1564–1576.
10. US Department of Health and Human Services, Office of Disease Prevention and Health Promotion. Healthy People 2020 topics and objectives: Hearing and other sensory or communication disorders. July 18, 2011. Available at http://healthypeople.gov/
11. Delaney A. Newborn hearing screening. *eMedicine*. 2016. Available at http://www.emedicine.com/
12. Vohr B, Oh W, Stewart EJ, et al. Comparison of costs and referral rates of 3 universal newborn hearing screening protocols. *J Pediatr*. 2001;139:238–244.
13. Clarke P, Iqbal M, Mitchell S. A comparison of transient-evoked otoacoustic emissions and automated auditory brainstem responses for pre-discharge neonatal hearing screening. *Int J Audiol*. 2003;42:443–447.
14. Lin H, Shu M, Lee K, et al. Comparison of hearing screening programs between one step with transient evoked otoacoustic emissions (TEOAE) and two steps with TEOAE and automated auditory brainstem response (AABR). *Laryngoscope*. 2005;115:1957–1962.
15. Clements C, Davis S. Minimizing false-positives in universal newborn hearing screenings: a simple solution. *Pediatrics*. 2001;107:(3):e29.
16. Nussbaum D, Waddy-Smith B, Doyle J. Students who are deaf and hard of hearing and use sign language: considerations and strategies for developing spoken language and literacy skills. *Semin Speech Lang*. 2012;33(4):310–321.
17. American Speech-Language-Hearing Association. Expert panel recommendations on newborn hearing screening. Available at http://www.asha.org. 2013.
18. Stokoe WC. Sign language structure. *Ann Rev Anthropol*. 1980;9:365–390.
19. Stokoe W. *A Dictionary of American Sign Language on Linguistic Principles*. Washington, DC: Gallaudet Press; 1965.

第 61 章

新生儿诞生牙和新生牙的管理

Priyanshi Ritwik, Kimberly K. Patterson, Robert J. Musselman

引言

出生时或出生后 30 天内出现牙齿是不常见的。这种牙齿分别被称为诞生牙和新生牙。然而,这种差别是人为分类的,与临床决策无关。根据牙齿组织的性质和牙齿发育程度,可以进一步将这些牙齿描述为成熟或不成熟,从而做出相关的临床推断[1]。希布林等[2]将诞生牙分为四类(表 61.1)(图 61.1 至图 61.3)。

目前报道的新生牙和诞生牙的发病率从 1/2000~

表 61.1　诞生牙的希布林分类

1.贝壳状牙冠,在牙龈组织上固定较差,没有牙根。
2.立方体牙冠,在牙龈组织上固定较差,没有牙根。
3.牙冠切缘经牙龈组织萌出。
4.牙龈组织水肿,未萌出,但可触及。

1/3500 不等[3]。总体而言,诞生牙的发生率高于新生牙,比率为 3:1[4]。然而,在一项对 18 155 名婴儿的研究中,报告的诞生牙和新生牙的发病率为 1:716[5]。大多数(85%)诞生牙和新生牙是下颌切牙[6,7],但是诞生牙也可能位于牙槽突的后部[3,8-10](图 61.4 和图 61.5)。大多数(95%)诞生牙和新生牙属于正常的乳牙[11,12]。这表明,多余的诞生牙和新生牙是罕见的。因此,如有可能,诞生牙和新生牙都应该保留。在某些情况下,这样的牙

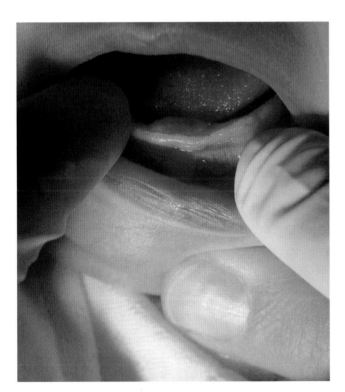

图 61.1　新生儿正常(无牙)牙槽嵴。

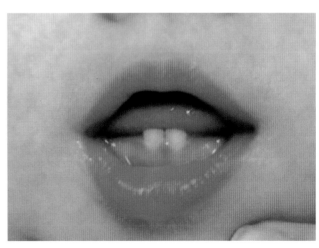

图 61.2　希布林分类 #3 诞生牙,无须拔出。

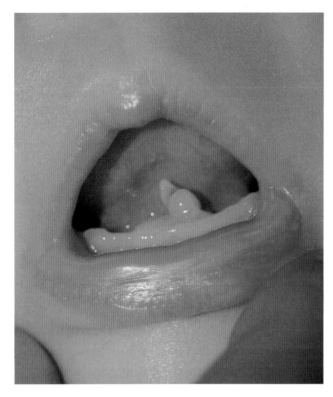

图 61.3　希布林分类 #2 诞生牙,已拔除。

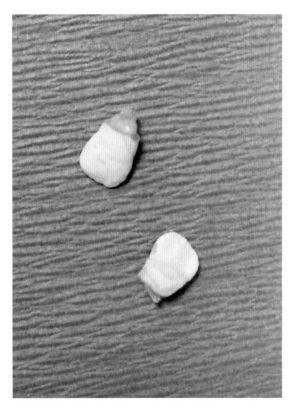

图 61.4　希布林分类 #1 急诊医生拔除的下颌诞生牙。

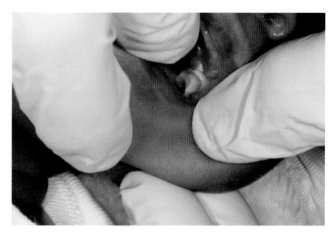

图 61.5　希布林分类 #1 出生 9 天后新生儿的上颌后诞生牙,建议拔除,强调对新生儿出生后口腔评估。

齿可能需要拔掉(见 C)。

　　在早产儿中,也有诞生牙和新生牙的报道[13,14]。唇腭裂患儿的诞生牙和新生牙发病率较高[15,16]。报道的发病率在 2%~7% 之间,双侧唇腭裂患儿的发病率更高[15]。在单侧唇腭裂的病例中,诞生牙和新生牙通常出现在唇腭裂的一侧[15]。这是很重要的发现,因为在唇腭裂一侧的新生牙和诞生牙在术前需要进行修复治疗。一项研究还指出,诞生牙和新生牙出现在下颌骨,而不是在唇腭裂的位置,强调对出生存在唇腭裂的患儿评估上颌骨和下颌弓。图 61.6 所示,为腭裂处的一颗诞生牙。

A.病因

1.乳牙胚的定植过浅[12]。
2.感染与营养不良[12]。
3.发热性疾病[12]。

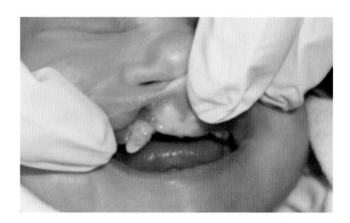

图 61.6　希布林分类 #2 诞生牙,需要拔牙。这个 3 天大女婴的牙槽裂处有一颗诞生牙。这颗牙齿是使用表面麻醉剂后拔除的。

4.母亲接触毒素(多氯双酚、多氯二苯并呋喃、多氯二苯并对二噁英)[17]。

5.综合征/健康状况(表61.2)[12]。

B.临床表现

诞生牙和新生牙的临床表现有一定的差异。虽然有些牙冠的形状和颜色正常,并牢牢地固定在牙槽突中,但另一些微齿状牙齿颜色异常,活动度较大。这是未成熟的诞生牙和新生牙的共同特性。对患儿的治疗取决于临床表现。

C.临床评估

临床评估应包括评估牙齿、口腔软组织和患者的全身情况。

1.口腔科评估

a.活动性。牙齿活动性大于1mm是拔除指征,以防止在进食过程或舌头/嘴唇自然运动时发生误吸。

b.牙齿的颜色和形状。变色和异常的形态表明有未成熟的诞生牙和新生牙,这通常需要拔除。

c.牙根形成。一颗松动的牙齿可能缺乏根部结构,容易发生自发性早期脱落,有误吸的风险。

2.软组织评估

a.舌腹面。Riga-Fede病是指在舌腹面形成的溃疡性肉芽肿。它是由进食过程中,下颌诞生牙/新生牙锐利的边缘刺激舌头引起的。Riga-Fede病可能看起来很严重,但它是一种反应性良性病变。很少需要切除活检,经保守治疗后病变会消退[18]。

b.诞生牙和新生牙应与诸如Bohn小结(新生儿的牙龈囊肿,位于硬板或牙槽嵴上)和Epstein小结(新生儿的腭囊肿,位于中线上)等囊性病变进行鉴别。Bohn小结和Epstein小结质地坚硬,表面光滑、圆润。通常可见数个结节/珍珠类似物。这些小结都将自发吸收,因此无须治疗。

c.牙龈组织。应检查诞生牙/新生牙附近的软组织是否存在炎症或肉芽肿性病变,这些炎症或肉芽肿性病变是由未成熟牙齿的尖锐颈部边缘刺激引起的。

3.一般评估

以问题为导向的评估应该包括对喂养的影响、对舌腹面损伤的可能性、牙齿活动程度和牙齿组织的成熟度。表61.2列出了与诞生牙/新生牙发病率较高相关的全身情况。

4.拔除指征

a.诞生牙/新生牙的过度活动。

b.可见的牙冠变色或畸形。

c.诞生牙/新生牙对牙龈的刺激。

D.预防措施

1.是否需要拔牙,是新生儿牙齿管理中的首要问题。不鼓励不分青红皂白地拔除诞生牙/新生牙[19]。治疗应针对每颗牙齿和每个婴儿进行个体化治疗。

2.如果需要拔除,应当确认患儿在出生时摄入了适当剂量的维生素K[12]。目前的文献支持在出生后10天或更晚拔除活动性诞生牙,以确保建立适当的肠道菌群来产生维生素K,维生素K是肝脏产生凝血酶原所必需的,除非有明显的误吸风险[6,11]。此时可能需要采取额外的预防措施以更早地拔牙。

3.应获得详细的家族史,以排除遗传性凝血障碍。

4.拔牙后,应将牙槽刮除,以去除牙源性组织(见F)。

5. 长期护理。无论患者是否接受保守的恢复性治疗或拔牙,都应鼓励家长定期与儿科牙医预约牙科治疗。这种转诊可以监测牙齿的功能和活动性,或保证残留的拔牙部位进行适当愈合,并为婴儿父母提供口腔卫生实践中的指导。

E.操作技术

无须拔牙

如果牙齿牢牢地固定在牙龈组织中,并且看起来颜色和形状正常,则不需要拔牙。

表61.2　与发病率较高有关的状况

Ellis-Van Creveld 综合征
Harimann-Streiff 综合征
颅面关节病
多发性脂肪囊肿
先天性甲厚症
Sotos 综合征
腭裂

1.如果母亲在哺乳时感到不适,应鼓励使用吸奶器和奶瓶收集奶液进行喂养。

2.如果患者出现 Riga-Fede 病,应咨询儿科牙医。牙齿的锋利边缘可以使用光固化复合修复树脂或玻璃离子粘固剂来修复,这会导致舌部病变的自发消退[20,21]。

3.通过使用曲安奈德,可以实现疼痛的缓解并加快愈合[22]。

4.如果确定没有必要拔牙,父母必须接受有关婴儿口腔健康的指导。每天早晚最后一次喂奶后,应使用软毛牙刷及含氯牙膏刷牙。婴儿不应含着奶瓶(装有配方奶粉、牛奶、果汁)入睡。

需要拔牙

术前建议包括。

1.确认出生后补充维生素 K。

2.至少应在 10 日龄,除非牙齿过度活动导致误吸风险较大。

3.评估心脏病、贫血、G-6-PD 和 NADH 还原酶缺陷[23]。

a.设备。

(1)2 英寸×2 英寸纱布。

(2)棉签涂药。

(3)表面麻醉剂,2%利多卡因凝胶是局麻的首选。由于有发生高铁血红蛋白血症的风险,应避免使用含苯佐卡因的局部口服麻醉剂[24]。

(4)平头无菌手术剪刀和小手术刮刀。

b.技术。

(1)用纱布擦干牙齿周围的牙龈后,用棉签将局部麻醉剂涂抹在牙齿周围的软组织附着物上。

(2)用方形纱布将牙齿夹在拇指和示指之间,用旋转的方式轻轻拔掉牙齿,并将牙齿固定在方形纱布里。(图 61.7 至图 61.9)。

(3)如果连接组织是纤维性的或坚韧的,则可用平头剪刀进行切割。

(4)如果有小手术刮刀,拔牙部位应轻轻刮除残留的牙源性组织。如果根据医学专业人员的临床判断,使用上述技术无法拔除牙齿,则需要将婴儿转诊给儿科牙医进行评估和拔牙。

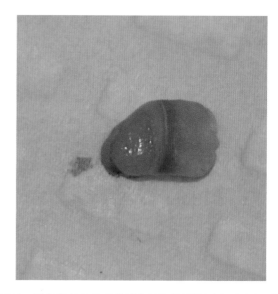

图 61.7   用戴着手套的手指抓住牙齿并拔除诞生牙,用 2 英寸×2 英寸的方形纱布拿着牙齿。

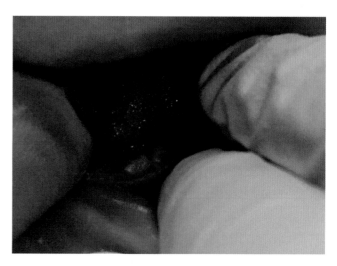

图 61.8   2 颗下颌诞生牙拔除后 12 小时内,拔牙部位的愈合情况。

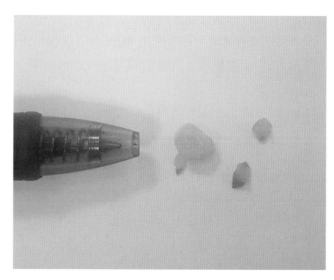

图 61.9   取出的牙齿碎片和软组织与圆珠笔笔尖并列,作为大小参考。

F.拔牙并发症

1.由牙乳头和(或)Hertwig 上皮根鞘组成的组织残留在拔牙槽内[25]。这些组织可以继续形成牙齿硬组织,即牙本质和牙根结构[25,26]。这些异常的牙齿硬组织可能会干扰相邻乳牙的正常萌出[25]。

2.有一篇已发表的报告称,在拔牙后使用局部加压难以止血。该患者在拔牙部位接受了纤维胶原止血剂[3]。

3.有研究报道了拔除后化脓性肉芽肿[27]和错构瘤[28]的进展。

4.在 9%的诞生牙/新生牙伴有牙槽裂的患儿中,第二个牙样结构可能会萌出得更晚。这强调了在保守治疗或手术治疗诞生牙/新生牙牙齿后,对这些患者进行定期口腔评估和检查的必要性。

参考文献

1. Spouge JD, Feasby WH. Erupted teeth in the newborn. *Oral Surg Oral Med Oral Pathol*. 1966;22:198–208.
2. Hebling J, Zuanon ACC, Vianna DR. Dente natal—a case of natal teeth. *Odontol Clin*. 1997;7:37–40.
3. Brandt SK, Shapiro SD, Kittle PE. Immature primary molars in the newborn. *Pediatr Dent*. 1983;5:210–213.
4. Haberland C, Persing J. Neonatal teeth in a 6-week-old baby with bilateral cleft lip and palate: case report and review of the literature. *Oral Surg Oral Med Oral Pathol Oral Radiol Endod*. 2010;110:e20–e21.
5. Kates GA, Needleman HL, Holmes LB. Natal and neonatal teeth: a clinical study. *J Am Dent Assoc*. 1984;109:441–443.
6. American Academy of Pediatric Dentistry. Guideline on management considerations for pediatric oral surgery and oral pathology. *Pediatr Dent*. 2016;38(6):315–324.
7. Badenhoff J, Gorlin RJ. Natal and neonatal teeth: Folklore and fact. *Pediatrics*. 1963;32:1087–1093.
8. Friend GW, Mincer HH, Carruth KR, et al. Natal primary molar: case report. *Pediatr Dent*. 1991;13:173–175.
9. Masatomi Y, Abe K, Ooshima T. Unusual multiple natal teeth: case report. *Pediatr Dent*. 1991;13:170–172.
10. Kumar A, Grewal H, Verma M. Posterior natal teeth. *J Indian Soc Pedod Prev Dent*. 2011;29:68–70.
11. Leung AK, Robson WL. Natal teeth: a review. *J Natl Med Assoc*. 2006;98(2):226–228.
12. Cunha RF, Boer FA, Torriani DD, et al. Natal and neonatal teeth: review of the literature. *Pediatr Dent*. 2001;23:158–162.
13. Dahake PT, Shelke AU, Kale YJ, et al. Natal teeth in premature dizygotic twin girls. *BMJ Case Rep*. 2015;2015. doi:10.1136/bcr-2015-211930.
14. Cizmeci MN, Kanburoglu MK, Uzun FK, et al. Neonatal tooth in a preterm infant. *Eur J Pediatr*. 2013;172(2):279.
15. Yilmaz RB, Cakan DG, Mesgarzadeh N. Prevalence and management of natal/neonatal teeth in cleft lip and palate patients. *Eur J Dent*. 2016;10(1):54–58.
16. Kadam M, Kadam D, Bhandary S, et al. Natal and neonatal teeth among cleft lip and palate infants. *Natl J Maxillofac Surg*. 2013;4(1):73–76.
17. Alaluusua S, Kiviranta H, Leppaniemi A, et al. Natal and neonatal teeth in relation to environmental toxicants. *Pediatr Res*. 2002;52:652–655.
18. Hong P. Riga-Fede disease: traumatic lingual ulceration in an infant. *J Pediatr*. 2015;167:204.
19. Watt J. Needless extractions. *Br Dent J*. 2004;197:170.
20. Slayton R. Treatment alternatives for sublingual traumatic ulceration (Riga-Fede disease). *Pediatr Dent*. 2000;22:413–414.
21. Volpato LE, Simoles CA, Simoles F, et al. Riga-Fede disease associated with natal teeth: two different approaches in the same case. *Case Rep Dent*. 2015;2015:234961.
22. Seminario AL, Ivancakova R. Natal and neonatal teeth. *Acta Med (Hradec Kralove)*. 2004;47:229–233.
23. Bayat A, Kosinski RW. Methemoglobinemia in a newborn: a case report. *Pediatr Dent*. 2011;33:252–254.
24. U.S. Food and Drug Administration. FDA Drug Safety Communication: reports of a rare, but serious and potentially fatal adverse effect with the use of over-the-counter (OTC) benzocaine gels and liquids applied to the gums or mouth. http://www.fda.gov/Drugs/DrugSafety/ucm250024.htm. Accessed July 1, 2011.
25. Nedley MP, Stanley RT, Cohen DM. Extraction of natal teeth can leave odontogenic remnants. *Pediatr Dent*. 1995;17:457.
26. Kim SH, Cho YA, Kim MS, et al. Complication after extraction of natal teeth with continued growth of dental papilla. *Pediatr Dent*. 2016;38:137–142.
27. Muench MG, Layton S, Wright JM. Pyogenic granuloma associated with a natal tooth: case report. *Pediatr Dent*. 1992;14:265–267.
28. Oliveira LB, Tamay TK, Wanderley MT, et al. Gingival fibrous hamartoma associated with natal teeth. *J Clin Pediatr Dent*. 2005;29:249–252.

第 62 章

鼻中隔异位修复术

Christine M. Clark, Kelly A. Scriven, Earl H. Harley, Jr.

A.背景

胎儿在子宫内或分娩过程中受到挤压，可导致暂时鼻畸形，一般在无干预情况下，出生后几天内，可以自行缓解（图 62.1）。在某些情况下，分娩过程中的压迫足以导致鼻中隔真正脱位（图 62.2）。真正的鼻中隔脱位发生概率在 0.6%~4% 之间，对于严重鼻中隔脱位伴鼻塞的患儿，建议在出生后 3~4 天内进行矫正，确保长期预后结果好。然后，在不太严重不伴发鼻塞的病例中，可以考虑进行持续随访观察[1-7]。

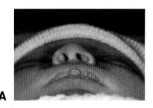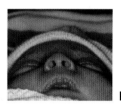

图 62.1　无鼻中隔偏曲的鼻腔压迫。(A)出生后不久，简单压迫后鼻部是不对称的，在安静状态下呈现一定的角度。(B)鼻中隔呈正常角度。(From Fletcher MA. *Physical Diagnosis in Neonatology*. Philadelphia, PA: Lippincott-Raven; 1998:211.)

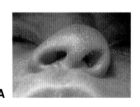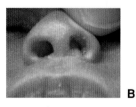

图 62.2　(A)静息状态下，很难分辨出真正的异位。(B)试图恢复正常解剖结构但不成功，因为鼻中隔的底部仍然是偏斜的。(From Fletcher MA. *Physical Diagnosis in Neonatology*. Philadelphia, PA: Lippincott-Raven; 1998:211.)

新生儿体格检查可区分暂时性压迫畸形和真正的鼻中隔异位。对鼻窦施加轻微压力，可区分这两种情况。如果隔膜从基底部的中线移动，应怀疑异位，因为暂时性的压缩、变形不会发生这种移动。

另外，在暂时性压迫变形的情况下，轻轻按压即可恢复正常的鼻腔解剖结构，而真正的鼻中隔异位不会发生这样的情况。鼻内窥镜检查也可以用来区分两者。

B.适应证

1.严重鼻中隔脱位伴随鼻塞。

2.预防呼吸、喂养困难，避免鼻出血、咬合不正和鼻塞。

3.新生儿期减少鼻中隔异位可避免未来的手术治疗。

C.禁忌证

1.需要广泛治疗并伴有先天性鼻部或鼻中隔畸形。

2.鼻镜检查确诊为鼻中隔后脱位。

3.鼻孔小，不利于使用鼻中隔钳固定。

D.设备

1.改良的 Walsham 或其他适当尺寸的鼻中隔钳（图 62.3）。

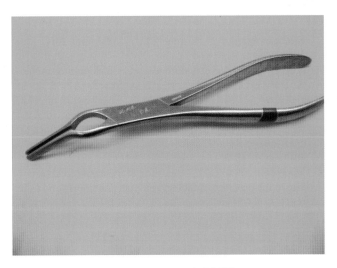

图62.3 Walsham 鼻中隔钳。

E.术前注意事项

1.在出生后 3~4 天内进行修复。

2.顽固性脱位或伴随面部畸形,要进行全面的耳鼻咽喉学检查评估。

3.许多新生儿只会用鼻呼吸,应考虑放置口腔导气管或大口径鼻胃管,帮助分离舌头与腭部,促进口腔呼吸。

F.步骤

1.首先,确保婴儿头部充分固定。

2.轻轻地推送鼻中隔钳,沿着鼻中隔软骨前部进入鼻窦,深度约 0.5~1cm。不要越过中鼻甲的下侧,操作轻柔,避免用力(图62.4)。

3.轻轻地将钳叶夹在隔膜上。将钳叶下缘的压力引向中线,以使隔膜与隆起上的鼻槽对齐。可能需要略微向上移动以将鼻中隔下缘从一侧提升到隆起（图62.4）。

4.再次检查鼻中隔,确保复位成功。

G.并发症

1.鼻出血。

2.鼻中隔部或相邻鼻部结构损伤。

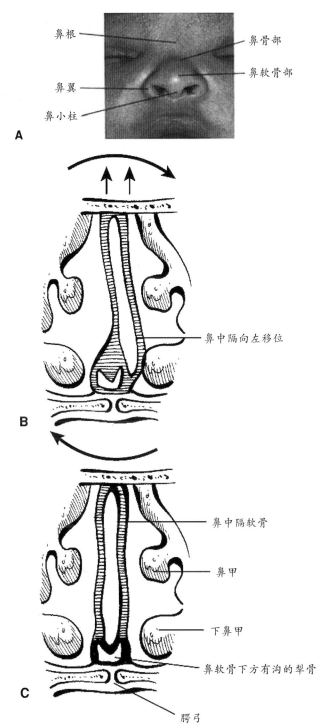

图62.4 (A)鼻部解剖标志。(B)鼻中隔从隆突向左移位。长箭头表示使用钳子修复到凹槽中所需的转向方向,短箭头表示同时向上拉动的方向。(C)修复后的鼻中隔。

3.颅底损伤,导致脑脊液漏(极为罕见)。

4.持续性鼻中隔异位。

参考文献

1. Kawalski H, Spiewak P. How septum deformations in newborns occur. *Int J Pediatr Otorhinolaryngol.* 1998;44(1):23–30.
2. Podoshin L, Gertner R, Fradis M, et al. Incidence and treatment of deviation of the nasal septum in newborns. *Ear Nose Throat J.* 1991;70:485.
3. Tasca I, Compradretti GC. Immediate correction of nasal septal dislocation in newborns: long-term results. *Am J Rhinol.* 2004;18(1):47–51.
4. Cashman EC, Farrell T, Shandilya M. Nasal birth trauma: a review of appropriate treatment. *Int J Otolaryngol.* 2010; 2010:752974.
5. Hughes CA, Harley EH, Milmoe G, et al. Birth trauma in the head and neck. *Arch Otolaryngol Head Neck Surg.* 1999;125(2): 193–199.
6. Harugop AS, Mudhol RS, Hajare PS, et al. Prevalence of nasal septal deviation in new-borns and its precipitating factors: a cross-sectional study. *Indian J Otolaryngol Head Neck Surg.* 2012;64(3):248–251.
7. Jeppesen F, Windfeld I. Dislocation of the nasal septal cartilage in the newborn. Aetiology, spontaneous course and treatment. *Acta Obstet Gynecol Scand.* 1972;51:5–15.

第63章

舌系带切开术

Kelly A. Scriven and Earl H. Harley, Jr.

A.定义

1.舌系带。连接舌下中线与口底之间的黏膜[1]。新生儿的舌系带一般较薄,膜质,无血管(图63.1)。

2.舌系带过短。一种先天性口腔畸形,其特征是舌系带异常短、厚和(或)紧[1]。"舌系带过短"起源于希腊语"agkylos crooked"和"glossa tongue"。

a.舌系带过短有不同的种类,其严重程度、位置和临床意义各不相同。

b.可能会限制舌尖的活动,并造成婴儿母乳喂养困难,以及产妇并发症,如乳头酸痛和乳腺炎。

c.舌系带过短有遗传倾向,第一胎出生的男性发病率较高,男女比例为2.6:1[2,3]。

d.婴儿舌系带过短的发病率在0.1%~12.1%之间[4]。

3.舌系带前部过短。舌系带的前部位置过短,通常非常薄,膜质,导致舌头运动受限(高达94%的表现为患儿舌头过短)[1]。

a.经检查后一般容易察觉。

b.也可分为1型(舌头前面系于口底,形成心形舌头,图63.1)和2型(舌头近端系抬高受限,图63.2)[3]。

4.舌系带后部过短。更隐蔽,因此更难诊断。因为前舌尖通常能自由运动,然而全面的舌头活动可能会受限。

a.如果看不见,可以用戴手套的手指触摸舌头腹面触摸作为"肿块"或舌后部的厚带。

b.也可细分为3型(舌看起来正常,但舌尖中段的短纤维带过短)和4型(限制活体活动系带最后面的纤维限制舌体活动)[2,3]。

5.舌系带切开术(剪断)。一种小手术,适用于治

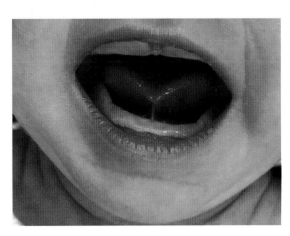

图63.1 新生儿有明显的1型舌系带过短。注意心形舌头,舌尖不能朝上颚抬起。

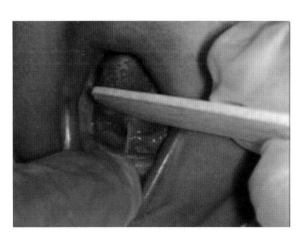

图63.2 患有2型舌系带过短的新生儿。

疗婴儿重度舌系带过短。

a."系带切开术"包括分离系带,用锋利的工具将其切开,直至肌肉底部。

b.可以在新生儿重症监护病房或产后病房的床边完成,也可以由经过培训的医生完成[4]。

6.舌系带成形术或舌系带切除术。舌系带切除术,结合皮瓣提拉或Z形成形术是更为复杂的外科手术。

a.适用于年龄较大的儿童、成人或有复杂舌系带的婴儿,如含有颏舌肌增厚的系带或舌与口底融合的"完全"的舌系带过短。在镇静或全身麻醉下,由耳鼻喉科医生或口腔外科医生在手术室进行的。

b.其他技术包括使用二氧化碳、铒:YAG或Nd:YAG激光进行烧灼,需要训练有素的激光专业人员[4-6]。

B.目的

1.舌系带切开术。限制或妨碍婴儿吸吮,即可进行舌系带切开术。

a.最常见于母乳喂养的婴儿。

b.偶尔出现在使用人工乳头的婴儿身上[7]。

2.其他与舌系带过短有关的问题可能发生在年龄较大的儿童和成人身上,对此应考虑在婴儿期(在手术相对简单和安全的情况下)进行预防性的系带切开术。

a.结构问题。

牙龈萎缩,咬合不正,牙齿问题,口腔自我清洁困难,学乐器困难,吃冰激凌困难。

b.言语中的发音错误[8,9]。

C.背景

1.关于是否干预舌系带过短,有诸多争议。

a.定义。有舌头活动范围低于正常范围的模糊定义描述,也有短小、肥厚、肌肉或纤维异常这样的具体描述[2-4,7,8]。

b.临床意义。

在20世纪初引用和广泛使用乳替代品之前,母乳喂养是生存所必需的。

(1)舌系带过短的修复通常是助产士在分娩时进行的[2]。

(2)一般情况下,舌系带过短不会对人工喂养患儿造成问题。

(3)随着母乳喂养率的降低,人工喂养婴儿不再需要舌系带切断术。

(4)然而,关于母乳喂养对母亲和婴儿益处的研究,在20世纪80年代和90年代开始出现。这些益处促成了更有针对性解决婴儿的母乳喂养问题,如舌系带过短[2,4,7]。

c.需要外科治疗。

(1)一些有舌系带过短的婴儿在没有手术干预的情况下,可以成功地哺乳[1,4]。非手术干预包括乳头护罩、位置改变和伸舌练习。

(2)每一对母婴进行母乳喂养都是许多因素的独特组合,包括婴儿的口腔内结构、哺乳的充分性以及母亲乳头的大小、形状和弹性。

(3)一篇新文献表明,对于那些由于舌系带过短而遇到母乳喂养困难的母子二人组来说,系带切开术是一种安全、有效、即时缓解症状并支持母乳喂养的方法。

d.手术干预的时机。

(1)舌系带切开的确切时间和在何种情况下进行存在争议。

(2)历史上,系带切开术是在出生时进行的。然而,最近这项手术5岁以下的儿童中得到安全的实施。

(3)最新文献提示,舌系带切开术在出生后1周更有效(详见K)。

D.适应证

在新生儿中,舌系带过短常见于母乳喂养的婴儿,引起以下一种或多种疾病。

1.母亲乳头创伤、疼痛、乳头或乳房感染。

2.婴儿口腔出现问题。

3.无效哺乳、连续哺乳。

4.体重减轻,婴儿体重增加不快,不能正常成长。

5.早期断奶。

一项在线母乳喂养论坛报道称,母亲们因忽视或错过舌系带过短的诊断而感到沮丧。同样,他们注意到舌系带切开术后身体和主观方面的改善[2,7,8]。

E.禁忌证

1.系带内有颏舌肌或血管组织。

这种情况下建议由外科医生进行舌系带成形术。

2.已知的出血性疾病(如血友病)。

请向耳鼻喉科医生咨询手术问题。

F.局限性

1.如果母乳喂养的困难不是由舌系带过短引起的,那么切开舌系带就不会改善问题。由多个因素导致喂养困难的婴儿可能从这个手术中获益甚微[4]。

2.即使舌系带过短是原因,但也必须注意口腔问题和术后的哺乳问题。

a.在舌系带切开术后,由受过适当训练的哺乳专业人员进行一段时间的吸吮训练,需要纠正异常的舌运动。

b.对成功母乳喂养来说,由受过训练的哺乳专家进行随访极其重要。

G.设备

无菌

1.虹膜剪或肌腱切开剪。

2.带槽拉钩(可选)(图 63.3)。

3.手套。

4.纱垫。

5.24%的口服蔗糖(可选)。

6.口服表面麻醉剂(可选,见下文)。

7.棉签。

8.局部使用去氧肾上腺素、吸收性明胶海绵或硝酸银棒(可选,见下文)。

非无菌

毛毯或毛巾。

H.预防措施

1.通过仔细检查系带,确保该区域没有血管或肌肉组织。增强光照强度可以用来提高视觉效果。

2.避免下颌下管口外侧系带。

I.步骤[1,2,4,10]

1.获得知情同意,包括告知获益和出血风险同意书(见第 3 章)。

2.用毯子或毛巾紧紧地裹住婴儿。

3.婴儿由父母或助手保持在稳固、直立的姿势上,助手稳定婴儿头部,以防止侧向移动。

4.右利手术者站在婴儿的右侧或直接在患儿前面。

5.通过将光源定位到婴儿的左侧来观察系带,系带允许光透过。

6.可以通过多种方法进行暴露。一种是将左手两个手指放在舌头下方,位于中线的任一侧,或将一个手指放在舌头下方至中线的一侧。或者,也可以用一个有槽的牵引器或两个棉尖的敷贴器将舌头向上推向口腔顶部,露出舌系带。暴露时,检查系带是否有血管或肌肉结构。找出位于口底的下颌下导管,避免破坏。

7.局部麻醉的应用(可选)。

a.在没有麻醉的情况下,由于系带神经支配不良,出现了轻微的、短暂的不适。

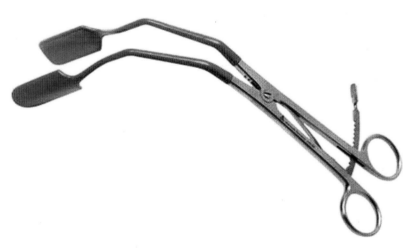

图 63.3　用来抬高舌头的凹槽牵引器,用虹膜剪刀做切口。

b.外用麻醉剂可以用棉签涂抹在系带上。

8.用无菌虹膜剪或肌腱剪将膜系带分开。

a.用于舌系带前部过短的患儿。

(1)从游离边缘开始，向后推进，更靠近舌头，而不是口底。注意靠近舌头腹面，远离口底。这可避免对下颌下和舌下唾液管的伤害[2]。

(2)在大多数情况下，一次切开就足以解决系带过短。

(3)有时剪切需要连续2~3次(每次1~3mm)。

(4)每次剪切都可以改善下一次切割的视野。

(5)解剖的后界为颏舌肌和血管束。在这一点上，舌头是自由的，可以伸到下牙槽嵴和嘴唇，并上升到上颚这对母乳喂养至关重要。

(6)观察和触诊后舌系带，它可能已被前舌系带遮蔽。如果存在过短，则可能需要下一步。

b.用于舌系带后部过短患儿。

只能由有治疗后舌系带经验的医生进行，因为靠近颏舌肌和神经血管束。肌肉结构的损伤会导致术后疼痛，神经血管束的断裂会导致出血。

(1)观察和触摸舌下区和舌背面。膜状小带可能可见，也可能不可见。

(2)通过触诊诊断。用示指的指面向后向下压口舌中线。舌系带后部过短的感觉就像有东西垂直牵拉着舌头一样。

(3)用虹膜剪尽可能窄地剪开系带中心，直到切至菱形部位为止(图63.4)。

(4)触诊"菱形部位"的边缘。可能会有横向紧绷的感觉，这可能需要另一个夹子，直到"菱形部位"不再紧绷，完全游离。

9.用无菌纱布垫直接加压止血(通常轻微加压)。舌系带后部过短切开术一般出血较多。如果出血过多(超过3~5mL)，可采取以下措施。

a.持续加压止血，以下步骤很少需要(如下所示)。

b.外用新福林或者或羟甲唑啉作为血管收缩剂。

c.涂抹浸泡于去氧肾上腺素中的吸收性明胶海绵小块。

d.用硝酸银棒轻轻涂抹。

10.通知母亲立即恢复母乳喂养，这有助于止血和安慰婴儿。母亲们经常注意到母乳喂养的及时性并且改变迅速，这减少了不适，改善了回奶，加强了哺乳能力，舌系带过短患儿经常发出的卡咯声也会消失。有

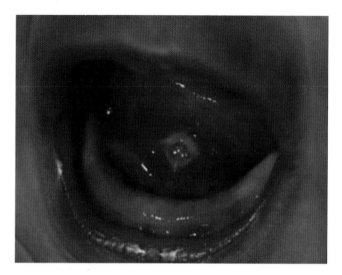

图63.4　已完成舌后系带系带切开术，并有菱形部位显露。(图片由金伯利·弗内斯提供。)

时，需要和哺乳顾问进行持续的吸吮训练。鼓励母亲在可能的情况下纯母乳喂养，因为过多的被动奶瓶喂养可能会阻碍婴儿进行母乳喂养。

11.不需要抗生素治疗。

12.术后可形成白色纤维蛋白凝块，向父母告知这不是感染的迹象。

13.在1~2周内安排随访，检查切口愈合情况。并重新评估婴儿的体重增加和切口愈合情况。

14.告知母亲立即咨询儿科医生，以解决体重减轻、无法进食、发烧或其他问题。

15.在愈合期，指导母亲每天在手术部位进行2~3次按摩，防止术后瘢痕形成。

J.并发症[1,2,4,11,12]

1.如果是一个专业的临床医生，并发症一般非常罕见。

a.除非舌深动脉和(或)静脉被切断，否则大出血几乎不会发生。术后失血过多导致低血容量性休克的报道很少见。

b.感染。极其罕见。

c.舌部损伤。极为罕见，可能是由于颏舌肌以外的持续剥离，或舌后系带中开放"菱形部位"之外的持续剥离。

d.颌下腺导管损伤极为罕见，可以通过尽可能靠近舌腹的系膜切开术来避免。

e.过度瘢痕引起的复发性舌痛。

（1）最常见的并发症。

（2）多因术后不做舌保健操和按摩所致。

（3）通常情况下，这比最初的舌系带过短症状要轻，可以接受修复手术。

f.舌头活动过度导致舌头下垂（舌头向后塌陷）。通常情况下，只有患有潜在舌下垂的婴儿才会担心（如Pierre Robin 系列症状）。

K.结果[2-4,7-9,13-17]

1.虽然舌系带切开术已经进行了几个世纪，但在过去的十年里，关于这一课题的结果数据有限。

2.舌系带切开术似乎通过减轻舌头给乳头的压迫，更好的咬合，更有效的喂养，减轻产妇的痛苦，从而有效地减少了母乳喂养的困难。

a.到目前为止的研究已经表明，在进行舌系带切开术后，婴儿母乳喂养评估的分数有了显著改善。

b.在一项研究中，母亲们坚信舌系带切开术有利于提高孩子的母乳喂养能力，并且更倾向于继续母乳喂养。母亲们注意到，手术后母乳喂养的疼痛和不适有所减轻。

3.此外，母亲们注意到，与之后进行的手术相比，在出生后第一周进行舌系带切开术的益处更大。

4.文献中提到的舌系带切开术的其他好处包括更早地引入固体食物，改善言语，改善口腔卫生和吃冰激凌等食物的能力。舌系带切开术的远期疗效尚需进一步研究来评估。

参考文献

1. Hong P, Lago D, Seargeant J, et al. Defining ankyloglossia: a case series of anterior and posterior tongue ties. *Int J Pediatr Otorhinolaryngol.* 2010;74:1003.

2. Steehler MW, Steehler MK, Harley EH. A retrospective review of frenotomy in neonates and infants with feeding difficulties. *Int J Pediatr Otorhinolaryngol.* 2012;76:1236–1240.

3. Coryllos E, Genna CW, Salloum AC. Congenital tongue-tie and its impact on breastfeeding. *American Academy of Pediatrics Newsletter (Summer).* 2004;1–6.

4. Walsh J, Tunkel D. Diagnosis and treatment of ankyloglossia in newborns and infants: a review. *JAMA Otolaryngol Head Neck Surg.* 2017;143(10):1032–1039.

5. Choi YS, Lim JS, Han KT, et al. Ankyloglossia correction: Z-plasty combined with genioglossus myotomy. *J Craniofac Surg.* 2011;22(6):2238–2240.

6. Chiniforush N, Ghadimi S, Yarahmadi N, et al. Treatment of ankyloglossia with carbon dioxide (CO2) laser in a pediatric patient. *J Lasers Med Sci.* 2013;4(1):53–55.

7. Srinivasan A, Dobrich C, Mitnick H, et al. Ankyloglossia in breastfeeding infants: the effect of frenotomy on maternal nipple pain and latch. *Breastfeed Med.* 2006;1(4):216–224.

8. Walls A, Pierce M, Wang H, et al. Parental perception of speech and tongue mobility in three year olds after neonatal frenotomy. *Int J Pediatr Otorhinolaryngol.* 2014;78:128–131.

9. Vaz AC, Bai PM. Lingual frenulum and malocclusion: an overlooked tissue or a minor issue. *Indian J Dent Res.* 2015; 26(5):488–492.

10. Buryk M, Bloom D, Shope T. Efficacy of neonatal release of ankyloglossia: a randomized trial. *Pediatrics.* 2011;128:280–288.

11. Tracy LF, Gomez G, Overton LJ, et al. Hypovolemic shock after labial and lingual frenulectomy: a report of two cases. *Int J Pediatr Otorhinolaryngol.* 2017;100:223–224.

12. Genther DJ, Skinner ML, Bailey PJ, et al. Airway obstruction after lingual frenulectomy in two infants with Pierre-Robin Sequence. *Int J Pediatr Otorhinolaryngol.* 2015;79(9):1592–1594.

13. Kumar RK, Nayana Prabha PC, Kumar C, et al. Ankyloglossia in Infancy: an Indian Experience. *Indian Pediatr.* 2017;54(2): 125–127.

14. Wong K, Patel P, Cohen MB, et al. Breastfeeding infants with ankyloglossia: insight into mothers' experiences. *Breastfeed Med.* 2017;12:86–90.

15. Geddes DT, Langton DB, Gollow I, et al. Frenulotomy for breastfeeding infants with ankyloglossia: effect on milk removal and sucking mechanism as imaged by ultrasound. *Pediatrics.* 2008;122:188–194.

16. O'Callahan C, Macary S, Clemente S. The effects of office-based frenotomy for anterior and posterior ankyloglossia on breastfeeding. *Int J Pediatr Otorhinolaryngol.* 2013;77:827–832.

17. Ricke LA, Baker NJ, Maldon-Kay DJ, et al. Newborn tongue-tie: prevalence and effect on breastfeeding. *J Am Board Fam Pract.* 2005;18:1–7.

附录 A

第 2 章
操作流程表

下列是补充章节的操作流程表。可用于培训或保障操作的规范性和一致性。

髂骨上膀胱穿刺操作流程表	
步骤	评分或备注
1.无穿刺禁忌证:1 小时内有排尿、脱水、腹胀、未纠正的出血性问题	
2.术前:核对患者、核对操作、知情同意 　局部适用麻醉药	
3.检查用品	
□ 口罩/手套　　　　　　　　　□ 小无菌纱布	
□ 消毒棉签×3(碘酒)　　　　　□ 灭菌水	
□ 纱布　　　　　　　　　　　□ 胶带	
□ 3mL 注射器　　　　　　　　□ 照明灯或便携式超声(可选)	
□ 22 英寸×15 英寸的针头或蝶形针	
□ 带盖的无菌标本瓶	
4.协助固定婴儿在仰卧蛙腿姿势	
5.定位点:触诊耻骨上,叩诊膀胱 　使用照明灯或超声仪检查膀胱是否充满	
6.戴口罩、刷洗双手、戴手套	
7.用消毒棉签对耻骨上区和下区进行消毒,晾干 30 秒	
8.在婴儿的大腿和耻骨下区放置无菌纱布	
9.准备注射器,触诊耻骨联合	
10.耻骨联合中线上方 1~2cm 处进针 　保持针头垂直或稍倾斜	
11.进针 2~3cm:一边进针,一边轻轻回吸,当有尿液进入注射器,停止进针 　收集尿液,退针	
12.进针不要超过 3cm 　不要随意改变进针方向来抽取尿液	
13.用无菌纱布按压穿刺点止血 　用水清洁周围皮肤上残存的消毒液,胶带固定	
14.取下针头,将注射器中的尿液放进标本瓶,进行培养和其他检查	

腰椎穿刺流程表	
步骤	**评分或备注**

1.术前:核对患者、核对操作、知情同意

    无禁忌证

    局部适用麻醉药

2.检查用品

    □ 帽子/口罩/无菌衣/无菌手套

    □ 腰椎穿刺包

    □ 碘酒或消毒棉签

    □ 无菌巾或洞巾

    □ 局麻药或镇痛药

    □ 腰椎穿刺针 2 个

    □ 无菌试管 3 个

    □ 胶带

    □ 镇痛药(芬太尼用于通气支持的婴儿,局部注射 1%的利多卡因用于非通气支持的婴儿,也可
      适当口服蔗糖)

3.心肺监护仪和脉搏血氧仪

4.协助固定婴儿于侧卧位或坐位,使脊柱弯曲,避免颈部弯曲

5.定位穿刺点:介于两侧髂峰连线之间的 L4~5 的上缘或 L3~4 下缘

    (注:出生时脊髓终点位于 T12,出生后两个月达 L3。25~40 周时,脊髓终点从 L4 回退到 L2。在
    L4~5 之间穿刺,避免损伤脊髓)

6.戴帽子口罩(可穿无菌衣)、刷洗双手、戴手套

7.清洁穿刺点 3 次,晾干 30 秒

8.铺巾:婴儿身下铺巾,穿刺点部位铺洞巾

9.局部麻醉注射(使用呼吸机的婴儿用芬太尼局部麻醉)

10.再次定位穿刺点,在 L4~5 中间进针,稍倾斜,足月儿进针 1~1.5cm,早产儿稍浅

11.落空感:针头穿过黄韧带和硬脊膜时,抵抗力突然变化(在小婴儿上可能感觉不到)

12.拔出针芯,检查是否有液体流出

    重新装好针芯再进针

13.收集液体:用无菌试管接流出的液体

14.拔出针之前,重新把针芯装好

15.胶带固定穿刺部位,清水清洗周围皮肤上的碘附

气管插管操作流程表

患儿体重和胎龄所对应的气管导管管径

管径大小(mm)	重量(g)	胎龄(周)
2.5	<1000	<28
3.0	1000~2000	28~34
3.5	2000~3000	34~38
4.0	>3000	>38

步骤	评分或备注
1.术前	
2.检查用品	
□无菌手套	
□吸痰管和负压吸引装置	
□内径合适的气管导管	
□气管导管导芯	
□儿科喉镜:Miller 喉镜片 1(足月儿)、0(早产儿)、00(极早产儿)	
□胶带	
□急救复苏包和口罩	
□吸氧设备	
□潮气末 CO_2 监测仪	
□听诊器	
□心肺监护和脉搏血氧仪	
3.将患儿摆放为合适的姿势,头正中位,颈部略外展	
4.动作轻柔,清洁口咽喉部	
5.打开喉镜,左手持镜,喉镜片朝向患儿	
6.协助婴儿开口,用右手示指向左侧压舌,右手其余手指固定头部(不要用喉镜片打开婴儿的嘴部)	
7.直视下,插入喉镜片,沿着舌头慢慢送入,直至喉镜片顶端到达会厌	
8.轻举喉镜柄,抬高会厌,观察声带(避免移动)	
9.助手可以帮助轻压环状软骨,帮助看清声带	
10.插入气管导管穿过声带到预定长度[插入长度(cm)=体重(kg)+6]	
11.通过监测导管出口处 CO_2 和肺部听诊,确认导管位置	
12.确保导管插入正确的位置,胶带固定,连接到机械通气装置上	
13.剪去过长的导管	

脐导管放置术操作流程表	
步骤	评分或备注
1.确认时间	
2.检查用品	
□口罩/帽子/手术衣/无菌手套	
□量尺	
□无菌洞巾	
□消毒水或棉签	
□脐导管置管用品	
□肝素生理盐水(1U 肝素/mL 生理盐水)	
□柔软的固定装置	
3.洗手,固定婴儿	
4.计算、测量脐动脉留置术(UAC)或脐带静脉留置术(UVC)导管插入长度	
5.戴帽子和口罩	
刷洗双手、穿无菌衣、戴无菌手套	
6.保持无菌,打开托盘	
7.在无菌区准备导管	
□选择大小合适的导管	
□连接导管	
□用肝素冲洗导管,去除所有的气泡	
□保持注射器连接导管	
8.用止血钳夹住脐带远端(或助手协助夹住)	
9.清洁脐带与周围皮肤 3 次	
10.脐带周围放置无菌纱布	
11.在脐带底部打结固定	
12.在距离脐带底部 1cm 处,剪断脐带	
13.区分脐静脉和脐动脉	
14.用止血钳或纱布固定脐带	
15.用虹膜钳轻微扩张动脉	
16.使用小钳子将导管插入脐静脉和脐动脉至预定深度	
17.检查血液回流,并用少量肝素冲洗导管	
18.使用持针器或线夹闭导管	
19.清洗周围皮肤上的消毒剂	
20.将导管固定在腹壁上	
21.使用 X 线或超声检查导管位置	
22.连接传感器	

注:未按照无菌技术操作或有空气进入,是主要的错误点。

胸腔穿刺术流程表	
紧急排出空气	
步骤	**评分或备注**
1.术前:核对患儿、核对部位、核对手术操作	
2.检查用品	
□ 帽子/口罩/手术衣/无菌手套	
□ 消毒液	
□ 无菌洞巾	
□ 18~20 号留置针	
□ Ⅳ型引流管	
□ 三通活塞开关	
□ 10 和 20mL 注射器	
□ 沾有凡士林的纱布	
3.婴儿体位:仰卧位	
4.皮肤处准备:消毒液清洁患侧半边胸壁的皮肤 　铺洞巾	
5.定位穿刺点:锁骨中线第 2 肋间隙或腋前线第 4/第 5 肋间隙(避开乳腺、乳晕)	
6.连接三通开关和Ⅳ型引流管 　连接注射器和三通开关	
7.在胸骨上缘,与胸壁成 45°角,斜行进针	
8.当留置针进入胸腔时,减小夹角至 15° 　一边退出金属导管芯,一边推进套管导管	
9.连接引流管和留置针,打开旋塞,用注射器排出空气	
10.根据患儿需要,继续排出空气(如果需要,为放置胸腔引流管做好准备)	
11.术后取出引流管,并用凡士林纱布和小敷料覆盖穿刺点	

外周中心静脉导管置管(PICC)操作流程表

步骤	评分或备注
1.知情同意 　术前:核对患者/核对操作	
2.检查用品 　□口罩/帽子/手术衣/两双无菌手套 　□沾有消毒水的无菌棉签 　□心肺监护仪/脉率血氧仪/无菌操作盘和其他备品 　□肝素生理盐水(1U肝素/mL生理盐水)5~10mL 　□3mL注射器 　□止血带 　□无菌单 　□卷尺 　□局麻药/镇痛药 　□胶带/透明敷料	
3.洗手	
4.选择合适的静脉置管导管 　局麻 　测量从穿刺点到右心房的距离	
5.摆放合适体位。可以将婴儿包裹起来,露出四肢进行穿刺	
6.戴上帽子和口罩 　再次洗手为无菌操作准备 　穿无菌衣、戴手套	
7.准备导管 　根据先前的测量数据,准备合适长度的导管 　用3mL注射器和肝素冲洗导管	
8.芬太尼镇痛	
9.标记穿刺位点,消毒穿刺部位3次,晾1分钟待干	
10.铺巾,暴露穿刺位置	
11.放置无菌止血带 　将套管导管沿引导针芯穿入血管	
12.沿针芯插入导管至合适距离	
13.拔掉穿刺针芯,放在特定位置	
14.检查导管上的标记,确认导管插入深度 　胶带固定导管在穿刺位置	
15.用X线确认导管尖部位置 　上肢X线:导管尖端位于SVC/RA交界处 　下肢X线:腹部X线——正位和水平侧位可表明导管位于下腔静脉(IVC)	
16.敷料:将多余的导管盘绕成小圈,用无菌纱布和无菌透明敷料固定	
17.清洗周围皮肤上的消毒液	
18.开始通过导管进行输液	

附录 B

第 7 章

表 B.1 新生儿疼痛评分量表

评分量表	评估参数	出生胎龄	疼痛刺激	数据可靠性	得分/治疗阈值	临床适用性
婴儿疼痛行为指标(BIIP)	■行为 (结合睡眠、觉醒状态、5种面部动作和两种手部动作)	24~32周	操作性急痛	相关系数 0.8~0.92	0~10分 建议评分≥5分进行干预	■评估两种与发育相关的手部运动,是早产儿疼痛/压力的指标
新生儿疼痛评分量表(COVERS)	■行为 ■生理 (评估哭泣、需氧量、生命体征、表情、休息和呼吸受限)	27~40周	操作性急痛	早产儿相关系数>0.84 足月儿相关系数>0.95	0~18分 建议评分>7分进行干预	■不用于瘫痪的新生儿 ■使用范围广泛(如插管新生儿的哭泣可作为行为指标,可观察氧需变化) ■多维度量表 b
CRIES	■行为 ■生理 (评估哭泣、面部表情、失眠、氧饱和度>95%时的需氧量,生命体征指标增加量)	32~60周	术后长时间疼痛	相关系数>0.72	0~10分 建议评分>4分进行干预	■简单易用 ■在测量插管或极早产儿的疼痛时,作用有限 ■多维度量表
新生儿急性疼痛评分表(DAN)	■行为 (评估面部表情、肢体动作、声音表达)	24~41周和生后3个月内	操作性急痛	相关系数>0.92	0~10分 建议评分≥3分进行干预	■多维度量表
新生儿疼痛和不适分级量表(第6版)	■行为 评估6项 (1)面部表情 (2)身体动作 (3)睡眠质量 (4)与护士的接触 (5)可安抚性 (6)胎龄	25~37周	在NICU时的疼痛(基础性痛或持续性痛)	相关系数0.82~0.86	0~15分 建议评分≥7分进行干预	■修改后的版本可解释早产儿的疼痛表达而不单是不舒服 ■一维量表

(待续)

表 B.1　新生儿疼痛评分量表(续)

评分量表	评估参数	出生胎龄	疼痛刺激	数据可靠性 [a]	得分/治疗阈值	临床适用性
新生儿疼痛评估(EVEN-DOL)	■行为（评估声音表达、面部动作、与周围环境的互动和姿势）	新生儿至7岁	急性或长时间的痛	相关系数 0.79~0.92	0~15分 建议评分>4分进行干预	■急诊使用 ■简单、容易
新生儿急性疼痛量表(FANS)	■行为 ■生理（评估心率改变、氧饱和度降低、肢体动作、声音表达）	30~35周	操作性痛	相关系数>0.92	0~10分 建议评分>4分进行干预	■早产儿无面部表情时使用 ■简单易行,可床边评估 ■可用于对未插管婴儿评估声音表达 ■多维度量表
新生儿面部表情评估系统(NFCS)	■行为（评估面部动作）	25周至足月儿	操作性痛	相关系数>0.85	0~8分 建议评分>2分进行干预	■用于评估刚出生的新生儿
新生儿疼痛量表(NIPS)	■行为（评估面部表情、哭泣、呼吸模式、手臂和腿的运动、觉醒）	28~38周	操作性痛	相关系数 0.92~0.97	0~7分 建议评分≥4分进行干预	■快速简单 ■改编自 CHEOPS 量表 ■多维度量表
新生儿疼痛、激惹和镇静评分量表(NPASS)	■生理 ■行为 ■环境/情形（评估哭泣、激惹、面部表情、肢体语言、生命体征）	23~40周	急性、镇静治疗、术后、呼吸机使用相关痛	相关系数>0.85	0~10分 疼痛分级 0~10镇静分级 建议评分>3分进行干预	■疼痛和镇静治疗结合的量表 ■第一个新生儿疼痛与镇静联合评分量表,基于胎龄评估早产儿疼痛
早产儿疼痛评分(PIPP)	■生理 ■行为 ■环境/情形（评估心率、氧饱和度、面部动作）	足月儿和早产儿	术后及操作痛	相关系数 0.93~0.96	0~21分 评分≥12分提示中重度疼痛	■评估时间长 ■在生后15~30秒进行评分 ■经过修改的PIPP量表,更易于使用 ■在插管、镇静和极早产儿中使用有局限
新生儿评分量表(SUN)	■行为 ■生理（评估中枢神经系统状态、呼吸、动作、声音、面部表情、心率变化、平均血压变化）	足月儿及早产儿	置管操作性急痛		0~28分 平均基础分为10~14分	■与 NIPS 相比,不易使用

[a] 当系数在 0.77~0.99 之间时,数据可信度高。

[b] 结合行为、环境/情形和生理信息。

表 B.2　新生儿镇静表

评分量表	评估参数	实际年龄	镇静作用	数据可信度 a	得分/治疗阈值	临床适用性
新生儿疼痛、躁动、镇静量表(NPASS)	■生理 ■行为 ■环境/情形 (评估哭泣、易怒、面部表情，肢体语言，生命体征)	23~40 周	急性痛、镇静、术后、通气相关痛	相关系数 >0.85	0~10 分疼痛; 0~10 分镇痛评分，2~5 分时轻微镇痛; 6~10 分深度镇痛	■疼痛与镇静复合量表 ■第一个新生儿疼痛与镇痛复合量表，基于胎龄的早产儿疼痛评估
舒适量表	■生理 ■行为 (评估警惕性、镇静、动作，平均脉压、心率、面部表)	25~54 周	急性、镇静、通气	相关系数 >0.8	7~35 分	■适用于机械通气患者的呼吸评估 ■不用于区分深度或药物戒断痛引起的呼吸窘迫
行为状态量表(SBS)	七维评估：呼吸动力，对通气的反应，咳嗽，对刺激的最佳反应，注意力，对护理的耐受度，可安抚性，安抚后的动作	6 周至 6 岁 a	描述机械通气支持下插管婴儿的镇静躁动水平	相关系数 >0.79	-3~2 分; -3(无反应); -2(对伤害性刺激有反应); -1(对轻微碰触或声音有反应); 0(清醒但平静); +1(清醒难以平静); +2(躁动)	■描述机械通气置管儿童的镇静或躁动水平 ■排除术后和神经肌肉阻滞患者

a 实际年龄。

表 B.3 新生儿戒断症状量表

评分量表	评估参数	实际年龄	评估戒断范围	数据可信性 [a]	得分/治疗阈值	临床适用性
新生儿戒断症状量表 (NAS)(1975)	■ 生理 ■ 行为	新生儿	评估有产前药物接触的健康新生儿的戒断症状	相关系数 <0.62	0~62 分 连续 3 次评估 ≥8 分或连续 2 次评估 >12 分进行干预	■ 于 1975 年制定,用于评估有产前药物接触的健康新生儿的戒断症状 ■ 使用最为广泛
新生儿戒断综合征量表 (NASS)-简短版 (2013)					0~16 分 评估 ≥8 分进行干预	■ 初始版本太长,不适用于日常使用 ■ 最近修改
Lipsitz 新生儿药物戒断评分系统	■ 生理 ■ 行为 (评估震颤、烦躁、激惹、反射、大便、肌张力、皮肤擦伤、呼吸频率、反复喷嚏、哈欠、剧烈呕吐、发热)	新生儿	筛查有产前暴露的新生儿	相关系数 >0.77	0~20 分 评估 ≥4 分进行干预	■ 仅有 11 个评分项目——来源太少 ■ 4 个是/否的评分表明结果
新生儿麻醉药物戒断指标	由 6 个 NAS 体征和其他 12 个"额外"的指标组成	新生儿	筛查有产前暴露的新生儿	相关系数 >0.77	0~14 分 24 小时内连续两次评估 ≥5 分进行干预	■ 每天评估两次 ■ 评估主要戒断症状和体征的简表
新生儿戒断量表 (NWI)	7 个症状的 8 点列和 4 点行为受限量表	新生儿	筛查有产前暴露的新生儿	相关系数 >0.89	0~19 分 首次评估 >8 分进行干预	■ 简单易用
戒断评估表版本 1 (WAT-1)	■ 生理 ■ 行为 (评估过去 12 小时内的大便、呕吐和体温,刺激前 2 分钟的情况,刺激 1 分钟的情况,刺激后的恢复情况)	2 周至 18 岁	监测儿童阿片类和苯二氮䓬类药物的戒断症状	相关数据 >0.8	0~12 分 评估 >3 分表明有戒断	■ WAT-1 在监测阿片类药物的戒断症状优于苯二氮䓬类 ■ 每日评估两次 ■ 在广泛人群中评估伊地洛尔的戒断症状是可信的

[a] 实际年龄。

表 B.4　新生儿和婴儿常用的镇静及麻醉药物

药物种类	药物名称	作用机制	代谢	使用方法	剂量及频次	拮抗药物	备注
非阿片片类	对乙酰氨基酚（扑热息痛）（泰诺）(Ofirmev)	前列腺素合成的弱抑制剂。通过 5-羟色胺通路,L-精氨酸,CO 途径,大麻素系统和氧化还原机制,未抑制外周疼痛 [a]	肝脏:通过细胞色素 P450 酶,硫酸和葡萄醛酸代谢物 CYP2E1,1A2,3A4 代谢少量,肝毒性 NAPQI 可通过谷甘肽结合物 "解毒" [b]	口服,灌肠,iv（静脉注射）10mg/mL FDA 建议 >2 岁时 15mg/kg,q6h 或 12.5mg,q4h 限量 75mg/(kg·d),输入时间要超过 15 分钟	28~32 周 口服:10~12mg/kg,q6~8h [L] 灌肠:每次 20mg/kg,q12h 限量 40mg/(kg·d) 33~37 周和生后 10 天内 口服:10~15mg/kg,q6h 灌肠:30mg/kg,然后 15mg/kg,q8h 限量 60mg/(kg·d) 出生 10 天后 口服:10~15mg/kg,q6h 灌肠:30mg/kg,然后 20mg/kg,q6~8h 限量 75mg/(kg·d)	无 GI 清除/乙酰半胱氨酸的毒性	解热,镇痛,微弱抗感染作用 CYP2E1,1A2,3A4 诱导剂:（镇静安眠剂,苯妥英钠,利福平）改变代谢,肝毒性增加 新生儿:CYP 活性降低,血清浓度增加,毒性减小（低毒代谢）[d] 和阿片片类一起,增加镇痛效果 [e] 对急性操作性镇痛无效 [f] 肠道吸收慢且不稳定 静脉注射: OFIRMEV [g] 1000mg/100mL 独立瓶装,6 小时后失效

（待续）

表 B.4　新生儿和婴儿常用的镇静及麻醉药物(续)

药物种类	药物名称	实际年龄	实际年龄	评估戒断范围	剂量及频次	拮抗药物	备注
非甾体消炎药 (NSAID)	布洛芬	通过抑制环氧化酶(COX-1和COX-2异构体),从而减少PGI2合成; 通过抑制环氧化酶及其减少前列腺素生物合成(PGI2)产生,从而镇痛	肝脏: I、II 期酶伴随尿液和胆汁进行代谢。代谢主要是 CYP2C9 和 CYP2C8; 新生儿中 CYP2C9 活性下降,出生后呈上升趋势年内; CYP2C9 基因的多态性可能引起不良反应; 出生后清除上升,也受体重、年龄的影响; $T_{1/2}$:24~30.5 小时(新生儿)与 2 小时(成人)	iv、口服药片或溶剂	口服:4~10mg/kg、q6~8h[h] 限量 40mg/(kg·d); iv:第一剂 10mg/kg,然后 24、48h 分别给予 5mg/(kg·d); 使用不超过 3 天	无; 维持水合作用,避免使用肾毒性药物; 不能使用抗凝剂,如果需要的话,输血纠正血小板减少	非甾体消炎药不推荐用于新生儿的常规镇痛。小于 3 个月的婴儿,监测尿量,肾功能评估; 非甾体消炎药注意事项:使用时间最短,可能会置换胆红素。注意哮喘、胃肠疾病(出血或溃疡),以及那些接受抗凝药物治疗的患者; 不建议使用 NSAID≥1; 所有的非甾体消炎药都有潜在的心血管副作用; 新生儿口服溶液中可能含有苯甲酸盐-"喘息综合征"; iv:没有新生儿止痛剂量的数据; iv:布洛芬用于 PDA 关闭; 布洛芬用于 3 个月以下婴儿镇痛的数据有限,监测尿量,肾功能; 应用布洛芬治疗动脉导管未闭(PDA)的肾脏和胃肠道副作用发生率高
异芳基乙酸类 (酸非甾体消炎药)	酮咯酸	通过抑制环氧化酶及其减少前列腺素生物合成(PGI2)产生,从而镇痛	肝脏: I、II 期酶伴随尿液和胆汁进行代谢。代谢主要是 CYP2C9 和 CYP2C8; 新生儿中 CYP2C9 活性下降,出生后呈上升趋势年内	iv、im 和口服片剂	iv:1 个月~2 岁的婴儿,每次 0.5mg/kg,6~8 小时,连续 3 天[i]; im:止痛,吸收不稳定	无; 维持水合作用,避免使用肾毒性药物; 不能使用抗凝剂,如果需要的话,输血纠正血小板减少	2 岁以下儿童使用的数据有限; FDA 治疗小于 5 天,副反应增加; 治疗时间不超过 48~72 小时[i]; 监测:治疗过程中血液学指标(血小板,血细胞比容,血红蛋白),临床出现出血体征,体液状况、BUN、Scr,尿量; 遵循非甾体消炎药的注意措施; 胎龄<37 周,出生<21 天的婴儿出血率大大增加[j]

(待续)

表 B.4 新生儿和婴儿常用的镇静及麻醉药物（续）

药物种类	药物名称	作用机制	代谢	使用方法	剂量及频次	拮抗药物	备注
阿片类	吗啡	与中枢神经系统的 μ 阿片受体结合，抑制上行疼痛通路；改变对疼痛的感知和反应；全身性中枢神经系统抑郁	肝脏：葡萄糖苷酸与吗啡-6-葡萄糖苷酸（有活性）和吗啡-3-葡萄糖苷酸（无活性）结合后,5 分钟开始发挥作用，峰值效应:15 分钟 新生儿:CYP 酶不成熟，使其半衰期更长，清除率更低、更慢 半衰期 早产儿:10~20 小时 新生儿:4.5~13.3 小时	口服、直肠、im、鼻吸入、iv、sc、硬膜外	IV:每次 0.05~0.1mg/kg，q4~6h 连续注入:0.01~0.03mg/(kg·h) 鼻吸入:每次 0.2mg/kg 口服:每次 0.3mg/kg，q3~4h	烯丙羟吗啡酮: 新生儿:0.1mg/kg，iv/im/sc。q2~3 可重复 新生儿阿片类药物中毒剂量: 0.1mg/kg,iv	使用不含防腐剂的配方(PF) 新生儿更容易发生继发于吗啡-3-葡萄糖醛酸苷未成熟的葡萄糖醛酸化 k 的呼吸抑制,这一物质是新生儿的主要代谢物,其作用是镇痛和快速耐受 吗啡用量增加可能不会增加镇痛效果,也不会导致呼吸抑制 6 个月以上人群即可达成人清除率 依赖和戒断的速度比芬太尼慢 可能会延误早产儿完全肠内喂养时间 长时间 AE 对早产儿神经系统的作用尚不清楚 早产儿急性疼痛时使用该药物进行镇痛仍有争议 对于需要镇静的新生儿,吗啡被认为比咪达唑仑更安全 超类阿片耐受的情况下使用的最大剂量需要在密切监测的情况下使用 剂量间隔与校正出生胎龄反比

（待续）

表 B.4　新生儿和婴儿常用的镇静及麻醉药物（续）

药物种类	药物名称	作用机制	代谢	使用方法	剂量及频次	拮抗药物	备注
合成阿片激动剂	芬太尼	在神经系统结合固醇类受体，可提升定受体，升疼痛阈值，改变疼痛受体，抑制疼痛通路	肝脏：CYP3A4氧化氨脱烷基化为非芬太尼产物（>90%）和无活性的代谢产物。提升脂溶性开始起效:3分钟持续时间:30分钟足月儿中清除率为成人的70%，生后迅速升高	鼻内，iv	iv:疼痛/镇静，每次0.5~4μg/kg，缓慢注入，q2~4h 鼻内:每次1.5~2μg/kg 持续 iv:0.5~2μg/(kg·h)和滴定	纳洛酮 新生儿抑制剂：每次0.1mg/kg，可按需 q2~3min 重复给药 新生儿麻醉剂中毒剂量：每次0.1mg/kg，iv IV型神经肌肉阻断剂（防止胸廓僵直）l	快速iv芬太尼可导致胸壁僵硬m 慢慢地注入超过3~5分钟 组胺释放依赖于吗啡，更适合慢性肺疾病（CLD）新生儿，降低肺血管阻力，可用于肺动脉高压（PPHN）新生儿 相比吗啡耐受性更好，戒断更快（吗啡vs.芬太尼:3~5天vs.2周） 监测CYP3A4对药物的相互作用。如，大环内酯类抗生素和氟康唑拮抗。查阅参考临床药师更新最新信息
	美沙酮	结合中枢神经系统阿片受体。这些受体沉默后会抑制疼痛通路，减轻疼痛。引起广泛中枢神经系统抑制抑制δ阿片受体，拮抗门冬氨酸受体参与疼痛的敏与疼痛的敏感性	肝脏：CYP3A4/CYP2D6 N-脱甲基活性代谢产物 开始起效:iv 20分钟，口服30~60分钟（慢） 清除时间长（半衰期为15~55小时） 半衰期:新生儿的个体差异效果的个体差异大（3.8-62小时）	口服（液体，片剂），iv，im，sc	新生儿戒断综合征:每次0.05~0.2mg/kg，q12~24h n	烯丙羟吗啡酮 新生儿抑制剂：每次0.1mg/kg，iv im/sc 如需要可能重复 q2~3min 新生儿麻醉剂中毒:每次0.1mg/kg，iv	因为半衰期长，所以难以滴定剂量 新生儿口服溶液中可能含有丙二醇或苯甲醇"瑞息综合征" 一些文献认为与吗啡作用相同 使用时因为年龄、疾病状态、各种阿片类药物接触史而个体差异较大 注意美沙酮与其他阿片类药物引起的交叉反应 门冬氨酸受体远期效应对新生儿来说是未知的 口服生物利用度高，成本低，很少的SE即可达到最佳效果。在NICU中，许多药物（氟康唑，齐多夫定，大环内酯类，苯巴比妥等）可与CYP3A4，CYP2D6相互作用更新至可至新可至新药物相互作用用数据库

（待续）

表 B.4　新生儿和婴儿常用的镇静及麻醉药物（续）

药物种类	药物名称	作用机制	使用方法	代谢	剂量及频次	拮抗药物	备注
α-肾上腺素受体激动剂止痛	可乐定	刺激蓝斑核中的 α-2 肾上腺素受体，降低突触前钙离子，抑制交感神经末端释放 NE（可以通过激活钾离子通道），用于治疗阿片类药物的戒断症状	口服:iv	肝脏：主要通过 CYP2D6 羟基化 开始起效：口服:30~60 分钟	口服：每次 1μg/kg，q4~6h 最大量：每次 6μg/kg 静脉输液:0.5μg/(kg·h) 最大量：可增至 3μg/(kg·h)	无 停止输入剂量，注意呼吸心脏支持，注意心脏功能，纠正低血压	减弱肾上腺素能高敏感性；躯体和神经的戒断症状 对于有持续和严重戒断现象的婴儿（即长期持续阿片类药物/苯二氮䓬类 iv）考虑阿片类作为辅助用药 保持 SBP<50mmHg 或 HR<100 次/分的剂量 不要与氯硝西泮（克洛平）混用 已用于治疗阿片诱导新生儿肌阵挛
	右美托咪啶	催眠、镇痛、镇静，阻滞交感神经，减轻对疼痛的敏感性；有选择地刺激脊髓的 α-2 肾上腺素受体，发挥镇静作用 提高术中血流动力学稳定性	iv,im 100μg/mL (2mL)	肝脏：主要通过体内 CYP2A6，然后再通过 N-葡萄糖苷酸化和 N-甲基化代谢 在新生儿的清除率约 30% 的成人，到 12 个月达到成人水平 i.o	iv:0.1~0.5μg/kg 的速效剂量可维持 10~20 分钟 维持量:0.1~0.3μg/(kg·h) 滴定到所需镇静水平 最大量:1.5μg/(kg·h)。	最不利的影响为降低灌注及心率 治疗心动过缓用阿托品，低血压增加 IVF，或开始血管加压 在负荷剂量，可引起高血压，减慢频率	与氯胺酮，芬太尼和七氟醚使用可辅助增加外科手术的止痛效果 可控制阿片类药物长期使用时的戒断症状 机械通气期间镇静 监控疼痛评分，可能会导致明显的体温下降 避免突然快速停止用药——引起快速觉醒，焦虑，呼吸抑制及戒断症状 <18 岁儿童肝功能异常时不建议减少剂量 动物模型表明，右美托咪啶有潜在的神经保护作用

（待续）

表 B.4　**新生儿和婴儿常用的镇静及麻醉药物(续)**

药物种类	药物名称	作用机制	代谢	使用方法	剂量及频次	拮抗药物	备注
常用麻醉剂	氯胺酮	直接作用在皮质和边缘系统,产生弥散的麻醉效应。阻断D-2多巴胺受体。非竞争性NMDA激动剂对咽部或喉部反射无影响	肝脏:N-脱烷基化,羟基化,葡萄糖苷酸偶联,脱水的羟基化代谢产物	iv	iv:0.5~2mg/kg 起始剂量:1~2mg/kg 持续静脉输注(镇静):5~20μg/(kg·min) 滴定至需要的麻醉水平 [p]	无 停止输液,注意呼吸支持,保护心功能,急性反应(儿童<成人)[i,p]	提供镇静、镇痛、健忘作用。用于镇静使用机械通气的新生儿的麻醉,尤指在吸吮期间 GERD注意事项:促进呕吐,提高颅内压 不作为咽部、喉部、支气管或心脏手术的单一麻醉剂 静脉注射阿托品后,上呼吸道和唾液腺分泌的分泌物的增加 由于潜在的颅内压增加和神经毒性,新生儿使用受到限制 [p,s] 远期效应是未知的。动物实验中观察到的神经元凋亡增加 美国急诊医师学会认为,对小于3个月的婴儿氯胺酮是绝对禁忌证,因为它会增加呼吸道并发症的风险
	异丙酚	烷基酚的镇静、催眠。增加GABA受体对GABA的敏感性,加强甘氨酸的作用(调节对有害刺激物的反应性)	肝脏:通过CYP,葡糖苷酸,硫酸盐化途径共同代谢	iv	iv:首次使用200~300μg/(kg·min)[q,r] 常用剂量:125~150μg/(kg·min) 新生儿有效、安全的剂量范围有待进一步研究	无 停止输液,注意呼吸循环支持,保护心功能,纠正酸碱平衡紊乱	新生儿使用的数据有限 优点:快速、短效 缺点:注射部位疼痛,低血压,呼吸暂停 泛型:含有甲醇、苯甲酸钠 没有镇痛镇静属性/仍未评估的镇痛效果 联合使用阿片类药物时减少剂量 监测脂质代谢状态 早产儿平均动脉压降低明显 [q,r] 仅限于受过培训的人员使用

(待续)

表 B.4 新生儿和婴儿常用的镇静及麻醉药物(续)

药物种类	药物名称	作用机制	代谢	使用方法	剂量及频次	拮抗药物	备注
苯二氮䓬类	地西泮	结合 GABA 受体,降低中枢神经系统兴奋性ᵍ	肝脏:CYP P450 氧化脱甲基,活性代谢产物(奥沙西泮) 半衰期:地西泮 婴儿(40~50 小时) 新生儿(50~100 小时)	iv、口服	iv:0.1~0.3mg/kg,时间>3~5 分钟,最大量为 2mg 口服:0.2~1mg/kg,q6~8h NAS	氟马西尼 0.01mg/kg iv(总量不超过 0.05mg/kg)	iv 不作为一线用药,因为含有苯甲酸、苯甲醇,苯甲酸钠 外渗物可能导致坏死 并发症:所有苯二氮䓬类药物均可引起肌肉痉挛性抽搐、过度镇静、呼吸抑制
	劳拉西泮	结合 GABA 受体,降低中枢神经系统兴奋性	肝脏:葡糖苷酸与非活性代谢物的偶联:劳拉西泮葡萄糖醛酸苷	iv、口服	iv/口服:0.05~0.1mg/kg,如需要可 q4~8h iv 持续输入:0.05~0.1mg/(kg·h) 输注前 1:1 用无菌水稀释	氟马西尼 0.01mg/kg iv(总量不超过 0.05mg/kg)	长期 iv 苯二氮䓬类进行镇静后,可引起戒断症状发生风险升高(易激惹、焦虑、震动、睡眠问题)ʰ 与地西泮相比,穿透血脑屏障的作用较慢ⁱ 警告:持续输注时监测丙二醇毒性 口服溶液含丙二醇+/-苯甲醇("喘息综合征") 减少剂量,TPN 时不应用此类药物
	咪达唑仑	结合 GABA 受体,降低中枢神经系统兴奋性	肝脏:CYP P450 羟基化偶联,与葡糖苷酸偶联,与高蛋白结合 快速起效:1~5 分钟 iv <5 分钟鼻肉注射 达到峰值:<20 分钟	iv、口服、鼻吸入	iv(慢):每次 0.05~0.15mg/kg 鼻吸入:每次 0.1~0.3mg/kg 口服:每次 0.15~0.45mg/kg 持续输入:0.03~0.06mg/(kg·h)= 0.5~1μg/(kg·min)	氟马西尼 0.01mg/kg iv(总量不超过 0.05mg/kg)	没有止痛效果。抗焦虑,镇静,肌肉松弛,抗惊厥 不建议用于新生儿持续静脉输液 注意肝损伤 监测低血压,呼吸抑制,抽搐 降低脑血流速度 减少新生儿剂量 降低心输出量新生儿的剂量 咪达唑仑在新生儿镇静中的安全性需要更多的研究ˢ·ᵗ·ᵛ 咪达唑仑在新生儿镇静中作为常规用药的证据尚不足 有研究报道对血液和神经系统有严重影响,可减少脑血流 在动物新生儿模型中,咪达唑仑通过刺激活性线粒体通路诱导细胞凋亡,并呈活度依赖性ᵗ·ᵛ

(待续)

药物种类	药物名称	作用机制	代谢	使用方法	剂量及频次	拮抗药物	备注
镇痛药	口服蔗糖液	激活内在的阿片系统。	碳水化合物代谢：经过胃液细胞溶解，利用碳水化合物(3.94kcal/g)	口服	0.2~0.5mL/kg 每24小时不超过10次，特别是出生后第一周和早产儿 最大安全剂量尚不清楚	无 副作用≤1.5%：窒息、吐泻、吸吐	使用12%~24%蔗糖或20%~30%葡萄糖 术前监测1~2分钟 警惕高渗性脱水(1000mOsm/L)，在早产儿中尤应注意 长期使用对安全性及对神经系统的影响尚未可知。蔗糖浓度越高，36~40周时，婴儿的运动发育和注意力/定向评分越低 同时服用含糖物质可有协同作用 将糖放在舌尖位置(存在阿片受体) 减少静脉穿刺时的疼痛。重复使用可增加耐受性 母亲依赖阿片类药物的新生儿可能无效 与非药物治疗有协同作用，如提高包裹舒适度和皮肤接触
局麻药	1mg利多卡因肾上腺素	通过降低钠通透性阻断神经冲动的启动和传导	肝/皮肤：CYP450和少量通过皮肤代谢二甲苯胺	皮下(sc)	皮下:2~5mg/kg	无 注射部位轻度肿胀、出血、瘀斑。全身毒性症状出现在在因入血管内[v] 将利多卡因	可与肾上腺素(血管收缩剂)联合用于手术操作(如缝合)[v] 仔细检查标签，避免错误 考虑加入碳酸氢钠或者在注射前加热可减轻疼痛 使用sc(不含EPI)进行环注或神经阻滞[v]
	4%利多卡因	通过降低钠通透性阻断神经冲动的启动和传导	肝脏/皮肤：CYP450和少量通过皮肤代谢为二甲苯胺	局部用药	局部用药	局部皮肤反应	在足月儿短时手术操作时可用 早产儿禁用：含有苯甲醇 避免长时间使用[v,w]

（待续）

表 B.4 新生儿和婴儿常用的镇静及麻醉药物（续）

药物种类	药物名称	作用机制	代谢	使用方法	剂量及频次	拮抗药物	备注
	2.5% 利多卡因/2.5% 丙胺卡因混合制剂	通过降低钠通透性阻断神经冲动的启动和传导	肝脏/皮肤：CYP 450 和少量通过皮肤代谢为二甲苯胺	局部用药	局部用药；0.5~2g，术前 1 小时在密闭容器中输完；2g=足月儿；0.5g=早产儿；避免大面积应用，且时间超过 2 小时	局部皮肤反应，高铁血红蛋白症	长期使用易发生高铁血红蛋白血症，大部分发生在婴幼儿[w]；诱发高铁血红蛋白血症的药物包括对乙酰氨基酚、硝酸甘油、苯坐卡因、苯巴比妥、苯妥英；已经被证实在早产儿中小剂量使用，每日一次是安全的；不要在伤口处或伤口附近使用；严重的肝脏疾病可使用；在接受 I 类抗心律失常药物治疗的婴儿中要谨慎使用

a Wang C, Allegaert K, Tibboel D, et al. Population pharmacokinetics of paracetamol across the human age-range from (pre)term neonates, infants, children to adults. *J Clin Pharmacol.* 2014;54(6):619.

b Pacifici GM, Allegaert K. Clinical pharmacology of paracetamol in neonates: a review. *Curr Ther Res.* 2015;77:24.

c van Lingen RA, Deinum JT, Quak JM, et al. Pharmacokinetics and metabolism of rectally administered paracetamol in preterm neonates. *Arch Dis Child Fetal Neonatal Ed.* 1999;80(1)F59.

d Ceelie I, De Wildt SN, Van Dijk M, et al. Effect of intravenous paracetamol on postoperative morphine requirements in neonates and infants undergoing major noncardiac surgery: a randomized controlled trial. *JAMA.* 2013;309(2):149.

e Seif F, Peirovifar A, Gharehbaghi MM. Comparing the efficacy of oral sucrose and acetaminophen in pain relief for ophthalmologic screening of retinopathy of prematurity. *Am J Med Sci Med.* 2013;1(2):24.

f Cook SF, Roberts JK, Samiee-Zafarghandy S, et al. Population pharmacokinetics of intravenous paracetamol (acetaminophen) in preterm and term neonates: model development and external evaluation. *Clin Pharmacokinet.* 2016;55(1):107–119.

g Ofirmev (acetaminophen). Injection package labeling. San Diego, CA: Cadence Pharmaceuticals, Inc.; revised November 2010.

h Reuters T. Red Book: Pharmacy's Fundamental Reference. Los Angeles, CA: PDR Network; 2018.

i Taketomo CK, Hodding JH, Kraus DM. Pediatric and Neonatal Dosage Handbook, 18th ed. Hudson, OH: Lexi-Comp; 2017.

j Aldrink JH, Ma M, Caniano DA, et al. Safety of ketorolac in surgical neonates and infants 0–3 months old. *J Pediatr Surg.* 2011;46(6):1081.

k Klimas R, Mikus G. Morphine-6-glucuronide is responsible for the analgesic effect after morphine administration: a quantitative review of morphine, morphine-6-glucuronide, and morphine-3-glucuronide. *Br J Anaesth.* 2014;113(6):935.

l Pacifici GM. Clinical pharmacology of fentanyl in preterm infants: a review. *Pediatr Neonatol.* 2015;56:143.

m Malik I, Wilks JA, Singh P, et al. Fentanyl-induced chest wall rigidity in the intensive care unit. *J Clin Anesth Pain Med.* 2015;2(1):1.

n Ward RM, Drover DR, Hammer GB, et al. The pharmacokinetics of methadone and its metabolites in neonates, infants, and children. *Paediatr Anaesth.* 2014; 24(6):591.

o Estkowski LM, Morris JL, Sinclair EA. Characterization of dexmedetomidine dosing and safety of neonates and infants. *J Pediatr Pharmacol Ther.* 2015;20(2):112–118.

p Bhutta AT. Ketamine: a controversial drug for neonates. *Semin Perinatol.* 2007;31:303.

q Shah PS, Shah VS. Propofol for procedural sedation/anaesthesia in neonates. Cochrane Database Syst Rev. 2011;(3):CD007248.

r Merchaoui Z, Le Saché N, Julé L, et al. PO-0272 Evaluation of propofol for sedation in neonatal endotracheal intubation. *Arch Dis Child.* 2014;99:A334.

s Morriss FH, Jr, Saha S, Bell EF, et al. Eunice Kennedy Shriver National Institute of Child Health and Human Development Neonatal Research Network Surgery and neurodevelopmental outcome of very low-birth-weight infants. *JAMA Pediatr.* 2014;168(6):746.

t Hall W. Anesthesia and analgesia in the NICU. *Clin Perinatol.* 2012;39(1):239.

u Taddio A, Ohlsson A. Intravenous midazolam infusion for sedation of infants in the neonatal intensive care unit. *Cochrane Data Syst Rev.* 2012;6:CD002052.

v Tutag Lehr V, Taddio A. Practical approach to topical anesthetics in the neonate. *Semin Perinatol.* 2007;(5):323.

w Guay J. Methemoglobinemia related to local anesthetics; a summary of 242 episodes. *Anesth Analg.* 2009;108:837.

新生儿大脑可能会受神经发育的影响，对于正在接受机械通气治疗的早产儿来讲，并不推荐长期或单次早期给予阿片类或苯二氮䓬类药物。现有临床证明表明，早期麻醉药物使用可能导致神经元凋亡，因此，应该尽量限制这些药物的应用，即使应用也应该不断评估患儿情况。
CGA：校正胎龄。

附录 C

第 7 章
新生儿 b–CPAP 床旁检查表

由每个新生儿的管床护士完成

日期:＿＿＿＿＿＿＿＿＿＿＿

检查项目	时间	时间	时间
混合空气/氧气供应正确			
流量计在 5~7L/min			
加湿器水位正确			
输入管道水分排干			
鼻塞大小正确			
鼻塞位置正确,不压迫鼻中隔			
帽子大小合适			
波纹管位置正确			
尼龙搭扣放置正确			
隔膜完好			
脖子上的护颈大小合适、位置正确			
头的位置是正确的			
导管前血氧饱和度探头位置正确			
输出管水分排干			
在瓶底的 7cm 处粘贴胶带			
无菌水(或乙酸)液面在 0cm			
管道安全地固定在液面下 5cm 处			
瓶子中不断冒泡			
定期检查管路(最长 7 天)			
定期检查 CPAP 接头(最长 3 天)			
护士签名			

附录 D

第 44 章

表 D.1 新生儿外科托盘

数量	生产者	目录	仪器名称
			钳子/医用镊子
2	Aesculap	OC020R	虹膜钳 4"
2	Aesculap	OC022R	虹膜钳弯曲锯齿 4"
2	Aesculap	BD511R	带牙 Adson 钳 $4^3/_4$"
2	Aesculap	FB400R	DeBakey 钳 2mm×6"
			夹钳
2	Aesculap	BH104R	哈特曼蚊直夹 4"
2	Aesculap	BH105R	蚊弯曲夹 4"
2	Aesculap	BH110R	霍斯特德蚊式直夹 5"
2	Aesculap	BH111R	霍斯特德蚊式弯夹 5"
			针夹
1	Aesculap	BM204R	Derf 针座
1	Aesculap	BM218R	Crile 木针夹持器 6"
			剪刀
1	Aesculap	BC210R	虹膜直剪 $4^3/_8$"
1	Aesculap	BC252R	梅奥直剪 $6^3/_4$"
1	PW	35–2109	DeMartel 血管剪 $7^3/_4$"
			牵开器
1	Aesculap	BV010R	阿尔姆牵开器 $2^3/_4$"
1	Aesculap	BV011R	阿尔姆牵开器 4"
2	Aesculap	OA338R	布莱尔尖头四叉牵开器×$5^3/_4$"
			其他
4	Aesculap	BF431R	小的铺巾夹
1	Aesculap	MB603R	眼睛探针 5"
1	Aesculap	US063	金属碘杯 6 盎司 [a]
12	Kendall	9132	海绵纱布 2"×2"
12	Kendall	9024	海绵纱布 4"×4"
6	MediAction	706–B	或蓝色铺巾

（待续）

表 D.1　新生儿外科托盘(续)

数量	生产者	目录	仪器名称
			消毒后添加到托盘
1	BD Eclipse	305780	1mL BD 月食针 25 号×5/8"
2	BD Eclipse	305062	注射器 Luer–Lok 5mL BD 针 18 号×1.5"
1	BD Eclipse	371615	一次性手术刀刀片 #15
1	BD Eclipse	371611	一次性手术刀刀片 #11
1	Misc	0607	5 合 1 塑料管连接件
3	Misc	0610	橡皮筋 # 16
1	Cardinal	U11 T	脐带胶布带
1	Cardinal	683G	黑色丝线 4–0
1	Cardinal	682	黑色丝线 5–0

注:这些是华盛顿特区乔治敦大学医院使用的新生儿外科托盘的内容。描述符是为排序而给出的,但要根据个人的喜好而定。一次性的或塑料仪器从商业准备的托盘是适用于许多程序。

表 D.2　适用于一般新生儿手术的部分缝线

类型	原材料	组织使用	优点	缺点
Vicryl 或 Dexon	合成共聚物	浅筋膜	轻度组织反应(2+) 低感染率 用于可吸收缝合或结扎保持结点	在 2 周时,不能用强度近似于 60% 的应力 心血管组织的安全性尚未确定 需要带附加投球的平直的和方形的领带
丝线	蚕丝蛋白纤维	皮肤筋膜 固定的胸管和导管	最佳节点保持,易于使用 大小很强	高感染率 高组织反应
尼龙线	聚酰胺聚合物单丝或编织长丝	单丝:皮肤缝合和整形手术 编织:任何组织固定的胸管和导管	惰性 最小的组织反应 最低的传染性	结点不趋定,至少需要六处联结 不是很容易处理
Prolene	聚丙烯	皮肤 表皮下	惰性 最小的组织反应(0~1+) 最低的传染性 大小非常强大 打结比尼龙线好	保持密封
皮肤封闭带	增强尼龙长丝到背面或多孔纸带	皮肤浅表撕裂或皮下缝合时也使用	易于放置和移除 快速应用 无皮肤反应性 瘢痕最小 不需要麻醉剂	不会粘在潮湿或油性皮肤上(先用乙醇擦拭皮肤) 如果伤口被广泛分开或处于紧张状态,将不会保持不变 不能任意缠绕边缘

附录 E

第 48 章和第 49 章

表 E.1　血液制品

全血制品				
产品	保质期	优点	缺点	备注
A.全血 Hct 38%~44%	1.ALD/CPD/CP2D =21 天 2.CPDA-1=35 天	1.提供容量 2.提供红细胞 3.提供凝血因子	1.白细胞和血小板相对无功能,除非是新鲜且未冷藏的 2.存储性缺陷,血浆中 K^+ 增高	1.用于换血 2.PRBC 和 FFP 可用于纠正大量失血
B.重组全血 Hct 可调	24 小时	1.允许从储存的红细胞(包装或冷冻)和 FFP 中制备全血 2.允许制备具有低滴度 A 和 B 抗体血浆的 O 型细胞	准备时间长	1.用于换血 2.血细胞比容可调 3.提供用于重组全血配方的替换当量 4.要添加的血浆体积=体积 PRBC×(Hct PRBC/Hct 所需-1)
C.胎儿自体输血	1.新鲜肝素化<4 小时 2.ACD/CPD/CP2D =21 天 3.CPDA=35 天 4.阿德索尔保存液(AS)=42 天	可在产房中立即使用或从血库中提取	1.细菌污染风险 2.抗凝剂比例很难掌握 3.需要先做好充足准备 4.过程复杂并保持无菌	1.自体输血有局限性 2.如果时间允许,经过准备和检验的库存血是较好的选择 3.发展中国家探索使用 4.与脐带血形成竞争 5.可考虑延迟结扎脐带作为替代治疗

(待续)

表 E.1　血液制品(续)

红细胞产品					
产品	量(mL)	保质期	优点	缺点	备注
A.PRBC(浓缩红细胞) 在 CPDA-1 中加入 70%~75% Hct 在阿德索尔保存液(AS)中加入 55%~60% Hct	1.CPDA-1=250 2.AS=350	1.ACD/CPD/CP2D=21 天 2.CPDA-1=35 天 3.AS=42 天	1.现成的 2.容易准备	1.储存缺点突出 2.如果添加了添加剂溶液,红细胞输入量就相对减少	1.纠正贫血 2.配有无菌接头装置,可直接移除输液装置 3.如果只有 AS 添加制品,可用于大量输血或交换输血
B.沉淀红细胞 Hct 65%~80%(可调)	可变	同上	1.不需离心 2.与标准 RBC 单位相比,血浆的量更少	Hct 没有想象中的高	一种无须离心的硬包装替代方法
C.四连袋收集液,Hct 55%~75%	母袋=250~350 每个小袋 ≤150	同上	1.允许一个婴儿多次输血 2.每个袋的量可调节	1.废弃率高,除非 NICU 中有很多新生儿 2.预计会有一些损耗	许多新生儿单位发现,如果没有无菌连接装置,这种收集系统很有价值
D.去白细胞红细胞	1.CPDA-1=250 2.AS=350	同上	1.白细胞计数<(1~5)×10^6/袋 2.降低 CMV 传播风险	1.提前储存 LD 优于床旁过滤 2.不能从镰刀红细胞捐献者中获得 LD 3.有可能失败	1.可以用于预防输血反应性发热和白细胞异源性免疫反应,但这些不良反应在新生儿中很少发生 2.不能阻止 TA-GVHD
E.辐照红细胞	1.CPDA-1=250 2.AS=350	同上	消除易感婴儿的 GVHD	1.储存限制在辐照后 28 天,或因 K$^+$漏出而不能按原定日期储存 2.设备并非始终可用	使用前辐照优于长期储存于冰箱的辐照后制品
F.洗涤红细胞	200	24 小时	1.去除 80%白细胞 2.去除血小板、K、抗凝剂 3.可调节 Hct,降低黏度	1.需要准备时间 2.设备并非随时可用 3.洗涤后有效期为 24 小时	1.洗涤血液可分成 4 包 2.可与 FFP 联合用于换血 3.主要适应证包括高钾血症和 T 细胞激活的患者
G.冷冻去甘油红细胞	200	保存可长达 10 年 解冻/去甘油 24 小时后,除非使用封闭系统储存	1.维持 2、3-DPG 和 ATP 2.去除>80%的白细胞	1.成本高 2.设备并非始终可用 3.洗涤后 24 小时过期(封闭系统可达 14 天)	1.在输血前,红细胞需要经过冷冻、解冻、去甘油化及 0.9%氯化钠重新悬浮 2.可储存稀有血型

表 E.1　血液制品(续)

血小板产品					
产品	量(mL)	保质期	优点	缺点	备注
A.浓缩血小板(任意供者)	40~70	4 小时至 5 天	40~70mL 制品里约含有 $5.5×10^{10}$ 血小板	1.含有少量白细胞,少量红细胞和血浆 2.可能进行 RhD 免疫	1.收到制品后立即使用,切勿冷藏 2.白细胞可能减少 3.当超常规使用或有必要限制体积时,可通过离心缩小体积;但要将过期时间更改为 4 小时
B.单供体分离血小板	250~300	5 天	1.250~300mL 制品中含有 $>3×10^{11}$ 血小板 2.若需要 LD 则可以使用当时的采集设备 3.如果使用超过 5 天,则可减少供者信息暴露 4.可进行分离	体积较大,可分装到 EU 中	1.可进行 HLA 和 HPA 兼容的供者选择 2.1EU=$5.5×10^{10}$ 血小板 3.标准剂量=1EU/5~10kg,最小剂量 1EU(ELBW 患儿需要适当减少使用体积) 4.血小板添加剂解决方案(PAS)和病原体减少技术应在一些中心使用

血浆制品					
产品	量(mL)	保质期	优点	缺点	备注
A.FFP(新鲜冰冻血浆)	180~300	冷冻(−18℃)=1 年 解冻=24 小时	含有血浆蛋白、凝血因子、抗凝蛋白、补体和白蛋白	1.解冻时间 20-45 分钟 2.不作为扩容或替换纤维蛋白原使用	1.在 6~8 小时的收集过程中与 WB 分离出来 2.ABO 血型相合 3.使用血液过滤器 4.经常与 PF24 混淆,现在使用更广泛
B.冷沉淀血浆	12~20	冷冻(−18℃)=1 年 解冻=6 小时	与血浆相比,能提供更好的纤维蛋白原和 VWF	适应证有限,包括 F XIII 和先天性/获得性纤维蛋白原缺乏	1.必须与 ABO 血型相合 2.使用血液过滤器 3.解冻后立即输注 4.剂量=1U/5~10kg,小剂量还不明确
C.白蛋白	5%	常温下保存 3 年	1.热处理,减少感染风险 2.不需要交叉配型 3.增加血浆胶体渗透压	1.费用贵 2.不提供凝血因子	1.需要 5μm 过滤器 2.钠 130~160mmol/L 3.渗透性约 330mOsm/L 4.紧张
D.白蛋白	25%	常温下保存 3 年	1.不需要配型 2.较少的量可加血浆胶体渗透压	1.费用贵 2.不提供凝血因子 3.可引起肺水肿、心力衰竭	1.需要 5μm 过滤器 2.钠 130~160mmol/L 3.渗透性约 330mOsm/L 4.高渗(高酸压)

(待续)

表 E.1　血液制品(续)

血浆制品					
产品	量(mL)	保质期	优点	缺点	备注
E.24 小时内冰冻血浆	180~300	冷冻保存1年,解冻后24小时	包含血浆蛋白、凝血因子、抗凝蛋白、补体、白蛋白	1.对替代 F V、FⅧ、VWF 效果较差 2.不用于扩容或纤维蛋白原替代治疗	1.在24小时内可与 WB 分离并且冷冻 2.在血液制品中最容易获得 3.解冻血浆,在解冻后5天内释放,也可以使用,但凝血因子会有所降低
F.单一来源的血浆	180~300		包含血浆蛋白、凝血因子、抗凝蛋白、补体、白蛋白		1.从单一供者中提取而来 2.可以分装成小袋,冷冻后供新生儿使用
G.回收血浆	180~300		包含血浆蛋白、凝血因子、抗凝蛋白、补体、白蛋白	1.对替代 F V、FⅧ、VWF 效果较差 2.不用于扩容或纤维蛋白原替代治疗	1.从 WB 中回收的血浆无时间限制 2.抗凝蛋白的质量没有得到深入研究

索 引

新生儿诊疗思路参考

01 **新生儿科医生诊疗笔记：**
借鉴诊疗思路，拓展知识技能

02 **新生儿护理方法：**
关于新生儿喂养和婴儿护理的深入讲解

03 **新生儿科知识干货：**
实用诊疗干货，新生儿护理知识参考

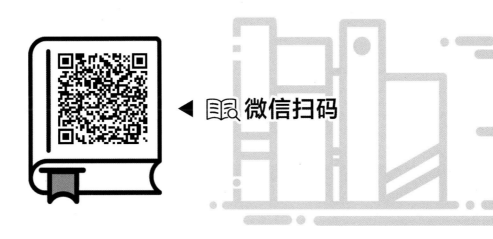

◀ 微信扫码